杭州全书

杭州文献集成

浙江古籍出版社

第43册

杭州医药文献集成·医方（上）

王国平　总主编

白亚辉　主编

杭州国际城市学研究中心浙江省城市治理研究中心出版项目

杭州全书编纂指导委员会

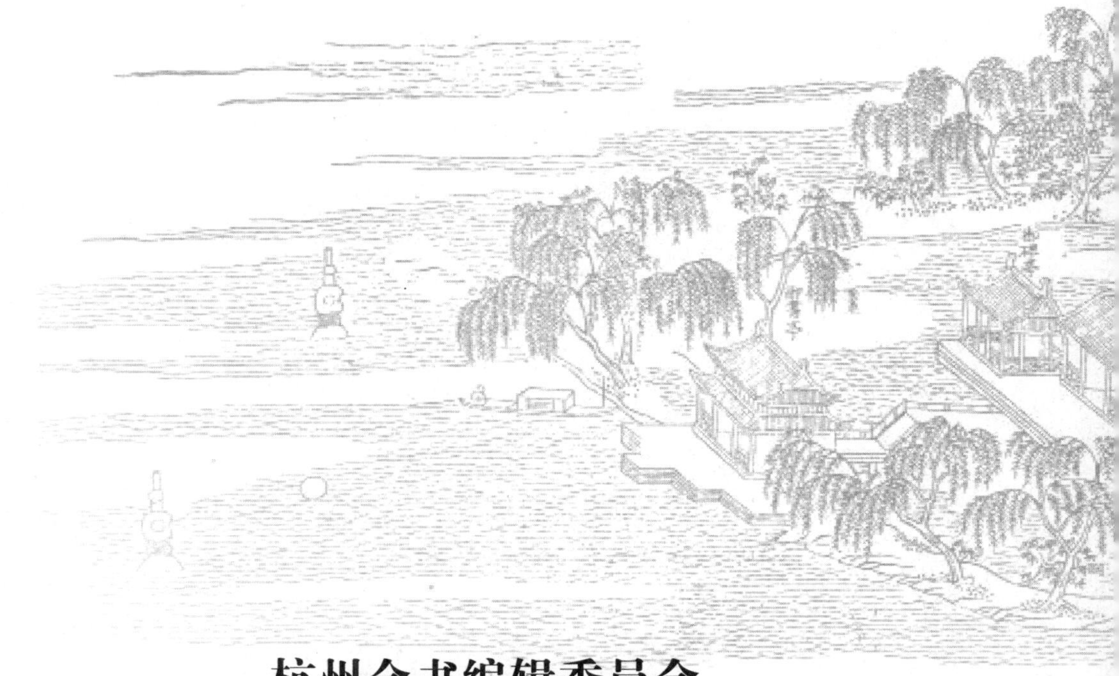

杭州全书编辑委员会

杭州全书总序

城市是有生命的。每座城市，都有自己的成长史，有自己的个性和记忆。人类历史上，出现过不计其数的城市，大大小小，各具姿态。其中许多名城极一时之辉煌，但随着世易时移，渐入衰微，不复当年雄姿；有的甚至早已结束生命，只留下一片废墟供人凭吊。但有些名城，长盛不衰，有如千年古树，在古老的根系与树干上，生长的是一轮又一轮茂盛的枝叶和花果，绽放着恒久的美丽。杭州，无疑就是这样一座保持着恒久美丽的文化名城。

这是一座古老而常新的城市。杭州有8000年文化史、5000年文明史。在几千年历史长河中，杭州文化始终延绵不绝，光芒四射。8000年前，跨湖桥人凭着一叶小木舟、一双勤劳手，创造了辉煌的“跨湖桥文化”，浙江文明史因此上推了1000年；5000年前，良渚人在“美丽洲”繁衍生息，耕耘治玉，修建了“中华第一城”，创造了灿烂的“良渚文化”，被誉为“东方文明的曙光”。而隋开皇年间置杭州、依凤凰山建造州城，为杭州的繁荣奠定了基础。此后，从唐代“灯火家家市，笙歌处处楼”的东南名郡，吴越国时期“富庶盛于东南”的国都，北宋时即被誉为“上有天堂，下有苏杭”的“东南第一州”，南宋时全国的政治、经济、科教、文化中心，元代马可·波罗眼中的“世界上最美丽华贵之天城”，明代产品“备极精工”的全国纺织业中心，清代接待康熙、乾隆几度“南巡”的旅游胜地、人文渊薮，民国时期文化名人的集中诞生地，直到新中国成立后的湖山新貌，尤其是近年来为世人称羡不已的“最具幸福感城市”——杭州，不管在哪个历史阶段，都让世人感受到她的分量和魅力。

这是一座勾留人心的风景之城。“淡妆浓抹总相宜”的“西湖天下景”，“壮观天下无”的钱江潮，“至今千里赖通波”的京杭大运河（杭州段），蕴含着“梵、隐、俗、闲、野”的西溪烟水，三秋桂子，十里荷花，杭州的一山一水、一草一木，都美不胜收，令人惊艳。今天的杭州，西湖成功申遗，中国最佳旅游城市、东方休闲之都、国际花园城市等一顶顶“桂冠”相继获得，杭州正成为世人向往之“人间天堂”“品质之城”。

这是一座积淀深厚的人文之城。8000年来，杭州“代有才人出”，文化名人灿若繁星，让每一段杭州历史都不缺少光华，而且辉映了整个华夏文明的星空；星罗棋布的文物古迹，为杭州文化添彩，也为中华文明增重。今天的杭州，文化春风扑面而来，经济“硬实力”与文化“软实力”相得益彰，文化事业与文化产业齐头并进，传统文化与现代文明完美融合，杭州不仅是“投资者的天堂”，更是“文化人的天堂”。

杭州，有太多的故事值得叙说，有太多的人物值得追忆，有太多的思考需要沉淀，有太多的梦想需要延续。面对这样一座历久弥新的城市，我们有传承文化基因、保护文化遗产、弘扬人文精神、探索发展路径的责任。今天，我们组织开展杭州学研究，其目的和意义也在于此。

杭州学是研究、发掘、整理和保护杭州传统文化和本土特色文化的综合性学科，包括西湖学、西溪学、运河（河道）学、钱塘江学、良渚学、湘湖（白马湖）学等重点分支学科。开展杭州学研究必须坚持“八个结合”：一是坚持规划、建设、管理、经营、研究相结合，研究先行；二是坚持理事会、研究院、研究会、博物馆、出版社、全书、专业相结合，形成“1+6”的研究框架；三是坚持城市学、杭州学、西湖学、西溪学、运河（河道）学、钱塘江学、良渚学、湘湖（白马湖）学相结合，形成“1+1+6”的研究格局；四是坚持全书、丛书、文献集成、研究报告、通史、辞典相结合，形成“1+5”的研究体系；五是坚持党政、企业、专家、媒体、市民相结合，形成“五位一体”的研究主体；六是坚持打好杭州牌、浙江牌、中华牌、国际牌相结合，形成“四牌共打”的运作方式；七是坚持权威性、学术性、普及性相结合，形成“专家叫好、百姓叫座”的研究效果；八是坚持有章办事、有人办事、有钱办事、有房办事相结合，形成良好的研究保障体系。

《杭州全书》是杭州学研究成果的载体，包括丛书、文献集成、研究报告、通史、辞典五大组成部分，定位各有侧重：丛书定位为通俗读物，突出“俗”字，做到有特色、有卖点、有市场；文献集成定位为史料集，突出“全”字，做到应收尽收；研究报告定位为论文集，突出“专”字，围绕重大工程实施、通史编纂、世界遗产申报等收集相关论文；通史定位为史书，突出“信”字，体现系统性、学术性、规律性、权威性；辞典定位为工具书，突出“简”字，做到简明扼要、准确权威、便于查询。我们希望通过编纂出版《杭州全书》，全方位、多角度地展示杭州的前世今生，发挥其“存史、释义、资政、育人”作用；希望人们能从《杭州全书》中各取所需，追寻、印证、借鉴、取资，让杭州不仅拥有辉煌的过去、璀璨的今天，还将拥有更加美好的明天！

是为序。

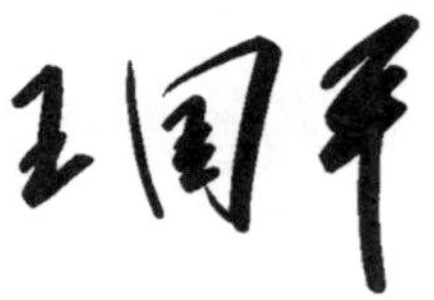

2012年10月

《杭州医药文献集成》收书说明

杭州医药文献资源丰富，但大部分名作都已经出版过，有的甚至还出版过不止一次。此次整理杭州医药文献，根据情况，将拟收著作分为医方、本草、疾病三个类型，共计 5 册。收录标准主要从两个角度考虑：一是著作本身的重要性，二是此前虽有整理但还有进一步提升空间的著作。以下分别说明。

1.《太平惠民和剂局方》

《太平惠民和剂局方》简称《局方》，是我国历史上第一部由政府编制的成药药典，由宋代官办药局收集名医秘方编成。《局方》收录中成药处方 788 首，其中许多成药至今仍在广泛使用。此书流传较广，影响较大，是宋代以来的著名方书。全书共 10 卷，附指南总论 3 卷。分伤风、伤寒、一切气、痰饮、诸虚等 14 门，载方 788 首。所收方剂均是汉族民间常用的有效中药方剂，记述了其主治、配伍及具体修制法，是一部流传较广、影响较大的临床方书。

本书的整理本较多，影响最大的是人民卫生出版社 1985 年 10 月的刘景源点校本；此后有中国中医药出版社 1996 年 10 月校注本，中国中医药出版社 2020 年“中医必读经典读本丛书”本。本次整理，以元版宗文书堂郑天泽刊本为底本。

2.《续名医类案》

本书是清代名医魏之琇继明江瓘《名医类案》之后的一部中医医案巨著。魏之琇，杭州人。本书成书于 1770 年。魏氏在《名医类案》的基础上补辑清初以前历代名医治案，其中包括大量的当代各家医案。全书分类清楚、选案广泛，尤以急性传染病治案为多，体现了人们对传染病的认识也逐渐加深。现存清刻本多种。1957 年人民卫生出版社出排印本，但质量不高，印制不精，主要流传的还是人民卫生出版社影印的信述堂重刊本(1885)。本书有重新整理的必要。

3.《本草汇言》

倪朱谟，明末时期医药学家。杭州人。通医学，毕生搜集历代本草书籍，详加辨误及考订，天启四年(1624)撰成《本草汇言》。全书 20 卷。前 19 卷载药 608 味

(不计附品),分列于草、木、服器、金石、石、土、谷、果、菜、虫、禽、兽、鳞、介、人15部之下;第20卷为药学理论。《本草汇言》最大的价值是记载了明代后期浙江一带上百名医药家的药物论说,同时还摘录了大量的明代医方资料。这些都是不见于其他本草书的新资料。书中采访所得的诸家药论和用药经验,大大地丰富了中医临床用药和药性理论的内容。本书与李时珍的《本草纲目》、陈月朋的《本草蒙筌》、仲淳的《本草经疏》,并称四大本草名著。

本书的整理本,有中医古籍出版社2005年出版的"明代本草名著校注丛书"、上海科学技术出版社2005年出版的"中医古籍孤本精选"、2014年湖南科技出版社出版的"中医古籍珍本集成"。此次整理以清康熙初期《本草汇言》增补本为底本。

4.《本草纲目拾遗》

本书为清代医学家赵学敏编著的中医药学著作,成书于乾隆三十年(1765),时距《本草纲目》刊行已近两百年。其书以拾《本草纲目》之遗为目的,共十卷。载药911种,其中《本草纲目》未收载的有716种。本书对研究《本草纲目》及明代以来药物学的发展,起到了重要的参考作用。作为清代最重要的本草著作,受到海内外学者的重视。本书现存版本包括:清同治三年甲子(1864)刻本、清同治十年辛未(1871)钱塘张氏吉心堂刊本、光绪十一年乙酉(1885)合肥张氏味古斋重校刊本,以及民国间上海锦章书局石印本。新中国成立后,本书亦多次刊行,包括1955年商务印书馆据清光绪张氏刻本所排铅印本、1955年国光书局铅印本、1957年人民卫生出版社据合肥张氏本影印和1984年人民卫生出版社简体字排印本、1998年闫冰校注"明清中医临证小丛书"本、2017年中医古籍出版社"100种珍本古医籍校注集成本"等。此次整理,是以中国中医研究院图书馆藏清同治十年(1871)张氏吉心堂刊本为底本,撰写者与刊刻者均为杭州人,充分体现了杭州医药文化的博大。

5.《本草乘雅半偈》

明卢之颐撰。卢之颐,钱塘人。其书初名《乘雅》,撰成于顺治四年(1647)。四数为"乘",因各药分核、参、衍、断4项解说,故名"乘雅"。书成逢明末兵乱而散失,作者追忆旧作,仅将核、参两项补其残缺,衍、断则难以复原,只得原书之半,乃名"半偈"。本书共载药365种。书中亦常夹引作者之父卢复及明代缪仲淳、王绍隆、李时珍诸家药论。作者常以儒理、佛理推演药理,每从药名、法象、生态等入手阐释药物性能,对后世有较大影响。

本书有清顺治四年(1647)月枢阁初印本和顺治十五年(1658)月枢阁增补本,及《四库全书》抄本、曹炳章抄本,1986年8月人民卫生出版社冷方南、王齐南校点本，2016年中国中医药出版社刘更生校注本。本次整理以清代初年月枢阁刻本为底本。

6.《简明医彀》

本书为明代的一本综合性医书。著者孙志宏，明代医家。字克容，别号台石。全书8卷，卷1为《要言一十六则》，重点论述养生、察病、辨证、制方法则、药物炮制等，为全书之总括。卷2—3论及六淫及七情九气致病和病证。卷4—8则分述虚损、诸痛等内科杂病及五官、儿科、妇科、外科诸病证。每种病证首述《内经》要旨，次论先贤格言，又次为病源、证候、治法及脉理；临床方治部分，分列主方、成方或简效方。

本书现存崇祯三年(1630)刻本。1984年，人民卫生出版社出版余瀛鳌点校本。此为本书目前唯一可靠的整理本。但原书为繁体竖排，普通读者不易读，且出版时日甚久，今已经难以觅得。现以崇祯刻本重新整理。

7.《温热经纬》

《温热经纬》，五卷。清代著名温病学家王士雄撰，成书于清咸丰二年(1852)。王士雄(1808—1868)，字孟英，浙江海宁盐官镇人。生于杭州，迁金华，晚年避居嘉兴濮院镇。本书是王士雄的代表作。全书共5卷，以轩岐、仲景之文为经，叶、薛诸家之辨为纬，最末精选温病验方113首。该书反映了王氏在温病论治方面的精深造诣和独特见解。

本书的刻本达30多种，新中国成立后的点校本也有数种，其中重要的有1996年中国中医药出版社达美君校注本、1997年辽宁科学技术出版社图娅点校本、2007年中医古籍出版社中医经典文库本。本次整理，用清咸丰二年(1852)刻本为底本，这是现存时间最早的版本，错误较少。

8.《罗太无先生口授三法》

《罗太无先生口授三法》共一卷，约成书于元泰定四年(1327)，为元代医家罗知悌口授、其弟子朱震亨(号丹溪)述录而成。罗太无(1238—1327)，宋末元初医家，名知悌，字子敬(一说字敬夫)，号太无，钱塘(今浙江杭州)人。罗知悌为朱丹溪授业恩师，其上承刘完素、张从正、李杲三家之学，下开丹溪学派之先河，在医学传承上起到了重要的作用。罗氏存世医著较少，目前仅知有本书。《罗太无先生口授三法》一书未曾刊刻，以抄本传于世。整理本仅有2015年中国中医药出版社出版的“中国古医籍整理丛书”本。本书流传不广，且字数不多，有重加整理的必要。

总目录

第 1 册　医方(上)

太平惠民和剂局方 …………………………………………………… (1)

续名医类案(上) …………………………………………………… (219)

第 2 册　医方(下)

续名医类案(下) …………………………………………………… (599)

第 3 册　本草(上)

本草汇言 …………………………………………………… (1)

第 4 册　本草(下)

本草纲目拾遗 …………………………………………………… (1)

本草乘雅半偈 …………………………………………………… (315)

第 5 册　疾病

简明医彀 …………………………………………………… (1)

温热经纬 …………………………………………………… (353)

罗太无先生口授三法 …………………………………………………… (495)

本册目录

太平惠民和剂局方 …………………………………………………………（1）

续名医类案(上)……………………………………………………………（219）

太平惠民和剂局方

目　录

太平惠民和剂局方 …………………………………………… (5)

　　进　表 …………………………………………………… (5)

卷之一 …………………………………………………… (7)

　　治诸风附脚气 …………………………………………… (7)

卷之二 …………………………………………………… (31)

　　治伤寒附中暑 …………………………………………… (31)

卷之三 …………………………………………………… (45)

　　治一切气附脾胃、积聚 ………………………………… (45)

卷之四 …………………………………………………… (69)

　　治痰饮附咳嗽 …………………………………………… (69)

卷之五 …………………………………………………… (79)

　　治诸虚附骨蒸 …………………………………………… (79)

　　治痼冷附消渴 …………………………………………… (95)

卷之六 …………………………………………………… (103)

　　治积热 …………………………………………………… (103)

　　治泻痢附秘涩 …………………………………………… (109)

卷之七 …………………………………………………… (121)

　　治眼目疾 ………………………………………………… (121)

　　治咽喉口齿 ……………………………………………… (126)

卷之八 …………………………………………………… (129)

　　治杂病 …………………………………………………… (129)

治疮肿伤折 …… (136)
卷之九 …… (145)
治妇人诸疾 …… (145)
产　图 …… (164)
催生符 …… (165)
卷之十 …… (167)
治小儿诸疾附诸汤、诸香。 …… (167)
诸　汤 …… (184)
诸　香 …… (188)
附:指南总论 …… (189)
卷　上 …… (189)
卷　中 …… (201)
卷　下 …… (209)

太平惠民和剂局方

进　表

昔神农尝百草之味，以救万民之疾；周官设疾医之政，以掌万民之病。著在简编，为万世法。我宋勃兴，神圣相授，咸以至仁厚德，涵养生类，且谓札瘥荐臻，四时代有，救恤之术，莫先方书。故自开宝以来，早敕近臣雠校本草，厥后纂次《神医普救》，刊行《太平圣惠》，重定针艾、俞穴，校正《千金》《外台》，又作《庆历善救》《简要济众》等方，以惠天下。或范金揭石，或镂板联编，是虽神农之用心，成周之政治，无以过也。天锡神考，睿圣承统，其好生之德，不特见于方论而已。又设"太医局熟药所"于京师，其恤民瘼，可谓勤矣。主上天纵深仁，孝述前烈，爰自崇宁增置七局，揭以"和剂""惠民"之名，俾夫修制给卖，各有攸司。又设"收买药材所"，以革伪滥之弊。比诏会府，咸置药局，所以推广祖考之德泽，可谓曲尽。然自创局以来，所有之方，或取于鬻药之家，或取于陈献之士，未经参订，不无舛讹，虽尝镂板颁行，未免传疑承误。故有药味脱漏，铢两过差，制作多不依经，祖袭间有伪妄，至于贴榜，谬戾尤多，殆不可以一二举也。顷因条具，上达朝廷，继而被命，遴选通医，俾之刊正。于是请书监之秘文，采名贤之别录，公私众本，搜猎靡遗，事阙所从，无不研核。或端本以正末，或溯流以寻源，订其讹谬，折其淆乱。遗佚者补之，重复者削之，未阅岁而书成，缮写甫毕，谨献于朝。将见合和者得十全之效，饮饵者无纤芥之疑，颁此成书，惠及区宇。遂使熙丰惠民之美意，崇观述事之洪规，本末巨细，无不毕陈，纳斯民于寿康，召和气于穹壤，亿万斯年，传之无极，岂不韪欤！

将仕郎措置药局检阅方书　陈承

奉议郎守太医令兼措置药局检阅方书　裴宗元

朝奉郎守尚书库部郎中提辖措置药局　陈师文　谨上

卷之一

治诸风附脚气

至宝丹 疗卒中急风不语，中恶气绝，中诸物毒暗风，中热疫毒，阴阳二毒，山岚瘴气水毒，产后血晕，口鼻血出，恶血攻心，烦躁气喘，吐逆，难产闷难一本作乱，死胎不下。以上诸疾，并用童子小便一合，生姜自然汁三五滴，入于小便内温过，化下三圆至五圆，神效。又疗心肺积热，伏热呕吐，邪气攻心，大肠风秘，神魂恍惚，头目昏眩，睡眠不安，唇口干燥，伤寒狂语，并皆疗之。

生乌犀屑研　朱砂研，飞　雄黄研，飞　生玳瑁屑研　琥珀研，各一两　麝香研　龙脑研，各一分　金箔半入药，半为衣　银箔研，各五十片　牛黄研，半两　安息香一两半，为末，以无灰酒搅澄飞过，滤去沙土，约得净数一两，慢火熬成膏

上将生犀、玳瑁为细末，入余药研匀，将安息香膏重汤煮凝成后，入诸药中和搜成剂，盛不津器中，并旋圆如桐子大，用人参汤化下三圆至五圆。

又疗小儿诸急惊心热，卒中客忤，不得眠睡，烦躁风涎搐搦。每二岁儿服二圆，人参汤化下。

灵宝丹有三名，一名归命丹，又名返魂丹，入芒硝者名破棺丹　治中风手足不仁，言语蹇涩。或痛连骨髓，或痹袭皮肤，瘙痒如虫行，顽痹如铁石，或多痰好睡；或健忘多嗔，血脉不行，肉色干瘦；或久在床枕，起便须人，语涩面浮，惟觉不健；或偶萦疾苦，卒暴而终，并皆治之。

硫黄打如皂荚子大，绢袋盛，以无灰酒煮三伏时，取出研如粉，一两　自然铜打碎，研细如粉，一两　雄黄打如皂荚子大，绢袋盛，以米醋煮三伏时，取出研如粉，一两　光明砂打如皂荚子大，绢袋盛，以荞麦灰汁煮三伏时，取出研如粉，一两半

已上四味，用一有盖瓷瓶子，先以金箔三片铺于瓶子底上，便入硫黄，又以金箔两片盖之；次入雄黄，又金箔两片盖之；次入朱砂，又金箔两片盖之；次入自然铜，又

金箔三片盖之。以瓶子盖合却，不用固济，于灰池内坐瓶子令稳，以火养三日三夜。第一日，用熟炭火半斤，围瓶子三寸；第二日，用熟火十两，去瓶子二寸半；第三日，用火一斤，去瓶子二寸，以火尽为度。候冷，取药出瓶子，以纸三重裹药，于净湿土中培至来旦取出，更研令细。

磁石烧，以醋淬二十遍，捣罗，研如粉　紫石英研如粉　阳起石研如粉　长理石研如粉

已上四味，各三分，用一有盖瓷瓶子，先入磁石，次入阳起石，次入长理石，次入紫石英。其所入金箔，一依前法，重重入之，以盖子合其口，不固济。用火养三日三夜，第一日，用熟炭火一斤，去瓶子三寸；第二日，用火半称，去瓶子二寸半，第三日，用火半称，去瓶子二寸。一日至夜，任火自消。候冷，取出药，用纸裹，入湿土中培至来旦取出，更研令极细。

虎胫骨酒涂，炙令黄　腽肭脐酒刷，微炙　龙齿　龙脑　麝香　牛黄

已上六味，各一两，捣罗为末，更细研如粉。

钟乳十两，绢袋盛。先以长流水煮半日，弃其水，别用五斗，煎取一斗，煮诸草药。留钟乳水三合，磨生犀角，三分　天麻去苗　远志去心　仙灵脾　巴戟　乌蛇酒浸，微炙，去皮、骨，用肉　苦参各一两一分

已上七味，捣为粗散，以前钟乳水一斗，煎至七升，用生绢滤去滓澄清。

肉桂去粗皮　鹿茸去毛，酥炙微黄　木香　肉豆蔻各一两半　延胡索　胡桐律各三分

已上六味，捣粗罗为末，以前钟乳汁七升，煎至四升，以生绢滤去滓澄清。

半夏汤洗七遍去滑　当归去苗，各一两

已上二味，捣粗罗为末，以前钟乳汁四升，煎至三升，以生绢滤去滓澄清。

生地黄汁　童子小便　无灰酒各一升　皂荚仁打罗如粉，一两半

上件地黄汁等，合前药汁，都计六升，内银锅中，于静室内，以文武慢火煎至一升。下金石药末在内，以柳木篦搅，勿令住手，看稀稠得所，去火。然后入牛黄等六物，搅令极匀，即下皂荚仁末，及磨了犀角水，以绵滤过，入在药内。然后乳钵内以锤令力士研三五千下，研讫分为三分，内一分入芒硝一两，更研匀名破棺丹，圆如绿豆大。凡治风病及扑伤肢节，不问轻重年月浅深，先以茶清调下红雪通中散一二钱方见卷之六。须臾，以热茶投令宣泻一两行，便依法煎生姜黑豆汤，下三粒。

当以他人热手更摩所患处，须觉热彻，当觉肉内有物如火至病所。一二百日及一年内风疾下床不得者，十服后便可行步。如患至重者，每利一度后，隔日服五粒，又住三五日即更利，不过三十粒，平复如故。若打扑损多年，每遇天阴疼痛动不得者，可五七服。如患风疾及扑伤肢节，十年五岁运动不能者，但依法服之，十粒便效，重者不过三十粒。

有人患卒中恶暴亡者，但心头未冷，取药五粒，以醋调，摩脐中一千余遍，当从脐四面渐暖，待眼开后，以热醋研下十圆，入口即活。如有中一切风，牙关紧急及尸厥暴亡者，以热醋研三两圆，灌在口中，下得咽喉即活。

如要常服，空心，温酒下二圆，服十粒许，寿限之内，永无风疾。此药神验，功非人智能测。

润体圆 治诸风手足不遂，神志昏愦，语言蹇涩，口眼㖞僻，筋脉挛急，骨节烦疼，头旋眩运，恍惚不宁，健忘怔忪，痰涎壅滞，及皮肤顽厚，麻痹不仁。

防风去芦及叉，一两半 白龙脑别研 乳香别研如麻 羚羊角末别研如粉 附子炮，去皮、脐 白僵蚕微炒 槟榔 肉豆蔻仁 沉香 蒺藜子微炒 丁香 蔓荆子去白皮 牛黄别研如粉 藿香叶 麻黄去节、根 生犀角末别研 雄黄研，飞 麝香研如粉 木香 辰砂研，飞。各一两 茯苓去皮 白附子炮 羌活去芦 原蚕蛾微炒 人参去芦 肉桂去粗皮 芎䓖睭各一两半 真珠末别研如粉 独活去芦。各三分 干蝎微炒 半夏水煮三十沸，薄切焙干，生姜汁炒 川乌头炮，去皮、脐，捣碎，炒黄。各二两 白花蛇酒浸炙，去皮、骨，取肉 天麻去苗。各三两 琥珀别研如粉 腻粉研 白豆蔻仁各半两 金箔六十片为衣

上为细末，入研药令匀，炼蜜搜和，圆如鸡头大。每服一圆，细嚼，温酒下，荆芥茶下亦得。

加至二圆。如破伤中风，脊强手搐，口噤发痫，即以热豆淋酒化破三圆，斡口开灌下，少时再服，汗出乃愈。若小儿惊风诸，每服半圆，薄荷汤化下，不拘时。

乌犀圆 治丈夫、妇人卒中诸风，牙关紧急，膈上多痰，或语言蹇涩，口眼㖞斜。用薄荷汁与酒各少许，化三圆服之，良久再服，立有大效。又治瘫缓，暗风痫病，手足潮搐，心神不安，遍身烦麻，肠风痔瘘，肾脏风毒，上攻下注。妇人血风，头旋吐逆，皮肤肿痒，遍身疼痛。

白术米泔浸一宿，切，焙干，微炒 白芷 干姜炮 枳壳去瓤，麸炒 天竺黄细研 虎骨酒醋涂，炙令黄 厚朴去粗皮，姜汁涂，炙令熟 何首乌米泔浸一宿，煮过，切，焙 败龟酒醋涂，炙令黄 桑螵蛸微炒 缩砂仁 蔓荆子去白皮 丁香 晚蚕蛾微炒。各三分 萆薢微炙 细辛去苗 藁本去土 槐胶 阿胶杵碎，炒 陈皮去白，微炒 天南星浸洗，生姜自然汁煮软，切，焙干，炒黄 羌活去芦 麝香别研 天麻酒洗，切，焙 半夏汤洗七次，姜汁浸三日，炒 茯苓去皮 独活去苗 人参去芦 羚羊角镑 藿香叶去土 槟榔 川乌烧令通赤，留烟少许，入坑内，以盏覆，新土围，食顷出 肉桂去粗皮 沉香 麻黄去根、节 白僵蚕去丝、嘴，微炒 白附子炮 干蝎微炙 防风去芦 白花蛇酒浸一宿，炙熟用肉 乌蛇酒浸一宿，炙，去皮、骨，令熟，用肉 木香各一两 石斛去根 水银 蝉壳去土，微炒 川芎 肉豆蔻去壳，微炮 硫黄末，用瓷盏盛，慢火煎成汁，入前水银，急炒如青泥，细研 附子水浸后，炮，去皮、脐 龙脑别研 朱砂研，飞

雄黄研，飞　牛黄别研。各半两　狐肝三具，腊月采取，同乌鸦一只，入新瓦罐内，以瓦盆子盖头，用泥固济，用炭火一称，烧令通赤，待烟尽取出，候冷，研令极细用　乌鸦一只，腊月采取，去嘴、翅、足　腻粉别研，一分　当归去芦，酒浸，焙，炒　乌犀镑。各二两

上五十八味，并须如法修事，捣研令细，炼白蜜合和，入酥，再捣五千下，圆如梧子大。常服一圆，不计时，薄荷汤或茶嚼下。

牛黄清心圆　治诸风缓纵不随，语言蹇涩，心忪健忘，恍惚去来，头目眩冒，胸中烦郁，痰涎壅塞，精神昏愦。又治心气不足，神志不定，惊恐怕怖，悲忧惨戚，虚烦少睡，喜怒无时，或发狂颠，神情昏乱。

白芍药　麦门冬去心　黄芩　当归去苗　防风去苗　白术各一两半　柴胡　桔梗　芎藭　白茯苓去皮　杏仁去皮、尖、双仁，麸炒黄，别研。各一两二钱半　神曲研　蒲黄炒　人参去芦。各二两半　羚羊角末　麝香研　龙脑研。各一两　肉桂去粗皮　大豆黄卷碎炒　阿胶碎炒。各一两七钱半　白蔹　干姜炮。各七钱半　牛黄研，一两二钱　犀角末二两　雄黄研，飞，八钱　干山药七两　甘草锉，炒，五两　金箔一千二百箔，内四百箔为衣　大枣一百枚，蒸熟，去皮、核，研成膏

上除枣、杏仁、金箔、二角末及牛黄、麝香、雄黄、龙脑四味外，为细末。入余药和匀，用炼蜜与枣膏为圆，每两作一十圆，用金箔为衣。每服一圆，温水化下，食后服之。小儿惊，即酌度多少，以竹叶汤温温化下。

摩挲圆　治中风瘫缓，半身不遂，口眼㖞斜，言语蹇涩，精神昏塞，步履艰难；或肌肉偏枯，手足亸曳；或筋脉拘挛，不得屈伸及气痹，并诸风身体疼痛。

黑参拣润者洗，焙干　地榆去苗　川乌炮，去皮、脐　木香　丁香各八两　天台乌药　薰陆香用滴乳香别研　雄黄研，飞　乌犀镑，别研细　龙脑别研　辰砂研，飞　自然铜烧赤，醋淬　麝香别研。各四两　天麻去苗，一斤　真珠末细研，二两，阙以龙齿代

上一十五味，为末研匀，炼蜜和圆如楮实大。每服一圆，温酒化下，不拘时候。服讫，避风处，衣被盖覆令汗出。患重者服一月全安，轻者半月瘥，初患五七服可安。

透冰丹　治一切风毒上攻，头面肿痒，痰涎壅塞，心胸不利，口舌干涩；风毒下注，腰脚沉重，肿痛生疮，大便多秘，小便赤涩。及治中风瘫缓，一切风疾。

蔓荆子去白皮　白茯苓去皮　川大黄去粗皮　山栀子去皮　益智子去皮　威灵仙去芦头，洗，焙干　白芷各半两　香墨烧酒淬讫，细研　麝香研。各一钱　茯神去木，半两　川乌二两，用河水浸半月，切作片，焙干，用盐炒　天麻去苗　仙灵脾叶洗，焙。各半两

上细末，入药研匀，炼蜜搜和，如麦饭相似，以真酥涂杵臼，捣万杵，如干，旋入蜜令得所，和搜成剂，每服旋圆如梧子大。用薄荷自然汁同温酒化下两圆。

如卒中风，涎潮昏塞，煎皂荚白矾汤放温，化四圆灌之；瘫缓风，每日服三五圆，渐觉有效，常服一圆。疏痰利膈，用温酒下，食后服。小儿惊风，入腻粉少许，薄荷汁化下半圆，立效。治瘰疬用葱汤下一圆。忌动风、毒物。

龙脑天麻煎 治一切风及瘫缓风，半身不遂，口眼㖞斜，语涩涎盛，精神昏愦。或筋脉拘挛，遍身麻痹，百节疼痛，手足颤掉。及肾脏风毒上攻，头面虚肿，耳鸣重听，鼻塞口干，痰涎不利，下注腰腿，脚膝缓弱，肿痛生疮。又治妇人血风攻注，身体疼痛，面浮肌瘦，口苦舌干，头旋目眩，昏困多睡。或皮肤瘙痒，瘾疹生疮。暗风夹脑风，偏正头痛，并皆治之。

甜瓜子汤洗令净　浮萍草拣，洗净　川乌炮，去皮、脐　地榆去苗，刮削令净　黑参洗净，焙。各五十两　天麻去苗，一百两

已上六味，为细末，用雪水、白沙蜜各一十五斤零一十两同化开，用绢袋子滤过，银、石器内慢火熬成稠膏。

生龙脑研，八两　麝香研，四两

上为细末，除龙、麝外，用天麻乌头膏和搜令匀，放冷，入龙、麝再搜令匀。入臼内捣千百杵，搓为挺子。每服一皂荚子大，与薄荷同嚼，茶酒任下，不计时候。治瘫缓风，并服见效。如破伤风，黑豆淋酒下。要发汗，用煨葱、热酒并服三服，常服亦得。

牛黄小乌犀圆 治诸风筋脉拘急，手足麻痹，语言蹇涩，口面㖞斜，心忪恍惚，痰涎壅滞，头目昏眩，肢节烦疼。及中风瘫缓，暗风痫病。肾风上攻，面肿耳鸣；下注腰脚，沉重疼痛。妇人血风，头旋吐逆，皮肤肿痒，遍身疼痛。

天麻去苗，二十两　川乌炮，去皮、脐　地榆去苗，洗，焙　玄参洗，焙。各十两

已上四味，为细末，以水少许化蜜，同于石锅内，慢火熬搅成稠膏，放冷，次入后药。

浮萍草净洗，焙　龙脑薄荷叶去土　甜瓜子各十两　生犀　朱砂研，飞。各五两　龙脑研　牛黄研　麝香研。各一两

上为细末，与前膏子一处搜和，圆如鸡头大。每服一圆，细嚼，荆芥茶下，温酒亦得，不计时候。

娄金圆 治诸风神志不定，恍惚去来，舌强语涩，心忪烦闷，口眼㖞僻，手足亸曳；及风虚眩冒，头目昏痛；或旋运僵仆，涎潮搐搦，卒中急风，不省人事。小儿惊风诸，并皆治之。

甘菊去土，四两　黄耆去芦头　藁本洗　白僵蚕去丝、嘴，爁　甘草爁　羌活去苗　麻黄去根、节　茯苓去皮　芍药　犀角镑。各二两　白芷洗　南星末，以牛胆汁和作饼，阴干　细

辛去苗,洗,焙　人参去芦　防风去芦　川芎各一两半　龙脑研　牛黄研　麝香研　白附子炮　天竺黄各一两　白花蛇酒浸,去皮、骨,炙　天麻去苗。各三两　生地黄汁五升,入蜜一两,酒二升,酥一两半,慢火熬成膏,放冷　金箔一百片,为衣

上为细末,以地黄汁膏子搜和,每两作五十圆,以金箔为衣。每服一圆,细嚼,温酒下。若中风涎潮不语,昏塞甚者,加至三圆,用薄荷自然汁同温酒共半盏,化药灌之,常服一圆,浓煎人参汤嚼下,薄荷汤亦得。小儿每服皂荚子大,薄荷汤化下。

龙虎丹　治丈夫、妇人新得,久患急、缓风,半身不遂,手脚筋衰;及风毒攻注,遍身疮疥,头风多饶白屑,毒风面上生疮,刺风状如针刺,痫风急倒作声,顽风不认痛痒,疬风颈生斑驳,暗风头旋眼黑,瘫风面生赤点,肝风鼻闷眼瞤,偏风口眼㖞斜,节风肢节断续,脾风心多呕逆,酒风行步不前,肺风鼻塞项疼,胆风令人不睡,气风肉似虫行,肾风耳内蝉鸣,阴间湿痒。

黑牵牛爁　藿香叶生　天麻去苗　牛膝去苗,酒浸,切,焙,微炒　硫黄结沙　天竺黄生研　细辛去苗,洗　半夏汤洗七次,生姜汁制　附子炮,去皮、脐　何首乌去粗皮　羌活去苗,洗,焙　独活去苗　柴胡去苗　川芎洗　桔梗生。各二两　寒水石烧通赤,研,飞,一斤　茴香淘,去土,焙　甘松洗去土,焙　肉桂去粗皮　五灵脂生　白芷生　菊花去土　川乌炮,去皮、脐　白僵蚕去丝、嘴,炒　缩砂仁生。各五两　牙硝研　木香生　水银与硫黄用慢火结成沙子　雄黄研,飞　麝香研。各一两　地龙去土,爁　白干姜炮　朱砂研,飞　白蒺藜爁　防风去苗,各三两　乌蛇酒浸,炙,去皮、骨,八两　龙脑研,半两

上为细末,炼蜜为剂。每服一圆,如鸡头大,用薄荷酒嚼下。

日进一服,重即两服。产后惊风,乱道见物,朱砂酒磨下;产后身多虚肿,血风,频增昏沉,身如针刺,发随梳落,面黄心逆,并煎当归酒嚼下,日进两服;若治伤寒,炒葱、豉,酒嚼下一二服,盖覆出汗立愈;小儿惊风,薄荷酒化下少许;大人急风,口噤失音等,薄荷酒化灌之;常服茶、酒任下,不拘时候服。

麝香天麻圆　治风痹手足不随,或少力颤掉,血脉凝涩,肌肉顽痹,遍身疼痛,转侧不利,筋脉拘挛,不得屈伸。

紫背干浮萍草去土,四两　麻黄去根、节,二两　防风去芦、叉　天麻去芦,郓州者佳。各一两

已上四味,依法事持了,碾为细末。

没药别研极细　朱砂研,飞。各二两　安息香别研细　乳香研　麝香研。各一两　血竭别研极细,三两　槐胶别研细,一两半

上件药,除研药外,将碾出药同研拌匀,炼滤白沙蜜与安息香同熬过,搜成剂,入臼捣杵熟,为圆如弹子大。每服一圆,以温酒或荆芥汤化下,空心服,患处微汗为

效。如不欲化服，即圆如梧桐子大，每服三十圆，依前汤使下。

龙脑芎犀圆 消风化痰，除心肺邪热，去头面诸风。治偏正头痛，心忪烦郁，面热目瞚，鼻塞脑昏，痰热咳嗽，咽膈不利。

石膏细研 川芎各四两 生龙脑别研 生犀角 山栀子去皮。各一两 朱砂研，飞，四两，内一两为衣 人参去芦 茯苓去皮，用白者 细辛去苗 甘草炙。各二两 阿胶碎炒，一两半 麦门冬去心，三两

上除别研、后入外，并捣罗为细末，炼蜜为圆。每服一圆至二圆，细嚼，茶、酒任下，食后服。

银液丹 治诸风痰涎蕴结，心膈满闷，头痛目运，面热心忪，痰唾稠粘，精神昏愦，及风痫潮搐，涎潮昏塞，并宜服之。

黑铅炼十遍，称三两，与水银结沙子，分为小块，同甘草十两，水煮半日，候冷，取出研用 铁粉 水银结沙子。各三两 朱砂研，飞，半两 天南星炮，为末，三分 腻粉研，一两

上同研匀，以面糊为圆，梧桐子大。每服二圆，用薄荷蜜汤下，生姜汤亦得，微利为度，食后服。如治风痫，不计时候服。

和太师牛黄圆 治卒暴中风，眩运倒仆，精神昏塞，不省人事，牙关紧急，目睛直视，胸膈、喉中痰涎壅塞，及诸痫潮发，手足瘛疭，口眼相引，项背强直，并皆治之。

石燕 蛇黄 磁石已上三味，并火烧醋淬九遍，细研 雄黄研，飞 辰砂研，飞 石绿研，飞。各一两 牛黄 粉霜研 轻粉细研 麝香细研。各半两 银箔研，一百片 金箔一百片，为衣

上件都研匀细，用酒煮面糊和圆，如鸡头大。每服一圆，煎薄荷酒磨下。老人可服半圆。小儿十岁以下，分为四服，蜜水磨下；四岁以下，分为五服；未满一岁，可分为七服。如牙关紧急，以物斡开灌之。

碧霞丹 治卒中急风，眩运僵仆，痰涎壅塞，心神迷闷，牙关紧急，目睛上视，及五种痫病，涎潮搐搦。

石绿研，九度飞，十两 附子尖 乌头尖 蝎梢各七十个

上将三味为末，入石绿令匀，面糊为圆，如鸡头大。每服急用薄荷汁半盏化下一圆，更入酒半合温暖服之，须臾吐出痰涎，然后随证治之。如牙关紧急，斡开灌之立验。

雄朱圆 治中风涎潮，咽膈作声，目眩不开，口眼㖞斜，手足不随。应是一切风疾并宜服之。

雄黄研 朱砂研 龙脑研 麝香研。各一钱 白僵蚕去丝、嘴，生 白附子生 天南星洗，生 乌蛇去皮、骨，生。各半两

上除研外，余皆为末，炼蜜为圆，如梧桐子大。如中风涎潮，牙关不开，先用大蒜一瓣捣拦，涂在两牙关外腮上，次用豆淋酒化一圆，揩牙龈上即开，续用薄荷酒化下一两圆。如丈夫风气、妇人血风，牙关紧急者，只用豆淋酒化药，揩牙龈上即开。如头风目眩，暗风眼黑欲倒者，急嚼一两圆，用薄荷酒下。

八风丹　治诸风及痰热上攻，头痛面赤，目眩旋运，鼻塞咽干，颈项不利，痰唾稠浊，神情如醉，百节疼痛，耳啸蝉鸣，面上游风，口眼蠕动。

滑石细研　天麻酒浸。各一两　龙脑研　麝香研。各一分　白僵蚕微炒　白附子炮。各半两　半夏白矾制，二两　寒水石火烧通赤，细研，水飞，半斤

上件药，捣罗为细末，入研者药同研令匀，炼蜜和圆如樱桃大。每服一圆，细嚼，温荆芥汤下，茶清亦得，食后服。

牛黄生犀圆　治风盛痰壅，头痛目眩，咽膈烦闷，神思恍惚，心忪面赤，口干多渴，睡卧不安，小便赤涩，大便多秘。

黄丹研　雄黄研，飞　腻粉研　羚羊角镑。各五两　铅水银与铅同结沙子　朱砂研，飞　龙齿研，飞。各十两　天麻去苗　牙硝研　半夏白矾制。各二十两　生犀镑　龙脑研。各二两半　牛黄研，二钱半

上为末，炼蜜为圆，每两作二十圆。每服一圆，温薄荷汤化下。中风涎潮，牙关紧急，昏迷不省，用腻粉一钱，药三圆，生姜自然汁七点，薄荷水同化下，得吐或利，逐出痰涎即愈。小儿风热痰壅，睡卧不安，上窜龈齿，每服半圆。如急惊风，涎潮搐搦，眼目戴上，牙关紧急，用腻粉半钱，生姜自然汁三五点，薄荷水同化下一圆。更看岁数大小加减。

辰砂天麻圆　治诸风痰盛，头痛目眩，旋运欲倒，呕哕恶心，恍惚健忘，神思昏愦，肢体疼倦，颈项拘急，头面肿痒，手足麻痹。常服除风化痰，清神思，利头目。

川芎二两半　麝香研　白芷各一两一分　辰砂研，飞，一半入药，一半为衣　白附子炮。各五两　天麻去苗，十两　天南星齑汁浸，切，焙干，二十两

上末，面糊圆如梧桐子大。每服二十圆，温荆芥汤下，不拘时。

青州白圆子　治男子、妇人半身不遂，手足顽麻，口眼㖞斜，痰涎壅塞，及一切风，他药所不能疗者。小儿惊风、大人头风、洗头风、妇人血风，并宜服之。

半夏白好者，水浸洗过，七两，生用　川乌头去皮、脐，生用，半两　南星生，三两　白附子生，二两

上捣罗为细末，以生绢袋盛，用井花水摆，未出者更以手揉令出。如有滓，更研，再入绢袋摆尽为度，放瓷盆中，日中晒，夜露至晓，弃水，别用井花水搅，又晒，至来日早，再换新水搅。如此春五日，夏三曰，秋七日，冬十日，去水晒干，候如玉片，

碎研，以糯米粉煎粥清为圆，如绿豆大。初服五圆，加至十五圆，生姜汤下，不拘时候。如瘫缓风，以温酒下二十圆，日三服，至三日后，浴当有汗，便能舒展。服经三五日，呵欠是应。常服十粒已来，永无风痰膈壅之患。小儿惊风，薄荷汤下两三圆。

辰砂圆 治诸风痰盛，头痛恶心，精神昏愦，目眩心忪，呕吐痰涎，胸膈烦闷。

硼砂研 牛黄研。各一钱 白附子炮 白僵蚕去丝、嘴，爁 天南星炮裂，研 蝎梢爁。各一分 辰砂研，半两 半夏汤洗七遍，一两

上为细末，同研令匀，水煮，面糊为圆，如梧桐子大。每服二十圆，用生姜荆芥汤下，不计时候。

牛黄金虎丹 治急中风，身背强直，口噤失音，筋脉拘急，鼻干面黑，遍身壮热，汗出如油，目瞪唇青，心神迷闷，形体如醉，痰涎壅塞，胸膈、喉中如拽锯声。

天雄炮，去皮、脐，十二两半 白矾枯过 天竺黄研 天南星汤洗，焙，为末，用牛胆和作饼，焙热。如无牛胆，用法酒蒸七昼夜 腻粉研。各二十五两 牛黄研，二两半 生龙脑研，五两 金箔八百片，为衣 雄黄研，飞，一百五十两

上为末，炼蜜搜和，每一两半作十圆，以金箔为衣。每服一圆，以新汲水化灌之，扶坐使药行化。良久，续以薄荷自然汁，更研化一圆灌之，立愈。肥盛体虚，多涎有风之人，宜常以此药随身备急。忽觉眼前暗黑，心膈闷乱，有涎欲倒，化药不及，急嚼一圆，新汲水下。小儿急惊风，一岁儿服绿豆大一圆，薄荷自然汁化灌之，更量岁数临时加减。有孕妇人不得服。

防风圆 治一切风，及痰热上攻，头痛恶心，项背拘急，目眩旋运，心忪烦闷，手足无力，骨节疼痹，言语蹇涩，口眼瞤动，神思恍惚，痰涎壅滞，昏愦健忘，虚烦少睡。

防风洗 川芎 天麻去苗，酒浸一宿 甘草炙。各二两 朱砂研，为衣，半两

上为末，炼蜜为圆，每两作十圆，以朱砂为衣。每服一圆，荆芥汤化服，茶、酒嚼下亦得，不拘时候。

川芎圆 消风壅，化痰涎，利咽膈，清头目。治头痛旋运，心忪烦热，颈项紧急，肩背拘倦，肢体烦疼，皮肤瘙痒，脑昏目疼，鼻塞声重，面上游风，状如虫行。

川芎 龙脑薄荷叶焙干。各七十五两 细辛洗，五两 防风去苗，二十五两 桔梗一百两 甘草爁，三十五两

上为细末，炼蜜搜和，每一两半，分作五十圆。每服一圆，细嚼，腊茶清下，食后、临卧。

薄荷煎圆 消风热，化痰涎，利咽膈，清头目。治遍身麻痹，百节酸痛，头昏目眩，鼻塞脑痛，语言声重，项背拘急，皮肤瘙痒，或生瘾疹。及治肺热喉腥，脾热口甜，胆热口苦。又治鼻衄、唾血，大小便出血，及脱着伤风。并沐浴后，并可服之。

龙脑薄荷取叶，十斤　防风去苗　川芎各三十两　缩砂仁五两　桔梗五十两　甘草炙，四十两

上为末，炼蜜为圆，每两作三十圆，每服一圆。细嚼，茶、酒任下。

天南星圆　治风化痰，清神爽气，利胸膈，消酒毒，止痰逆恶心，中酒呕吐。

天南星一斤，每个重一两上下者，用温汤浸洗，刮去里外浮皮并虚软处令净。用法酒浸一宿，用桑柴蒸，不住添热汤，令釜满，甑内气猛，更不住洒酒，常令药润，七伏时满取出，用铜刀切开一个大者，嚼少许，不麻舌为熟，未即再炊，候熟，用铜刀切细，焙干　辰砂研，飞，二两，一半为衣　丁香　麝香研。各一两　龙脑研，一两半

上为细末，入研药匀，炼蜜并酒搜和为圆，每两作五十圆，以朱砂末为衣。每服一圆，烂嚼，浓煎生姜汤下，不计时候。酒后含化，除烦渴，止呕逆。

犀角圆　除三焦邪热，疏一切风气。治风盛痰实，头目昏重，肢节拘急，痰涎壅滞，肠胃燥涩，大小便难。

黄连去须　犀角镑。各十两　人参去芦，二十两　大黄八十两　黑牵牛一百二十两，炒，别捣取粉六十两

上与牵牛粉合和为细末，炼蜜为圆，如梧桐子大。每服十五圆至二十圆，临卧温水下。更量虚实加减。

皂角圆　治风气攻注，头面肿痒，遍身拘急，痰涎壅滞，胸膈烦闷，头痛目眩，鼻塞口干，皮肤瘙痒，腰脚重痛，大便风秘，小便赤涩，及咳嗽喘满，痰唾稠浊，语涩涎多，手足麻痹，暗风痫病，偏正头痛，夹脑风；妇人血风攻注，遍身疼痛，心怔烦躁，瘾疹瘙痒，并宜服之。

皂角捶碎，以水一十八两六钱揉汁，用蜜一斤，同熬成膏　干薄荷叶　槐角爁。各五两　青橘皮去瓤　知母　贝母去心，炒黄　半夏汤洗七次　威灵仙洗　白矾枯过　甘菊去枝。各一两　牵牛子爁，二两

上为末，以皂角膏搜和为圆，如梧桐子大。每服二十圆，食后，生姜汤下。痰实咳嗽，用蛤粉齑汁下；手足麻痹，用生姜薄荷汤下；语涩涎盛，用荆芥汤下；偏正头疼、夹脑风，用薄荷汤下。

小续命汤　治卒暴中风，不省人事，渐觉半身不遂，口眼㖞斜，手足战掉，语言蹇涩，肢体麻痹，神情气乱，头目眩重，痰涎并多，筋脉拘挛，不能屈伸，骨节烦疼，不得转侧，及治诸风，服之皆验。若治脚气缓弱，久服得差。久病风人，每遇天色阴晦，节候变更，宜预服之，以防喑哑。

防己　肉桂去粗皮　黄芩　杏仁去皮、尖，炒黄　芍药白者　甘草爁　芎䓖　麻黄去根、节　人参去芦。各一两　防风去芦，一两半　附子炮，去皮、脐，半两

上除附子、杏仁外，捣为粗末，后入二味令匀。每服三钱，水一盏半，生姜五片，煎取一盏，去滓，稍热服。食前，加枣一枚尤好。

防风汤 治风虚发热，项背拘急，肢节不遂，恍惚狂言，来去无时，不自觉悟。亦治脚气缓弱甚效。此药温和，不虚人。

秦艽去苗土 独活去芦 麻黄去节 半夏汤洗七次，切片 防风去芦。各二两 升麻 防己 白术 石膏煅 芍药白 黄芩 甘草 当归去芦 远志去心 人参去芦。各一两

上粗末，入半夏片令匀。每服四钱，水二中盏，生姜七八片，煎至一盏，去滓，取清汁六分，入麝香末少许，食后、临卧带热服。

排风汤 男子、妇人风虚冷湿，邪气入脏，狂言妄语，精神错乱。肝风发则面青心闷，吐逆呕沫，胁满头眩重，耳不闻人声，偏枯筋急，曲拳而卧。心风发则面赤翕然而热，悲伤嗔怒，目张呼唤。脾风发则面黄，身体不仁，不能行步，饮食失味，梦寐倒错，与亡人相随。肺风发则面白，咳逆唾脓血，上气奄然而极。肾风发则面黑，手足不随，腰痛难以俯仰，痹冷骨疼。若有此候，令人心惊，志意不定，恍惚多忘。服此汤安心定志，聪耳明目，通脏腑诸风疾。

白鲜皮 当归去芦，酒浸一宿 肉桂去粗皮 芍药白者 杏仁去皮、尖，麸炒 甘草炒 防风去芦 芎藭 白术各二两 独活去芦 麻黄去根、节 茯苓去皮，白者。各三两

上为粗末。每服三钱，水一盏半，入生姜四片，同煎至八分，去滓，温服，不计时候。

大通圣白花蛇散 大治诸风，无问新久，手足亸曳，腰脚缓弱，行步不正，精神昏冒，口面㖞斜，语言蹇涩，痰涎壅盛，或筋脉挛急，肌肉顽痹，皮肤瘙痒，骨节烦疼，或痛无常处，游走不定。及风气上攻，面浮耳鸣，头痛目眩；下注腰脚，腰疼腿重，肿痒生疮，并宜服之。

海桐皮去粗皮 杜仲锉，炒 天麻去苗 干蝎炒 郁李仁 赤箭当归去芦头，酒浸 厚朴生姜汁制 蔓荆子去白皮 木香 防风去苗 藁本去土 白附子炮 肉桂去粗皮 羌活去芦头 萆薢酒浸一宿 虎骨醋炙 白芷 山药 白花蛇酒浸，炙，去皮、骨，用肉 菊花去枝、梗 牛膝去苗 甘草炙 威灵仙去土。各一两

上等分，为末。每服一钱至二钱，温酒调下，荆芥汤亦得，空心服之。常服祛逐风气，通行荣卫，久病风人，尤宜常服，轻可中风，不过二十服，平复如故。

消风散 治诸风上攻，头目昏痛，项背拘急，肢体烦疼，肌肉蠕动，目眩旋运，耳啸蝉鸣，眼涩好睡，鼻塞多嚏，皮肤顽麻，瘙痒瘾疹。又治妇人血风，头皮肿痒，眉棱骨痛，旋运欲倒，痰逆恶心。

荆芥穗 甘草炒 芎藭 羌活 白僵蚕炒 防风去芦 茯苓去皮用白底 蝉壳去

土,微炒　藿香叶去梗　人参去芦。各二两　厚朴去粗皮,姜汁涂,炙熟　陈皮去瓤,洗,焙。各半两

上为细末。每服二钱,茶清调下。如久病偏风,每日三服,便觉轻减。如脱着沐浴,暴感风寒,头痛身重,寒热倦疼,用荆芥茶清调下,温酒调下亦得,可并服之。小儿虚风,目涩昏困,及急、慢惊风,用乳香荆芥汤调下半钱,并不计时候。

羌活散　治风气不调,头目昏眩,痰涎壅滞,通身拘急,及风邪寒壅,头痛项强,鼻塞声重,肢节烦疼,天阴风雨,预觉不安。

前胡去芦　羌活去芦　麻黄去根、节　白茯苓去皮　川芎　黄芩　甘草爁　蔓荆子去白皮　枳壳去瓤,麸炒　细辛去苗　石膏别研　菊花去梗　防风去芦。各一两

上为末,入石膏研匀。每服二钱,水一大盏,入生姜三四片,薄荷三两叶,同煎至七分,稍热服,不拘时候。

八风散　治风气上攻,头目昏眩,肢体拘急烦疼,或皮肤风疮痒痛;及治寒壅不调,鼻塞声重。

藿香去土,半斤　白芷　前胡去芦。各一斤　黄耆去芦　甘草爁　人参去芦。各二斤　羌活去芦　防风去芦。各三斤

上为细末。每服二钱,水一中盏,入薄荷少许,同煎至七分,去滓,食后温服。腊茶清调一大钱亦得。小儿虚风,乳香腊茶清调下半钱,更量儿大小加减服。

清神散　消风壅,化痰涎。治头昏目眩,心忪面热,脑痛耳鸣,鼻塞声重,口眼瞤动,精神昏愦,肢体疼倦,颈项紧急,心膈烦闷,咽嗌不利。

檀香锉　人参去芦　羌活去苗　防风去苗。各一十两　薄荷去土　荆芥穗　甘草爁。各二十两　石膏研,四十两　细辛去苗,洗,焙,五两

上为末。每服二钱,沸汤点服,或入茶末点服亦得,食后服。

虎骨散　治风毒邪气,乘虚攻注皮肤骨髓之间,与血气相搏,往来交击,痛无常处,游走不定,昼静夜甚,少得眠睡,筋脉拘急,不能屈伸。一名乳香趋痛散。

苍耳子微炒　骨碎补　自然铜酒淬,细研　麒麟竭细研　白附子炮　赤芍药各三两　当归去苗　肉桂去粗皮　白芷　没药　防风去苗。各三分　牛膝去苗,酒浸一宿　五加皮　天麻去芦　槟榔　羌活去芦。各一两　虎胫骨酥炙　败龟酥炙。各二两

上件捣罗为末,入研药匀。每服一钱,温酒调下,不拘时候。

骨碎补圆　治肝肾风虚,上攻下注,筋脉拘挛,骨节疼痛,头面浮肿,手臂少力,腰背强痛,脚膝缓弱,屈伸不利,行履艰难,并宜服。

荆芥穗　白附子炮　牛膝酒浸,焙干　肉苁蓉酒浸一宿,切作片,焙。各一两　骨碎补去毛,炒　威灵仙去苗　缩砂仁各半两　地龙去土,微炒　没药各二钱　自然铜酒淬九遍　草

乌头炮，去皮、脐　半夏汤洗七次。各半两

上同为细末，酒煮面糊圆如梧桐子大。每服五圆至七圆，温酒下；妇人醋汤或当归酒下，妊娠不宜服之。不计时候。

［绍兴续添方］

乌荆圆　治诸风缓纵，手足不遂，口眼㖞斜，言语謇涩，眉目瞤动，头昏脑闷，筋脉拘挛，不得屈伸，遍身麻痹，百节疼痛，皮肤瘙痒，抓成疮疡。又治妇人血风，浑身痛痒，头疼眼昏。又肠风脏毒，下血不止，服之尤效。久服令人颜色和悦，力强轻健，须发不白。

川乌炮，去皮、脐，一两　荆芥穗二两

上为细末，醋、面糊，圆如梧桐子大。每服二十粒，酒或热水下。有疾食空时，日三四服，无疾早晨一服。有少府郭监丞，少病风挛搐，头颔宽亸不收，手承颔，然后能食，服此六七服即瘥。遂长服之，已五十余年。年七十余，强健，须发无白者。此药疗肠风下血尤妙，屡有人得效。予所目见，下血人服而瘥者，一岁之内，已数人矣。

加减三五七散　治八风、五痹，瘫痪亸曳，口眼㖞斜，眉角牵引，项背拘强，牙关紧急，心中愦闷，神色如醉，遍身发热，骨节烦痛，肌肉麻木，腰膝不仁，皮肤瞤动或如虫行。又治阳虚头痛，风寒入脑，目旋晕转，有似舟船之上，耳内蝉鸣或如风雨之声。应风寒湿痹，脚气缓弱等疾，并能治之。即系大三五七散。

山茱萸　干姜炮　茯苓去皮。各三斤　附子炮，去皮、脐，三十五个　细辛一斤八两　防风去芦，四斤

上为细末。每服二钱，温酒调下，食前。

太阳丹方见伤寒类。

如圣饼子方见一切气类。

没药降圣丹方见疮肿伤折类。

乳香没药圆　治男子、妇人一切风气，通经络，活血脉。治筋骨疼痛，手足麻痹，半身不遂，暗风头旋，偏正头风，小中急风，手足疼痛，牙关紧急，四肢软弱。肾脏风毒，上攻头面，下注腰脚，生疮，遍体疼酸，并宜服之。

抚芎一百八两　踯躅花炒　木鳖仁　白胶香拣净　藿香拣，炒　白僵蚕洗，焙　五灵脂拣　白芷拣　当归各七十二两　地龙一百四十四两　何首乌二百四十四两　威灵仙洗，二百二十二两　草乌头炒，六百四十八两

上为末，醋糊圆如梧桐子大。每服五圆，不可多服，食后，用薄荷茶吞下，温酒亦得。有孕妇人不可服。

白龙圆　治男子、妇人一切风，遍身疮癣，手足顽麻，偏正头疼，鼻塞脑闷，大解伤寒，治头风。

藁本去土　细辛　白芷　川芎　甘草

上为细末，各等分，用药四两，入石膏末一斤，系煅了者，水搜为圆，每两八粒。薄荷茶嚼下，每服一粒，食后服。风蚛牙，一粒分作三服，干揩后用盐汤漱之，更用葱茶嚼下。

七圣散　治风湿流注经络间，肢节缓纵不随；或脚膝疼痛，不能步履。

续断　独活　防风　杜仲　萆薢　牛膝酒浸一宿　甘草等分

上件各修事净，焙干半两，为细末。每服二钱，温酒调下。

活血应痛圆　治风湿客于肾经，血脉凝滞，腰腿重疼，不能转侧，皮肤不仁，遍身麻木。上攻，头面虚肿，耳内常鸣；下注，脚膝重痛少力，行履艰难。亦治项背拘挛，不得舒畅。常服活血脉，壮筋骨，使气脉宣流。

狗脊去毛，四斤　苍术米泔浸一宿，去皮，六斤　香附子去毛，炒，七斤半　陈皮洗，去蒂，五斤半　没药别研，一十二两　威灵仙洗，二斤　草乌头一斤半，半炮

上为细末，用酒煮面糊为圆，如梧桐子大。每服十五粒至二十粒，温酒或熟水任下，不拘时候。久服忌桃、李、雀、鸽、诸血物。

四生散　治男子、妇人肝肾风毒，上攻，眼赤痒痛，不时羞明多泪；下注，脚膝生疮，及遍身风癣，服药不验，居常多觉两耳中痒，正宜服此，无不取效。

黄耆　川羌活　蒺藜　沙苑　白附子各等分，生用

上为细末。每服二钱，薄荷酒调下。如肾脏风毒下注生疮，以腰子批开，以药末二钱合定，裹煨香熟，空心，细嚼，以盐酒送下。

通关散　治中风、伤寒，发热恶风，头痛目眩，鼻塞声重，肩背拘急，身体酸痛，肌肉瞤动，牙关紧急，久新头风，攻痰眼暗，并宜服之。

抚芎二两　川芎一两　川乌二两　龙脑薄荷一两半　白芷　甘草各二两　细辛半两

上为细末。每服一大钱，葱白、茶清调下，薄荷汤亦得，不拘时。

四斤圆　治肾经不足，下攻腰脚，腿膝肿痒，不能屈伸，脚弱少力，不能踏地，脚心隐痛，行步喘乏，筋脉拘挛，腰膝不利，应风寒湿痹，脚气缓弱，并宜服之。

宣州木瓜去瓤　牛膝去芦，锉　天麻去芦，细锉　苁蓉洗净，切，各焙干，称一斤

已上四味，如前修事了，用无灰酒五升浸，春秋各五日，夏三日，冬十日足，取出焙干，再入

附子炮，去皮、脐　虎骨涂酥炙。各二两

上同为细末，用浸前药酒打面糊为圆，如梧桐子大。每服三五十圆，空心，煎木

瓜酒下，或盐汤吞下亦得。此药常服，补虚除湿，大壮筋骨。

铁弹圆 治卒暴中风，神志昏愦，牙关紧急，目睛直视，手足瘛疭，口面㖞斜，涎潮语塞，筋挛骨痛，瘫痪偏枯，或麻木不仁，或瘙痒无常，应是风疾及打扑伤损，肢节疼痛皆治之。通经络，活血脉。

乳香别研 没药别研。各一两 川乌头炮，去皮、尖、脐，为末，一两半 麝香细研，一钱 五灵脂酒浸，淘去沙石，晒干，四两，为末

上先将乳香、没药于阴凉处细研，次入麝香，次入药末再研，滴水和药，如弹子大。每服一圆，薄荷酒磨化下，食后、临卧服。

［宝庆新增方］

大圣一粒金丹 治男子、妇人急患中风，左瘫右痪，手足瘛疭，口眼㖞斜，涎潮语涩，遍身疼痛，偏正头风。凡属风疾悉皆疗之。

大黑附子炮，去皮尖 大川乌头炮，去皮尖 新罗白附子炮。各二两 白蒺藜炒，去尖刺 白僵蚕洗，去丝，微炒 五灵脂研。各一两 没药别研 白矾枯，别研 麝香净肉研 细香墨磨汁 朱砂研。各半两 金箔二百箔，为衣

上前六味同为细末，后四味研停合和，用井花水一盏，研墨尽为度，将墨汁搜和，杵臼内捣五百下，圆如弹子大，金箔为衣，窨干。每服一粒，食后、临卧，生姜自然汁磨化，入热酒服，再以热酒随意多少饮之，就无风暖处卧，衣盖被覆，汗出即瘥。病少者每粒分二服。忌发风物，孕妇不可服。

乳香应痛圆 治一切风气，左瘫右痪，口眼㖞斜，半身不遂，语言蹇涩，精神恍惚，痰涎壅塞，筋脉拘挛，或遍身顽痹，走注疼痛，脚膝缓弱，行步艰难。又治打扑伤损，瘀血不散，痛不可忍，或行路劳伤，脚膝浮肿疼痛，或肾脏风毒，上攻，面肿耳鸣；下注，脚膝沉重。及治偏正头痛，攻注眼目，并皆疗之。

龙骨酒浸一宿，焙干，研粉水飞三度，日干，四两半 蜈蚣六条，去尾针，以薄荷叶裹，煨熟 赤小豆生用 虎骨酥炙焦。各六两 白僵蚕炒，去丝、嘴 草乌头炮，去皮、尖。各十二两 白胶香拣净，炼过 天麻去芦，洗 川牛膝酒浸，去芦 川当归去芦，酒浸。各三两 全蝎去尾针，微炙，七十个 乳香研，六钱 木鳖仁七十二只，别研

上为细末，用醋糊圆，如梧桐子大。每服五圆至七圆，冷酒吞下，或冷茶清下亦得，不计时候，忌诸热物一时辰久。此药但临睡服尤妙，忌湿、面、炙煿、鲊脯、发热、动风等物。

省风汤 治卒急中风，口噤全不能言，口眼㖞斜，筋脉挛急，抽挛疼痛，风盛痰实，旋晕僵仆，头目眩重，胸膈烦满，左瘫右痪，手足麻痹，骨节烦疼，步履艰辛，恍惚

不定，神志昏愦。应一切风证可预服之。

防风去芦　南星生用。各四两　半夏白好者，水浸洗，生用　黄芩去粗皮　甘草生用。各二两

上㕮咀。每服四大钱，用水二大盏，生姜十片，煎至一中盏，去滓，温服，不拘时候。

追风散　治年深日近，偏正头痛。又治肝脏久虚，血气衰弱，风毒之气上攻头痛，头眩目晕，心忪烦热，百节酸疼，脑昏目痛，鼻塞声重，项背拘急，皮肤瘙痒，面上游风，状若虫行，及一切头风。兼治妇人血风攻注，头目昏痛，并皆治之。常服清头目，利咽膈，消风壅，化痰涎。又方见后

川乌炮，去皮、脐、尖　防风去芦、叉　川芎洗　白僵蚕去丝、嘴，微炒　荆芥去梗　石膏煅，烂研　甘草炙。各一两　白附子炮　羌活去芦，洗，锉　全蝎去尾针，微炒　白芷　天南星炮　天麻去芦　地龙去土，炙，半两　乳香研　草乌炮，去皮、尖　没药细研　雄黄细研。各一分

上为细末。每服半钱，入好茶少许同调，食后及临睡服。

乳香圆　治一切风疾，左瘫右痪，口眼㖞斜，半身不遂，语言蹇涩，精神恍惚，痰涎壅塞，手足軃曳，筋脉拘挛；或遍身顽痹，走注疼痛，脚膝缓弱，行步艰辛。又治打扑损伤，瘀血不散，痛不可忍；或行路劳伤，脚膝浮肿疼痛；或肾脏风毒，上攻面肿耳鸣；下注，脚膝沉重，并皆治之。

糯米炒　川乌头炒，去皮、尖　五灵脂去砂土。各二两　乳香研　白芷锉　藿香叶洗　天南星炮　没药研　荆芥去枝、梗　赤小豆生　骨碎补去毛　白附子炮。各一两　松脂研，半两　香墨煅　草乌头炮，去皮、脐。各五两

上为细末，酒煮面糊圆，如梧桐子大。每服十圆至一十五圆，冷酒吞下，茶清亦得，不拘时。忌热物一时辰。

黑神圆　治男子、女人左瘫右痪，脚手顽麻，腰膝疼痛，走注四肢百节皆痛，并宜服之。又方见后

熟干地黄净洗　赤小豆生　干姜炮　藁本洗，去芦　麻黄锉，去节，汤去沫　川芎各六两　羌活不见火　甘松洗去土　当归洗，去芦。各三两　川乌炮，去皮、脐　甘草锉。各十八两　藿香洗去土　香墨烧醋淬。各半斤　草乌炮，去皮、尖，一斤　白芷十二两

上为细末，以水煮面糊圆，如龙眼大。每服一二粒，细嚼，茶酒任下。如妇人血风，脚手疼痛，打扑损伤，亦宜服之。

拒风丹　治一切风，寻常些小伤风，头痛鼻塞，项强筋急，皆可服。

荜拨半两　防风去芦、叉，一两半　川芎四两　细辛洗，去叶，三钱半　天麻去芦　甘草

锉。各一两

上为细末，炼蜜圆如龙眼大。每服一粒，细嚼，荆芥汤或温酒送下亦得，食后服之，立效。

急风散 治男子、妇人偏正头痛，夹脑风，太阳穴痛，坐卧不安。

生川乌炮，去皮、脐 辰砂研，飞。各二两 生南星洗，去皮，四两

上为细末，每服酒调涂痛处。兼治小儿伤风，鼻塞清涕，酒调涂囟门上，不可服之。

［淳祐新添方］

三生饮 治卒中，昏不知人，口眼㖞斜，半身不遂，咽喉作声，痰气上壅。无问外感风寒，内伤喜怒，或六脉沉伏，或指下浮盛，并宜服之。兼治痰厥、气厥，及气虚眩晕，大有神效。

南星生用，一两 木香一分 川乌生，去皮 附子生，去皮。各半两

上㕮咀。每服半两，水二大盏，姜十五片，煎至八分，去滓，温服，不拘时候。

大醒风汤 治中风痰厥，涎潮昏运，手足搐搦，半身不遂，及历节痛风，筋脉挛急，并皆治之。

南星生，八两 防风生，四两 独活生 附子生，去皮、脐 全蝎微炒 甘草生。各二两

上㕮咀。每服四钱重，水二大盏，生姜二十片，煎至八分，去滓，温服，不拘时候，日进二服。

五痹汤 治风寒湿邪，客留肌体，手足缓弱，麻痹不仁；或气血失顺，痹滞不仁，并皆治之。

片子姜黄洗去灰土 羌活 白术 防己各一两 甘草微炙，半两

上㕮咀。每服四钱重，水一盏半，生姜十片，煎至八分，去滓。病在上，食后服；病在下，食前服。

寿星圆 治心腹因惊，神不守舍，风涎潮作，手足抽掣，事多健忘，举止失常，神情昏塞，并宜服之。

天南星一斤，先用炭火三十斤，烧一地坑通红，去炭，以酒五升倾坑内，候渗酒尽，下南星在坑内，以盆覆坑，周回用灰拥定，勿令走气，次日取出为末 朱砂别研，二两 琥珀别研，一两

上研停，生姜汁煮面糊圆，如梧桐子大。每服三十圆，加至五十圆，煎石菖蒲人参汤送下，食后，临卧服。

左经圆 治筋骨诸疾，手足不遂，不能行步运动，但不曾针灸伤筋脉者，四五圆必效。此药尤能通行荣卫，导经络。专治心、肾。肝三经，服后小便少淋涩，乃其验

也。又方见后。

木鳖子去壳，别研　白胶香研　五灵脂　草乌头生，去皮、脐。各三两半　当归去土，一两　斑蝥一百个，去头、足、翅，少醋炙熟

上后四味为末，与前二味和停，用黑豆去皮生杵粉一斤，醋煮为糊和药，圆如鸡头大。每服一圆，酒磨下。

[吴直阁增诸家名方]

活络丹　治丈夫元脏气虚，妇人脾血久冷，诸般风邪湿毒之气，留滞经络，流注脚手，筋脉挛拳，或发赤肿，行步艰辛，腰腿沉重，脚心吊痛，及上冲腹胁膨胀，胸膈痞闷，不思饮食，冲心闷乱，及一切痛风走注，浑身疼痛。

川乌炮，去皮、脐　草乌炮，去皮、脐　地龙去土　天南星炮。各六两　乳香研　没药研。各二两二钱

上为细末，入研药和匀，酒面糊为圆，如梧桐子大。每服二十圆，空心、日午冷酒送下，荆芥茶下亦得。

七生圆　治丈夫、妇人三十六种风，五般腰疼，打扑伤损，入骨疼痛，背膊拘急，手足顽麻，走注不定，筋脉挛缩，久患风疾，皆疗之。

地龙去土　五灵脂去石　松脂去木　荆芥去枝、梗　川乌炮，去皮、脐　天南星炮。各一两　草乌炮，去皮、尖，二两

上为细末，醋煮面糊为圆，如梧桐子大。每服五圆至七圆，茶酒任下。孕妇不可服。

川芎茶调散方见伤寒类。

乳香趁痛散方与虎骨散同。本云：方与龙虎丹同。

黑龙圆　治一切中风头疼。

白芷锉　藁本洗。各二两　软石膏细研　川乌去皮、尖，乌豆蒸三次　南星洗。各半斤　麻黄去根、节　干薄荷叶各四两　京墨不烧，一两半

上为细末，炼蜜杵圆如弹子大。每服一圆，薄荷汤嚼下。

惊气圆　惊忧积气，心受风邪，发作牙关紧急，涎潮昏塞，醒则精神若痴，大宜服之。

紫苏子炒，一两　橘红　南木香　附子生，去皮、脐　麻黄去根、节　花蛇酒浸，炙，去皮、骨　白僵蚕微炒　南星洗浸，薄切，姜汁浸一宿　天麻去苗。各半两　朱砂研，一分半，为衣　干蝎去尾针，微炒，一分

上为末，入研脑、麝少许，同研极停，炼蜜杵，圆如龙眼大。每服一粒，用金银薄

荷汤化下，温酒亦得。此方，戊申年军中一人犯法，褫衣将受刃，得释，神失如痴，与一粒服讫而寐，及觉，疾已失。江东提辖张载阳妻避寇，失心数年，受此方，不终剂而愈。又，巡检黄彦妻狂厥逾年，授此方去附子加铁粉，不终剂而愈。铁粉，化痰、镇心、抑肝邪，若多恚怒，肝邪大盛，铁粉能制伏之。《素问》言："阳厥狂怒，治以铁粉"，金克木之意也。

乳香宣经圆 治体虚为风、湿、寒、暑进袭，四气相搏，半身不遂，手足顽麻，骨节烦疼，足胫浮肿，恶寒发热，渐成脚气；肝肾不足，四肢挛急，遍身攻注；或闪肭打扑，内伤筋骨；男子疝气，妇人经脉不调。常服活血止痛，补虚，壮筋骨。

川楝子锉，炒　牵牛子炒　乌药去木　茴香淘去沙土，炒　橘皮去白　萆薢微炙　防风各二两　乳香研　草乌乌豆一合同煮，竹刀切透黑，去皮、尖，焙　五灵脂酒浸，淘去沙石，晒干，研。各半两　威灵仙去芦，洗，二两

上为细末，酒糊为圆，如梧桐子大。每服五十圆，盐汤、盐酒任下，妇人醋汤下。

换腿圆 治足三阴经虚，为风、寒、暑、湿进袭，挛痹缓弱，上攻胸胁肩背，下注脚膝疼痛，渐成风湿脚气，行步艰辛，足心如火，上气喘急，食不思食。

薏苡仁炒　石南叶　石斛去苗，酒浸　萆薢微炙　川牛膝去苗，酒浸　天南星炮　羌活去芦　防风去芦、叉　黄耆去芦头，蜜炙　当归去苗，酒浸　天麻去苗　续断各一两半　槟榔二两半　木瓜四两

上为末，酒煮面糊圆，如梧桐子大。每服五十圆，温酒、盐汤任服。

[续添诸局经验秘方]

大圣保命丹 治丈夫、女人一切风疾，气血俱虚，阴阳偏发，卒暴中风，僵卧昏塞，涎潮搐搦，脚手颤掉，不省人事，舌强失音，手足亸曳，口眼㖞斜，或瘫痪偏枯，半身不遂，语言謇涩，举止错乱，四肢麻木；又治癫痫倒卧，目瞑不开，涎盛作声，或角弓反张，目睛直视，口禁闷绝，牙关紧急。又治风搏于阳经，目眩头痛，耳作蝉声，皮肤瞤搐，频欠好睡，项强拘急，不能回顾，及肾脏风虚，脚膝疼痛，步履艰辛，偏风流注一边，屈伸不得，无问久新，并皆治之。

方与前大圣一粒金丹同。

上为细末拌匀，用上件墨汁和药，每一两分作六圆，窨干，用金箔为衣。每服一圆，用生姜半两和皮擦取自然汁，将药圆于姜汁内化尽为度，用无灰酒半盏暖热，同浸化，温服，量病人酒性多少，更吃温酒一二升，投之以助药力。次用衣被盖覆便卧，汗出力度。势轻者，每服半圆，不拘时。如有风疾，常服尤佳，补五脏，固真元，通流关节，祛逐风邪，壮筋骨，活血驻颜。

四生圆 专治左瘫右痪，口眼㖞斜，中风涎急，半身不遂，不能举者，悉皆疗之。

五灵脂去石　骨碎补　川乌头去皮、尖　当归各等分

上为细末，用无灰酒打面糊为圆，如梧桐子大。每服七圆，渐加至十圆至十五圆，温酒下。服此药莫服灵宝丹，恐药无效。

轻脚圆　治左瘫右痪，脚弱不能行履。

木鳖子别研　白胶香别研　白芍药各二两　草乌去皮、尖，四两　赤小豆一两，别研为末，打糊

上末，赤小豆糊为圆，如梧子大。每七圆，旋加至十圆，温酒或木瓜汤下。病在上，食后临卧服；病在下，空心服。忌热物少时。

大防风汤　祛风顺气，活血脉，壮筋骨，除寒湿，逐冷气。又治患痢后脚痛痪弱，不能行履，名曰"痢风"；或两膝肿大痛，髀胫枯腊，但存皮骨，拘挛跧卧，不能屈伸，名曰"鹤膝风"，服之气血流畅，肌肉渐生，自然行履如故。

川芎抚芎不用　附子炮，去皮、脐。各一两半　熟干地黄洗　白术　防风去芦　当归洗，去芦，酒浸，焙炒　白芍药　黄耆　杜仲去粗皮，炒令丝断。各二两　羌活去芦　人参去芦　甘草炙　牛膝去芦，酒浸，切，微炒。各一两

上为粗末。每服五钱，水一盏半，入姜七片，大枣一枚，同煎八分，去滓，温服，空心、食前。

经进地仙丹　治男子五劳七伤，肾气虚惫，精神耗减，行步艰辛，饮食无味，眼昏耳焦，面色黧黑，皮肤枯燥；女人血海虚冷，月经不调，脏寒少子，下部秽恶。又治诸痔瘘疮，肠风泻血，诸风诸气，并皆疗之。

人参　黄耆各一两半　附子炮　川椒去目，并闭口者，少炒出汗　苁蓉酒浸，焙。各四两　川乌炮　茯苓白　甘草　白术各一两　菟丝子酒浸　覆盆子　天南星汤洗，姜汁制焙　防风去芦　白附子　何首乌各二两　牛膝去芦，酒浸二宿，四两　狗脊去毛　赤小豆　骨碎补去毛　乌药　羌活各二两　木鳖子去壳　地龙去土。各三两

上为细末，煮酒面糊为圆，如梧桐子大。每服三十圆，加至四十圆，空心，温酒吞下。此方陶隐居编入《道藏经》，云："是时有人母幼年得风气疾，后作发挛结疼痹，久不能起，百治不瘥，卧床五十余年，脂肉消尽，止有筋骨。乃于居士处得此方，依方修合，日进二服，才至五百余服，是母病顿除，发白再黑，齿落更生。至八十岁，颜色如二十岁人，筋力倍壮，耳聪目明。时有老奴，常偷服其药，严冬御稀葛，履霜雪，无寒色，负荷倍重于常时，行步如飞。疑为鬼物所凭，遂打杀埋于水傍沙中。久复为怪，而里俗且云：'凡奴婢死为鬼，但折其胫，令不得动作。'遂掘出，折其胫，见其骨尽实，如金黄色，折其臂亦然，其效颇异。"隐居云："此奴若不打杀，成地仙矣。"

伏虎丹　专治左瘫右痪。张徽猷方。

生干地黄　蔓荆子去白　白僵蚕炒，去丝。各一分　五灵脂去皮，半两　踯躅花炒　天南星　白胶香　草乌头炮。各一两

上为细末，酒煮半夏末为糊，圆如龙眼大。每一圆分作四服，酒吞下，日进二服。此方乃建康府乌衣巷有一老人姓钟，平生好道，朝夕瞻仰茅山，缘多酒，偶患风疾，百治无效。一日，见有一道人至，言其困酒太过，教服此药，道人遂不见，服之果验，乃知仙方。

乌药顺气散 治男子、妇人一切风气，攻注四肢，骨节疼痛，遍身顽麻，头目旋晕。及疗瘫痪，语言謇涩，筋脉拘挛。又治脚气，步履艰难，脚膝软弱。妇人血风，老人冷气，上攻胸臆，两胁刺痛，心腹膨胀，吐泻肠鸣。

麻黄去根、节　陈皮去瓤　乌药去木。各二两　白僵蚕去丝、嘴，炒　川芎　枳壳去瓤，麸炒　甘草炒　白芷　桔梗各一两　干姜炮，半两

上为细末。每服三钱，水一盏，姜三片，枣一枚，煎至七分，温服。如四时伤寒，憎寒壮热，头痛肢体倦怠，加葱白三寸，同煎并服，出汗见效。如闪挫身体疼痛，温酒调服。遍身瘙痒，抓之成疮。用薄荷三叶煎服。孕妇不可服。常服疏风顺气。

秘方换腿圆 治肾经虚弱，下注腰膝，或当风取凉，冷气所乘，沉重少力，移步迟缓，筋脉挛痛，不能屈伸，脚心隐痛，有妨履地。大治干、湿脚气，赤肿痛楚，发作无时，呻吟难忍，气满喘促，举动艰难。面色黧黑，传送秘涩，并皆疗之。

薏苡仁　石南叶　天南星洗，姜制，炒　川牛膝酒浸，焙　肉桂去粗皮　当归去芦　天麻去苗　附子炮，去皮、脐　羌活　防风去叉　石斛去根　萆薢微炙　黄耆蜜炙　续断各一两　苍术米泔浸，一两半　槟榔半两　干木瓜四两

上为细末，面糊为圆，如梧桐子大。每服三十圆至五十圆，空心，温酒或木瓜汤吞下，日进二三服。常服舒筋轻足，永无脚气之患。昔人有此疾，服之一月，脚力顿健，委有换腿之功。

左经圆 治左瘫右痪，手足颤掉，言语謇涩，浑身疼痛，筋脉拘挛，不得屈伸，项背强直，下注脚膝，行履艰难，骨节烦痛，不能转侧，跌扑闪肭，外伤内损，并皆治之。常服通经络，活血脉，疏风顺气，壮骨轻身。

生黑豆一斤，以斑蝥二十一个，去头、足同煮，候豆胀为度，去斑蝥不用，取豆焙干　川乌炮，去皮、脐，二两　乳香研，二两　没药一两半　草乌炮，四两

上为末，醋糊为圆，如梧桐子大。每服三十圆，温酒下，不拘时。

木瓜圆 治肾经虚弱，下攻腰膝，沉重少力，腿部肿痒，疰破生疮，脚心隐痛，筋脉拘挛；或腰膝缓弱，步履艰难，举动喘促，面色黧黑，大小便秘涩，饮食减少，无问久新，并宜服之。

熟干地黄洗，焙　陈皮去瓤　乌药各四两　黑牵牛三两，炒　石南藤　杏仁去皮、尖　当归　苁蓉酒浸，焙　干木瓜　续断　牛膝酒浸。各二两　赤芍药一两

上为细末，酒糊为圆，如梧桐子大。每服三五十圆，空心，木瓜汤吞下，温酒亦可。

追风应痛圆　一切风疾，左瘫右痪，半身不遂，口眼㖞斜，牙关紧急，语言蹇涩，筋脉挛急，百骨节痛，上攻下注，游走不定，腰腿沉重，耳鸣重听，脚膝缓弱，不得屈伸，步履艰难，遍身麻痹，皮肤顽厚。又，妇人血风攻注，身体疼痛，面浮肌瘦，口苦舌干，头旋目眩，昏困多睡；或皮肤瘙痒，瘾疹生疮；暗风夹脑，偏正头疼，并治之。

威灵仙　狗脊去毛。各四两　何首乌　川乌炮，去皮、脐。各六两　乳香研，一两　五灵脂酒浸，淘去沙石，五两半

上为末，酒糊为圆。每服十五圆，加至二十圆，麝香温酒吞下，只温酒亦得，食稍空服。常服轻身体，壮筋骨，通经活络，除湿去风。孕妇不可服。

磁石圆　治肾脏风毒上攻，头面浮肿，耳鸣眼暗，头皮肿痒，太阳穴痛，鼻塞脑闷，牙齿摇动，项背拘急，浑身瘙痒，瘾疹生疮，百节疼痛，皮肤麻痹，下注脚膝，筋脉拘挛，不能屈伸，脚下隐痛，步履艰难，并宜服之。常服能补益，去风明目，活血驻颜。

磁石烧，醋淬二十遍，捣罗如扮，一十两　牛膝酒浸，焙，六两　黄踯躅炒，八两　川芎　肉桂去粗皮　赤芍药　黑牵牛炒。各四两　草乌炮，去皮、脐，十四两

上为细末，酒糊为圆。每服三十圆，煨葱盐酒吞下，煨葱茶下亦得；偏正头疼，生葱茶下；妇人血风，浑身疼痛，头目眩晕，面浮体瘦，淡醋汤下，日进三服，大有神效。

胡麻散　治脾、肺风毒攻冲，遍身皮肤瘙痒，或生疮疥，或生瘾疹，用手搔时，浸淫成疮，久而不瘥，愈而复作；面上游风，或如虫行；紫癜、白癜、顽麻等风；或肾脏风攻注，脚膝生疮，并宜服之。

胡麻十二两　荆芥　苦参各八两　何首乌洗，焙，十两　甘草炙　威灵仙各六两

上为细末。每服二钱，薄荷茶点，食后服，或酒调蜜汤点亦得。服此药后，频频洗浴，贵得汗出而立效。

黑神圆　治一切风疾，及瘫痪风，手足颤掉，浑身麻痹，肩背拘急，骨节疼痛。兼治妇人血风，头旋眼晕，精神困倦。

牡丹皮　白芍药　川芎　麻黄去根、节。各四两　赤芍药　甘草各十两　荆芥　草乌炮。各六两　乌豆八两　何首乌米泔浸，切，焙，十二两

上为细末，水糊为圆，如鸡头大。每服一圆，细嚼，茶酒任下，不计时候。妇人血风流注，用黑豆淋酒下。小儿惊风，煎金银汤下。伤风咳嗽，酒煎麻黄下。头痛，葱茶下。

追风散　治证与前追风散同。

白僵蚕去丝、嘴，炒　全蝎微炒　甘草炙　荆芥各二两　川乌炮，去皮脐　防风去芦、叉

石膏研。各四两　川芎三两　麝香研，一两

上为细末。每服半钱，好茶调下，食后，临卧服。清头目，利咽膈，消风壅，化痰涎。

苦参圆　治心肺积热，肾脏风毒攻于皮肤，时生疥癞，瘙痒难忍，时出黄水，及大风手足烂坏，眉毛脱落，一切风疾，并皆治之。

苦参三十二两　荆芥去梗，十六两

上为细末，水糊为圆，如梧桐子大。每服三十圆，好茶吞下，或荆芥汤下，食后服。

卷之二

治伤寒附中暑

人参败毒散　治伤寒时气，头痛项强，壮热恶寒，身体烦疼，及寒壅咳嗽，鼻塞声重，风痰头痛，呕哕寒热，并皆治之。

柴胡去苗　甘草爁　桔梗　人参去芦　芎䓖　茯苓去皮　枳壳去瓤，麸炒　前胡去苗，洗　羌活去苗　独活去苗

上十味，各三十两，为粗末，每服二钱，水一盏，入生姜、薄荷各少许，同煎七分，去滓，不拘时候，寒多则热服，热多则温服。

小柴胡汤　治伤寒、温热病，身热恶风，颈项强急，胸满胁痛，呕哕烦渴，寒热往来，身面皆黄，小便不利，大便秘硬，或过经未解，或潮热不除；及瘥后劳复，发热疼痛；妇人伤风，头痛烦热；经血适断，寒热如疟，发作有时；及产后伤风，头痛烦热，并宜服之。

半夏汤洗七次，焙干，二两半　柴胡去芦，半斤　人参　甘草炙　黄芩各三两

上为粗末。每服三大钱，水一盏半，生姜五片，枣一个，擘破，同煎至七分，去滓，稍热服，不拘时。小儿分作二服，量大小加减。

林檎散　治伤寒及时行疫疠，头痛项强，壮热恶寒，腰背四肢拘急烦疼，面赤咽干，呕逆烦渴。

麻黄去节　肉桂去粗皮　苍术去皮　川大黄　干葛　石膏　山栀子去皮。各一两半　木通　瞿麦　甘草炙　前胡　川芎各一两　藿香用叶　川乌头炮，去皮、脐。各半两

上为粗末。每服二钱，水一盏，入林擒糁十数片，新者亦得，煎至七分，去滓，稍热服，不计时，相次再服。衣被盖覆，汗出为度。

柴胡石膏散　治时行瘟疫，壮热恶风，头痛体疼，鼻塞咽干，心胸如满，寒热往来，痰实咳嗽，涕唾稠粘。

赤芍药　柴胡去苗　前胡去苗　石膏煅　干葛各五十两　升麻二十五两　黄芩　桑白皮各三十七两半　荆芥穗去土，三十七两

右为粗末。每服二钱，水一盏，入生姜三片，豉十余粒，同煎七分，去滓，稍热服。小儿分作三服，更量大小加减，不计时候。

麻黄汤　治伤寒头痛，发热恶风，骨节疼痛，喘满无汗。

麻黄去节，三两　甘草炙，一两　肉桂去粗皮，二两　杏仁七十枚，去皮尖，炒，别研膏

上为粗末，入杏仁膏令匀。每服三钱，水一盏半，煎至八分，去滓，温服，以汗出为度。若病自汗者，不可服。不计时候。

小青龙汤　治伤寒表不解，心下有水气，干呕发热，咳嗽微喘。又治溢饮，身体疼重，及咳逆倚息不得安卧；或因形寒饮冷，内伤肺经，咳嗽喘急，呕吐涎沫，并宜服之。

干姜炮　细辛去叶　麻黄去节、根　肉桂去粗皮　芍药　甘草锉，炒。各三两　五味子二两　半夏汤洗七次，切作片，二两半

上将七味为粗末，入半夏令匀。每服三钱，水一盏半，煎至一盏，去滓，温服，食后。

圣散子　治伤寒、时行疫疠、风温、湿温，一切不问阴阳两感，表里未辨，或外热内寒，或内热外寒，头项腰脊拘急疼痛，发热恶寒，肢节疼重，呕逆喘咳，鼻塞声重；及食饮生冷，伤在胃脘，胸膈满闷，腹胁胀痛，心下结痞，手足逆冷，肠鸣泄泻，水谷不消，时自汗出，小便不利，并宜服之。

厚朴去粗皮，姜汁炙　白术　防风去芦头　吴茱萸汤洗七次　泽泻　附子炮裂，去皮、脐　藁本去土　高良姜　猪苓去皮　藿香去枝、土　苍术　麻黄去根、节　细辛去苗　芍药　独活去芦　半夏汤洗七次，姜汁制　茯苓去皮　柴胡去芦　枳壳去瓤，麸炒。各半两　甘草炙，一两　草豆蔻仁十个，去皮　石菖蒲半两

上为粗散。每服四钱，水一盏半，煎取一盏，去滓，热服，不计时候，取遍身微汗即愈。时气不和，空腹饮之，以辟邪疫。

五积散　调中顺气，除风冷，化痰饮。治脾胃宿冷，腹胁胀痛，胸膈停痰，呕逆恶心；或外感风寒，内伤生冷，心腹痞闷，头目昏痛，肩背拘急，肢体怠惰，寒热往来，饮食不进；及妇人血气不调，心腹撮痛，经候不调，或闭不通，并宜服之。

白芷　川芎　甘草炙　茯苓去皮　当归去芦　肉桂去粗皮　芍药　半夏汤洗七次。各三两　陈皮去白　枳壳去瓤，炒　麻黄去根、节。各六两　苍术米泔浸，去皮，二十四两　干姜爁，四两　桔梗去芦头，十二两　厚朴去粗皮，四两

上除肉桂、枳壳二味别为粗末外，一十三味同为粗末，慢火炒令色转，摊冷，次

入桂、枳壳末令匀。每服三钱，水一盏半，入生姜三片，煎至一中盏，去滓，稍热服。如冷气奔冲，心、胁、脐、腹胀满刺痛，反胃呕吐，泄利清谷，及痃癖癥瘕，膀胱小肠气痛，即入煨生姜三片、盐少许同煎。如伤寒时疫，头痛体疼，恶风发热，项背强痛，入葱白三寸、豉七粒同煎。若但觉恶寒，或身不甚热，肢体拘急，或手足厥冷，即入炒茱萸七粒、盐少许同煎。如寒热不调，咳嗽喘满，入枣煎服。妇人难产，入醋一合同煎服之。并不拘时候。

升麻葛根汤 治大人、小儿时气温疫，头痛发热，肢体烦疼；及疮疹已发及未发，疑贰之间，并宜服之。

升麻 白芍药 甘草炙。各十两 葛根十五两

上为粗末。每服三钱，用水一盏半，煎取一中盏，去滓，稍热服，不计时候，日二三服，以病气去，身清凉为度。小儿量力服之。

葛根解肌汤 治伤寒、温病、时行寒疫，头痛项强，发热恶寒，肢体拘急，骨节烦疼，腰脊强痛，胸膈烦闷。

葛根四两 麻黄去节，三两 肉桂去粗皮，一两 甘草炙 黄芩 芍药各二两

右为粗末。每服三钱，水一盏半，入枣一枚剥破，煎至八分，去滓，稍热服，不拘时候，取汗出为度。

金沸草散 治风化痰，除头目昏痛，颈项强急，往来寒热，肢体烦疼，胸膈满闷，痰涎不利，咳嗽喘满，涕唾稠粘，及治时行寒疫，壮热恶风。

旋覆花去梗 麻黄去节 前胡去芦。各三两 荆芥穗四两 甘草炒 半夏汤洗七次，姜汁浸 赤芍药各一两

上为粗末。每服三钱，水一盏半，入生姜三片，枣一个，同煎至八分，去滓，温服，不计时候。有寒邪则汗出，如风盛则解利。

大柴胡汤 伤寒十余日，邪气结在里，寒热往来，大便秘涩，腹满胀痛，语言谵妄，心中痞硬，饮食不下；或不大便五六日，绕脐刺痛，时发烦躁，及汗后如疟，日晚发热，兼脏腑实，脉有力者，可服。

枳实去瓤，炒，半两 柴胡去芦，半斤 大黄二两 半夏汤洗七次，切，焙，二两半 赤芍药 黄芩各三两

右五味，为粗末，入半夏拌匀。每服三大钱，以水一盏半，入生姜五片，枣一枚，煎至一中盏，滤去滓，温服，食后、临卧。此药治伤寒内热里实，若身体疼痛，是表证未解，不可服之。

术附汤 治风湿相搏，身体疼烦，不能转侧，不呕不渴，大便坚硬，小便自利。及风虚头目眩重，甚者不知食味。此药暖肌补中，助阳气，止自汗。

甘草炒，二两　白术四两　附子炮，去皮、脐，薄切片，一两半

上捣白术、甘草为粗末，入附子令匀。每服三钱，水一盏半，入生姜五片，枣一个擘破，同煎至一盏，去滓，温服，食前。

防己黄耆汤　治风湿相搏，客在皮肤，一身尽重，四肢少力，关节烦疼，时自汗出，洒淅恶风，不欲去衣。及治风水客搏，腰脚浮肿，上轻下重，不能屈伸。

防己四两　黄耆五两　甘草炙，二两　白术三两

上为粗末。每服三钱，水一盏半，入生姜三片，枣一个，同煎至一盏，去滓，稍热服，不计时候，服讫盖覆温卧，令微汗，瘥。

姜附汤　治伤寒已经转下，又曾发汗，内外俱虚，邪气未解，表证不见，身无大热，昼日烦躁，不得眠睡，夜即安静，不呕不渴，脉候沉微者，宜服之。又治暴中风冷，久积痰水，心腹冷痛，霍乱转筋，一切虚寒，并皆治之。

干姜一两　附子生，去皮、脐，细切，一枚

上合匀。每服三钱，水一盏半，煎至一盏，去滓，温服，食前。

竹叶石膏汤　治伤寒时气，表里俱虚，遍身发热，心胸烦闷；或得汗已解，内无津液，虚羸少气，胸中烦满，气逆欲吐，及诸虚烦热，并宜服之。诸虚烦热，与伤寒相似，但不恶寒，身不疼痛，头亦不痛，脉不紧数，即不可汗下，宜服此药。

人参去芦头　甘草炙。各二两　石膏一斤　半夏汤洗七次，二两半　麦门冬去心，五两半

上为粗末，入半夏令匀。每服三钱，水两盏，入青竹叶、生姜各五六片，煎至一盏半，滤去滓，入粳米百余粒再煎，米熟去米，温服，不计时候。

五苓散　治伤寒、温热病，表里未解，头痛发热，口燥咽干，烦渴饮水，或水入即吐，或小便不利，及汗出表解。烦渴不止者，宜服之。又治霍乱吐利，躁渴引饮。

泽泻二十五两　白术　猪苓去皮　赤茯苓去皮。各十五两　肉桂去粗皮，十两

上为细末。每服二钱，热汤调下，不计时候，服讫多饮热汤，有汗出即愈。又治瘀热在里，身发黄疸，浓煎茵陈蒿汤调下，食前服之。疸病发渴，及中暑引饮，亦可用水调服之。小儿加白术末少许服之。如发虚热，加绵黄耆、人参末少许服之。

四逆汤　治伤寒自利不渴，呕哕不止，或吐利俱发，小便或涩、或利，或汗出过多，脉微欲绝，腹痛胀满，手足逆冷，及一切虚寒厥冷，并宜服之。凡病伤寒有此证候，皆由阳气虚，里有寒，虽更觉头痛体疼，发热恶寒，四肢拘急，表证悉具者，未可攻表，先宜服此药，助阳救里。

甘草炙，二两　干姜一两半　附子生，去皮、脐，细切，半两

上以甘草、干姜为粗末，入附子令匀。每服三钱，水一盏半，煎至一中盏，去滓，温服，不计时候，常服消暑气，分水谷。

大顺散 治冒暑伏热，引饮过多，脾胃受湿，水谷不分，清浊相干，阴阳气逆，霍乱呕吐，脏腑不调。

甘草锉长寸，三十斤 干姜 杏仁去皮、尖，炒 肉桂去粗皮，炙，四斤

上先将甘草用白砂炒及八分黄熟，次入干姜同炒，令姜裂，次入杏仁又同炒，候杏仁不作声为度，用筛隔净，后入桂，一处捣罗为散。每服二钱，水一中盏，煎至七分，去滓，温服。如烦躁，井花水调下，不计时候。以沸汤点服亦得。

白虎汤 治伤寒大汗出后，表证已解，心胸大烦，渴欲饮水，及吐或下后七八日，邪毒不解，热结在里，表里俱热，时时恶风，大渴，舌上干燥而烦，欲饮水数升者，宜服之。又治夏月中暑毒，汗出恶寒，身热而渴。

知母七十五两 甘草爁，三十七两半 石膏洗，十二斤半

上为细末。每服三钱，水一盏半，入粳米三十余粒，煎至一盏，滤去滓，温服。小儿量力少与之。或加人参少许同煎亦得，食后服。此药立夏后、立秋前可服。春时及立秋后，并亡血虚家，并不可服。

香薷圆 治大人、小儿伤暑伏热，躁渴瞀闷，头目昏眩，胸膈烦满，呕哕恶心，口苦舌干，肢体困倦，不思饮食，或发霍乱，吐利转筋，并宜服之。

香薷去土 紫苏茎叶，去粗梗 干木瓜各一两 丁香 茯神去木 檀香锉 藿香叶 甘草炙。各五钱

上为细末，炼蜜和圆，每两作三十圆。每服一圆至二圆，细嚼，温汤下，或新汲水化下亦得。小儿服半圆，不计时候。

香薷散 治脏腑冷热不调，饮食不节，或食腥鲙，生冷过度，或起居不节，或路卧湿地，或当风取凉，而风冷之气，归于三焦，传于脾胃，脾胃得冷，不能消化水谷，致令真邪相干，肠胃虚弱，因饮食变乱于肠胃之间，便致吐利，心腹疼痛，霍乱气逆。有心痛而先吐者，有腹痛而先利者，有吐利俱发者，有发热头痛，体疼而复吐利虚烦者，或但吐利心腹刺痛者，或转筋拘急疼痛，或但呕而无物出，或四肢逆冷而脉欲绝，或烦闷昏塞而欲死者，此药悉能主之。

白扁豆微炒 厚朴去粗皮，姜汁炙熟。各半斤 香薷去土，一斤

上粗末。每三钱，水一盏，入酒一分，煎七分，去滓，水中沉冷，连吃二服，立有神效，随病不拘时。《活人书》方不用白扁豆，加黄连四两碎，以生姜汁同研匀，炒令黄色，名曰黄连香薷散。

枇杷叶散 治冒暑伏热，引饮过多，脾胃伤冷，饮食不化，胸膈痞闷，呕哕恶心，头目昏眩，口干烦渴，肢体困倦，全不思食，或阴阳不和，致成霍乱，吐利转筋，烦躁引饮。

枇杷叶去毛,炙　陈皮汤,去瓤,焙　丁香各半两　厚朴去皮,涂姜汁炙,四两　白茅根　麦门冬去心,焙　干木瓜　甘草炙。各一两　香薷三分

上件药捣罗为末。每服二钱,水一盏,入生姜二片,煎至七分,去滓,温服,温水调下亦得。如烦躁,用新汲水调下,不计时候。小儿三岁以下,可服半钱,更量大小加减。

[绍兴续添方]

憎伽应梦人参散　治伤寒体热头痛,及风壅痰嗽咯血等疾。

甘草炙,六两　人参　桔梗微炒　青皮去瓤　白芷　干葛　白术各三两　干姜炮,五钱半

上为细末。每服二钱,水一盏,生姜二片,枣二个,煎七分,通口进。如伤寒,入豆豉同煎热进,大有神效,不计时候。一方无甘草。

香苏散　治四时瘟疫、伤寒。

香附子炒香,去毛　紫苏叶各四两　甘草炙,一两　陈皮二两,不去白

右为粗末。每服三钱,水一盏,煎七分,去滓,热服,不拘时候,日三服。若作细末,只服二钱,入盐点服。尝有白发老人授此方与一富人家,其家合施,当大疫,城中病者皆愈。其后疫鬼问富人,富人以实告。鬼曰:"此老教三人矣,稽颡而退。"

加减三五七散　治证并方见诸风类。

大已寒圆　治久寒积冷,脏腑虚弱,心腹㽲痛,胁肋胀满,泄泻肠鸣,自利自汗,米谷不化;阳气暴衰,阴气独胜,手足厥冷;伤寒阴盛,神昏脉短,四肢怠惰,并宜服之。

荜拨　肉桂各四斤　干姜炮　高良姜各六斤

上为细末,水煮面糊为圆,如梧桐子大。每服二十粒,米饮汤下,食前服之。

太阳丹　治头疼,伤寒、感风、气积,偏正、夹脑一切头疼。每服一粒,薄荷茶嚼下。风壅痰盛,咽膈不利,亦宜服之。

脑子二两,别研　川芎　甘草　白芷各一斤　石膏别研,二斤　大川乌炮,去皮、脐,一斤

上为细末,蜜同面糊为圆,每两作一十八粒,朱红为衣。

和解散　治男子、妇人四时伤寒头痛,憎寒壮热,烦躁自汗,咳嗽吐痢。

厚朴去粗皮,姜汁炙　陈皮洗。各四两　藁本　桔梗　甘草各半斤　苍术去皮,一斤

上同为粗末。每服三钱,水一盏半,入生姜三片,枣二枚,煎至七分,不计时候,热服。

正气散　治伤寒阴证,憎寒恶风,正气逐冷,胸膈噎塞,胁肋膨胀,心下坚痞,

吐、痢，呕逆酸水，咳逆，怠惰嗜卧，不思饮食。

甘草炒，七钱　陈皮　藿香去梗　白术各一两　厚朴　半夏同厚朴各三两，为末，生姜四两，研烂，同为饼子，微炒

上为细末。每服二钱，生姜三片，枣一枚，水一盏，煎至七分，食前稍热服。又治久患痁疾，膈气心痛，日进三服。常服顺气宽中，辟除瘟疫。一方无白术。

十华散　治丈夫五劳七伤，浑身疼痛，四肢拘急，腰膝无力，脾元气虚，不思饮食，霍乱吐泻，四肢冷麻。兼解二毒伤寒，疗脚气流注肿痛，行步不得，及虚劳等患，并皆治之。

五加皮　陈皮去白　干姜炮　甘草各六两　桔梗　羌活　黄耆　肉桂去粗皮　苍术去皮，炒。各八两八钱　附子六两　大川乌三两

上为细末。每服二钱，水一盏，姜二片，枣一枚，煎至六分，不拘时候，热盐酒调服亦得。

铿散　治男子、妇人五劳七伤，感冷冒寒气弱体虚，多倦少力。常服壮筋骨，肢体轻健，进食。

天仙藤　青蒿子炒　桑白皮炒　香附子炒　荆芥穗　前胡生姜汁制，炒　柴胡　桔梗　麻黄去根、节　苍术炒　干葛　陈皮各十斤　茴香炒　秦艽　川芎　白芍药　藁本　黄耆　半夏为粗末，姜汁炙　羌活各二斤半　甘草炒　肉桂去粗皮　白芷　厚朴去粗皮，姜汁炒。各五斤

上二十四味，为粗末。每服三大钱，水一盏半，入生姜、乌梅、枣子，煎至七分，去滓，温服。并两滓作一服煎。

桂苓圆　大解暑毒。

肉桂去粗皮，不见火　茯苓去粗皮，各等分

上为细末，炼蜜为圆，每两作八圆。每服一圆，用新汲水或热水嚼下，化下亦得。

消暑圆　治伤暑，发热头疼。

半夏醋五升煮干　甘草生　茯苓去皮。各半斤

上细末，生姜汁作薄糊为圆，如梧桐子大。每服五十粒，水下。《易简方》云：此药合时，须用好醋煎煮半夏，姜汁作糊，毋见生水，臻志修合，用之神效。中暑为患，药下即苏；伤暑发热头疼，用之尤验。夏月常服，止渴利便，虽多饮水，亦不为害，应是暑药皆不及此。若痰饮停积，并用姜汤咽下。入夏之后，不可阙此。

［宝庆新增方］

辰砂五苓散　治伤寒表里末解，头痛发热，心胸郁闷，唇口干焦，神思昏沉，狂

言谵语，如见神鬼，及治瘴疟烦闷未省者。

辰砂研　白术去芦　木猪苓去黑皮　泽泻洗，锉　赤茯苓去皮。各十二两　肉桂去粗皮，八两

上为细末。每服二钱，沸汤点服，不拘时。如中暑发渴，小便赤涩，用新汲水调下。小儿五心烦热，焦躁多哭，咬牙上撺，欲为惊状，每服半钱，温熟水调下。

柴胡升麻汤　治时行瘟疫，壮热恶风，头痛体疼，鼻塞咽干，心胸烦满，寒热往来，痰盛咳嗽，涕唾稠粘。

柴胡去芦　前胡去芦　干葛　石膏煅　赤芍药各十两　升麻五两　荆芥去梗，七两半　黄芩去粗皮　桑白皮各六两半

上㕮咀。每服三大钱，水一盏半，生姜三片，豉十余粒，同煎一盏，去滓，稍热服，不拘时。小儿更量大小加减。

缩脾饮　解伏热，除烦渴，消暑毒，止吐利。霍乱之后服热药大多致烦躁者，并宜服之。

缩砂仁　乌梅肉净　草果煨，去皮　甘草炙。各四两　干葛锉　白扁豆去皮，炒。各二两

上㕮咀。每服四钱，水一大碗，煎八分，去滓，以水沉冷服以解烦，或欲热欲温，并任意服。代熟水饮之极妙。

解暑三白散　治冒暑伏热，引饮过多，阴阳气逆，霍乱呕吐，小便不利，脏腑不调，恶心头晕，并皆治之。

泽泻　白术　白茯苓各等分

上㕮咀。每服一贴，水一盏，姜五片，灯心十茎，煎八分，去滓服，不拘时。每贴重半两。

保真汤　治四时伤寒，不问阴阳二证，才觉疾作，急服此药立效。

藁本去芦　川芎各四两　甘草炒，二两　苍术洗，锉，麸炒，十六两

上㕮咀为粗末。每服三钱，水一盏半，生姜三片，同煎七分，去滓，热服，不拘时，神效不可具述。

人参顺气散　治丈夫、妇人风虚气弱，荣卫不和，肢节疼痛，身体沉重，头目旋晕，肩背拘急，手足冷麻，半身不遂，口眼㖞斜，痰涎不利，言语蹇涩；或脾胃不和，心腹刺痛，胸膈痞满，倦怠少力，霍乱转筋，吐泻不止，胎前产后，并宜服之。

干姜　人参各一两　川芎　甘草炙　苦梗去芦　厚朴去粗皮，姜汁制　白术　陈皮洗，去白　白芷　麻黄去节。各四两　干葛去粗皮，三两半

上为细末。每服二钱，水一盏，姜三片，枣一枚，薄荷五七叶，同煎八分，不拘

时。如伤风感冷，头疼腰重，咳嗽鼻塞，加葱白煎。

消风百解散 治四时伤寒，头疼项强，壮热恶寒，身体烦疼，四肢倦怠，行步喘乏，及寒壅咳嗽，鼻塞声重，涕唾稠粘，痰涎壅盛，气急满闷，并宜服之。

荆芥 白芷 陈皮洗，去白 苍术 麻黄去节。各四两 甘草炙，二两

上细末，每二大钱，水一大盏，姜三片，乌梅一个，同煎七分，不拘时，温服，或茶酒调下。欲发散邪风，入连须葱白三寸同煎。

［淳祐新添方］

人参养胃汤 治外感风寒，内伤生冷，憎寒壮热，头目昏疼，肢体拘急，不问风寒二证及内外之殊，均可治疗。先用厚被盖睡，连进此药数服，以薄粥汤之类佐之，令四肢微汗然。俟汗干，则徐徐去被，谨避外风，自然解散。若原自有汗，亦须温润以和解之；或有余热，则以参苏饮款款调之；或尚头疼，则以浓煎生姜葱白汤下如圣饼子。三证既除，则不必服药，但节其饮食，适其寒温，自然平治。大抵感冒，古人不敢轻发汗者，止由麻黄能开腠理，用或不能得其宜，则导泄真气，因而致虚，变生他证。此药乃平和之剂，止能温中解表而已，不致妄扰也。兼能辟山岚瘴气。四时瘟疫，常服尤佳。

半夏汤洗七次 厚朴去粗皮，姜汁制 苍术米泔浸一宿，洗，切，炒。各一两 藿香叶洗去土 草果去皮膜 茯苓去黑皮 人参各半两 甘草炙，二钱半 橘红七钱半

上为㕮咀。每服四钱，水一盏半，姜七片，乌梅一个，煎至六分，去滓，热服之。兼治饮食伤脾，发为痎疟；或脾胃中虚寒，呕逆恶心，皆可化之。或发寒疟、寒疫及恶寒者，并加附子，是为十味不换金散。

参苏饮 治感冒发热头疼，或因痰饮凝结，兼以为热，并宜服之。若因感冒发热，亦如服养胃汤法，以被盖卧，连进数服，微汗即愈。面有余热，更宜徐徐服之，自然平治。因痰饮发热，但连日频进此药，以热退为期，不可预止。虽有前胡、干葛，但能解肌耳。既有枳壳、橘红辈，自能宽中快膈，不致伤脾，兼大治中痞满，呕逆恶心，开胃进食，无以逾此。毋以性凉为疑，一切发热皆能取效，不必拘其所因也。小儿、室女亦宜服之。

木香半两 紫苏叶 干葛洗 半夏汤洗七次，姜汁制，炒 前胡去苗 人参 茯苓去皮。各三分 枳壳去瓤，麸炒 桔梗去芦 甘草炙 陈皮去白。各半两

上㕮咀。每服四钱，水一盏半，姜七片，枣一个，煎六分，去滓，微热服，不拘时候。《易简方》不用木香，只十味。

神术散 治四时瘟疫，头痛项强，发热憎寒，身体疼痛，及伤风鼻塞声重，咳嗽

头昏，并皆治之。

苍术米泔浸一宿，切，焙，五两　藁本去土　香白芷　细辛去叶土　羌活去芦　川芎　甘草炙。各一两

上为细末。每服三钱，水一盏，生姜三片，葱白三寸，煎七分，温服，不拘时。如觉伤风鼻塞，只用葱茶调下。

[吴直阁增诸家名方]

对金饮子　治诸疾无不愈者。常服固元阳，益气，健脾进食，和胃祛痰，自然荣卫调畅，寒暑不侵。此药疗四时伤寒，极有功效。

厚朴去皮，姜汁炙　苍术米泔浸一宿　甘草炙。各二两　陈皮去白，炒令黄色，半斤

上为粗末。每服三钱，空心，以水一盏，姜钱二片，如茶法煎取八分，余滓重煎两度服食。瘟疫时气，二毒伤寒，头痛壮热，加连须葱白五枚、豉三十粒同煎，服数剂汗出得安。如未得汗，以稀粥投之，厚盖衣服取汗立愈。五劳七伤，脚手心热，烦躁不安，肢节酸疼，加柴胡去芦头同煎。痰嗽发疟，加姜制半夏煎。本脏气痛，加茴香煎。水气肿满，加桑白皮煎。妇人赤白带下，加黄耆煎。酒伤，加丁香。食伤，加高良姜。四时泄泻，加肉豆蔻。风疾，加荆芥穗。腿膝冷疼，加牛膝。浑身拘急及虚壅，加地骨皮。腿痹，加菟丝子。白痢，加吴茱萸。赤痢，加黄连。头风，加藁本。转筋霍乱，加楠木皮。已上助使，止加一铢。此药不问老少，胎前产后，五劳七伤，六极八邪，耳鸣眼昏，梦泄盗汗，四肢沉重，腿膝酸疼，妇人宫藏久冷，月水不调，若能每日空心一服，即出颜容，丰肌体，调三焦，壮筋骨，祛冷气，快心胸，神效莫述。

劫劳散　治五劳七伤，四时伤寒，山岚瘴疟，时行疫疠，心神烦躁，口苦舌干，憎寒壮热，头疼鼻塞，腰脚酸倦，背脊强急，浑身疼痛。

地骨皮二两半　前胡去芦　荆芥各二两七钱　香附子炒，去毛　苍术浸，去皮，焙　甘草爁。各三两六钱　麻黄去根、节　白芷各四钱半　川芎二两二钱半　桔梗去芦，七两二钱　当归七两三钱半　肉桂去粗皮，一两三钱半　石膏九钱　陈皮去白，一两三钱　天仙藤二两半

上为细末。每服二钱，水一盏，乌梅半个，入盐同煎服。如要出汗，加葱白、姜钱煎，连进三服。常服，温盐酒调，热盐汤点亦得。

人参轻骨散　解利四时伤寒，头痛壮热，项背拘急，骨节烦疼，憎寒恶风，肢体困倦，大便不调，小便赤涩，呕逆烦渴；或伤风感寒，头痛体热，鼻塞声重，咳嗽痰涎；及山岚瘴气，时行疫疠，潮热往来，及疗五劳七伤，中脘气滞，心腹痞闷，停痰呕逆，冷气奔冲，攻注刺痛。又治妇人血气撮痛，经候不调，并宜服之。

贝母去心　白茯苓焙　半夏煮。各一两　枳壳去瓤，炒，二两半　苍术浸一宿，六两　人

参　白术焙　白芷不见火　陈皮去白　秦艽　赤芍药各二两　川芎　当归去芦，焙　肉桂去粗皮　干姜炮。各一两半　柴胡去芦　麻黄去根、节。各三两　桔梗去芦　甘草爁　厚朴各四两，姜汁浸

上件为细末。每服三钱，水一盏，生姜三片，同煎至七分，通口稍热服。身体倦怠加乌梅一个，咳嗽加枣二枚，同煎，不拘时。

葱白散　解四时伤寒，头痛壮热，项背拘急，骨节烦疼，憎寒恶风，肢体困倦，大便不调，小便赤涩，呕逆烦渴，不思饮食。又伤风感寒，头痛体热，鼻塞声重，咳嗽痰涎，山岚瘴气，时行疫疠，并皆治之。

川芎　苍术米泔浸　白术各二两　甘草爁　石膏煅　干葛焙。各一两　麻黄去根、节，三两

上件为细末。每服二钱，水一盏，生姜三片，葱白二寸，煎至七分，热服不拘时候。如要出汗，并煎三服，被盖，汗出为度。

桂枝汤　治太阳中风，阳浮而阴弱，阳浮者热自发，阴弱者汗自出，啬啬恶寒，淅淅恶风，翕翕发热，鼻鸣干呕。

桂枝去皮　芍药各一两半　甘草一两

上为粗末。每服二钱，以水一盏，入生姜三片，枣三枚擘破，同煎取七分，去滓，温服，不计时候。惟春初可行，自春末及夏至以前可加黄芩半两。夏至后加知母半两、石膏二两或升麻半两。若病人素虚寒者，不用加减。无汗休服。

黄龙圆　丈夫、妇人伏暑，发热作渴，呕吐恶心，年深暑毒不瘥者。

黄连去须，三十二两　好酒五升

上黄连以酒煮干为度，研为细末。用面水煮糊搜和为圆，如梧桐子大。每服三十圆，热水吞下。又疗伤酒过多，壮毒下血，大便泄泻，用温米饮吞下，食前进，一日两服。

不换金正气散　治四时伤寒，瘴疫时气，头疼壮热，腰背拘急；五劳七伤，山岚瘴气，寒热往来，五膈气噎，咳嗽痰涎，行步喘乏，或霍乱吐泻，脏腑虚寒，下痢赤白，并宜服之。

厚朴去皮，姜汁制　藿香去枝、土　甘草爁　半夏煮　苍术米泔浸　陈皮去白

上等分为散。每服三钱，水一盏半，生姜三片，枣子二枚，煎至八分，去滓，食前稍热服。忌生冷、油腻、毒物。若四方人不伏水土，宜服之。常服能辟岚气，调和脾胃，美饮食。

川芎茶调散　治丈夫、妇人诸风上攻，头目昏重，偏正头疼，鼻塞声重；伤风壮热，肢体烦疼，肌肉蠕动，膈热痰盛，妇人血风攻注，太阳穴疼，但是感风气，悉皆治之。

薄荷叶不见火，八两　川芎　荆芥去梗。各四两　香附子炒，八两，别本作细辛，去芦，一两　防风去芦，一两半　白芷　羌活　甘草爁。各二两

右件为细末。每服二钱，食后，茶清调下。常服清头目。

渗湿汤　治寒湿所伤，身重腰冷，如坐水中，小便或涩或出，大便溏泄。皆因坐卧湿处，或因雨露所袭，或因汗出衣衾冷湿，久久得之。腰下重疼，两脚疼痛，腿膝或肿或不肿，小便利，反不渴，悉能主之。

苍术　白术　甘草炙。各一两　茯苓去皮　干姜爁。各二两　橘红　丁香各一分

上㕮咀。每取四钱，水一盏半，枣一枚，姜三片，煎七分，食前温服。

冰黄散　治冒暑伏热，头目昏晕，呕吐泻痢，口干烦渴，背寒面垢。

赤茯苓去皮　甘草生。各四两　寒食面　生姜切碎，搜面匀，日干。各一斤

上为细末。每服二钱。新汲水或冷熟水调下，不拘时候。

[续添诸局经验秘方]

神仙百解散一名神仙截伤寒四季加减百解散　治伤寒遍身疼痛，百节拘急，头目昏痛，肢体劳倦，壮热憎寒，神志不爽；感冒瘟疫瘴气。常服辟瘟疫，治劳倦。

山茵陈　柴胡去芦　前胡生姜制，炒　人参　羌活　独活　甘草　苍术米泔浸，锉，炒　干葛　白芍药　升麻　防风去苗　藁本去芦　藿香去梗　白术　半夏姜汁炙。各一两

立春已后不加减，立夏已后一料加柴胡一分，赤茯苓、当归各半两；立秋已后减柴胡一分，不用当归、茯苓，只加干姜炮、肉桂去粗皮各一分，麻黄去节半两。立冬已后并无加减。一方无当归，有黄芩去芦半两。

上为细末。每服三钱，水一盏半，姜三片，枣二个，煎至一盏，热服，不计时候，并进二服。如要表散，加葱白三寸，淡豆豉三十粒，同煎服，以衣被盖覆，汗出而愈。

八解散　治四时伤寒，头疼壮热，感风多汗，及疗劳伤过度，骨节酸疼，饮食无味，四肢疼倦，行步喘乏，面色痿黄，怠惰少力，咳嗽寒热，羸弱自汗，胸膈不快，呕逆恶心。

人参　茯苓　甘草炙　陈皮去白　白术　藿香去土。各一两　厚朴去粗皮，锉，生姜自然汁浸一宿，炒紫色，二两　半夏汤洗七次，一两

上为细末。每服二钱，水一盏，生姜三片，枣子一枚，葱白三寸，同煎至七分，温服，不拘时候。

白术散　治伤寒气脉不和，憎寒壮热，鼻塞脑闷，涕唾稠粘，痰嗽壅滞；或冒涉风湿，憎寒发热，骨节疼痛；或中暑呕吐眩晕；及大病后将理失宜，食复、劳复，病证

如初。又治五劳七伤，气虚头眩，精神恍惚，睡卧不宁，肢体倦怠，潮热盗汗，脾胃虚损，面色痿黄，饮食不美，口吐酸水，脏腑滑泄，腹内虚鸣，反胃吐逆，心腹绞痛，久疟久痢；及膈气咽塞，上气喘促，坐卧不安；或饮食所伤，胸膈痞闷，腹胁膨胀；妇人胎前产后，血气不和；霍乱吐泻，气厥不省人事。常服辟四时不正之气，及山岚瘴疫，神效不可具述。

山药　桔梗　茯苓去皮　甘草　白芷　陈皮去白　青皮去白　香附子各三两　白术四两　干姜炮，二两

上为末。每服二钱，水一盏，姜三片，枣一枚，木瓜干一片，紫苏三叶，煎七分，食前服。若吐泻，入白梅煎。喘，入桑白皮、杏仁煎。伤寒劳复，入薄荷。膈气，入木通三寸、麝香少许。中暑呕逆，入香薷。产前、产后血气不和，入荆芥煎。霍乱，入藿香煎。气厥，入盐汤调下。

人参顺气散　治证、服法并与前人参顺气散同。

人参　桔梗　甘草炙　干葛　白术　白芷各一两　麻黄去根、节，一两半　干姜半两

服法见前。

藿香正气散　治伤寒头疼，憎寒壮热，上喘咳嗽，五劳七伤，八般风痰，五般膈气，心腹冷痛，反胃呕恶，气泻霍乱，脏腑虚鸣，山岚瘴疟，遍身虚肿；妇人产前、产后，血气刺痛；小儿疳伤，并宜治之。

大腹皮　白芷　紫苏　茯苓去皮。各一两　半夏曲　白术　陈皮去白　厚朴去粗皮，姜汁炙　苦梗各二两　藿香去土，三两　甘草炙，二两半

上为细末。每服二钱，水一盏，姜钱三片，枣一枚，同煎至七分，热服。如欲出汗，衣被盖，再煎并服。

三拗汤　治感冒风邪，鼻塞声重，语音不出；或伤风伤冷，头痛目眩，四肢拘倦，咳嗽多痰，胸满气短。

甘草不炙　麻黄不去根、节　杏仁不去皮、尖

上等分，㕮咀为粗散。每服五钱，水一盏半，姜钱五片，同煎至一盏，去滓，通口服，以衣被盖覆睡，取微汗为度。

来苏散　解利四时温疫，伤寒，身体壮热，头痛憎寒，项脊拘急，浑身疼痛，烦渴闷乱，大小便涩，嗜卧少力，全不思饮食，及诸气疾，五劳七伤，山岚瘴疟，寒热往来等疾，并皆治之。

柴胡去芦　甘草炙　干姜各二两　肉桂去粗皮，不见火　桔梗　防风　荆芥穗　五加皮各一两　芍药半两　麻黄去节　陈皮去白。各一两半　黄耆蜜水浸一宿，炙，一分

上为细末。每服二钱，水一盏，生姜三片，同煎至八分，热服，不拘时候。常服

和顺三焦，辟瘴气，进饮食。

香薷汤　宽中和气，调荣卫。治饮食不节，饥饱失时，或冷物过多，或硬物壅驻，或食毕便睡，或惊忧恚怒，或劳役动气，便欲饮食，致令脾胃不和，三脘痞滞；内感风冷，外受寒邪，憎寒壮热，遍体疼痛，胸膈满闷，霍乱呕吐，脾疼翻胃；中酒不醒；四时伤寒头痛，并进三服，得汗即痊。常服益脾温胃，散宿痰停饮，能进食，辟风、寒、暑、湿、雾露之气。

白扁豆炒　茯神　厚朴去粗皮，锉，姜汁炒。各一两　香薷去土，二两　甘草炙，半两

上为细末。每服二钱，沸汤点服，入盐点亦得，不拘时。

十神汤　治时令不正，瘟疫妄行，人多疾病。此药不问阴阳两感，或风寒湿痹，皆可服之。

川芎　甘草炙　麻黄去根、节　升麻各四两　干葛十四两　赤芍药　白芷　陈皮去瓤　紫苏去粗梗　香附子杵去毛。各四两

上为细末。每服三大钱，水一盏半，生姜五片，煎至七分，去滓，热服，不以时候。如发热头痛，加连须葱白三茎。如中满气实，加枳壳数片同煎服。虽产妇、婴儿、老人皆可服饵。如伤寒，不分表、里证，以此导引经络，不致变动，其功效非浅。

水浸丹　治伏暑伤冷，冷热不调，霍乱吐利，口干烦渴，并宜服之。

巴豆大者，二十五枚，去皮、膜，研，取油尽如粉　黄丹炒，研，罗过，取一两一分

上同研匀，用黄蜡熔作汁，别为圆如梧桐子大。每服五圆，以水浸少顷，别以新汲水吞下，不拘时候。

荆芥散　治伤寒头疼，鼻塞流涕，声重咽干，胸膈满闷，头痛如破。

天南星浸洗，生姜自然汁煮软，切，焙干　草乌头炮，去皮、脐　荆芥穗各半两　石膏研，一两

上为细末。每服二钱，陈茶末一钱，生姜自然汁半呷，薄荷三叶，水二盏，同煎八分，通口服。

六和汤　治心脾不调，气不升降，霍乱转筋，呕吐泄泻，寒热交作，痰喘咳嗽，胸膈痞满，头目昏痛，肢体浮肿，嗜卧倦怠，小便赤涩，并伤寒阴阳不分，冒暑伏热烦闷，或成痢疾，中酒烦渴畏食。妇人胎前、产后，并宜服之。

缩砂仁　半夏汤炮七次　杏仁去皮、尖　人参　甘草炙。各一两　赤茯苓去皮　藿香叶拂去尘　白扁豆姜汁略炒　木瓜各二两　香薷　厚朴姜汁制。各四两

上锉。每服四钱，水一盏半，生姜三片，枣子一枚，煎至八分，去滓，不拘时候服。

卷之三

治一切气附脾胃、积聚

苏合香圆 疗传尸骨蒸，殗殜肺痿，疰忤鬼气卒心痛，霍乱吐利，时气鬼魅瘴疟，赤白暴利，瘀血月闭，痃癖丁肿惊痫，鬼忤中人，小儿吐乳，大人狐狸等病。麝香苏合香圆方见后。

白术 青木香 乌犀屑 香附子炒，去毛 朱砂研，水飞 诃黎勒煨，去皮 白檀香 安息香别为末，用无灰酒一升熬膏 沉香 麝香研 丁香 荜拨各二两 龙脑研 苏合香油入安息香膏内。各一两 薰陆香别研，一两

上为细末，入研药匀，用安息香膏并炼白蜜和剂，每服旋圆如梧桐子大。早朝取井华水，温冷任意，化服四圆。老人、小儿可服一圆。温酒化服亦得，并空心服之。用蜡纸裹一圆如弹子大。绯绢袋盛，当心带之，一切邪神不敢近。

安息香圆 治一切冷气，心腹疼痛，胸膈噎塞，胁肋膨胀，心下坚痞，腹中虚鸣，哕逆恶心，噫气吞酸，胃中冷逆，呕吐不止，宿饮不消，胸膈刺痛，时吐清水，不思饮食，并皆治之。

肉桂去粗皮，二两半 诃子炮，取皮，二两 阿魏细研，白面少许搜和作饼子，炙令香熟，一分 茯苓白底 当归汤洗，切片，焙干 干姜炮，去皮 肉豆蔻去壳 川芎 丁香皮 缩砂仁 五味子微炒 巴戟去心，面炒 益智子去皮 白豆蔻去皮。各一两半 硇砂酒半盏化，去石，入蜜中 槟榔炮 荜澄茄 芍药 莪术 三棱炮 安息香酒半盏化，去砂，入蜜 香附去毛 茴香微炒。各一两半 胡椒 高良姜 木香 沉香 乳香别研 丁香各一两

上件药，除安息香、硇砂外，并一处杵，罗为细末，用蜜三十两，入安息香、硇砂于蜜中炼熟，剂上件药，杵一二千下，圆如鸡头肉大。每服一圆，细嚼，温酒下，浓煎生姜汤下亦得，食前服。

丁沉圆 治一切冷气攻心腹、胁肋，胀满刺痛，胸膈噎塞，痰逆恶心，噫气吞酸，

不思饮食，胃中冷逆，呕吐不止，及翻胃隔气，宿食留饮，心痛霍乱；妇人血气心腹痛，并皆治之。

甘草炙　青皮去瓤，锉，炒　丁香　白豆蔻仁　沉香　木香　槟榔　肉豆蔻仁各五两　白术锉，微炒，四十两　人参去芦　茯苓去皮　诃黎勒煨取皮。各十两　肉桂去粗皮　干姜炮裂。各二两半　麝香别研，一两

上为细末，入麝香令匀，炼蜜和圆，如酸枣大。每服一圆，细嚼，炒生姜盐汤下，温酒亦得，空心食前服。

大沉香圆　治一切冷气攻心腹刺痛，胸膈噎塞，呕吐痰水，噫气吞酸，口苦舌涩，不思饮食；膀胱、肾间冷气攻冲，腰背拘急，脐腹绞痛，手足逆冷，小便滑数。又治卒暴心痛，霍乱吐利，疝瘕气痛，妇人血气刺痛，并宜服之。

天台乌药　白芷　甘松洗，晒　甘草爁。各二斤半　姜黄去皮　檀香　干姜炮　肉桂去粗皮。各二十两　白豆蔻去皮，十两　沉香二十两　香附子去毛，爁，五斤

上为末。炼蜜搜和，每一两作二十圆。每服一圆，嚼破，炒生姜盐汤下。元气发动，炒茴香热酒下，空心、食前服。

理中圆　理中焦不和，脾胃宿冷，心下虚痞，腹中疼痛，胸胁逆满，噎塞不通，呕吐冷痰，饮食不下，噫醋吞酸，口苦失味，怠惰嗜卧，全不思食。又治伤寒时气，里寒外热，霍乱吐利，心腹绞痛，手足不和，身热不渴，及肠鸣自利，米谷不化。

白术　干姜炮　人参　甘草爁。各二十两

上为末，炼蜜为圆，每一两作一十圆。每服一圆，食前，沸汤化下，嚼服亦得，或圆如梧桐子大服并得。大病新瘥，多睡不止，及新产内虚，皆可服之。常服温脾暖胃，消痰逐饮，顺三焦，进饮食，辟风、寒、湿、冷邪气。

和胃圆　治脾胃不和，中脘气痞，心腹胀闷，不思饮食，呕吐痰逆，噫气吞酸，面色萎黄，肌肉消瘦，腹胁刺痛，便利不调，少力嗜卧，体重节痛，及治虚劳，脾胃虚弱，饮食不化，心腹痞满，并宜服之。此药老幼气弱皆可常服，能温和脾胃，调进饮食。

厚朴去粗皮，锉碎，以生姜二两，研烂，同炒　半夏一半汤洗，日干，微炒；一半生姜汁制作饼，炙黄　鳖甲九肋，大者一枚，黄泥外固，以米醋二碗，化硇砂一两，放鳖甲内，慢火熬干，取二两，细研如粉用　神曲碎，炒　麦糵微炒　白术锉，炒　肉桂去粗皮。各二两　枳壳去瓤，麸炒　三棱炮　青皮去白，炒　人参各三两　陈皮去白　诃子炮，去核。各四两　槟榔　当归各一两半　芍药　甘草炒。各一两　干姜炮　赤茯苓去皮。各三分

上为细末，蜜圆如小豆大。每服二十圆，加至三十圆，微嚼破，温水下，不计时候。

紫苏子圆　治一切气逆，胸膈噎闷，心腹刺痛，胁肋胀满，饮食不消，呕逆欲吐，

及治肺胃伤冷，咳嗽痞满，或上气奔急，不得安卧。

紫苏子拣净　陈皮去白。各二两　肉桂去粗皮　人参去芦　高良姜炒。各一两

上五味为细末，炼蜜和圆，如弹子大。每服一圆，细嚼，温酒下，米饮亦得，不计时候。或作小圆服之亦得。若食瓜脍生冷，觉有所伤，噫气生熟，欲成霍乱者，含化一圆，细细咽汁，服尽应时立愈。常服此药，永不患霍乱，甚妙。

养脾圆　治脾胃虚冷，心腹绞痛，胸膈满闷，胁肋虚胀，呕逆恶心，噫气吞酸，泄泻肠鸣，米谷不化，肢体倦怠，不思饮食。

大麦蘖炒　白茯苓去皮　人参去芦。各一斤　干姜炮　缩砂去皮。各二斤　白术半斤　甘草锉，爁，一斤半

上为细末，炼蜜和圆，每两作八圆。每服一圆，细嚼，生姜汤送下，食前服。此药养胃进食。

五膈圆　治因愁忧思虑，饮食不节，动气伤神，致阴阳不和，脏腑生病，结于胸膈，遂成忧膈、气膈、食膈、饮膈、劳膈之病。若食生冷即发，心胸痞满，气不得通，疼痛如刺，及引背膂，食即不下，心下坚痛，痛即欲吐，得吐即已，甚者手足逆冷，上气咳逆，喘息短气。

蜀椒去目并闭口者，微炒去汗　细辛去苗、土　肉桂去粗皮　远志去心。各三两　麦门冬去心，焙　甘草炙。各五两　干姜炮，二两　人参去芦，四两　附子炮，去皮、脐，一两半

上为细末，炼蜜和圆，如弹子大。每服一圆，含化咽之，胸膈喉中当热，药力稍尽，更服一圆，日三服，夜二服，服药七日即愈；或圆如梧桐子大，温酒服之亦得，食后服。

嘉禾散亦名谷神散　治中满下虚，五噎五膈，脾胃不和，胸膈痞闷，胁肋胀满，心腹刺痛，不思饮食，或多痰逆，口苦舌酸，胸满短气，肢体怠惰，面色萎黄。如中焦虚痞，不任攻击，脏气虚寒，不受峻补；或因病气衰，食不复常，禀受怯弱，不能多食，尤宜服之。常服育神养气，和补脾胃，进美饮食。

枇杷叶去毛，尽涂姜汁，炙令香熟为度　薏苡仁微炒　白茯苓去皮　人参去芦　缩砂仁去皮。各一两　大腹子微炒　随风子如无，楝实、诃子亦得　杜仲去皮，用姜汁与酒合和涂，炙令香熟微焦　石斛细锉，酒拌，微炒　藿香叶　木香　沉香　陈皮去白。各三分　谷蘖微炒　槟榔炒　丁香　五味子微炒　白豆蔻微炒，去皮　青皮去瓤　桑白皮微炒。各半两　白术炒，二两　神曲微炒　半夏汤洗七遍，生姜一分，切作片子，与半夏同捣烂，作饼炙黄。各一分　甘草炙，一两半

上捣罗为末。每服二钱，水一盏，入生姜二片，肥枣三枚，同煎至七分，温服不计时候。及疗四时伤寒，能调治阴阳，使无变动，克日得安。如疗五噎，入干柿一枚

同煎,十服见效。如疗膈气,吐逆羸困,入薤白三寸、枣五枚同煎。妇人亦可服。

理中汤　脾胃不和,中寒上冲,胸胁逆满,心腹疞痛,痰逆恶心,或时呕吐,心下虚痞,隔塞不通,饮食减少,短气羸困,温中逐水,止汗去湿。又肠胃冷湿,泄泻注下,水谷不分,腹中雷鸣,伤寒时气,里寒外热,霍乱吐利,手足厥冷,胸痹心痛,逆气结气,并皆治之。

人参　甘草炒　白术　干姜炮。各三两

上粗末。每三钱,以水一盏半,煎取中盏,去滓,稍热服,空心、食前。

调中沉香汤　调中顺气,除邪养正。治心腹暴痛,胸膈痞满,短气烦闷,痰逆恶心,食饮少味,肢体多倦。常服饮食增进,腑脏和平,肌肤光悦,颜色光润。

麝香研,半钱　沉香二两　生龙脑研,一钱　甘草炙,一分　木香　白豆蔻仁各一两

上为细末,入研药匀。每服半钱,用沸汤点服,或入生姜一片、盐少许亦得。酒食后服之大妙。

匀气散　治气滞不匀,胸膈虚痞,宿冷不消,心腹刺痛。除胀满噎塞,止呕吐恶心。常服调顺脾胃,进美饮食。

丁香　檀香　木香　白豆蔻仁各二两　藿香叶　甘草爁。各八两　缩砂仁四两

上为末。每服一钱,入盐末一字,用沸汤点服,不计时候。

乌沉汤　和一切气,除一切冷,调中补五脏,益精壮阳道,暖腰膝,去邪气。治吐泻转筋,癥癖疼痛,风水毒肿,冷风麻痹。又主中恶心腹痛,蛊毒疰忤鬼气,宿食不消,天行瘴疫,膀胱、肾间冷气攻冲,背膂俯仰不利,及妇人血气攻击,心腹撮痛,并宜服之。

天台乌一百两　沉香五十两　人参三两　甘草爁,四两半

上为末。每服半钱,入生姜三片,盐少许,沸汤点服,空心、食前。

五膈宽中散　治因忧恚、寒热,动气伤神,致阴阳不和,腑脏生病,结于胸膈之间,遂成五膈之病,一曰忧膈,胸中气结,津液不通,饮食不下,羸瘦短气;二曰恚膈,心下实满,噫辄醋心,饮食不消,大小便不利;三曰气膈,胸胁逆满,噎塞不通,噫闻食臭;四曰寒膈,心腹胀满,咳嗽气逆,腹上苦冷雷鸣,绕脐痛,不能食肥;五曰热膈,五心中热,口中烂生疮,四肢烦重,唇口干燥,身体或热,腰背疼痛,胸痹引背,不能多食,及一切气疾,并皆治之。

白豆蔻去皮,二两　甘草炙,五两　木香三两　厚朴去皮,生姜汁炙熟,一斤　缩砂仁　丁香　青皮去白　陈皮去白。各四两　香附子炒去毛,十六两

上为细末。每服二钱,入生姜二片,盐少许,沸汤点服,不计时。

膈气散　治五种膈气,三焦痞寒,胸膈满闷,背膂引疼,心腹膨胀,胁肋刺痛,食

饮不下，噎塞不通，呕吐痰逆，口苦吞酸，羸瘦少力，短气烦闷。常服顺气宽中，消痃癖积聚，散惊忧恚气。

肉豆蔻仁　木香　干姜　厚朴去粗皮，生姜汁制，炒　青皮去白　甘草爁。各五两　三棱炮　益智仁　莪术炮　肉桂去粗皮　陈皮去瓤　槟榔　枳壳去瓤，麸炒。各十两

上为细末。每服二钱，水一盏，入生姜二片，枣半个，同煎七分，和滓热服。如不及煎，入盐少许，沸汤点服亦得，不拘时候。

建中散　治脾胃不和，中脘气滞，宿寒留饮，停积不消，心腹刺痛，胁肋膨胀，呕吐痰逆，噫气吞酸，肠鸣泄利，水谷不化，肢体倦怠，不思饮食。

青州枣　厚朴姜汁制。各一斤　干姜炮　半夏汤洗去滑　甘草各五两　陈皮去白，八两

已上六味，用水三斗，煮令水尽，焙干。

草豆蔻去皮　人参　藿香　诃子炮，取皮　白茯苓去皮　白术各一两

上粗末。每服二钱，水一盏，生姜三片，煎六分，去滓，温服，食前。

平胃散　治脾胃不和，不思饮食，心腹胁肋胀满刺痛，口苦无味，胸满短气，呕哕恶心，噫气吞酸，面色萎黄，肌体瘦弱，怠惰嗜卧，体重节痛，常多自利，或发霍乱，及五噎八痞，膈气反胃，并宜服。

苍术去粗皮，米泔浸二日，五斤　厚朴去粗皮，姜汁制，炒香　陈皮去白。各三斤二两　甘草炒，三十两

上为细末。每服二钱，以水一盏，入生姜二片，干枣二枚，同煎至七分，去姜、枣，带热服，空心，食前。入盐一捻，沸汤点服亦得。常服调气暖胃，化宿食，消痰饮，辟风、寒、冷、湿四时非节之气。

三和散　治五脏不调，三焦不和，心腹痞闷，胁肋䐜胀，风气壅滞，肢节烦痛，头面虚浮，手足微肿，肠胃燥涩，大便秘难，虽年高气弱，并可服之。又治背痛，胁痛，有妨饮食，及脚气上攻，胸腹满闷，大便不通。

羌活去芦　紫苏茎叶，去粗梗　沉香　宣州木瓜薄切，焙干　大腹皮炙焦黄。各一两　芎䓖　甘草炒　陈皮去白　木香　槟榔面裹，煨熟，去面　白术各三分

上为粗末。每服二大钱，水一盏，煎至六分，去滓，温服，不计时。

七气汤　治虚冷上气，及寒气、热气、怒气、恚气、喜气、忧气、愁气，内结积聚，坚牢如杯，心腹绞痛，不能饮食，时发时止，发即欲死，此药主之。

人参　甘草炙　肉桂去粗皮。各一两　半夏汤洗七遍，切片，焙干，五两

上为粗末。入半夏令匀，每服三钱，水一大盏，入生姜三片，煎七分，去滓，稍热服，食前。

益智散　治伤寒阴盛，心腹痞满，呕吐泄利，手足厥冷，及一切冷气奔冲，心、

胁、脐、腹胀满绞痛。

川乌炮,去皮、脐,四两 益智去皮,二两 干姜炮,半两 青皮去白,三两

上件为散。每服三钱,水二盏,入盐一捻,生姜五片,枣二个,擘破,同煎至八分,去滓,温服,食前。

藿香半夏散 治胃虚中寒,停痰留饮,哕逆呕吐,胸满噎痞,短气倦怠,不入饮食。

丁香皮半两 藿香叶一两 半夏汤浸洗七遍,微炒黄色,二两

上为散。每服二钱,水一盏,生姜七片,煎七分,去滓,温服,食前。

草豆蔻散 治脾胃不调,胸膈满闷,饮食不化,呕逆恶心;或霍乱呕吐,心腹刺痛,肠鸣泄利,水谷不分。

草豆蔻去皮,一斤 生姜切作片,二斤 甘草锉,八两

上件拌匀,入于银器内,用水过三指许,以慢火熬令水尽,焙令干,杵为细末。每服一钱,用沸汤点服,不计时候。夏月煎作熟水常服,调中止逆,除冷气,消饮食。

积气圆 治阴阳不和,脏腑虚弱,寒冷之气留滞于内,使气积不散,胸胁支满,食即气噎,心腹膨胀,气刺气急一本作气急刺痛,宿食不化,心腹引痛,噫气吞酸,停饮浸渍,恶心呕逆,癖块疼痛,脏腑不调,饮食不进,往来寒热,渐觉羸瘦,以致着床,面黄肌热,精神困顿。

巴豆一百个,去皮、心、膜,出油取霜,三钱 桃仁去皮、尖,麸炒,别研,一两半 附子炮,去皮、脐,四两 米醋五升,以硇砂、大黄同用慢火熬成膏 大黄面裹,煨,去面,为末 干漆炒焦 木香 鳖甲醋炙黄。各一两 三棱煨,乘热捣碎 肉桂去粗皮 硇砂研。各二两 朱砂研,飞 麝香别研。各二钱半

上为细末,入研药匀,以醋膏为圆,如梧桐子大。每服二圆,炒生姜汤温下,或木香汤亦得,食后,临卧服。更看虚实,加减服之,忌生冷、硬物。

丁香圆 治积滞不消,心腹坚胀,痰逆呕哕,噫醋吞酸,胁肋刺痛,胸膈痞闷,或反胃恶心,食饮不下,气上冲胸,痞噎不通,及食癥酒癖,血瘕气块,时发刺痛,全不思食,并治之。常服消饮食,行滞气。

猪牙皂角去皮,炙焦黑,为细末 好墨烧,醋淬 肉桂去粗皮 干姜炮 丁香 木香各一两 干漆碎,炒令烟尽,为细末 黑牵牛炒,为细末 川大黄别为细末 蓬莪术炮,捣碎 京三棱炮,捣碎 硇砂别研 附子炮,去皮、脐。各二两 青皮去白,三两 巴豆霜先用醋煎硇砂令热,下巴豆霜,煎三两沸,下大黄末熬膏,一钱半

上以大黄、硇砂、巴豆膏和圆,如绿豆大。每服一两圆,茶、酒任下。如要取化癥瘕癖块,用生姜汤下七圆,并食后、临卧服之。

小丁香圆 消积滞生冷，留饮宿食，止痰逆恶心，霍乱呕吐。治心腹胀闷，胁肋刺痛，胸膈痞满，噎塞不通。常服顺脾胃，进饮食。

五灵脂十二两 丁香三两 木香一两半 肉豆蔻去壳，三十个 巴豆去皮、膜，出油，二百一十个

上为细末，入巴豆令匀，面糊和令得所，圆如黍米大。每服五圆至七圆，温生姜汤下，橘皮汤亦得，食后服。如霍乱吐逆，煎桃叶汤放冷下。小儿吐逆不定，三岁儿服三圆，五岁已下服四圆，用生姜桃叶汤下。

三棱煎圆 顺气宽中，消积滞，化痰饮。治中气痞，心腹坚胀，胁下紧硬，胸中痞塞，喘满短气，噫气不通，呕吐痰逆，饮食不下，大便不调，或泄或秘。

杏仁汤浸，去皮、尖，麸炒黄色 硇砂飞研。各一两 神曲碎，炒 麦蘖炒。各三两 青皮去白 干漆炒 萝卜子微炒。各二两 三棱生，细，捣，罗为末，八两，以酒三升，石器内熬成膏

上件为末，以三棱膏匀搜和圆，如梧桐子大。每服十五圆至二十圆，温米饮下，食后服。

青木香圆 宽中利膈，行滞气，消饮食。治胸膈噎塞，腹胁胀痛，心下坚痞，肠中水声，呕哕痰逆，不思饮食。

补骨脂炒香 荜澄茄 槟榔酸粟米饭裹，湿纸包，火中煨令纸焦，去饭。各四十两 黑牵牛二百四十两，炒香，别捣末，一百二十两 木香二十两

上为细末，入牵牛末令匀，渐入清水和令得所，圆如绿豆大。每服二十圆，茶、汤熟水任下，食后服。每酒食后可服五圆至七圆。小儿一岁服一圆。怀妊妇人不得服之。

消食圆 治脾胃俱虚，不能消化水谷，胸膈痞闷，腹胁时胀，连年累月，食减嗜卧，口苦无味，虚羸少气。又治胸中有寒，饮食不下，反胃翻心，霍乱呕吐，及病后新虚，不胜谷气，或因病气衰，食不复常，并宜服之。

乌梅去核，焙干 干姜炮。各四两 小麦蘖炒黄，三两 神曲捣末，炒，六两二钱

上件为末，炼蜜和搜为圆，如梧桐子大。每服十五圆，加至二十圆，米饮下，日二服，不计时候。

小独圣圆 治脾胃不和，饮食多伤，心腹刺痛，呕哕恶心，噎痞吞酸，干噫食臭，腹胁胀闷，不思饮食。

巴豆连皮称半两，去皮、心、膜，炒熟，得三钱，研 肉桂去粗皮，一斤 硇砂研，飞，一两 半夏汤洗七次 丁皮舶上者 乌梅去核 干姜炮 当归去芦 三棱煨，捣碎。各四两

上为细末，入巴豆、硇砂匀，水煮面糊为圆，如麻子大。每服三圆至五圆，用温水下，食后服。常服化滞气，利胸膈，止逆消食。

温白圆　治心腹积聚，久癥癖块，大如杯碗，黄疸宿食，朝起呕吐，支满上气，时时腹胀，心下坚结，上来抢心，傍攻两胁。十种水病，八种痞塞，翻胃吐逆，饮食噎塞，五种淋疾，九种心痛，积年食不消化，或疟疾连年不瘥。及疗一切诸风，身体顽痹，不知痛痒，或半身不遂，或眉发堕落。及疗七十二种风，三十六种遁尸疰忤，及癫痫。或妇人诸疾，断续不生，带下淋沥，五邪失心，愁忧思虑，意思不乐，饮食无味，月水不调。及腹中一切诸疾，有似怀孕，连年累月，羸瘦困弊，或歌或哭，如鬼所使，但服此药，无不除愈。

川乌炮，去皮、脐，二两半　柴胡去芦　桔梗　吴茱萸汤洗七次，焙干，炒　菖蒲　紫菀去苗、叶及土　黄连去须　干姜炮　肉桂去粗皮　茯苓去皮　蜀椒去目及闭口，炒出汗　人参　厚朴去粗皮、姜汁制　皂荚去皮、子，炙　巴豆去皮、心、膜，出油，炒，研。各半两

上为细末，入巴豆匀，炼蜜为圆，如梧桐子大。每服三圆，生姜汤下，食后或临卧服，渐加至五、七圆。

九痛圆　治九种心痛：一、虫心痛；二、疰心痛；三、风心痛；四、悸心痛；五、食心痛；六、饮心痛；七、冷心痛；八、热心痛；九、去来心痛。又治连年流注心胸痛。并疗冷冲上气，落马堕车，瘀血等疾。

狼毒炙香，一两　附子炮，去皮、脐，三两　干姜炮　巴豆去皮、心、膜，炒干，取霜　人参　吴茱萸汤洗七次。各一两

上六味为细末，炼蜜和圆，如梧桐子大。每服空腹温酒下一圆。卒中恶心腹胀痛，口不能言者，服二圆立瘥。

生气汤　治男子、妇人一切冷气攻心、腹、胁肋胀满刺痛，噫醋吞酸，痰逆呕吐，胸膈痞闷，饮食不美。又治五膈、五噎，一切气疾。常服除邪冷，生胃气。

盐炒，二两半　丁香皮一两　胡椒二钱半　丁香　檀香各一两半　干姜炮　甘草炙。各二两

上七味同捣碎，用慢火爁令香熟，乘热入瓷器内蜜盖覆，候冷，碾，罗作细散，密盛贮，勿令泄气味。每服半钱至一钱，用沸汤点服，不计时候。

[绍兴续添方]

如圣饼子　治男子、妇人气厥，上盛下虚，痰饮风寒，伏留阳经，偏正头疼，痛连脑巅，吐逆恶心，目瞑耳聋。常服清头目，消风化痰，暖胃。

防风　天麻　半夏生。各半两　天南星洗　干姜　川乌去皮、尖。各一两　川芎　甘草炙。各二两

上为细末，汤浸蒸饼和圆，如鸡头大，捻作饼子曝干。每服五饼，同荆芥三五穗

细嚼，茶、酒任下，熟水亦得，不拘时候。

四柱散 治丈夫元脏气虚，真阳耗败，两耳常鸣，脐腹冷痛，头旋目晕，四肢怠倦，小便滑数，泄泻不止，凡脏气虚弱者，悉宜服之。

木香湿纸裹煨 茯苓 人参 附子炮，去皮、脐。各一两

上为细末。每服二钱，水一大盏，生姜二片，枣子一个，盐少许，煎七分，空心、食前服。

俞山人降气汤 治虚阳上攻，气不升降，上盛下虚；膈壅痰实喘满，咽干不利，烦渴引饮，头目昏眩，腰脚无力，四肢倦怠，咳嗽。兼治风湿脚气。

前胡 五加皮姜汁涂，炙 厚朴姜浸一宿，炒 黄耆去芦 当归 紫苏子微炒 甘草炙 肉桂不见火 陈皮去白 半夏曲炙。各一两 干姜炮 人参 附子炮，去尖 羌活 桔梗炒。各半两

上十五味，同作粗末。每服三钱，水一盏半，入紫苏三叶，生姜三片，枣一枚，煎至七分，去滓，食后服。

神保圆 治心膈痛，柿蒂、灯心汤下，腹痛，柿蒂、煨姜煎汤下。血痛，炒姜醋汤下；肺气甚者，白矾、蛤粉各三分，黄丹一分，同研为散，煎桑根白皮、糯米饮调下三钱；气小喘，止用桑白皮、糯米饮下；肾气胁下痛，炒茴香酒下；大便不通，蜜汤调槟榔末一钱下；气噎，木香汤下；宿食不消，茶、酒、浆、饮任下；诸气，惟膀胱气、胁下痛最难治，独此药辄能去之。有人病项筋痛，诸医皆以为风，治之数月不瘥，乃流入背膂，久之又注右胁，挛痛甚苦，乃合服之，一投而瘥，后尝再发，又一投，瘥。

木香 胡椒各一分 干蝎七个，全者 巴豆去心、皮，别研，十个

上为细末，入巴豆霜令匀，汤释蒸饼，圆如麻子大，朱砂为衣，每服三粒，汤使如前。

撞气阿魏圆 治五种噎疾，九般心痛，痃癖气块，冷气攻刺，及脾胃停寒，胸满膨胀，腹痛肠鸣，呕吐酸水，丈夫小肠气，妇人血气、血刺等疾。

茴香炒 青皮去白 甘草炒 蓬莪术炮 川芎 陈皮去白。各一两 白芷半两 丁香皮炮，一两 缩砂仁 肉桂去皮。各半两 生姜四两切作片子，用盐半两淹一宿，炒黑色 胡椒 阿魏醋浸一宿，以面同为糊。各二钱半

上捣为末，用阿魏糊和圆，如鸡头大，每药圆一斤，用朱砂七钱为衣。丈夫气痛，炒姜盐汤下一粒至二粒，妇人血气，醋汤下。常服一粒，烂嚼，茶、酒任下。

沉香降气汤 治阴阳壅滞，气不升降，胸膈痞塞，心腹胀满，喘促短气，干哕烦满，咳嗽痰涎，口中无味，嗜卧减食。又治胃痹留饮，噫醋闻酸，胁下支结，常觉妨闷，及中寒咳逆，脾湿洞泄，两胁虚鸣，脐下撮痛，皆能治之。患脚气人，毒气上升，

心腹坚满，肢体浮肿者，尤宜服之。常服开胃消痰，散壅思食。

香附炒，去毛，四百两　沉香十八两半　缩砂仁四十八两　甘草爁，一百二十两

上为细末。每服一钱，入盐少许，沸汤点服。凌旦雾露，空心服食，去邪恶气，使无瘴疫。

小乌沉汤　调中快气，治心腹刺痛。

乌药去心，十两　甘草炒，一两　香附子沙盆内断去皮、毛，焙干，二十两

上为细末。每服一钱，入盐少许，或不着盐，沸汤点服，不拘时。

丁沉煎圆　辟雾露寒邪，散膈凝滞，调顺三焦，和养荣卫。治心胸痞闷，噎醋吞酸，呕逆痰水，津液不收，两胁刺痛，腹中坚满，口苦无味，不思饮食。

丁香十二两　沉香二两　木香一钱半　丁香皮一两　白豆蔻仁九两半

上为细末，别用甘草熬膏子为圆，每一两分作二百五十圆。每服一粒，含化，空心食。

感应圆　治虚中积冷，气弱有伤，停积胃脘，不能转化；或因气伤冷，因饥饱食，醉酒过多，心下坚满，两胁胀痛，心腹大疼，霍乱吐泻，大便频并，后重迟涩，久痢赤白，脓血相杂，米谷不消，愈而复发。又治中酒呕吐，痰逆恶心，喜睡头旋，胸膈痞闷，四肢倦怠，不欲饮食。又治妊娠伤冷，新产有伤，若久有积寒吃热药不效者。又治久病形羸，荏苒岁月，渐致虚弱，面黄肌瘦，饮食或进或退，大便或秘或泄，不拘久新积冷，并悉治之。大病不过三服，便见痊愈。此药温无毒，并不燥热，不损胃气，亦不吐泻，止是磨化积聚，消逐温冷，疗饮食所伤，快三焦滞气。旋圆如绿豆大，每服三五粒，量虚实加减，温水吞下，不拘时候。常服进饮食，消酒毒，令人不中酒。又治小儿脾胃虚弱，累有伤滞，粪白鲊臭，下痢水谷，每服五粒黍米大，干姜汤下，不拘时候。前项疾证，连绵月日，用热药及取转并不成效者。

百草霜用村庄家锅底上刮得者，细研，称二两　杏仁拣净者，去双仁者，百四十个，去尖，汤浸一宿，去皮，别研极烂如膏　南木香去芦头，二两半　丁香新拣者，一两半　川干姜炮制，一两　肉豆蔻去粗皮，用滑皮仁子，二十个　巴豆七十个去皮、心、膜，研细，出尽油如粉

上除巴豆粉、百草霜、杏仁三味外，余四味捣为细末，与前三味同拌，研令细，用好蜡匮和，先将蜡六两熔化作汁，以重绵滤去滓，以好酒一升，于银石器内煮蜡熔，数沸倾出，候酒冷，其蜡自浮，取蜡称用。凡春夏修合，用清油一两，于铫内熬，令末散香熟，次下酒煮蜡四两，同化作汁，就锅内乘热拌和前项药末；秋冬修和，用清油一两半，同煎煮热作汁，和匮药末成剂，分作小铤子，以油单纸裹，旋圆服饵。此高殿前家方也。

小理中圆　治三气弱，中焦积寒，脾虚不磨，饮食迟化，吃物频伤，胸膈满闷，胁

肋疠刺，呕吐哕逆，噫醋恶心，腹胀肠鸣，心腹疼痛，噎塞膈气，翻胃吐食，饮食减少。

红豆　莪术煨，乘热碎捣　缩砂仁各一两　草豆蔻煨　青皮去白瓤　陈皮去白　干姜炮　京三棱煨，乘热碎捣　肉桂去粗皮。各二两　良姜　牵牛炒香熟。各三两　阿魏醋化，去沙石，研，三两

上为末，水煮面糊圆如梧子大。每服三十粒，生姜橘皮汤下，温汤亦得，不拘时。此药无利性，不损气，脾胃偏虚寒者最宜服。

大七香圆　治男子、妇人脾元气冷，胃气虚乏，不思饮食，心膈噎塞，渐成膈气，脾泄泻痢，气刺气注，中酒吐酒，冷痃翻胃，霍乱吐泻，并皆治疗。

香附子炒，一百九十二两　麦蘖炒，一百两　丁香皮三百三十两　缩砂仁　藿香叶。各二百五十两　甘松　乌药各六十四两　肉桂去粗皮　甘草炒　陈皮去白，洗。各二百五十两

上为末，炼蜜为丸，如弹子大。每服一粒，盐酒、盐汤嚼下。妇人脾血气，如经月水不调，并用炒姜酒嚼下，醋汤亦得，大有神效。忌生冷、肥腻等物。

小七香圆　能温中快膈，化积和气。治中酒吐酒，呕逆咽酸，气膈食噎，饮食不下，冷涎翻胃，腹胀脾疼，远年茶酒食积，眼脸俱黄，赤白痢疾，脾毒泄泻。妇人脾血气，小儿疳气，并宜服之。

甘松炒，八十两　益智仁炒，六十两　香附子炒，去毛　丁香皮　甘草炒。各一百二十两　蓬莪术煨，乘热碎　缩砂仁各二十两

上为末，水浸蒸饼为圆，如绿豆大。每服二十圆，温酒、姜汤、熟水任下。或气胀满，磨乌药水煎汤下。或酒食过度，头眩恶心，胸膈满闷，先嚼二十圆，后吞二十圆，生姜、紫苏汤下。此药性温平，不动脏腑。

连翘圆　治男子、妇人脾胃不和，气滞积聚，心腹胀满，干呕醋心，饮食不下，胸膈噎塞，胁肋疼痛，酒积面黄，四肢虚肿，行步不能，但是脾胃诸疾，并宜服之。

连翘洗　陈皮各二百四十两　青皮洗　蓬莪术炮　肉桂去粗皮，不见火　好墨煅。各一百六十两　槟榔八十两　牵牛子碾，取末，二百二十两　三棱炮，二百四十九两　肉豆蔻二十五两

上为末，面糊为圆，如梧桐子大。每服三十圆，生姜汤下。久患赤白痢及大肠风秘，脾毒泻血，黄连煎汤下，妇人诸疾，姜醋汤下，不拘时。孕妇莫服。

酒癥圆　治饮酒过度，头旋恶心，呕吐不止，及酒积停于胃间，遇饮即吐，久而成癖。

雄黄拣六个，如皂荚子大　巴豆不去皮，不出油　蝎梢各十五个

上三味，同研细，入白面称重五两半，滴水和如豌豆大，候稍干，入麸内同炒香，将一粒放水中。如药粒浮于水上，即去麸不用。每服二粒，温酒下，食后服。寻常伤酒，每服一粒，茶、酒任下。

分气紫苏饮　治男子、女人脾胃不和，胸膈噎塞，腹胁疼痛，气促喘急，心下胀闷，饮食不思，呕逆不止。

五味子去梗，洗　桑白皮炙，锉　陈皮去白，净洗　桔梗锉　草果仁　大腹皮　甘草炙　茯苓各三斤

上八味，㕮咀为粗末，称二十斤净，入拣嫩枝、叶、干紫苏十五斤，捣碎，同一处拌匀。每服四钱，水一大盏，姜钱三片，入盐少许，同煎至七分，去滓空心食前。常服和胃进食。

四倍散　治大人、小儿脾气不顺，补虚进食。

白茯苓去皮，二两　人参去芦，一两　诃子煨，去核，半两　白术四两

上为末。每一大钱，水一盏，姜三片，枣一个，煎六分，空心温服。

木香饼子　治脾经虚冷，胃脘寒痰，胸膈噎痞，口淡舌涩，心腹撮痛，呕逆宿水，胁下疼闷，喘满气急，倦怠少力，全不思食。常服宽胸膈，散滞气，消停寒，美饮食。

缩砂仁一十二两　檀香四两　甘松洗，五两　丁香四两半　蓬莪术一十两　木香二两半

上为细末，别用甘草熬膏为圆，每两作二百五十圆，捏作饼子。每服三五饼子，细嚼，生姜汤下，温酒亦得，不拘时候。

草果饮　治脾寒疟疾。

紫苏叶　草果仁　川芎　白芷　高良姜炒　青橘皮去白，炒　甘草炒

上等分为末。每服二大钱，水一盏，煎至七分，去滓热服。二滓并煎，当发日连进三服，无不效验。

温中良姜圆　温脾胃，顺三焦。治寒痰聚结，气壅不通，食即辄吐，咽膈噎闷，两胁肋疞刺，呕吐哕逆、噫醋恶心，中满短气，噎闻食臭，及疗留饮肠鸣，湿泄、冷泻，注下不止。常服健脾胃，美饮食，辟寒邪，养正气。

高良姜炒，四斤　干姜炮　白术各二斤四两　肉桂去粗皮，二十八两　甘草爁，一斤

上为细末，炼蜜为圆，每一两作一十二圆。每服一圆，细嚼，生姜橘皮汤，米饮亦得，空心，食前。

煨姜圆　治本脏虚，饮食不化，或成痃癖，或发心痛。冷积水脾，结聚疼痛，一切冷气等疾。

附子　硇砂　木香　生姜

上用大附子五十个，各重半两者，去皮、脐，以尖刀子剜去心子，约容硇砂半钱实之。却以附子末和面作饼子，裹附子，用文武火煨令黄，用木香加附子之半，同为细末，以水为圆，如鸡头大。复以生姜一块，擘作两片，以药在内，湿纸裹令煨，候姜热，白汤嚼下，空心服。

参苓白术散 治脾胃虚弱，饮食不进，多困少力，中满痞噎，心忪气喘，呕吐泄泻及伤寒咳噫。此药中和不热，久服养气育神，醒脾悦色，顺正辟邪。

莲子肉去皮 薏苡仁 缩砂仁 桔梗炒令深黄色。各一斤 白扁豆姜汁浸，去皮，微炒，一斤半 白茯苓 人参去芦 甘草炒 白术 山药各二斤

上为细末。每服二钱，枣汤调下，小儿量岁数加减服。

红圆子 治丈夫脾积气滞，胸膈满闷，面黄腹胀，四肢无力，酒积不食，干呕不止，背胛连心胸及两乳痛；妇人脾血积气，诸般血癥气块，及小儿食积，骨瘦面黄，肚胀气急，不嗜饮食，渐成脾劳，不拘老少，并宜服之。

京三棱浸软，切片 蓬莪术 青橘皮 陈皮去白。各五斤 干姜炮 胡椒各三斤

上为细末，用醋面糊为圆，如梧桐子大，矾红为衣。每服三十粒，食后，姜汤下。小儿临时加减与服。

［宝庆新增方］

苏子降气汤 治男、女虚阳上攻，气不升降，上盛下虚，膈壅痰多，咽喉不利，咳嗽，虚烦引饮，头目昏眩，腰疼脚弱，肢体倦怠，腹肚疞刺，冷热气泻，大便风秘，涩滞不通，肢体浮肿，有妨饮食。

紫苏子 半夏汤洗七次。各二两半 川当归去芦，两半 甘草爁，二两 前胡去芦 厚朴去粗皮，姜汁拌炒。各一两 肉桂去皮，一两半，一本有陈皮，去白，一两半

上为细末。每服二大钱，水一盏半，入生姜二片，枣子一个，紫苏五叶，同煎至八分，去滓热服，不拘时候。常服清神顺气，和五脏，行滞气，进饮食，去湿气。

安中散 治远年日近脾疼翻胃，口吐酸水，寒邪之气留滞于内，停积不消，胸膈胀满，攻刺腹胁，恶心呕逆，面黄肌瘦，四肢倦怠。又治妇人血气刺痛，小腹连腰攻注重痛，并能治之。

玄胡索去皮 良姜炒 干姜炮 茴香炒 肉桂各五两 牡蛎煅，四两 甘草炒，十两

上为细末。每服二钱，热酒调下，妇人淡醋汤调服。如不饮酒者，用盐汤点下。并不拘时。

分心气饮 治男子、妇人一切气不和，多因忧愁思虑，怒气伤神，或临食忧戚，或事不随意，使郁抑之气留滞不散，停于胸膈之间，不能流畅，致心胸痞闷，胁肋虚胀，噎塞不通，噫气吞酸，呕哕恶心，头目昏眩，四肢倦怠，面色萎黄，口苦舌干，饮食减少，日渐羸瘦，或大肠虚秘，或因病之后，胸膈虚痞，不思饮食，并皆治之。

木香不见火 桑白皮炒。各半两 丁香皮一两 大腹子炮 桔梗去芦，炒 麦门冬去心 草果仁 大腹皮炙 厚朴去粗皮，姜汁制 白术 人参锉。各半两 香附子炒，去毛

紫苏去梗　陈皮去白　藿香各一两半　甘草炙，一两

上㕮咀。每服二钱，水一盏，入生姜三片，枣子一个，擘破去核，及灯心十茎，煎至七分，去滓温服，不拘时候。又方见后。

夺命抽刀散　治男子、妇人，脾胃积冷，中焦不和，心下虚痞，腹中疼痛，胸胁逆满，噎塞不通，呕吐冷痰，饮食不下，噫气吞酸，口苦无味，不思饮食，妇人久患血气刺痛，不可忍者。

干姜锉，入巴豆半两，同炒至黑色，即去巴豆　良姜入斑蝥一百个同炒，即去斑蝥。各二十两　糯米炒，二十五两　石菖蒲不见火，二十二两

上制净为细末。每服二钱，用盐少许，沸汤点，不拘时。常服醒脾胃，进饮食。此药大解酒毒，空心食前服，或温酒调尤佳。

金露圆依林巢先生方，天宝七年内王元览进　治腹内积聚癥块，久患大如杯及黄瘦宿水，朝暮咳嗽，积年冷气，时复腹下盘痛绞结，冲心及两胁，彻背连心，痛气不息，气绕脐下，状如虫咬不可忍。又治十种水气，反胃吐食呕逆，饮食多噎，五般痔瘘，瘘气走注风，有似虫行，手足烦热，夜卧不安，睡语无度。又治小儿惊痫，妇人五邪，梦与鬼交，沉重不思饮食，昏昏如梦，不晓人事，欲死俱多，或歌或哭不定，月候不调，心中如狂，身体羸瘦，莫辨其状，但服此药，万无一失，是病皆疗，更不细述。

生干地黄锉，焙　贝母去心　紫菀洗，去苗，锉，焙　柴胡去芦，锉，焙　干姜炮　桂心不见火　人参洗，去芦，切，焙　防风去芦，锉，焙　枳壳汤浸，去瓤，麸炒　蜀椒去目，炒出汗　桔梗洗，去芦，锉，焙　吴茱萸汤浸七遍　甘草炙　芎䓖洗，去芦，锉，焙　菖蒲米泔浸一宿　白茯苓去黑皮，锉，焙　厚朴去粗皮，姜汁制　鳖甲米醋炙黄　甘松净洗。各一两　草乌头炮　黄连洗，锉，焙。各二两　巴豆去心、膜，用醋煮三十沸，焙干，取一两，不去油，煮时须亲自数三十沸，便倾出焙干，若沸过则药无力。一方用甘遂

上为细末，以面糊圆，如梧桐子大。每服五圆，小儿两圆。心中痰患，姜汤下。心痛，酸石榴皮汤下。口疮，蜜汤下。头痛，石膏汤葱茶下。一切脾气，橘皮汤下。水泻、气泻，煮陈皮饮下。赤痢，甘草汤下。白痢，干姜汤下。赤白痢，甘草干姜汤下。胸膈噎闷，通草汤下。妇人血气，当归酒下，如不饮酒，当归煎汤下亦得。疝气、岚气、小肠气及下坠，附子汤下。常服及应急诸般疾患，只米饮、茶、酒、熟水任下。伤冷腹痛，酒食所伤，酒疸、黄疸，结气痞塞，鹤膝，并用盐汤、盐酒下。

秘传降气汤　治男子、妇人上热下虚之疾。凡饮食过度，致伤脾胃，酒色无节，耗损肾元，水土交攻，阴阳关膈，遂使气不升降，上热则头目昏眩，痰实呕逆，胸膈不快，咽喉干燥，饮食无味；下弱则腰脚无力，大便秘涩，里急后重，脐腹冷痛。治以凉，则脾气怯弱，肠鸣下利；治以温，则上焦壅热，口舌生疮，及脚气上攻，与久痢不

瘥。宜先服此药，却以所主药治之，无不效者。

桑白皮炒二两　骨碎补去毛，炒　草果仁去皮，煨　五加皮酒浸半日，炒黄　半夏生，为末，生姜自然汁为饼，再碎，炒　桔梗　诃子炮，去核。各半两　甘草炒　枳壳去瓤，麸炒　陈皮去白，炒黄　柴胡去芦　地骨皮炒黄。各一两

上为粗散和匀，再就蒸一伏时，晒干。每服二钱，紫苏三叶，姜钱三片，水一盏，同煎至七分，食后，通口服。常服调顺荣卫，通利三焦，开膈化痰，和五脏。痰嗽，加半夏曲煎；心肺虚，加人参、茯苓煎；上膈热，加北黄芩煎；下部大段虚，加少许炮附子煎，如使附子，多加生姜；妇人血虚，加当归煎。

木香分气圆　治一切气逆，心胸满闷，腹胁虚胀，饮食不消，干呕吐逆，胸膈痞满，上气咳嗽冷痰，气不升降，并宜服之。

木香　甘松洗去泥。各一两　甘草炙，六两　香附子十六两　蓬莪术煨，八两

上为细末，水糊为圆。每服二十粒，煎生姜橘皮汤下，不计时。脾胃虚弱人最宜服。常服宽中顺气进食。

铁刷汤　治男子脾积心气痛，妇人血气刺痛，及治中酒恶心、一切疟、痢气疾，肠风下血、脏毒，滑肠泄泻。

良姜油炒，六两　茴香炒，二两　甘草炙，八两半　苍术米泔浸一宿，八两

上为细末，每服二钱，姜三片，盐一捻，水一盏，煎至七分，温服，或热酒调下亦得。如脾寒，用酒一盏煎，临发时连进三服。兼治四方之人不伏水土，小儿脏寒脱肛，并用姜三片，枣一枚煎服。冒暑伏热，擦生姜冷水调下。若行路早起，枣一枚去核，包药少许，同生姜三片嚼下。能辟四时非节疫疠、瘀瘴等疾。

烧脾散　治脾胃虚弱，久寒积冷，心气脾痛，冷痰翻胃，脐腹刺痛，呕吐恶心，不思饮食，及疗妇人血气攻刺，腹胁撮痛，服之立效。

赤芍药　干姜炮。各六两半　良姜油炒，十两　甘草炙，四两

上为末。每服二大钱，白汤点下，不拘时候。

新法半夏汤　治脾胃不和，中脘气滞，宿寒留饮，停积不消，心腹刺痛，胁肋膨胀，呕吐痰水，噫气吞酸，中酒吐酒，哕逆恶心，头痛烦渴，倦怠嗜卧，不思饮食。

陈皮去白　神曲炒。各四两　草果煨，去皮　半夏曲炒。各二两三钱　干姜炮，四两　丁皮　木香　白茯苓各七钱半　甘草四钱半

上为细末。每服一钱，盐汤点服，不拘时候。常服温中破痰，开胃健脾，消酒进食。

白术六一汤　治脾胃不和，心腹痞闷，胁肋䐜胀，口苦无味，呕哕恶心，不思饮食，面色萎黄，肠虚自利，肌体瘦弱，膈气翻胃。

白术去芦,六两 甘草炙,一两

上为细末。每服二钱,水一盏,煎至八分,空心,食前服,或沸汤点服亦得。常服育神温胃,逐湿消痰,不以四时,并宜服之。

盐煎散 治男子、妇人一切冷气,攻冲胸胁,及前后心连背膂疼痛,转项拘急;或脾胃虚冷,不思饮食,时发呕吐,霍乱转筋,脐腹冷疼,泄泻不止,及膀胱成阵刺痛,小肠气吊,内外肾疼。又治妇人血气刺痛,血积血瘕,绕脐撮痛,并皆治之。又方见后。

草果仁去皮,煨 缩砂去壳取仁 槟榔炮,锉 厚朴去粗皮 肉豆蔻煨 羌活去芦 苍术米泔浸二宿 陈皮去白 荜澄茄 枳壳去瓤,麸炒 良姜油炒 茯苓去皮 大麦芽炒 茴香炒 川芎洗,锉 甘草爁。各二两

上件碾为细末。每服二钱,水一盏半,入盐一字,同煎至八分,空心,食前服之。

神仙沉麝圆 治一切气痛不可忍者。

没药研 血竭研 沉香锉 麝香研细 辰砂各一两 木香半两 甘草二两

上为末,熬甘草为膏搜和。每服一圆,用姜盐汤嚼下。血气,醋汤下。松滋令万君拟宝此药,妇人产后血痛、气痛,不可忍者,只一圆立愈。万君神秘之,每有人病,止肯与半圆,往往亦瘥,神效不可尽述。

治中汤 治脾胃不和,饮食减少,短气虚羸而复呕逆,霍乱吐泻,胸痹心痛,逆气短气,中满虚痞,膈塞不通:或大病瘥后,胸中有寒,时加咳唾,并宜服之。

人参 甘草炒 干姜炮 白术锉 青皮炒 陈皮洗,去白。各一两

上为粗末。每服三钱,水一盏半,煎至一中盏,去滓,稍热服,空心,食前。或霍乱后气虚。未禁热药者,尤宜服之。

[淳祐新添方]

枳实理中圆 理中焦,除痞满,逐痰饮,止腹痛。大治伤寒结胸欲绝,心膈高起,实满作痛,手不得近。

枳实麸炒,一两 白术 人参去芦 甘草炙 白茯苓去皮 干姜炮。各二两

上捣,罗为细末,炼蜜为圆,如鸡子黄大。每服一圆,热汤化下。连进二三服,胸中豁然,不拘时候。

进食散 治脾胃虚冷,不思饮食,及久病人脾虚全不食者,只一二服顿觉能食。

青橘皮去瓤 陈皮去白 高良姜薄切,炒 肉桂去粗皮 甘草炙。各一分 草果肉 川乌头炮。各三个 诃子煨,去核,五个

上为细末。每服二钱,水一大盏,生姜五片,煎至七分,食前服。

白沉香散　治一切冷气攻冲心腹，胁肋胀满，噫醋吞酸，胸膈噎塞，饮食减少。常服坠气和脾。

川白姜炒　半夏曲　白茯苓　附子炮热，去皮　诃子肉　干山药　沉香　白术煨　木香　人参去芦。各一两半　丁香半两　甘草炙，六钱

上为细末。每服二大钱，水一中盏，生姜三片，枣三枚，木瓜一片，煎七分，食前服。

［吴直阁增诸家名方］

丁香煮散　治脾脏伏冷，胃脘受寒，胸膈痞闷，心腹刺痛，痰逆恶心，寒嗽中满，脏腑虚滑，饮食减少，翻胃吐逆，四肢逆冷。但是沉寒痼冷，无问久新，功效不可俱述。

丁香不见火　红豆去皮　青皮去白　甘草炙　川乌炮，去皮、脐　陈皮去白　干姜炮　良姜炮，去芦头。各四两　益智去皮，五两半　胡椒二两

上件锉为粗散。每服二钱，水一盏，生姜三片，盐一捻，煎至七分，空心，食前稍热服，滓再煎，病退即止，极妙。

鸡舌香散　治男子、女人阴阳不和，脏腑虚弱，中脘气滞，宿寒留饮，停积不消，胸膈胀满，心脾引痛，攻刺腹胁，有妨饮食；又治中酒、吐酒，停饮浸渍，呕逆恶心，噫气吞酸，并皆治之。

香附子炒，去毛　赤芍药　天台乌去木　良姜去芦，麻油炒　肉桂去粗皮。各一两　甘草炙，半两

上为细末。每服二钱，入盐少许，用沸汤点服，不拘时候。

二姜圆　养脾温胃，去冷消痰。大治心脾疼痛，宽胸下气，进美饮食。疗一切冷物所伤，并皆治之。

干姜炮　良姜去芦头

上件等分为细末，面糊为圆，如梧桐子大。每服十五圆至二十圆，食后，橘皮汤下。妊娠妇人不宜服。

姜合圆　治男子、妇人气血虚弱，久积阴冷，留滞不化，结聚成形，心腹膨胀，刺痛成阵，上连胸胁；或脾胃久虚，内伤冷物，泄泻注下，腹痛肠鸣；或久痢纯白，时下青黑，肠滑不禁。又治胃脘停痰，呕吐吞酸，痞塞不通，不思饮食，身体沉重，面色痿黄，或久患心脾疼痛，服之永除根本。

丁香不见火　木香不见火　人参各一两　白术焙　青皮去白　陈皮去白。各二两　附子炮，去皮、脐，二两半　厚朴去粗皮，姜汁炙　肉豆蔻炮。各二两　干姜炮，三两

右件为细末，入硇砂八钱，姜汁、面打糊为圆，每一两作二十圆。每服一圆，用老姜一块，如拇指头大，切开作合子，安药于内，用湿纸裹，慢火煨一顿饭久，取出去纸，和姜细嚼，白汤送下。孕妇不得服。小儿一粒分四服。老人、小儿内有伤积，服之无不神验。此药不损脏腑。

顺气术香散　治气不升降，呕逆恶心，胸膈痞闷，胁肋胀满；及酒食所伤，噫气吞酸，心脾刺痛，大便不调，面黄肌瘦，不思饮食。兼疗妇人血气刺痛，及一切冷气，并皆治之。

丁香皮不见火　缩砂仁　良姜去芦，炒　肉桂去粗皮　干姜炮　甘草爁　陈皮去白　厚朴去粗皮，姜汁炙　苍术米泔浸　桔梗去芦　茴香炒。各三两

上为细末。每服二钱，水一盏，姜三片，枣二枚，煎至八分，稍热服，不拘时。或入盐少许，沸汤点服。常服宽中顺气，和胃进食。

和气散　治脾胃不和，中脘气滞，宿寒留饮，停积不消，心腹胀满，呕吐酸水，脾疼泄泻，脏腑不调，饮食减少。应男子、女人一切气疾，并宜服之。

香附子炒，去毛　陈皮去白　肉桂去粗皮　良姜去芦　青皮去白　甘草爁　茴香炒　苍术米泔浸。各一两　桔梗去芦，三两

上件捣为细末。每服二钱，入盐少许，沸汤点服。或盐酒调下，不拘时候。常服温脾胃，进饮食。

快气汤　治一切气疾，心腹胀满，胸膈噎塞，噫气吞酸，胃中痰逆呕吐，及宿酒不解，不思饮食。

缩砂仁八两　香附子炒去毛，三十二两　甘草爁，四两

上为细末。每服一钱，用盐汤点下。常服快气美食，温养脾胃。或锉为粗末，入生姜同煎，名小降气汤。

蓬煎圆　治脾胃虚弱，久有伤滞，中脘气痞，心腹膨胀，胁下坚硬，胸中痞塞，噎气不通，呕吐痰水，不思饮食；或心腹引痛，气刺气急；及疗食癥酒癖，血瘕气块，时发疼痛，呕哕酸水，面黄肌瘦，精神困倦，四肢少力。又治女人血气不调，小腹疞痛，并皆治之。

猪胰一具　京三棱　蓬莪术二味醋煮令透，切，焙，为末。各四两

以上二味，同猪胰入硇砂熬膏。

川楝子去核　山药　槟榔　枳壳去瓤，麸炒　茴香炒　附子炮，去皮、脐。各二两　硇砂半两

上件碾细末，入猪胰、硇砂膏，同醋糊为圆，如梧桐子大。每服十圆至十五圆，生姜汤下，妇人淡醋汤下，不计时候，更量虚实加减。常服顺气宽中，消积滞，化痰饮。

守中金圆 理中焦不和，脾胃积冷，心下虚痞，腹中疼痛；或饮酒过多，胸胁逆满，噎塞不通，咳嗽无时，呕吐冷痰，饮食不下，噫醋吞酸，口苦失味，怠惰嗜卧，不思饮食。又治伤寒时气，里寒外热，霍乱吐利，心腹绞疼，手足不和，身热不渴，肠鸣自利，米谷不化。

干姜炮　甘草爁　苍术米泔浸　桔梗去芦

上件各等分，锉为细末。炼蜜为圆，如弹子大。每服一圆，食前，沸汤嚼下。又治脾胃留湿，体重节痛，面色萎黄，肌肉消瘦。常服温脾暖胃，消痰逐饮，顺三焦，进美饮食，辟风、寒、湿、冷。

集香圆 治一切气疾，胸膈痛闷，胁肋胀满，心腹疼痛，噫气吞酸，呕逆恶心，不思饮食；或因酒过伤，脾胃不和，并皆治之。

白豆蔻仁　缩砂仁　木香不见火　姜黄各四两　丁香不见火，六两　香附子炒，去毛，四两八钱　麝香研，八钱　甘草十六两，内二两入药，十四两捣汁煎膏

上件除研药，碾为细末，入麝香拌匀，用甘草膏搜和为圆，如梧桐子大。每服一二圆，细嚼咽津，不拘时候。常服宽中顺气，消宿酒，进饮食，磨积滞，去癥块。

异香散 治肾气不和，腹胁膨胀，痞闷噎塞，喘满不快，饮食难化，噫气吞酸；一切气痞，腹中刺痛。此药能破癥瘕结聚，大消宿冷沉积，常服调五脏三焦，和胃进食。

石莲肉去皮，一两　蓬莪术煨　京三棱炮　益智仁炮　甘草爁。各六两　青皮去白　陈皮去白。各三两　厚朴去粗皮，姜汁炙，二两

上件为细末。每服二钱，水一盏，生姜三片，枣一个，盐一捻，煎至七分，通口服，不计时候。盐汤点或盐、酒调，皆可服。

肉豆蔻圆 治气泻，疗脾胃气虚弱，饮食减少。

诃黎勒皮　龙骨　木香各三分　丁香三两　肉豆蔻仁　缩砂仁各一两　赤石脂　白矾灰各半两，枯

上件药捣，罗为末，粟米饮和搜，圆如梧桐子大。每服二十圆，米饮下，不计时候。

三棱散 治酒食所伤，胸膈不快，腹胁胀满，呕吐酸水，翻胃脾疼，及食积气块，攻刺腹胁，不思饮食，日渐羸瘦。又治年高气弱，三焦痞塞，常觉妨闷，并宜服之。

蓬莪术煨　益智仁　京三棱煨，切　青皮去白。各二两　白茯苓焙，四两　甘草爁，三两

上为细末。每服二钱，用水一大盏，枣一枚擘破，盐少许，同煎至半盏，温服，不拘时候。常服宽胸利膈，消酒食，和胃。

如神圆　治一切冷热气，消癖气，和脾胃，补下元。

天南星炮　羌活　白芷　甘草炙　京三棱醋浸，炮，捶　干姜炮　附子炮，去皮、脐　半夏汤洗二七遍，姜汁炒，令干

上等分为末，醋煮面糊圆，如梧桐子大。每服空心，生姜盐汤下二十圆至三十圆。患泻，二宜汤下三十圆。小儿赤痢，甘草橘皮汤下三圆至五圆。量儿大小，加减与服。白痢，干姜汤下。

丁香脾积圆　治丈夫、妇人、小儿诸般食伤积聚，胸膈胀满，心腹膨胀，噫气吞酸，宿食不化，脾疼翻胃。妇人血气刺痛，并宜服之。

丁香　木香各半两　皂荚三大枚，烧存性　青橘皮洗，一两　莪术三两　三棱二两　高良姜二两。以上同用米醋一升，于瓷瓶内煮干，莪术、三棱、良姜，并乘热切碎，同焙干　巴豆去壳，半两

上入百草霜三匙，同碾为细末，面糊为圆，如麻仁大。每服五圆、七圆至十五、二十圆止。食伤，随物下；脾积气，陈橘皮汤下；口吐酸水，淡姜汤下；翻吐，藿香甘草汤下；丈夫小肠气，炒茴香酒下；妇人血气刺痛，淡醋汤下；呕逆，菖蒲汤下；小儿疳气，史君子汤下。更量虚实加减。如欲宣转，可如圆数，五更初，冷茶清下，利三五行后，以白粥补之。孕妇不得服。

［新添诸局经验秘方］

分心气饮　治证与前分心气饮同。

木通去节　赤芍药　赤茯苓　肉桂去粗皮　半夏汤洗七次　桑白皮微炒　大腹皮　陈皮去瓤　青皮去白　甘草炙　羌活各一两　紫苏去粗梗，四两

上为粗末。每服三钱，水一盏，生姜三片，枣二个，灯心五茎，同煎至七分，去滓，温服，不拘时候。常服消化滞气，升降阴阳，调顺三焦，和脾进食。

木香分气圆　治证与前木香分气圆同。

木香　丁香皮　香附子炒，去毛　蓬莪术煨　缩砂仁　甘草各四两　藿香叶　川姜黄　檀香　甘松洗。各一两

上十味晒干，不见火，捣，罗为细末，稀糊为圆，如梧桐子大。每服二十圆至三十圆，生姜橘皮汤吞下，不计时候。脾胃虚弱人最宜服之。常服宽中顺气，进饮食。

化气汤　治一切气逆，胸膈噎闷，偏胀膨满。又治心脾疼痛，呕吐酸水，丈夫小肠气，妇人脾血气。

沉香　胡椒各一两　木香　缩砂去壳　桂心去粗皮。各二两　丁香皮　干姜炮　蓬莪术煨　茴香炒　青皮去白，麸炒　陈皮去瓤，麸炒　甘草炙。各四两

上为细末。每服二钱，姜苏盐汤调下。妇人淡醋汤下。

降气汤 治中脘不快，心腹胀满，阴阳壅滞，气不升降，胸膈噎塞，喘促短气，干哕烦满，咳嗽痰涎，口中无味，嗜卧减食，宿寒留饮，停积不消，胁下支结，常觉妨闷。专治脚气上冲，心腹坚满，肢体浮肿，有妨饮食。

紫苏叶去梗，四两　厚朴去粗皮，姜汁制　肉桂去粗皮，不见火　半夏汤洗七次，去滑　川当归去芦　前胡去芦，洗　甘草爁。各三两　陈皮去白，三两半

上为㕮咀。每服二钱至三钱，水一大盏，生姜三片，煎至七分，去滓，温服，不拘时候。常服消痰饮，散滞气，进饮食。

千金大养脾圆 治脾胃虚弱，停寒留饮，膈气噎塞，反胃吐食，心胸痞满，胁肋虚胀，胸腹刺痛，牵引背膂，食少多伤，言微气短，口苦舌涩，恶心呕哕，喜唾咽酸，久病泄泻，肠胃虚滑；或大病气不复常，饮食无味，形容憔悴，酒后多痰，并宜服之。

枳壳　神曲　陈皮去白　麦糵炒　茴香　白姜炮　缩砂去皮　肉豆蔻　三棱炮　茯苓去皮　良姜　薏苡仁　益智去壳　胡椒　木香　白扁豆炒　丁香　白术　红豆　藿香去梗　山药　苦梗炒　人参　甘草炙　蓬莪术炮

上各等分为末，炼蜜为圆，如弹子大。每服一粒，细嚼，白汤送下，温酒亦得，空心，食前。常服养益脾胃，大进饮食。

蟠葱散 治男子、妇人脾胃虚冷，攻筑心腹，连胁肋刺痛，胸膈痞闷，背膊连项拘急疼痛，不思饮食，时或呕逆，霍乱转筋，腹冷泄泻，膀胱气刺，小肠及外肾肿痛；及治妇人血气攻刺，癥瘕块硬，带下赤白，或发寒热，胎前产后恶血不止，脐腹疼痛。应一切虚冷，不思饮食，并宜服之。

延胡索三两　苍术米泔浸一宿，去皮　甘草爁。各半斤　茯苓白者，去皮　蓬莪术　三棱煨　青皮去白。各六两　丁皮　缩砂去皮　槟榔各四两　肉桂去粗皮　干姜炮。各二两

上捣，罗为末。每服二钱，水一盏，连根葱白一茎，煎七分，空心，食前，稍热服。

五皮散 治男子、妇人脾气停滞，风湿客搏，脾经受湿，气不流行，致头面虚浮，四肢肿满，心腹膨胀，上气促急，腹胁如鼓，绕脐胀闷，有妨饮食，上攻下注，来去不定，举动喘乏，并皆治之。

五加皮　地骨皮　生姜皮　大腹皮　茯苓皮各等分

上为粗末。每服三钱，水一盏半，煎至八分，去滓，稍热服之，不拘时候。切忌生冷、油腻、坚硬等物。

四君子汤 治荣卫气虚，脏腑怯弱，心腹胀满，全不思食，肠鸣泄泻，呕哕吐逆，大宜服之。

人参去芦　甘草炙　茯苓去皮　白术各等分

上为细末。每服二钱，水一盏，煎至七分，通口服，不拘时，入盐少许，白汤点亦

得。常服温和脾胃,进益饮食,辟寒邪瘴雾气。

盐煎散 治证与前盐煎散同。

良姜炒 苍术去皮。各十二两 缩砂去皮 茴香炒。各五两 肉桂去粗皮,不见火 丁皮各二两 橘红十两 甘草炒,六两 青皮去白,四两 山药半斤

上细末。每服二钱,水一盏半,入盐一字,煎至八分,空心,食前。

参苓壮脾圆 治脾胃虚弱,胸膈痞闷,胁肋胀满,心腹刺痛,反胃吐食,口苦吞酸,胸满短气,肢体怠惰,面色萎黄,及中焦痞,不任攻击,脏腑虚寒,不受峻补,或因病气衰,食不复常,禀受怯弱,不能饮食,及久病泄痢,肠胃虚滑,并宜服之。

人参 白术 茯苓去皮 肉桂去粗皮,不见火 缩砂去皮 干姜 胡椒 麦蘖微炒 神曲 山药 白扁豆炒

上件等分为末,炼蜜为圆,如弹子大。每服一圆细嚼,白汤送下,温酒亦得,空心,食前。常服育神养气,和补脾胃,进美饮食。

人参丁香散 治大人、小儿呕吐不已,粥饮汤药不下。凡呕吐之病,皆因三焦不调,脾胃虚弱,冷热失和,邪正相干,清浊不分,阴阳错乱,停痰留饮,不能运化,胸膈痞满,呕逆恶心,腹胁胀痛,短气噎闷,咳呕痰水,噫醋吞酸,不思饮食,渐至羸瘦。及疗女人妊娠阻病,心中烦愦,头目眩重,憎闻食气,呕吐烦闷,颠倒不安,四肢困弱,不自胜持,多卧少起。又治久病羸弱,脾胃虚极,中满呕逆,全不入食,并宜服之。

白芍药半斤 当归去芦 丁香 丁皮 肉桂去粗皮 蓬莪术 人参各二两 干姜炮 茯苓去皮 香附炒 白术 甘草炒 山药各四两

上为细末。每服五钱,水一盏,生姜三片,同煎至七分,空心,食前温服。小儿二岁可服半钱,水五分盏,生姜一片,同煎四分已下温服,更宜量岁数加减与之。常服和脾胃,进饮食。

人参煮散 治脾胃不和,中脘气滞,心腹胀痛,不思饮食,宿寒留饮,停积不消;或因饮冷过度,内伤脾气,呕吐痰逆,寒热往来,或时汗出。又治肠胃冷湿,泄泻注下,水谷不分,腹中雷鸣,胁肋虚满。兼疗伤寒阴盛,四肢逆冷。

人参四两 青皮去白,十二两 甘草炙,十两 干姜炮,六两 三棱煨,捣碎,十二两 芍药一斤 丁皮六两 茯苓去皮 苍术去皮。各半斤

上为末,每服二钱,水一盏,生姜五片,枣三个,同煎至七分,食前,空心温服。

枣肉平胃散 治脾胃不和,不思饮食,心腹、胁肋胀满刺痛,口苦无味,胸满短气,呕哕恶心,噫气吞酸,面色萎黄,肌体瘦弱,怠惰嗜卧,体重节痛,常多自利,或发霍乱,及五噎八痞,膈气反胃,并宜服之。

陈橘皮去皮　厚朴去粗皮，姜制，炒香。各三斤二两　甘草锉，炒　生姜　红枣各二斤　苍术去粗皮，米泔浸二日，炒，五斤

上件锉碎，拌匀，以水浸过面上半寸许，煮令水干，取出焙燥，碾为细末。每服二钱，用盐汤点，空心，食前。常服调气暖胃，化宿食，消痰饮，辟风、寒、冷、湿四时非节之气。

卢氏异方感应圆　与和剂方大不同，但用，修制须如法，分两最要匀停，止是暖化，不可偏胜。此药积滞不动脏腑，其功用妙处在用蜡之多，切不可减。常服健脾进食，永无寒热泻痢之疾。盖消磨积滞以渐，自然无疾，温酒食醉饱，尤宜多服，神效不可述。

黄蜡真者十两　巴豆百粒，去皮，研为粉，用纸数重裹捶，油透再易纸，至油尽成白霜为妙　乳香锉，研，三钱　杏仁七十枚，去皮、尖，研细，依巴豆法去油　丁香怀干　木香湿纸裹，煨　干姜炮　肉豆蔻面裹，煨　荜澄茄　槟榔　青皮汤洗，去瓤，炒　百草霜筛细　片子姜黄各一两

上除巴豆粉、百草霜、杏仁、乳香外，余并为细末，却同前四味拌和研匀。先将上项黄蜡十两，于银、石器内熔化作汁，用重绵滤去滓，以无灰好酒一升，于银、石器内煮蜡熔，数滚取起，候冷，其蜡自浮于酒上，去酒不用。春夏修，合用清麻油一两，秋冬用油一两半，于入银器内熬，令香熟；次下酒煮蜡，同化作汁，乘热拌和前项药末十分均匀了，候稍凝，分作剂子，用罐子盛之，半月后方可服。如服，旋圆如萝卜子大，任意服之，二三十圆加至五十圆无碍。此药以蜡多，虽难圆，然圆子愈细，其功愈博，临睡须常服之。若欲治病，不拘时候。

木香流气饮　调顺荣卫，通流血脉，快利三焦，安和五脏。治诸气痞滞不通，胸膈膨胀，口苦咽干，呕吐少食，肩背腹胁走注刺痛，及喘急痰嗽，面目虚浮，四肢肿满，大便秘结，水道赤涩。又治忧思太过，怔忪郁积，脚气风热，聚结肿痛，喘满胀急。

半夏汤洗七次，二两　陈皮去白，二斤　厚朴去粗皮，姜制，炒　青皮去白　甘草爁　香附炒，去毛　紫苏叶去枝、梗。各一斤　人参　赤茯苓去黑皮　干木瓜　石菖蒲　白术　白芷　麦门冬各四两　草果仁　肉桂去粗皮，不见火　蓬莪术煨，切　大腹皮　丁香皮　槟榔　木香不见火　藿香叶各六两　木通去节，八两

上粗末。每四钱，水盏半，姜三片，枣二枚，煎七分，去滓热服。如伤寒头痛，才觉得疾，入连根葱白三寸煎，升降阴阳，汗出立愈。脏腑自利，入粳米煎。妇人血气癥瘕，入艾，醋煎，并不拘时。

五香散　升降诸气，宣利三焦，疏导壅滞，发散邪热。治阴阳之气郁结不消，诸热蕴毒，肿痛结核，或似痈疖而非，使人头痛恶心，寒热气急。

木香　丁香　沉香　乳香　藿香各等分

上为粗末。每服三钱，水一盏半，煎至八分，去滓，食后温服。

人参木香散　顺气宽中。治胸膈痞塞，心腹刺痛，胁肋胀满，饮食减少，噫气吞酸，呕逆噎闷，一切气疾，并皆治之。

木香不见火　青皮不去白。各三斤　姜黄　麦糵去土，炒。各五斤　甘草锉，炒，十一斤　蓬莪术刷洗，四斤　盐炒，十一斤

上为末。每服一钱，沸汤点服，不计时候。

十八味丁沉透膈汤　治脾胃不和，中寒上气，胁肋胀满，心腹疠痛，痰逆恶心；或时呕吐，饮食减少，十膈五噎，痞塞不通，噫气吞酸，口苦失味，并皆主之。

白术二两　香附炒　人参　缩砂仁各一两　丁香炙　麦糵　肉豆蔻煨　白豆蔻　木香　青皮各半两　甘草炙，一两半　半夏汤泡七次，二钱半　藿香　厚朴姜炒。各七钱半　神曲炒　草果各二钱半　沉香　陈皮各七钱半，一本无丁香、白豆蔻。有白芷、槟榔各半两

上㕮咀。每四钱，水二大盏，姜三片，枣一个，煎八分，去滓，热服。

麝香苏合香圆　方与前苏合香圆方同，只去脑子。

廿四味流气饮　方与木香流气饮方同。但无石菖蒲、藿香，有沉香、枳壳、大黄。沉香六两，枳壳去瓤，麸炒四两，大黄面裹，煨，去面，切二两。出《集验方》。

木香槟榔圆　疏导三焦，宽利胸膈，破痰逐饮，快气消食，通润大肠。

郁李仁去皮　皂角去皮，酥炙　半夏曲各二两　槟榔　枳壳麸炒　木香不见火　杏仁去皮、尖、麸炒　青皮去白。各一两

上为细末，别用皂角四两，用浆水一碗搓揉熬膏，更入熟蜜少许，和圆如梧桐子大。每服五十圆，食后温生姜汤下。

卷之四

治痰饮附咳嗽

倍术圆 治五饮酒癖：一曰留饮，停水在心下；二曰澼饮，水澼在两胁下；三曰痰饮，水在胃中；四曰溢饮，水溢在膈上五脏间；五曰流饮，水在肠间，动摇有声。皆因饮酒冒寒，或饮水过多所致。此药并治之。

干姜炮　肉桂去粗皮。各半斤　白术一斤

上三味捣，筛，蜜和圆，如梧桐子大。每服二十圆，温米饮下，加至三十圆，食前服，日二服。

消饮圆 疗酒癖停饮，痰水不消，满逆呕吐，目暗耳聋，胁下急痛，腹中水声。

枳实麸炒，半两　茯苓去皮　干姜炮。各三两　白术八两

上同为细末，炼蜜和圆，如梧桐子大。每服五十圆，温米饮下，不计时候。

化痰玉壶圆 治风痰吐逆，头痛目眩，胸膈烦满，饮食不下，及咳嗽痰盛，呕吐涎沫。

天南星生　半夏生。各一两　天麻半两　头白面三两

上为细末，滴水为圆，如梧桐子大。每服三十圆，用水一大盏，先煎令沸，下药煮五七沸，候药浮即熟，漉出放温，别用生姜汤下，不计时候服。

辰砂化痰圆 治风化痰，安神定志，利咽膈，清头目，止咳嗽，除烦闷。

白矾枯过，别研　辰砂飞研。各半两　南星炮，一两　半夏洗七次，姜汁捣，作曲，三两

上以白矾、半夏曲、天南星为末，合和匀，用生姜汁煮面糊圆，如梧桐子大，别用朱砂末为衣。每服十圆，生姜汤下，食后服。亦治小儿风壅痰嗽，一岁儿服一圆，捶碎用生姜薄荷汤下。

金珠化痰圆 治痰热，安神志，除头痛眩运，心忪恍惚，胸膈烦闷，涕唾稠粘，痰实咳嗽，咽嗌不利。

皂荚仁炒　天竺黄　白矾光明者，放石、铁器内熬汁尽，放冷，研　铅白霜细研。各一两　半夏汤洗七次，用生姜二两洗，刮去皮，同捣细，作饼子，炙微黄色，四两　生白龙脑细研，半两　辰砂研，飞，二两　金箔为衣，二十片

上以半夏、皂荚子仁为末，与诸药同拌研匀，生姜汁煮面为糊为圆，如梧桐子大。每十圆至十五圆，生姜汤下，食后，临卧服。

玉液圆　治风壅，化痰涎，利咽膈，清头目，除咳嗽，止烦热。

寒水石烧令赤，出大毒，水飞过，三十两　白矾枯过，研细　半夏汤洗七次，为细末。各十两

上合研，以白面糊为圆，如梧桐子大。每服十圆，温生姜汤下，食后，临卧服，每服三十圆亦得。

玉芝圆　治风壅痰实，头目昏眩，咳嗽烦满，咽嗝不利，呕吐恶心，神志昏愦，心忪面热，痰唾稠粘。

人参去芦　干薄荷叶　白茯苓去皮　白矾枯过　南星米泔浸一伏时，焙干。各三十两　半夏汤洗七次，为末，生姜汁捣和作曲，六十两

上为末，用生姜汁煮面糊和圆，如梧桐子大。每服二十圆，生姜汤下，食后。如痰盛燥热，薄荷汤下。

桔梗汤　除痰下气。治胸胁胀满，寒热呕哕，心下坚痞，短气烦闷，痰逆恶心，饮食不下。

桔梗细锉，微炒　半夏汤洗七次，姜汁制　陈皮去瓤。各十两　枳实麸炒赤黄，五两

上为粗末。每服二钱，水一中盏，入生姜五片，同煎至七分，去滓温服，不计时候。

胡椒理中圆　治肺胃虚寒，气不宣通，咳嗽喘急，逆气虚痞，胸膈噎闷，腹胁满痛，迫塞短气，不能饮食，呕吐痰水不止。

款冬花去梗　胡椒　甘草炙　荜拨　良姜　细辛去苗　陈皮去白　干姜各四两　白术五两

上为细末，炼蜜圆，如梧桐子大。每服三十圆至五十圆，温汤下，温酒、米饮亦得，不拘时候，日二服。

备急五嗽圆　治五种咳嗽，一曰上气嗽；二曰饮嗽；三曰鳔嗽；四曰冷嗽；五曰邪嗽。皆由肺受风寒，气不宣通所致。无问久新轻重，以至食饮不下，语声不出，坐卧不安，昼夜不止，面目浮肿，胸胁引痛，并宜服之。

肉桂去粗皮　干姜炮　皂荚去皮、子，炙黄。各等分

上为细末，炼蜜为圆，如梧桐子大。每服十五圆，温酒下，米饮亦得，食后服。

大阿胶圆　治肺虚客热，咳嗽气急，胸中烦悸，肢体倦疼，咽干口燥，渴欲饮冷，

多吐涎沫，或有鲜血，肌瘦发热，减食嗜卧。又治或因叫怒，或即房劳，肺胃致伤，吐血呕血，并宜服之。

麦门冬去心　丹参　贝母炒　防风去芦、叉、头　柏子仁　茯神去木　杜仲去粗皮，炒　百部根各半两　干山药　阿胶炒　茯苓去皮　熟干地黄　五味子各一两　远志去心　人参各一分

上为细末，炼蜜和圆，每两作二十四圆。每服一圆，水一中盏，煎至六分，和滓温服，少少频呷，不拘时候。

百部圆　治肺气不调，咳嗽喘急，胸膈烦闷，唇干口燥，面目浮肿，咽嗌不利，积久不差。咯唾脓血者，亦宜服之。

天门冬去心，一斤　杏仁去皮、尖，炒　黄耆　百部根各六两　瓜蒌根十六两　紫苏　紫菀去苗，洗　马兜铃各二十二两　黑参八两　肉桂去粗皮，四两

上同为细末，炼蜜和圆，如梧桐子大。每服十五圆，煎乌梅甘草汤温下，食后服。

款冬花散　治寒壅相交，肺气不利，咳嗽喘满，胸膈烦闷，痰实涎盛，喉中呀呷，鼻塞清涕，头痛眩冒，肢体倦疼，咽嗌肿痛。

款冬花去梗　知母　桑叶洗焙。各十两　半夏汤洗七遍，姜汁制　甘草爁。各二十两　麻黄去根、节，四十两　阿胶碎炒如珠子　杏仁去皮、尖，麸炒　贝母去心，麸炒。各二十两

上为粗末。每服二钱，水一盏，入生姜三片，同煎至七分，去滓，食后，温服。

钟乳补肺汤　治肺气不足，咳嗽上气，胸满上迫，喉咽闭塞，短气喘乏，连唾不已，寒从背起，口中如含霜雪，语无音声，甚者唾血腥臭，干呕心烦，耳闻风雨声，皮毛瘁，面色白。

钟乳碎如米粒　桑白皮　麦门冬去心。各三两　白石英碎如米粒　人参去芦　五味子拣　款冬花去梗　肉桂去粗皮　紫菀洗去土。各二两

上除白石英、钟乳外，同为粗末，与白石英等同拌令匀。每服四钱，水二盏，入生姜五片，大枣一枚擘破，粳米三十余粒，同煎至一盏，用绵滤去滓，温服，食后。

华盖散　治肺感寒邪，咳嗽上气，胸膈烦满，项背拘急，声重鼻塞，头昏目眩，痰气不利，呀呷有声。

紫苏子炒　赤茯苓去皮　桑白皮炙　陈皮去白　杏仁去皮、尖，炒　麻黄去根、节。各一两　甘草炙，半两

上七味为末。每服二钱，水一盏，煎至七分，去滓，温服，食后。

丁香半夏圆　治脾胃宿冷，胸膈停痰，呕吐恶心，吞酸噫醋，心腹痞满，胁肋刺痛，短气噎闷，不思饮食。

肉豆蔻仁 木香 丁香 人参 陈皮去白。各一分 藿香叶,半两 半夏汤浸七次,姜汁炒,三两

上为细末,以生姜汁煮面糊为圆,如小豆大。每服二十圆,生姜汤下,不计时候。

藿香散 温脾胃,化痰饮,消宿冷,止呕吐。治胸膈痞满,腹胁胀痛,短气噎闷,咳呕痰水,噫醋吞酸,哕逆恶心,及治山岚瘴气。

厚朴去粗皮,姜汁炙 甘草炙 半夏切作四片,姜汁浸一宿,以粟炒黄 藿香叶各一两 陈皮去白,半两

上为粗散。每服二钱,水一盏,入生姜三片,枣一枚,同煎七分,去滓,热服,不计时候,日二三服。

[绍兴续添方]

二陈汤 治痰饮为患,或呕吐恶心,或头眩心悸,或中脘不快,或发为寒热,或因食生冷,脾胃不和。

半夏汤洗七次 橘红各五两 白茯苓三两 甘草炙,一两半

上为㕮咀。每服四钱,用水一钱,生姜七片,乌梅一个,同煎六分,去滓,热服,不拘时候。

温肺汤 治肺虚,久客寒饮,发则喘咳,不能坐卧,呕吐痰沫,不思饮食。

白芍药六两 五味子去梗,炒 干姜炮 肉桂去粗皮 半夏煮熟,焙 陈皮去白 杏仁 甘草炒。各三两 细辛去芦,洗,二两

上件锉粗散。每服三大钱。水一盏半,煎至八分,以绢㧿汁,食后服,两服滓再煎一服。一方去白芍药、细辛二味,可加减用。

[宝庆新增方]

麻黄散 治丈夫、妇人久、近肺气咳嗽,喘急上冲,坐卧不安,痰涎壅塞,咳唾稠粘,脚手冷痹,心胁疼胀。兼治伤风咳喘,膈上不快。

诃子皮去核 款冬花去芦、枝、梗 甘草爁。各五两 麻黄去根、节,一十两 肉桂六两,去皮,不见火 杏仁去皮、尖,麸炒,三两

上为细末。每服二钱,水一盏,入好茶一钱,同煎八分,食后,夜卧,通口服。如半夜不能煎,但以药末入茶和匀,沸汤点或干咽亦得。忌鱼、酒、炙煿、猪肉、腥臊物。

人参养肺圆 治肺胃俱伤,气奔于上,客热熏肺,咳嗽气急,胸中烦悸,涕唾稠

粘，或有鲜血，上气喘急，不得安卧，肢体倦痛，咽干口燥，饮食减少，渐至瘦弱喘乏，或坠堕恐惧，渡水跌卧；或因叫怒，醉饱房劳，致伤肺胃，吐血呕血，并皆治之。

黄耆去芦，蜜涂，炙　人参各一两八钱　白茯苓去皮　瓜蒌根各六两　杏仁去皮、尖，麸炒，二两四钱　皂角子炒，三百个　半夏洗为末，姜汁作曲，四两，炒

上为细末，炼蜜圆如弹子大。每服一圆，食后，细嚼，用紫苏汤送下。如喘急，用桑白皮汤下。

人参诃子圆　治大人、小儿上膈热，或伤风感冷，搏于肺经，语声不出，痰涎不利，咳嗽喘急，日夜不止，咯唾稠粘。

缩砂仁　诃子去核　藿香去梗　龙脑　薄荷叶各一两　百药煎　葛粉各八两　甘草五两　乌梅肉三两　人参一两二钱

上为末，面糊为圆。每服一二圆，含化咽津，食后，临卧。

温中化痰圆　治停痰留饮，胸膈满闷，头眩目运，好卧减食，咳嗽呕吐，气短恶心。或饮酒过多，或引饮无度，或过伤生冷，痰涎并多，呕哕恶心，并宜服之。

青皮去白　良姜去芦，炒　干姜炒　陈皮去白。各五两

上为细末，醋打面糊圆，如梧桐子大。每服三五十粒，汤饮任下，不拘时。

［淳祐新添方］

新法半夏汤　治脾胃气虚，痰饮不散，呕逆酸水，腹肋胀痞，头旋恶心，不思饮食。又方见后。

缩砂仁　神曲炒　草果仁　橘红净洗，去白。各五两　白豆蔻仁　丁香各半两　甘草生炙，二两　大半夏四两，汤浸洗七次，每个切作二片，用白矾末一两，沸汤浸一昼夜，漉出，别用汤洗去矾，俟干，一片切作两片，再用生姜自然汁于银盂中浸一昼夜，却于汤中炖，令姜汁干尽，以慢火焙燥，为细末，再用生姜自然汁搜成饼子，日干或焙干，炙黄勿令色焦

上为细末。每服一钱，先用生姜自然汁调成膏，入炒盐少许，沸汤点服。

丁香五套圆　治胃气虚弱，三焦痞涩，不能宣行水谷，故为痰饮，结聚胸膈之间，令人头目昏眩，胸膈胀满，咳嗽气急，呕吐腹疼。伏于中脘，亦令臂疼不举，腰腿沉重。久而不散，流入于脾，脾恶湿，得水则胀，胀则不能消化水谷，又令腹中虚满而不食也，此药主之。

南星每个切作十数块，同半夏先用水浸三日，每日易水，次用白矾二两，研碎，调入水内，再浸三日，洗净，焙干　半夏切，破。各二两　干姜炮　白术　良姜　茯苓各一两　丁香不见火　木香　青皮　陈皮去白。各半两

上为细末，用神曲一两，大麦糵二两，同研取末，打糊和药为圆，如梧桐子大。

每服五十圆至七十圆，温熟水下，不拘时候。常服温脾胃，去宿冷，消留滞，化饮食，辟雾露风冷，山岚瘴疠，不正非时之气。但是酒癖停饮，痰水不消，屡服汤药不能作效者，服之如神。

缩砂圆　温中散滞，消饮进食。治胸膈噎闷，心腹冷疼，大能暖化生冷果食，夏月不可阙此。

缩砂仁一两　高良姜　天南星汤洗七次，焙干。各四两

上为细末，生姜自然汁煮面糊为圆，如梧桐子大。每服五十圆至七十圆，生姜汤下，不拘时候。

渫白圆　治膈脘痰涎不利，头目昏运，吐逆涎沫。

附子一枚，六钱重者，生，去皮、脐　生硫黄别研　天南星生用　半夏生用。各一两　盆硝　玄精石各半两

上为细末，入细面三两令停，水和为圆，如梧桐子大。每服三十圆，沸汤内煮令浮，漉出，生姜汤送下，食后。

破饮圆　治一切停饮不散，时呕痰沫，头眩欲倒，膈脘不快。

旋覆花八两　白术一斤一两　肉桂去粗皮　干姜炮。各六两　赤茯苓去皮，七两　枳实麸炒，二两

上为末，面糊圆，如梧桐子大。每服五十圆，熟水下。

[吴直阁增诸家名方]

温中化痰圆　治证与前温中化痰圆同。

干姜炮　半夏煮。各一两　细辛去叶，洗　胡椒各半两　白术焙，二两

上为细末，生姜汁打面糊为圆，如梧桐子大。每服三十圆至五十圆，汤、饮任下，不拘时候。

养中汤　治肺胃受寒，咳嗽多痰，胸满短气，语声不出，昼夜不止，饮食减少，不以远年日近，并皆治之。

半夏曲炙，八钱　甘草爁　肉桂去粗皮。各半两　罂粟壳去蒂、盖，蜜炙，二两半

上为细末。每服一大钱，水一盏，生姜四片，同煎至七分，通口服，不拘时候。

人参款花膏　治肺胃虚寒，久嗽不已，咽膈满闷，咳嗽痰涎，呕逆恶心，腹胁胀满，腰背倦痛；或虚劳冷嗽，及远年日近一切嗽病服诸药不效者，并皆治之。

款冬花去梗　人参去芦　五味子去梗，炒　紫菀去芦，洗　桑白皮去赤皮。各一两

上为细末，炼蜜为圆，如鸡头大。每服一圆，食后，细嚼，淡姜汤送下。或每一大圆分作四小圆，含化亦得。

橘皮半夏汤 治肺胃虚弱，好食酸冷，寒痰停积，呕逆恶心，涎唾稠粘；或积吐，粥药不下，手足逆冷，目眩身重。又治伤寒时气，欲吐不吐，欲呕不呕，昏愦闷乱，或引酒过多，中寒停饮，喉中涎声，干哕不止。

陈皮去白　半夏煮。各七两

上二件锉为粗散。每服三钱，生姜十片，水二盏，煎至一中盏，去滓温服，不拘时候。留二服滓并作一服，再煎服。

［续添诸局经验秘方］

人参润肺圆 治肺气不足，咳嗽喘急，痰涎不利，胸膈烦闷，涕唾稠粘，唇干口燥。及疗风壅痰实，头目昏眩，精神不爽；或肺胃俱虚，久嗽不已，渐成虚劳，肢体羸瘦，胸满短气，行动喘乏，饮食减少；或远年日近诸般咳嗽，并皆治之。

人参　款冬花去梗　细辛去叶、洗　杏仁去皮、尖，麸炒　甘草爁。各四两　知母六两　肉桂去粗皮　桔梗各五两

上为细末，炼蜜为圆，如鸡头大。每服一圆，食后，细嚼，淡姜汤送下，含化亦得。

定喘瑞应丹 专治男子、妇人久患咳嗽，肺气喘促，倚息不得睡卧，累年不瘥，渐致面目虚浮。

蝉蜕洗，去土、足、翅，炒　杏仁去皮、尖，炒　马兜铃各二两　煅砒六钱

上为细末，蒸枣肉为圆，如葵子大。每服六七圆，临睡用葱茶清放冷下。服后忌热物半日。一本用知母六两，不用马兜铃。

人参清肺汤 治肺胃虚热寒，咳嗽喘急，胸膈噎闷，腹肋胀满，迫塞短气，喜欲饮冷，咽嗌隐痛，及疗肺痿劳嗽，唾血腥臭，干呕烦热，声音不出，肌肉消瘦，倦怠减食。

地骨皮　人参去芦　阿胶麸炒　杏仁去皮、尖，麸炒　桑白皮去粗皮　知母　乌梅去核　甘草炙　罂粟壳去蒂、盖，蜜炙

上等分，㕮咀为粗散。每服三钱，水一盏半，乌梅、枣子各一枚，同煎至一盏，滤去滓，温温食后，临卧服。两滓留并煎，作一服。

新法半夏汤 治脾胃不和，中脘气滞，宿寒留饮，停积不消，心腹刺痛，脏腑膨胀，呕吐痰水，噫气吞酸；或中酒吐酒，哕逆恶心，头疼烦渴，倦怠嗜卧，不思饮食，并宜服之。

青皮去白　干姜炮。各六两　桔梗炒　陈皮去白。各一两　丁香皮四两　甘草炒，十二两　半夏汤洗，姜汁制，二两半

上为细末。每服一钱，入盐一捻，沸汤点服，不拘时候。常服温和三焦，开胃健脾，消宿酒，进饮食。

人参定喘汤　治丈夫、妇人远年日近肺气咳嗽，上喘气急，喉中涎声，胸满气逆，坐卧不安，饮食不下，及治肺感寒邪，咳嗽声重，语音不出，鼻塞头昏，并皆治之。

人参切片　麻黄去节　甘草炙　阿胶炒　半夏曲各一两　桑白皮　五味子各一两半　罂粟壳蜜刷炙，二两

上为粗末，入人参片拌匀。每服三大钱，水一盏半，入生姜三片，同煎至七分，去滓，食后，温服。又治小儿久病，肺气喘急，喉中涎声，胸膈不利，呕吐痰沫，更量岁数加减服。

细辛五味子汤　治肺经不足，胃气怯弱，或冒风邪，或停寒有饮，咳嗽倚息，不得安卧，胸满迫塞，短气减食，干呕作热，嗽唾结痰，或吐涎沫，头目昏眩，身体疼重，语声不出，鼻塞清涕，头面脚膝，时带虚浮，痰咳不止，痛引胸胁，不问新久，并宜服之。

北细辛去苗　半夏洗七次。各一两　甘草炙　乌梅去核。各一两半　五味子　罂粟壳去蒂、盖。各三两　桑白皮炒，二两

上为粗散。每服三钱，水二盏半，生姜十片，煎至一盏，用纱帛滤去滓，温服。留二服滓，并作一服，再煎。

茯苓半夏汤　治停痰留饮，胸膈满闷，咳嗽呕吐，气短恶心，以致饮食不下，并宜服之。

茯苓去皮，三两　半夏汤浸七次，五两

上为粗末。每服四大钱，水一大盏，生姜七片，煎至七分，去滓，空心服。

人参藿香汤　治男子、妇人脾胃气弱，呕吐哕逆，饮食不下，手足逆冷，涎痰稠粘。又治似喘不喘，欲呕不呕，彻心愦愦，闷乱不安，或瘴疟诸疾，水浆粥药入口便吐，服之立效。久病翻胃，服之百日痊安。此药温脾胃，化痰饮，消宿冷，止吐呕。

藿香去梗　人参切片。各六两　半夏汤洗七次，姜汁制，二两半

上捣为粗末，入人参令匀。每服三钱，水一盏半，生姜十片，煎至一盏，去滓，通口服。孕妇忌。

半夏圆　治肺气不调，咳嗽喘满，痰涎壅塞，心下坚满，短气烦闷，及风壅痰实，头目昏眩，咽膈不利，呕吐恶心，神思昏愦，心忪而热，涕唾稠粘，并皆治之。

白矾枯过，十五两　半夏汤洗去滑，姜汁罨一宿，三斤

上捣为细末，生姜自然汁为圆，如梧桐子大。每服二十圆，加至三十圆，食后，临卧时生姜汤下。

杏参散 除痰下气，治胸胁胀满，上气喘急，倚息不得睡卧，神思昏愦，宜服之。

桃仁去皮、尖，麸炒 人参去芦 杏仁去皮、尖，麸炒 桑白皮蜜炒微赤，再泔浸一宿，焙

上等分为细末。每服二钱，水一盏半，姜三片，枣一个，煎至七分，温服，不拘时候。

杏子汤 治一切咳嗽，不问外感风寒，内伤生冷，及虚劳咯血，痰饮停积，悉皆治疗。出《易简方》。

人参去芦 半夏汤洗七次 茯苓去皮 芍药去粉 官桂去皮，不见火 干姜炮，洗 细辛去苗 甘草炙 五味子去苗。各等分

上㕮咀，每服四钱，水一盏半，杏仁去皮、尖，锉五枚，姜五片，煎至六分，去滓，食前服。或感冒得之，加麻黄等分。如脾胃素实者，用罂粟壳去筋，碎锉，以醋淹、炒，等分加之，每服添乌梅一个煎服，其效尤验。若呕逆恶心者，不可用此。一法去杏仁、人参，倍加麻黄，添芍药如麻黄之数，干姜、五味子各增一半，名小青龙汤，大治久年咳嗽，痰涎壅盛，夜不得睡，仍专治脚气喘急。此方虽有麻黄，既有官桂，不致于发汗，服之不妨。一方如麻黄、甘草、杏仁、五味子、茯苓等分，橘红倍之，尤为切当。又一方用紫苏叶、桑白皮、麻黄、青皮、五味子、杏仁、甘草等分，生姜七片，乌梅一个，煎服。久年咳嗽，气虚喘急，皆得其宜。二方中有麻黄，有汗人不宜服之。

四七汤 治喜、怒、悲、思、忧、恐、惊之气，结成痰涎，状如破絮，或如梅核，在咽喉之间，咯不出，咽不下，此七气所为也。或中脘痞满，气不舒快，或痰涎壅盛，上气喘急，或因痰饮中结，呕逆恶心，并宜服之。出《易简方》。

半夏五两 茯苓四两 紫苏叶二两 厚朴三两

上㕮咀。每服四钱，水一盏半，生姜七片，枣一个，煎至六分，去滓，热服，不拘时候。若因思虑过度，阴阳不分，清浊相干，小便白浊，用此药下青州白圆子，最为切当。妇人恶阻，尤宜服之。一名厚朴半夏汤，一名大七气汤。《局方》有七气汤，用半夏五两，人参、官桂、甘草各一两，生姜煎服，大治七气，并心腹绞痛。然药味太甜，恐未必能止疼顺气。一方治七情所伤，中脘不快，气不升降，腹肋胀满，用香附子炒半斤，橘红六两，甘草一两，煎服，尤妙。好事者谓其耗气，则不然。盖有是病，服是药也。

卷之五

治诸虚附骨蒸

腽肭脐圆 补虚壮气，暖背祛邪，益精髓，调脾胃，进饮食，悦颜色。治五劳七伤，真气虚惫，脐腹冷痛，肢体酸疼，腰背拘急，脚膝缓弱，面色黧黑，肌肉消瘦，目暗耳鸣，口苦舌干，腹中虚鸣，肋下刺痛，饮食无味，心常惨戚，夜多异梦，昼少精神，小便滑数，时有余沥，房室不举，或梦交通，及一切风虚痼冷，并宜服之。

腽肭脐一对，慢火酒炙令熟 硇砂研，飞，二两 精羊肉熟，切碎，烂研 羊髓取汁。各一斤 沉香 神曲炒。各四两

已上六味，用无灰好酒一斗，同于银器内，慢火熬成膏，候冷入下项药。

阳起石用浆水煮一日，细研，飞过，焙干用 人参去芦 补骨脂酒炒 钟乳粉炼成者 巴戟去心 川芎 肉豆蔻去壳 紫苏子炒 枳壳去瓤，麸炒 木香 荜澄茄 葫芦巴炒 天麻去苗 青皮去白 丁香 茴香舶上，炒。各二两 肉桂去粗皮 槟榔 蒺藜子炒 大腹子各二两半 山药一两半 苁蓉洗，切片，焙，四两 白豆蔻去壳，一两 大附子炮，去皮、脐，用青盐半斤，浆水一斗五升煮，候水尽，切，焙干八两

上件药各依法修事，捣罗为末，入前膏内搜成剂，于臼内捣千余杵，圆如梧桐子大。每服二十圆，空心，温酒下，盐汤亦得。

菟丝子圆 治肾气虚损，五劳七伤，少腹拘急，四肢酸疼，面色黧黑，唇口干燥，目暗耳鸣，心忪气短，夜梦惊恐，精神困倦，喜怒无常，悲忧不乐，饮食无味，举动乏力，心腹胀满，脚膝痿缓，小便滑数，房室不举，股内湿痒，水道涩痛，小便出血，时有余沥，并宜服之。久服填骨髓，续绝伤，补五脏，去万病，明视听，益颜色，轻身延年，聪耳明目。又方用龙齿三分，远志去苗、心，半两，黑豆煮，不用石龙芮、泽泻、肉苁蓉。

菟丝子净洗，酒浸 泽泻 鹿茸去毛，酥炙 泽泻 鹿茸去土 石龙芮去土 肉桂去

粗皮　附子炮，去皮。各一两　石斛去根　熟干地黄　白茯苓去皮　牛膝酒浸一宿，焙干　续断　山茱萸　肉苁蓉酒浸，切，三分　防风去苗　杜仲去粗皮，炒　补骨脂去毛，酒炒　荜澄茄　沉香　巴戟去心　茴香各三分　五味子　桑螵蛸酒浸，炒　芎䓖　覆盆子去枝、叶、萼。各半两

上为细末，以酒煮面糊为圆，如梧桐子大。每服二十圆，温酒或盐汤下，空心服。如脚膝无力，木瓜汤下，晚食前再服。

金钗石斛圆　治真气不足，元脏虚弱，头昏面肿，目暗耳鸣，四肢疲倦，百节酸疼，脚下隐痛，步履艰难，肌体羸瘦，面色黄黑，鬓发脱落，头皮肿痒，精神昏困，手足多冷，心胸痞闷，绕脐刺痛，膝胫酸疼，不能久立，腰背拘急，不得俯仰，两胁胀满，水谷不消，腹痛气刺，发歇无时，心悬噫醋，呕逆恶心，口苦咽干，吃食无味，恍惚多忘，气促喘乏，夜梦惊恐，心忪盗汗，小便滑数，或水道涩痛，一切元脏虚冷之疾，并能治之。常服补五脏，和血脉，驻颜色，润发，进食肥肌，大壮筋骨。

川椒去目，微炒出汗　葫芦巴炒　巴戟天去心　地龙去土炒。各四两　苍术去浮皮　乌药各十六两　川乌头炮，去皮、脐　羌活去芦　茴香炒　赤小豆　马蔺子醋炒　金铃子麸炒　石斛去根。各八两　青盐二两

上为细末，酒煮面糊为圆，如梧桐子大。每服二十圆，温酒下，或盐汤亦得，空心，食前服之。

何首乌圆　补暖腑脏，祛逐风冷，利腰膝，强筋骨，黑髭发，驻颜容。

何首乌三斤，用铜刀或竹刀切如棋子大，木杵臼捣　牛膝去苗，锉，一斤

上件药，以黑豆一斗净淘洗曝干，用甑一所，先以豆薄铺在甑底，然后薄铺何首乌，又铺豆，又薄铺牛膝。如此重重铺，令药、豆俱尽，安于釜上蒸之，令豆熟为度。去黑豆，取药曝干，又换豆蒸之，如此三遍，去豆取药，候干为末，蒸枣肉和圆，如梧桐子大。每服三十圆，温酒下，食前服。忌萝卜、葱、蒜。此药性温无毒，久服轻身，延年不老。

石南圆　治风毒，脚弱少力，脚重疼痹，脚肿生疮，脚下隐痛，不能踏地，脚膝筋挛，不能屈伸，项背腰脊拘急不快，风毒上攻，头面浮肿，或生细疮，出黄赤汁，或手臂少力，或口舌生疮，牙龈宣烂，齿摇发落，耳中蝉声，头眩气促，心腹胀闷，小便时涩，大便或难。

赤芍药　薏苡仁　赤小豆　当归去芦　石南叶　牵牛子　麻黄去根、节　陈皮去白　杏仁去皮、尖、双仁，炒　大腹皮连子用　川芎各二两　牛膝去苗　五加皮各三两　独活去芦　杜仲锉，炒　木瓜各四两

上为细末，以酒浸蒸饼为圆，如梧桐子大。每服十圆至十五、二十圆，木瓜汤

下，早起、日中、临卧各一服。常服补益元气，令人筋骨壮健，耳目聪明，妇人血气亦可服之。不拘时候。

八味圆 治肾气虚乏，下元冷惫，脐腹疼痛，夜多漩溺，脚膝缓弱，肢体倦怠，面色黧黑，不思饮食，又治脚气上冲，少腹不仁，及虚劳不足，渴欲饮水，腰重疼痛，少腹拘急，小便不利；或男子消渴，小便反多，妇人转胞，小便不通，并宜服之。

牡丹皮　白茯苓　泽泻各三两　熟干地黄八两　山茱萸　山药各四两　附子炮，去皮、脐　肉桂去粗皮。各二两

上为末。炼蜜圆如梧桐子大。每服十五圆至二十五圆，温酒下，空心，食前，日二服。久服壮元阳，益精髓，活血驻颜，强志轻身。

黄耆圆 治丈夫肾脏风毒，上攻头面虚浮，耳内蝉声，头目昏眩，项背拘急，下注腰脚，脚膝生疮，行步艰难，脚下隐疼，不能踏地。筋脉拘挛，不得屈伸，四肢少力，百节酸痛，腰腿冷痛，小便滑数，及瘫缓风痹，遍身顽麻。又疗妇人血风，肢体痒痛，脚膝缓弱，起坐艰难，并宜服之。

黄芩　杜蒺藜去圆　川楝子　茴香炒　川芎炮，去皮、脐　赤小豆　地龙去土，炒　防风去芦、叉。各一两　乌药二两

上为细末，酒煮面糊为圆，如梧桐子大。每服十五圆，温酒盐汤亦得，妇人醋汤下，空心服。

茴香圆 治丈夫元脏久虚，冷气攻冲，脐腹绞痛，腰背拘急，面色萎黄，饮食减少，及膀胱、小肠气痛，并肾脏风毒，头面虚浮，目暗耳鸣，脚膝少力，肿痛生疮。妇人血脏虚冷，食减少力，肢体疼痛，并宜服之。久服补虚损，除风冷，壮筋骨，明耳目。

威灵仙洗去土　川乌炮，去皮、脐　陈皮去白　防风去苗　川楝子麸炒　萆薢各三两　乌药去土，五两　川椒去目、闭口，炒出汗，二两　赤小豆　茴香炒。各八两　地龙去土，炒，七两

上为细末，以酒煮面糊为圆，如梧桐子大。每服空心及晚食前，温酒下二十圆，盐汤亦得。小肠气痛，炒生姜、茴香酒下；脚转筋，木瓜汤下；妇人血脏虚冷，温醋汤下；脐腹绞痛，滑泄冷痢，浓煎艾汤下。

五补圆 补诸虚，安五脏，坚骨髓，养精神。

地骨皮　白茯苓去皮　牛膝去苗，酒浸一宿　熟干地黄　人参各一两

上为末，炼蜜为圆，如梧桐子大。每服三十圆，温酒下，空心，食前服。稍增至五十圆，日二服。服至十日及半月，觉气壅，即服七宣圆。服七宣圆二三日，觉气散，即还服五补圆。久服去百病，髭发黑润。

无比山药圆 治丈夫诸虚百损，五劳七伤，头痛目眩，手足逆冷，或烦热有时，

或冷痹骨疼，腰髋不随，饮食虽多，不生肌肉；或少食而胀满，体无光泽，阳气衰绝，阴气不行。此药能补经脉，起阴阳，安魂魄，开三焦，破积聚，厚肠胃，强筋练骨，轻身明目，除风去冷，无所不治。

赤石脂　茯神去皮、木　巴戟去心　熟干地黄酒浸尽　山茱萸　牛膝去苗，酒浸　泽泻各一两　山药二两　五味子六两　苁蓉酒浸，四两　杜仲去皮，炒　菟丝子酒浸。各三两

上件为末，炼蜜和搜为圆，如梧桐子大。每服二十圆至三十圆，食前，温酒下，温米饮亦得。服之七日后，令人身轻健，四体润泽，唇口赤，手足暖，面有光悦，消食，身体安和，音声清响，是其验也。十日后长肌肉。此药通中入脑，鼻必酸疼，勿怪。

大山蓣圆　治诸虚百损，五劳七伤，肢体沉重，骨节酸疼，心中烦悸，唇口干燥，面体少色，情思不乐，咳嗽喘乏，伤血动气，夜多异梦，盗汗失精，腰背强痛，脐腹弦急，嗜卧少起，喜惊多忘，饮食减少，肌肉瘦瘁。又治风虚，头目眩运，心神不宁，及病后气不复常，渐成劳损。久服补诸不足，愈风气百疾。

白术　麦门冬去心　白芍药　杏仁去皮、尖，麸炒黄　防风去芦、叉　芎䓖各一两半　大豆黄卷炒　熟干地黄　肉桂去粗皮　曲炒　当归酒浸。各二两半　桔梗　白茯苓去皮　柴胡各一两二钱半　干姜炮，七钱半　甘草炙，七两　大枣一百个，蒸熟，去皮、核　阿胶炒　人参各一两七钱半　白蔹半两　山蓣七两半

上为末，炼蜜与蒸枣同和圆，如弹子大。每服一圆，温酒或米饮化下，嚼服亦得，食前。常服养真气，益精补髓，活血驻颜。

定志圆　治心气不定，五脏不足，恍惚振悸，忧愁悲伤，差错谬忘，梦寐惊魇，恐怖不宁，喜怒无时，朝瘥暮剧，暮瘥朝剧，或发狂眩，并宜服之。

远志去苗及心　菖蒲各二两　人参　白茯苓去皮，各三两

上为细末，炼蜜圆如梧桐子大，朱砂为衣。每服七圆，加至二十圆，温米饮下，食后，临卧，日三服。常服益心强志，令人不忘。

黄耆建中汤　治男子、女人诸虚不足，小腹急痛，胁肋䐜胀，脐下虚满，胸中烦悸，面色萎黄，唇口干燥，少力身重，胸满短气，腰背强痛，骨肉酸疼，行动喘乏，不能饮食，或因劳伤过度，或因病后不复，并宜服之。

黄耆　肉桂去粗皮。各三两　甘草炙，二两　白芍药六两

上为粗散。每服三钱，水一盏半，入生姜三四片，大枣一枚，同煎一中盏，滤去滓，入饧少许，再煎令溶，稍热服，空心食前。

人参黄耆散　治虚劳客热，肌肉消瘦，四肢倦怠，五心烦热，口燥咽干，颊赤心忪，日晚潮热，夜有盗汗，胸胁不利，减食多渴，咳唾稠黏，时有脓血。

天门冬去心，三十两　半夏汤洗七次，姜汁制　知母　桑白皮锉，炒　赤芍药　黄耆　紫菀　甘草爁。各十五两　白茯苓去皮　柴胡去苗　秦艽去土　生干地黄　地骨皮各二十两　人参　桔梗各十两　鳖甲去裙，醋炙，一两

上为粗末。每服二大钱，以水一盏，煎至七分，去滓，温服，食后。

成炼钟乳粉　主五劳七伤，咳逆上气，治寒嗽，通音声，明目益精，安五脏，通百节，利九窍，下乳汁，益气补虚损，疗脚弱疼冷，下焦伤竭，强阴。久服延年益寿，好颜色，不老，令人有子。

钟乳不拘多少

上取韶州者，无问厚薄，但颜色明净光泽者即堪入炼，唯黄、赤两色不任用。欲炼亦不限多少，置钟乳于金、银器中，即以大铛中着水，沉金、银器于铛水中煮之，常令如鱼眼沸，水减即添。若薄乳，三日三夜即得，若粗肥厚管者，即七日七夜，候乳色变黄白即熟。如疑生，更煮，满十日最佳。煮讫出金、银碗，其铛内煮乳黄浊水弃之，勿令人服，服必损人咽喉，伤人肝肺，令人头痛，兼复下利不止。其有犯者，食猪肉即愈。弃此黄水讫，更着清水，准前更煮，经半日许即出之，其水色清不变即止，乳无毒矣。即于瓷钵中，用玉锤着水研之。其钵及锤须夹白练袋，笼口稍长作之，使锤得转，兼通上下，每日着水搅令匀调，勿使着锤钵，即封系练袋，自作字记，勿使人开，一即免纤尘入中，二即免研人窃吃。研觉干涩，即是水尽，即更添水，常令如稀米泔状，乳细者皆浮在上，粗者沉在下，复绕锤钵四边研之，不及者即粗细不匀。为此，每日须一开或二开，搅括令匀，勿使着锤，即得匀熟，免有粗细。研至四五日，状若乳汁，研揩视之，状如书中白鱼腻即成。自然光白，便以水洗之，不随水落者即熟。若得水而落者即未成，更须研之，以不落为限。熟讫，澄取曝干。每服称半两，分为三服，用温酒调下，空腹服，更量病轻重增减。兼可合和为钟乳圆散。

玉霜圆　治真气虚惫，下焦伤竭，脐腹弦急，腰脚软痛，精神困倦，面色枯槁，或亡血盗汗，遗沥失精，大便自利，小便滑数，肌肉消瘦，阳事不举。久服续骨联筋，秘精坚髓，延年保命，却老还童，安魂定魄，换肌秘气，轻身壮阳，益寿住世。

天雄十两，长大者，以酒浸七日了，掘一地坑，以半称炭火烧坑通赤，速去炭火令净，以醋二升泼于地坑内候干，乘热便投天雄在内，以盆合土拥之，经宿取出，去皮、脐　磁石醋淬七次，更多为妙　朱砂飞研　泽泻洗，酒浸一宿，炙　牛膝去苗，酒浸，焙干　石斛去根，炙　苁蓉去皮，酒浸一宿，炙干　巴戟穿心者。各二两　茴香炒　肉桂去粗皮。各一两　家韭子微炒　菟丝子酒浸一伏时，蒸过，日干，杵，罗为末，去轻浮者。各五两　牡蛎大煅，捣为粉　紫梢花如无，以木贼代之。各三两　鹿茸用麻茸连顶骨者，先燎去毛令净，约三寸以来截断，酒浸一伏时，投火炙令脆，半两　白龙骨一斤，黏舌者，细研如粉，以水飞过三度，日中晒干，用黑豆一斗，蒸一伏时，以夹绢袋盛，日晒干

上件一十六味，捣罗为细末，炼酒、蜜各半和圆，如梧桐子大。每服三十圆，空心，晚食前温酒下。常服补真气，壮阳道。

预知子圆　治心气不足，志意不定，神情恍惚，语言错妄，忪悸烦郁，愁忧惨戚，喜怒多恐，健忘少睡，夜多异梦，寤即惊魇，或发狂眩，暴不知人，并宜服之。

枸杞子净　白茯苓去皮　黄精蒸熟　朱砂研，水飞　预知子去皮　石菖蒲　茯神去木　人参去芦　柏子仁　地骨皮去土　远志去心　山药各等分

上件一十二味，捣罗为细末，炼蜜圆，如龙眼核大，更以朱砂为衣。每服一圆，细嚼，人参汤下，不计时候。

[绍兴续添方]

安肾圆　治肾经久积阴寒，膀胱虚冷，下元衰惫，耳重唇焦，腰腿肿疼，脐腹撮痛，两胁刺胀，小腹坚疼，下部湿痒，夜梦遗精，恍惚多惊，皮肤干燥，面无光泽，口淡无味，不思饮食，大便溏泄，小便滑数，精神不爽，事多健忘。常服补元阳，益肾气。

肉桂去粗皮，不见火　川乌炮，去皮、脐。各十六两　桃仁麸炒　白蒺藜炒，去刺　巴戟去心　山药　茯苓去皮　肉苁蓉酒浸，炙　石斛去根，炙　萆薢　白术　破故纸各四十八两

上为末，炼蜜为圆，如梧桐子大。每服三十圆，温酒或盐汤下，空心，食前。小肠气，炒茴香，盐酒下。

麝香鹿茸圆　益真气，补虚惫。治下焦伤竭，脐腹绞痛，两胁胀满，饮食减少，肢节烦疼，手足麻痹，腰腿沉重，行步艰难，目视茫茫，夜梦鬼交，遗泄失精，神情不爽，阳事不举，小便滑数，气虚肠鸣，大便自利，虚烦盗汗，津液内燥，并宜服。

鹿茸火燎去毛，酒浸，炙，七十两　熟干地黄净洗，酒浸，蒸，焙，十斤　附子炮，去皮、脐，一百四十个　牛膝去苗，酒浸一宿，焙，一斤四两　杜仲去粗皮，炒去丝，三斤半　五味子二斤　山药四斤　肉苁蓉酒浸一宿，三斤

上为末，炼蜜为圆，如梧桐子大，每一斤圆子，用麝香末一钱为衣。每服二十粒，温酒下，盐汤亦得，食前服。嘉定十年十二月申明改正。

妙香散　治男子、妇人心气不足，志意不定，惊悸恐怖，悲忧惨戚，虚烦少睡，喜怒不常，夜多盗汗，饮食无味，头目昏眩。常服补益气血，安神镇心。

麝香别研，一钱　木香煨，二两半　山药姜汁炙　茯神去皮、木　茯苓去皮，不焙　黄耆　远志去心，炒。各一两　人参　桔梗　甘草炙。各半两　辰砂别研，三钱

上为细末。每服二钱，温酒调服，不拘时候。

［宝庆新增方］

养气丹 治诸虚百损，脾元耗惫，真阳不固，三焦不和，上实下虚，中脘痰饮上攻，头目昏眩，八风五痹，或卒暴中风，痰潮上膈，言语蹇涩，神昏气乱，状若瘫痪；及奔豚肾气，上冲胸腹连两胁，膨胀刺痛不可忍者。阴阳上下，气不升降，饮食不进，面无精光，肢体浮肿，五种水气，脚气上冲，腰背倦痛，夜梦鬼交，觉来盗汗，胃冷心疼，小便滑数，牵引小腹，足膝缓弱，步履艰难。妇人血海久冷，赤白带下，岁久无子，及阴毒伤寒，面青舌卷，阴缩难言，四肢厥冷，不省人事者，急服百圆，用生姜、大枣煎汤灌之，即便回阳，命无不活。或触冒寒邪，霍乱吐泻，手足逆冷，六脉沉伏，唇口青黑，腹胁攻刺，及男子阳事痿怯，脚膝酸疼，腹脐虚鸣，大便自滑，兼疗膈胃烦壅，痰饮虚鸣，百药不愈者。常服助养真气，生阳逐阴，温平不僭，消磨冷滞，克化饮食，使五脏安宁，六腑调畅，百病不侵。出入道途，宜将此药随行，缓急服饵，大有功效。

禹余粮石火炼七次，醋淬七次，为末　紫石英火煅一次　赤石脂火煅一次。各半斤　代赭石火煅七次，醋淬七次，为末，一斤　磁石火煅十次，醋淬十次，半斤

已上五石各贮之，各研为细末，又以水研之。挹其清者，置之纸上，纸用筲箕盛，欲使细末在纸上，而水滴在下，挹尽而止。既干，各用藏瓶盛贮，以盐水纸筋和泥固济，阴干。以好硬炭五十斤分为五处，每一处用炭十斤，烧红作一炉子，煅此五药，以纸灰盖之。两日后，火尽灰冷，则再煅，如此三次，埋地坑内两日，出火毒，再研，入后药。

附子炮，去皮、脐，二两　肉苁蓉净洗，酒浸一宿，焙干，一两半　当归酒浸一宿，焙干　茴香炒　破故纸酒炒香熟　木香不见火　肉桂去粗皮　巴戟盐汤浸，打，去心　肉豆蔻面裹，煨　丁香　山药　鹿茸酥炙　白茯苓去皮　沉香　远志去心。各一两

已上各如法修制，同研为末，却入：

乳香别研　五灵脂去砂，别研　没药去砂石，研。各一两

已上三味，入众药同研，却入：

朱砂或煅或蒸　阳起石略煅，或只用酒煮　钟乳粉各一两

已上三味别研，临时入。上同入研，过罗为细末，用糯米粉煮糊为圆，每两作五十圆，阴干，入布袋内，擦令光莹。每服五圆至十圆，空心，用温酒吞下，或姜盐汤，或枣汤下亦可，妇人用艾醋汤吞下。

朴附圆 治脾元虚弱，饮食迟化，食必多伤，腹痛肠鸣，脏腑滑泄，昼夜无度，胃气虚损，不美饮食，呕哕恶涎。此药性温，兼治翻胃恶心，及久患脾泄冷泻之人，最

宜服此。

厚朴去粗皮,姜汁制　附子炮,去皮。各一斤　神曲炒,八两　干姜炮,三斤

上为细末,酒煮面糊圆,如梧桐子大。每服三十圆,空心,食前,米饮或盐汤下亦得。

川楝散　治膀胱小肠气痛,脐下撮疼,上冲心腹,面色萎黄,脚下隐痛,四肢倦怠,不思饮食,夜多旋溺,外肾瘙痒。

川楝子蒸,去皮、核　破故纸炒　茴香炒。各四两　干姜炮,一两　葫芦巴酒浸,炒,三两　附子炮,去皮、脐,一两半

上为细末。每服二钱,空心,食前,热酒调下。

双和汤　治男子、妇人五劳、六极、七伤,心肾俱虚,精血气少,遂成虚劳。百骸枯瘁,四肢倦怠,寒热往来,咳嗽咽干,行动喘乏,面色痿黄,略有所触,易成他疾。或伤于冷,则宿食不消,脾疼腹痛,泻痢吐逆;或伤于热,则头旋眼晕,痰涎气促,五心烦热;或因饥饱动作,喜怒惊恐,病随而至,或虚胀而不思食,或多食而不生肌肉,心烦则虚汗盗汗,一切虚劳不敢服燥药者,并宜服之。常服调中养气,益血育神,和胃进食,补虚损。

白芍药七两半　当归洗,酒浸　黄耆蜜炙　川芎　熟地黄净洗,酒蒸。各三两　甘草炙　肉桂去皮,不见火。各二两二钱半

上为细末。每服二钱,水一盏半,生姜三片,枣子一枚,煎至六分,空心,食前服。忌生冷、果子等物。

平补镇心丹　治丈夫、妇人心气不足,志意不定,神情恍惚,夜多异梦,忪悸烦郁,及肾气伤败,血少气多,四肢倦怠,足胫酸疼,睡卧不隐,梦寐遗精,时有白浊,渐至羸瘦。又方见后

酸枣仁去皮,隔纸炒,二钱半　车前子去土,碾破　白茯苓去皮　五味子去枝、梗　肉桂去粗皮,不见火　麦门冬去心　茯神去皮。各一两二钱半　天门冬去心　龙齿　熟地黄洗,酒蒸　山药姜汁制。各一两半　人参去芦,半两　朱砂细研为衣,半两　远志去心　甘草炙,一两半

上为末,炼蜜圆,如梧桐子大。每服三十圆,空心,饭饮下,温酒亦得,加至五十圆。常服益精髓,养气血,悦色驻颜。

翰林刘活庵云:平补镇心丹方有二,此方有五味子、白茯苓、车前子、肉桂、人参、酸枣仁,非惟可以治心气不足,而白浊消渴尤为切要之药。《局方》无此六味,却有生地黄、苦梗、柏子仁、石菖蒲、当归,只宜治心气不足,肾气伤败,血少气多耳。

十四味建中汤　治荣卫不足,腑脏俱伤,积劳虚损,形体羸瘠,短气嗜卧,寒热头痛,咳嗽喘促,吐呕痰沫,手足多冷,面白脱色,小腹拘急,百节尽疼,夜卧汗多,梦

寐惊悸，小便滑利，大便频数，失血虚极，心忪面黑，脾肾久虚，饮食失亏。

当归去芦，酒浸，焙干　白芍药锉　白术锉，洗　甘草炙　人参去芦　麦门冬去心　川芎洗净　肉桂去粗皮　附子炮，去皮、脐　肉苁蓉酒浸一宿　半夏汤洗七次　黄耆炙　茯苓去皮　熟地黄洗去土，酒蒸一宿，焙干。各等分

上㕮咀，为粗散。每服三钱，水一盏半，生姜三片，枣子一枚，煎至一盏，去滓，食前温服。

思仙续断圆　治脾肾风虚，毒气流注，腿膝酸疼，艰于步履，小便遗沥，大便后重。此药补五脏内伤，调中益精凉血，坚强筋骨，益智轻身耐老。

木瓜去瓤，三两　续断各六两　牛膝洗，去芦，酒浸一宿，焙　薏苡仁炒。各四两　川乌炮，去皮、脐　防风去芦、叉　杜仲去皮，姜炒丝断。各二两

上为末，醋糊圆。每服三十至五十圆，空心，食前，温酒盐汤任下。

黄耆六一汤　大治男子、妇人诸虚不足，肢体劳倦，胸中烦悸，时常焦渴，唇口干燥，面色痿黄，不能饮食。或先渴而欲发疮疖，或病痈疽而后渴者，尤宜服此。常服平补气血，安和脏腑。

黄耆去芦，蜜炙，六两　甘草炙，一两

上㕮咀。每二钱，水一盏，枣一枚，煎至七分，去滓，温服，不拘时。

木瓜圆　治肾经虚弱，腰膝沉重，腿脚肿痒，注破生疮，脚心隐痛，筋脉拘挛，或腰膝缓弱，步履艰难，举动喘促，面色黧黑，大小便秘涩，饮食减少，无问新久，并宜服之。

狗脊去毛，六两　大艾去梗，四两，糯米糊调成饼，焙干，为末　木瓜去瓤，四两　天麻去芦　当归酒浸，制　苁蓉去芦，酒浸　牛膝洗去土，酒浸一宿。各二两

上为细末，炼蜜为圆，如梧桐子大。每服二十圆，渐加至三十圆，空心，食前温酒吞下，盐汤亦可。

茱萸内消圆　治肾与膀胱经虚，为邪气所搏，结成寒疝，伏留不去，脐腹疞刺，小肠气痛，奔豚痃，疼不可忍，阴核偏大，肤囊痈肿，结硬牵急，重大滋长，瘙痒疼痛，时出黄水、疮疡，腰腿沉重，足胫肿满，行步艰难，累经治疗，不见减瘥，服之渐渐内消，不动大肠，亦不搜绞，补虚消疝，温养肾经。此药不热，无毒，若志心服饵，其效如神。

吴茱萸汤洗七次，焙　陈皮去白　川楝蒸，去皮、核　肉桂去粗皮，不见火　马蔺花醋炙　青皮去白　山药焙　茴香炒　山茱萸去核。各二两　木香不见火，一两

上为细末，酒糊圆，如梧桐子大。每服三十圆至五十圆，空心，温酒或盐汤吞下。

青娥圆　治肾气虚弱，风冷乘之，或血气相搏，腰痛如折，起坐艰难，俯仰不利，转侧不能，或因劳役过度，伤于肾经，或处卑湿，地气伤腰，或坠堕伤损，或风寒客搏，或气滞不散，皆令腰痛，或腰间似有物重坠，起坐艰辛者，悉能治之。又方见后

胡桃去皮、膜，二十个　蒜熬膏，四两　破故纸酒浸，炒，八两　杜仲去皮，姜汁浸，炒，十六两

上为细末，蒜膏为圆。每服三十圆，空心温酒下，妇人淡醋汤下。常服壮筋骨，活血脉，乌髭须，益颜色。

［淳祐新添方］

接气丹　治真元虚惫，阴邪独盛，阳气暴绝，或大吐大泻，久痢虚脱等病。余同黑锡丹治状，此药尤佳。

沉香一两　硫黄如黑锡丹砂子结，放冷，研为细末黑锡去滓称。各二两　牛膝酒浸　白术焙　苁蓉酒浸。各半两　丁香三钱　川楝子去核用肉　木香　茴香炒　肉豆蔻煨　破故纸炒　桂心去粗皮　附子炮，去皮、脐　葫芦巴炒　阳起石煅。各一两

上件药，并砂子四两，并捣为细末，和停，用糯米粉酒煮糊为圆，如梧桐子大。温酒、盐汤空心吞下五十圆。

宁志膏　治心脏亏虚，神志不守，恐怖惊惕，常多恍惚，易于健忘，睡卧不宁，梦涉危险，一切心疾，并皆治之。

酸枣仁微炒，去皮　人参各一两　辰砂研细水飞，半两　乳香以乳钵坐水盆中研，一分

上四味研和停，炼蜜圆，如弹子大。每服一粒，温酒化下，枣汤亦得，空心临卧服。

三仙丹又名长寿圆　治肾经虚寒，元气损弱，神衰力怯，目暗耳聋。常服补实下经，温养脾胃，壮气搜风，驻颜活血，增筋力，乌髭须。

川乌头一两，生，去皮，锉作骰子块，用盐半两，同炒黄色，去盐　茴香净称三两，炒令香透　苍术二两，米泔浸一宿，刮去皮，切碎，取葱白一握，同炒黄色，去葱

上为细末，酒煮面糊圆，如梧桐子大。每服五七十圆，空心温酒、盐汤任下。

乐令建中汤　治血气劳伤，五脏六腑虚损，肠鸣神倦，荣卫不和，退虚热，除百病。

前胡　细辛　黄耆蜜涂炙　人参　桂心　橘皮去白　当归洗去土　白芍药　茯苓去皮　麦门冬去心　甘草炙。各一两　半夏汤洗七次，切，七钱半

上㕮咀。每服四钱，姜四片，枣一个，水一盏，煎至七分，去滓，微热服，不拘时候。

金铃子圆　治肾气发动，牵引疼痛，脐腹弦急，攻冲不定。

金铃子去核，炒，四两　益智仁　葫芦巴炒　石菖蒲　破故纸炒　茴香炒　巴戟去心。各二两　木香　白茯苓去皮　陈皮去白。各一两

上为末，酒煮面糊为圆，如梧子大。每五十圆，盐汤、温酒任下。

[吴直阁增诸家名方]

张走马玉霜圆　疗男子元阳虚损，五脏气衰，夜梦遗泄，小便白浊，脐下冷疼，阳事不兴，久无子息，渐致瘦弱，变成肾劳，眼昏耳鸣，腰膝酸疼，夜多盗汗，并宜服之，自然精元秘固，内施不泄，留浊去清，精神安健。如妇人宫脏冷，月水不调，赤白带漏，久无子息，面生䵟黯，发退不生，肌肉干黄，容无光泽，并宜服此药。

大川乌用蚌粉半斤同炒，候裂，去蚌粉不用　川楝子麸炒。各八两　破故纸炒　巴戟去心，各四两　茴香焙，六两

上件碾为细末，用酒打面糊为圆，如梧桐子大。每服三五十圆，用酒或盐汤下，空心，食前。

降心丹　心肾不足，体热盗汗，健忘遗精，及服热药过多，上盛下虚，气血不降，小便赤白，稠浊不清。常服镇益心神，补虚养血，益丹田，秘精气。

熟干地黄净洗，酒浸，蒸，焙干　天门冬去心　麦门冬去心。各三两　茯苓去皮　人参　远志甘草煮，去芦、骨　茯神　山药各二两　肉桂去粗皮，不见火　朱砂研，飞。各半两　当归去芦，洗，焙，三两

上为末，炼蜜为圆，如梧桐子大。每服三十圆，煎人参汤吞下。

黄耆鳖甲散　治虚劳客热，肌肉消瘦，四肢倦怠，五心烦热，口燥咽干，颊赤心忪，日晚潮热，夜有盗汗，胸胁不利，减食多渴，咳唾稠粘，时有脓血。

人参　肉桂去粗皮　苦梗各一两六钱半　生干地黄洗，焙干，三两三钱　半夏煮　紫菀去芦　知母　赤芍药　黄耆　甘草爁　桑白皮各二两半　天门冬去心，焙　鳖甲去裙，醋炙。各五两　秦艽去芦　白茯苓焙　地骨皮去土　柴胡去芦。各三两三钱

上为粗末。每服二大钱，水一盏，煎至七分，去滓温服，食后。

四神丹　治百病，补五脏，远疫疠，却岚瘴，除尸疰蛊毒，辟鬼魅邪气。大治男子、妇人真元虚损，精髓耗伤，形羸气乏，中满下虚，致水火不交，及阴阳失序，精神困倦，面色枯槁，亡血盗汗，遗沥失精，大便自利，小便滑数，梦寐惊恐，阳事不举，腰腿沉重，筋脉拘挛，及治一切沉寒痼冷，痃癖癥瘕，脐腹绞痛，久泻久痢，伤寒阴证，脉候沉微，身凉自汗，四肢厥冷。妇人百病，胎脏久冷，绝孕无子，赤白带下，月候不调，服诸药久不瘥，悉皆主之。此丹假阴阳造化之功，得天地中和之气，即与寻常一煅一炼僭燥丹药功效不同。此丹活血实髓，安魂定魄，悦泽颜色，轻身保寿。苟不

恃药力纵情欲，久久服之，可通仙道。

雄黄　雌黄　硫黄　朱砂各五两

上件研细，入瓷盒内，将马鞭草为末，盐泥固济，慢火四围烧煅，一日一夜取出，再研细末，以糯米粽研为糊，圆如豆大。每服一粒，绝早空心，新汲水吞下。妊妇不可服。忌羊血、葵菜。

十全大补汤　治男子、妇人诸虚不足，五劳七伤，不进饮食，久病虚损，时发潮热，气攻骨脊，拘急疼痛，夜梦遗精，面色萎黄，脚膝无力，一切病后气不如旧，忧愁思虑伤动血气，喘嗽中满，脾肾气弱，五心烦闷，并皆治之。此药性温不热，平补有效，养气育神，醒脾止渴，顺正辟邪，温暖脾肾，其效不可具述。

人参　肉桂去粗皮，不见火　川芎　地黄洗酒，蒸，焙　茯苓焙　白术焙　甘草炙　黄耆去芦　川当归洗，去芦　白芍药各等分

上一十味，锉为粗末。每服二大钱，水一盏，生姜三片，枣子二个，同煎至七分，不拘时候温服。

秦艽鳖甲散　治男子、妇人气血劳伤，四肢倦怠，肌体消弱，骨节烦疼，头昏颊赤，肢体枯槁，面色萎黄，唇焦口干，五心烦热，痰涎咳嗽，腰背引痛，乍起乍卧，梦寐不宁，神情恍惚，时有盗汗，口苦无味，不美饮食；及治山岚瘴气，寒热往来，并能治之。

荆芥去梗　贝母去心　天仙藤　前胡去芦　青皮去白　柴胡去芦　甘草炙　陈皮去白　秦艽去芦，洗　鳖甲去裙，醋炙。各一两　干葛二两，焙　白芷　肉桂去粗皮　羌活各半两

上为细末。每服二钱，水一盏，生姜三片，同煎至八分，稍热服，不拘时候，酒调亦得。常服养气血，调荣卫，解倦怠。

沉香鳖甲散　治男子、妇人五劳七伤，气血虚损，腰背拘急，手足沉重，百节酸疼，面色黑黄，肢体倦怠，行动喘乏，胸膈不快，咳嗽痰涎，夜多异梦，盗汗失精，嗜卧少力，肌肉瘦瘁，不思饮食，日渐羸弱，一切劳伤，诸虚百损，并能治之。

干蝎二钱半　沉香不见火　人参去芦　木香不见火　巴戟去心　牛膝去芦，酒浸　黄耆去芦　白茯苓焙　柴胡　荆芥去梗　半夏姜汁浸二宿，炒　川当归去芦　秦艽去芦。各半两　附子炮，去皮、脐　肉桂去粗皮　鳖甲醋浸，去裙，炙黄。各一两　羌活　熟干地黄净洗，酒洒，蒸，焙。各七钱半　肉豆蔻四个

上为细末。每服二钱，水一盏，葱白二寸，生姜三片，枣子二枚，擘破，同煎至七分，空心，食前。

小菟丝子圆　治肾气虚损，五劳七伤，少腹拘急，四肢酸疼，面色黧黑，唇口干燥，目暗耳鸣，心忪气短，夜梦惊恐，精神困倦，喜怒无常，悲忧不乐，饮食无味，举动

乏力，心腹胀满，脚膝痿缓，小便滑数，房室不举，股内湿痒，水道涩痛，小便出血，时有遗沥，并宜服之。久服填骨髓，续绝伤，补五脏，去万病，明视听，益颜色，轻身延年，聪耳明目。

石莲肉二两　菟丝子酒浸，研，五两　白茯苓焙，一两　山药二两，内七钱半打糊

上为细末，用山药糊搜和为圆，如梧桐子大。每服五十圆，温酒或盐汤下，空心服。如脚膝无力，木瓜汤下，晚食前再服。

［续添诸局经验秘方］

沉香鹿茸圆　治真气不足，下水冷惫，脐腹绞痛，胁肋虚胀，脚膝缓弱，腰背拘急，肢体倦怠，面无精光，唇口干燥，目暗耳鸣，心忪气短，夜多异梦，昼少精神，喜怒无时，悲忧不乐，虚烦盗汗，饮食无味，举动乏力，夜梦鬼交，遗泄失精，小便滑数，时有余沥，阴间湿痒，阳事不兴，并宜服之。

沉香一两　附子炮，去皮、脐，四两　巴戟去心，二两　鹿茸燎去毛，酒浸，炙，三两　熟干地黄净洗，酒洒，蒸，焙，六两　菟丝子酒浸，研，焙，五两

上件为细末，入麝香一钱半，别研入和匀，炼蜜为圆，如梧桐子大。每服四五十粒，好酒或盐汤空心吞下。常服养真气，益精髓，明视听，悦色驻颜。

椒附圆　补虚壮气，温和五脏。治下经不足，内挟积冷，脐腹弦急，痛引腰背，四肢倦怠，面色黧黑，唇口干燥，目暗耳鸣，心忪短气，夜多异梦，昼少精神，时有盗汗，小便滑数，遗沥白浊，脚膝缓弱，举动乏力，心腹胀满，不进饮食，并宜服之。

附子炮，去皮、脐　川椒去目，炒出汗　槟榔各半两　陈皮去白　牵牛微炒　五味子　石菖蒲　干姜炮。各一两

上八味，锉碎，以好米醋，于瓷器内，用文武火煮，令干，焙为细末，醋煮面糊为圆，如梧桐子大。每服三十圆，盐酒或盐汤空心食前吞下。妇人血海冷，当归酒下；泄泻，饭饮下；冷痢，姜汤下；赤痢，甘草汤下；极暖下元，治肾气亏乏，及疗腰疼。

平补镇心丹　治证与前平补镇心丹同。

熟干地黄　生干地黄　干山药　天门冬　麦门冬去心　柏子仁　茯神各四两，一本七两　辰砂别研为衣　苦梗炒。各三两　石菖蒲节密者，十六两　远志去心，以甘草煮三四沸，七两　当归去芦，六两　龙骨一两

上为细末，炼蜜为圆，如梧桐子大。每服三十圆，空心。饭饮吞下，温酒亦得，渐加至五十圆。宜常服，益精髓，养气血，明视听，悦色驻颜。

青娥圆　治证与前青娥圆同。

胡桃肉三十个，去皮、膜，别研如泥　补骨脂用芝麻同于银器内炒熟　杜仲皮去粗皮，锉，麸炒

黄色，去麸，乘热略杵碎，又用酒洒匀再炒。各六两

上为细末，入研药令匀，酒糊圆，如梧桐子大。每服三五十圆，温酒、盐汤下，空心，食前服。

威喜圆　治丈夫元阳虚惫，精气不固，余沥常流，小便白浊，梦寐频泄，及妇人血海久冷，白带、白漏、白淫，下部常湿，小便如米泔；或无子息。

黄蜡四两　白茯苓去皮，四两，作块，用猪苓一分，同于瓷器内煮二十余沸，出，日干，不用猪苓

上以茯苓为末，熔黄蜡搜为圆，如弹子大。空心细嚼，满口生津，徐徐咽服，以小便清为度。忌米醋，只吃糠醋，切忌使性气。

远志圆　治丈夫、妇人心气不足，肾经虚损，思虑太过，精神恍惚，健忘多惊，睡卧不宁，气血耗败，遗沥泄精，小便白浊，虚汗盗汗，耳或聋鸣，悉主之。

远志去心，姜汁炒　牡蛎煅，取粉。各二两　白茯苓去皮　人参　干姜炮　辰砂别研。各一两　肉苁蓉净洗，切片，焙干，四两

上为细末，炼蜜为圆，如梧桐子大。每服三十粒，空心，食前，煎灯心盐汤下，温酒亦可。此药性温无毒，常服补益心肾，聪明耳目，定志安神，滋养气血。

小安肾圆　治肾气虚乏，下元冷惫，夜多旋溺，肢体倦怠，渐觉羸瘦，腰膝沉重，嗜卧少力，精神昏愦，耳作蝉鸣，面无颜色，泄泻肠鸣，眼目昏暗，牙齿蛀痛，并皆治之。

香附子　川乌　川楝子已上各一斤，用盐四两，水四升同煮，候干，焙　熟干地黄八两　茴香十二两　川椒去目及闭口者，微炒出汗，四两

上六味为细末，酒糊为圆，如梧桐子大。每服二十圆至三十圆，空心卧服，盐汤、盐酒任下。常服补虚损，益下元。

三建丹　壮元阳，补真气。治劳伤虚损，下经衰竭，肾气不固，精溺遗失，脏腑自利，手足厥冷，或脉理如丝，形肉消脱，或恶闻食气，声嘶失音。

阳起石火煅通红　附子炮，去皮、脐　钟乳粉各等分

上为细末和匀，用糯米糊为圆，如梧桐子大。每服二十圆至三十圆，米饮送下，食前服。忌豉汁、羊血。

伏火二气丹　治真元虚损，精髓耗伤，肾气不足，面黑耳焦，下虚上盛，头目眩晕，心腹刺痛，翻胃吐逆，虚劳盗汗，水气喘满，全不入食。妇人血气久冷，崩中漏下，癥瘕块癖。此药夺阴阳造化之功，济心肾交养之妙，大补诸虚。

硫黄四两　黑锡　水银　丁香不见火　干姜各半两

上先熔黑锡，后下水银，结砂子，与硫黄一处，再研成黑灰色，次入余药研匀，用生姜自然汁煮糊为圆，如梧桐子大。每服十粒至十五粒，浓煎生姜汤下，空心，食前。

灵砂 性温无毒，主五脏百病，益精养神，补气明目，安魂魄，通血脉，止烦满，杀邪魅。善治荣卫不交养，阴阳不升降，上盛下虚，头旋气促，心腹冷痛，翻胃吐逆，霍乱转筋，脏腑滑泄，赤白下痢。久服通神，轻身不老，令人心灵。此丹按仙经服饵之法，会五行符合之妙，体性轻清，不随烟焰飞走，男女老幼皆可服。

水银一斤　硫黄四两

上二味，用新铁铫炒成砂子，或有烟焰即以醋洒，候研细，入水火鼎，醋调赤石脂封口，铁线扎缚晒干，盐泥固济，用炭二十斤煅，如鼎子裂，笔蘸赤石脂频抹其处。火尽为度，经宿取出，研为细末，糯米糊为圆，如麻子大。每服三粒，空心，枣汤、米饮、井华水、人参汤任下，量病轻重增至五七粒。忌猪、羊血，绿豆粉，冷滑之物。

上丹 养五脏，补不足，固真元，调二气，和荣卫，保神守中，久服轻身耐老，健力美食明目，降心火，交肾水，益精气。男子绝阳，庶事不兴。女子绝阴，不能妊娠。腰膝重痛，筋骨衰败，面色黧黑，心劳志昏，寤寐恍惚，烦愦多倦，余沥梦遗，膀胱邪热，五劳七伤，肌肉羸瘦，上热下冷，难任补药，服之半月，阴阳自和，容色肌肉光润悦泽。开心意，安魂魄，消饮食，养胃气。

五味子半斤　蛇床子　百部根酒浸一宿　菟丝子酒浸，别研　白茯苓　肉苁蓉酒浸　枸杞子　柏子仁别研　杜仲炒断丝　防风去叉　巴戟去心　山药　远志去心。各二两

上为末，蜜圆如梧桐子大。食前温酒、盐汤任下三十圆。春煎干枣汤；夏加五味子四两；四季月加苁蓉六两；秋加枸杞子六两；冬加远志六两。

鹿茸四斤圆 治肝肾虚热淫于内，致筋骨痿弱，不自胜持，起居须人，足不任地，惊恐战掉，潮热时作，饮食无味，不生气力，诸虚不足。

肉苁蓉酒浸　天麻　鹿茸燎去毛，酥炙　菟丝子酒浸通软，别研细　熟地黄　牛膝酒浸　杜仲酒浸　木瓜干各等分

上为末，蜜圆如梧桐子大。每服五十圆，温酒、米汤，食前下。

玄兔丹 治三消渴利神药，常服禁遗精，止白浊，延年。

菟丝子酒浸通软，乘湿研，焙干，别取末，十两　五味子酒浸，别为末，称七两　白茯苓　干莲肉各三两

上为末，别碾干山药末六两，将所浸酒余者添酒煮糊，搜和得所，捣数千杵，圆如梧桐子大。每服五十圆，米汤下，空心食前。

龙齿镇心丹 治心肾气不足，惊悸健忘，梦寐不安，遗精面少色，足胫酸疼。

龙齿水飞　远志去心，炒　天门冬去心　熟地黄　山药各六两，炒　茯神　麦门冬去心　车前子炒　白茯苓　桂心　地骨皮　五味子各五两

上为末，蜜圆如梧桐子大。每服三十圆至五十圆，空心温酒、米汤任下。

羊肉圆　治真阳耗竭，下元伤惫，耳轮焦枯，面色黧黑，腰重脚弱，元气衰微。常服固真补气，益精驻颜。

川楝子炒　续断炒，去丝　茯苓　茴香　补骨脂炒　附子炮，去皮、脐　葫芦巴微炒。各三两　山药炒　桃仁麸炒，去皮、尖，别研　杏仁麸炒，去皮、尖，别研

上为末，精羊肉四两，酒煮烂，研极细，入面煮糊，圆如梧桐子大。盐汤、温酒，空心任下三五十圆。

苁蓉大补圆　治元脏虚惫，血气不足，白浊遗泄，自汗自利，口苦舌干，四肢羸瘦，妇人诸虚，皆主之。

木香炮　附子炮，去皮、脐　茴香炒　肉苁蓉酒浸　川椒炒去汗。各十两　巴戟去心　牛膝酒浸　白蒺藜炒，去刺　桃仁炒，去皮、尖　黄耆　泽泻　葫芦巴　五味子各五两　槟榔　天麻　桂心　川芎　羌活各二两

上为细末，蜜圆如梧桐子大。盐酒、盐汤空腹任下三五十圆。

十四友圆　补心肾虚，怔忪昏愦，神志不宁，睡卧不安。故经曰：脏有所伤，情有所倚，人不能知其病，则卧不安。

熟地黄　白茯苓　白茯神去木　人参　酸枣仁炒　柏子仁别研　紫石英别研　肉桂　阿胶　蛤粉炒　当归　黄耆　远志汤浸，去心，酒洒、蒸。各一两　辰砂别研，一分　龙齿别研，二两

上为末，同别研四味，炼蜜为圆，如梧桐子大。每服三十圆，食后枣汤下。

钟乳白泽圆　治丈夫诸虚百损，五劳七伤，真气不足，元脏不固，神志俱耗，筋力顿衰，头目眩晕，耳内虚鸣，心腹急痛，气逆呕吐，痰嗽喘促，胸膈胀闷，脾泄下痢，遗精便浊，厥冷自汗，脉微欲绝。妇人血海虚冷，崩漏不止，赤白带下，经候不调，脐腹时痛，面无颜色，饮食不进。但是一切虚劳之疾，并宜服之。

白檀香取末　滴乳香别研。各一两　阳起石煅令通红，研　附子炮，去皮、脐。各一两半　钟乳粉二两　麝香别研，一钱

上和匀，滴水搜成剂，分作六十圆。每服一圆，水一盏，煎化及七分盏，空心热服，如急病，不拘时。久服补益精血，助阳消阴，安心神，定魂魄，延年增寿，起死回生。

三建汤　治真气不足，元阳久虚，寒邪攻冲，肢节烦疼，腰背酸痛，自汗厥冷，大便滑泄，小便白浊，及中风涎潮，不省人事，伤寒阴证，厥逆脉微，皆可服之。

天雄炮，去皮、脐　附子炮，去皮、脐　大川乌炮，去皮、脐。各等分

上为粗末。每服四钱，水二盏，生姜十五片，煎至八分，去滓温服，不拘时候。

十全饮　治诸虚百损，荣卫不和，形体羸瘦，面色痿黄，脚膝酸疼，腰背倦痛，头

眩耳重，口苦舌干，骨热内烦，心忪多汗，饮食进退，寒热往来，喘嗽吐衄，遗精失血。妇人崩漏，经候不调。凡病后未复旧及忧虑伤动血气，此药平补有效，最宜服之。

熟干地黄　白茯苓　人参　桂去粗皮，不见火　川当归去芦　白芍药　川芎　白术　黄耆去芦　甘草炙。各等分

上为粗末。每服三钱，水一盏半，生姜三片，枣子一枚，煎至七分，去滓温服，不拘时候。

治痼冷附消渴

二气丹　助阳消阴，正气温中。治内虚里寒，冷气攻击，心胁脐腹，胀满刺痛，泄利无度，呕吐不止，自汗时出，小便不禁，阳气渐微，手足厥冷，及伤寒阴证，霍乱转筋，久下冷痢，少气羸困，一切虚寒痼冷，并宜服之。

硫黄细研　肉桂去皮，为末。各一分　干姜炮，为末　朱砂研为衣。各二钱　附子一枚大者，炮，去皮、脐，为末，半两

上并研匀，用细面糊为圆，如梧桐子大。每服三十圆，煎艾盐汤放冷下，空心食前服。

崔氏乌头圆　治风冷邪气，入乘心络，或腑脏暴感风寒，上乘于心，令人卒然心痛，或引背脊，乍瘥乍甚，经久不瘥，并宜服之。

附子炮，去皮、脐　川乌炮，去皮、脐　赤石脂各三两　蜀椒去目及闭口者，炒出汗　肉桂去粗皮　干姜炮。各二两

上六件捣，罗细末，蜜和为圆，如梧桐子大。每服三圆，温酒下，觉至痛处，痛即止。若不止，加至五六圆，以知为度。若早朝服，无所觉，至午时再服三圆，夜又服三圆。若久心痛，每旦服三圆，稍加至十圆，尽一剂遂终身不发。忌猪肉、生葱。

曹公卓钟乳圆　主五劳七伤，肺损气急。疗丈夫衰老，阳气绝，手足冷，心中少气，髓虚腰疼，脚痹体烦，口干不能食。此药下气消食，长肌和中，安五脏，除万病。

菟丝子酒浸，捣，焙　石斛去根。各一两　钟乳粉二两　吴茱萸汤洗七次，炒，半两

上为细末，炼蜜和圆，如梧桐子大。每服七圆，空心，温酒或温汤、米饮下，日再。服讫行数百步，饮温酒三合，复行二三百步，觉口胸内热稍定，即食干饭豆酱，过一日食如常，须暖将息。不得闻见尸秽等气，亦不可食粗、臭、陈恶食。初服七日内勿为阳事，过七日后任性，然亦不宜伤多。服过半剂觉有效，即相续服三剂，终身更无所忌。

金液丹　固真气，暖丹田，坚筋骨，壮阳道，除久寒痼冷，补劳伤虚损。治男子

腰肾久冷,心腹积聚,胁下冷癖,腹中诸虫,失精遗溺,形羸力劣,脚膝疼弱,冷风顽痹,上气衄血,咳逆寒热,霍乱转筋,虚滑不利。又治痔漏湿䘌生疮,下血不止。及妇人血结寒热,阴蚀疽痔。

硫黄净拣去砂石,十两,研细飞过,用瓷盒子盛,以水和赤石脂封口,以盐泥固济,晒干,地内先埋一小罐子,盛水令满,安盒子在上,用泥固济讫,慢火养七日七夜,候足,加顶火一斤煅,候冷取出,研为细末

上药末一两,用蒸饼一两,汤浸,握去水,搜为圆,如梧桐子大。

每服三十圆,多至百圆,温米饮下,空心服之。又治伤寒阴证,身冷脉微,手足厥逆,或吐或利,或自汗自止,或小便不禁,不拘圆数,宜并服之。得身热脉出为度。

橘皮煎圆 治久虚积冷,心腹疼痛,呕吐痰水,饮食减少,胁肋虚满,脐腹弦急,大肠虚滑,小便利数,肌肤瘦悴,面色痿黄,肢体怠惰,腰膝缓弱。及治痃癖积聚,上气咳嗽,久疟久利,肠风痔瘘。妇人血海虚冷,赤白带下,久无子息,并宜服之。

当归去芦,先焙 厚朴去粗皮,姜汁制 肉苁蓉酒浸,微炙,切,焙干 肉桂去粗皮 附子炮,去皮、脐 巴戟去心 阳起石酒浸,焙干,研如粉 石斛去根 牛膝去芦,酒浸 杜仲去皮,姜汁炙 吴茱萸水淘去浮者,焙干 鹿茸茄子者燎去毛,劈开,酒浸,炙干 干姜炮 菟丝子酒浸,焙,捣 三棱煨熟,乘热捣碎。各三两 甘草炙,一两 陈橘皮净洗,焙,为末,十五两

上为细末,用酒五升,于银、石器内,将橘皮末煎熬如,却将诸药末人在内,一处搅和搜匀,仍入臼内,捣五百杵,圆如梧桐子大。每服二十圆,空心温酒下,盐汤亦得。

附子理中圆 治脾胃冷弱,心腹绞痛,呕吐泄利,霍乱转筋,体冷微汗,手足厥寒,心下逆满,腹中雷鸣,呕哕不止,饮食不进,及一切沉寒痼冷,并皆治之。

附子炮,去皮、脐 人参去芦 干姜炮 甘草炙 白术各三两

上为细末,用炼蜜和为圆,每两作一十圆。每服一圆,以水一盏化破,煎至七分,稍热服之,空心食前。

北亭圆 治脾元气弱,久积阴冷,心腹胁肋,胀满刺痛,面色青黄,肌体瘦弱,怠惰嗜卧,食少多伤,噫气吞酸,哕逆恶心,腹中虚鸣,大便泄利,胸膈痞塞,食饮不下,呕哕霍乱,体冷转筋,及五膈五噎,痃癖瘕聚,翻胃吐食,久痛久痢,并皆治之。

缩砂仁 胡椒 肉桂去粗皮 厚朴去粗皮,姜汁炙 附子炮,去皮、脐 川芎 当归去芦,锉碎 陈皮去白 干姜炮 甘草炙。各四两 青盐别研 北亭即硇砂也,醋淘去砂石,别研。各二两 白术别研,三两 五味子拣,一两半 阿魏醋化,去砂石,半两

上为末,用银、石锅,内入好酒,醋五升,白沙蜜一十两,先下北亭、阿魏、青盐三味,并好头面一升,同煎稠黏,便下药末半斤以来,更煎如稀面糊,渐渐入药末煎得所,离火取出,更以干药末和搜成剂,更捣一千杵,圆如梧桐子大。每服十五圆,微

嚼破，用生姜盐汤下，温酒亦得，空心服之。忌羊血、豉汁。

［绍兴续添方］

沉香荜澄茄散 治下经不足，内挟积冷，脐腹弦急，痛引腰背，面色萎黄，手足厥冷，胁肋虚满，精神困倦，脏腑自利，小便滑数。

附子炮，去皮、脐，四两 沉香 荜澄茄 葫芦巴微炒 肉桂去粗皮 茴香舶上者，微炒 补骨脂微炒 巴戟天去心 木香 川楝炮，去核。各一两 川乌炮，去皮、脐，半两 桃仁去皮、尖，麸炒，二两

上同为细末。每服二钱，水一大盏，入盐末少许，煎八分，去滓，稍热服之。如盲肠、小肠一切气痛，服之有效，空心，食前服。

［宝庆新增方］

清心莲子饮 治心中蓄积，时常烦躁，因而思虑劳力，忧愁抑郁，是致小便白浊，或有沙膜，夜梦走泄，遗沥涩痛，便赤如血，或因酒色过度，上盛下虚，心火炎上，肺金受克，口舌干燥，渐成消渴，睡卧不安，四肢倦怠，男子五淋，妇人带下赤白；及病后气不收敛，阳浮于外，五心烦热。药性温平，不冷不热，常服清心养神，秘精补虚，滋润肠胃，调顺血气。

黄芩 麦门冬去心 地骨皮 车前子 甘草炙。各半两 石莲肉去心 白茯苓 黄耆蜜炙 人参各七两半

上锉散。每三钱，麦门冬十粒，水一盏半，煎取八分，去滓，水中沉冷，空心，食前服。发热加柴胡、薄荷煎。

独活寄生汤 治肾气虚弱，腰背疼痛，此病因卧冷湿地当风所得，不时速治，流入脚膝，为偏枯冷痹，缓弱疼重。或腰痛脚重、挛痹，宜急服此。

独活三两 桑寄生《古今录验》用续断，即寄生亦名，非正续断 当归酒浸，焙干 白芍药 熟地黄酒浸，蒸 牛膝去芦，酒浸 细辛去苗 白茯苓去皮 防风去芦 秦艽去土 人参 桂心不见火 芎䓖 杜仲制炒断丝 甘草炙。各二两

上为锉散。每服四大钱，水一盏半，煎七分，去滓，空心服。气虚下痢，除地黄。并治新产腹痛，不得转动，及腰脚挛痛痹弱，不得屈伸。此汤最能除风消血。《肘后方》有附子一枚，无寄生、人参、甘草、当归。近人将治历节风并脚气流注，甚有效。

［淳祐新添方］

人参养荣汤 治积劳虚损，四肢沉滞，骨肉酸疼，吸吸少气，行动喘啜，小腹拘

急，腰背强痛，心虚惊悸，咽干唇燥，饮食无味，阴阳衰弱，悲忧惨戚，多卧少起。久者积年，急者百日，渐至瘦削，五脏气竭，难可振复。又治肺与大肠俱虚，咳嗽下痢，喘乏少气，呕吐痰涎。

白芍药三两　当归　陈皮　黄耆　桂心去粗皮　人参　白术煨　甘草炙。各一两　熟地黄制　五味子　茯苓各七钱半　远志炒，去心，半两

上锉散。每服四钱，水一盏半，生姜三片，枣子二枚，煎至七分，去滓温服。便精遗泄，加龙骨一两。咳嗽，加阿胶甚妙。

鹿茸大补汤　治男子、妇人诸虚不足，产后血气耗伤，一切虚损。

鹿茸制　黄耆蜜炙　当归酒浸　白茯苓去皮　苁蓉酒浸　杜仲炒去丝。各二两　人参　白芍药　肉桂　石斛酒浸，蒸，焙　附子炮　五味子　半夏　白术煨。各一两半　甘草半两　熟干地黄酒蒸，焙，三两

上㕮咀。每服四钱，姜三片，枣一个，水一盏，煎七分，空心热服。

养肾散　治肾气虚损，腰脚节骨疼痛，膝胫不能屈伸，久病脚膝缓弱。每服用一字。空心豆淋酒下，服讫麻痹少时，须臾疾随药气顿愈。骨中痛，嚼胡桃肉，酒调下，甚者三五服。风、寒、湿悉治之。

全蝎半两　天麻三钱　苍术制，一两　附子炮，去皮、脐　草乌头生，去皮、脐。各二钱

上为细末。空心温酒调下。

参香散　治心气不宁，诸虚百损，肢体沉重，情思不乐，夜多异梦，盗汗失精，恐怖烦悸，喜怒无时，口干咽燥，渴欲饮水，饮食减少，肌肉瘦瘁，渐成劳瘵。常服补精血，调心气，进饮食，安神守中，功效不可具述。

人参　山药　黄耆制　白茯苓去皮　石莲肉去心　白术煨。各一两　乌药　缩砂仁　橘红　干姜炮。各半两　丁香南　木香　檀香各一分　沉香二钱　甘草炙，三分

上为锉散。每服四钱，水一大盏，生姜三片，枣一个，煎七分，去滓空心服。一法有炮附子半两。

[吴直阁增诸家名方]

震灵丹紫府元君南岳魏夫人方，出《道藏》，一名紫金丹　此丹不犯金石飞走有性之药，不僭不燥，夺造化冲和之功。大治男子真元衰惫，五劳七伤，脐腹冷疼，肢体酸痛，上盛下虚，头目晕眩，心神恍惚，血气衰微，及中风瘫缓，手足不遂，筋骨拘挛，腰膝沉重，容枯肌瘦，目暗耳聋，口苦舌干，饮食无味，心肾不足，精滑梦遗，膀胱疝坠，小肠淋沥，夜多盗汗，久泻久痢，呕吐不食，八风五痹，一切沉寒痼冷，服之如神。及治妇人血气不足，崩漏虚损，带下久冷，胎脏无子，服之无不愈者。

禹余粮火煅，醋淬不计遍，以手捻得碎为度　紫石英　赤石脂　丁头代赭石如禹余粮炮制。各四两

已上四味，并作小块，入甘锅内，盐泥固济，候干，用炭一十斤煅通红，火尽为度，入地坑埋，出火毒，二宿。

滴乳香别研　五灵脂去沙石，研　没药去沙石，研。各二两　朱砂水飞过，一两

上件前后共八味，并为细末，以糯米粉煮糊为圆，如小鸡头大，晒干出光。每一粒，空心温酒下，冷水亦得。常服镇心神，驻颜色，温脾肾，理腰膝，除户疰蛊毒，辟鬼魅邪疠。久服轻身，渐入仙道。忌猪、羊血，恐减药力。妇人醋汤下，孕妇不可服。极有神效，不可尽述。

来复丹铁瓮城八角杜先生方，一名正一丹　此药配类二气，均调阴阳，夺天地冲和之气，乃水火既济之方，可冷可热，可缓可急。善治荣卫不交养，心肾不升降，上实下虚，气闭痰厥，心腹冷痛，脏腑虚滑，不问男女老幼，危急之证，但有胃气，无不获安，补损扶虚，救阴助阳，为效殊胜。

硝石一两，同硫黄并为细末，入定锅内，以微火慢炒，用柳篦子不住手搅，令阴阳气相入，不可火太过，恐伤药力，再研极细，名二气末　太阴玄精石研，飞　舶上硫黄用透明不夹沙石者。各一两　五灵脂须择五台山者，用水澄去沙石，日干　青皮去白　陈皮去白。各二两

上用五灵脂、二橘皮为细末，次入玄精石末及前二气末，拌匀，以好滴醋打糊为圆，如豌豆大。每服三十粒，空心，粥饮吞下，甚者五十粒，小儿三五粒，新生婴儿一粒。小儿慢惊风或吐利不止，变成虚风搐搦者，非风也，胃气欲绝故也，用五粒研碎，米饮送下。老人伏暑迷闷，紫苏汤下。妇人产后血逆，上抢闷绝，并恶露不止，及赤白带下，并用醋汤下。常服和阴阳，益精神，散腰肾阴湿，止腹胁冷疼，立见神效。应诸疾不辨阴阳证者，并宜服之，灵异不可具纪。

养正丹出宝林真人谷伯阳《伤寒论》中，一名交泰丹　却邪辅正，助阳接真。治元气虚亏，阴邪交荡，正气乖常，上盛下虚，气不升降，呼吸不足，头旋气短，心神怯弱，梦寐惊悸，遍体盗汗，腹痛腰疼；或虚烦狂言，口干上喘，翻胃吐食，霍乱转筋，咳逆不定。又治中风涎潮，不省人事，阳气欲脱，四肢厥冷。如伤寒阴盛，自汗唇青脉沉，最宜服之。及妇人产后，血气身热，月候不均，带下腹痛，悉能治疗。常服济心火，强肾水，进饮食。

水银　硫黄研细　朱砂研细　黑锡去滓，称，与水银结砂。各一两

上用黑盏一只，火上熔黑锡成汁，次下水银，以柳枝子搅匀，次下朱砂，搅令不见星子，放下少时，方入硫黄末，急搅成汁和匀。如有焰，以醋洒之，候冷取出，研如粉极细，用糯米粉煮糊为圆，如绿豆大。每服二十圆，加至三十粒，盐汤下。此药升

降阴阳，既济心肾，空心食前枣汤送下，神效不可具述。

黑锡丹丹阳慈济大师受神仙桑君方　治脾元久冷，上实下虚，胸中痰饮，或上攻头目彻痛，目瞪昏眩，及奔豚气上冲，胸腹连两胁，膨胀刺痛不可忍，气欲绝者；及阴阳气上下不升降，饮食不进，面黄羸瘦，肢体浮肿，五种水气，脚气上攻；及牙龈肿痛，满口生疮，齿欲落者，兼治脾寒心痛，冷汗不止；或卒暴中风，痰潮上膈，言语艰涩，神昏气乱，喉中痰响，状似瘫痪，曾用风药吊吐不出者，宜用此药百粒，煎姜、枣汤灌之，压下风涎，即时苏省，风涎自利。或触冒寒邪，霍乱吐泻，手足逆冷，唇口青黑；及男子阳事痿怯，脚膝酸软，行步乏力，脐腹虚鸣，大便久滑；及妇人血海久冷，白带自下，岁久无子，血气攻注头面四肢，并宜服之。兼疗膈胃烦壅，痰饮虚喘，百药不愈者。常服克化饮食，养精神，生阳逐阴，消磨冷滞，除湿破癖，不动真气，使五脏安宁，六腑调畅，百病不侵。

歌曰：阴损阳衰实可伤，纵调荣卫亦难将。气羸血运痰生者，试听桑君为发扬。

又歌：夫妻合会功成四，铃子沉香一两赊。木附葫芦阳起破，桂茴肉豆等无差。梧桐酒糊精修炼，返者还童事可嘉。

沉香镑　附子炮，去皮、脐　葫芦巴酒浸，炒　阳起石研细，水飞　茴香舶上者，炒　破故纸酒浸，炒　肉豆蔻面裹，煨　金铃子蒸，去皮、核　木香各一两　肉桂去皮，只须半两　黑锡去滓称　硫黄透明者结砂子。各二两

上用黑盏，或新铁铫内，如常法结黑锡、硫黄砂子，地上出火毒，研令极细，余药并杵罗为细末，都一处和匀入研，自朝至暮，以黑光色为度，酒糊圆如梧桐子大。阴干，入布袋内，擦令光莹。每服三四十粒，空心姜盐汤或枣汤下，妇人艾醋汤下。

玉华白丹唐冲虚先生三品制炼方，曾经进宣政间，系上品丹　清上实下，助养根元，扶衰救弱，补益脏腑。治五劳七伤，夜多盗汗，肺萎虚损，久嗽上喘，霍乱转筋，六脉沉伏，唇口青黑，腹胁刺痛，大肠不固，小便滑数，梦中遗泄，肌肉瘦瘁，目暗耳鸣，胃虚食减，久疟久痢，积寒痼冷，诸药不愈者，服之如神。

白石脂净瓦阁起，火煅红，研细，水飞　左顾牡蛎七钱，洗，用韭叶捣，盐泥固济，火煅取白者　阳起石用甘锅于大火中煅令通红，取出，酒淬，放阴地令干。各半两　钟乳粉炼成者，一两

上四味，各研令极细如粉，方拌和作一处令匀，研一二日，以糯米粉煮糊为圆，如鸡头大，入地坑出火毒一宿。每服一粒，空心，浓煎人参汤放冷送下，熟水亦得。常服温平，不僭不燥，泽肌悦色，祛除宿患。妇人久无妊者，以当归、熟地黄浸酒下，便有符合造化之妙。或久冷、崩带、虚损，脐腹撮痛，艾醋汤下。服毕以少白粥压之，忌猪、羊血、绿豆粉，恐解药力。尤治久患肠风脏毒。

［续添诸局经验秘方］

金锁正元丹 治真气不足，元脏虚弱，四肢倦怠，百节酸疼，头昏眩痛，目暗耳鸣，面色黄黑，鬓发脱落，头皮肿痒，精神昏困，手足多冷，心胸痞闷，绕脐切痛，膝胫酸疼，不能久立；或脚弱隐痛，步履艰难，腰背拘急，不能俯仰，腹痛气刺，两胁虚胀，水谷不消，大便不调，呕逆恶心，饮食减少，恍惚多忘，气促喘乏，夜多异梦，心忪盗汗，小便滑数，遗精白浊，一切元脏虚冷之病，并能治之。

五倍子　茯苓去皮。各八两　紫巴戟去心，十六两　补骨脂酒浸，炒，十两　肉苁蓉净洗，焙干　葫芦巴炒。各一斤　龙骨　朱砂别研。各三两

上为细末，入研药令匀，酒糊为圆，如梧桐子大。每服十五圆至二十圆，空心，食前温酒吞下，或盐汤亦得。

秘传玉锁丹 治心气不足，思虑太过，肾经虚损，真阳不固，漩有遗沥，小便白浊如膏，梦寐频泄，甚则身体拘倦，骨节酸疼，饮食不进，面色黧黑，容枯肌瘦，唇口干燥，虚烦盗汗举动乏力。一本尚有“此药性温不热，大有神效”十字。

茯苓去皮，四两　龙骨二两　五倍子六两

上为末，水糊为圆。每服四十粒，空心用盐汤吞下，日进三服。此药性温不热，极有神效。

巴戟圆 补肾脏，暖丹田，兴阳道，减小便，填精益髓，驻颜润肌。治元气虚惫，面目黧黑，口干舌涩，梦想虚惊，眼中冷泪，耳作蝉鸣，腰胯沉重，百节酸疼，项筋紧急，背胛劳倦，阴汗盗汗，四肢无力。及治妇人子宫久冷，月脉不调，或多或少，赤白带下，并宜服之。

良姜六两　紫金藤十六两　巴戟三两　青盐二两　肉桂去粗皮　吴茱萸各四两

上为末，酒糊为圆。每服二十圆，暖盐酒送下，盐汤亦得，日午、夜卧各一服。

十补圆 治真气虚损，下焦伤竭，脐腹强急，腰脚疼痛，亡血盗汗，遗泄白浊，大便自利，小便滑数，或三消渴疾，饮食倍常，肌肉消瘦，阳事不举，颜色枯槁。久服补五脏，行荣卫，益精髓，进饮食。

附子炮，去皮、脐　肉桂去粗皮　巴戟去心　破故纸炒　干姜炮　远志去心，姜汁浸，炒　菟丝子酒浸，别研　赤石脂煅　厚朴去粗皮，姜汁炙。各一两　川椒去目及闭口者，炒出汗，二两

上为末，酒糊圆，如梧桐子大。每服三十圆至五十圆，温酒、盐汤任下。

正元散 治下元气虚，脐腹胀满，心胁刺痛，泄利呕吐自汗，阳气轻微，手足厥冷，及伤寒阴证，霍乱转筋，久下冷利，少气羸困，一切虚寒，并宜服之。

红豆炒　干姜炮　陈皮去白。各三钱　人参　白术　甘草炙　茯苓去皮。各二两

肉桂去粗皮　川乌炮，去皮。各半两　附子炮，去皮、尖　山药姜汁浸，炒　川芎　乌药去木　干葛各一两　黄耆炙，一两半

上为细末。每服二钱，水一盏，姜三片，枣一个，盐少许，煎七分，食前温服。常服助阳消阴，正元气，温脾胃，进饮食。

茯菟圆　治心气不足，思虑太过，肾经虚损，真阳不固，溺有余沥，小便白浊，梦寐频泄。

菟丝子五两，一本作十两　白茯苓三两，一本作五两　石莲子去壳，二两，一本作三两。一本有辽五味子去梗，七两

上为细末，酒一本用淮山药六两煮糊为圆，如梧桐子大。每服三十圆一本作五六十圆，空心，盐汤下。常服镇益心神，补虚养血，清小便。

卷之六

治积热

紫雪 疗脚气，毒遍内外，烦热不解，口中生疮，狂易叫走，瘴疫毒疠，卒死温疟，五尸五疰，心腹诸疾，疞刺切痛，及解诸热药毒发，邪热卒黄等，并解蛊毒鬼魅，野道热毒。又治小儿惊痫百病。

石膏　黄金一百两　寒水石　磁石　滑石

已上四味各三斤，捣碎，水一斛，煮至四斗，去滓入下项：

犀角屑　羚羊角屑　青木香捣碎　沉香捣碎。各五两　玄参洗，焙，捣碎　升麻各一斤　甘草锉，炒，八两　丁香一两，捣碎

已上八味入前药汁中再煮，取一斗五升，去滓，入下项：

朴硝精者，十斤　硝石四升，如阙，芒硝亦得，每升重七两七钱半

已上二味入前药汁中，微火上煎，柳木篦搅不住手，候有七升，投在木盆中，半日欲凝，入下项：

麝香当门子一两二钱半，研　朱砂飞研，三两

已上二味入前药中，搅调令匀，寒之二日。

上件药成霜雪紫色，每服一钱或二钱，用冷水调下，大人、小儿临时以意加减，食后服。

红雪通中散 治烦热黄疸，脚气温瘴。解酒毒，消宿食，开三焦，利五脏，爽精神，除毒热，破积滞，去脑闷。治眼昏，头痛鼻塞，口疮重舌，肠痈喉闭，及伤寒狂躁，胃烂发斑等病，并宜服之。

赤芍药　人参去芦　槟榔　枳壳去瓤，麸炒黄　淡竹叶　甘草生用　木香各二两　羚羊角屑　升麻　黄芩各三两　栀子去皮　葛根　桑白皮　木通　大青去根　蓝叶各一两半　川朴硝十斤　苏枋六两　朱砂细研，一两　麝香细研，半两

上药除朱砂、麝香外，并细锉，以水二斗五升，煎至九升，去滓，更以绵滤过，再以缓火煎令微沸，然后下朴硝，以柳木篦搅勿住手，候凝，次下朱砂、麝香等末搅令匀，顿新瓷盆中，经宿即成矣，细研，每服一钱至二钱，新汲水调下，更量老小虚实，临时加减服。凡服灵宝丹者，先依上件服法调此药服讫，须臾更以热茶投，令宣泻一两行为度，后依法服灵宝丹，立效。

凉膈散　治大人、小儿腑脏积热，烦躁多渴，面热头昏，唇焦咽燥，舌肿喉闭，目赤鼻衄，颔颊结硬，口舌生疮，痰实不利，涕唾稠粘，睡卧不宁，谵语狂妄，肠胃燥涩，便溺秘结，一切风壅，并宜服之。

川大黄　朴硝　甘草爁。各二十两　山栀子仁　薄荷叶去梗　黄芩各十两　连翘二斤半

上粗末。每二钱，水一盏，入竹叶七片，蜜少许，煎至七分，去滓，食后温服。小儿可服半钱，更随岁数加减服之，得利下住服。

洗心散　治风壅壮热，头目昏痛，肩背拘急，肢节烦疼，热气上冲，口苦唇焦，咽喉肿痛，痰涎壅滞，涕唾稠粘，心神烦躁，眼涩睛疼，及寒壅不调，鼻塞声重，咽干多渴，五心烦热，小便赤涩，大便秘滞，并宜服之。

白术一两半　麻黄和节　当归去苗，洗　荆芥穗　芍药　甘草爁　大黄面裹，煨，去面，切，焙。各六两

上为细末。每服二钱，水一盏，入生姜、薄荷各少许，同煎至七分，温服。如小儿麸豆疮疹欲发，先狂语多渴，及惊风积热，可服一钱，并临卧服。如大人五脏壅实，欲要溏转，九至四五钱，乘热服之。

八正散　治大人、小儿心经邪热，一切蕴毒，咽干口燥，大渴引饮，心忪面热，烦躁不宁，目赤睛疼，唇焦鼻衄，口舌生疮，咽喉肿痛。又治小便赤涩，或癃闭不通，及热淋、血淋，并宜服之。

车前子　瞿麦　萹蓄亦名地萹竹　滑石　山栀子仁　甘草炙　木通　大黄面裹，煨，去面，切，焙。各一斤

上为散。每服二钱，水一盏，入灯心，煎至七分，去滓，温服，食后，临卧。小儿量力少少与之。

龙脑饮子　治大人、小儿蕴积邪热、咽喉肿痛，赤眼口疮，心烦鼻衄，咽干多渴，睡卧不宁，及除痰热咳嗽，中暑烦躁，一切风壅，并宜服之。

缩砂仁　瓜蒌根各三两　藿香叶二两四钱　石膏四两　甘草蜜炒，十六两　大栀子仁微炒，十二两

上为末。每服一钱至二钱，用新水入蜜调下。又治伤寒余毒，潮热虚汗，用药二钱，水一盏，入竹叶五六片，煎至七分，温服，并食后服。

妙香圆 治丈夫、妇人时疾伤寒，解五毒，治潮热、积热，及小儿惊痫，百病等疾，并皆治之。

巴豆三百一十五粒，去皮，心膜，炒熟，研如面油 牛黄研 龙脑研 腻粉研 麝香研。各三两 辰砂飞研，九两 金箔研，九十箔

上合研匀，炼黄蜡六两，入白沙蜜三分，同炼令匀，为圆，每两作三十圆。如治潮热、积热，伤寒结胸发黄，狂走躁热，口干面赤，大小便不通，煎大黄炙甘草汤下一圆；毒利下血，煎黄连汤调腻粉少许；如患酒毒、食毒、茶毒、气毒、风痰伏痞、吐逆等，并用腻粉、龙脑、米饮下；中毒吐血，闷乱烦躁欲死者，用生人血下立愈；小儿百病，惊痫，急、慢惊风，涎潮搐搦，用龙脑、腻粉、蜜汤下绿豆大二圆；诸积食积热，颊赤烦躁，睡卧不宁，惊哭泻利，并用金银薄荷汤下，更量岁数加减。如大人及妇人因病伤寒时疾，阴阳气交结，伏毒气胃中，喘躁眼赤，潮发不定，再经日数七八日已下至半月日未安，医所不明，证候脉息交乱者，可服一圆，或分作三圆亦可，并用龙脑、腻粉、米饮调半盏已来下。此一服，取转下一切恶毒涎，并药圆泻下。如要却收，水洗净，以油单子裹，埋入地中，五日取出，可再与。大人、小儿依法服一圆，救三人即不堪使。如要药速行，即用针刺一眼子，冷水浸少时服之，即效更速。

龙脑鸡苏圆 除烦解劳，消谷下气，散胸中郁热，主肺热咳嗽，治鼻衄吐血，血崩下血，血淋、热淋、劳淋、气淋，止消渴，除惊悸，凉上膈，解酒毒。又治胃热口臭，肺热喉腥，脾疸口甜，胆疸口苦。常服聪耳明目，开心益智。

柴胡要真银州者，二两，锉，同木通以沸汤大半升浸一二宿，绞汁后入膏 木通锉，同柴胡浸 阿胶炒微燥 蒲黄真者，微炒 人参各二两 麦门冬汤洗，去心，焙研，四两 黄耆去芦，一两 鸡苏净叶，一斤，即龙脑薄荷也 甘草炙，一两半 生干地黄末六两，后入膏

上除别研药后入外，并捣罗为细末，将好蜜二斤先炼一二沸，然后下生干地黄末，不住手搅，时时入绞下前木通、柴胡汁，慢慢熬成膏，勿令焦，然后将其余药末同和为圆，如豌豆大。每服二十圆，嚼破热水下，不嚼亦得。虚劳烦热，消渴惊悸，煎人参汤下。咳嗽唾血，鼻衄吐血，将麦门冬汤浸去心，煎汤下，并食后、临卧服之。惟血崩下血，诸淋疾，皆空心食前服。治淋用车前子汤下。

牛黄凉膈圆 治风壅痰实，蕴积不散，头痛面赤，心烦潮躁，痰涎壅塞，咽膈不利，精神恍惚，睡卧不安，口干多渴，唇焦咽痛，颔颊赤肿，口舌生疮。

牛黄研，一两一分 南星牛胆制，七两半 甘草爁，十两 柴石英研，飞 麝香研 龙脑研。各五两 牙硝枯过，研细 寒水石粉煅 石膏细研。各二十两

上为末，炼蜜为圆，每两作三十圆。每服一圆，温薄荷人参汤嚼下，食后服。小儿常服半圆，治急惊一圆，并用薄荷水化下。

抱龙圆 治风壅痰实，头目昏眩，胸膈烦闷，心神不宁，恍惚惊悸，痰涎壅塞，及治中暑烦渴，阳毒狂躁。

雄黄研，飞，四两 白石英研，飞 生犀角 麝香研 朱砂研，飞。各一两 藿香叶二两 天南星牛胆制，十六两 牛黄研，半两 阿胶碎炒如珠，三两 金箔研 银箔研。各五十片

上件为细末，入研者药令匀，用温汤搜和为圆，如鸡头实大。每服一圆，用新汲水化破，入盐少许服，食后。

甘露圆 治大人、小儿风壅痰热。心膈烦躁，夜卧不安，谵语狂妄，目赤鼻衄，口燥咽干，疗中暑，解热毒。

铅白霜 龙脑各三分 牙硝枯过，三两 甘草炙，一两 寒水石粉，三十二两

上为细末，用糯米糊圆，如弹子大。每服用生姜蜜水磨下半圆，新汲水亦得，小儿一圆分五服，食后。

［绍兴续添方］

甘露饮 治丈夫、妇人、小儿胃中客热，牙宣口气，齿龈肿烂，时出脓血，目睑垂重，常欲合闭；或即饥烦，不欲饮食，及赤目肿痛，不任凉药，口舌生疮，咽喉肿痛，疮疹已发、未发，皆可服之。又疗脾胃受湿，瘀热在里，或醉饱房劳，湿热相搏，致生疸病，身面皆黄，肢体微肿，胸满气短，大便不调，小便黄涩，或时身热，并皆治之。

枇杷叶刷去毛 干熟地黄去土 天门冬去心，焙 枳壳去瓤，麸炒 山茵陈去梗 生干地黄 麦门冬去心，焙 石斛去芦 甘草炙 黄芩

上等分，为末。每服二钱，水一盏，煎至七分，去滓温服，食后，临卧。小儿一服分两服，仍量岁数，加减与之。

桂苓圆、消暑圆 治证并方见伤寒中暑类。

［宝庆新增方］

五淋散 治肾气不足，膀胱有热，水道不通，淋沥不宣，出少起多，脐腹急痛，蓄作有时，劳倦即发，或尿如豆汁，或如砂石，或冷淋如膏，或热淋便血，并皆治之。又方见后

赤茯苓六两 当归去芦 甘草生用。各五两 赤芍药去芦，锉 山栀子仁各二十两

上为细末。每服二钱，水一盏，煎至八分，空心，食前服。

消毒麻仁圆 治诸般风气上壅，久积热毒，痰涎结实，胸膈不利，头旋目运；或因酒、面、炙煿，毒食所伤，停留心肺，浸渍肠胃，蕴蓄不散，久则内郁血热，肠风五痔，外则发疮疡痈疽，赤斑游肿，浑身燥闷，面上皻赤，口干舌裂，咽喉涩痛，消中引

饮；或伤寒时疫，口鼻出血烦躁者，及风毒下注，疮肿疼痛，脚气冲心闷乱，一切风热毒气，并皆主之。

杏仁生，去皮、尖，二两　大黄生，五两　山栀子仁十两

上三味，炼蜜为圆。每服三十圆至五十圆，夜卧，温汤吞下，利下赤毒胶涎为效，服时随意加减。此药甚稳善，不损脏腑，常服搜风顺气解毒。治小儿惊热，以蜜汤化下三五圆，极效。

[淳祐新添方]

导赤散　治大人、小儿心经内虚，邪热相乘，烦躁闷乱，传流下经，小便赤涩淋涩，脐下满痛。

生干地黄　木通　甘草生。各等分

上㕮咀。每服三钱，水一盏，竹叶少许，同煎至六分，去滓，温服，不拘时服。

[吴直阁增诸家名方]

三黄圆　治丈夫、妇人三焦积热，上焦有热，攻冲眼目赤肿，头项肿痛，口舌生疮；中焦有热，心膈烦躁，不美饮食；下焦有热，小便赤涩，大便秘结，五脏俱热，即生疽疖疮痍，及治五般痔疾，粪门肿痛，或下鲜血。

黄连去须、芦　黄芩去芦　大黄煨。各十两

上为细末，炼蜜为圆，如梧桐子大。每服三十圆，用熟水吞下，如脏腑壅实，加服圆数。小儿积热，亦宜服之。

消毒犀角饮　治大人、小儿内蕴邪热，咽膈不利，痰涎壅嗽，眼赤睑肿，腮项结核，痈肿毒聚，遍身风疹，痄毒赤瘰，及疮疹已出未出，不能快透，并皆治疗。小儿疹豆欲出，已出热未解，急进此药三四服，快透消毒，应手神效。

防风去苗，八两　荆芥穗　甘草炙。各一十六两　鼠粘子炒，六十四两

上为粗末。每服三钱，水一盏，煎至七分，去滓，食后，温温服之。

[续添诸局经验秘方]

碧雪　治一切积热，咽喉肿痛，口舌生疮，心中烦躁，咽物妨闷，或喉闭壅塞，水浆不下，天行时疫，发狂昏愦，并皆治之。

芒硝　青黛　石膏煅过，研，飞　寒水石研，飞　朴硝　硝石　甘草　马牙硝各等分

上将甘草煎汤二升去滓，却入诸药再煎，用柳木篦不住手搅，令消熔得所，却入青黛和匀，倾入砂盆内，候冷，结凝成霜，研为细末。每用少许，含化咽津，不拘时

候。如喉闭壅塞不能咽物者，即用小竹筒吹药入喉中，频用神效。

胜冰丹　治三焦壅盛，上冲头目，赤热疼痛，口舌生疮，咽喉不利，咽物有碍，神思昏闷，并皆治之。

白药子一两半　山豆根　红内消　黄药子　甘草炙　黄连各二两　麝香研　龙脑研。各二钱

上为末，用建盏盛，于饭上蒸，候冷，入脑、麝令匀，炼蜜圆如鸡头大。每一圆含化。又，用津唾于指甲上磨少许，点赤眼，立效。

导赤圆　治心肾凝滞，膀胱有热，小便不通，风热相搏，淋沥不宣；或服补药过多，水道蹇涩，出少起数，脐腹急痛，攻注阴间，或心肺壅热，面赤心忪。口干烦渴，及痈肿发背，血脉瘀闭。服此排脓，内消肿毒，疏导心经邪热，应内蕴风热，五般淋疾，并皆治之。

赤芍药　茯苓去皮　滑石各四两　生干地黄焙　木通去节。各半斤　大黄炒，十五两　山栀子仁炒，一十二两

上为细末，炼蜜为圆，如梧桐子大。每服二十圆至三十圆，食后，用温热水吞下。

五淋散　治证与前五淋散同。

木通去节　滑石　甘草炙。各六两　山栀仁炒，十四两　赤芍药　茯苓去皮。各半斤　淡竹叶四两　山茵陈去根，日干，二两

上捣，罗为末。每服三钱，水一盏，煎至八分，空心服。

麦门冬散　治丈夫、妇人蕴积邪热，心胸烦闷，咽干口燥，睡卧不安；或大、小肠不利，口舌生疮，并皆治之。

小草去心　黄连去须　升麻去粗皮　犀角屑　甘草炙　枳壳去瓤，炒黄　黄芩　大青去根。各半两　芒硝一两　麦门冬去心，三分

上为细末。每服三钱，水一盏，煎至七分，食后温服。

真珠散　治丈夫、妇人五脏积热，毒气上攻，心胸烦闷，口干舌燥，精神恍惚，心忪闷乱，坐卧不宁，并宜服之。

瓜蒌根末　琥珀　真珠粉　寒水石煅，醋淬，研　铁粉　朱砂研，飞　甘草末生　川大黄　牙硝枯研

上等分，各捣为末拌匀，每服一钱，以竹叶汤温调下，不拘时。

灵液丹　治一切风热，脏腑积热，毒气上攻，胸膈烦躁，口舌干涩，心神壅闷，咽嗌不利，饮食无味，并皆治之。

乌梅去核，炒　寒水石火煅，研，飞　瓜蒌根　石膏研　葛根　赤茯苓各一两　麦门

冬去心，焙，一两半　龙脑别研，一钱

上捣，罗为末，入研药令匀，炼蜜圆，如弹子大。每服一圆，薄绵裹，含化咽津。

治泻痢附秘涩

钟乳健脾圆　治男子、妇人虚损羸瘦，身体沉重，脾胃冷弱，饮食不消，腹胀雷鸣，泄泻不止。又治肠虚积冷，下利清谷，或下纯白，腹中疠痛，及久痢赤白，肠滑不禁，少气羸困，不思饮食，并宜服。

肉桂去粗皮　人参　黄连去须　干姜炮　龙骨　当归去芦　石斛去根　大麦蘖炒　茯苓去皮　细辛去苗、土　神曲碎炒　赤石脂煅。各二两　蜀椒去目及闭口者，微炒出汗，六两　附子炮，去皮、脐，一两　钟乳粉三两

上为细末，入钟乳粉匀，炼蜜和圆，如梧桐子大。每服三十圆，温米饮下，食前，日三服。

朝真丹　治肠胃虚弱，内受风冷，或饮食生冷，内伤脾胃，泄泻暴下，日夜无度，肠鸣腹痛，手足厥寒。

硫黄生，研细，三十两　朱砂研为衣，三两一钱　白矾煅，七两半

上令研匀，用水浸，蒸饼为圆，如梧桐子大，以前朱砂为衣。每服三十圆，温米饮下，不计时候，夏月宜备急。

驻车圆　治一切下痢，无问新久，及冷热脓血，肠滑里急，日夜无度，脐腹绞痛不可忍者。

阿胶捣碎，炒如珠子，为末，以醋四升熬成膏　当归去芦。各十五两　黄连去毛，三十两　干姜炮，十两

上为细末，以阿胶膏和，并手圆如梧桐子大。每服三十圆，食前，温米饮下，日三服。凡小儿服，圆如麻子大，更量岁数加减。

诃黎勒圆　治肠胃虚弱，内受风冷，水谷不化，泄泻注下，腹痛肠鸣，胸满短气。又治肠胃积寒，久利纯白，或有青黑，日夜无度，及脾胃伤冷，暴泻不止，手足逆冷，脉微欲绝，并宜服之。

诃黎勒皮　川乌头炮，去皮、脐　缩砂仁　白矾煅。各四十两　肉豆蔻去皮，炮　木香　干姜炮。各二十两　龙骨洗　赤石脂各八十两

上为末，用粟米饭为圆，如梧桐子大。每服二十圆至三十圆，温粟米饮下，食前服。甚者可倍加圆数。

大温脾圆　治脾胃虚弱，冷气攻冲，饮食不化，心腹胀痛，呕吐吞酸，痞噎不通，

肠鸣泄利，水谷不分，面黄肌瘦，食减嗜卧，并皆治之。常服温脾益胃，消谷进食。如久虚痼冷，食少伤多，尤宜常服。

吴茱萸汤七次，焙　大麦蘖炒　肉桂去粗皮。各五两　甘草炙　桔梗　人参　干姜炮。各三两　附子炮，去皮、脐　细辛去苗。各二两　神曲碎炒，三两一钱　枳实麸炒，一分半

上为细末，炼蜜和为圆，如梧桐子大。每服二十圆，温酒下，米饮亦得，日三服，空心，食前。

黄连阿胶圆　治肠胃气虚，冷热不调，下痢赤白，状如鱼脑，里急后重，脐腹疼痛，口燥烦渴，小便不利。

阿胶碎炒，一两　黄连去毛，三两　茯苓去皮，二两

上黄连、茯苓同为细末，水调阿胶末搜和，圆如梧桐子大。每服二十圆，温米饮下，食前服。

神效胡粉圆　治肠胃虚滑，下利无度，赤白相杂，脐腹疞痛，里急后重，减食羸瘦，或经久未瘥，并宜服之。

胡粉　乌贼鱼骨　阿胶炒焦如珠子。各四十两　白矾煅　龙骨洗。各八十两　密陀僧二十两

上为末，以粟米饭为圆，如梧桐子大。每服二十圆至三十圆，温粟米饮空心下。

桃花圆　治肠胃虚弱，冷气乘之，脐腹疞痛，下痢纯白，或冷热相搏，赤白相杂，肠滑不禁，日夜无度。

赤石脂　干姜炮。各等分

上为末，水面糊为圆，如梧桐子大。每服三十圆，温米饮送下，空心，食前，日三服。

灵砂丹　治脏腑怯弱，内有积滞，脐腹撮痛，下痢脓血，日夜无度，里急后重，肠鸣腹胀，米谷不化，少气困倦，不思饮食，或发寒热，渐至羸瘦。

硝石与砒一处细研，入磁罐子内，用石灰盖口，炭火烧半日，取出，去火毒　信州砒霜　腻粉粉霜研。各半两　黄丹研　枯矾研。各一两半　朱砂研，飞，一两　乳香研　桂府滑石各一两

上件药研，罗为末，用蒸饼二两四钱和为圆，如梧桐子大。每服五圆，温粟米饮下，未愈加圆数再服。小儿可服一圆至二圆，随大小临时增减服之。

不二圆　治大人、小儿一切泻痢，无问冷热赤白，连绵不瘥，愈而复发，腹中疼痛者，宜服之。

巴豆去皮、心、膜，去油　杏仁浸，去皮、尖，研。各七十个　黄蜡一两三钱　砒霜研，入磁罐子，以赤石脂固封缝，盐泥固济，烧通赤，候冷取出，一两六钱　白胶香研细，四钱　黄丹炒，二两半　乳香研，六钱半　朱砂研，飞，半两　木鳖子烧焦，十个

上合研匀，熔蜡和圆，如黄米大，每钱作一百二十圆。每服一圆，小儿半圆。水泻，新汲水下；赤痢，甘草汤下；白痢，干姜汤下；赤白痢，甘草干姜汤下；并放冷临卧服。忌热物一二时辰。

诃黎勒散　治脾胃虚弱，内挟冷气，心、胁、脐、腹，胀满刺痛，呕吐恶心，饮食减少，肠鸣泄利，水谷不化，怠惰少力，渐向瘦弱。

青皮去瓤　诃子皮各四十两　附子炮，去皮、脐，十斤　肉桂去粗皮，五斤　肉豆蔻面裹，煨令熟，四十两

上为末。每服三钱，水一盏半，生姜三片，同煎七分，食前温服。

木香散　治脾胃虚弱，内挟风冷，泄泻注下，水谷不化，脐下疞痛，腹中雷鸣，胸膈痞闷，胁肋虚胀。及积寒久利，肠滑不禁，肢体羸困，不进饮食。

丁香　木香　当归去芦，洗，焙　肉豆蔻仁炮　甘草爁。各二十两　附子去皮、脐，醋煮，切片，焙干　赤石脂各十两　藿香叶洗，焙，四十两　诃子皮十五两

上为末。每服一大钱，水一盏半，入生姜二片，枣一个，同煎至六分，温服，空心，食前。

神功圆　治三焦气壅，心腹痞闷，六腑风热，大便不通，腰腿疼痛，肩背重疼，头昏面热，口苦咽干，心胸烦躁，睡卧不安，及治脚气，并素有风人，大便结燥。

大麻仁别捣如膏　人参各二两　诃黎勒皮　大黄绵纹者，面裹，煨。各四两

上为细末，入麻仁捣研匀，炼蜜为圆，如梧桐子大，每服二十圆，温水下，温酒、米饮皆可服，食后，临卧。如大便不通，可倍圆数，以利为度。

麻仁圆　顺三焦，和五脏，润肠胃，除风气。治冷热壅结，津液耗少，令人大便秘难，或闭塞不通。若年高气弱，及有风人大便秘涩，尤宜服之。

枳壳去瓤，麸炒　白槟榔煨半生　菟丝子酒浸，别末　山蓣　防风去叉、枝　山茱萸　车前子　肉桂去粗皮。各一两半　木香　羌活各一两　郁李仁去皮，别研　大黄半蒸半生　麻仁别捣研。各四两

上为细末，入别研药匀，炼蜜和圆，如梧桐子大。每服十五圆至二十圆，温水下，临卧服之。

脾约麻仁圆　治肠胃燥涩，津液耗少，大便坚硬，或秘不通，脐腹胀满，腰背拘急，及有风人大便结燥。又治小便利数，大便因硬而不渴者，谓之脾约，此药主之。

厚朴去粗皮，姜汁炒　芍药　枳实麸炒。各半斤　大黄蒸，焙，一斤　杏仁去皮、尖，炒研　麻仁别研。各五两

上味捣，筛，蜜和圆，如梧桐子大。每服二十圆，临卧温水下，以大便通利为度，未利再服。

七圣圆　治风气壅盛，痰热结搏，头目昏重，涕唾稠粘，心烦面赤，咽干口燥，精神不爽，夜卧不安，肩背拘急，胸膈痞闷，腹胁胀满，腰满重疼，大便秘结，小便赤涩。

川芎　肉桂去粗皮　木香生　羌活去芦　槟榔生。各半两　郁李仁去皮　大黄蒸，焙，一分生用。各一两

上为细末，炼蜜为圆，如梧桐子大。每服十五圆至二十圆，温熟水下，食后，临卧服。岚瘴之地最宜服，更量脏腑虚实加减。

七宣圆　疗风气结聚，宿食不消，兼砂石、皮毛在腹中，及积年腰脚疼痛，冷如冰石，脚气冲心，烦愦闷乱，头旋暗倒，肩背重痛，心腹胀满，胸膈闭塞，风毒肿气，连及头面，大便或秘，小便时涩，脾胃气痞，不能饮食，脚气转筋，掣痛挛急，心神恍惚，眠卧不安等疾。

柴胡去苗，洗　枳实爁　木香　诃黎勒皮各五两　桃仁去皮、尖，爁　甘草爁。各六两　大黄面裹，煨，十五两

上为末，炼蜜圆如梧桐子大。每服二十圆，米饮下，食后临卧服，稍增至四五十圆，取宣利为度。觉病势退，服五补圆。不问男女老少，并可服饵，量虚实加减。

七枣汤　治脾胃虚弱，内受寒气，泄泻注下，水谷不分，腹胁胀满，脐腹疞痛，心下气逆，腹中虚鸣，呕吐恶心，胸膈痞闷，困倦少力，不思饮食。

茴香去土，炒　川乌炮，去皮、脐　缩砂取仁。各八两　厚朴去粗皮，姜制，一斤　益智去皮，半斤　干姜炮，四两　甘草六两

上件为粗末。每服二钱，水一盏，入大枣七个，擘破，同煎至七分，去滓，温服，食前，空心服。

胃风汤　治大人、小儿风冷乘虚入客肠胃，水谷不化，泄泻注下，腹胁虚满，肠鸣疞痛，及肠胃湿毒，下如豆汁，或下瘀血，日夜无度，并宜服之。

白术　芎䓖　人参去芦　白芍药　当归去苗　肉桂去粗皮　茯苓去皮。各等分

上为粗末。每服二钱，以水一大盏，入粟米百余粒，同煎至七分，去滓稍热服，空心，小儿量力减之。

半硫圆　除积冷，暖元脏，温脾胃，进饮食。治心腹一切痃癖冷气，及年高风秘、冷秘或泄泻等，并皆治之。

半夏汤浸七次，焙干，为细末　硫黄明净好者，研令极细，用柳木槌子杀过

上等分，以生姜自然汁同熬，入干蒸饼末搅和匀，入臼内杵数百下，圆如梧桐子大。每服空心，温酒或生姜汤下十五圆至二十圆，妇人醋汤下。

赤石脂散　治肠胃虚弱，水谷不化，泄泻注下，腹中雷鸣，及冷热不调，下痢赤白，肠滑腹痛，遍数频多，胁肋虚满，胸膈痞闷，肢体困倦，饮食减少。

赤石脂煅　甘草爁。各五两　缩砂仁二十两　肉豆蔻面裹，煨熟，四十两

上为末。每服二钱，温粟米饮调下，食前，空心服。

［绍兴续添方］

纯阳真人养脏汤　治大人、小儿肠胃虚弱，冷热不调，脏腑受寒，下痢赤白，或便脓血，有如鱼脑，里急后重，脐腹疠痛，日夜无度，胸膈痞闷，胁肋胀满，全不思食，及治脱肛坠下，酒毒便血，诸药不效者，并皆治之。

人参　当归去芦　白术焙。各六钱　肉豆蔻面裹，煨，半两　肉桂去粗皮　甘草炙。各八钱　白芍药一两六钱　木香不见火，一两四钱　诃子去核，一两二钱　罂粟壳去蒂、盖，蜜炙，三两六钱

上件锉为粗末。每服二大钱，水一盏半，煎至八分，去滓食前温服。老人、孕妇、小儿暴泻，急宜服之，立愈。忌酒、面、生冷、鱼腥、油腻。如脏腑滑泄夜起，久不瘥者，可加炮了附子三四片，煎服。此药的有神效，不可具述。一本不用肉豆蔻。

感应圆　治证并方见一切气类。

大己寒圆　治证并方见伤寒类。

［宝庆新增方］

御米汤　治久患痢疾，或赤或白，脐腹疠痛，里急后坠，发歇无时，日夕无度，及下血不已，全不入食，并皆主之。

厚朴去粗皮，炒，姜制，十两　罂粟壳蜜炙　白茯苓去皮　甘草炙。各五两　人参去芦　干姜炮。各二两半

上㕮咀。每服三钱，水一盏半，生姜三片，大淮枣三枚，乌梅一个，煎至一盏，去渣，空心，食前通口服。如年老及七八十岁，每服二大钱；小儿每服一钱半，依前法煎，更量儿岁加减。

地榆散　治肠胃气虚，冷热不调，泄泻不止，或下鲜血，或如豆汁，或如豚肝，或脓血相杂，赤多白少，腹痛后重，遍数频并，全不入食，并宜服之。又方见后。

石榴皮　莲蓬去茎　甘草炒　罂粟壳去瓤，蜜涂炙。各等分

上为细末。每服二大钱，水一盏半，生姜三片，煎至一盏，通口服，不拘时候。

金粟汤　治丈夫、妇人、室女、小儿一切下痢，无问新久，冷热不调，日夜无度，脐腹绞痛即痢，肢体困倦，小便闭涩，不思饮食，渐加羸瘦。又治伤生冷，脾胃怯弱，饮食不消，腹胀雷鸣，泄泻不止，连月不瘥，并宜服之。

陈皮去白，一两一分　车前子炒，四两　干姜炮，二两　甘草炒　罂粟壳去瓤、蒂，蜜炒。各半斤

上为末。每服二大钱,水一盏,枣一个,生姜二片,煎至七分,空心食前稍热服,或饭饮调下亦得。忌生冷、油腻、鱼腥、鲊酱等。

育肠圆　治肠胃虚弱,内挟生冷,腹胀泄泻,时时刺痛,里急后重,下痢赤白,或变脓血,昼夜频并,经久不瘥。

乌梅肉　黄连去须。各一分　诃子皮　罂粟壳去盖、筋,蜜炙　肉豆蔻包湿纸裹,煨。各半两　当归去芦,酒浸一宿,焙,一两

上为细末,炼蜜圆,如梧桐子大。每服三十圆至五十圆,空心,食前饭饮下。如小儿,作小圆,煎甘草姜汤下。

肠风黑散　治荣卫气虚,风邪冷气进袭脏腑之内,或食生冷,或啖炙煿,或饮酒过度,积热肠间,致使肠胃虚弱,糟粕不聚,大便鲜血,脐腹疼痛,里急后重,或肛门脱出,或久患酒痢,大便频并,并皆疗之。

败棕烧　木馒头烧　乌头去核　甘草炙。各二两

上为细末。每服二钱,水一盏,煎至七分,空心温服。

斗门散　治八种毒痢,脏腑撮痛,脓血赤白,或有五色相杂,日夜频并,兼治噤口恶痢,里急后重,大渴不止,酒痢脏毒,全不进食。

干葛去皮,半两　地榆去芦　甘草炙。各二两　干姜炮　当归去芦。各一两　黑豆炒,去壳　罂粟壳去瓤,蜜炙。各四两

又方见后。

上为细末。每服二钱,水一盏,煎至七分,温服,不拘时候。

水煮木香圆　治一切赤白,脓血相杂,里急后重,或脏腑滑泄,日夜无度,或积寒久冷,脐腹疼痛,不思饮食。又方见后

当归洗,去芦　诃子炮,去核　木香不见火。各六两　青皮去白　甘草赤。各二两四钱　罂粟壳去瓤,二两八钱

上为细末。炼蜜圆如弹子大。每服一圆,水八分盏,煎至六分,空心,食前温服。

[淳祐新添方]

大断下圆　治脏腑停寒,肠胃虚弱,腹痛泄泻,全不思食。

高良姜去芦　赤石脂研　干姜炮　龙骨研。各一两半　肉豆蔻面裹,煨　牡蛎火煅　附子炮,去皮、脐　白矾枯　诃子煨,去核。各一两　细辛去土、叶,七钱半　酸石榴皮去瓤,米醋浸一宿,取出,炙令焦黄色,一两

上为末,醋煮面糊圆如梧桐子大。每五十圆,空心温米饮下。

狗头骨圆 治久患下痢，脐腹疠痛，所下杂色，昼夜不止；或其人久虚，频下肠垢，谓之恶痢，并能治之。

赤石脂 败龟烧存性 干姜各半两 肉豆蔻面裹，煨 附子炮，去皮。各一两 狗头骨一具，火烧存性，取末，一两

上为末，醋糊圆，如梧桐子大。每服五七十圆，米饮空心下。

［吴直阁增诸家名方］

水煮木香圆 治证与前水煮木香圆同。

陈皮去白 甘草炒 青皮去白 木香各一两一分 白芍药 当归去芦。各二两 干姜炮，一两半 诃子皮去核，二两半 罂粟壳去蒂、盖，蜜炒黄色，八两

上为细末，炼蜜圆，每一两作六圆。每服一圆，水一盏，煮至七分，和渣空心温服，不拘时亦可。

大香连圆 治丈夫、妇人肠胃虚弱，冷热不调，泄泻烦渴，米谷不化，腹胀肠鸣，胸膈痞闷，胁肋胀满，或下痢脓血，里急后重，夜起频并，不思饮食，或小便不利。肢体怠惰，渐即瘦弱，并宜服之。

黄连去芦、须，二十两，用茱萸十两同炒令赤，去茱萸不用 木香不见火，四两八钱八分

上件为细末，醋糊为圆，如梧桐子大。每服二十圆，饭饮吞下。

戊己圆 治脾受湿气，泄利不止，米谷迟化，脐腹刺痛。小儿有疳气下痢，亦能治之。

黄连去须 吴茱萸去梗，炒 白芍药各五两

上为细末，面糊为圆，如梧桐子大。每服二十圆，浓煎米饮下，空心日三服。

痢圣散子 治丈夫、妇人远年日近，赤白休息等痢。又方见后

当归去芦 干姜炮。各二两 黄檗皮去粗皮 甘草爁 枳壳去瓤 御米即罂粟籽，性与壳同 罂粟壳去蒂、盖。各四两

上锉为粗散。每服三钱，水一盏半，薤白二条，擘碎，同煎至八分，去渣，食前稍温服。老人、小儿加减服食。忌生冷、油腻之物。

豆附圆 治丈夫、妇人肠胃虚弱，内受风冷，水谷不化，泄泻注下，腹痛肠鸣，手足逆冷、服诸药不效者，此药主之。

肉豆蔻炮 白茯苓焙 附子炮，去脐。各四两 木香不见火 干姜炮 肉桂去粗皮。各二两 丁香不见火，一两

上为细末，姜汁面糊为圆，如梧桐子大。每服五十圆至一百圆，用生姜汤吞下，粥饮亦得，空心，食前进。

温中圆　治脾脏伤冷，宿食不消，霍乱吐泻，心腹膨胀，攻刺疼痛。

良姜去芦　干姜炮　青皮去白　陈皮去白。各五两

上为细末，用醋打面糊为圆，如梧桐子大。每服三十圆，米饮吞下，不拘时候。又疗丈夫小肠疝气块疠痛，炒茴香少许，细嚼，用盐汤、盐酒任下，日进二服。

肉豆蔻散　治脾胃气虚，腹胁胀满，水谷不消，脏腑滑泻，腹内虚鸣，困倦少力，口苦舌干，不思饮食，日渐瘦弱，并宜服之。

苍术米泔浸一宿，去皮，焙，八两　茴香炒　肉桂去粗皮　川乌炮，去皮、脐　诃子皮各二两　干姜炮　厚朴去粗皮，姜炒　陈皮去白　肉豆蔻面裹，煨　甘草爁。各四两

上为末。每服二钱，水一盏，生姜二片，枣子一个，煎七分，温服。

神应黑玉丹　治丈夫、妇人久新肠风痔瘘，着床头，痛不可忍者，服此药不过三四次，便见功效。初得此疾发痒或疼，谷道周回多生硬核，此是痔，如破是瘘，只下血是风。皆因酒、色、气、风、食五事过度，即成此疾。人多以外医涂治，病在肠自有虫，若不去根本，其病不除，此药的有功效。

刺皮锉，十六两　猪悬蹄一百只　牛角腮锉，十二两　槐角六两　雷圆　脂麻各四两　乱发皂角水洗净，焙　败棕锉。各八两　苦楝根五两

上锉碎用，瓮罐内烧存性，碾为细末，入乳香二两，麝香八钱，研令和匀，用酒打面糊为圆，如梧桐子大。每服八粒，先细嚼胡桃一个，以温酒吞下，空心，晚食前，日二服，如病甚，日三服。切忌别药，不过三两日永除根本。

罂粟汤　治肠胃气虚，冷热不调，或饮食生冷，内伤脾胃，或饮酒过度，脐腹疠痛，泄泻肠鸣，下痢或赤或白，里急后重，日夜频并，饮食减少，及肠胃受湿，膨胀虚鸣，下如豆汁，或下鲜血，并治之。

艾叶去梗　黑豆炒，去皮　陈皮去白　干姜炮　甘草炙。各二两　罂粟壳去蒂，蜜炙，四两

上件锉为粗散。每服三钱，水一盏半，煎至一盏，去渣，温服，食前。忌生冷、油腻、毒物。小儿量岁数，加减与之。

固肠散　治脾胃虚弱，内受寒气，泄泻注下，水谷不分，冷热不调，下痢脓血，赤少白多，或如鱼脑，肠滑腹痛，遍数频并，心腹胀满，食减少力，并宜服之。

陈皮炒，二十两　木香不见火，一两　肉豆蔻生用　罂粟壳去蒂、盖，蜜炙。各三两　干姜炮　甘草炙。各二两半

上件为细末。每服二钱，酒一盏，生姜二片，枣一枚，同煎至七分，温服，不计时候。如不饮酒，水煎亦得。忌酒、面、鱼腥等物。

曲术圆　治时暑暴泻，壮脾温胃，进美饮食，及疗饮食所伤，胸膈痞闷。

神曲炒　苍术米泔浸一宿，焙干。各等分，为末

上末，面糊为圆，如梧桐子大。每服三十圆，不拘时，米饮吞下。

缠金丹　治大人、小儿一切泻痢，无问冷热赤白，连绵不瘥，愈而复发，腹中疼痛者，宜服之。

硇砂　乳香各二钱半　杏仁去皮、尖　巴豆去皮、心、膜，出油。各八钱半　黄蜡　朱砂各一两　木鳖半两　白胶香一钱　黄丹二两半　砒霜醋煮煅，三钱半

上件研为细末，熔蜡搜和为圆，如麻子仁大。每服一圆，小儿半圆。水泻，新汲水下；赤痢，甘草汤下；白痢，干姜汤下；赤白痢，甘草干姜汤下。并放冷临卧服。孕妇莫服。忌热物一二时辰。

缚虎圆　治休息痢经一二年不瘥，羸瘦衰弱。兼治脾疼腰痛。

砒成块好者乳细　黄蜡各半两

上将黄蜡熔开，下砒，以柳条七个，逐个搅，头焦即换，俟用足取起，旋圆如梧桐子大。每服一圆。痢，冷水下；脾疼亦然；腰痛，冷酒下，并食前。小儿圆如黍米大，每服一圆，汤使同上。

遇仙立效散　治诸般恶痢，或赤或白，或浓淡相杂，里急后重，脐腹绞痛，或下五色，或如鱼脑，日夜无度，或噤口不食。不问大人、小儿、虚弱、老人、产妇，并宜服之。

御米壳去蒂、盖，炒黄　川当归洗　甘草各二两　赤芍药　酸榴皮　地榆各半两

上为粗散。每服三钱，水一盏半，煎至七分，空心温服，小儿量岁数加减，以瘥为度。忌生冷、油腻、腥臊等物。

三神圆　治清浊不分，泄泻注下，或赤或白，脐腹疠痛，里急后重，并宜服之。

草乌三枚，各去皮、尖，一生、一炮、一烧作灰用

上为细末，醋糊圆，如萝葡子大。大人五七圆，小儿三圆。水泻，倒流水下；赤痢，甘草汤下；白痢，干姜汤下。

[续添诸局经验秘方]

地榆散　治大人、小儿脾胃气虚，冷热不调，下痢脓血，赤多白少；或因肠胃乘虚为热毒所渗，下痢纯血，脐腹疠痛，里急后重，口燥烦渴，小便不利，纯下鲜血；或先经下痢，不应服热药而误服热药，蕴毒不散，积于肠间，渗而成血者，并宜服之。

地榆炒　干葛各半斤　茯苓去皮　赤芍药各六两　干姜炮，二两　当归去苗，三两　甘草炙，四两　罂粟壳蜜炒，十二两

上捣，罗为细末。每服二钱，用温热水调下，不拘时候，小儿三岁，可服半钱，更

量岁数如减与之。若下痢纯白,或下紫黑血,肠滑不禁者,皆可服之。

秘传斗门散 治八种毒痢,脏腑撮痛,脓血赤白,或下瘀血,或成片子,或有五色相杂,日夜频并。兼治噤口恶痢,里急后重,久渴不止,全不进食,他药不能治者,立见神效。

黑豆炒,去皮,十二两 干姜炮,四两 罂粟壳蜜炒,半斤 地榆炒 甘草炙。各六两 白芍药三两

上为细末。每服二钱,水一盏,同煎至七分,温服。

丁香豆蔻散 治脾胃虚弱,宿寒停积,或饮食生冷,内伤脾胃,泄泻注下,水谷不化,胸满短气,呕逆恶心,脐腹疠痛,胁肋胀满,腹内虚鸣,饮食减少,及积寒久痢,纯白或白多赤少,日夜无度,或脾胃虚寒,泄泻日久,愈而复发者,并宜服之。

京三棱炮 木香不见火 厚朴去粗皮,姜汁制 芍药 肉豆蔻炮 人参 干姜炮 茯苓白者,去皮。各五两 吴茱萸汤洗七次,焙 甘草炙 丁香各三两半 苍术去皮,七两

上为细末。每服三钱,水一盏,生姜三片,枣一个,擘破,同煎至八分,空心,食前温服。如不及煎,入盐少许,汤点服亦得。

万金饮 治脾胃虚弱,内受风寒,或饮食生冷,伤于脾胃,呕吐泄泻,脐腹疠痛,胁肋胀满,肠内虚鸣,及肠胃受湿,脓血相杂,下如豆汁,或下瘀血,里急后重,日夜无度,饮食减少,渐至瘦弱,并能治之。

陈皮去白 甘草半生、半炙 罂粟壳去蒂、盖,半生、半蜜炙。各等分

上为粗末。每服四钱,先用沸汤泡盅热,又于碗内盛重汤,坐盏在内,却抄药末在盅内,用沸汤泡至七分,盏上用盏盖之,良久,纱绵滤去渣,空心,食前温服。

如神止泻圆 治脏腑虚寒,脾胃受湿,泄泻无度,肠鸣腹痛,不进饮食,渐致羸瘦,并宜服之。

半夏汤泡七次,去滑 苍术米泔浸,去黑皮,焙干。各半斤 川乌米泔浸软,去皮,切作片,焙干,用盐四两同炒,黄色为度,去盐不用,净称,四两

上为细末,姜汁糊为圆,如梧桐子大。每服五十圆,空心,食前饭饮吞下。

神效参香散 治大人、小儿脏气虚怯,冷热不调,积在脏腑,作成痢疾,或下鲜血,或如豆汁,或如鱼脑,或下瘀血,或下紫黑血,或赤白相杂,或成五色,里急后重,日夜频并,脐腹绞痛,甚不可忍,及噤口、疳蛊、时瘟诸痢,无问新旧,并能治之。

白扁豆炒 人参 木香各二两 茯苓去皮 肉豆蔻去皮。各四两 陈皮去白 罂粟壳去蒂。各十二两

上为细末。每服三大钱,用温米饮调下,不拘时候,立见神效。

黄耆汤 治年高老人大便秘涩。

绵黄耆　陈皮去白。各半两

上为细末。每服三钱，用大麻仁一合，烂研，以水投取浆一盏，滤去滓，于银、石器内煎，候有乳起，即入白蜜一大匙，再煎令沸，调药末，空心，食前服。秘甚者不过两服愈，常服即无秘涩之患。此药不冷不燥，其效如神。

痢圣散子　治证同前。

草果去皮　石菖蒲去毛　白茯苓　麻黄去根、节　厚朴姜汁炙　独活　枳壳麸炒　藿香　白术　细辛洗，去叶　吴茱萸去梗　甘草爁　木猪苓去皮　苍术浸　良姜去芦　赤芍药　附子炮，去皮脐　藁本去芦　柴胡去芦　泽泻　防风去芦　半夏煮。各等分

上锉为粗散。每服三钱，水一盏半，薤白二条，劈碎，同煎至八分，去滓。食前温服，老人、小儿加减服食。忌生冷、油腻之物。

卷之七

治眼目疾

锦鸠圆 治肝经不足，风邪内乘上攻，眼暗泪出，怕日羞明，隐涩痒痛，瞻视茫茫，多见黑花，或生翳膜，并皆治之。

草决明子 蕤仁去皮 羌活去芦 瞿麦各三两 细辛去苗 牡蛎洗，火煅取粉 黄连去须 杜蒺藜炒，去尖角 防风去芦 肉桂去粗皮 甘菊花净。各五两 白茯苓去皮，四两 斑鸠一只，去皮、毛、肠、嘴、爪，用文武火连骨炙干 羯羊肝一具，薄批，炙令焦 蔓荆子二升，淘洗，绢袋盛，饭甑蒸一伏时，日干

上十五味为末，炼蜜和杵五百下，圆如梧桐子大。每服十五圆至二十圆，以温水或温酒下，空心、日午、临卧，日三服。如久患内外障眼，服诸药无效者，渐加服五十圆，必效，暴赤眼疼痛，食后，用荆芥汤下二十圆。

驻景圆 治肝肾俱虚，眼常昏暗，多见黑花，或生障翳，视物不明，迎风有泪。久服补肝肾，增目力。

车前子 熟干地黄净洗，酒蒸，焙。各三两 菟丝子酒浸，别研为末，五两

上为末，炼蜜为圆，如梧桐子大。每服三十圆，温酒下，空心。晚食前，日二服。

密蒙花散 治风气攻注，两眼昏暗，眵泪羞明，睑生风粟，隐涩难开，或痒或痛，渐生翳膜，视物不明，及久患偏头疼，牵引两眼，渐觉细小，昏涩隐痛，并暴赤肿痛，并皆疗之。

密蒙花净 石决明用盐同东流水煮一伏时漉出，研粉 木贼 杜蒺藜炒，去尖 羌活去芦 菊花去土。各等分

上为细末。每服一钱，腊茶清调下，食后，日二服。

羚羊角散 治大人、小儿一切风热毒，上攻眼目，暴发赤肿，或生疮疼痛，隐涩羞明。

羚羊角镑 黄芩 升麻 甘草炙 车前子各十两 栀子仁 草龙胆各五两 决明子二十两

上为末。每一钱，食后温热水调下，日进三服，小儿可服半钱。

秦皮散 治大人、小儿风毒，赤眼肿痛，痒涩眵泪，昏暗羞明。

秦皮 滑石桂府者，捣碎 黄连去须。各十两

上为细末。每用半钱，沸汤泡，去滓，温热频洗。

镇肝圆 治肝经不足，内受风热，上攻眼目，昏暗痒痛，隐涩难开，堆眵多泪，怕日羞明，时发肿赤，或生障翳，并宜服之。

蔓荆子去白皮 地肤子 人参 茺蔚子 决明子 白茯苓去皮 远志去心 防风去芦、叉。各一两 青葙子 地骨皮 柴胡去芦 山药 车前子 柏子仁炒 玄参 甘菊 甘草炙。各半两 细辛去苗，一分

上为末，蜜水煮糊，圆如梧桐子大。每服二十圆，米饮下，食后，日二服。

菊睛圆 治肝肾不足，眼目昏暗，瞻视不明，茫茫漠漠，常见黑花，多有冷泪。久服补不足，强目力。

枸杞子三两 巴戟去心，一两 甘菊花拣，四两 苁蓉酒浸，去皮，炒，切，焙，二两

上为细末，炼蜜圆，如梧桐子大。每服三十圆至五十圆，温酒或盐汤下，空心，食前服。

[绍兴续添方]

菩萨散 治男子、妇人风气攻注，两眼昏暗，眵泪羞明，睑眦肿痒，或时赤痛，耳鸣头眩。

荆芥穗一两半 苍术米泔浸一宿，去皮，锉，炒 白蒺藜炒 防风锉，炒。各二两 甘草炒，一两

上并为细末。不拘时，入盐少许，沸汤或酒调下一大钱，神妙。

拨云散 治男子、妇人风毒上攻，眼目昏暗，翳膜遮障，怕日羞明，多生热泪，隐涩难开，眶痒赤痛，睑眦红烂，瘀肉侵睛，但是一切风毒眼疾，并皆治之。

羌活 防风 柴胡 甘草炒。各一斤

上为末。每服二钱，水一盏半，煎至七分，食后、临睡时服，薄荷茶调，菊花苗汤下亦得。忌腌藏、鲊酱、湿面、炙煿、发风、毒物等。

[宝庆新增方]

草龙胆散 治上焦受于风热，气毒攻冲，眼目暴赤，碜涩羞明，肿痛多眵，迎风

有泪，翳膜攀睛，倓肉隐痛，并皆治之。又方见后

川芎不见火　香附炒，去毛。各四两　龙胆草洗，去芦　草决明子微炒　甘草炙　木贼洗净，去节　菊花去梗。各二两

上为细末。每服二钱，用麦门冬熟水入砂糖少许同调，食后服，或米泔调服亦得，食后或临睡服之。

蝉花散　治肝经蕴热，风毒之气内搏，上攻眼目，翳膜遮睛，赤肿疼痛，昏暗视物不明，隐涩难开，多生眵泪，内外障眼。

蝉蜕洗净去土　谷精草洗去土　白蒺藜炒　菊花去梗　防风不见火　草决明炒　密蒙花去枝　羌活　黄芩去土　蔓荆子去白皮　山栀子去皮　甘草炒　川芎不见火　木贼草净洗　荆芥穗各等分

上为末。每服二钱，用茶清调服，或用荆芥汤入茶少许调服亦得，食后及临卧时服。

[淳祐新添方]

春雪膏　治肝经不足，内受风热，上攻眼目，昏暗痒痛，隐涩难开，昏眩赤肿，怕日羞明，不能远视，迎风有泪，多见黑花，并皆疗之。

脑子研，二钱半　蕤仁去皮、壳，压去油，二两

上用生蜜六钱重，将脑子、蕤仁同搜和，每用铜筋子或金银钗股，大小眦时复少许点之。及治连眶赤烂，以油纸涂药贴。

[吴直阁增诸家名方]

流气饮　治肝经不足，内受风热，上攻眼目，昏暗视物不明，常见黑花，当风多泪，怕日羞明，堆眵赤肿，隐涩难开，或生障翳，倒睫拳毛，眼眩赤烂，及妇人血风眼，及时行暴赤肿眼，眼胞紫黑，应有眼病，并宜服之。

大黄炮　川芎　菊花去枝　牛蒡子炒　细辛去苗　防风去苗　山栀去皮　白蒺藜炒，去刺　黄芩去芦　甘草炙　玄参去芦　蔓荆子去白皮　荆芥去梗　木贼去根、节。各一两　苍术米泔浸一宿，炒控，二两　草决明一两半

上捣罗为末。每服二钱半，临卧用冷酒调下，如婴儿有患，只令乳母服之。

洗肝散　治风毒上攻，暴作赤目，肿痛难开，隐涩眵泪，昏暗羞明，或生翳膜，并皆治之。

当归去芦　薄荷去梗　羌活去芦　防风去芦　山栀子仁　甘草炙　大黄煨　川芎各二两

上为末。每服二钱，冷水或熟水调下，食后，日服见效。

菊花散　理肝气风毒，眼目赤肿，昏暗羞明，隐涩难开，攀睛瘀肉，或痒或痛，渐生翳膜，及治暴赤肿痛，悉皆治之。

白蒺藜炒，去刺　羌活去芦，不见火　木贼去节　蝉蜕去头、足、翅。各三两　菊花去梗，六两

上为细末。每服二钱，食后临卧，茶清调下。常服明利头目，洗肝去风。忌发风、腌藏、炙煿等物。

明睛散　能治外障，退翳膜，疗风毒上攻，睛疼赤肿，或睑眦痒，时多热泪昏涩。

赤芍药　当归去芦，洗，焙　黄连去须　滑石细研

上件各五两，锉碎碾为细末，入研滑石拌匀。每用半钱，沸汤点，澄清去渣，热洗。忌一切腌藏、鱼鲊、酒、面等毒物。

[续添诸局经验秘方]

蝉花无比散　治大人、小儿远年近日一切风眼，气眼攻注，眼目昏暗，睑生风粟，或痛或痒，渐生翳膜，侵睛遮障，视物不明，及久患偏正头风，牵搐两眼，渐渐细小，连眶赤烂，及小儿疮疹入眼，白膜遮睛，赤涩隐痛，并皆治之。常服祛风、退翳、明目。

蛇蜕微炙，一两　蝉蜕去头、足、翅，二两　羌活　当归洗，焙　石决明用盐同东流水煮一伏时漉出，捣研如粉　川芎各三两　防风去叉枝　茯苓去皮　甘草炙。各四两　芍药赤者，十三两　蒺藜炒，去刺，半斤　苍术浸，去皮，炒，十二两

上为末。每三钱，食后，米泔调服，茶清亦得。忌食发风毒等物。

明睛地黄圆　治男子、妇人肝脏积热，肝虚目暗，膜入水轮，漏睛眵泪，眼见黑花，视物不明，混睛冷泪，翳膜遮障，及肾脏虚惫，肝受虚热，及远年日近暴热赤眼，风毒气眼，并皆治之。兼治干湿脚气，消中消渴，及诸风气等疾由肾气虚败者。但服此，能补肝益肾，驱风明目，其效不可具述。

生干地黄焙，洗　熟干地黄洗，焙。各一斤　牛膝去芦，酒浸，三两　石斛去苗　枳壳去瓤，麸炒　防风去芦、叉。各四两　杏仁去皮、尖，麸炒黄，细研，去油，二两

上为细末，炼蜜为圆，如梧桐子大。每服三十圆，空心，食前温酒吞下，或用饭饮、盐汤亦得。忌一切动风毒等物。

洗眼紫金膏　治远年日近翳膜遮障，攀睛傍肉，昏暗泪多，瞻视不明，或风气攻注，睑生风粟，或连眶赤烂，怕日羞明，隐涩难开，并能治之。

朱砂别研　乳香别研　硼砂别研　赤芍药　当归洗，焙。各一分　雄黄研，飞，二钱

麝香别研，半钱　黄连去须，半两

上捣，罗为细末，入研药拌匀，再擂，炼蜜搜和为圆，如皂荚子大。每次用一圆，安净盏内，以沸汤泡开，于无风处洗，药冷闭目少时，候三两时，再煨令热，依前洗，一贴可洗三五次。不得犯铜、铁器内洗。如暴赤眼肿者，不可洗之。

草龙胆散　治眼暴赤肿痛，风气热上冲，睛疼连眶，睑眦赤烂，瘀肉侵睛，时多热泪，及因叫怒，逆损肝气，久劳瞻视，役损眼力，风沙尘土入眼涩痛，致成内外障翳，及一切眼患，悉皆治之。

蒺藜子炒，去刺　草龙胆各六两　赤芍药半斤　甘草炙　羌活　防风去叉枝。各三两　菊花去枝，半两　茯苓去皮，四两

上捣为末。每服二钱，食后临卧，温酒调下。

汤泡散　治肝经不足，受客热风壅上攻，眼目赤涩，睛疼睑烂，怕日羞明，夜卧多泪，时行暴赤，两太阳穴疼，头旋昏眩，视物不明，渐生翳膜，并皆治之。

赤芍药　当归洗，焙　黄连去须

上等分，捣罗为细末。每用二钱，极滚汤泡，乘热洗，冷即再温，洗，一日三五次洗，以瘥为度。忌腌藏、毒物。其说云：凡眼目之病，皆以血凝滞使然，故以行血药合黄连治之。血得热即行，故乘热洗用，无不效验。

还睛圆　治男子、女人风毒上攻，眼目赤肿，怕日羞明，多饶眵泪，隐涩难开，眶痒赤痛，睑眦红烂，瘀肉侵睛，或患暴赤眼，睛疼不可忍者，并服立效。又治偏、正头痛，一切头风，头目眩运，皆治之。

白术生用　菟丝子酒浸，别研　青葙子去土　防风去芦　甘草炙　羌活去苗　白蒺藜炒，去尖　密蒙花　木贼去节

上各等分，为细末，炼蜜为圆，如弹子大。每服一圆，细嚼，白汤吞下，空心，食前，日三服。

曾青散　治一切风热毒气上攻两眼，多生眵泪，怕日羞明，隐涩难开，眶烂赤肿，或痒或痛，及时行暴赤眼，睛昏涩痛，悉皆治之。

白姜炮　防风去芦。各一两　曾青四两　蔓荆子去皮，二两

上为细末。每用少许末，搐入鼻中，立有功效。

秘传羊肝圆　治丈夫、妇人肝经不足，风毒上攻，眼目昏暗泪出，羞明怕日，隐涩难开，或痒或痛。又治远年日近内外障眼，攀睛瘀肉，篦刮不能治者，此药治之。

白羊子肝一具，净洗，去膜　黄连去须，捣罗为末

上将羊肝先入沙盆内杵烂，旋次入黄连末拌擂，干湿得所，为圆如梧桐子大。每服十四圆，食后，以温浆水吞下，连作五剂，瘥。但是诸般眼疾，及障翳、青盲者，

皆主之。禁食猪肉及冷水。治目方用黄连者多矣，此方最为奇异。刘禹锡云：有崔承元者，因官治一死罪囚而活出之，囚后数年以病致死。一旦，崔忽为内障所苦，丧明逾年，后半夜叹息独坐，时闻阶除间悉之声，崔问：为谁？曰：是昔所蒙活囚，今故报恩至此，遂以此方告讫而没。崔以此方合服，不数月眼复明，因传此方于世。

治咽喉口齿

龙石散　治大人、小儿上膈壅毒，口舌生疮，咽嗌肿塞，疼痛妨闷。每用少许，掺贴患处，咽津。小儿疮疹，毒气攻口齿，先用五福化毒丹扫后，仍再用此药掺贴，立效。

朱砂研，飞，二两半　寒水石烧通赤，二斤　生脑子研，二钱半

上为末。每日五七次用，夜卧掺贴妙。

如圣汤　治风热毒气上攻咽喉，咽痛喉痹，肿塞妨闷。及肺痈咳嗽，咯唾脓血，胸满振寒，咽干不渴，时出浊沫，气息腥臭，久久吐脓，状如米粥。又治伤寒咽痛。

苦桔梗炒，一两　甘草炒，二两

上为粗末。每服二钱，水一盏，煎至七分，去渣，温服，小儿时时呷服，食后临卧。

硼砂圆　治大人、小儿风壅膈热，咽喉肿痛，舌颊生疮，口干烦渴。

麝香一两，研　硼砂研　甘草浸汁，熬膏。各十两　牙硝枯研，二两　梅花脑别研，三分　寒水石烧通赤红，五十两

上为末，用甘草膏子和搜，每两作四百圆。每服一圆，含化咽津，常服化痰利膈，生津止渴。

麝脐散　治牙齿动摇，风蚛疼痛，龈肉宣露，涎血臭气。常服令牙齿坚牢，解骨槽毒气。

牛膝去芦，十斤　木律四十四两　黄茄细切，二十个　郁李仁二十两　麝香　空皮子细锉，一百个

已上五味，捣碎入罐子内，上用瓦子盖口，留一小窍，用盐泥固济，烧令通赤，候烟白色，即住火取出，以新土罨一伏时取出，后入下项药：

升麻　细辛去苗。各十斤

上件为细末。每用少许揩患处，须臾温水漱口，临卧更贴少许，咽津亦得妨。

玉屑无忧散　治咽喉肿痛，舌颊生疮，风毒壅塞，热盛喉闭；或因误吞硬物，诸骨鲠刺，涎满气急，或至闷乱不省人事，并皆疗之。

玄参去芦　荆芥穗　滑石研　黄连去毛　缩砂去壳　白茯苓炒令黄　贯众去芦　甘草炙　山豆根各一两　寒水石研，飞，二两　硼砂二钱

上为细末。每服一钱，干掺舌上，后以新水咽下，不拘时候。

[宝庆新增方]

如圣胜金铤　治急喉闭、缠喉风、飞扬、单蛾、双蛾、结喉、重舌、木舌，腮颔肿痛，屡经用药，不能吞水粥者。又方见后

硫黄细研　川芎　腊茶　薄荷去枝、梗　川乌炮　硝石研　生地黄各二两

上为细末，裂生葱自然汁搜和为铤。每服，先用新汲水灌漱吐出，次嚼生薄荷五七叶，微烂，用药一铤，同嚼极烂，以井水咽下，甚者连进三服即愈。重舌腮肿，先服一铤，次以一铤安患处，其病随药便消。又治冒暑伏热，不省人事，用生薄荷水调研一铤，灌下即苏。如行路常含一铤，即无伏热之患。口舌生疮，不能合口，并食热物，如上法服讫，用水灌漱，嚼薄荷片十叶如泥吐出，再水灌漱，嚼药一铤，合口内聚涎裹之，觉涎满方吐出，如此服三铤，便能食酒醋。遇食咸、酸、鲊脯、炙煿，喉中生泡，须掐破吐血方省，薄荷数叶以一铤同嚼，井水吞下。砂淋、热淋，小便出血，同车前草七叶、生姜小块研烂，水调去渣，嚼药一铤，以水送下。此药分阴阳，去风热，化血为涎，化涎为水，常带随身备急，一铤可活一人命，小儿只服半铤。

[淳祐新添方]

硼砂散　治大人、小儿卒患喉痹，闭塞不通，肿痛生疮，语声不快，风壅痰毒，鼻衄出血。

山药生，六斤　脑子研，七两　牙硝生，二十四两　麝香研，四两　甘草　硼砂研。各二十两

上为细末。每服半钱，如茶点服。

[吴直阁增诸家名方]

赴筵散　治风牙、蚛牙，攻注疼痛，昼夜不止，痛不可忍，睡卧不安，牙龈宣露，动摇欲脱，或腮颔浮肿，龈烂血出，并能治之。

良姜去芦　草乌去皮　细辛去土、叶　荆芥去梗

上件四味各二两，碾为末。每用少许，于痛处擦之。有涎吐出，不得吞咽，良久用温盐汤灌漱，其痛即止。常使揩牙，用腐炭末一半相和。常用止牙宣，口气，永无牙疾。

吹喉散　治三焦大热，口舌生疮，咽喉肿塞，神思昏闷，并能治之。

蒲黄一两　盆硝八两　青黛一两半

上件用生薄荷汁一升，将盆硝、青黛、蒲黄一处，用瓷罐盛，慢火熬令干，研细。每用一字或半钱，掺于口内，良久出涎，吞之不妨。或喉中肿痛，用筒子入药半钱许，用力吹之，无不立效。

[续添诸局经验秘方]

如圣胜金铤　治证、服饵与前如圣胜金铤同，品味小异。

朴硝四两　川芎一两　硫黄细研，一两半　贯众二两　薄荷叶　荆芥穗　嫩茶各半两

上件为末，裂生葱自然汁搜和为铤。服药汤使如前方。

五香散　治咽喉肿痛，诸恶气结塞不通，急宜服之。

木香　沉香　鸡舌香　薰陆香各一两　麝香别研，三分

上捣罗为末，入麝香研令匀。每服二钱，水一中盏，煎至六分，温服，不拘时候。

如神散　治风牙、蚛牙，攻疰疼痛，日夜不止，睡卧不安；或牙龈动摇，连颊浮肿，不拘久近，并皆治之。

川椒去目及闭口者，微炒出汗用　露蜂房微炙

上捣罗为细末。每用一钱，水一盏，入盐少许，同煎至八分，乘热漱之，冷即吐出，一服立效。

玉池散　治风蛀牙痛，肿痒动摇，牙龈溃烂，宣露出血，口气等疾。

当归去芦　藁本　地骨皮　防风　白芷　槐花炒　川芎　甘草炙　升麻　细辛去苗。各等分

上为末。每用少许揩牙，痛甚即取二钱，水一盏半，黑豆半合，生姜三片，煎至一盏，稍温漱口，候冷吐之。

荆芥汤　治风热肺壅，咽喉肿痛，语声不出，或如有物哽。

荆芥穗半两　桔梗二两　甘草炙，一两

上为粗末。每服四钱，水一盏，姜三片，煎六分，去渣，食后温服。

细辛散　治风蚛牙疼，牙龈宣烂，牙齿动摇，腮颔浮肿，皆能治之。

红椒去目，炒　鹤虱　牙皂　荜拨古方治牙疼为要药　缩砂去壳。各半两　荆芥去梗　细辛去苗。各一两　白芷　草乌各二两

上捣为细末。每用少许，于痛处擦之，有涎吐出，不得咽，少时用温水漱口，频频擦之，立有神效。

卷之八

治杂病

耆婆万病圆 治七种癖块，五种癫病，十种注忤，七种飞尸，十二种蛊毒，五种黄病，十二种疟疾，十种水病，八种大风，十二种痛痹，并风入头，眼暗漠漠，及上气咳嗽，喉中如水鸡声，不得卧，饮食不作肌肤，五脏滞气，积聚不消，壅闭不通，心腹胀满，连及胸背，鼓胀气坚结，流入四肢，或腹叉心膈气满，时定时发，十年、二十年不瘥。五种下痢，疳虫、蛔虫、寸白虫、诸虫。上下冷热，久积痰饮，令人多眠睡，消瘦无力，荫入骨髓，便成滞疾，身体气肿，饮食呕逆，腰脚酸疼，四肢沉重，不能久行久立。妇人因产，冷入子脏，脏中不净，或闭塞不通，胞中瘀血冷滞，出流不尽，时时疼痛为患，或因此断产。并小儿赤白下痢，及狐臭、耳聋、鼻塞等病。服此药，以三圆为一剂，服不过三剂，万病悉除，说无穷尽，故以万病圆名之。疟病，未发前服一圆，未瘥，如前更服。

芍药 肉桂去粗皮 芎䓖不见火 川椒去目及闭口者，微炒去汗 干姜炮 防风去芦 巴豆去心、膜，炒 当归去芦 生犀角镑 桔梗 芫花醋炒赤 茯苓去皮 桑白皮炒 人参去芦 黄芩 黄连去须 禹余粮醋淬，研，飞 蒲黄微炒 前胡去芦 大戟锉，炒 葶苈炒 麝香研 细辛去苗 雄黄研，飞 朱砂研，飞 紫菀去芦 甘遂 牛黄研。各一两 蜈蚣十二节，去头、足，炙 芫青二十八枚，入糯米同炒，候米色黄黑，去头。足、翅用 石蜥蜴去头、尾、足，炙，四寸

上为细末，入研药匀，炼蜜为圆，如小豆大，若一岁以下小儿有疾者，令乳母服两小豆大，亦以吐利为度。近病及卒病用多服，积久疾病即少服，常服微溏利为度。卒病欲死，服一二圆，取吐利即瘥。

卒中恶，口噤，服二圆，浆一合下，利即瘥；五注鬼刺客忤，服二圆；男、女邪病歌哭，腹大如妊身，服二圆，日三、夜一，间食服之；蛊毒吐血，腹痛如刺，服二圆，不瘥，

更服，疟病，未发前服一圆，未瘥，更服，诸有痰饮者，服三圆。冷癖，服三圆，日，三服，皆间食，常令微溏利。宿食不消，服二圆，取利；瘕癥积聚，服二圆，日三服；拘急，心腹胀满，心痛，服三圆；上气呕逆，胸满不得卧，服二圆，不瘥，更服；大痢，服二圆，日三服；疳湿，服二圆，以一圆如杏仁大，和醋二合，灌下部中；水病，服三圆，日再服，间食服之，瘥止，人弱，即隔日服；头痛恶寒，服二圆，复取汗；伤寒天行，服二圆，日三服，间食服之；小便不通，服二圆，不瘥，明日再服；大便不通，服三圆，又内一圆下部中即通。耳聋，聤耳，以绵裹如枣核，塞之；鼻衄，服二圆；痈肿、丁肿、破肿，内一圆如麻子大，日一傅之，根亦自出；犯丁肿血出，以猪脂和涂，有孔，内孔中，瘥；癞疮，以酢泔洗讫，取药和猪脂傅之；漏疮有孔，以一圆内孔中，和猪脂傅上；痔疮，涂绵筋上，内孔中，日别易，瘥止；瘰疬，以酢和涂上，瘥；癣疮，以布揩令汗出，以酢和涂上，日一易，瘥，止；胸、背、腰、胁肿，以醋和傅肿上，日一易，又服二圆；诸冷疮积年不瘥，以酢和，涂之；恶刺，以一圆内疮孔中，即瘥。蝮蛇螫，以少许内螫处，若毒入腹，心烦欲绝者，服三圆；蜂螫，以少许傅之瘥；妇人诸疾，胞衣不下，服二圆；小儿惊痫，服一圆如米许，以涂乳，令嗍之，看儿大小加减。小儿客忤，服一圆如米，和乳涂乳头，令嗍之。以意量之，蝎螫，以少许傅之瘥；小儿乳不消，心腹胀满，服一圆如米许，涂乳头令嗍之，即瘥。

神应圆　治肾经不足，风冷乘之，腰痛如折，引背膂仰不利，转侧亦难，或因役用过多，劳伤于肾，或因寝冷湿，地气伤腰，或因坠堕伤损，或因风寒客搏，皆令腰痛，并皆治之。

威灵仙去土，二十两　当归　肉桂去粗皮。各十两

上为末，以酒煮面糊为圆，如梧桐子大。每服十五圆，温酒或煎茴香汤下，食前服。妇人煎桂心汤下，加至二十圆。有孕妇人不得服，忌食茗。

集效圆　治因脏腑虚弱，或多食甘肥，致虫动作，心腹搅痛，发作肿聚，往来上下，痛有休止，腹中烦热，口吐涎沫，即是蛔咬，宜服此药，若积年不瘥，服之亦愈。又疗下部有虫，生痔痒痛。

大黄锉，炒，十五两　木香不见火　槟榔　诃黎勒煨，去核，酒浸，焙干　附子炮，去皮、脐　羌活炒，研。一本作芜荑　鹤虱炒　干姜炮。各十两半

上为末，炼蜜为圆，如梧桐子大。每服三十圆，食前，橘皮汤下，妇人醋汤下。

乳香圆　治诸痔下血，肛边生肉，或结核肿疼，或生疮痒痛，或大便艰难，肛肠脱出。又治肠风下血，无问新久，及诸瘘，根在脏腑，悉能治之。

枳壳去瓤，麸炒　牡蛎火煅　荜澄茄　芫青去头，翅、足，糯米炒，以米黄色为度　大黄蒸，焙　鹤虱炒。各半两　白丁香　乳香研。各一分

上为末，粟米糊圆如梧桐子大。每服十圆至十五圆。如治肠风，腊茶清下。诸痔，煎薤白汤下；诸瘘，煎铁屑汤下，并食前服。

解毒雄黄圆 解毒，治缠喉风及急喉痹，卒然倒仆，失音不语，或牙关紧急，不省人事。

郁金 雄黄研，飞。各一分 巴豆去皮，出油，十四个

上为末，醋煮面糊为圆，如绿豆大。用热茶清下七圆，吐出顽涎，立便苏省，未吐再服。如至死者，心头犹热，灌药不下，即以刀、尺、铁匙斡开口灌之，药下喉咙，无有不活，吐泻些小无妨。及治上膈壅热，痰涎不利，咽喉肿痛，赤眼痈肿，一切毒热，并宜服之。如小儿患喉咙赤肿，及惊热痰涎壅塞，服二圆或三圆，量儿大小加减。

克效饼子 治一切疟病，发作有时，先觉伸欠，乃作寒栗，鼓振颐颔，中外皆寒，腰脊俱痛，寒战既已，内外皆热，头痛如破，渴欲饮冷，或痰积胸中，烦满欲呕，或先热后寒，或先寒后热，或寒多热少，或热多寒少，或寒热相半，或但热不寒，或但寒不热，或一日一发，或隔日一发，或一发后六七日再发，并能主之。

甘草爁 绿豆末 荷叶爁。各五两 定粉研 龙脑研 麝香研。各半两 金箔二十五片，为衣 信砒醋煮，二两半 朱砂研，飞，一两一分

上为末，炼蜜搜和，每两作二十圆，捏扁，以金箔为衣。每服一饼子，以新汲水磨化。日发者，未发前服之。间日者，不发夜服。隔数日发者，前一日夜服。连日者，凌晨服。

乌梅圆 治脏寒蛔虫动作，上入膈中，烦闷呕吐，时发时止，得时即呕，常自吐有此证候，谓之蛔厥，此药主之。又治久痢。

乌梅三百个 黄蘗炙 细辛去苗 肉桂去粗皮 附子炮，去皮、脐 人参去芦。各六两 蜀椒去目及闭口者，微炒出汗用 当归去芦。各四两 干姜炮，十两 黄连去须，十六两

上异捣，筛，合治之，以醋浸乌梅一宿，去核，蒸之五斗米下，饭熟，捣成泥，和药令相得，内臼中与炼蜜杵二千下，圆如梧桐子大。每服十五圆，温米饮下，食前服。

神助散旧名葶苈散 治十种水气，面目、四肢遍身俱肿，以手按之，随手而起，咳嗽喘急，不得安卧，腹大肿胀，口苦舌干，小便赤涩，大便不利。

泽泻二两 椒目一两半 猪苓去黑皮，二两 黑牵牛微炒，取末，二两半 葶苈炒香，别研，三两

上为细末。每服以葱白三茎，浆水一盏，煎至半盏，入酒半盏，调药三钱，绝早面向东服。如人行十里久，以浆水葱白煮稀粥，至葱烂，入酒五合热啜，量人啜多少，须啜一升许。不得吃盐并面。自早至午，当利小便三四升，或大便利，喘定肿减

七分，隔日再服。既平之后，必须大将息，及断盐、房室等三年。

立效散　治下焦结热，小便黄赤，淋闭疼痛，或有血出，及大小便俱出血者，亦宜服之。

山栀子去皮，炒，半两　瞿麦穗一两　甘草炙，三分

上为末。每服五钱至七钱，水一碗，入连须葱根七个，灯心五十茎，生姜五七片，同煎至七分，时时温服，不拘时候。

必胜散　治男子、妇人血妄流溢，吐血、衄血、呕血、咯血。

熟干地黄　小蓟并根用　人参　蒲黄微炒　当归去芦　芎䓖　乌梅去核。各一两

上件药捣罗为粗散。每服五钱，水一盏半，煎至七分，去渣，温服，不拘时候。

钓肠圆　治久新诸痔，肛边肿痛，或生疮痒，时有脓血。又治肠风下血，及肛门脱出，并宜服之。

瓜蒌二枚，烧存性　猬皮两个，碎，罐内烧存性　鸡冠花锉，微炒，五两　胡桃取仁一十五个，不油者，入罐内烧存性　白矾枯　绿矾枯　白附子生用　天南星生用　枳壳去瓤，麸炒　附子去皮、脐，生用　诃子煨，去皮　半夏各二两

上为细末，以醋煮面糊为圆，如梧桐子大。每服二十圆，空心，临卧温酒下，远年不瘥者，服十日见效，久服永除根本。小可肠风等疾，一二年内者，只十服，瘥，永不发动。

石苇散　治肾气不足，膀胱有热，水道不通，淋沥不宣，出少起数，脐腹急痛，蓄作有时，劳倦即发，或尿如豆汁，或便出砂石，并皆治之。

芍药　白术　滑石　葵子　瞿麦各三两　石苇去毛　木通各二两　王不留行　当归去芦　甘草炙。各一两

上为细末。每服二钱，煎小麦汤调下，食前，日二三服。

牡蛎散　治诸虚不足，及新病暴虚，津液不固，体常自汗，夜卧即甚，久而不止，羸瘠枯瘦，心忪惊惕，短气烦倦。

黄耆去苗、土　麻黄根洗　牡蛎米泔浸，刷去土，火烧通赤。各一两

上三味为粗散。每服三钱，水一盏半，小麦百余粒，同煎至八分，去渣，热服，日二服，不拘时候。

法制熟艾　主灸百病。

陈久黄艾不以多少，择取叶入臼内，用木杵轻捣令熟，以细筛隔去青渣，再捣再筛，如此三次，别以马尾罗子隔之，更再捣罗，候柔细黄熟为度

上主灸百病。世人着灸，多无法度，徒忍痛楚，罕能愈疾，今于《圣惠》《千金》《外台》等方内，摭取点穴分寸、作炷大小、壮数多少等法于后。定分寸法：取病人男

左、女右中指第二节内，度两横纹相去为一寸，应取穴及作炷分寸，并依此法。

点灸穴法：凡点穴时，须得身体平直，四肢令拳缩，坐点令仰，立点令倾侧，灸时孔穴不正，无益于事，徒烧肌肉，虚忍痛楚。若坐点，则坐灸之；卧点，则卧灸之；立点，则立灸之。反此亦不得其穴。

作艾炷法：凡下火点灸，须令艾柱根下，广三分，长亦三分。若减此，不复孔穴，不中经脉，火气不行，亦不能除病。强壮人亦可稍增令大。周岁以里小儿，可如小麦大。

点火法：古来用火灸病，忌八般木火。今即不用木火灸人，不犯诸患，兼去久痾。以清油点灯，灯上烧艾茎点灸，兼滋润灸疮，至愈已来，且无疼痛，用蜡烛更佳。又火珠耀日，以艾承之，遂得火出，此火灸病为良。次有火照耀日，以艾引之，便得火出，此火亦佳。

下火灸时法：皆以日正午已后，乃可下火灸之，时谓阴气未至，灸无不着。午前平旦，谷气虚，令人颠眩，不可卧灸，慎之，慎之。其大法如此，卒急者不可用此例。若遇阴雾，天起风雪，忽降猛雨，炎暑、雷电、虹霓暂时且停。候待清明，即再下火灸。灸时不得伤饱、太饥、饮酒、食生硬物，兼忌思虑愁忧，怒呼骂叫，吁嗟叹息，一切不祥，忌之大吉。

治灸疮不发法：凡着灸疗病，历春、夏、秋、冬不较者，灸炷虽然数足，得疮发脓出，所患即瘥。如不得疮发脓出，其疾不愈。《甲乙经》云：灸疮不发者，用故履底灸令热熨之，三日即发，脓出自然愈疾。今用赤皮葱三五茎，去其葱青，于煻灰火中煨熟拍破，热熨灸疮十余遍，其疮三日自发，立坏，脓出疾愈。

淋洗灸疮法：凡着灸治病，才住火，便用赤皮葱、薄荷二味煎汤，温温淋洗灸疮周回约一二寸已来，令驱逐风气于疮口内出。兼令经脉往来，不滞于疮下，自然疮坏疾愈。若灸疮退火痂后，用桃树东南枝、稍青嫩桃皮二味等分煎汤，温温淋洗灸疮，此二味偏能护灸疮中诸风。若疮内黑烂溃者，加胡荽，三味等分煎汤，温温淋洗，灸疮自然生好肉也。若灸疮疼痛不可忍，多时不较者，加黄连，四味等分煎汤淋洗，立有神效。

壮数多少法：《千金方》云：凡言壮数者，若丁壮遇疾，病根深笃者，可倍多于方数。其人老小羸瘦者，可复减半。依扁鹊灸法，有至五百壮、千壮者，皆临时消息之。

推人神所在法：一日足大指，二日外踝，三日股内，四日腰，五日口、舌、咽、悬雍，六日足小指，七日内踝，八日足腕，九日尻，十日背、腰，十一日鼻柱，十二日发际，十三日牙齿，十四日胃脘，十五日遍身，十六日胸、乳，十七日气冲，十八日腹内，十九日足趺，二十日膝下，二十一日手小指，二十二日伏兔，二十三日肝俞，二十四日手阳明、两胁，二十五日足阳明，二十六日手、足，二十七日膝，二十八日阴，二十九日膝、胫、颞、颥，三十日关元下至足心。已上上神所在之日，禁忌着灸。若遇病急切，不拘此例。

[绍兴续添方]

常山饮　治疟疾。凡疟疾，盖因外邪客于风府，生冷之物内伤脾胃，或先寒后热，或先热后寒，或寒热独作，或连日并发，或间日一发。寒则肢体颤掉，热则举身如烧，头痛恶心，烦渴引饮，气息喘急，口苦舌干，脊膂酸疼，肠鸣腹痛，诸药不治，渐成劳疟者，此药治之。

知母　川常　山草果　甘草炙。各二斤　良姜二十两　乌梅去仁，一斤

上件为粗末。每服三钱，水一盏，生姜五片，枣子一枚，煎至七分，去渣温服。

对金饮子　治证并方见伤寒类。

清心莲子饮　治证并方见痼冷类。

[宝庆新增方]

槐角圆　治五种肠风泻血，粪前有血，名外痔；粪后有血，名内痔；大肠不收，名脱肛；谷道四面胬肉如奶，名举痔；头上有乳，名瘘，并皆治之。

槐角去枝、梗，炒，一斤　地榆　当归酒浸一宿，焙　防风去芦　黄芩　枳壳去瓤，麸炒。各半斤

上为末，酒糊圆，如梧桐子大。每服三十圆，米饮下，不拘时候。

此药治肠风疮内小虫，里急下脓血，止痒痛，消肿聚，驱湿毒，久服永除病根。

胜金圆　治一切疟病，发作有时，盖因外邪客于脏腑，生冷之物内伤脾胃，或先寒后热，或先热后寒，或寒多热少，或寒少热多，或但热不寒，或但寒不热，或连日并发，或间日而发，或发后三五日再发，寒则肢体颤掉，热则举身如火、头痛恶心，烦渴引饮，气息喘急，口苦咽干，背膂酸疼，肠鸣腹痛，或痰聚胸中，烦满欲呕，并皆治之。

槟榔四两　常山酒浸，蒸，焙，一斤

上为末，水面糊为圆，如梧桐子大。每服三十圆，于发前一日晚临卧，用冷酒吞下便睡。不得吃热物、茶、汤之类，至四更尽，再用冷酒吞下十五圆。忌食一切热羹汤、粥食，午间可食温粥，至晚方可食热。忌一切生冷、鱼腥等物。一方用川常山十六两为末，鸡卵十五只，取清为圆。治证、服饵一如前法。

［淳祐新添方］

肠风黑散 治证与泻痢类肠风黑散同。

荆芥烧，二两 枳壳去瓤，二两烧，一两炒用 乱发烧 槐花烧 槐角烧。各一两 甘草炙 猬皮各一两半

上将合烧药同入瓷瓶内，黄泥固济，烧存三分性，出火气，同甘草、枳壳捣罗为末。每服入二钱，水一盏，煎至七分，空心温服，温酒调下亦得。

神应黑玉丹 治证并方见泻痢类。

［吴直阁增诸家名方］

备急圆 治心腹诸卒暴百病，中恶客忤，心腹胀满，卒痛如刀所刺，气急口噤。

干姜炮，一两 巴豆去皮、油，研 大黄各二两

上件为末，炼蜜为圆，如梧桐子大。每服三圆，温水下，不拘时。

青解毒圆 治大人、小儿五脏积热，毒气上攻，胸膈烦闷，咽喉肿痛，赤眼痈肿，头面发热，唇口干燥，两颊生疮，精神恍惚，心忪闷乱，坐卧不宁，及伤暑毒，面赤身热，心躁烦渴，饮食不下。

寒水石研 石膏研。各十六两 青黛八两

上件细研如粉，入青黛和匀，蒸饼七个，水调为圆，如鸡头大。每服一圆，食后新汲水化下，或细嚼，用生姜水下亦得。如中诸毒，并宜服之，及小儿惊风潮热，痰涎壅塞，心胸烦躁，颊赤多渴，睡卧不稳，每三岁儿可服半粒，更量岁数加减与之。

寸金圆 治元阳虚弱，寒气攻冲，膀胱、小肠发肿作痛，或在心胁，牵连小腹，连属阴间，致身体憎寒撮痛。

楮实子 川楝子炒。各一两半 巴豆炒，七个 全蝎炒，四十个 当归去芦，酒浸一宿，一两半

上为细末，用浸当归酒打面糊和圆，如鸡头实大。空心，温酒盐汤吞下二圆至三圆，并进二服。

夺命丹 治远年日近小肠疝气，偏坠搐疼，脐下撮痛，以致闷乱，及外肾肿硬，日渐滋长，阴间湿痒，抓成疮。

吴茱萸去枝、梗，一斤，四两用酒浸，四两用醋浸，四两用汤浸，四两用童子小便浸，各浸一宿，同焙干 泽泻去灰土，二两

上为细末，酒煮面糊圆，如梧桐子大。每服五十圆，空心，食前，盐汤或酒吞下。

[续添诸局经验秘方]

茱萸内消圆　治肾经虚弱，膀胱为邪气所搏，结成寒疝阴㿉，偏火上攻，脐腹疼痛，肤囊肿胀，或生疮疡，时出黄水，腰脚沉重，足胫肿满，行步艰辛，服之内消，不动脏腑。一方无枳实、陈皮、桃仁、玄胡索、川楝子、木香。

山茱萸捣，去核，取肉微炒　桔梗水浸一伏时滤出，慢火炒干为度　白蒺藜炒，去刺　川乌炮，去皮、脐　肉桂去粗皮　茴香舶上者，淘去沙石，焙干　食茱萸　吴茱萸微炒　青皮去白。各二两　海藻洗，焙　五味子净拣　大腹皮酒洗，焙　玄胡索各二两半　桃仁去皮、尖及双仁，麸炒，别研　枳实去瓤，麸炒　陈皮去白。各一两　川楝子锉，炒，三两　木香一两半

上为末，酒糊圆，如梧桐子大。温酒下三十圆，食前服。

麝香大戟圆　治阴㿉肿胀，或小肠气痛。

葫芦巴炒，四两　大戟去皮，炒黄，半两　麝香别研，一钱　茴香舶上者　川楝子各六两　槟榔刮去底，细切，不见火　诃子炮，去核，酒浸，蒸，焙干用　附子炮，去皮、脐　木香各一两

上为末，独留川楝子，以好酒一二升，葱白七枚，长三四寸，煮川楝子软，去核取肉，和药捣杵，圆如梧桐子大。空心，温酒下五七圆至十圆，姜汤亦得。潮发疼痛，炒姜热酒下十五圆。

三白散　治膀胱蕴热，风湿相乘，阴囊肿胀，大小便不利。

白牵牛二两　桑白皮微炒　白术　木通去节　陈皮去白。各半两

上捣为粗末。每服二钱，姜汤调下，空心服，未觉再进。常服导利留滞，不损脏气。

葫芦巴圆　治大人、小儿小肠气、蟠肠气、奔豚气、疝气，偏坠阴肿，小腹有形如卵，上下来去，痛不可忍，或绞结绕脐攻刺，呕恶闷乱，并皆治之。

葫芦巴炒，一斤　吴茱萸汤洗十次，炒，十两　川楝子炒，一斤二两　大巴戟去心，炒　川乌炮，去皮、脐。各六两　茴香淘去土，炒，十二两

上为细末，酒煮面糊为圆，如梧桐子大。每服十五圆，空心，温酒吞下，小儿五圆，茴香汤下。

治疮肿伤折

云母膏　治一切疮肿伤折等病。

蜀椒去目及闭口者，微炒出汗甘　白芷　没药研　赤芍药　肉桂去粗皮　当归各半两　盐花研，一十四两　麒麟竭研　菖蒲　白芨　芎䓖　草龙胆　木香　白蔹　防风去芦、

叉　厚朴去粗皮，姜汁制　麝香研　桔梗　柴胡去芦头　松脂　人参　苍术泔浸一宿　黄芩　夜合用皮　乳香　附子去皮、脐　茯苓去皮　高良姜各半两　硝石研如粉　甘草　云母光明白薄者，研粉。各四两　桑白皮　水银候膏凝如人体热，以生绢袋盛水银，以手弹如针头大，铺在膏上，谓之养药母　柏叶不用近道者　槐叶　柳枝各二两　陈皮一两　清油四十两　黄丹细研，一十四两　黄耆去芦，半两

上除云母、硝石、麒麟竭、没药、麝香、乳香、黄丹、盐花八味别研外，并锉如豆大，用上件清油，于瓷器中浸所锉药七日，以物封闭后，用文火煎，不住手搅，三上火，三下火。每上，候匝匝沸，乃下火，候沸定再上，如此三次，候白芷、附子之类黄色为度，勿令焦黑，以绵或新布绞去滓，却入铛中，再上火熬。后下黄丹与别研药八味，以柳篦不住手搅，直至膏凝，良久色变，再上熬，仍滴少许水中，凝结不黏手为度。先炙一瓷器，热即倾药在内，候如人体温热，弹水银在上，每用膏药，即先刮去水银。治发背，先以败蒲一斤，用水三升，煎五十沸，如人体温，将蒲水洗疮，拭干贴药，一两分为三服，温酒下，未成脓者立瘥。于外贴之，奶痈外贴。瘰疬骨疽，毒穿至骨，用药一两，分作三服，温酒下，甚者即泻出恶物，兼外贴，瘥。肠痈，以药半两分为五服，甘草汤下，未成脓者当时消，已有脓者，随药下脓出，后每日酒下五圆，如梧桐子大，待脓止即住服。风眼，贴两太阳穴。壁镜咬、蜘蛛咬，外贴，留疮口。发脑、发髭鬓、发眉、发耳、脐痈、牙痈、牙疼，并外贴包裹，即当时痛止。箭头所伤，箭头在内，外贴，每日吃少许烂绿豆，箭头自出。虎、豹所伤，先以甘草汤洗，然后贴膏，每日换，不过三次贴。狗、蛇咬，生油下十圆，如梧桐子大，仍须贴外。难产三日不分娩，温酒下一分便生。血运欲死，以姜汁和小便半升温酒下十圆，死者即返。死胎在腹，以榆白皮汤下半两便生。丈夫本脏气，茴香温酒下一分，每日一服，不过二服瘥。中毒药酒洗袜一本作中暑毒，取地水，温下一分，每日一服，不过四度，泻出恶物瘥。瘤赘，外贴消之。一切肿疖，外贴立瘥。但有所苦，并皆治之，药到即瘥。已上主疗，只忌羊血，余无所忌。如人收此药防身，以蜡纸裹，不令风干，可三十年不损药力。

小犀角圆　治肠痈、乳痈、发背，一切毒肿，服之化为水。

巴豆二十二枚，去皮、膜、心，炒出油，细研　大黄蒸，焙，一两一分　犀角三两　黄连去须　栀子去皮　干蓼蓝　升麻　黄芩　防风去芦　人参　当归去芦　黄耆去苗　甘草炙。各一两

上为细末，入巴豆匀，炼蜜搜和为圆，如梧桐子大。每服三圆，温汤下，利三两行，吃冷粥止之，不利，加至四五圆，初服取快利，后渐减圆数，取微溏泄为度，老小，以意加减，肿消及和润乃止。利下黄水，觉肿处微皱色变，即是消候。一切肿毒皆

内消，神验不可论。忌热面、蒜、猪肉、芦笋、鱼、海藻、菘菜、生冷、粘食。

何首乌散　治脾肺风毒攻冲，遍身癣疥瘙痒，或生瘾疹，搔之成疮，肩背拘倦，肌肉顽痹，手足皴裂，风气上攻，头面生疮，及治紫癜、白癜、顽麻等风。

荆芥穗　蔓荆子去白皮　蚵蚾草去土　威灵仙净洗　何首乌　防风去芦、叉　甘草炙

上件各五斤，捣罗为末。每服一钱，食后，温酒调下，沸汤亦得。

桦皮散　治肺脏风毒，遍身疮疥，及瘾疹瘙痒，搔之成疮，又治面上风刺，及妇人粉刺。

杏仁去皮、尖，用水一碗，于银铫子内熬，候水减一半以来，取出放令干　荆芥穗各二两　枳壳去瓤，用炭火烧存性，取出于湿纸上令冷　桦皮烧成灰。各四两　甘草炙，半两

上件药除杏仁外，余药都捣罗为末，却将杏仁别研令极细，次用诸药末旋旋入研令匀。每服二钱，食后，温酒调下，日进三服。疮疥甚者，每日频服。

太岳活血丹　治男子、妇人外伤内损，狗咬虫伤；驴扑马坠，手足伤折，一切疼痛，腹中瘀血刺胁筑心，及左瘫右缓，走注疼痛，痈肿痔漏。妇人冷气入腹，血脉不通，产后败血灌注四肢，吹奶肿痛，血气撮痛，并宜服之。

乱发皂角水净洗，二斤，晒干，用清麻油二斤，入锅内炒，频以手拈看，脆乱如糊苔即止，不可令炒过　栗楔谓栗三颗共一毬，其中有扁薄者是，去壳，薄切，日干　皂角刺烧通红，米醋内淬，焙　大黑豆以湿布揩去尘垢，退黑皮，焙干　花桑枝如臂大者，炭火烧，烟尽，米醋淬，取出焙。各一斤　蓖麻仁别研，涂墨，三两　乳香好者，细研，入米醋一碗熬令熟香，四两　细墨半斤，一半用蓖麻仁三两，乳钵烂研涂墨上，涂尽，用薄纸裹，以黄泥固济，日干，以火五十斤煅令通红，放地上，盆盖，出火气，两饭久。一半用硇砂二两，醋化，涂墨上，炙干　硇砂光净者，醋化涂墨上，二两

上六味为末，入乳香膏内，和杵三千下，圆如弹子大。如乳香膏少，更入醋煮面糊。痛甚者每服一圆，轻可者服半圆，用无灰酒一盏，乳香一豆大，先磨香尽，次磨药尽，煎三五沸，临卧温服，以痛处就床卧。如欲出汗，以衣被盖覆，仍用药涂磨损处。忌一切动风物。应妇人诸疾服者，更用当归末一钱，依法煎服。有孕者莫服。

玉龙膏　摩风止痛，消肿化毒。治一切伤折疮肿。

瓜蒌大者一个，去皮　黄蜡一两半　白芷净拣，锉，半两　麻油清真者，六两　麝香研，一钱　松脂研，一钱半　零香　藿香各一两　杏仁去皮、尖　升麻　黄耆　赤芍药　白芨　白蔹　甘草净拣，锉。各一分

上以油浸七日，却比出油，先炼令香熟，放冷入诸药，慢火煎黄色，用绢滤去渣。入银、石锅内，入蜡并麝香、松脂，熬少时，以瓷盒器盛。每用少许，薄摊绢帛上贴。若头面风癣痒，疮肿疼痛，并涂磨令热，频频用之。如耳鼻中肉铃，用纸拈子每日点

之，至一月即愈。如治灸疮及小儿瘤疮，涂之兼灭瘢痕，神效。

花蕊石散 治一切金刃箭镞伤中，及打扑伤损，猫狗咬伤，或至死者，急于伤处掺药，其血化为黄水，再掺药便活，更不疼痛。如内损血入脏腑，热煎童子小便，入酒少许，调一大钱，服之立效。若牛肠出不损者，急内入，细丝桑白皮尖茸为线，缝合肚皮，缝上掺药，血止立活。如无桑白皮，用生麻缕亦得，并不得封裹疮口，恐作脓血。如疮干，以津液润之，然后掺药。妇人产后败血不尽，血迷、血运，恶血奔心，胎死腹中，胎衣不下至死者，但心头暖，急以童子小便调一钱，取下恶物如猪肝片，终身不患血风、血气。若膈上有血，化为黄水，即时吐出，或随小便出，立效。

硫黄上色明净者，捣为粗末，四两　花蕊石捣为粗末，一两

上二味相拌令匀，先用纸筋和胶泥固济瓦罐子一个，内可容药，候泥干入药内，密泥封口了，焙笼内焙干，令透热，便安在四方砖上，砖上书八卦五行字，用炭一称，笼迭周匝，自巳、午时，从下生火，令渐渐上彻，有坠下火，旋夹火上，直至经宿，火冷炭消尽。又放经宿，罐冷定，取出细研，以绢罗子罗至细，瓷盒内盛，依前法使用。

［绍兴续添方］

化毒排脓内补十宣散亦名折裹十补散　治一切痈疽疮疖。未成者速散，已成者速溃，败脓自出，无用手挤，恶肉自去，不犯刀杖，服药后疼痛顿减，其效如神。

黄耆以绵上来者为胜，半如箭杆，长二三尺，头不叉者，洗净，寸截，槌破丝擘，以盐汤润透，用盏盛，盖汤上一炊久，焙燥，随众药入碾成细末，一两　人参以新罗者为上，择团结重实滋润者，洗净，去芦，薄切，焙干，捣用　当归取川中来者，择大片如马尾状，滋润甜辣芬香者，温水洗，薄切，焙干。各二两　厚朴用梓间者，肉厚而色紫，掐之油出，去粗皮，切，姜汁罨一宿，爁熟，焙燥，勿用桂朴　桔梗以有心味苦者为真，无心味甘者，荠苨也，主解药毒，切勿误用。洗净，去头尾，薄切，焙燥　桂心用卷薄者，古法带皮桂每两只取二钱半，合用一两者，当买四两，候众药罢，别研方入，不得见火　芎䓖以川中来者为上，今多用抚芎大块者，净洗，切，焙　防风择新香者净洗，切，焙　甘草生用　白芷各一两

上十味，选药贵精，皆取净、晒、焙、极燥方秤，除桂心外，一处捣罗为细末，入桂令匀。每服自三钱加至五六钱，热酒调下，日夜各数服，以多为妙。服至疮口合，更服尤佳，所以补前损，杜后患也。不饮酒人，浓煎木香汤下，然不若酒力之胜也。或饮酒不多，能勉强间用酒调，并以木香汤解酒，功效当不减于酒也。大抵痈疽之作，皆血气凝滞，风毒壅结所致，治之不早，则外坏肌肉，内攻脏腑，其害甚大，才觉便服，倍加服数，服之醉，则其效尤速。发散风毒，流行经络，排脓止痛，生肌长肉，药性平和，老人、小儿、妇人、室女，皆可服之。

没药降圣丹 治打扑闪肭，筋断骨折，挛急疼痛，不能屈伸，及荣卫虚弱，外受

游风,内伤经络,筋骨缓纵,皮肉刺痛,肩背拘急,身体倦怠,四肢少力。

自然铜火煅,醋淬十二次,研末水飞过,焙　川乌头生,去皮、脐　骨碎补爁,去毛　白芍药　没药别研　乳香别研　当归洗,焙。各一两　生干地黄　川芎各一两半

上并生用,为细末,以生姜自然汁与蜜等分炼熟和圆,每一两作四圆。每服一圆,捶碎,水、酒各半盏,入苏木少许,同煎至八分,去苏木,热服,空心,食前。

[宝庆新增方]

千金漏芦汤　治痈疽发背,丹毒恶肿,时行热毒,发作赤色,瘰疬初发,头目赤痛,暴生障翳,吹奶肿痛。一切无名恶疮,虽觉所苦细微,不可轻慢,急服此药,并皆内消,更不成脓。若发背、痈疽已成脓者,当排脓,服之,直至脓尽。

漏芦去芦　麻黄去根、节　升麻锉　赤芍药生　黄芩去皮　甘草生　白蔹净洗　白芨去须　枳壳米泔浸一宿,去白。各四两　生大黄一十三两

上㕮咀。每服四钱,水二盏,煎至一盏,纱帛滤去渣,空心,食前热服,以快利为度。病人更自量,增损服之,立效。

滑肌散　治风邪客于肌中,浑身瘙痒,致生疮疥,及脾肺风毒攻冲,遍身疮疥皴裂,干湿发疮,日久不瘥,并皆治之。

剪草七两,不见火　轻粉一钱

上为细末。疮湿,用药干掺;疮干,用麻油调药傅之。

神效托里散　治痈疽发背、肠痈、奶痈、无名肿毒,焮作疼痛,憎寒壮热,类若伤寒,不问老、幼、虚人,并皆治之。

忍冬草去梗　黄耆去芦。各五两　当归一两二钱　甘草炙,八两

上为细末。每服二钱,酒一盏半,煎至一盏。若病在上,食后服;病在下,食前服。少须再进第二服,留渣外傅。未成脓者内消,已成脓者即溃。

[淳祐新添方]

红玉散　敛疮口,生肌肉,止疼痛,去恶水,不问日近年深,并治之。

寒水石炭火烧通赤,候冷细研,二两　黄丹半两

上同研细,干掺疮口内,后用万金膏贴,每日一上,再上尤妙。

万金膏　治痈疽发背,诸般疮疖,从高坠堕,打扑伤损,脚膝生疮,远年臁疮,五般痔漏,一切恶疮,并皆治之。

龙骨　鳖甲　苦参　乌贼鱼骨　黄檗　草乌头　黄连　猪牙皂角　黄芩　白蔹　白芨　木鳖子仁　当归洗,焙　厚朴去粗皮　川芎　香白芷　没药别研　槐枝

柳枝并同锉，研。各一分　乳香别研，一钱　黄丹一两半　清麻油四两，冬月用半斤

上除黄丹外，银、石器中将诸药并油内用慢火煎紫赤色，去药不用，却入黄丹一半放油内，不住手搅，令微黑，更入余黄丹，不住手搅，须是慢火熬令紫黑，滴在水上不散，及不黏手，然后更别入黄丹少许，再熬数沸，如硬时却更入油些少，以不黏手为度。用时量疮大小摊纸上贴之。

［吴直阁增诸家名方］

接骨散　治从高堕下，马逐伤折，筋断骨碎，痛不可忍。接骨续筋，止痛活血。

定粉　当归各一钱　硼砂一钱半

上为细末。每服二钱，煎苏木汤调下，服讫后时时吃苏木汤。

急风散　治久新诸疮，破伤中风，项强背直，腰为反折，口噤不语，手足抽掣，眼目上视，喉中沸声。

丹砂一两　草乌头三两，一半生用，一半以火烧存性，于米醋内淬令冷　麝香研　生乌豆同草乌一处为末。各一分

上为细末和匀。破伤风，以酒一小盏调半钱，神效。如出箭头，先用酒一盏，调服半钱，却以药贴箭疮上。

油调立效散　治湿疥浸淫，流溃遍体，大作瘭浆，搔之水出，小如粟粒，痒痛难任，肌肤湿润，经久不瘥。

腻粉　绿矾　黄檗微炙，细研　硫黄研细。各等分

上为细末研匀，以生油调药涂之。

导滞散　治重物压迮，或从高坠下，作热五内，吐血、下血，出不禁止；或瘀血在内，胸腹胀满，喘粗气短。

当归　大黄

上等分，炒为末。每二钱，温酒调下，不拘时候。

如圣散　治肺脏风毒攻发皮肤，血气凝涩，变生疥疮瘙痒，搔之，皮起作痂，增展浸引，连滞不瘥。此药活血脉，润皮肤，散风邪，止瘙痒。

蛇床子半两　黄连去须，三分　胡粉结砂子，一两　水银同胡粉点水研令黑，一分

上件药，以生麻油和稀滑。每用药时，先以盐浆水洗疮令净，后以药涂之，干即便换，不过三五度，瘥。

槟榔散　治痈疽疮疖脓溃之后，外触风寒，肿焮结硬，脓水清稀，出而不绝，内膝空虚，恶汁臭败，疮边干急，好肌不生，及疔疮瘘恶疮，连滞不瘥，下注臁疮，浸溃不敛。

槟榔　黄连去须,切　木香各等分

上为细末。每用,干贴疮上。

拔毒散　治小儿丹毒,肉色变异,或着四肢,或在胸背,游走不定,焮热疼痛,拔痛消肿,散热定疼。

石膏三两　甘草　黄檗各一两　寒水石七两

上为细末。每用水调,时复以鸡翎刷扫,以芭蕉自然汁调妙。

琥珀膏　治颈项瘰疬,及发腋下,初如梅子,肿结硬强,渐若连珠,不消不溃,或穿穴脓溃,肌汁不绝,经久难瘥,渐成偕疾,并治之。

琥珀一两　木通　桂心　当归　白芷　防风　松脂　朱砂研　木鳖去壳。各半两　麻油二斤　丁香　木香各三分

上件药,先用琥珀、丁香、桂心、朱砂、木香五味捣罗为末,其余药并细,以油浸一宿,于铛中以慢火煎,候白芷焦黄滤出。次下松脂末,滤去渣,再澄清油,却安铛中慢火熬,下黄丹一斤,以柳木篦不住手搅,令黑色,滴入水中成珠子不散,看硬软得所,入琥珀等末搅令匀,于瓷器内盛之。每使时看大小,用火焬纸上匀摊,贴之。

丹参膏　治乳肿、乳痈毒气焮作赤热,渐成攻刺疼痛,及治乳核结硬不消散。通顺经络,宣导壅滞。

丹参　赤芍药　白芷各等分

上细锉,以酒淹三宿,入猪脂半斤,微煎令白芷黄色,滤去渣,入黄蜡一两。每用少许,时时涂之。

神效当归膏　治烫火伤初起瘭浆,热毒侵展,焮赤疼痛,毒气壅盛,腐化成脓。敛疮口,生肌肉,拔热毒,止疼痛。

当归　黄蜡各一两　麻油四两

上件先将油煎,令当归焦黑,去滓,次入蜡急搅之,放冷,入瓷盒内。每使时,故帛子摊贴之。

腻粉膏　治风邪热毒客搏皮肤,身体生疮,痒痛无时,及大疥作疮,焮赤疼痛,浸淫侵展,肌汁不绝。拔热毒,止疼痛,生肌肉,敛疮口,神效。

猪脂炼,六两　松脂半两　腻粉　胡粉　黄连为末　甘草为末。各一两

上件药,先以猪脂煎松脂,次入黄蜡二两,滤去渣,次下腻粉并四味,搅匀,倾于瓷器中,每用药少许涂之,日三四易。

乌蛇膏　治风邪毒气外客皮肤,熏发成肿,所起不定,游走往来,时发痒痛,或风毒势盛,攻注成疮,焮赤多脓,疮边紧急,但是风肿,并皆治之。

吴茱萸　藁本　独活　细辛　白僵蚕去丝、嘴,炒　半夏　蜀椒去目,炒　防风

赤芍药　当归　桂心　川芎　香白芷各半两　乌蛇　黄蜡各二两　干蝎　附子去皮、尖。各一两

上件细锉，以炼腊月猪脂二斤文火煎，候白芷赤黑色为度，绵滤去渣，下蜡，入瓷器内盛。每用，取少许摩之令热，日三服。

槐白皮膏　治内外诸痔，肿核结硬，或痒发无时，或痛不可忍，或肛边生疮，赤烂侵溃，或鼠乳附核，久不消散。

槐白皮　楝实各五两　甘草　白芷各二两　赤小豆二合　桃仁六十枚　当归三两

上七味㕮咀，以煎成猪膏一斤，微火煎白芷黄，药成。每用摩疮上，日再用。

神仙太一膏　治八发痈疽，一切恶疮软疖，不问年月深远，已成脓未成脓，贴之即效。蛇、虎、蝎、犬、汤火、刀斧所伤，并可内服、外贴。发背，先以温水洗疮，拭干，用帛子摊药贴，仍用水下一粒。血气，木通酒下。赤白带下，当归酒下。咳嗽、喉闭、缠喉风，并绵裹含化。一切风赤眼，贴太阳穴，后用山栀子汤下。打扑伤损，贴药，仍用橘皮汤下。腰膝痛，贴之，盐汤下。唾血，桑白皮汤下。诸漏，先以盐汤洗其诸疮疖，并量大小，以纸摊药贴之，并每服一粒。旋圆樱桃大，以蛤粉为衣，其药可收十年不坏，愈久愈烈，神效不可具述。

玄参　白芷　川当归去芦　肉桂去粗皮　大黄　赤芍药　生干地黄各一两

上锉，用麻油二斤浸，春五日、夏三日、秋七日、冬十日，滤去滓，油熬得所，次下黄丹一斤，以滴油在水中不散为度。

[续添诸局经验秘方]

补损当归散　疗坠马、落车、被打，伤腕折臂，呼叫不绝，服此药呼吸之间，不复大痛，服三日，筋骨即当相连，神效。

泽兰制　附子炮，去皮、脐。各一分　当归炒　蜀椒炒，出汗　甘草炙　桂心各三分　芎䓖炒，六分

上为细末。每服二钱，温酒调下，日三服。忌海藻、菘菜、生葱、猪肉、冷水。

复元通气散　治疮疖痈疽，方作焮赤，初发疼痛，及脓已溃、未溃，小肠气、肾痈、便毒，腰痛气刺，腿膝生疮，及妇人吹奶。

舶上茴香炒　穿山甲锉　蛤粉炒，去粉。各二两　南木香不见火，一两半　延胡索擦去皮　白牵牛炒，取末　陈皮去白　甘草炒。各一两

上为细末。每服一大钱，热酒调。病在上，食后服；病在下，食前服。不饮酒人，煎南木香汤调下。

排脓托里散　治一切疮疖痈毒，及肠痈、背疽，或赤肿而未破，或已破而脓血不

散,浑身发热,疼痛不可堪忍者。并治妇人奶痈,一切毒肿,并宜服之。

地蜈蚣　赤芍药　当归　甘草各等分

上为细末。每服二钱,温酒调下,不拘时候。

升麻和气饮　治疮疥发于四肢,臀髀痛痒不常,甚至憎寒发热,攻刺疼痛,浸淫浮肿。又癞风入脏,阴下湿痒,耳鸣眼痛,皆治之。

干姜　熟枳壳各半钱　干葛　熟苍术　桔梗　升麻各一两　当归　熟半夏　茯苓　白芷各二钱　陈皮　甘草各一两半　芍药七钱半　大黄蒸,半两

上为锉散。每服四大钱,水一盏半,姜三片,灯心十五茎,煎至七分,去渣,食前服。

五香连翘汤　治一切恶核,瘰疬痈疽,恶肿等病。

沉香不见火　乳香不见火,研　甘草生　舶上青木香不见火。各一分　连翘去蒂　射干　升麻　桑寄生无,以升麻代之　独活今铺家所卖者,只是宿前胡,或是土当归,不堪用,只用羌活,甚妙　木通去节。各三分　丁香不见火,半两　大黄蒸,三两　麝香真者,别研,一钱半

上㕮咀。每服四大钱,水二盏,煮取一盏以上,去渣,取八分清汁,空心热服。

卷之九

治妇人诸疾

熟干地黄圆 治妇人风虚劳冷一切诸疾。或风寒邪气留滞经络，气血冷涩，不能温润肌肤；或风寒客于腹内，则脾胃冷弱，不能克消水谷；或肠虚受冷，大便时泄；或子脏挟寒，久不成胎，月水不调，乍多乍少，或月前月后，或淋沥不止，或闭断不通，积聚癥瘕，面体少色，饮食进退，肌肉消瘦，百节酸疼，时发寒热，渐至羸损，带漏五色，阴中冷痛，时发肿痒，月水将行，脐腹先痛，皮肤皱涩，瘾疹瘙痒，麻痹筋挛，面生皯䵳，发黄脱落，目泪自出，心忪目眩；及产后劳损未复，肌瘦寒热，颜色枯黑，饮食无味，渐成蓐劳，并皆治之。

熟干地黄酒浸 五味子拣净 柏子仁微炒，别研 芎䓖各一两半 泽兰去梗，二两一分 禹余粮火烧红，醋淬七遍，细研 防风去芦、叉 肉苁蓉酒浸一宿 白茯苓去皮 厚朴去粗皮，姜汁炙 白芷 干姜炮 山药 细辛去苗 卷柏去根。各一两 当归去芦，酒浸，炒 藁本去芦，洗 甘草炙。各一两三分 蜀椒去目及闭口者，微炒去汗 牛膝去苗，酒浸一宿 人参 续断 蛇床子拣净，微炒 芜荑炒 杜仲去粗皮，炙黄 艾叶炒。各三分 赤石脂煅，醋淬 石膏煅，研，飞。各二两 肉桂去粗皮 石斛去根 白术各一两一分 紫石英煅，醋淬，研，飞，三两

上件药捣罗为末，炼蜜和捣五七百杵，圆如梧桐子大。每服三十圆，温酒或米饮下，空心，食前服。常服养血补气，和顺荣卫，充实肌肤，调匀月水，长发驻颜，除风去冷，令人有子。温平不热无毒，妊娠不宜服之。

泽兰圆 治产后劳伤，脏腑虚羸未复，气血不调，肢体瘦弱，困乏少力，面色萎黄，心常惊悸，多汗嗜卧，饮食不进。产后百日内，每日常服，壮气益血，暖下脏，进饮食。

黄耆 泽兰去梗 牛膝去苗，酒浸一宿 人参去芦 赤石脂煅。各一两 附子炮，去皮、脐 木香 白茯苓去皮 续断各三分 肉桂去粗皮 芎䓖 白术 干姜炮 当归去芦，

锉,微炒　甘草炙,微赤。各半两　熟干地黄净洗,酒蒸,焙,一两半

上为末,炼蜜圆,如梧桐子大。每三十圆,温米饮下,空心,食前。

钟乳泽兰圆　补虚羸,益血气。治冲任虚损,月水不调,脐腹疞痛,腰腿沉重,四肢倦怠,百节酸痛,心忪恍惚,忧恚不乐,面少光泽,饮食无味。除下脏风冷,治带下三十六疾,崩中漏下五色,子宫久冷无子,及数堕胎,或因产劳损,冲任血气虚羸,肌瘦嗜卧。久服补暖元脏,润泽肌肤,长发去䵟,除头风,令人有子。

钟乳粉三两　泽兰二两二钱半　芜荑炒,半两　麦门冬去心,焙,一两半　山茱萸一两二钱半　艾叶醋炒,七钱半　防风一两七钱半　柏子仁炒,别捣　人参去芦　石膏研,飞　石斛去根　熟干地黄酒蒸。各一两半　芎䓖　甘草微炙赤　牛膝去芦,酒浸,焙　白芷　山药　当归去芦,炒　藁本　细辛去苗,不见火　肉桂去粗皮。各一两

上为细末,炼蜜和为圆,如梧桐子大。每服三十圆至五十圆,温酒或米饮下,空心,食前,日二服。

人参荆芥散　治妇人血风劳气,身体疼痛,头昏目涩,心忪烦倦,寒热盗汗,颊赤口干,痰嗽胸满,精神不爽;或月水不调,脐腹疞痛,痃癖块硬,疼痛发歇;或时呕逆,饮食不进,或因产将理失节,淹延瘦瘁,乍起乍卧,甚即着床。

荆芥穗　羚羊角镑　酸枣仁微炒　生干地黄　枳壳麸炒,去瓤,称　人参　鳖甲醋浸,去裙,炙黄　肉桂去粗皮　白术　柴胡各七两半　甘草爁,锉　芎䓖　赤芍药　牡丹皮　当归　防风去苗、叉,各五两

上为粗末。每服三钱,水一盏半,生姜三片,煎至八分,去渣热服,不拘时,日二服。常服除一切风虚劳冷宿病。有孕不宜服。

牡丹煎圆　治妇人冲任本虚,少腹挟寒,或因产劳损,子脏风寒,搏于血气,结生瘕聚,块硬发歇,脐腹刺痛,胁肋紧张,腰膝疼重,拘挛肿满,背项强急,手足麻痹,或月水不调,或瘀滞涩闭,或崩漏带下,少腹冷疼,寒热盗汗,四肢酸痛,面色萎黄,多生䵟黯,羸乏少力,心多惊悸,不欲饮食。

延胡索　缩砂仁各半两　赤芍药　牡丹皮各一两　山茱萸　干姜炮。各半两　龙骨细研,水飞　熟干地黄酒浸　槟榔　羌活各二两　藁本去土　五味子　人参　白芷　当归去芦,酒浸　干山药　泽泻　续断细者　肉桂去粗皮　白茯苓　白术　附子去皮、脐　木香　牛膝去苗,酒浸一宿,焙　萆薢炮,为末,炒熟。各一两　石斛去根,酒浸,三两

上为细末,炼蜜和圆,如梧桐子大。每服二十圆至三十圆,温酒或醋汤下,空心,食前,日二服。妊娠不宜服。

椒红圆　治妇人血气不调,腑脏怯弱,风冷邪气乘虚客搏,脐腹冷疼,胁肋时胀,面色痿黄,肌体羸瘦,怠惰嗜卧,不思饮食。常服补虚损,暖下脏,逐痼冷,进欲食。

沉香　莪术　诃黎勒煨，去核　椒红微炒，出汗　当归去芦，酒浸，微炒　附子炮，去皮、脐　白术各一两　麝香一分，别研　丁香　肉豆蔻炮　高良姜去芦，麻油炒。各半两

上为细末，入麝香匀，酒煮面糊圆，如梧桐子大。每服三十圆，用温酒下，空心，食前。

熟干地黄散　治妇人劳伤血气，腑脏虚损，风冷邪气乘虚客搏，肢体烦痛，头目昏重，心多惊悸，寒热盗汗，羸瘦少力，饮食不进。

丹参去芦头　防风去芦、叉　当归去芦，微炒　细辛去苗　藁本去芦，洗　芎䓖各半两　人参　熟干地黄酒洒，蒸，焙　白茯苓去皮　肉桂去粗皮　白术各一两　续断　附子炮，去皮、脐　黄耆去芦。各三分

上为粗散。每服四钱，水一盏半，入生姜半分，枣三个，擘破，煎至一盏，滤去渣，食前温服。

安息活血丹　治冲任不足，下焦久寒，脐腹疞痛，月事不匀，或来多不断，或过期不来，或崩中去血，或带下不止，面色痿黄，肌肉瘦瘁，肢体沉重，胸胁胀满，气力衰乏，饮食减少，一切血气虚寒，并宜服之。

吴茱萸汤浸七遍，焙干，微炒　安息香捣碎，入好酒研，澄去渣，银器内慢火熬成膏　柏子仁炒　山茱萸去核　延胡索　桃仁去皮、尖，麸炒微黄色　虎杖　当归　杜仲去粗皮，锉，炒　附子炮，去皮、脐　木香各二十两　泽兰叶　干姜炮　肉桂去粗皮　艾叶微炒　黄耆去芦　牡丹皮各二斤半　肉苁蓉酒浸，焙　厚朴去粗皮，姜汁炙令熟。各五斤

上为细末，以前安息香膏，入白面同煮作糊和圆，如梧桐子大。每服三十圆，食前以温酒下，醋汤亦得。

吴茱萸汤　治妇人脏气本虚，宿挟风冷，胸膈满痛，腹胁疞刺，呕吐恶心，饮食减少，身面虚浮，恶寒战栗，或泄痢不止，少气羸困，及因而生产，脏气暴虚，邪冷内胜，宿疾转甚，并皆治之。

桔梗去苗　防风去苗、叉　干姜炮　甘草炙　当归去苗，微炒　细辛去苗。各半两　熟干地黄三分　吴茱萸汤洗七遍，微炒，二两

上为粗散。每服三钱，水一盏，煎至八分，细滤去渣，热服，空心，食前。

伏龙肝散　治气血劳伤，冲任脉虚，经血非时，忽然崩下，或如豆汁，或成血片，或五色相杂，或赤白相兼，脐腹冷痛，经久未止，令人黄瘦口干，饮食减少，四肢无力，虚烦惊悸。

伏龙肝即灶心土也　赤石脂各一两　熟干地黄酒浸一宿　艾叶微炒。各二两　甘草炙　肉桂去粗皮。各半两　当归去苗，炒　干姜炮。各三分　芎䓖三两　麦门冬去心，一两半

上为粗散。每服四钱，水一盏半，入枣三个，擘破，煎至七分，去渣，食前温服。

温经汤　治冲任虚损，月候不调，或来多不断，或过期不来，或崩中去血过多不止。又治曾经损娠，瘀血停留，少腹急痛，发热下利，手掌烦热，唇干口燥。及治少腹有寒，久不受胎。

阿胶蛤粉碎炒　当归去芦　芎䓖　人参　肉桂去粗皮　甘草炒　芍药　牡丹皮各二两　半夏汤洗七次，二两半　吴茱萸汤洗七次，焙，炒，三两　麦门冬去心，五两半

上为粗末。每服三钱，水一盏半，入生姜五片，煎至八分，去渣，热服，空心，食前服。

禹余粮圆　治妇人带下久虚，胞络伤败，月水不调，渐成崩漏，气血虚竭，面黄体瘦，脐腹里急，腰膝疼重，肢体烦痛，心忪头眩，手足寒热，不思饮食。

桑寄生　柏叶微炒　当归去芦，微炒　厚朴去粗皮，涂姜汁，炙　干姜炮　白术　鳖甲醋浸，去裙，炙黄　附子炮，去皮、脐。各一两　禹余粮烧，醋淬七遍，飞研　白石脂各二两　狗脊去毛　白芍药各三分　吴茱萸汤洗七次，微炒，半两

上为细末，炼蜜和圆，如梧桐子大。每服三十圆，温酒或米饮下，空心，食前服。

逍遥散　治血虚劳倦，五心烦热，肢体疼痛，头目昏重，心忪颊赤，口燥咽干，发热盗汗，减食嗜卧，及血热相搏，月水不调，脐腹胀痛，寒热如疟。又疗室女血弱阴虚，荣卫不和，痰嗽潮热，肌体羸瘦，渐成骨蒸。

甘草微炙赤，半两　当归去苗，锉，微炒　茯苓去皮，白者　芍药白　白术　柴胡去苗。各一两

上为粗末。每服二钱，水一大盏，烧生姜一块切破，薄荷少许，同煎至七分，去渣热服，不拘时候。

白薇圆　补调冲任，温暖子宫。治胞络伤损，宿受风寒，久无子息，或受胎不牢，多致损堕。久服去下脏风冷，令人有子。

秦椒去目及闭口者，微炒出汗，半两　白薇去苗　熟干地黄　当归去芦，锉，微炒　姜黄各一两七钱半　牡蒙　藁本去苗及土。各一两二钱半　禹余粮火煅、酒淬七遍，研，二两　人参　柏子仁微炒　桑寄生　附子炮，去皮、脐　肉桂去粗皮　五味子去梗　吴茱萸汤浸，微炒　石斛去根　甘草炙，微赤　牛膝去苗，酒浸一宿，焙干　防风去苗、叉　芎䓖各一两半

上为细末，入研药匀，炼蜜为圆，如梧桐子大。每服三十圆至五十圆，温酒或米饮下。空心食前服，才觉妊娠即住服，已怀孕者尤不宜服之。

小白薇圆　治妇人冲任虚损，子脏受寒，久无子息，及断续不产，此因上热下冷，百病滋生；或月水崩下，带漏五色，腰腹疼重，面黄肌瘦，或因产乳不能将护，登厕太早；或久坐湿地，并冷风从下入，血脏既虚，风邪内乘；或月水当行，失于调摄，伤动胞络，阴阳不和，上焦虚阳壅燥，下脏邪冷结伏。致使胎孕不成，冷极伤败，月

水不匀，饮食减少，夜多盗汗，面生皯䵳，齿摇发落，脚膝疼重，举动少力，并宜服之。

覆盆子去梗　菖蒲微炒。各三分　白龙骨　熟干地黄　川椒去目及闭口者，微炒出汗　白薇去苗。各一两　蛇床子炒　干姜炮　细辛去苗　当归去芦，微炒　车前子　芎䓖各半两　远志去心　桃仁去皮、尖，麸炒黄　白茯苓去皮　藁本去苗　人参　卷柏去根　白芷　肉桂去粗皮。各三两　麦门冬去心，焙，一两半

上为细末，炼蜜和圆，如梧桐子大。每服三十圆，温酒或米饮下，空心，食前。常服壮筋骨，益血气，暖下脏，除风冷，令人有子。

紫石英圆　治妇人久冷无子，及数经堕胎，皆因冲任之脉虚损，胞内宿寒疾病，经水不时，暴下不止，月内再行，或月前月后，及子脏积冷，虚羸百病，崩漏带下三十六疾，积聚癥瘕，脐下冷痛，少腹急重，小便白浊。已上疾证，皆令孕育不成，以至绝嗣不孕，此药并能主疗。常服除瘀血，温子脏，令人有孕，临产易生，及生子充实无病。

乌贼鱼骨烧灰　山蓣　甘草炙。各一两半　天门冬去心，焙　紫石英研。各三两　紫葳　辛夷仁　熟干地黄　卷柏去根　禹余粮烧，醋淬七遍，研　肉桂去粗皮　石斛去根　芎䓖　牡蒙各二两　食茱萸　人参　续断　当归去芦，微炒　川乌炮，去皮、脐　牡丹皮　桑寄生　细辛去苗　厚朴去粗皮，姜汁炙　干姜炮　牛膝去苗。各一两一分　柏子仁微炒，别研，一两半

上为细末，炼蜜圆，如梧桐子大。每服三十圆，温酒或温米饮下，空心，食前，日二服。

四物汤　调益荣卫，滋养气血。治冲任虚损，月水不调，脐腹疞痛，崩中漏下，血瘕块硬，发歇疼痛，妊娠宿冷，将理失宜，胎动不安，血下不止，及产后乘虚，风寒内搏，恶露不下，结生瘕聚，少腹坚痛，时作寒热。

当归去芦，酒浸，炒　川芎　白芍药　熟干地黄酒洒，蒸。各等分

上为粗末。每服三钱，水一盏半，煎至八分，去渣，热服空心，食前。若妊娠胎动不安，下血不止者，加艾十叶，阿胶一片，同煎如前法。或血脏虚冷，崩中去血过多，亦加胶、艾煎。

阳起石圆　治妇人子脏虚冷，劳伤过度，风寒结搏，久不受胎，遂致绝子不产。此药服之，大益子宫，消除积冷。

阳起石酒浸半日，细研，二两　吴茱萸汤洗七遍，焙，微炒，三分　熟地黄一两　牛膝去苗，酒浸，焙　干姜炮　白术各三分

上为细末，炼蜜和捣三百杵，圆如梧桐子大。每服二十圆至三十圆，温酒或温米饮下，空心，食前，日二服，若觉有妊，即住服。

白术散　调补冲任，扶养胎气。治妊娠宿有风冷，胎痿不长，或失于将理，动伤胎气，多致损堕。怀孕常服，壮气益血，保护胎脏。

牡蛎烧粉，二两　白术　芎䓖各四分　蜀椒去目及闭口者，炒出汁，三分

上杵为散。每服二钱，温酒调服，空心，食前。

胶艾汤　治劳伤血气，冲任虚损，月水过多，淋沥漏下，连日不断，脐腹疼痛，及妊娠将摄失宜，胎动不安，腹痛下坠。或劳伤胞络，胞阻漏血，腰痛闷乱，或因损动，胎上抢心，奔冲短气，及因产乳，冲任气虚，不能约制，经血淋沥不断，延引日月，渐成羸瘦。

阿胶碎，炒燥　芎䓖　甘草炙。各二两　当归　艾叶微炒。各三两　白芍药　熟干地黄各四两

上为粗末。每服三钱，水一盏，酒六分，煎至八分，滤去渣，稍热服，空心，食前，日三服。甚者连夜并服。

保生圆　养胎益血，安和子脏。治妊娠将理失宜，或因劳役，胎动不安，腰腹痛重，胞阻漏胎，恶露时下，子脏挟疾，久不成胎；或受妊不能固养，痿燥不长，过年不产，日月虽满，转动不力；或致损堕，及临产节适乖宜，惊动太早，产时未至，恶露先下，胎胞枯燥，致令难产；或横或逆，痛极闷乱，连日不产，子死腹中，腹上冰冷，口唇青黑，吐出冷沫。新产恶血上冲，运闷不省，喘促出汗，及瘀血未尽，脐腹疠痛，寒热往来；或因产劳损，虚羸未复，面黄肌瘦，心忪盗汗，饮食不进，渐成蓐劳。入月常服，壮气养胎，正顺产理，润胎易产。产后常服，滋养血气，和调阴阳，密腠理，实腑脏，治风虚，除痼冷。

大麻仁去皮，一两半　贝母　黄芩　大豆黄卷　粳米　甘草微炙赤　干姜炮　肉桂去粗皮　石斛去根　石膏细研。各一两　当归去芦，炒，半两　秦椒微炒出汗，一两

上为细末，炼蜜和圆，如弹子大。每服一圆，并用温酒或枣汤化下，嚼亦得，空心，食前服。

榆白皮散　滑胎易产。治妊娠曾因漏胎去血，或临产惊动太早，产时未至，秽露先下，致使胎胞干燥，临产艰难，并宜服之。

冬葵子　榆白皮　瞿麦各一两　木通半两　大麻仁去壳　牛膝去苗，酒浸，焙。各三分

上为粗末。每服三钱，水一盏半，煎至八分，去渣，温服，不拘时。

当归圆　治产后虚羸，及伤血过多，虚竭少气，脐腹拘急，痛引腰背，面白脱色，嗜卧不眠，唇口干燥，心忪烦倦，手足寒热，头重目眩，不思饮食；或劳伤冲任，内积风冷，崩中漏下，淋沥不断，及月水将行，腰腿重疼，脐腹急痛。及治男子、妇人从高坠下，内有瘀血、吐血，下血等病。

真蒲黄炒，三分半　熟干地黄十两　阿胶捣碎，炒燥　当归去芦，微炒　续断　干姜炮　甘草微炙赤　芎䓖各四两　附子炮，去皮、脐　白芷　白术　吴茱萸汤洗七次，微炒。各三两　肉桂去皮　白芍药各二两

上为细末，炼蜜和圆，如梧桐子大。每服二十圆，食前以温酒下，渐加至五十圆。

当归建中汤　治妇人一切血气虚损，及产后劳伤，虚羸不足，腹中㽲痛，吸吸少气，少腹拘急，痛引腰背，时自汗出，不思饮食。

当归四两　肉桂去粗皮，三两　甘草炙，二两　白芍药六两

上为粗散。每服三钱，水一盅半，姜五片，枣一枚，擘碎，同煎至一盏，去渣，热服，空心，食前。产讫直至满月，每日三服，令人丁壮。

大通真圆　治气血劳伤，荣卫不足，寒客经络，侵伤腑脏，月水不调，脐腹疼痛，容颜萎瘁，肌体瘦弱，胁肋虚胀，头目眩重，心忪短气，食减嗜卧，及因产劳伤，虚羸不复，风冷邪气乘虚客搏，腹胁时痛，肢体疼倦，乍起乍卧，渐成劳损，并宜服之。产后百日内，每日常服，能除宿血，养新血，益气补虚，调和冲任，不生诸疾。

苍术米泔浸一宿，微炒　蝉壳去嘴，脚，微炒　甘草微炙赤　白芜荑微炒　白术　白薇　芎䓖微炒　干姜炮。各半两　蚕纸烧灰，二两半　人参去苗　川椒去目闭口者，微炒出汗　防风去苗、叉　石膏研，飞　当归去芦，微炒　附子炮，去皮、脐　泽兰叶　桔梗去苗　柏子仁微炒，别研。各一两　白芷　白芍药　食茱萸　厚朴去粗皮，姜汁炙。各三分

上件捣罗为末，炼蜜为圆，每一两二钱分十圆。每服一圆，食前，当归酒研下。

半夏茯苓汤　治妊娠恶阻，心中愦闷，头目眩运，四肢怠隋，百节烦疼，胸膈痰逆，呕吐恶心，嫌闻食气，好啖咸酸，多卧少起，全不进食。

旋覆花　陈皮去瓤，麸炒　桔梗　白芍药　人参　甘草微炙赤　芎䓖各半两　熟干地黄酒浸　赤茯苓去皮。各三分　半夏汤洗十遍，切，焙，一两二分

上为粗末。每服二钱，水一盏半，生姜四片，同煎至八分，去渣，稍热服，食前服。次服茯苓圆，即痰水消除，便能食。

茯苓圆　治妊娠阻病，心中烦愦，头目眩重，憎闻食气，呕逆吐闷，颠倒不安，四肢困弱，不自胜持。常服此药，消痰水，令能食，强力养胎。当先服半夏茯苓汤，次进此药。

葛根　枳实去瓤，麸炒黄　白术　甘草炙。各二两　赤茯苓去皮　人参　干姜炮　肉桂去粗皮　陈皮　半夏汤洗十遍去滑，切，焙。各一两

上为细末，炼蜜和为圆，如梧桐子大。每服三十圆，温米饮空心下，食前服。

催生丹　治产妇生理不顺，产育艰难，或横或逆，并宜服之，神效。

麝香别研，一字　乳香别研极细，一分　母丁香取末，一钱　兔脑髓腊月者，去皮膜，研

上拌匀，以兔脑和圆，如鸡头瓤大，阴干，用油纸密封贴。每服一圆，温水下，即时产下。随男左，女右，手中握药圆出是验。

芎䓖汤　治产后去血过多，运闷不省，及伤胎去血多，崩中去血多，金疮去血多，拔牙齿去血多，不止，悬虚，心烦眩运，头重目暗，耳聋满塞，举头欲倒，并皆治之。

当归去芦，洗，焙　芎䓖各等分

上粗散。每服三钱，水一盏半，煎至一盏，去渣，稍热服，不拘时。

蒲黄散　治产后恶露不快，血上抢心，烦闷满急，昏迷不省，或狂言妄语，气喘欲绝。

干荷叶炙　牡丹皮　延胡索　生干地黄　甘草炙。各三分　蒲黄生，二两

上为粗末。每服二钱，水一盏，入蜜少许，同煎至七分，去滓，温服，不拘时候。

当归散　治产后败血不散，儿枕块硬，疼痛发歇，及新产乘虚，风寒内搏，恶露不快，脐腹坚胀一本作坚痛。

红蓝花　鬼箭去中心木　当归去苗，炒。各一两

上为粗散。每服三钱，酒一大盏，煎至七分，去滓，粥食前温服。

牛膝汤　治产儿已出，胞衣不下，脐腹坚满，胀急疼痛，及子死腹中不得出者，亦宜服之。

滑石八两　当归去苗，酒浸　木通各六两　牛膝去苗，酒浸，焙　瞿麦各四两　冬葵子五两

上为粗散。每服三钱，水两盏，煎至八分，去滓消热服，不拘时。

四顺理中圆　治新产血气俱伤，五脏暴虚，肢体羸乏，少气多汗。才产直至百晬，每日常服，壮气补虚，调养脏气，蠲除余疾，消谷嗜食。

甘草炙微赤，二两　人参去产　干姜炮　白术各一两

上细末，炼蜜圆，如梧桐子大。每三十圆，米饮温下，空心，食前。

漏芦散　治乳妇气脉壅塞，乳汁不行，及经络凝滞，乳内胀痛，留蓄邪毒，或作痈肿。此药服之，自然内消，乳汁通行。

漏芦二两半　瓜蒌十个，急火烧焦存性　蛇蜕十条，炙

上为细散。每服二钱，温酒调服，不拘时，良久，吃热羹汤助之。

大圣散　治妇人血海虚冷，久无子息，及产后败血冲心，中风口噤，子死腹中，擘开口灌药，须臾生下，便得无恙。治堕胎，腹中攻刺疼痛，横生逆产，胎衣不下，血运、血癖、血滞、血崩，血入四肢，应血脏有患，及诸种风气，或伤寒吐逆咳嗽，寒热往

来，遍身生疮，头痛恶心，经脉不调，赤白带下，乳生恶气，胎脏虚冷，数曾堕胎，崩中不定，因此成疾，及室女经脉不通，并宜服之。常服暖子宫，和血气，悦颜色，退风冷，消除万病。兼疗丈夫五劳七伤，虚损等病。

泽兰叶　石膏研。各二两　卷柏去根　白茯苓去皮　防风去芦　厚朴去粗皮，姜汁炙　细辛去苗　柏子仁微炒　桔梗　吴茱萸汤洗七次，焙，炒。各一两　五味子拣净　人参　藁本去苗　干姜炮　川椒去目，闭口者，微炒出汗　白芷　白术　黄耆去苗　川乌炮，去皮、脐　丹参各三分　芜荑微炒赤　甘草炙　川芎　芍药　当归各一两三分　白薇　阿胶碎炒燥。各半两　肉桂一两一分　生干地黄一两半

上为细末。每服二钱，空心，临卧，热酒调下。若急疾有患，不拘时候，日三服。

[绍兴续添方]

黑神散　治妇人产后恶露不尽，胞衣不下，攻冲心胸痞满，或脐腹坚胀撮疼，及血晕神昏，眼黑口噤，产后瘀血诸疾，并皆治之。

黑豆炒半升，去皮　熟干地黄酒浸　当归去芦，酒制　肉桂去粗皮　干姜炮　甘草炙　芍药　蒲黄各四两

上为细末。每服二钱，酒半盏，童子小便半盏，同煎调下，急患不拘时候，连进二服。

油煎散　治妇人血风劳，形容憔悴，肢节困倦，喘满虚烦，吸吸少气，发热汗多，口干舌涩，不思饮食。

五加皮　牡丹皮　赤芍药　当归去芦。各一两

上为末。每服一钱，水一盏，将青铜钱一文，蘸油入药，煎七分，温服，煎不得搅，吃不得吹，日三服。常服能肥妇人，其效妙甚。

[宝庆新增方]

滋血汤　治妇人劳伤过度，致伤脏腑，冲任气虚，不能约制其经血，或暴下，谓之崩中，或下鲜血，或下瘀血，连日不止，淋沥不断，形羸气劣，倦怠困乏，并能治之。又方见后。

赤石脂火煅红　海螵去壳　侧柏叶去枝。各五两

上为细末。每服二钱，用热饭饮调下，一日连进三服即愈，不拘时。此药功效，不可尽述。

乌金散　治妇人久无子息，及数堕胎，皆因冲任之脉宿挟疾病，经水不时，暴下不止，月内再行，或月前月后，或淋沥不断，及子脏积冷，崩漏带下，脐下冷痛，小腹

急重,已上疾证,皆令孕育不成,及头目昏眩,心忪短气,并能疗之。又方见后。

败棕　乌梅　干姜三味并烧存性。各五两

上为细末。每服二钱至三钱,煎乌梅汤调下。崩漏甚者,日三四服,并空心,食前服。

暖宫圆　治冲任虚损,下焦久冷,脐腹疠痛,月事不调,或来多不断,或过期不至,或崩中漏血,赤白带下,或月内再行,淋沥不止,带下五色,经脉将至,腰腿沉重,痛连脐腹,小便白浊,面色萎黄,肢体倦怠,饮食不进,渐至羸弱。及治子宫久寒,不成胎孕。

生硫黄六两　禹余粮醋淬手拈为度,九两　赤石脂火煅红　附子炮,去皮、脐　海螵去壳。各三两

上为细末,以醋糊和圆,如梧桐子大。每服十五圆至二十圆,空心,食前,温酒下,或淡醋汤亦得。又方见后。

琥珀泽兰煎　治妇人三十八种血气,八风五痹,七癥八瘕,心腹刺痛,中风瘫痪,手足酸疼,乳中结瘀,妊娠胎动,死胎不出,产衣不下,败血凑心,头旋眼花,血注四肢,浑身浮肿,冲任久疼,绝产无嗣,早晚服食;或因有子,经脉不调,赤白带下,恶心呕逆,身体瘦倦,怀胎八月,一日一服,胎滑易产。

紫巴戟去心,糯米炒　茴香炒　牡丹皮去心　刘寄奴草去枝　五味子去梗　白芷　五加皮去心　金钗石斛去根,锉,酒浸,炒　泽兰叶去梗　川芎　赤芍药　生干地黄洗,去芦　川当归酒浸一宿　人参去芦　白芍药　熟干地黄洗去土　艾叶醋炒,糯米糊调成饼,焙干,为末　附子炮,去皮、脐　白术各一两

上为细末,炼蜜圆,如弹子大。每服一圆,用温酒磨下。漏胎刺痛,煮糯米饮下;寒热往来,四肢烦疼,煎青蒿酒下;妇人、室女经血不通,煎红花酒下;血晕不省人事,童子小便和暖酒下;催生,鸡子清和酒下;血气血块攻刺心腹,烧称锤淬酒下;伤寒及中风口噤,煎麻黄汤下,用被盖出汗即愈;心惊悸及头疼,薄荷酒下;咳嗽,煎桑白皮汤下;血风攻注,浑身瘙痒,头面麻痹,炒黑豆浸酒下;产前产后常服,不生诸疾,神效。

安胎饮　治妊娠三月、四月至九个月恶阻病者,心中愦闷,头重目眩,四肢沉重,懈怠不欲执作,恶闻食气,欲啖咸酸,多睡少起,呕逆不食;或胎动不安,非时转动,腰腹疼痛,或时下血,及妊娠一切疾病,并皆治之。又方见后。

地榆　甘草微炙赤　茯苓去皮　熟干地黄洗,酒洒,蒸,焙　当归去芦,洗,酒浸　川芎　白术　半夏汤洗七次　阿胶捣碎,麸炒　黄耆去苗　白芍药各等分

上为粗散。每服三钱,水一盏半,煎至八分,去渣温服,不拘时。如或恶食,但

以所思之物任意与之，必愈。按妊娠禁忌：勿食鸡、鸭子、鲤鱼脍、兔、犬、驴、骡、山羊肉、鱼子、鳖卵、雉雀、桑椹。又按《胎教论》云：令母常居静室，多听美言，听人讲论诗书，陈说礼乐。耳不听非言，目不视恶事，心不起邪念，能令生子庞厚福寿，忠孝仁义，聪明无疾。斯乃圣人所留教论，故随方状以书。

［淳祐新添方］

神仙聚宝丹 治妇人血海虚寒，外乘风冷，搏结不散，积聚成块，或成坚瘕，及血气攻注，腹胁疼痛，小腹急胀，或时虚鸣，面色痿黄，肢体浮肿，经候欲行，先若重病，或多或少，带下赤白，崩漏不止，惊悸健忘，小便频数，或下白水，时发虚热，盗汗羸瘦。此药不问胎前、产后、室女，并宜服之。常服安心神，去邪气，逐败血，养新血，令人有子。

没药别研 琥珀别研 木香煨，令取末 当归洗，焙，取末。各一两 辰砂别研 麝香别研。各一钱 滴乳香别研，一分

上研令细和停，滴冷熟水捣为圆，每一两作一十五圆。每服一圆，温酒磨下。胎息不顺，腹内疼痛，一切难产，温酒和童子小便磨下。

产后血晕，败血奔心，口噤舌强，或恶露未尽，发渴面浮，煎乌梅汤和童子小便磨下。产后气力虚羸，诸药不能速效，用童子小便磨下。室女经候不调，每服半圆，温酒磨下，不拘时候服。

诜诜圆 治妇人冲任虚寒，胎孕不成，或多损堕。

泽兰叶 白术各一两半 肉桂去粗皮 干姜炮。各半两 熟地黄洗，焙 当归洗，焙。各二两 川芎 石斛酒浸，锉，炒 白芍药 牡丹皮去心 延胡索各一两

上为细末，醋煮面糊圆，如梧桐子大。每服五十圆，温酒空心下。

人参鳖甲圆 治妇人一切虚损，肌肉瘦瘁，盗汗心忪，咳嗽上气，经脉不调，或作寒热，不思饮食。

杏仁汤浸，去皮、尖，炒 人参 当归洗，焙 赤芍药 甘草炙 柴胡去苗 桔梗去芦。各一两 地骨皮 宣黄连去须 胡黄连各一分 肉桂去粗皮 木香各半两 麝香别研，半分 鳖甲一枚可重二两者，醋炙黄色为度

上为细末，用青蒿一斤，研烂，绞取汁，童子小便五升，酒五升，同熬至二升以来，次入真酥三两，白沙蜜三两，再熬成膏，冷，方下众药末，搜和令匀，圆如梧桐子大。每服五十圆，温酒送下，不拘时候。

[吴直阁增诸家名方]

济危上丹《保庆集》第二十一论　论产后所下过多，虚极生风者，盖皆缘妇人以荣血为主，因产，血下太多，气无所主，唇青肉冷汗出，目瞑神昏，命在须臾者，不可误用风药，急宜服此。

太阴玄精　五灵脂去沙石　硫黄老红色者　乳香研

已上四味各等分，慢火炒结成砂，研极细。

桑寄生须要真者　陈皮去白净称　阿胶　蛤粉炒　卷柏去根，生用

已上四味各等分，修事了，焙干，为末。

上八味同研，用生地黄汁和捣一千下，圆如梧桐子大。温酒或当归酒下二十圆，食前服。

琥珀黑龙丹　治产后一切血疾，淋露不快，儿枕不散，积瘕坚聚，按之攫手，疼痛攻心，困顿垂死者，但灌药无有不效，验不可言。

五灵脂去沙石　当归去芦　川芎　干地黄生者　良姜

已上各等分，入砂盒内，赤石脂泯缝，纸筋盐泥固济封合，炭火十斤煅通红，去火候冷，开取合子，看成黑糟，乃取出细研，入后药。一本云：用椽头砂盒。

花乳石锻　琥珀研。各一分　乳香别研　硫黄研。各一钱半　百草霜别研，五两

上同为细末，米醋煮糊，圆如弹子大。每服一圆，炭火烧通红，投生姜自然汁与无灰酒各一合，小便半盏，研开，顿服，立效。

南岳魏夫人济阴丹　治妇人血气久冷无子，及数经堕胎，皆因冲任之脉虚损，胞内宿挟疾病，经水不时，暴下不止，月内再行，或前或后，或崩中漏下，三十六疾，积聚癖瘕，脐下冷痛，小便白浊，以上疾证，皆令孕育不成，以至绝嗣。治产后百病，百日内常服，除宿血，生新血，令人有孕，及生子充实。亦治男子亡血诸疾。

秦艽　石斛去根，酒浸，焙　藁本去芦　甘草炙　蚕布烧灰　桔梗炒。各二两　京墨煅，醋淬，研　茯苓去皮　人参去芦　木香炮　桃仁去皮、尖，炒。各一两　熟干地黄洗过，酒蒸，焙　香附炒，去毛　泽兰去梗。各四两　当归去芦　肉桂去粗皮　干姜炮　细辛去苗　川芎　牡丹皮各一两半　山药　川椒去目，炒。各三分　苍术米泔浸，去皮，八两　大豆黄卷炒，半升　糯米炒，一升。一本：山药、川椒，各云三两

上为细末，炼蜜搜，每两作六圆。每服一圆，细嚼，空心，食前，温酒、醋汤任下。

琥珀黑散　治产妇一切疾病：产前胎死，产难、横生、逆生。产后胞衣不下，衣带先断，遍身疼痛，口干心闷，非时不语。如血晕眼花，误以为暗风；乍寒乍热，误以为疟疾；四肢浮肿，误以为水气；言语颠狂，乍见鬼神，误以为邪祟；腹胁胀满，呕逆

不定，误以为翻胃；大便秘涩，小便出血，误以为五淋。及恶露未尽，经候未还，起居饮食，便不戒忌，血气之疾，聚即成块，散即上冲，气急心疼，咳嗽多唾，四肢虚热，睡惊盗汗，崩中败证，绕脐刺痛，或即面赤，因变骨蒸，皆宜多服。若产后鼻衄，口鼻黑色，气起喉中喘急，中风口噤，皆为难治，须急服之。凡产前宜进一两服，能安神顺胎。产后虽无疾，七日内亦进一二服，能散诸病。或因惊恐，变生他证，当连服取效。

琥珀别研　朱砂别研　百草霜别研　新罗白附子炮　松墨烧　黑衣灶屋尘也　血猫灰鲤鱼鳞是也，烧为末。各半两　麝香研　川当归去芦　白僵蚕炒，去丝、嘴。各一分

上为末。每服二钱，炒姜、温酒和童子小便调下，食前。

滑胎枳壳散　治妇人胎气不足，能令胎滑易产。常服养胎益气，安和子脏，治胎中一切恶疾。

枳壳去瓤，炒，二十四两　甘草爁，六两

上为细末。每服一钱，空心，沸汤点服。入月，日进三服。

术香散　治妇人血风脏气，头目昏晕，心烦怔忪，手足热疼，经候不调，脐腹时痛，或多便利，饮食减少，并宜服之。

天台乌药　三棱煨　蓬术煨　川当归去芦　荆芥穗　天麻　桂心不见火　延胡索　厚朴姜汁制，炒　附子炮，去皮、脐。各一两

上为细末。每服一钱，生姜汁少许，和温酒调下。

竹茹汤　治妊娠择食，呕吐头疼，眩运颠倒，痰逆烦闷，四肢不和，并宜服之。

橘红净去白　人参　白术　麦门冬子去心。各一两　白茯苓　厚朴姜汁制。各半两　甘草一分

上为粗末。每服三钱，水一盏，生姜五片，入竹茹一块，如弹子大，同煎至七分，去渣服之。

［续添诸局经验秘方］

琥珀圆　治妇人或老、或少，产前、产后百病，及疗三十六种血冷，七疝八瘕，心腹刺痛，卒中瘫痪，半身不遂，八风、十二痹等，手足酸疼，乳中毒结瘀血，怀胎惊动，伤犯不安，死胎不出，并衣不下，并宜服之。

琥珀研　辰砂别研　沉香　阿胶碎，炒　肉桂去粗皮　石斛去根　附子炮，去皮、脐　五味子拣净　川芎各半两　牛膝去苗，酒浸一宿　当归去苗，炒　肉苁蓉切，酒浸一宿，焙　人参　续断　没药研。各三分　熟干地黄　木香各一分

上为细末，炼蜜和圆，如弹子大。每服一圆，空心，暖酒调下，午、晚食前再服，

能生精血,去恶血。若人腹胁疼痛,绕脐如刀刺,及呕逆上气筑心,痰毒不思饮食,用姜汁少许和酒服;诸痢及赤白带,血冷崩中下血,漏胎下血,用生姜与艾锉炒令赤色,入酒同煎数沸,去渣调服;泄泻不止,陈米饮服;涩尿诸淋,煎通草灯心汤服;血运不知人,煎当归酒调服。上热下冷,浓煎人参汤服,遍身虚肿水气,煎赤小豆汤服。产内二毒伤寒,及中风角弓反张,身如板硬,煎麻黄汤服,使被盖出汗;月经不通,或间杂五色,频并而下,断续不止,饮食无味,肌肤瘦劣,面赤唇焦,乍寒乍热,四肢烦疼,五心燥热,黑皯,遍身血斑,赤肿走注,及血风劳伤无力,用童子小便入姜汁少许调服;常服以小便为妙,若恐恶心,和以半酒。如怀胎人,于难月一日一服,至产下不觉疼痛。或病人服至五服、十服,日倍饮食,是药功效矣。其功不能具载,略述急用汤使于前。

皱血圆 治妇人血海虚冷,百病变生,气血不调,时发寒热,或下血过多,或久闭不通,崩中不止,带下赤白,癥瘕癖块,攻刺疼痛,小腹紧满,胁肋胀痛,腰重脚弱,面黄体虚,饮食减少,渐成劳状,及经脉不调,胎气多损,产前、产后一切病患,无不治疗。

菊花去梗　茴香　香附炒,酒浸一宿,焙　熟干地黄　当归　肉桂去粗皮　牛膝　延胡索炒　芍药　蒲黄　蓬术各三两

上为细末,用乌豆一升醋煮,候干,焙为末,再入醋二碗,煮至一碗,留为糊,圆如梧桐子大。每服二十圆,温酒或醋汤下。血气攻刺,炒姜酒下。癥块绞痛,当归酒下。忌鸭肉、羊血。此药暖子宫,能令有子。

内灸散 治妇人产前、产后一切血疾,血崩虚惫,腹胁㽲痛,气逆呕吐,冷血、冷气凝积,块硬刺痛,泄下青白,或下五色,腹中虚鸣,气满坚胀,沥血腰疼,口吐清水,频产血衰,颜色青黄,劳伤劣弱,月经不调,下血堕胎,血迷、血运、血瘕,时发疼痛,头目眩运,恶血上心,闷绝昏迷,恶露不干,体虚多汗,手足逆冷,并宜服之。

茴香　藿香　丁香皮　熟干地黄洗,焙　肉桂去粗皮。各一两半　甘草炙赤　山药　当归去芦,洗　白术　白芷各八两　藁本去芦　干姜炮　川芎　黄耆去苗。各二两　木香一两　陈皮去白,四两　白芍药十两

上为细末。每服三钱,水一大盏,入生姜五片,艾一团,同煎至七分,空心,食前热服,温酒调下亦得。如产后下血过多,蒲黄煎服。恶露不快,加当归、红花煎服。水泻,加肉豆蔻末煎服。呕吐,加藿香、生姜煎。上热下冷,加荆芥煎。但是腹中虚冷,血气不和,并宜服。产后每日一服,则百病不生。丈夫虚冷气刺,心腹疼痛,尤宜服之。

乌鸡煎圆 治妇人胎前、产后诸般疾患,并皆治之。

乌雄鸡一个　乌药　石床　牡丹皮　人参去芦　白术　黄耆各一两　苍术米泔浸，切，焙，一两半　海桐皮　肉桂去粗皮　附子炮，去皮、脐　白芍药　蓬莪术　川乌炮　红花　陈皮各二两　延胡索　木香　琥珀　熟干地黄洗，焙　肉豆蔻　草果各半两

上细锉，用乌雄鸡一只，汤挦去毛及肠肚，将上件药安放鸡肚中，用新瓷瓶好酒一斗同煮令干，去鸡骨，以油箪盛，焙干为细末，炼蜜为圆，如梧桐子大。每服三十圆。胎前产后伤寒，蜜糖酒下；胎前气闷壮热，炒姜酒下；赤白带下，生姜地黄煮酒下；产后败血攻心，童子小便炒姜酒吞下；产后血块攻筑，心腹疼痛，延胡索酒下；胎前呕逆，姜汤下；催生，炒蜀葵子酒下；安胎，盐酒下；室女经脉当通不通，四肢疼痛，煎红花酒下；血气攻刺，心腹疼痛，煎当归酒下；血运，棕榈饶灰，酒调吞下；血邪，研朱砂、麝香酒下；血闷，煎乌梅汤研朱砂下；子宫久冷，温酒或枣汤下，空腹，日一服；血风劳，人参酒吞下；小腹疞痛，炒茴香盐酒下；血散四肢，遍身虚浮黄肿，赤小豆酒下。常服，温酒、醋汤任下，并空心，食前服。

白垩丹　治妇人三十六病，崩中漏下，身瘦手足热，恶风怯寒，咳逆烦满，拘急短气，心、胁、腰、背、腹肚与子脏相引痛，漏下五色，心常恐惧，遇恚怒忧劳即发，皆是内伤所致，并皆治之。

牡蛎煅，研　白垩　细辛去苗　禹余粮煅，醋淬九遍，研　白石脂煅　龙骨煅，研。各一两半　瞿麦穗　附子炮，去皮，脐　乌贼鱼骨烧灰　芍药　石苇去毛　白蔹　黄连去毛　茯苓去皮　肉桂去粗皮　白芷　当归去苗　干姜炮　人参　甘草炙。各一两　川椒去目及闭口者，炒出汗，半两

上为细末，炼蜜圆，如梧桐子大。每服三十圆至五十圆，空心，温酒下。

暖宫圆　治证与前暖宫圆同。

沙参净洗　地榆　黄耆　桔梗　白薇　牛膝酒浸一宿　杜仲去粗皮，姜汁炙　厚朴去粗皮，姜汁炒　白芷各半两　干姜炮　细辛去苗　蜀椒去目、闭口，炒出汗。各一分　附子大者炮，去皮、脐，一个

上为细末，炼蜜圆，如梧桐子大。每服二十、三十圆，空心，温酒或枣汤吞下。及疗妇人子宫久寒，不成胎孕。

滋血汤　治妇人血热气虚，经候涩滞不通，致使血聚，肢体麻木，肌热生疮，浑身痛倦，将成劳瘵，不可妄服他药，但宜以此滋养通利。又治证与前滋血汤同，可互观之。

马鞭草　荆芥穗各四两　牡丹皮一两　赤芍药　枳壳去心，麸炒　肉桂去粗皮　当归去苗，炒　川芎各二两

上粗散。每四钱，乌梅一个，水二盏，煎一盏，去渣，食前空心，日四五服。有此

证，服至半月或一月，经脉自通，百病皆除，神效。

安胎饮　治证、品味与前安胎饮同。一方无半夏、地榆，有人参、桑寄生。一方无白术、黄耆、半夏、地榆，有艾叶，并各等分。

上为粗散。每服四钱，水一盏半，煎至八分，去渣，温服，不拘时。

益阴丹　治妇人血海久虚，脏腑怯弱，风冷邪气，乘虚客搏，膝腹冷痛，大便时泄；或子脏挟寒，久不成孕，月水不调，乍多乍少；或月前月后，淋沥不止，带下五色；或闭断不通，结聚疝瘕，面体少色，饮食进退，肌肉消瘦，百节酸痛，时发寒热，月水将行，脐腹先痛，皮肤燥涩，面生皯黯，头皮肿痒，发随梳落，或产后劳损未复，颜色枯瘁，饮食无味，渐成蓐劳，并能治之。方与前南岳魏夫人济阴丹同。

妙应丹一名延龄丹　治妇人众病，无所不治。

晚蚕沙炒　鲤鱼鳞烧为末　当归去芦　石膏煅，研　泽兰去梗　附子炮，去皮、脐　木香炮。各二两　熟干地黄洗，酒浸，蒸，焙　川芎　防风去芦、叉　芜荑炒　马牙硝烧　人参　黄耆　川椒微炒　柏子仁微炒，别研　蝉蜕去足，洗，焙　白薇　槟榔不见火。各一两　厚朴去粗皮，姜制　藁本去苗　白姜炮　甘草炙赤。各三两　吴茱萸汤洗七次　红花炒。各半两

上为末，炼蜜搜和，杵数千下，圆如弹子大。每服一圆。血瘕块痛，绵灰酒下；催生，温酒吞细下；血劳血虚，桔梗酒下；血崩，棕榈灰酒下；血气痛，炒白姜酒；血风，荆芥酒下；血晕闷绝，胎死腹中，胞衣不下，并用生地黄汁、童子小便、酒各一盏，煎二沸调下。常服，醋汤、温酒化下，并空心，食前服。

人参养血圆　治女人禀受怯弱，血气虚损。常服补冲任，调血脉，宣壅破积，退邪热，除寒痹，缓中、下坚胀，安神润颜色，通气散闷。兼治妇人怀身，腹中绞痛，口干不食，崩伤眩晕，及产出月，羸瘦不复常者。

乌梅肉三两　熟干地黄五两　当归去苗，二两　人参　川芎　赤芍药　菖蒲微炒。各一两

上为细末，蜜搜，杵数千下，圆如梧桐子大。每服五十圆至百圆，温酒、米汤下，食前服。

牡丹散　治血虚劳倦，五心烦热，肢体疼痛，头目昏重，心忪颊赤，口燥咽干，发热盗汗，减食嗜卧，及血热相搏，月水不利，脐腹胀痛，寒热如疟。又治室女血弱阴虚，荣卫不和，痰嗽潮热，肌体羸瘦，渐成骨蒸。

干漆炒　苏木　鬼箭　蓬莪术炮。各一分　甘草半盐汤炙，半生　当归　桂心　牡丹皮　芍药　陈皮去白　红花　延胡索炒　没药别研令细　乌药各一两

上为末。每服二钱，水一盏，煎至七分，不拘时候。

红花当归散　治妇人血脏虚竭，或积瘀血，经候不行；或断续不定，时作腹痛，

腰胯疼重，攻刺小腹紧硬，室女月经不通，并宜服之。

刘寄奴草五两　当归去芦　牛膝酒浸　甘草炙　紫葳　红花　苏木一本作莪术。各二两　赤芍药九两　肉桂去粗皮　白芷各一两半

上为细末。每服三钱，热酒调下，空心、临卧各一服。若血久不行，浓煎红花酒调下。有孕不可服。

乌金散　治产后血迷、血运，败血不止，淋沥不断，脐腹疼痛，头目昏眩，无力多汗。又治崩中下血，过多不止，并宜服之。

麒麟竭　百草霜　乱发要男子者，烧灰　松墨煅，醋淬　鲤鱼鳞烧为末　延胡索　当归去芦　肉桂去粗皮　赤芍药

上等分，捣罗为末。每服二钱，温酒调下。

艾煎圆　治崩伤淋沥，小肠满痛。

人参　川芎　菖蒲节，蜜炒。各一两　熟艾糯米饮调作饼，焙干，四两　食茱萸汤洗　当归各七钱半　白芍药　熟干地黄各一两半

上为末，煮酒糊为圆，如梧桐子大。每服五十圆，酒、饮任下。常服补荣卫，固经脉。

当归芍药散　治妊娠腹中绞痛，心下急满，及产后血晕，内虚气乏，崩中久痢，并宜服之。

当归　茯苓去皮　白术各二两　川芎　泽泻各四两　白芍药八两

上为末。每服二钱，温酒调下，食前服。常服通畅血脉，不生痈疡，消痰养胃，明目益津。

调经散　治产后败血乘虚停积于五脏，循经流入于四肢，留滞日深，腐败如水，渐致身体面目浮肿。又治因产，败血上干于心不受触，致心烦躁，卧起不安，如见鬼神，言语颠倒，并宜服之。

当归去芦　肉桂去粗皮　没药别研　琥珀别研　赤芍药各一两　细辛去苗　麝香别研。各半两

上捣为细末，入研药匀。每服一钱，温酒入生姜汁少许调匀服。大抵产后虚浮，医人不识，便作水气治之。凡治水气，多以导水药，极是虚人。夫产后既虚，又以药虚之，是谓重虚，往往因致枉夭。但服此药，血行肿消既愈。

调中汤　治产后肠胃虚怯，寒邪所侵，及未满月，饮冷当风，乘虚袭留于肓膜，散于腹胁，腹痛作阵；或如锥刀所刺，流入大肠，水谷不化，洞泻肠鸣；或下赤白，胠胁膜胀；或走痛不定，急宜服之。

当归　肉桂去粗皮　川芎　白芍药　附子炮　良姜各一两　甘草炙，半两

上为锉散。每服三钱匕,水三盏,煎至一盏,去滓,热服。

旋覆汤 治产后伤风,感寒,暑湿,咳嗽喘满,痰涎壅塞,坐卧不宁。

旋覆花 五味子 前胡 麻黄去节 赤芍药 半夏曲 杏仁去皮、尖,麸炒 茯苓去皮 甘草炙 荆芥去梗

上各等分,为粗末。每服四大钱,水一盏半,姜五片,枣一枚,煎至七分,去滓,食前服。

黑龙丹 治证、品味与前琥珀黑龙丹同。

人参当归散 治产后去血过多,血虚则阴虚,阴虚生内热,内热曰烦,其证心胸烦满,吸吸短气,头痛闷乱,骨节疼痛,晡时辄甚,与大病后虚烦相类,急宜服之。

干地黄 人参 当归 肉桂去粗皮 麦门冬去心。各一两 白芍药二两

上为粗散。每服四大钱,水二盏,先将粳米一合,淡竹叶十片,煎至一盏,去米、叶入药,并枣三枚,煎七分,去滓,食前服。地黄宜用生干者,虚甚,则用熟者。

当归养血圆 治产后恶血不散,发歇疼痛,及恶露不快,脐腹坚胀,兼室女经候不匀,赤白带下,心腹腰脚疼痛。

当归 牡丹皮 赤芍药 延胡索各二两,炒 肉桂一两

上为细末,蜜圆如梧桐子大。温酒,米饮下三十圆,食前温服。痛甚,细嚼咽下。

四神散 治产后留血不消,积聚作块,急切疼痛,犹如遁尸,及心腹绞痛,下痢。

当归 干姜炮 川芎 赤芍药

上等分捣为末。每服方寸匕,温酒调下。

当归黄耆汤 治产后腰脚疼痛,不可转侧,壮热自汗,体强气短。

当归去苗,三两 黄耆 芍药各二两

上粗末。每四大钱,水一盏半,姜五片,煎七分,去滓,食前温服。

神授散 治产后一切疾病,不问大小,以至危笃者。

青皮去白 桂心 牡丹皮 陈橘皮去白 白芍药各五两 红花一两半 百合水浸洗 干姜炮 甘草炙 当归 川芎各二两 神曲炒 人参去芦 麦蘖炒。各三两

上为末。每服二钱,水一盏,姜三片,枣一个,煎至七分,空心服。孕妇不得服。一本不用红花。

小地黄圆 治妊娠酸心吐清水,腹痛不能饮食。

人参去芦 干姜炮。各等分

上为末,用生地黄汁,圆如梧子大。每五十圆,米汤下,食前服。

交感地黄煎圆 治妇人产前、产后眼见黑花,或即发狂,如见鬼状,胞衣不下,

失音不语，心腹胀满，水谷不化，口干烦渴，寒热往来，口内生疮，咽中肿痛，心虚忪悸，夜不得眠，产后中风，角弓反张，面赤，牙关紧急，崩中下血，如豚肝状，脐腹㽲痛，血多血少，结为癥瘕，恍惚昏迷，四肢肿满，产前胎不安，产后血刺痛，皆治之。

生地黄净洗，研，以布裂汁留渣，以生姜汁炒地黄渣，以地黄汁炒生姜渣，各至干，堪为末为度　生姜净洗，烂研，以布裂汁留渣。各二斤　延胡索拌糯米，炒赤，去米　当归去苗　琥珀别研。各一两　蒲黄炒香，四两

上为末，蜜圆，弹子大。当归汤化下一圆，食前服。

加减吴茱萸汤　证治与吴茱萸汤同，此方极妙。

防风去芦、叉　干姜炮　当归去芦，酒浸，炒　牡丹皮　桂心不见火　茯苓去皮　甘草炙　麦门冬去心　半夏汤洗七次　桔梗炒　细辛去苗。各一两　吴茱萸汤洗七次，炒，三两

上为粗末。每服四钱，水一盏半，煎七分，去渣，食前热服。

熟干地黄汤　治产后虚渴不止，少气脚弱，眼昏头眩，饮食无味。

熟干地黄净洗，酒浸，蒸，焙，一两　人参三两　麦门冬去心，二两　瓜蒌根一两　甘草炙，半两

上为锉散。每服四钱，水二盏，糯米一撮，生姜三片，枣三枚，煎七分，去渣，食前服。　、

阿胶枳壳圆　治产后虚羸，大便秘涩。

阿胶碎炒　枳壳浸，去瓤，麸炒。各二两　滑石研，飞为衣，半两

上为末，炼蜜圆，如梧桐子大。每服二十圆，温水下，半日来未通再服。

失笑散　治产后心腹痛欲死，百药不效，服此顿愈。

蒲黄炒香　五灵脂酒研，淘去砂土。各等分，为末

上先用酽醋调二钱熬成膏，入水一盏，煎七分，食前热服。

增损四物汤《易简方》　治妇人气血不足，四肢怠惰，乏力少气。兼治产后下血过多，荣卫虚损，阴阳不和，乍寒乍热，并皆服之。

当归　川芎　人参　干姜炮　甘草炙　白芍药各等分

上㕮咀。每服四钱，水一盏，煎至六分，去滓，热服。若产后寒热，腹中刺痛，则有败血，当用五积散加醋煎，及大圣散服之。若所下过多，犹有刺痛，亦宜服此二药。一方治经血凝滞腹内，血气作疼，用四物汤加莪术、官桂等分，名六合汤。一方治下血不止，及妊妇胎动，加熟艾、干姜、甘草、阿胶、黄耆等分，名胶艾汤。一法治血痢，止加胶、艾。治产后血搏，口干烦渴，加瓜蒌、麦门冬。烦热小便涩大便秘，加大黄桃仁汤。胁胀，加厚朴、枳实。虚烦不得睡，加竹叶、人参。大渴烦躁，加知母、石膏。一方治妇人血虚，心腹酸痛不可忍者，去地黄加干姜，名四神汤。大率产后，

不问下血多少,须日进黑神散三服。下血少者,以大圣散间之。至二腊以后,腹内略无疼痛,方服四物汤、建中汤之类。若早服之,则补住败血,为后患不浅。黑神、大圣非逐血药,但能推陈致新,多服不妨。今人往往疑其逐血性寒,则不然,看其用药可见矣。若恶血去多,徐徐补之,亦不为晚,不可姑息以贻后患。且如古方用四顺理中圆为产后进食之剂,既用蜜圆,又倍甘草,其甜特甚,岂能快脾?不若只用理中汤少损甘草。素有痰饮者,二陈汤之类服之为佳。且如妊妇恶阻,古方有茯苓圆、茯苓汤,内有地黄、竹茹、川芎辈,定能定呕,服之则愈见增极。大抵恶阻,皆由素有痰饮以致之,可用二陈汤改名小茯苓汤,用之极效,不可不知。

成炼钟乳散　治乳妇气少血衰,脉涩不行,乳汁绝少。

钟乳粉

上用成炼者,每服二钱,浓煎漏芦汤调下。

猪蹄汤　治奶妇气少血衰,脉涩不行,绝无乳汁。

猪蹄一只　通草五两

上将猪蹄净洗,依食法事治,次用水一斗,同通草浸煮,得四五升,取汁饮。如乳不下,再服之为妙。

产　图

入月安产图　凡产于入月一日,贴于卧阁内正北壁。凡安产藏衣方法,并于卧阁内分布。凡逐月安产藏衣,避忌神杀方位,并随节气更换,交得次月节,即换次月产图。凡产讫,弃沃秽污不净之水,并随藏衣之方向,不拘远近弃之,切忌向闭肚之方也。

体玄子借地法　咒曰:东借拾步,西借拾步,南借拾步,北借拾步,上借拾步,下借拾步,壁方之中,肆拾余步,安产借地,恐有秽污。或有东海神王,或有西海神王,或有南海神王,或有北海神王,或有日游将军,白虎夫人,远去拾丈,轩辕招摇,举高十丈,天符地轴,入地十丈,令此地空闲。产妇某氏,安居无所妨碍,无所畏忌,诸神拥护,百邪逐去。急急如律令敕。

禁草法　铺草及毡褥讫,即咒曰:铁铁汤汤,非公所当是王,一言得之铜,一言得之铁,母子相生俱篾铁。急急如律令。

禁水法　欲产时贮水,咒曰:南无三宝水,水在井中为井水,水在河中为河水,水在器中为净水,水在法中为真水,自知非真莫当真水。以净持浊,以正治邪,日游夜煞,五土将军,青龙白虎,朱雀玄武,招摇天狗,轩辕女妭,天吞地吞,悬尸闭肚,六甲禁讳，十二神王，土符伏神，各安所在，不得动静，不得忌干。若有动静，若有忌干，施以神咒，当摄汝形。阿佉尼阿毗罗莫多梨婆地梨娑诃。

产前将护法 按诸家产论云，凡产妇入月，切忌饮酒，恐产时心神昏乱。临产之时，不可令旁人喧扰，大小仓忙，虑致惊动产母。只可令熟事产婆及稳审谨卓老成亲密三两人扶侍。产母初觉腹痛，只宜任意坐卧，勉强饮食，恐致临产气力虚羸。若腹痛渐甚，唯且熟忍，仍可按节次渐服滑胎榆白皮散一二服。服药之法，慎勿太早，须得其时。又，傍人不得逼迫。且须令人扶策徐徐而行。若行步稍难，即凭物而立，须臾扶策再行，直至腹痛连腰相引，作阵痛频，即服催生丹一服，更且勉强扶行。阵痛转甚，难以立，认定产时将至，即服催生符毕，然后安详上草。上草之时，慎勿伤早，若太早，则子在腹中难以转侧。又须仔细体候，直待儿逼欲生，然后令抱腰也。抱腰之人，不得倾斜，则儿得顺其理，自然易产也。又有卧产者，亦待卧定，背平着席，体不抠曲，则子不失其道。苟或不能依此节适，必致产难，纵或幸免，必须变生诸疾。

产后将护法 按经云，妇人非止临产须忧，至于产后，大须将理，慎勿以产时无他，乃纵心恣意，无所不犯，犯时微若秋毫，感病重于嵩岱。且才得分娩，切忌问是男是女，看血下多少，随证服压血运药。良久吃粥，服四顺理中圆，便令人从心下按至脐腹，日五七次。若有疾证，即随证服药，粥药相间，频频服饵，且宜闭目而坐，背后倚物，左右看承。常令直立两膝，虽时眠睡，频令唤觉，过一复时方得上床，亦须立膝。高楮床头，厚铺裀褥，遮围四向，窒塞孔隙，恐御贼风。一腊之内，常闻醋烟，以防运闷。一腊之后，渐加滋味，或以羊肉及雌鸡煮取浓汁作糜粥，直至百晬。常服当归圆、当归建中汤、四顺理中圆，日各一二服，以养脏气，补血脉。两腊之后，方得食糜烂肉食。满月之内，尤忌任意饮食，触冒风寒，恣情喜怒，梳头用力，高声作劳工巧之类，及上厕便溺。如此节养将摄，以至百晬，始得气血和调，脏腑平复。设不依此，即致产后余疾。

胎神游方 所直方位忌修造主损胎：

正	二	三	四	五	六	七	八	九	十	十一	十二
床	户	门	灶	躳	灶	舿	厕	门	户	灶	床

催生符

催生符图

上件符用水飞朱砂书之，贴于房内北壁上，遇坐草之时，搭于针上，就灯烧之，不得飞扬，温水调服。

推妇人行年法

生气方：产妇宜向之坐卧及产帐向之开门，大吉。

反支月：遇此月即铺灰上，用牛皮或马、驴皮讫，铺草，勿令恶血污地，吉。

祸害月：不得于其上产，又不得向之大小便，避之大吉。

绝命方：不得于其上产，又不得向之大小便，避之大吉。

悬尸日：遇此日产，不得攀绳，宜悬马辔，攀之大吉。

闭肚日：临月至满月，并不得向之大小便，及弃不净之水，谨之吉。

八疰方：产帐不得向之开门，忌之大吉。

逐一排行年吉凶方于后，按上件七神，详断吉凶。

逐日产母生子宜向方

子、午、卯、酉宜向南方，寅、申、巳、亥日宜向西北方，辰、戌、丑、未宜向东南方。

逐月产母忌向方忌下月、下凶方生产。

逐日日游神

癸巳、甲午、乙未、丙申、丁酉在房内北，庚子、辛丑、壬寅在房内南，癸卯在房内西，甲辰、乙巳、丙丁在房内东，六戊、六己在房内中央，余日在房外，吉。

卷之十

治小儿诸疾附诸汤、诸香。外有治疗诸方，互见各类

反魂丹　治小儿诸风癫，潮发瘛疭，口眼相引，项背强直，牙关紧急，目睛上视，及诸病久虚，变生虚风，多睡昏困，荏苒不解，速宜服之。

当归酒浸，切，焙，微炒　乌犀镑。各二两　干姜炮　枳壳去瓤，麸炒　白术泔浸一宿，微炒　人参去芦　木香不见火　茯苓去皮　丁香不见火　厚朴去皮，姜汁炙熟　藁本去土　天竺黄细研　败龟酒、醋涂，炙黄　蔓荆子去白　桑螵蛸微炒　何首乌泔浸一宿，煮过，切，焙　白芷　虎骨酒、醋炙令黄　晚蚕蛾微炒。各三分　缩砂仁　麻黄去根、节　麝香别研　羌活去芦　羚羊角镑　半夏汤洗七次，姜汁浸三宿，焙干，炒黄　川乌头烧令通红，留烟少许，入坑以盏盖，新土围，食倾　防风去芦　白花蛇酒浸一宿，炙令熟，去皮、骨，用肉　白僵蚕去丝、嘴，微炒　槟榔　白附子微炮　天南星汤洗，生姜自然汁煮软，切，焙，炒黄　藿香叶去土　阿胶碎炒　萆薢微炙　肉桂去粗皮　细辛去苗　陈皮去瓤，微炒　槐胶乌蛇酒浸一宿，炙熟，取肉用　沉香不见火　干蝎微炙　独活去苗　天麻酒洗，切，焙。各一两　朱砂细研水飞　石斛去根　雄黄细研，水飞　肉豆蔻去壳，微炒　牛黄别研　龙脑别研　水银　附子水浸后，炮，去皮、脐　蝉壳去土，微炒　川芎各半两　乌鸦一个，去嘴、翅、足　腻粉别研，一分　狐肝三具，腊月采取，同乌鸦一个，入新瓮内，以瓦盆盖头，用泥固济，炭火一斤，烧令通赤烟尽出，候冷，研细用　硫黄研细，用瓷盏盛，慢火养成汁，入水银，急炒如青泥，成砂再研，半两　金箔二十片，为衣

上如法修事，捣研令细，炼白蜜合和，入酥，再捣三五千下，圆如梧桐子大。每一岁儿一圆，温薄荷自然汁化下，不计时候。

定命丹　治小儿急、慢惊风，天吊撮口，潮发搐搦，奶痫壮热，昏塞不省。

青黛研，半钱　蟾酥干者，酒浸一宿，一钱　干蝎全者，七个，微炒　麝香研，一字　白附子炮为末，半分　天南星炮，为末，一分

上件细研令匀，以粟米粥和圆，如绿豆大，别以青黛为衣。每服一圆，荆芥薄荷

汤下，后困睡无疑。但有患者，先化半圆滴入鼻中，嚏喷者必瘥。一本不用天南星。

八珍丹　治小儿惊风壮热，精神昏愦，呕吐痰涎，惊悸恍惚，或发瘛疭，目睛上视。

甘草炒　天麻去芦　朱砂研，飞　天南星牛胆制。各五两　牛黄研，一分　腻粉研　雄黄飞。各一两一分　天浆子微炒，三百五十个　银箔七十片，为衣

上为细末，入研药匀，炼蜜为圆，如豌豆大，以银箔为衣。每服，一岁儿服一圆，薄荷汤化下。疾证未退，可再服之，更量儿大小加减，奶食后服。

太一银朱丹　治小儿惊风壮热，涎盛发痫，手足搐搦，目睛上视，及风壅痰实，心膈满闷，呕吐痰涎，大便秘涩。

黑铅炼十遍，称三两，与水银结砂子，分为小块，同甘草水煮半日，候冷，取出研，去草不用　水银结砂子　铁粉各三两　甘草同铅煮，十两　天南星炮为末，三分　朱砂飞研，半两　腻粉研，一两

上同研匀，以面糊为圆，如麻子大。每一岁儿服一圆，用薄荷蜜汤下，微利为度，未利再服，乳食后。

软金丹　治小儿惊风壮热，多睡惊掣，精神昏愦，痰涎壅塞，手足搐搦，目睛上视，项背强硬，牙关紧急。

使君子炒，为末　究墨烧，研　青黛细研　麝香细研　腻粉研。各一分　胡黄连为末，一分　寒食面七钱半　天浆子七个，炒，为末

上合研匀，以白面糊为圆，如小豆大。每服一圆，煎金银薄荷汤化下。五岁以上可服二圆，更量大小、虚实加减，不计时候。

鹤顶丹　治大人、小儿风壅痰实，咽膈不利，口干烦渴，睡卧不安，及中暑头痛，躁渴不解。

麝香研，二两半　朱砂研，飞，一百两　牙硝枯研，一百二十五两　寒水石粉一百一十两　甘草炒为末，三十五两

上合研匀，炼蜜搜和，每一两二钱作十圆。大人温生姜水化下一圆。如治中暑，入生龙脑少许，同研细，新水化下。小儿一圆分四服，更量大小加减。又治小儿脏腑积热，心神不宁，夜卧狂叫，口舌生疮，用薄荷自然汁化下，并食后服。

至圣丹　治一切惊风天吊，目睛上视，手足搐搦，状候多端。用药一圆，用温水化，滴鼻中令喷嚏三五次，更用薄荷汤下二圆即愈。如久患五疳，腹胀头大，四肢瘦小，好吃泥土，不思奶食，爱咬指甲，时挦眉毛，头发稀疏，肚上青筋，及久患泻痢，并用米饮下二圆。如久患疳蛔咬心，发歇疼痛，并用苦楝子煎汤下二圆。如鼻下赤烂，口齿疳虫，并口疮等，用儿所吃奶汁研二圆，涂在患处。疳眼雀目，用白羊子肝一枚，以竹刀子批开，入药二圆在内，以麻缕缠定，用淘米泔煮熟，空心食之，仍令乳

母常忌毒鱼、大蒜、鸡、鸭、猪肉等。

熊胆用温水化入药　芦荟研　腻粉同水银研　朱砂研，飞。各一分　麝香研，半分　蟾酥干者，酒浸一宿　龙脑研　铅霜研。各一字　雄黄研，飞　青黛研　胡黄连末。各半两　白附子炮，二钱　水银一钱，与腻粉同研，不见米星

上为末，入研药匀，用熬过獖猪胆汁浸，蒸饼为圆，如黄米大，汤使如前。此药退惊治风，化虫杀疳，除百病，进乳食。若隔三两日进一服，永无百病，不染横夭之疾，凡有患与服，必见功效。

定吐救生丹　治小儿伏热生涎，心膈烦躁，壮热霍乱，乳食不下，呕哕恶心，或发吐逆。

山大戟浆水煮，切，焙干，为末，一十五两　乳香别研　丁香为末。各五两　粉霜研　腻粉研碎。各七两半　龙脑研，二两半　水银　黄蜡　黑铅与水银同结砂子。各一十两半

上件合研令匀，每熔蜡一两，入蜜二钱半，和为圆，如黄米大。每一岁儿服一圆。如烦躁，研生脂麻、马齿水下。如吐逆，煎丁香马齿汤下。更量虚实加减，食后，临卧服之。此药除热化涎，下膈止吐逆，若胃虚伤冷，呕吐不止者，不可服。凡小儿吐逆，宜速疗之，久不止，遂为慢惊，常宜收此药备急。

五福化毒丹　治小儿蕴积毒热，惊惕狂躁，颊赤咽干，口舌生疮，夜卧不宁，谵语烦渴，头面身体多生疮疖。

桔梗微炒　玄参洗，焙。各六两　青黛研　牙硝枯　人参去芦。各二两　茯苓去皮，五两　甘草炒，一两半　银箔八片，为衣　麝香研，半钱　金箔八片，为衣

上为细末，入研药匀，炼蜜为圆，每两作十二圆。每一岁儿，一圆分四服，用薄荷水化下。及疮疹后，余毒上攻口齿，涎血臭气，以生地黄自然汁化一圆，用鸡翎扫在口内。热疳肌肉黄瘦，雀目夜不见物，陈粟米泔水化下。食后，临卧服。

灵砂归命丹　治小儿蕴积邪热。潮热不除，颊赤口干，心膈烦燥，痰涎不利，睡卧不安，或发惊痫，涎潮搐搦。又疗积滞不消，下利多日，腹中疞痛，烦渴呕哕，服药调和不能愈者，并可服之。

巴豆去心、膜、皮，炒熟，研如面油，三百一十五粒　牛黄研　龙脑研　麝香研　腻粉研。各三两　辰砂研，飞，九两　金箔研，九十片

上合研匀，炼黄蜡六两，入白沙蜜三分，同炼令匀，为圆如绿豆大。每服二圆，金银薄荷汤下，更量岁数加减。如惊痫搐搦，用龙脑、腻粉、蜜汤下。服药先以冷水浸少时，服之见效尤速。

大天南星圆　治小儿急慢惊风，涎潮发搐，目睛上视，口眼相引，牙关紧急，背脊强直，精神昏塞，连日不省。

龙脑研　牛黄研　乳香研。各一钱　天南星牛胆制者，半两　人参　天麻去芦　防风去芦。各一分　朱砂研，三钱　干蝎十四个，汤浸润，去土，微炒，为末　麝香研，一钱半

上件研杵令匀，炼蜜和圆，如大鸡头大。每服一圆，荆芥薄荷汤化下。量儿大小以意加减服，不计时候。

五疳保童圆　治小儿五疳。盖其骨肉轻软，肠胃微细，若乳哺有节，则脏腑相调；或乳母寒温失理，饮食无常，醉饱喜怒，及小儿百晬以后，五岁以前，乳食渐多，不择生冷，好餐肥腻、甘、酸之物，即成五疳。一曰肝疳，其候摇头揉目，白膜遮睛，流汗遍身，合面而卧，目中涩痒，肉色青黄，发立头焦，筋青脑热，腹中积聚，下痢频多，久而不痊，转甚羸瘦；二曰心疳，其候浑身壮热，吐痢无常，颊赤面黄，胸膈烦满，鼻干心躁，口舌生疮，痢久不痊，多下脓血，有时盗汗，或乃虚惊；三曰脾疳，其候腹多筋脉，喘促气粗，乳食不多，心腹胀满，多啼咳逆，面色萎黄，骨立毛焦，形枯力劣，胸膈壅闷，水谷不消，口鼻常干，好吃泥土，情意不悦，爱暗憎明，肠胃不和，痢多酸臭；四曰肺疳，其候咳嗽气逆，皮毛干焦，饶涕多啼，咽喉不利，揉鼻咬甲，壮热憎寒，口鼻生疮，唇边赤痒，腹内气胀，乳食渐稀，大肠不调，频频泄痢，粪中米出，皮上粟生；五曰肾疳，其候肌肉消瘦，齿龈生疮，寒热时作，口鼻干燥，脑热如火，脚冷如冰，吐逆既增，乳食减少，泻痢频并，下部开张，肛门不收，疳疮痒痛。已上疾状，并皆治疗。

黄连去须　白鳝头炙令焦黄，无，即炒白芜荑充代　草龙胆去芦　雄黄研，飞　青橘皮去瓤　五倍子　夜明砂微炒。各一两　蟾头一枚，炙令黄色　苦楝根　天浆子微炒　胡黄连　麝香　青黛研　熊胆研　芦荟研。各一两。一本有虾蟆灰、蜗牛微炒

上为细末，都研令匀，用糯米饭和圆，如麻子大。每服一岁儿一圆，不计时候，温米饮下，日进三服尤妙。一方有蜗牛微炒，一分。

熊胆圆　杀疳退惊。治壮热昏愦，呕吐痰涎，颊赤面黄，鼻干目涩，有时盗汗，或即虚惊，荏苒不除，乳食不进。

熊胆研　胡黄连木。各二钱　使君子麸炮，为末　天浆子麸炒。各七个　青黛研，一钱　寒食面三钱　麝香研，一分　细墨烧淬，半钱

上件一处同研匀，用白面糊和圆，如黍米大。每服五圆至七圆，米饮下，不计时候。

虎睛圆　治小儿惊风壮热，痰涎壅滞，精神昏愦，睡多惊啼，或发搐搦，目睛直视。

茯神去木　天麻去苗　腻粉研　天竺黄研　胡黄连各五两　朱砂研，飞，二两　麝香研　白附子炮　天南星炮。各三两　青黛研，七两　使君子一百个　天浆子微炒，四十个

上为细末，以面糊为圆，如梧桐子大。每一岁儿服一圆，薄荷汤化下，更量虚实加减，乳食后服。

天麻防风圆 治一切惊风，身体壮热，多睡惊悸，手足抽掣，精神昏愦，痰涎不利，及风温邪热，并宜服之。

白僵蚕去丝、嘴，炒 干蝎炒。各半两 天麻去苗 防风去苗 人参各一两 朱砂研，飞 雄黄研 麝香研 甘草炙。各一分 牛黄一钱

上为细末，炼蜜为圆，如梧桐子大。每服一圆至二圆，薄荷汤化下，不拘时候。

化虫圆 治小儿疾病多有诸虫，或因腑脏虚弱而动，或因食甘肥而动，其动则腹中疼痛，发作肿聚，往来上下，痛无休止，亦攻心痛，叫哭合眼，仰身扑手，心神闷乱，呕哕涎沫，或吐清水，四肢羸困，面色青黄，饮食虽进，不生肌肤，或寒或热，沉沉嘿嘿，不的知病之去处。其虫不疗，则子母相生，无有休止，长一尺则害人。

胡粉炒 鹤虱去土 槟榔 苦楝根去浮皮。各五十两 白矾枯，十二两半

上为末，以面糊为圆，如麻子大。一岁儿服五圆，温浆水入生麻油一二点，调匀下之，温米饮下亦得，不拘时候。其虫细小者皆化为水，大者自下。

进食圆 治乳食不消，心腹胀满，壮热喘粗，呕吐痰逆，肠鸣泄泻，米谷不化；或下痢赤白，腹痛后重，及食癥乳癖，痃气痞结，并皆治之。

代赭石烧醋淬，研 当归去芦，微炒 朱砂研，飞 枳壳去瓤，麸炒微黄 木香各半两 麝香细研，一分 巴豆霜半分

上件药捣罗为末，入研药匀，面糊为圆，如麻子大。每一岁儿服一圆，温米饮下，更量虚实加减服之，食后服。

金箔镇心圆 治小儿风壅痰热，心神不宁，惊悸烦渴，唇焦颊赤，夜卧不安，谵语狂妄。

紫河车用黑豆煮软，切作片，焙干，二十五两 山药一百五十两 牙硝枯，十五两 甘草爁 人参去芦 茯苓去皮。各五十两 朱砂研，飞，一百两 龙脑研，十两 麝香研，五两 金箔一千二百箔，为衣

上为细末，炼蜜为圆，每一两半作五十圆，以金箔为衣。每服一圆，薄荷汤化下，含化亦得，食后，临卧。常服安镇心神，散败邪热，凉咽膈，止惊啼。

比金圆 治小儿惊风体热，喘粗涎嗽，心忪颊赤，大小便不利，夜卧不稳。

滑石 腻粉研。各十五两 青黛研，二两半 天南星炮，一十二两半 巴豆七百个，去皮、去霜

上为细末，以面糊为圆，如麻子大。每服一岁一圆，薄荷温水下。如急惊风，头热足冷，口噤面青，筋脉抽掣，上膈顽涎，疾状甚者，加一二圆，煎桃符汤下，疏利下

蕴毒热涎，立便安愈。小儿疮疹后余毒不解，宜与服，食后。

香连圆　治小儿冷热不调，泄泻烦渴，米谷不化，腹痛肠鸣；或下痢脓血，里急后重，夜起频并，不思乳食，肌肉消瘦，渐变成疳。

白石脂　龙骨　干姜炮　黄连去须，微炒　白矾煅。各半两

上件药捣罗为末，醋煮面糊和圆，如麻子大。每一岁儿服十圆，米饮下，乳食前服。如烦渴，煎人参汤下，更量儿大小，以意加减，日三四服。

紫霜圆　治乳哺失节，宿滞不化，胸腹痞满，呕吐恶心，便利不调，乳食减少。又治伤寒温壮，内挟冷实，大便酸臭，乳食不消，或已得汗，身热不除，及变蒸发热，多日不解，因食成痫，先寒后热。

代赭石醋淬，细研，一两　赤石脂为末，一两　杏仁去皮、尖，麸炒，别研，五十枚　巴豆去皮、心，出油，炒研，三十粒

上合研匀，汤浸蒸饼，圆如黄米大。儿生三十日外，可服一圆，一岁至三岁并服二圆至三岁，乳汁送下，米饮亦得，微利为度，亦不虚人，未利再服，更量虚实加减，乳食后服。

开胃圆　治小儿脏腑怯弱，内受风冷，腹痛胀满，肠鸣泄利，或青或白，乳食不化，又治脏冷夜啼，胎寒腹痛。

白芍药　麝香细研。各一分　人参　木香　蓬莪术煨　白术　当归去苗，微炒。各半两。一本无白术

上件捣罗为末，都研令匀，汤浸炊饼和圆，如黍米大。每服十五圆，温米饮下。新生儿腹痛夜啼，可服五圆，并乳食前服。

没食子圆　治小儿肠虚受热，下痢鲜血，或便赤汁，腹痛后重，昼夜不止，遍数频多。

没食子　地榆各半两　黄檗锉，蜜炒，二两　黄连锉，炒，一两半　酸石榴皮一两

上件捣，罗为细末，以醋煮面糊为圆，如麻子大。每服十圆至二十圆，温米饮下。食前服。

水银扁圆子　治小儿惊风壮热，涎盛喘粗，或发搐搦，目睛上视，及因乳哺不节，胸满呕逆，精神迷闷，发痫瘛疭，并宜服之。

黄明胶炒令黄燥，一钱三字　腻粉　干蝎全者　百草霜研　牛黄研　铅霜研　青黛研。各一分　巴豆去皮、膜、脂，煮黄　黑铅同水银结砂子　水银各一两　香墨烧，淬，三钱

上为细末，入研药匀，以陈粟米饭为圆，如绿豆大，捏扁。每一岁儿服一圆，二岁服二圆，三岁服三圆，四岁以上服四圆，用干柿汤下，薄荷汤亦得，更量虚实加减服，利下青黏滑涎为度，乳食后服。此药不得化破。

牛黄膏 治惊化涎，凉膈镇心，祛邪热，止痰嗽。

蛤粉研，飞，二百两 牙硝枯研 朱砂研，飞。各十两 人参二十五两 雄黄研，飞，七十五两 龙脑研，四两 甘草爁，五十两 金箔 银箔各二百片，为衣 牛黄二两，别研

上为细末，炼蜜搜和，每一两八钱作二十圆，以金箔、银箔为衣。一岁儿每服如绿豆大，薄荷温水化下，量岁数临时加减服之，食后。

金屑辰砂膏 治小儿经邪热，颊赤多渴，睡卧不宁，谵语狂妄，痰涎不利，精神恍惚，及大人痰热蕴积，心膈烦躁，咽喉肿痛，口舌生疮。

牙硝枯研 铁粉研。各半两 甘草炙，二两 龙脑研，二钱 辰砂研，飞，三两 蛤粉研，飞，八两 人参一两 金箔三十片，为衣

上为细末，炼蜜搜和，每一两半作二十圆，捏扁，用金箔为衣。每服半皂子大，大人一圆分作两服，并用薄荷汤化下。食后，临卧服。

润肺散 治小儿寒壅相交，肺气不利，咳嗽喘急，语声不出，痰涎壅塞，胸膈烦满，鼻塞清涕，咽喉干痛。

贝母去心，麸炒黄 杏仁汤去皮、尖及双仁者，焙干，面炒。各二两半 麻黄去根、节 人参各二两 阿胶炒令黄燥 桔梗各半两 陈皮去白，一分 甘草炙，一两

上同杵，罗为粗末。每服一钱，水八分，煎六分，去滓，温服，食后。

惺惺散 治小儿风热疮疹，伤寒时气，头痛壮热，目涩多睡，咳嗽喘粗，鼻塞清涕。

瓜蒌根 人参 细辛去叶 茯苓去皮 白术 甘草炙 桔梗各一两半

上件同杵，罗为末。每服一钱，水一小盏，入薄荷三叶，同煎至四分，温服。如要和气，即入生姜煎服，不计时。

人参羌活散 治小儿寒邪温病，时疫疮疹，头痛体疼，壮热多睡，及治潮热烦渴，痰实咳嗽。

柴胡去苗 独活去芦 羌活去苗。各二两 人参去芦 芎䓖 枳壳去瓤，麸炒 茯苓去皮 甘草炙。各一两 桔梗 前胡 天麻酒浸，炙 地骨皮去土。各半两

上为散。每服一钱，水七分盏，入薄荷少许，煎至五分，去滓，温服，不计时候。

辰砂金箔散 治小儿心膈邪热，神志不宁，惊惕烦渴，恍惚忪悸，夜卧不安，谵语狂妄，齿龈生疮，及痰实咳嗽，咽膈不利。

辰砂研，飞，七十两 人参去芦 茯苓去皮 牙硝枯。各三十两 桔梗五十两 蛤粉研，飞，八十两 甘草炒，二十五两 金箔二百片，入药 生脑子研，二两

大人、小儿咽喉肿痛，口舌生疮，每服少许掺在患处，咽津，立效。大人膈热，每服一钱，新水调下，食后，临卧服。

消毒散　治小儿疮疹已出，未能匀透，及毒气壅遏，虽出不快，壮热狂躁，咽膈壅塞，睡卧不安，大便秘涩，及治大人、小儿上膈壅热，咽喉肿痛，胸膈不利。

牛蒡子爁，六两　荆芥穗一两　甘草炙，二两

上为粗末。每服一钱，用水一盏，煎七分，去滓温服，食后，小儿量力，少少与之。如治疮疹，若大便利者，不宜服之。

人参散　治中和气，止呕逆，除烦渴。治昏困多睡，乳食减少，及伤寒时气，气不顺，吐利止后，躁渴不解。

干葛二两　人参　白茯苓去皮。各一两　木香　甘草炙　藿香叶各一分

上件为末。每服一钱，水一中盏，煎七分，去滓，放温服，不计时。

生犀散　治小儿骨蒸肌瘦，颊赤口干，日晚潮热，夜有盗汗，五心烦躁，四肢困倦，饮食虽多，不生肌肉，及大病瘥后，余毒不解，或伤寒病后，因食羊肉，体热不除，并宜服之。

大黄蒸，切，焙　鳖甲汤煮，去裙澜，醋涂，炙黄　麦门冬去心　黄耆　秦艽去苗并土　羚羊角镑　桑白皮锉　人参　茯苓去皮　地骨皮去土　赤芍药　柴胡去苗　枳壳去瓤，麸炒

上各等分，捣为粗末。每服二钱，水一盏，入青蒿少许，煎至六分，去滓，温服，食后，儿小即分为二服。

清凉饮子　治小儿血脉壅实，腑脏生热，颊赤多渴，五心烦躁，睡卧不宁，四肢惊掣，及因乳哺不时，寒温失度，令儿血气不理，肠胃不调，或温壮连滞，欲成伏热，或壮热不歇，欲发惊痫。又治风热结核，头面疮疖，目赤咽痛，疮疹余毒，一切壅滞，并宜服之。

当归去芦，酒浸　甘草炙　大黄蒸，焙　赤芍药

上等分为粗末。每服一钱，水一中盏，煎至七分，去滓，温服，量儿大小，虚实加减，微溏利为度，食后，临卧服。

天竺饮子　治大人、小儿腑脏积热，烦躁多渴，舌颊生疮，咽喉肿痛，面热口干，目赤鼻衄，丹瘤结核，痈疮肿痛。又治伏暑燥热，疮疹余毒，及大便下血，小便赤涩。

川郁金用皂角水煮，切作片，焙干　甘草炙。各二十两　大栀子仁微炒　连翘各二十两　雄黄飞研，五两　瓜蒌根十斤

上为细末。每服一大钱，食后，临卧，用新水调服，小儿半钱，临时更量儿大小，以意加减。

朱砂圆　镇心神，化痰涎，利咽膈，止烦渴。

硼砂研，一分　朱砂研，飞，五十两　麝香研　梅花脑研。各半两　脑子研　牙硝枯。各

一两　甘草浸汁熬膏，五斤　寒水石烧通红，研，四两

上研匀，用甘草膏和，每两作一百圆。每服一圆，含化。小儿夜多惊啼，薄荷水化下。

芦荟圆　治疳气羸瘦，面色萎黄，腹胁胀满，头发作穗，揉鼻咬甲，好吃泥土，利色无定，寒热往来，目涩口臭，齿龈烂黑。常服长肌退黄，杀疳虫，进乳食。

大皂角　干虾蟆用各等分，同烧存性，为末，一两，入下项药　青黛研，一分　芦荟研　朱砂研，飞　麝香研。各一钱

上合研匀，用汤浸蒸饼和为圆，如麻子大。每三岁儿，服二十圆，不计时候，温米饮下，更量大小加减。

和中散　治小儿脾胃不和，呕逆恶心，冷热不调，减食泄泻，腹痛肠鸣，少力嗜卧。

厚朴去皮，姜炙，六两　白术三两　干姜炮　甘草炙。各二两

上为末。每服一钱，水八分盏，生姜二片，煎六分，去滓，稍热服，乳食前服。

人参半夏圆　治肺胃受冷，咳嗽气急，胸膈痞满，喉中呀呷，呕吐涎沫，乳食不下。

半夏汤洗七次，切，焙　厚朴去粗皮，姜汁炙　丁香各四两　陈皮去瓤　人参去芦　细辛去苗。各二两

上为细末，用生姜汁打面糊为圆，如麻子大。三岁儿每服二十圆，生姜汤下，食后服，量儿大小加减。

辰砂半夏圆　治小儿肺壅痰实，咳嗽喘急，胸膈痞满，心忪烦闷，痰涎不利，呀呷有声。

五灵脂微炒，用酒研，飞，去砂土　朱砂研，飞。各一两　葶苈水淘净，日干，别杵成膏　杏仁汤浸，去皮、尖及双仁，麸炒，别杵成膏　半夏汤浸七次，去滑，焙干。各半两

上为末，入研药匀，以生姜汁煮面和圆，如小麻子大。每服五圆至七圆，淡生姜汤下，食后。

丁香散　治胃虚气逆，呕吐不定，精神羸困，霍乱不安。

人参半两　丁香　藿香叶各一分

上件同杵，罗为散。每服一钱，水半盏，煎五七沸，入乳汁少许，去滓，稍热服，不拘时服。

六神丹　治小儿疳气羸瘦，脏腑怯弱，泄利虚滑，乳食减少，引饮无度，心腹胀满。

丁香　木香　肉豆蔻去壳。各半两。上三味，用面裹同入慢灰火煨，令面熟为度，取出放冷

诃子煨,去核　使君子仁各半两　芦荟细研入药,一两

上件同杵,罗为细末,以枣肉和圆,如麻子大。每服五圆至七圆,温米饮下,乳食前服。

太一丹　治小儿诸风惊痫,潮发搐搦,口眼相引,项背强直,精神昏困,痰涎不利,及一切虚风,并皆治之。

天南星炮　乌蛇酒炙,取肉。各三钱　天麻去芦,酒浸一宿　附子炮,去皮、脐　麻黄去根、节。各半两　干蝎微炒,一钱半　白附子炮,三钱半　白僵蚕去丝、嘴,炒,四钱

已上为细末,以水一升,调浸三日,以寒食面一斗拌匀,踏作曲,须六月六日,以楮叶罨七日取出,逐片用纸袋盛,挂当风,十四日可用,每曲末一两,入下项药:

琥珀研,一钱　辰砂研,飞,六钱　雄黄研,飞,三钱　甘草炙,为末,半钱

上合研匀,炼蜜和圆,如鸡头大。每服一圆,温水化下,不计时。

大惊圆　治惊风诸痫,壮热昏愦,神志恍惚,痰涎壅塞,或发搐搦,目睛直视,并皆治之。

蛇黄火煅,醋淬九次,研,飞,二钱　青礞石研,一钱　朱砂研,飞,三钱　虾蟆灰　雄黄各一钱　铁粉研,二钱半

上研匀,以水浸蒸饼,圆如桐子大。每服一圆,煎薄荷水磨剪刀股化下,日二三服。此药治惊化涎,不用银粉。小儿脏腑、口齿、肠胃柔弱,凡用银粉药,切须慎之,则无他苦。

[绍兴续添方]

睡惊丹　治小儿惊邪,风热痰壅,咽膈不利,夜卧不安,睡中啼哭,惊风搐搦。

蛇黄火煅红,米醋淬五遍,再将醋煮干为度　天南星碾为粉,用薄荷汁搜和为饼,炙熟　茯苓去皮　铁粉重罗　使君子仁已上五味捣罗为末。各称半斤　脑子别研,半两　麝香别研,一两　银箔研　金箔研。各一百片

上前项五味药末,入后项研药拌匀,糯米糊为圆,如皂荚子大,朱砂为衣。用薄荷汤磨下,五岁儿一圆分二服,三岁以下儿一圆分三四服,更量岁数加减。常服安神镇心、定惊控痰。

使君子圆　治小儿五疳,脾胃不和,心腹膨胀,时复疞痛,不进饮食,渐致羸瘦,并宜服之。

厚朴去皮,姜汁炙　陈皮去白　川芎各一分　使君子仁浸,去黑皮,一两

上为细末,炼蜜圆如皂子大。三岁以上一粒,已下半粒,陈米饮化下。大治小儿腹痛。

加减四君子汤　治小儿吐泻不止，不进乳食，常服调胃进食。

白扁豆蒸熟，焙干　藿香叶　甘草炙　黄耆去苗。各一两　人参　茯苓去皮，焙　白术各四两

上为细末。每服一钱，入盐点服，或用水七分盏，煎五分，温服。

消毒犀角饮　治证并方见前积热类。

[宝庆新增方]

肥儿圆　治小儿疳病者，多因缺乳，食吃太早所致；或因久患脏腑，胃虚虫动，日渐羸瘦，腹大发竖，不能行步，面黄口臭发热，面无精神，此药杀虫进食。

神曲炒　黄连去须。各十两　肉豆蔻面裹，煨　使君子去皮　麦蘖炒。各五两　槟榔不见火，细，晒，二十个　木香二两

上为细末，猪胆为圆如粟米大。每服三十圆，量岁数加减，熟水下，空心腹。一方黄连、神曲、使君子各一两，槟榔、肉豆蔻各半两，木香二钱，面糊圆如萝卜子大，熟水吞下。

至圣保命丹　治小儿胎惊内吊，腹肚坚硬，目睛上视，手足抽掣，角弓反张。但是涎痰壅盛，一切急慢惊风，悉皆治之。

全蝎十四个　白附子　天南星炮　白僵蚕直青者，炒　朱砂研　麝香研。各一钱　防风去芦、叉　天麻各二钱　金箔十片　蝉蜕去泥，一钱

上为细末，入研药和匀，以粳米煮饭，取中心软者搜为圆，每两作四十圆。初生儿半圆，乳汁化下，周岁儿一圆，金银薄荷汤化下，十岁已上有急候者二圆，薄荷汤化下。常服镇心安神化痰，除一切惊风证候。

挨积圆　治小儿脾胃不和，宿滞不化，腹胀肠鸣，呕逆恶心，便利不调，乳食减少，或疳泻、积泻，大便酸臭。亦治丈夫、妇人胸膈不快，酒积、食积，呕逆恶心，吐泻脾疼。

京三棱炮　丁香皮不见火。各三两　丁香不见火　青皮去白。各一两　干姜炮　巴豆去皮、膜、油。各二钱半

上件为细末，入巴豆拌匀，面醋糊为圆，如粟米大。每服五十圆至六十圆，二岁儿可服七圆至十圆，生姜汤吞下，熟水亦得，不拘时候，更量儿岁数加减与之。此药不用大黄、硇砂、汞粉之类，并是性温之药，常服消积滞，进乳食，退黄长肌。

急风丹　治小儿伤风，鼻塞清涕，酒调涂囟门上，不可服。方见诸风类。

[淳祐新添方]

助胃膏　治小儿胃气虚弱，乳食不进，腹胁胀满，肠鸣泄泻，哯乳便青，或时夜

啼，胎寒腹痛。

白豆蔻仁　肉豆蔻煨　丁香　人参　木香各一两　白茯苓去皮　官桂去粗皮　白术　藿香叶　缩砂仁　甘草炙。各二两　橘红去白　山药各四两

上为细末，炼蜜和成膏。每服如鸡头实大一圆，量儿大小加减，米饮化下，不拘时候。

观音散　治小儿外感风冷，内伤脾胃，呕逆吐泻，不进乳食，久则渐渐羸弱。大抵脾虚则泻，胃虚则吐，脾胃俱虚，吐泻不已。此药大能温养脾胃，进美饮食。全蝎观音散方见后。

人参一两　茯苓一钱半　神曲炒，二钱　石莲肉炒，去心，一分　绵耆　白芷　木香炮　白扁豆去皮，炙焦黄，去火毒　甘草炙。各一钱

上为细末。每服一钱，水一小盏，枣一枚，藿香三叶，煎四分，去滓，温服，量儿大小加减。

小抱龙圆　治伤风瘟疫，身热昏睡，气粗喘满，痰实壅嗽，及惊风潮搐，蛊毒、中暑，并可服之，壮实小儿宜与服之。

天竺黄一两　雄黄研，飞，二分　辰砂别研　麝香别研。各半两　天南星腊月酿黄牛胆中，阴干百日者。如无，只以生者去皮、脐，锉，炒熟用，四两

上为细末，煮甘草水和圆，如皂子大。每服一圆，温水化下，百晬内者作三服，或用腊雪水煮甘草和药尤佳。

钩藤膏　治小儿胎寒胃冷，腹肚疠痛，夜间啼哭，呕吐乳食，大便泻青，状若惊搐，时有冷汗。

姜黄二钱　没药别研　木香　乳香别研。各四钱。一本有木鳖子二十个，去油，研

上为细末，炼蜜和成膏。每服三钱，儿一圆，如鸡头实大，煎钩藤汤化下，更量大小加减，不拘时候。

[吴直阁增诸家名方]

蚵蚾圆　治小儿五疳八痢，乳食不节，寒温调适乖违，发竖毛焦，皮肤枯悴，脚细肚大，颅解胸陷，渐觉尪羸，时发寒热，盗汗咳嗽，脑后核起，腹内块生，小便泔浊，脓痢淀青；挦眉咬指，吃土甘酸，吐食不化，烦渴并频，心神昏瞀，鼻赤唇燥，小蛊既出，蛔虫咬心，疳眼雀目，名曰丁奚，此药救疗，效验如神。

白芜荑去皮　黄连去须　蚵蚾酒浸，去骨，焙　胡黄连各一两半　青黛半两，为衣

上件碾为细末，猪胆汁面糊圆，如粟米大。每服三十圆，用饭饮吞下，食后，临卧，日进三服。

高良姜散 治小儿冷伤，脾胃不和，腹胀气闷，不欲饮食。

高良姜 草豆蔻去皮 陈皮去白 当归微炒 肉桂去粗皮。各一分 人参去芦，半两

上件捣，罗为散。三岁儿每服一钱，水一盏，煎至五分，去滓，温服，不计时候。量儿大小，加减服之。

人参圆 治小儿乳哺，饮冷过度，伤冷脾胃，腹胁胀满，多吐痰涎。

人参 丁香 陈皮去白 干姜焙 白术各一分 半夏汤洗七次，半两

上件捣，罗为末，炼蜜和圆，如麻子大。每三岁小儿，服一十圆，温汤下，不拘时，日二服，量儿大小加减。

温脾散 治脾胃气不和，腹胁虚胀，不欲乳食，困倦无力，壮热憎寒，并皆疗之。

诃黎勒皮炮 人参各三分 甘草炙，一分 白术 木香 茯苓去皮 藿香去梗 陈皮去白 黄耆 桔梗各半两

上件捣，罗为散。三岁儿每服一钱，水一盏，入生姜钱子大片，淮枣一枚，同煎至五分，去滓，温服，不计时候，量儿大小加减。

白豆蔻散 治小儿脾胃不和，憎寒壮热，腹痛呕吐，不纳乳食。

枇杷叶去毛，微炙 白豆蔻去皮 陈皮去白 芎䓖 甘草炙。各一分 干木瓜 人参 黄耆各半两

上为粗散。三岁小儿每服一钱，水一小盏，生姜钱子三片，枣一枚，同煎至七分，去滓，温服，不计时候，量儿大小加减。

当归圆 治小儿冷热不调，大便青黄，心腹多痛，或腹中气满，或时呕逆，不欲乳食。

白芍药 当归微炒 人参 芎䓖各三分 白术 甘草炙。各半两

上件捣罗为末，水煮面糊圆，如麻子大，三岁小儿每服十圆，粥饮下，日三服，更量儿大小加减。

厚朴散 治小儿外感风冷，壮热憎寒，头痛体重，中寒气逆，呕吐恶心，或手足厥冷，及脾胃不和，并皆治之。

苍术米泔浸一宿，去黑皮，焙 厚朴去皮，姜汁炙 陈皮去白。各一两 干姜炮，三分 甘草炙，半两

上件为细末。三岁小儿每服一钱，水一小盏，入生姜钱二片，枣子一枚，同煎至五分，滤去滓，热服。

柴胡散 治小儿伤寒壮热，头痛体疼，口干烦渴。

石膏 黄芩 甘草 赤芍药 葛根各一两 麻黄去根、节 柴胡去苗。各半两

上捣，罗为散。三岁小儿每服一钱，水一小盏，入生姜少许，葱白三寸，豉二十

粒,同煎至五分,滤去滓,温服,不拘时候,汗出为效,量儿大小加减。

葛根散　治小儿伤寒,四肢烦热,头疼体痛,心躁口干发渴。

葛根　麻黄去根、节　人参各半两　肉桂去粗皮　甘草炙。各一分

上件捣为粗散。三岁儿每服一钱,水一小盏,入生姜少许,枣子一枚,同煎至五分,滤去滓,温服,量儿大小加减,不计时候。

人参散　治小儿伤寒作热。常服调顺阴阳,和养脾胃,定吐逆,止烦渴,品味与前人参散同。

上为散。三岁儿每服一钱,水一小盏,煎五分,温服,量儿大小加减。

豆蔻香连圆　治小儿乳食不节,肠胃虚弱,冷热之气客于肠间,下赤白痢,肠内㽲痛,日夜频并,不欲饮食,量儿大小加减服之。

黄连去须,微炒,三分　肉豆蔻仁二枚　丁香一分　木香　诃黎勒炮,去核。各半两

上捣罗为末,以粟米粥和圆黍米大。三岁儿服十圆,粥饮下。

木香白术散　治小儿冷痢腹痛,四肢不和,饭食减少,渐至羸瘦。

诃黎勒炮,去核　龙骨　厚朴去粗皮,姜汁炙　当归微炒。各半两　木香　干姜炮　白术各一分

上捣,罗为散。三岁小儿每服一钱,以水一小盏,入枣二枚,同煎至五分,去滓,温服,食前,量儿大小加减。

龙骨圆　治小儿久患赤白痢,日夜频并,腹痛羸弱,不欲饮食。

黄连去须,微炒　黄檗　白龙骨　诃黎勒皮炮,去核　木香各一分　当归微炒　干姜炮　白矾枯研。各半两　胡粉微炒黄,三分

上件捣,罗为末,炼蜜和圆,如绿豆大。三岁儿每服十圆,温粥饮下,日三服,量儿大小临时加减。

乌梅散　治小儿下痢后,津液减少,脏腑虚燥,烦渴引饮,及治诸病烦渴,引饮无度。

乌梅肉微炒,半两　白茯苓　干木瓜各一两

上捣罗为粗散。三岁儿每服一钱,水一小盏,入生姜钱一片,煎至五分,去滓,温服,不计时候服,量儿大小加减。

白芨散　治小儿肾气不成,脑髓不足。小儿年大,骨应合而不合,头缝开者是也,宜以药涂之。

白芨　柏仁　防风去苗　细辛去叶。各一两

上为细末。每一钱,以乳汁调涂,在儿颅骨上,每日一次用之。

附子散　治小儿大肠虚冷,肛门脱出,多因下痢得之,宜以药傅。

附子生，去皮、脐　龙骨各一两

上捣，罗为细散。每服一钱，傅在脱肛上，按令入，频用之。

赤石脂散　治小儿因痢后躽气下，推出肛门不入。

伏龙肝　赤石脂各等分

上件细研为散。每用半钱，傅肠头上，每日三上用。

蘖墨散　治小儿断脐后，为水湿所伤，或裍袍湿气，伤于脐中，或解脱，风冷乘攻，令小儿四肢不和，脐肿啼哭，不能乳哺，宜速治之。

乱发净洗，烧为灰　釜下黑煤　黄檗末各等分

上件药同研令细。每用少许傅之。

半夏散　治小儿咳逆上气，心胸痰壅，不欲乳食。

紫菀去苗，净洗　五味子捡净　半夏汤泡七次　甘草炙。各五两　肉桂去粗皮　细辛去苗。各二两半

上件为细末。三岁儿每服一钱，水一盏，入生姜一片，煎至五分，去滓，温服，不计时候，量儿大小加减服。

朱矾散　治小儿初生鹅口，其舌上有白屑如米屑者，鼻外亦有，并不能乳。

朱砂细研　白矾枯。各等分

上件药研极细。每用少许，傅儿舌上，每日三次用之，先使乱发频揩舌上垢，令净即瘥。

紫苏子散　治小儿啼气未定，与乳饮之，与气相逆，气不得下。

紫苏子微炒　萝卜子微炒　诃黎勒皮　杏仁去皮、尖，麸炒黄　人参去苗　木香各半两　青皮去白　甘草炙微赤。各一两

上件捣罗为细散。每服一钱，以水一盏，入生姜钱少许，同煎至五分，去滓，温服，不计时候，量儿大小加减。

犀角人参散　治小儿虚热，及吐泻烦渴不止，及疏转后，并宜服。

生犀镑，二两　人参十五两　茯苓二十五两　甘草爁，五两　桔梗　干葛各二两半

上为细末。每服一大钱，水一中盏，入灯心五茎，同煎六分，放温服，不计时候。烦渴者，入新竹叶同煎。

益黄散　治小儿脾胃虚弱，腹痛泄痢，不思乳食，呕吐不止，困乏神懒，心胁膨胀，颜色青黄，恹恹不醒。

丁香四钱，不见火　陈皮去白，二两　甘草爁　诃子炮，去核　青皮去白。各一两

上为细末，每服一大钱，水七分盏，煎至五六分，食前进，量大小加减与服。此药极有神效，不可尽述。

钱氏白术散　治小儿脾胃久虚，呕吐泄泻，频并不止，津液枯竭，烦渴多燥，但欲饮水，乳食不进，羸困少力，因而失治，变成风痫，不问阴阳虚实，并宜服之。

人参　白术不见火　木香不见火　白茯苓去黑皮　藿香去土、梗　甘草炙。各一两　干葛锉，二两

上为粗末。每服一钱，水一小盏，煎至半盏，去滓，通口服，不拘时，更量儿大小加减，渴甚者并煎，任意饮之。

[续添诸局经验秘方]

全蝎观音散　治证与前观音散同。

石莲肉炒，去心　白扁豆炒　人参各二两半　神曲炒，二两　全蝎　羌活　天麻去苗　防风去苗　木香炮　白芷　甘草炙　黄耆捶扁，蜜刷，炙。各一两　茯苓去皮，一两半

上为细末。婴儿一字，二三岁半钱，四五岁一钱，用水一盏或半盏，枣子半个或一个，同煎至七分，去滓服，不拘时候。

镇心至宝丹　治小儿一切惊风搐搦，壮热涎多，鱼口鸦声，眼睛直视。

天南星煨　白附子炮　雄黄研　干蝎各半两　白僵蚕去丝、嘴，炒　郁金各一两　龙脑研　麝香研。各二钱半　辰砂研，一分　腻粉二钱　滑石末，二两

上为细末，炼蜜为圆，如皂荚子大，金、银箔为衣。每服一圆，食后，临卧薄荷汤下。常服镇心神，凉咽膈。

小黄连阿胶圆　治小儿乳食无度，冷热不调，下痢赤白，或如鱼脑，白多赤少，后重腹痛，烦渴引饮，小便不利，便圊频数，食减少力。

肉豆蔻　茯苓去皮　诃子炮，去核。各一两　黄连去须，微炒，二两

上为细末，用阿胶一两，醋煎溶，搜为圆，如粟米大。每服一岁儿十粒至十五粒、二十粒，用温饮下，随乳亦得，更量岁数加减服，不计时候。

蛇头圆　治小儿急慢惊风，手足抽掣，眼睛直视，角弓反张，证候危急者。

蛇含石十个，煅三度，醋淬，却用甘草汤煮，出酸气，研，飞，为细末　铁腻粉　五灵脂酒浸，去砂　神砂研　蝎梢　白附子炮　郁金炮。各二两　龙脑别研，半两　麝香研，一两　花蛇头十个，酒浸，去骨，用齿并肉

上为细末，面糊为圆，如鸡头大。每服一圆，薄荷自然汁磨，以井花水化开，量儿大小加减与服。

五疳消食圆　治小儿五疳八痢，杀腹脏虫，疗疳劳及走马，牙齿唇烂，肚大青筋。此药大能进食，悦颜色，长肌肤。

麦蘖　使君子去皮，炒　黄连去须，微炒　橘红焙　草龙胆　芜荑

上等分为细末，粟米糊为圆，如粟米大。每服二三十圆，空心，米饮吞下，不拘时候，量儿岁数加减。

麦煎散 治小儿夹惊伤寒，吐逆壮热，表里不解，气粗喘急，面赤自汗，或狂言惊叫，或不语无汗，及瘾疹遍身，赤痒往来，潮热时行，麻豆疹子余毒未尽，浑身浮肿，痰涎咳嗽，或变急慢惊风，手足搐搦，眼目上视，及伤风涎喘头疼，并皆治之。

知母 地骨皮拣净 赤芍药 甘草炙 石膏 葶苈子 白茯苓去皮 杏仁去皮、尖，麸炒 人参 滑石各半两 麻黄去根、节，一两半

上为细末。每服一钱，麦子煎汤调下。如初生孩儿感冒风冷，鼻塞身热，喷嚏多啼，每一字许，并用麦子煎汤下。

辰砂茯神膏 治小儿急慢惊风，潮涎搐搦，手足抽掣，心膈烦躁，及疗惊啼，睡不宁贴，腹中疞痛。

酸枣仁净，去壳 代赭石烧，醋淬，研 乳香炙，别研。各一两 茯神去木，一两半 朱砂研，飞，半两 麝香研，一钱

上为细末，炼蜜圆如鸡头大。每服一圆，用金银薄荷汤研下，更量岁数加减与服。常服镇心、安神、定志。此药比他惊药大不同，温平不冷。

秘传神仙消痞圆 治小儿一切痞疾，皆因寒温不调，乳哺失节，或啖生冷、果子、黏食等物，脾胃微弱，不能消化，致五脏不利，三焦壅滞，结块腹内，坚硬如石，或发作寒热，有如疟证，不能饮食，渐致羸瘦，急宜服之。

斑蝥二十个，去头、足、翼，用糯米半升同炒，候米焦黄色为度，去米不用 巴豆去皮，取霜，二十粒

上先将斑蝥碾为细末，却入巴豆霜同研令匀，用米糊为圆，如小绿豆大。小儿三岁以前，每服三圆，五更初，茶清下，更量岁数、虚实，加减与服。此药神妙。

小驻车圆 治小儿冷热不调，或乳哺失节，泄泻不止，或下痢鲜血，或赤多白少，腹痛后重，肠胃虚滑，便数频并，减食困倦，一切泻痢，并宜服之。

当归去芦，二两 诃子炮，去核，一两 干姜炮 黄连去须。各三分

上为细末，用阿胶一两三分，水煎成汁，搜和为圆，如粟米大。每一岁儿服十粒至二十、三十粒，温饭饮下，随乳亦得，更量岁数加减与服。

银白散 治小儿百病。如慢惊搐搦，用麝香饭饮调下。急惊定后，用陈米饮调下。惊吐不止，丁香汤调下；天柱倒，脚软，浓米饮调下；挟惊伤寒，薄荷葱白汤调下；疳气肚胀，气急多渴，百合汤调下；浑身壮热，面赤惊叫，金银薄荷汤调下；赤白痢不思乳食，姜钱三片，枣子三枚，煎汤调下；吃食不知饥饱，不长肌肉，炒麦芽一撮，同生姜煎汤调下；暴泻，紫苏木瓜汤调下；神形脱，言语不正，及大人吐泻，藿香汤调下；诸病后无精神，少气力，不思食，煎生姜枣汤调下；禀受气怯小儿，可每日一

服，最妙。

升麻　知母　甘草炙　白扁豆炒　山药　人参　茯苓去皮　白术各等分

上为细末。每服一钱，汤使如前。当服沸汤点，不计时。

虾蟆圆　治小儿五疳八痢，腹胀面黄，肌肤瘦瘁，时作寒热，不思乳食，爱吃泥土，揉鼻咬甲，头发作穗，不长肌肉，多生疮癣，大便无时，小便如泔，哯吐乳食，痢色无定，或吃交奶，渐黄渐瘦，变成疳疾，并宜服之。

虾蟆　使君子炒　皂角烧。各二两　青黛二两半　龙胆草去苗，四两　雄黄研，飞，二两

上为细末，入研药令匀，水糊为圆，如粟米大。每一岁儿七粒，二岁十粒，三岁二十粒，随乳下，饭饮亦得，不计时候。

磨积圆　治小儿脏腑怯弱，内受积冷，胁肋胀痛，呕吐痰逆，肠鸣泄泻，日夜频并，四肢困倦，面无颜色，肌肉消瘦，不进饮食，及疳气羸瘦，肚大青筋，口干烦渴，小便白浊，食不生肌，或发虚肿，寒热往来，或因食甘肥，虫动作痛，叫哭合眼，并能治之。

干漆炒　丁香各一两　青皮去白　京三棱炮。各六两　蓬术半斤

上为细末，水糊为圆，如粟米大。每二岁儿，可服五圆，淡姜汤吞下，不拘时候，更量岁数、虚实，加减与之。

龙胆圆　治疳病发热。

龙胆草去芦　黄连去须，微炒　青皮去白　使君子去皮，炒

上等分为细末，猪胆汁和为圆，如萝卜子大。每服二十粒，以意加减，临卧热水下。

诸　汤

豆蔻汤　治一切冷气，心腹胀满，胸膈痞滞，哕逆呕吐，泄泻虚滑，水谷不消，困倦少力，不思饮食。

丁香枝杖七斤　甘草炒，十一斤　白面炒，六斤　肉豆蔻面裹，煨，八斤

上炒盐十三斤同为末。每服一钱，沸汤点服，食前。

木香汤　治胸膈痞塞，心腹刺痛，胁肋胀满，饮食减少，噫气吞酸，呕逆噎闷，一切气疾，并皆治之。

木香　青皮各三斤　姜黄　麦蘖炒。各五斤　甘草炒　盐炒。各一十一斤　蓬术四斤

上为末，每服一钱，沸汤点服，不计时候。

桂花汤　治一切冷气，心腹刺痛，胸膈痞闷，胁肋胀满，呕逆恶心，饮食无味。

干姜炮，九两　桂心　甘草炒。各九斤　缩砂仁三斤十四两

上炒盐十四斤，同为末。每服一钱，沸汤点服，食前。

破气汤　治一切冷气，攻心、腹、胁、肋，胀满刺痛，噫气吞酸，呕逆恶心，胸膈噎塞，饮食减少。

青皮不去白　陈皮不去白　茴香拣炒。各十二两　杏仁去皮、尖，麸炒，别捣　桂心各一斤　良姜炒　姜黄　荜澄茄　木香各六两　甘草炒，八斤半　盐炒，十四斤　丁香皮九两

上为末。每服一钱，沸汤点，食前服。

玉真汤　治一切冷气，痰逆恶心，胸膈痞闷，脐腹撮痛，口苦无味，饮食不美。

阿魏面裹，煨　茴香拣净，炒。各三斤　檀香一斤半　胡椒九两　干姜炮，一斤半　杏仁去皮、尖，麸炒，别捣，三斤十二两　白粳米炒，一斗六升　白面炒，六两　甘草炒，十两　盐炒，二十三斤半

上为末。每服一钱，沸汤点服，食前。

薄荷汤　消风壅，化痰涎。治头昏目眩，鼻塞咽干，心胸烦闷，精神不爽。

荆芥穗　盐炒。各三斤　鸡苏叶七斤半　瓜蒌根十一两　缩砂仁三两　甘草锉，炒，四斤

上为末。每服一钱，沸汤点，食后服。

紫苏汤　调气利膈，消痰止嗽。治心胸烦闷，口干多渴。

紫苏叶六斤　乌梅去核，微炒，九斤　甘草炒，十斤　杏仁去皮、尖，麸炒，别捣，三斤

上炒盐十斤同为末。每服一钱，沸汤点服，不拘时候。

枣汤　治脾胃不和，干呕恶心，胁肋胀满，不美饮食。

枣去核，一斤　生姜洗，切，五斤　甘草炙，锉，三斤

上三味一处拌匀，用盆器盛贮，以布盖罨一宿，焙干，捣为末。每服一钱，入盐少许，沸汤点服。常服健脾胃，顺气进食。

二宜汤　治冒暑引饮，冷热不调，泄泻多渴，心腹烦闷，痢下赤白，腹痛后重。

桂心四斤四两　干姜砂炒，四斤　甘草用砂炒，三十斤　杏仁去皮、尖，砂炒，四斤四两，别研

上为末。每服一钱，沸汤点服。如伤暑烦渴，新水调下，不计时。

厚朴汤　治脾胃虚冷，腹痛泄泻，胸膈痞闷，胁肋胀满，呕逆恶心，不思饮食。

厚朴去粗皮，十斤，用生姜二斤，制　枣一斗六升　丁香皮八两　甘草炒，十一斤　丁香枝杖十二两　盐炒，十五斤

上为末。每服二钱，水一盏，入生姜三片，枣二个，擘破，同煎至七分，热服。常服温中顺气，进饮食。每服一钱，沸汤点服，食前。

五味汤　温中益气。治胸膈痞满，心腹刺痛，短气噎闷，咳嗽痰唾，呕逆恶心，

不思饮食。

五味子洗，九斤　良姜炒　陈皮去白　茴香炒。各一斤半　甘草炒，十七斤半　盐炒，二十二斤

上为末，每服二钱，沸汤点服，食前。

仙术汤　辟瘟疫，除寒湿，温脾胃，进饮食。

苍术去皮，四十八斤　枣去核，二斗四升　干姜炮，二十四两　杏仁去皮、尖，麸炒，别捣，六斤　甘草炒，十四斤　盐炒，二十五斤

上为细末，入杏仁和匀。每服一钱，沸汤点服，食前。常服延年，明目驻颜，轻身不老。

杏霜汤　调肺气，利胸膈，治咳嗽，止痰逆。

粟米炒，一斗六升　甘草炒，十斤半　盐炒，十六斤　杏仁去皮、尖，麸炒，别研，十斤

上为末。每服一钱，沸汤点服，不拘时。常服悦泽颜色，光润皮肤。

生姜汤　治酒食所伤，心胸烦满，口吐酸水，呕逆不定，饮食无味，胸膈不快。

干生姜二斤　白面炒，三斤　甘草炒，十三斤　杏仁去皮、尖，麸炒，别研，十斤

上炒盐二十二斤同为末。每服半钱，如茶点吃。常服一字，消食化痰，宽利胸膈，不拘时候。

益智汤　治一切冷气，呕逆恶心，脐腹胁肋，胀满刺痛，胸膈痞闷，饮食减少。

益智仁四斤半　京三棱煨，一斤半　干姜炮，三两　青皮　蓬莪术　陈皮各十二两　甘草炒，十五斤　盐炒，十六斤半

上为细末。每服一钱，沸汤点服，不拘时候。常服顺气宽中，消宿冷，调脾胃。

茴香汤　疗元脏气虚冷，脐腹胀满，疞刺疼痛，不思饮食，一切冷气，并皆治之。又方见后。

茴香去土，炒，六斤　川楝子洗，炒　陈皮各二斤　甘草炒，七斤　盐炒，一斤

上为末。每服一钱，如茶点吃，常服温中益气，利胸膈，进饮食。

［宝庆新增方］

茴香汤　治疗与前茴香汤同。

白芷不见火　肉桂不见火。各二两　桔梗焙，三十两　茴香　甘草并炒。各六两

上为末。每服一钱，盐少许，沸汤点，食前。常服宽中，益气温胃。

檀香汤　治精神不爽，头目昏眩，心忪烦躁，志意不定。

川芎不见火　白芷不见火。各二两　桔梗焙，三十两　檀香不见火，三两　甘草炒，六两

上为细末。每服一钱，入盐少许，沸汤点服。调中顺气，安神定志，清爽头目。

缩砂汤 治一切冷气，心腹刺痛，胸膈痞闷，胁腹胀满，呕逆恶心，饮食无味，脾胃不和，酒食多伤，呕吐不止。

缩砂仁不见火　甘草炒。各十二两。一本作各二两　桔梗焙，六十两　丁香皮不见火，六两

上为细末。每服一钱，入盐少许，沸汤点服，食前。常服消滞气，宽胸膈，健脾胃，进饮食，止呕吐。

胡椒汤 治脾胃受寒，胸膈不利，心腹疼痛，呕逆恶心。常服温暖脾胃，去寒顺气。

红豆　肉桂不见火。各一两　胡椒六两　干姜炒，三两　桔梗焙，三十两　甘草炒，七两

上为细末。每服一大钱，入盐少许，沸汤点服，不拘时。

［吴直阁增诸家名方］

挝脾汤 治脾胃不快，宿醒留滞，呕吐酸水，心腹胀痛，不思饮食，伤冷泄泻，并宜服之。

麻油四两　良姜十五两　茴香炒，七两半　甘草十一两七钱半

上炒盐一斤同药炒，为细末。每服一钱，白汤点下。常服快气，大解中酒，美进饮食。

小理中汤 治脾胃不和，中寒上冲，胸胁逆满，心腹疠痛，饮酒过度，痰逆恶心，或时呕吐，心下虚胀，隔塞不通，饮食减少，短气羸困，温中逐水去湿。又治肠胃冷湿，泄泻注下，水谷不分，腹中雷鸣，霍乱吐利，手足厥冷，胸痹心痛，逆气结气，并皆治之。

苍术米泔浸，焙，五两　生姜五斤　甘草生用，十两　盐炒，十五两

上锉碎同碾，淹一宿，焙干，碾为细末。每一钱，沸汤点，空心服。

白梅汤 治中热，五心烦躁，霍乱呕吐，口干烦渴，津液不通。

白梅研破，二十九斤　檀香十四两　甘草十三斤半　盐炒，十五斤

上为末。每一钱，擦生姜，新汲水下。如酒后干哕，恶心舌涩，如茶吃。

三倍汤 治脾胃不和，胸膈闷满，饮食不化，呕逆恶心，或霍乱呕吐，心腹刺痛，肠鸣泄痢，水谷不分。

草豆蔻仁二两　甘草一两　生姜　盐炒。各五两

上件拌和匀，入瓷器内淹一宿，焙干，为末。沸汤点服。

［续添诸局经验秘方］

铁刷汤 治胃气不和，心腹疼痛，饮酒过度，呕哕恶心，脾痛翻胃，内感风冷，肠

鸣泄泻;妇人血气刺痛,并皆治之。

香附子六两　桔梗一斤半　甘草一斤　干姜半斤　肉桂去粗皮,四两　茴香半斤　良姜　陈皮各十二两

上除肉桂外,同炒,为细末。每服一钱,入盐少许,沸汤点下。常服快气,不拘时候。

快汤　大治脾胃虚冷,酒食所伤,胸膈不快,呕逆恶心,吞酸吐水,口淡舌涩,不思饮食,并宜服之。

甘草炙,十八两　干姜炮,二斤半　粟米炒,三十两　桔梗炒,三斤

上炒盐一百二十钱重,同为细末。每服一钱,沸汤点,食前。

诸　香

芬积香

沉香锉,二十五两　笺香　檀香锉,茶青浸,炒黄　甲香炭火煮两日,以蜜、酒煮熟　沙木炭各二十两　丁香　藿香叶　麝香研　零陵香叶　牙硝研。各十两　脑子研,三两　梅花脑研,二两

上除研药外,为细末,用蜜十两炼,同研药,常法烧。

衙香

甲香制法同前　沉香锉　笺香锉。各六两　脑子研　麝香研。各九两　牙硝研,十二两　檀香锉,十二斤,蜡茶清炒　蜜比香称两加倍用,炼,和香

上为末,入研药,用蜜搜和令匀,如常法烧。

降真香

紫檀香锉,三十两,建茶末一两,汤调湿,拌匀,慢火炒,勿焦,未气尽为度　白茅香细锉,三十两　青州枣二十个,擘破,水二大升,煮变色,炒色变,拣去枣及黑不用,十五两　紫润降真香锉,四十两　黄熟香锉,三十两　焰硝汤化,飞去滓,熬成霜,半斤　粉草锉,五两　瓶香二十两　麝香末十五两　甘松拣净　丁香皮　藿香各十两　龙脑二两　笺香锉,三十两

上为末,入研药,炼蜜搜和,如常法烧。

玄参拣净。各五两　香白芷　藿香锉。各三两　香附子拣净　甘松拣净。各十两　麝香末半斤　清远香　降真香紫藤者　零陵香　茅香各六两　丁香皮

上为末,炼蜜搜和,用如常法。

附：指南总论 敕授太医助教前差充四川总领所检察惠民局许洪编

卷 上

议处方法

夫处方疗疾，当先诊知病源，察其盈虚而行补泻。辨土地寒暑，观男女盛衰，深明草石甘辛细委，君臣、冷热，或正经自病，或外邪所伤，或在阴、在阳，或在表、在里。当须审其形候各异，虚实不同，寻彼邪由，知疾所起。表实则泻表，里实则泻里，在阳则治阳，在阴则治阴。以五脏所纳之药，于四时所用之宜，加减得中，利、汗无误，则病无不瘥矣。若不洞明损益，率自胸襟，畏忌不分，反恶同用，或病在表而却泻里，病在里而却宣表，在阴则泻阳，在阳则泻阴，不能晓了，自昧端由，病既不瘳，遂伤员者，深可戒也。故为医者，必须澄心用意，穷幽造微，审疾状之深浅，明药性之紧缓，制方有据，与病相扶，要妙之端，其在于此。

凡疗诸病，当先以汤荡除五脏六腑，开通诸脉，理顺阴阳，令中破邪，润泽枯朽，悦人皮肤，益人气力，水能净万物，故用汤也。若四肢病久，风冷发动，次当用散，散能逐邪，风气湿痹，表里移走，居无常处，散当平之。次当用圆，圆药者，能逐风冷，破积聚，消诸坚症，进美饮食，调和荣卫。能参和而行之者，可谓上工。故曰："医者，意也。"大抵养命之药则多君，养性之药则多臣，疗病之药则多使，审而用之，则百不失一矣。

夫疗寒以热药；疗热以寒药；饮食不消，以吐下药；鬼疰蛊毒，以蛊毒药；痈肿疮瘤，以疮瘤药；风湿，以风湿药。各随其宜。雷公云："药有三品，病有三阶。药有甘苦、轻重不同，病有新久，寒温亦异。夫重、热、腻、酸、咸药石并饮食等，于风病为治，余病非对。轻、冷、甘、苦、涩药草石、饮食等，于热病为治，余病非对。轻、热、辛、苦、淡药、饮食等，于冷病为治，余病非对。其大纲略显其源流，其余睹其病状可知，临事制宜，当识斯要矣。”

论合和法

凡合和汤药，务在精专，甄别新陈，辨明州土，修制合度，分两无差，用得其宜，病无不愈。若真假非类，冷热相乘，草石昧其甘辛，炮炙失其体性，筛罗粗恶，分剂差殊，虽有疗病之名，永无必愈之效。是以医者必须殷勤注意，再四留心，不得委以他人，令其修合。非但多少不等，兼以失本方意，捣和之后，妍丑难明，众口尝之，众鼻嗅之，精气一切都尽，而将疗病，固难得效。此盖是合和之盈虚，不得咎医方之浅拙，宜加审察。又，古方药味，多以铢、两，及用水皆言升数，年代绵历浸远，传写转见乖讹，或分两少而水数多，或水数多而分两少，轻重不等，器量全殊，若不别其精粗，何以明其取舍？今则加减合度，分两得中，削旧方之参差，合今时之行用。其方中凡言分者，即二钱半为一分也。凡言两者，即四分为一两也。凡言斤者，即十六两为一斤也。凡言等分者，非分两之分，即诸药斤两多少，皆同为等分也。凡煮汤，云用水大盏者，约一升也；一中盏者，约五合也；一小钟者，约三合也。务从简易，庶免参差，俾修合煎调，临病济急，不更冗繁，易为晓了也。凡草有根、茎、枝、叶、皮、骨、花、实，诸虫有毛、翅、皮、甲、头、足、尾、骨之属，有须烧、炮、炙，生熟有定，一如其法，顺方者福，逆方者殃。或须肉去皮，或须皮去肉，或须根、茎，或须花、实，依方拣炼，事褫理削，极令净洁，然后称定分两，勿得参差。药有相生相杀，气力有强有弱，君臣相使，若不广通诸经，则不知有好有恶。或医自以意加减，不依方分两，使诸药石强弱相欺，入人腹中不能治病，更相攻击，草石相反，使人迷乱，力甚刀剑。若调和得意，虽未能去病，犹得安和五脏，于病无所增剧也。

凡煮汤，当以井花水，极令净洁。其水数多少，不得参差。常令文火小沸，令药味出，煮之调和，必须用意。然则利汤欲生，少水而多取。补汤欲熟，多水而少取，用新布绞之。服汤宁小热，即易消下，若冷，即令人呕逆。云分再服、三服者，要令势力相及，并视人之强弱，病之轻重，为进退增减之，不必悉依方说也。

凡捣、罗圆药，用重密绢令细，于蜜中和则易熟。若罗草药为散，以轻细绢，于酒中调服则不泥。其石药，亦用细绢罗，然后研理数百过，视色理和同为佳也。

凡汤、酒中用诸石药，皆细捣，罗之如粟米，亦可以葛筛令调，并新绵裹，汤、酒中同煎。凡合圆、散药，先细切、曝燥乃捣之。有各捣者，有合捣者，并随方所言。其润泽药，如天门冬、干地黄之类，并细切、曝，独捣令遍碎，更出细擘曝干，若逢阴雨，亦可以微火烘之，既燥，小停，冷乃捣之。

凡湿药，燥皆大耗，当先增分两，须得屑乃称之为正，其汤，酒中不须如此也。

凡渍药酒,皆须细锉,用生绢盛之,乃入酒密封,随寒暑日数,视其浓烈,便可漉出,不必待服至酒尽也。滓可曝燥微捣,更渍饮之,亦可为散服。

凡合膏药,初以酒或醋渍令淹浃,不用多汁,密复勿泄,从今旦至明旦,亦有止一宿者,微火煎之,令三上三下,以泄其热势,令药味得出,上之使匝匝沸,乃下之,使沸静良久乃止,宁欲小小生。其中有薤白者,以两头微焦黄为度。有白芷、附子者,亦令小黄色也。猪肪,皆勿令经水,腊月者弥佳。绞膏,以新布绞之。若是可服之膏,膏渣亦可酒煮饮之。可摩之膏,膏渣则宜以傅病上,此盖欲兼尽其药力故也。膏中用雄黄、朱砂、麝香、乳香、铅丹之辈,皆别研如粉,候膏毕乃可投中,以物疾搅,至于凝强,勿使沉聚在下不调。有水银、胡粉者,于膏中研令极细。

凡修炼神仙延年圆、散,皆须先净其室,烧香扫洒,勿令浪语,当使童子捣之,务令细熟,杵数可至千万过,以多为佳。勿令妇女、小儿、丧孝、产妇及痼疾、六根不具之人及六畜见之,皆不效也。其逐急诸小汤药,则不在此例。

论服饵法

夫药有君臣佐使,人有强弱虚实,服饵之法,轻重不同,少长殊途,强羸各异,或宜补宜泻,或可汤可圆,加减不失其宜,药病相投必愈。若病在胸膈以上者,先食而后服药。病在心腹以下者,先服药而后食。病在四肢、血脉者,宜空腹而在旦。病在骨髓者,宜饱满而在夜。凡药势与食气不欲相逢,食气消即进药,药气散而进食。如此消息,即得五脏安和,非但药性之多方,其节适早晚,复须调理,今所云先食、后食,盖此义也。

凡服汤,欲得稍热服之,则易消下。若冷,则呕吐不下。若太热,则伤人咽喉,务在用意。汤必须澄清,若浊,则令人心闷不解。中间相去如步行十里久,即再服,若太促者,前汤未消,后汤来冲,必当吐逆。仍问病者腹中药消散否,乃更进服。

凡服圆药补者,皆如梧桐子大,以二十圆为始,从一服渐加至四十圆为限,过多亦损人。云一日再服者,欲得引日多时不阙,药力渐积,熏蒸五脏,弥久为佳,不须顿服为善,徒饵名药,获益甚少也。

凡服浸酒药,欲得使酒气相接,无得断绝,断绝则不得药力,多少皆随性饮之,以知为度。不可令大醉至吐,大损人也。

凡服毒药治病,先起如黍粟,病去而止,不去倍之,不去十之,取去为度。今药中单行一、两种有毒之药,只如巴豆、甘遂之辈,不可令至尽剂尔。如经所说:一味一毒服一圆如细麻,二味一毒服二圆如大麻,三味一毒服三圆如胡豆,四味一毒服四圆如小豆,五味一毒服五圆如大豆,六味一毒服六圆如梧桐子。以数为圆,而毒中又有轻重，只如野狼毒、钩吻，岂同附子、芫花之辈耶！凡此之类，皆须量用也。

凡饵汤药后，其粥食、肉菜皆须大熟，大熟则易消，与药相宜。若生，则难消，复损药力，仍须少食菜，于药为佳。亦少进盐、醋乃善。亦不得苦心用力，及于喜怒。是以疗病用药力为首，若在食治，将息得力，太半于药。所以病者务在将息，摄养之至，可以长生，岂止愈病而已哉。

论用药法

夫济时之道，莫大于医，去疾之功，无先于药。人居五行四气，病生暑湿风寒，药分三品七情，性有温平冷热，凡于行用，不得差殊，庶欲立方，便须凭据，疗之合理，病无不痊。若自昧新陈，莫分真伪，用之偏僻，使之稀疏，著以别名，求于奇异，未谙体性，妄说功能，率自胸襟，深为造次。是以"医不三世，不服其药"，斯言信有之矣，岂不深思者哉！又不得用土地所无，贵价难市，珠珍诸宝，希罕所闻，纵富贵而无处搜求，设贫下而寡财不及。或于远邦求药，或则确执古方，不能变通，稽于致辨，病既深矣，药何疗焉！繇是医者必须舍短从长，去繁就简，卷舒自有，盈缩随机，斟酌其宜，增减允当，察病轻重，用药精微，则可谓上工矣。

凡药有君臣佐使，以相宣摄合和，宜用一君二臣三佐五使，又可一君三臣九佐、使也。又有阴阳配合，掌禹锡等按蜀本注云："凡天地万物皆有阴阳，大小各有色类，寻究其理，并有法象。故毛羽之类，皆生于阳而属于阴。鳞介之类，皆生于阴而属于阳。所以空青法木，故色青而主肝。丹砂法火，故色赤而主心。云母法金，故色白而主肺。雌黄法土，故色黄而主脾。磁石法水，故色黑而主肾。余皆以此推之，倒可知也。"子母兄弟，掌禹锡等按蜀本注云："若榆皮为母，厚朴为子之类是也。"根茎花实，草木骨肉。又有单行者，有相须者，有相使者，有相畏者，有相恶者，有相反者，有相杀者。凡此七情，合和之时，用意视之。当用相须、相使者良，勿用相恶、相反者。若有毒宜制，可用相畏，相杀者，不尔勿合用也。掌禹锡等按蜀本注云："凡三百六十五种，有单行者七十一种，相须者十二种，相使者九十种，相畏者七十八种，相恶者六十种，相反者十八种，相杀者三十六种。凡此七情，合和视之。"又有酸咸甘苦辛五味，又有寒热温凉四气，又有有毒无毒，阴干曝干，时月生熟，土地所出真伪新陈，并各有法也。

凡采药时月，皆是建寅岁首，则从汉太初后所记也。其根物多以二月、八月采者，谓春初津润始萌，未冲枝叶，势力淳浓故也；至秋，枝叶干枯，津润归流于下。今即事验之，春宁宜早，秋宁宜晚。华、实、茎、叶，乃各随其成熟尔。岁月亦有早晏，不必都依本文也。

凡本草说阴干者，谓就六甲阴中干之。又依遁甲法，甲子旬阴中在癸酉，以药着地也。实谓不必然，正是不露日暴，于阴影处干之尔，所以亦有云曝干故也。今按

《本草》:采药阴干者,皆多恶。至如鹿茸,经阴干皆悉烂令坏,今火干易得且良。草木根苗,阴之皆恶,九月已以前采者,悉宜日干,十月已后采者,阴干乃好。若幸可而用,益当为善。

论三品药畏恶相反

寻万物之性,皆有离合。虎啸风生,龙吟云起,磁石引针,琥珀拾芥,漆得蟹而散,麻得漆而涌,桂得葱而软,树得桂而枯,戎盐累卵,獭胆分杯,其气爽有相关感,多如此类,其理不可得而思之。至于诸药,尤能递为利害,先圣既明有所说,何可不详而避之?时人为方,皆多漏略,若旧方已有,此病亦应改除,假如两种相当,就其轻重,择而除之。伤寒赤散,吾常不用藜芦,断下黄连圆,亦去其干姜,而施之无不效,何忽强以相憎,苟令共事乎?相反为害,深于相恶。相恶者,谓彼虽恶我,我无忿心,犹如牛黄恶龙骨,而龙骨得牛黄更良,此有以制伏故也。相反者,则彼我交仇,必不宜合。今画家用雌黄、胡粉相近,便自黯妒,粉得黄即黑,黄得粉亦变,此盖相反之证也。药理既昧,所以不效,人多轻之。今按方处治,必恐卒难寻究本草,更复抄出其事在此,览略看之,易可知验。而《本经》有直云茱萸、门冬者,无以辨山、吴、天、麦之异,咸宜各题其条。又有乱误处,譬如海蛤之与鮀甲,畏恶正同。又有诸芝使薯蓣,薯蓣复使紫芝,计无应如此,不知何者是非,亦且并记,当更广验正之。又《神农本经》相使正各一种,兼以药对参之,乃有两、三,于事亦无嫌。其有云相得共疗其病者,既非妨避之禁,不复疏出。

上药一百二十种为君,主养命以应天,无毒,多服久服不伤人,欲轻身益气,不老延年者。其上品药性,亦皆能遣疾,但其势大和厚,不为仓卒之效,然而岁月常服,必获大益。病既愈矣,命亦兼申,天道仁育,故云应天。一百二十种者,当谓寅、卯、辰、巳之月,法万物生荣时也。

中药一百二十种为臣,主养性以应人,无毒有毒,斟酌其宜,欲遏病补虚羸者。其中药性,疗病之辞渐深,轻身之说稍薄,于服之者,祛患当速,而延龄为缓。人怀性情,故云应人。一百二十种者,当谓午、未、申、酉之月,法万物成熟时也。

下药一百二十五种为佐、使,主治病以应地,多毒,不可久服,欲除寒热邪气,破积聚愈疾者。其下品药性,专主攻击,毒烈之气,倾损中和,不可常服,疾愈即止。地体收杀,故云应地。一百二十五种者,当谓戌、亥、子、丑之月,法万物枯壮时也。兼以闰之盈数加之。《神农本经》三品合三百六十五种,法三百六十五度,一度应一日,以成一岁也。今所举其纲目,以明药之品数。其《本草》中唐之所附,名医尝用加添之药,不在此例也。

论服药食忌

有术,勿食桃、李及雀肉、胡荽、大蒜、青鱼鲊等物。

有黎芦,勿食狸肉。

有巴豆,勿食芦笋羹及野猪肉。

有黄连、桔梗,勿食猪肉。

有半夏、菖蒲,勿食饴糖及羊肉。

有地黄,勿食芜荑。

有细辛,勿食生菜。

有天门冬,勿食鲤鱼。

有甘草,勿食菘菜及海藻。

有牡丹,勿食生胡荽。

有商陆,勿食犬肉。

有常山,勿食生葱、生菜。

有空青、朱砂,勿食生血物。

有茯苓,勿食醋物。

有鳖甲,勿食苋菜。

服药,不可多食生胡荽及蒜杂生菜。又不可食诸滑物、果实等。又不可多食肥猪、犬肉油腻肥羹、鱼脍腥臊物。

服药,通忌见死尸及产妇淹秽物。

论炮炙三品药石类例

玉石部

丹砂、雄黄、雌黄　凡使:先打碎,研细水飞过,灰碗内铺纸渗干,始入药用。如别有煅炼,各依本方。

石钟乳　凡使:先依法煮,候日数足,入水细研不渗,方可入药服食。

白矾　凡使:用光明者,先于铁铫子内或刀上,火中煅过,方研细入药用。如生用者。各依本方。

赤石脂、白石脂　凡使:须于炭火中煅通赤,取出放冷,研细水飞过,方入药用。如缓急,则研令极细,不飞亦得。

硫黄　凡使:先细研水飞过,方入药用。如别煅炼,各依本方。

阳起石　凡使:先以炭火烧通赤,好酒内淬七遍,如只以好酒煮半日亦得,并研细水飞过,方入药用。

磁石　凡使:先以炭火烧通赤,酽醋内淬九遍,捣碎,罗过,细研水飞,方入药用。如入汤剂,即杵,水淘去赤汁使。

黑铅　凡使:先以铁铫炭火熔开,取出泻于新瓦上,滤去渣脚,如此一两番,取净铅称用。如或结砂子,各依本方煅炼。

黄丹　凡使:先炒令色变,研令极细,再罗过,方入药用。

硝石　凡使:先研令极细,以瓷瓶子盛,于炭火中煅令通赤,方入药用。如缓急,只炒过,研细使亦得。

食盐　凡使:先须炒过,研细,方入药用。

石灰　凡使:须用风化为末者佳。先以醋浸一宿,漉出候干,用火煅令腥秽气尽,候冷,研细,方入药用。如别煅炼,各依本方。

伏龙肝　即灶中对釜月下土也。凡使:先火烧赤,研细水飞过,方入药用。如急用,只烧过,研使亦得。

百草霜　村庄者良。凡使:须研令极细,再罗过,方入药用。

滑石　凡使:先以刀刮下,以牡丹皮同煮一伏时,取出用东流水研,飞过,日中晒干,方入药用。如急用,只研细亦得。

禹余粮、紫石英、石膏、寒水石、代赭、石燕等　凡使:并用火,醋淬七遍,捣研水飞令极细,方入药用。

太阴玄精石　凡使:用捣碎,细研水飞过,晒干,方入药用。

白垩　即白善土也。凡使:每修事一两,用盐一分,投于斗水中,用铜器中煮十余沸,然后用此沸了水飞过,方入药用,免结涩人肠也。

自然铜　凡使:用火烧令通赤,以醋淬九遍,细研罗过用。

花蕊石　凡使:当以大火煅过,如缓急不煅亦得。

草　部

菖蒲　用石上生,节密者佳。凡使:须锉碎,微炒用,或只焙干亦得。

菊花　凡使:须去枝、梗,焙干,方入药用。

人参　凡使:先去芦头,锉,焙干称,方入药用。不去芦令人吐,慎之。

天门冬、麦门冬　凡使:先以汤微润,抽去心,焙干称用。

甘草　用大者。凡使:先破开,火上微炙,黄赤色,方入药用。如稍,只爁炒亦得,或生用,亦依本方。

熟干地黄　凡使用:须净洗过,以酒浸一日夜,漉出,蒸三两炊,焙干,方入药用。如急用,只以酒蒸过使,不蒸亦得,不若酒浸蒸过为佳。生干者只生用,不用酒浸。

苍术　凡使:先以米泔浸,春五、夏三、秋七、冬十,逐日换水,日足,刮去皮,焙干,方入药用。如缓急,不浸亦得,但稍燥尔。

菟丝子　凡使:先以水洗,澄汰去沙土了,却以好酒浸一昼夜,漉出,蒸过,乘热杵为粗末,焙干,然后入药同捣,捣之不尽者,更以渍,经三五日乃出,更晒微干,捣之,须臾悉尽,热即易碎。

川牛膝　凡使:先洗去芦头,锉碎,以酒浸一日夜,焙干方用。如急切,用酒浸,蒸过使,不蒸亦得。

柴胡、前胡等　凡使:先去芦头,洗、锉,焙干,方入药用。

白术、独活、羌活等　凡使:须锉,焙干,方入药用。

车前子　凡使:须微炒燥,方入药用。如只焙干亦得。

木香　凡使:不见火,须细锉,日干用。如为细末,薄切,微火焙干使,亦不妨,然不若晒干之为妙也。

山药、川芎等　凡使:须锉碎,焙干用。

薏苡仁　凡使:须以糯米同炒干用。

远志　凡使:先须去心,焙干,方入药用。如不去心,令人烦闷,更能以甘草汤浸一宿漉出,焙干用,尤妙。

草龙胆　凡使:先去芦,锉碎,用甘草浸一宿,漉出,曝干用。如缓急,不浸亦得。

泽泻　凡使:用酒浸一宿,漉出,焙干用。不浸亦得,或有炮制,各依本方。

石斛　凡使:先洗去根土,用酒浸一宿,漉出,蒸过,曝干,方入药用。如急用,不蒸亦得。如别有炮制,各依本方。

巴戟天　凡使:先去心,以酒浸一昼夜,锉,焙干使。如急用,不浸亦得。

黄连　凡使:先净去须,锉碎,用蜜拌,慢火炒干,方入药用。

蒺藜子　凡使:须净拣择,蒸一伏时,晒干,于木臼中舂令刺尽,用酒拌,再蒸,取出曝干用。

黄耆　凡使:先须用擘开,涂蜜,炙微赤色,却蒲切,焙干称,方入药用。

肉苁蓉　凡使:先须以温汤洗,刮去上粗鳞皮,切碎,以酒浸一日夜,漉出,焙干使。如缓急要用,即酒浸,煮过,研如膏,或焙干使亦得。

防风　凡使:先须去芦及叉头、叉尾者,洗,锉,焙干,方入药用。叉头者令人发狂,叉尾者令人发痼疾,切宜慎之。

蒲黄　即是蒲上黄花,须仔细认,勿误用松黄。凡使:须用隔三重纸焙令色黄,蒸半日却焙令干,用之妙。破血消肿即生使,补血止血即炒用之。

续断　凡使:先锉碎,用酒浸一伏时,漉出,焙干,方入药用。如急用,不浸亦得。

细辛　凡使:先去土并苗,焙干,方入药用。

五味子　凡使:先须净拣去枝、杖方用。如入汤剂用,捶碎使之。

蛇床子　凡使:先须慢火微炒过,方入药用。

山茵陈　凡使:先须去根土,细锉,焙干,方入药用,勿令犯火。

王不留行　凡使:须先浑蒸一伏时,却下浆水浸一宿,至明漉出焙干,方入药用。

干姜　凡使:先须炮令裂,方可入药用。

苦参　凡使:不拘多少,先须用浓糯米泔浸一宿,漉出,蒸一伏时,却细切,焙干用之为妙。

当归　凡使:先须去尘并芦头、尖、硬处一分以来,用酒浸一宿,漉出,焙干方用,或微炒用,各依本方。若要补血,即使头一节。若要止痛破血,即用尾。若一时用,不如不使,服食无效也。

麻黄　凡使:先去根、节,寸锉令理通,别煮十数沸,掠去其沫,却取出碎锉过,焙干用。不尽去之,令人烦闷。如用急,只去根、节亦得。

木通　凡使:先须锉去节,方入药用。

芍药　凡使:须锉碎,焙干,方可入药用。

蘧麦　凡使:只用蕊壳,不用茎叶。若一时使,即令人气咽及小便不禁。

仙灵脾　凡使:用羊脂拌炒过,候羊脂尽为度。每修事一斤,用羊脂四两。

黄芩　凡使:先须锉碎,微炒过,方入药用。

狗脊　凡使:先以猛火燎去毛令净,以酒浸一宿,蒸过,焙干用。如缓急,不酒浸亦得。

紫菀　凡使:先须净洗去土,微炒过,方入药用。

石苇　凡使:先以粗布拭去黄毛,用羊脂炒干,方入药。如缓急,微炙过使亦得。

萆薢　凡使:先须净洗,以酒浸一日夜,焙干使为妙。如缓急,不在此限。

白薇　凡使:先去苗,用糯米泔浸一宿,漉出,蒸过用。

艾叶　凡使:先去枝、梗,杵成茸,以稀糯米粥拌匀,焙干用。或慢火炒使,恐难捣。

牛蒡子　凡使:要净拣,勿令有杂子,然后用酒拌,蒸一伏时,取出焙干,别捣如粉,方入药用。

天麻　凡使:先以纸包浸湿,于热灰中煨熟,取出以酒浸一宿,却焙干,入药用。

阿魏　凡使:先于净钵中研如粉了,却于热酒器上滚过,任入药用。

高良姜　凡使:先锉碎,以麻油少许拌匀,炒过用。

百部根　凡使:用竹刀劈开,去心,酒浸一宿,漉出,细锉,焙干用。

茴香　凡使:用舶上者,淘洗令净,却以酒浸一宿,漉出,曝干,炒过用。如缓急,只炒过用亦得。

牡丹皮　凡使:须净拣,酒拌,蒸,细锉,晒干,方入药用。

京三棱、蓬莪术　凡使:先以醋煮,锉碎,焙干用,或火煻灰中炮熟用亦得。

补骨脂　性本大燥毒热。凡使:用酒浸一宿,漉出,却用东流水浸三日夜,再蒸过,曝干,入药用。如缓急,只以盐同炒令香,去盐用亦得。

缩砂　凡使:先和皮慢火炒令热透,去皮,取仁入药用。

附子、天雄等　凡使:先炮裂令熟,去皮、脐,焙干,方入药。

乌头　凡使:先炮裂令熟,去皮、脐、尖,切片,焙干用亦得。

肉豆蔻　凡使:先以面裹,于煻灰中炮,以面熟为度,去面,锉,焙干用。

半夏　凡使:先以沸汤浸,候温,洗去滑,如此七遍方用。如入汤剂,切片完用。或尚戟人咽喉,可杵为末,以生姜等分捣,研和为剂,淹一宿,捏作饼子,焙干使。如更杵为末,再以姜和剂淹之,焙干尤佳,此用合汤妙。

大黄　凡使:或蒸过用,若煻灰中炮熟用,或取猛利,即生焙干用。

旋覆花　一名金沸草。凡使:须蒸过入药用。缓急不蒸亦得。

常山　凡使:锉碎,酒浸一昼夜,蒸过,方入药用。

天南星、白附子　凡使:于热灰中炮裂,方入药用。或别有制度,各依本方。

马兜铃　凡使:须微炙过,方入药用。

骨碎补　凡使:用刀刮去上黄皮、毛令尽,细锉,用酒拌,蒸一日,取出晒干用。缓急只焙干,不蒸亦得。

葫芦巴　凡使:微炒过,入药用。

使君子　凡使:先于热灰中和皮炮,却去皮取仁。焙干入药用。

桔梗、大戟、延胡索、葶苈子、牵牛子等　并微炒过,方入药用。

川芎、白芷　并锉碎,焙干,方入药用。

木　部

肉桂　凡使:不见火,先去粗皮,令见心中有味处,锉,方入药用。如妇人妊娠药中,仍微炒用为妙。

茯苓、猪苓　凡使:须先去黑皮,锉碎,焙干用。

茯神　凡使:先去粗皮,并中心所抱木,锉碎,焙干入药用。

酸枣仁　凡使:先以慢火炒令十分香熟,方研破用。

黄檗　凡使:先去粗皮,蜜涂炙,方入药用。

干漆　凡使:须捣碎,炒熟入药用。不尔,损人肠胃。

蔓荆实　凡使:用酒浸,蒸一伏时,取出焙干用。

杜仲　凡使:先去上粗皮令净,以生姜汁涂,炙令香熟,令无丝为度。或只锉碎,以姜汁拌炒,令丝绝亦得。

沉香、檀香　凡使:先别锉碎,捣,罗为细末,方入药用。

桑白皮　凡使:先锉碎,微炒过,方入药用。

吴茱萸　凡使:先以沸汤浸洗七次,焙干,微炒过,方入药用。若治外病,不入口者,不洗亦得。

槟榔　凡使:须取存坐端正坚实者,先以刀刮去底,细切,勿经火,恐无力效,若熟使不如不用。

栀子　凡使:先去皮、须子,用甘草水浸一宿,滤出,焙干,入药用。

枳实、枳壳　凡使:要陈者,先以汤浸,磨去瓤,焙干,以麸炒焦,候香熟为度。

厚朴　凡使:先刮去粗皮,令见赤心,以生姜汁炙三次,取令香熟为度。或只锉碎使,姜汁炒亦得。

山茱萸　凡使:先用捣碎,焙干用,或只和核使亦得。

大腹皮　凡使:先须以酒洗,再以大豆汁洗过。锉碎,焙干,方可用。

巴豆　凡使:先去壳并心、膜,烂捣,以纸裹,压去油,取霜入药用。又一法:去壳、心、膜了,以水煮,五度换水,各煮一沸,研,不尔,令人闷。

蜀椒　凡使:先去枝、梗并目及闭口者,微炒过,隔纸铺在地上,以盏盖,令出汗,方入药用。

皂荚　凡使:要拣肥、长大、不蛀者,削去皮、弦并子,涂酥,炙令焦黄,方入药用。

诃黎勒　凡使 先于煻灰中炮,去核取肉,酒浸蒸一伏时,取出焙干,方入药用。

楝实　凡使:先以酒浸润,俟上皮、核,剥去虚皮,焙干,以面炒,入木臼内杵为粗末罗过,去核,方入药用。

芜荑　凡使:先须微炒过,方可用。

龙脑、麒麟竭、乳香、松脂等　凡使:并须别研,令极细,方可入药用。

兽　部

龙骨　凡使:要粘舌者,先以酒浸一宿,焙干,细捣,罗,研如粉了,以水飞过三度,日中晒干用之。如缓急,只以酒煮,焙干用亦得。他有炮制,各依本方。

麝香、牛黄　凡使:先须别研令细,然后入药用之。

阿胶及诸胶　凡使:先捣碎,炒,候沸燥如珠子,方可入药用。

鹿茸　凡使:用茄茸连顶骨者,先燎去毛令净,约三寸以来截断,酒浸一日,慢火炙令脆方用。或用酥涂炙,各依本方炮制。

虎骨　凡使:先斫开,取出内中髓,却涂酒及酥等,反复炙,令黄赤色方用。

腽肭脐　凡使:先用酒浸,慢火反复炙令熟,方入药用。

禽鱼虫部

夜明砂　即伏翼屎也。凡使:须微炒过,方入药用。

白蜜　凡使:先以火煎,掠去沫,令色微黄,则经久不坏,掠之多少,随蜜精粗。

牡蛎　凡使:用火煅令通赤,候冷,细研如粉,方可用。

珍珠　凡使:要取新净未曾伤破及钻透者,于臼中捣令细,绢罗重重筛过,却更研一二万下了,任用之。

桑螵蛸　凡使:先用炙过,或蒸过亦得。

鳖甲、龟甲　凡使:先用醋浸三日,去裙,慢火中反复炙,令黄赤色为度。如急用,只蘸醋炙,候黄色便可用。

露蜂房　凡使:先炙过方可用,或炒亦得。

蝉蜕　凡使:先去嘴、足,汤浸润,洗去泥土,却曝干,微炒过,任用之。

白僵蚕　凡使:要白色条直者,先去丝、嘴,微炒过方用。或有只生用者,各依本方。

原蚕蛾　凡使:去翅、足,微炒过,方入药用。蚕沙亦用炒。

虾蟆　凡使:先以酥涂,或酒浸,慢火中反复炙,令焦黄为度,或烧灰存性用。他有炮制,各依本方。

蛇蜕　凡使:先须炙过方可用,或烧成灰,入药用。各依本方炮制。

乌蛇、白花蛇　凡使:先以酒浸三日夜,慢火上反复炙,令黄赤干燥,去皮,骨,取肉入药用。

地龙　凡使:先搓去土,微炒过方用。

蜈蚣　凡使:先要炙过,方可入药用。

斑蝥　凡使:先去足、翼,用糯米同炒熟,方可入药用,生即吐泻人。

天浆子　凡使:须微炒过用之。

蜣螂　凡使:先去头、翅、足,炙过用之。

五灵脂　凡使:先以酒研,飞,炼,淘去沙石,晒干,方入药用。

果菜部

草豆蔻　凡使:须去皮,取仁,焙干用。或只和皮灰中炮熟,去皮用亦得。

陈皮、青皮　凡使:先以汤浸,磨去瓤,曝干,麸炒入药用。或急用,只焙干亦得。

乌梅　凡使:先洗,捶,去核,取肉,微炒过用之。

木瓜　凡使:先去瓤并硬子,锉碎,焙干,入药用。

杏仁、桃仁　凡使:先以汤浸,去皮、尖及双仁者,控干,用面炒,令黄赤色为度。

胡桃　凡使:去壳,以汤浸,去皮,却研,入药用之。

韭子　凡使:先须微炒过用之,亦有生用者。

胡麻　即黑油麻也。凡使:先炒过用,或九蒸九曝用亦得。

黑豆、赤小豆、大豆黄卷、麦蘖、神曲、白扁豆、绿豆等　凡使:并用炒过,方入药用凡有修合,依法炮制,分两无亏,胜也。

卷　中

论中风证候

中风总论　夫风为天地浩荡之气,正顺则能生长万物,偏邪则伤害品类。人或中邪,固鲜有不致毙者,故入脏则难愈。如其经络空虚而中伤者,为半身不遂,手脚瘫痪,涎潮昏塞,口眼㖞斜,肌肤不仁,痹瘁挛僻。随其脏气,所为不同,或左或右,邪气反缓,正气反急,正气引邪,㖞僻不遂。盖风性紧暴,善行数变,其中人也卒,其眩人也晕,激人涎浮,昏人神乱,故推为百病长,圣人先此以示教,太医编集,所以首轮中风也。

论诸风之由　夫中风者,皆因阴阳不调,脏腑气偏,荣卫失度,血气错乱,喜怒过伤,饮食无度,嗜欲恣情,致于经道,或虚或塞,体虚而腠理不密。风邪之气中于人也,其状奄忽,不省人事,涎潮昏塞,舌强不能言者,可先与通关散搐鼻,次服至宝丹,此药性凉,稍壮人可与,气虚及年高人不可与服,只与后药。卒中风筋急头眩者,可与七宝丹。中风半身不遂,口眼㖞斜,筋挛骨痛者,可与小续命汤、追风应痛圆。中风邪气入脏,狂言恍惚,与排风汤。中风手足瘫痪,多与青州白圆子。中风项背拘强,牙关紧急者,可与三五七散。中风手足战掉,腰脚缓弱,可与活络丹、七宝丹。年高脚弱者,可与黄耆圆。

论诸风气中　此病多生于娇贵之人,因事激挫,忿怒而不得宣泄,逆气上行,忽然仆倒，昏迷不省人事，牙关紧急，手足拘挛。其状与中风无异，但口内无涎声，此证只是中气，不可妄投取涎、发汗等药，反生他病。但可与七气汤，分解其气，散其壅结，其气自止。七气汤连进效速，更可与苏合香圆。

论中风半身不遂　皆因风邪中于经络，气血行迟，机关纵缓，故手足不遂，口眼㖞斜，可与七宝丹。偏风语言謇涩，可与小续命汤。偏风走注疼痛，身体麻木，可与活络丹。偏风恍惚不定，可与排风汤。偏风痰涎盛者，可与青州白圆子。拘急脚弱口噤者，可与龙虎丹。瘫痪手足不遂，可与透冰丹。偏风筋脉挛急，可与驱风圆、乳香趁痛散、乳香圆、七宝丹。

论诸风骨节疼痛　皆因风气入于筋络及骨节疼痛，或攻注脚手痛，或拘挛伸屈不得者，可与乳香趁痛散、追风应痛圆、活络丹、乳香圆、没药圆、太岳活血丹皆可服。宜先与五香散淋渫，次用活血丹涂之。

论风湿证候　皆因腠理虚，风与寒湿气伤之。每遇夜间，或三四更以来，腰背倦痛，转侧不得，或身体倦痛者，为有寒湿也，与小续命汤。大便秘，小便多，身疼痛者，可与术附汤。若骨节烦疼者，可与乳香趁痛散。或身体麻木，足胫弱者，可与追风应痛圆、黄耆圆。腰痛甚者，可与青娥圆。

论诸风大便不通　皆因风邪热滞，肠胃津液干燥秘涩，可与麻仁圆、三和散。不通，即与皂荚圆，如通即止之，不可久服。如气虚及老人，不可与皂荚圆，只与麻仁圆、三和散、四物汤加去白青皮等分同煎。秘甚者，可与神功圆，不可与虚、老人服。

论诸风小便不通　皆因小肠积热，膀胱壅滞不利，可与导赤散、鸡苏圆、三黄圆、三和散。秘甚者，与神功圆、五苓散。

论风湿脚气候　皆因风湿毒气入于脚膝之间，其状或赤肿，或冷痛，或麻木不仁，或脚软而缓，或憎寒壮热作渴，筋脉拘急，可与俞山人降气汤、排风汤、小续命汤、小降气汤。痛者，与石南圆、追风应痛圆、乳香趁痛散。脚软不能行者，与黄耆圆、木瓜圆。小便秘涩，与导赤圆、五淋散、三和散。大便秘者，与麻仁圆。秘甚者，与神功圆。冲心闷者，与三和散。抢腰痛者，可与大乌沉汤。不以轻重，皆用五香散淋渫。若脚肿生疮者，透冰丹。

论诸风头目昏眩　皆因痰壅上盛，可与青州白圆子。头目昏眩多痰者，可与辰砂化痰圆。痰盛昏眩，可与半夏圆、天南星圆。心肺有热，与龙脑芎犀圆。痰盛项强，急与金沸草散。痰多膈热者，可与川芎圆。心胸不利，口苦舌干，可与透冰丹、羌活圆、防风圆。痰甚心忪浮者，可与牛黄清心圆。痰盛渴呕者，可与天南星圆。

论诸风瘙痒瘾疹　皆因血气不顺，面如虫行目十闰动。血气凝滞者，可与排风汤、胡麻散、消风散、四生圆。甚者,多服皂荚煎圆、何首乌圆。

论诸风头痛目晕　皆因风虚气上攻头目,可与太阳丹、白龙圆、茶调散、川芎圆。太阳穴痛,与急风散涂痛处。眼昏头痛者,可与消风散、追风散。痰热头痛者,可与防风圆。年高骨痛,牵引两眼昏暗者,可与遇仙散。

论诸风热上攻面生热疮者　可与驱风圆、龙虎丹、排风汤、胡麻散、何首乌散、羌活圆、川芎圆、白龙圆、芎犀圆。或如虫行,可与追风散。

论诸风恍惚惊悸　皆因体虚受风邪,心气不足,入于心经者,与定志圆、降心丹、平补镇心丹、辰砂妙香散。热者,牛黄清心圆。

论诸风挫枕转筋　皆因气虚,项筋转侧不得,筋络不顺疼痛,与通关散、消风散、大三五七散或追风散。痰涎盛,与白圆子。

论诸风痰逆呕吐　诸风初发时,痰逆呕吐者,可与温中化痰圆、橘皮半夏汤、藿香汤、半夏散。呕吐者立止,可常服。

论诸风脚膝缓弱　皆因夙虚,气血衰弱,行止无力,可与黄耆圆、木瓜圆、俞山人降气汤。不赤不肿而痛者,可与洗风汤淋沃洗之。

论破伤风证　皆因打扑伤破,风入发肿者,可与上员散,生姜自然汁调药贴患处。内损者,与太岳活血丹。血不止者,与花蕊石散。

论缠喉风证　皆因积热痰涎上攻咽喉,口开不得,水浆不下,与碧雪,竹管子吹入喉中。甚者,与雄黄解毒圆、玉屑无忧散。

论伤寒证候

伤寒总论　《活人书》云:“伤寒正名有一十六条:伤寒、伤风、伤寒见风、伤风见寒、风湿、中湿、风温、湿温、温毒、中暍、热病、温病、痓病、温疟、晚发、疫疠,外证一十六条。外有六证相似:中暑、伤痰、食积、虚劳、瘴疟、脚气,与伤寒相似,而实非伤寒,此证人不晓,皆言即伤寒也。”若不仔细分辨证候虚实用药,则误人性命在反掌之间,不可不知也。

论伤寒得病之由　凡伤寒初得病,便不进饮食,发热一向不止,头痛或浑身痛,或自汗恶风,憎寒壮热者,乃是伤风伤寒证也。便须问病得几日,有汗无汗,恶风不恶风,或渴或不渴,或呕逆或不呕逆,小便通或不通,得几日,须用仔细审问,方可用药。伤寒证与杂病不同,若不对证,妄投药饵,罪犯非轻,误人多矣。

论伤寒伤风证候　凡伤风者,皆因脱衣感冒,被风吹霎着,则洒然骨寒毛起,恶风自汗者,乃是伤风证也。凡风吹则体自寒,恶风无汗者,是伤寒证也。

论伤寒表证　伤寒初得病一二日,头痛身体痛,恶寒或微喘者,体虚及老人,可与五积散、圣散子。此二药，病多日及不恶风者，不可服，并夏、秋之间，亦不可轻服。缘中暑似伤寒，若中暑人误服此二药，如抱薪救火，其害非轻，切宜审实仔细用药。少壮者，夏、秋宜用金沸草散、来苏散、人参轻骨散、葱白散、和解散、神术散之类可服也。初得病一二日，头痛发热，身体痛，恶寒无汗者，可与葱白散、八解散、金沸草散、人参轻骨散。初得病一二日或三日，自汗头痛，恶风或呕者，可与升麻葛根汤、败毒散、香苏散、葱白散、人参轻骨散、和解散、神术散之类皆可用。若发汗后热已退了，可与和气药嘉禾散、正气散。

论伤寒重证　病患四五日至六七日，不恶风寒，及发热烦渴呕逆，手掌中及腋下微有汗出，大便不通，小便赤，得三四日，腹中满，微喘，狂言谵语者，切不可妄投热药，只可与小柴胡汤一贴，先进一服。如人行十余里未通，候半日久，可又进一服，以大便通出燥粪则愈，此里证也。烦渴者，与五苓散。或手足冷，吐泻，不可与小柴胡汤，只服参苓白术散、四君子汤之属。如调理通后，恐虚、老人须用平补药，可与嘉禾散、四君子汤、参苓白术散。

论和解证候　伤寒伤风，往来寒热，胸胁间痛，干呕及大便秘者，可用小柴胡汤一贴，病重者再服半贴方效。或言渴者，或小便涩，兼服五苓散。伤风四五日，身发热，恶寒项强，而手足温，及大便不通者，多用小柴胡汤、败毒散、秦艽鳖甲散之类。妇人伤寒三五日至七八日，月经当行，或经水才去，作寒热，忽然谵语，如见鬼神状，日可夜甚，此乃热入血室也，用四物汤等分，加柴胡煎服。如不退，用小柴胡汤，兼入生地黄捶碎煎。伤寒阳证呕逆发热，兼参苓白术散、和解散辈，乃和解证也。

论伤寒阳证　伤寒阳证，面赤作热发渴，至五六日不止，或服热药过多，热甚发狂烦躁，或泻赤汁脓血者，可服三黄圆、四顺饮、洗心散。或大便秘结，与小柴胡汤之类。

论伤寒阴证　伤寒三二日，五七日，身体疼痛不可转侧，自汗四肢厥冷，泻而不渴，或吐逆泄泻，脐腹痛，或有咽喉痛者，可与理中圆、理中汤。四肢冷甚，腹痛气急者，与姜附汤，多加甘草煎，及附子理中圆并服。更重者，用法炼黑锡丹、金液丹、二气丹之类，随轻重而用之。泻止四肢暖，有寒热，却用五积散、圣散子、十华散之类，微汗则解，不然则毒气再复，便难治也。

论伤寒阴阳二证　有阴厥，有阳厥，最宜仔细审问。伤寒阳证，热气深则反厥，若只认四肢厥冷，便投热药，此害人性命在顷刻间。发药者极用仔细审问，如是自疑，宁不发药，教他更请医者看视，不可乱发药也。

论伤寒阴厥证　若初得病，四肢厥冷，身上起粟，大便不调，或泻或呕，此寒厥也，可与理中圆、理中汤之类。

论伤寒阳厥证 若初得病,身便热,头痛,大便不通。至六七日,渴甚狂言,揭衣被,不定迭,脚手厥冷。此乃热极而发厥冷,必竟少时又却温热,切不可便投热药,且与小柴胡汤之类。昔有国医孙用和一法探之,须仔细察审外证,方可用药。凡伤寒四肢厥冷,当察问病之因,若证不明,未辨阴阳者,且与四味理中圆加甘草再和匀,作四顺理中圆服,探之。若是阴厥,则服药了,形静不热,定迭,当渐加前件理中汤等。若是服四顺理中圆了,如烦论伤寒潮热 伤寒五七日至十日以上,早晨稍惺惺,至申、酉前后发热不恶寒,微有汗,大便不通三二日,或谵语而渴者,与小柴胡汤三五服,重者五七服,以大便微利,热须退。有渴者,可与五苓散。犹有烦躁及热未退者,宜加七宝洗心散,或与秦艽鳖甲散调理也。

论伤寒头痛 伤寒虽退,而头痛不止者,诸阳所聚,热毒气上攻,头痛不止者,可与龙脑芎犀圆、太阳丹、白龙圆、川芎圆之类。

论伤寒发渴 伤寒至五七日,渴甚,或发热不恶寒,大便如常,小便赤,是胃中虚躁,可与五苓散,甚者与竹叶汤。发热渴者,与柴胡汤,仍加栝楼煎。

论伤寒呕逆 伤寒呕逆有三证:胃中有寒而呕逆者,可与参苓白术散、五苓散、四君子汤;胃中亦有热,或发渴口干,或小便赤涩,与小柴胡汤或五苓散,其小柴胡汤极止热呕,或少气吐逆者,用竹叶汤立效。

论伤寒吐逆 伤寒吐逆者,胃寒。吐而身冷,或服冷药太多,而不渴,大便如常,或自利,或吐蛔虫者,此胃中寒也,可与人参丁香散、参苓白术散、四君子汤、理中圆、人参圆、嘉禾散。

论伤寒发喘 伤寒喘急者,皆因风寒,邪乘于肺,经气上盛发喘,可与麻黄汤、华盖散、款冬花散、人参润肺圆、养肺圆或润金散、款肺皆可服也。

论伤寒咳嗽 伤寒咳嗽者,由寒邪乘虚入于肺经,或饮水过多,停饮咳嗽微喘,发热而渴青胡论伤寒吐血发衄 伤寒五七日,发鼻衄或吐血者,热盛气壅则衄血或吐血,切不可妄投热药,可与鸡苏圆、薄荷煎,煎茅根汤或茅花汁冷送下,甚者可与三黄圆。如渴,兼服五苓散、清心散加真蒲黄煎服。

论伤寒咽喉疼痛 伤寒咽喉痛,皆因内热气秘,阳毒上熏,则咽喉痛。痰盛者,可与如圣汤。甚者,可与四顺饮、犀角饮、洗心散皆可服之。

论伤寒腹痛 伤寒有热腹痛者,三四日大便不通,绕脐腹痛,或发热不恶寒,或渴者,此乃胃中有燥粪,故发痛也。切不可用热药,且如正气散、理中汤及诸推积性热药,皆不可用,误人性命。只可与小柴胡汤加芍药少许同煎,一二服如未效,可至三四服,取大便通为度。伤寒腹痛有寒证,因服冷药过多,大便自利,腹中痛,手足冷者,可与理中圆,甚者与附子理中圆、理中汤。未效,用姜附汤多加甘草煎,用诸热药即止。气虚及老人伤寒后腹痛，大便如常，无热，只是腹痛者，与黄耆建中汤，多服取效。

论伤寒大小便秘　伤寒大便秘者，可与麻仁圆。未通者，与神功圆、三黄圆。有热者，与四顺清凉饮。后以参苓白术散、嘉禾散补之。小便秘结者，与五苓散、导赤散、五淋散皆可与之。

论伤寒后自汗　伤寒后自汗者，可服牡蛎散、止汗散，兼嘉禾散、黄耆建中汤加人参煎服，又人参当归散加小麦同煎。

论伤寒后自利　伤寒后腹痛，大便自利，手足冷者，可服理中圆之类，见腹痛条内。

论伤寒后黄疸　伤寒眼睛及遍身发黄疸，小便不利，或头上汗出者，可与五苓散。以山茵陈、山栀子各少许，锉碎，二钱，煎汤调，多服效。

论伤寒后腹满　伤寒后腹满者，不思饮食，或食后不消化，腹胁胀满者，可与匀气散、沉香降气汤、蓬煎圆、思食圆、参苓白术散。甚者，与青木香圆，兼嘉禾散、四君子汤、木香分气圆、木香散、木香流气饮，看虚实用之。

论伤寒后患痢　伤寒后患痢，多是热证，或下纯脓，或下纯血，可与黄连阿胶圆、驻车圆。血多者，与地榆散、胃风汤兼服。

论伤寒中湿证　伤寒一身尽痛，转侧不得，骨节烦疼，小便不利，大便反快，额上汗出，此中湿气也，可多服五苓散利小便，次用术附汤兼服之。

论伤寒后调理　伤寒本无补法，不可用太温药补之。若补甚，则再发热。但可用微温药调理，只可与参苓白术散。虚弱、老人，用嘉禾散之类调理。

论伤暑证候　夏月伤暑，亦云伏暑，谓其人从热中来，便从凉处坐卧，不知被外凉冷之气闭，暑热气伏在腠理中，不能发泄，故曰伏暑。其证自汗恶寒，或背恶寒而渴，或面垢如未洗面人，或板齿燥，当门二齿干，是伏暑也。呕逆而渴者，及卧不及席，也是伤暑也，可与五苓散、桂花圆、大顺散、香薷散。发热甚者，可与香薷散、竹叶汤、枇杷叶散、小柴胡汤冷服，立效。

论伤暑吐泻　中暑呕吐，发热闷乱，或霍乱吐泻，可与消暑圆、五苓散、桂苓圆、香薷散之类。

论停痰证候　有痰在胸膈之间，亦能憎寒壮热，恶风自汗，咽喉不利，只是头不痛，身体不疼者，可与金沸草散、消饮圆、辰砂化痰圆、倍术圆之类皆可与。

论伤食证候　病有头痛发热恶寒，或腹满吐逆，身体不痛，只是四肢倦怠，其证非伤寒也。此是伤食，在肠胃之间，可与感应圆、独圣圆、蓬煎圆、嘉禾散、思食圆，诸伤食药皆可服。气虚、老人，可服五积散，吞下青木香圆、顺气散之类。

论瘴疟证候

论寒热瘴疟证 凡瘴疟病,虽是时行之疾,然老少虚实,受病有浅深,大率不同。有发热不寒,浑身似火,头痛烦渴谵语者;有发寒不热,嘿嘿昏倦,四肢厥冷,脐腹疼痛;有外寒内热;有外热内寒;有寒热相半;有哑不能言者;有吐、有泻、有吐泻俱作,当随证用药。若只言瘴病,一概治之,万一不能取效也。若发时热多寒少,或内热外寒,但热不寒,浑身如火,头痛烦渴,心胸躁闷,谵语乱言,大小便秘涩,发作无时者,可与小柴胡汤、败毒散、升麻葛根汤、来苏散、葱白散、神术散。烦渴者,与五苓散、竹叶汤。谵语心闷者,与五苓散,入辰砂细研和匀,冷热水调服,兼与大至宝丹,及小儿金箔圆两三圆作一服。头痛者,与太阳丹、白龙圆、茶调散之类。或热少寒多,或内寒外热,或寒热相半,或骨节酸痛,脐腹作痛者,可与不换金正气散、人参轻骨散、正气散、圣散子、五积散、香苏散、建中散、草果饮、嘉禾散或来苏散之类。或不热,只是寒,或吐、或泻、或吐泻俱作,四肢厥冷,汗出如雨,嘿嘿昏倦者,可与术附汤、四柱散、嘉禾散或鹿茸圆、二姜圆、十华散。若服前药吐泻不止,四肢厥冷,自汗如雨,小便频数者,与参苓白术散吞来复丹三十圆至五十圆,甚者姜附汤合和五苓散同煎服。渴者,与参苓白术散。此一证,二广及漳州界上多有之,余处无。此证发药,须用仔细询问的实,不可轻用,误人性命。切记不可轻发热药。若发作有时,或连日,或隔日,或三五日一发,发则热多寒少,或但热不寒者,于未发前,先与小柴胡汤、败毒散之类。至发日,却服露天饮或圣饮子、胜金圆。呕逆有痰涎者,常山饮、消暑圆之类,有效如神。若热少寒多,或只寒不热,或寒热相半者,于未发前,可多与不换金正气散、建中汤、正气散、平胃散、和脾散、嘉禾散之类。至发日五更初,却服常山饮、草果饮。发久者,克效饼、灵疟丹。老者及怯弱者,不可服,自宜斟酌。孕妇患疟疾,难为用药,但只可与草果饮,兼用平胃散,入盐少许,用温酒调服。瘴疟瘥后,吃粥或烂饮。更常调和脾胃,可与黄耆建中汤、四君子汤、嘉禾散、参苓白术散、曹脾散、挝脾散、健脾汤、平胃散、和气散、思食圆、大、小养脾圆。切忌生冷、酒、果、房色,洗浴半月。

伤寒十劝

一　伤寒头疼又身热,便是阳证,不可服热药。

伤寒传三阴、三阳共六经。内太阴病头不疼身不热,少阴病有反发热而无头疼,厥阴病有头疼而无发热,即是阳证,若医者妄投热药,决致死亡。

一　伤寒当直攻毒气,不可补益。

邪气在经络中，若随证攻之，三四日痊安。医者必谓生须正气，却行补益，使毒气流炽，必多致杀人。

一　伤寒不思饮食，不可服温脾胃药。

伤寒不思饮食，自是常事，终无饿死之理。如理中圆之类，不可轻服。若阳病服之，致热气增重，或至不救。

一　伤寒腹痛亦有热证，不可轻服温暖药。

《难经》云："痛为实。"故仲景论腹满时痛之证，有曰痛甚者加大黄。夫痛甚而反加大黄，意可见也。唯身冷厥逆而腹痛者，是阴证，须消息。每见医者，多缘腹痛便投热药而杀人。

一　伤寒自利，当看阴、阳证，不可例服补药及止泻药。

自利，惟身不热手足温者属太阴，身冷四逆者属少阴、厥阴外，其余身热下利，皆是阳证，当随证依仲景法治之。每见医者，多缘下利便投暖药及止泻药而杀人。

一　伤寒胸胁痛及腹痛，不可妄用艾灸。

常见村落间有此证，无药便用艾灸，多致毒气随火而盛，膨胀发喘而死。不知胸胁痛自属少阳，腹胀满自属太阴，此外惟阴证可灸。

一　伤寒手足厥冷，当看阴阳，不可一例作阴证。

治有阳厥，有阴厥，医者少能分辨。阳厥而投热药，杀人速于用刃。盖阳病不至于极热，不能发厥，仲景所谓"热深则厥深"是也。热深而更与热药，宁有复活之理？但看初得病而身热，至三四日后，热气已深，大便秘，小便赤，或谵语昏愦，及别有热证，而反发厥者，必是阳厥也，宜急用承气汤下之。若初得病，身不热，大便不秘，自引衣盖身，或下利，或小便数，不见热证而厥逆者，即是阴厥也，方可用四逆汤之类。二厥所以使人疑者，缘其脉皆沉，然阳厥脉沉而弱，又阳厥脉时复，指爪却温，阴厥常冷，此为可别。

一　伤寒病已在里，即不可用药发汗。

伤寒病须看表里，如发热恶寒，则是在表，正宜发汗。如不恶寒反恶热，即是里证，若医者一例发汗，则所出之汗，不是邪气，皆是真气。邪气未除而真气先涸，死者多矣。又有半在表、半在里之证，及无表里之证，不惟皆不可下，仍不可汗，当随证治而消息之。

一　伤寒饮水为欲愈，不可令病患姿饮过度。

病患大渴，当为之水，以消热气，故仲景以饮水为欲愈。人见如此说，遂令病者纵饮，因而为呕、为喘、为咳逆、为下利、为肿、为悸、为水结、为小便不利者，多矣。且如病患欲饮一碗，只可与半碗饮之，常令不足为喜矣。

一　伤寒病初瘥，不可过饱及劳动，或食羊肉，行房事，与食诸骨汁及饮酒。

病方愈，脾胃尚弱，食而过饱，不能消化，病即再来，谓之食复。病方愈，血气尚虚，劳动太早，病即再来，谓之劳复。又，伤寒食羊肉、行房事者，并死。食诸骨汁、饮酒者，再病。

卷　下

论诸气证候附脾胃积聚

论一切气证　皆由忧戚中或盛怒中，动伤真气，致阴阳不和，结气于胸膈之间，壅滞不快，饮食不下，遂成膈噎之疾，可与匀气散、五膈宽中散、膈气散、沉香降气汤、分气紫苏饮、七气汤、嘉禾散、丁香煮散、分心气饮、小降气汤之类。

论气虚肿满　气虚肿满者，因脾气停滞，脾经受湿，气不流行，致头面虚浮，四肢肿满，腹肚膨胀如鼓。上喘气急者，可与茯苓散、五苓散、三和散、分气紫苏饮、木香分气圆、俞山人降气汤、小降气汤、苏子降气汤、曹脾散、嘉禾散。喘甚者，可与润金散、款肺散。大便秘者，与三和散。小便不通，五苓散。

论干湿脚气　脚气有数种，痛不可忍者谓之寒；烦闷发渴者谓之热；肿而重者谓之湿。用随证治之，不可一概论也。湿肿者，可与黄耆建中汤、小续命汤。风湿者，可与术附汤。热而发渴者，可与紫雪。冲心闷者，可与三和散、麻仁圆、降气汤。抢腰痛者，可与大乌沉汤。

论小肠气疾　小肠气、膀胱奔豚、疝气等疾，皆因肾气虚弱，膀胱久冷，风湿乘之，伤于肾经，气滞不散，小腹刺痛，肾经偏吊，未可骤服补药，先用疏导发散，可与苏子降气汤、五苓散、蟠葱散、盐煎散、川楝散、大沉香圆，茴香圆，仍炒茴香烧盐细嚼，热酒送下，或五香散、正元散、荜澄茄散之类。小便不通者，与鸡舌香散或五苓散。如痛稍退，只用平胃散送下茴香圆调理。

论症积气块　症积气块，皆因气虚，及寒气、热气、怒气、恚气、喜气、忧气、愁气内结积聚，坚牢如杯，心腹绞痛，不能饮食。用药渐渐消磨，不能宣利，可与七气汤、丁香圆、青木香圆、木香推气圆、挨积圆、蓬煎圆。积气不散，腹胁膨胀，可与积气圆、三棱煎圆。心下坚硬，结块冲心，可与温白圆。胀满不思食者，与养脾圆、消食圆、嘉禾散、四君子汤。

论脾胃诸疾　久病脾泄，肠滑不禁，日久无度，虚羸者，可与平胃散，空心送下茴香汤，兼服诃黎勒圆、丁香豆蔻散。服诸药不效者，可多与人参豆蔻散，有验。更有一种大便如故，只是每日早晨水泻一二行，日间都无事，可服金锁正元丹，泻止即住服。

论心脾疼证　妇人心脾疼，及血气刺痛者，可与蓬煎圆、拈痛圆。其拈痛圆性热，不可轻用，如得见沉寒痼冷端的，方可用之。蟠葱散、鸡舌香散、盐煎散、如意圆皆可选用。若痛连腰背，或小肠气刺痛，及虚弱老人，宜大沉香圆，两圆作一服立效，丈夫热酒下，妇人醋汤下，如不吃酒，姜汤下。更可与和气散，调和脾胃。

论脾痛呕逆　脾胃痛甚，呕逆不纳食者，或加喘急者，可与七气汤。加吐者，与人参藿香汤。泻者，与大沉香圆、人参豆蔻散、建中汤。忽暴心痛者，与苏合香圆、撞气沉香圆。

论心脾腹痛　心脾腹痛多有积。或有寒积者，可与温白圆或保安圆。虚、老人不可多服此二药，只与木香推气圆或感应圆、小独圣圆、理痛圆，洗消去积，次与正气散、嘉禾散、曹脾散、人参煮散、荜澄茄散、蟠葱散、盐煎散、鸡舌香散、挝脾散、建中散。有寒者，与大沉香圆，两圆作一服，次与蓬煎圆、温中良姜圆、丁香煮散、四柱散。

论胸膈不快　胸膈不快，气滞者，可与沉香降气汤、乌沉汤、青木香圆、七气汤、和气散，或人参圆、红圆子、小理中圆、撞气沉香圆、丁沉圆、顺气圆、三棱散、如意圆、蓬煎圆。若烦闷甚，大便秘者，与青木香圆。脾痛者，可与蓬煎圆之类。

论脾虚翻胃　脾虚翻胃，不纳食及汤药不下者，可与膈气散、人参木香散、参苓白术散、五膈宽中散。噫气吞酸，脾痛者，可与如意圆、思食圆之类。

论宿患心腹痛　有积块、气块、癥癖日久，发歇不常者，不可取转，宜渐次消磨，可与感应圆、温白圆、挨积圆、蓬煎圆、小理中圆少吃数圆，常服渐渐消磨，更与和脾散、嘉禾散、参苓白术散、四君子汤、思食圆、健脾汤、建中散、平胃散之类，助其脾胃，久而能去其根。若痛有休止，或往来上下，胸中懵闷，时吐冷沫，中脘不快，呕逆恶心者，恐是虫痛，可与集效圆或九痛圆。其九痛圆有利性，不可多服。若卒然心腹暴痛，膨急不得息，往来攻冲，闷绝恶心者，恐是疰忤鬼气，可与苏合香圆。若虚弱脏寒人，可将苏合香圆捏作饼子，用火熨斗盖之，将药饼安熨斗上煿，令药极热，以去其脑子性，依法服之。若痛而不休，胸膈塞闷，呕吐不定，粥药不下者，可与顺气散送下青木香圆，如无顺气散，五积散送下亦得，及九痛圆、三棱散、大沉香圆。

论腹胀心膨　腹胀者，若因伤寒，或寒热瘴疟，或泻痢大病之后，只是吃食后便腹胀心膨，不美饮食，噫醋吞酸，纵食些小，亦觉膨胀者，切不可用消食克化之药，若用药动下，转加困重，去生便远也。但可与正气散、嘉禾散、参苓白术散、四君子汤、曹脾散、人参煮散、大、小养脾圆、荜澄茄散、思食圆、蓬煎圆、如意圆。泻者，与人参豆蔻散、丁香散。但得气壮,自能饮食加倍,膨胀自愈。

论痰饮咳嗽

论痰饮证候　诸痰饮不化,留滞胸脘,令头目昏眩,呕恶不快,腹中漉漉有声,可与消饮圆、倍术圆、五苓散。有寒者,与理中圆、青州白圆子、俞山人降气汤。中酒渴及停饮呕逆恶心者,及头痛或饮酒过多,背痛连腰痛,不思饮食,与新法半夏汤、消饮圆、倍术圆、辰砂化痰圆、生气汤、快气汤、半夏圆、天南星圆、大养气圆、橘皮半夏汤、小降气汤。

论咳嗽喘急　大抵咳嗽皆从肺出,医家细论发药,大略有三:有因寒者,有风者,有热者。风、寒则从外至,热则从内起。风、寒则诸经自受其邪,热则诸经腑脏或熏乘而为病。风则散之,寒则温之,热则调之。泻是泻肺经,非泻腑脏也,当用葶苈、桑白皮之类是也。因风者,遇风则嗽甚;因寒者,值寒则嗽剧;因热者,过热则嗽即发。更有一验甚的,但问遇夜饮酒时夜间如何?若吃酒后嗽甚,则有热也;吃酒了嗽减,则有寒也。涎青白者有寒,稠黄者有热,随证发药。

凡感风寒暴嗽,咳唾稠粘,胸膈不利,可与金沸草散、半夏圆、款花膏、华盖散、五嗽圆、润肺圆、款肺散、青金圆、小儿润肺散、款冬花散。论寒嗽,反复冷嗽,或吐青痰,遇夜嗽甚者,可与细辛五味子汤、养中汤、五嗽圆、俞山人降气汤、人参藿香汤、胡椒理中圆、温肺细辛汤、钟乳补肺汤、消饮圆、倍术圆、丁香半夏圆、分心气饮、参苓白术散。恶风有寒者,与小青龙圆,兼服款肺散、人参款花膏。论热嗽,胸膈不快,气壅上盛,脸赤口舌干者,可与金沸草散、大阿胶圆、人参养肺圆、清心饮子、人参款花膏、半夏圆、华盖散、人参润肺圆。风痰,上膈壅热,咽干及吐血者,可与辰砂化痰圆、大阿胶圆、蜡煎圆、人参养肺圆、金沸草散、青州白圆子、川芎圆、鸡苏圆。久病嗽,及虚、老人,宜与温肺圆、人参补肺汤、丁香半夏圆,人参藿香汤、化痰圆。寒热相交,秋、冬之间多有此证,可与款冬花散、半夏圆、华盖散、人参款花膏、人参润肺圆、小儿润肺圆、青金圆、润金散,一贴作二服,老人尤宜服。喘急气促,睡卧不得者,与定喘汤、瑞应圆、蜡煎散、降气汤、款花散、润金散、人参养肺圆、华盖散之类。唾脓血者,与款冬花散、九仙散。

论诸虚证候附痼冷

论诸虚不足　皆因肾气虚惫,下元积冷,腰背疼痛,肢体倦怠,面色无光,精神不爽,唇口干燥,眼暗耳鸣,小便滑数,夜多异梦,盗汗失精,不思饮食,日渐羸瘦,可与菟丝子圆、安肾圆、八味圆、无比山药圆、黄耆建中汤、茴香圆。脾胃虚弱者,兼服壮胃药。虚损甚者,可与麝香鹿茸圆、沉香鹿茸圆、法炼黑锡丹、金锁正元圆、张走马玉霜圆、正元散、沉香鳖甲散、椒附圆、四柱散。下虚洞泄者,四柱散、正元散、丁香豆蔻散。治心气不足,神思恍惚,言语错谬,惊悸不定,夜多异梦,可与定志圆、降气丹、镇心圆、人参黄耆散、妙香散、乌沉汤、参苓白术散。治小便白浊,梦泄遗精,可与平补镇心丹、降心丹、威喜圆、定志圆。冷惫虚损甚,精冷滑不固者,与金锁正元丹。腰股痛者,与青娥圆。甚者,与神应圆、黄耆圆、乳香圆、活络丹、安肾圆、返风应痛圆。如耳鸣者,黄耆圆立效。虚劳发热,至午后热甚者,空心服安肾圆、八味圆、山药圆、沉香鳖甲散、参苓白术散、嘉禾散,食后服人参当归散。若嗽涎黄或有血者,临卧服人参养肺圆。因虚劳用力太过,吐血不止者,与秘传降气汤或小降气汤,多加人参煎服。前状发热甚者,与逍遥散。骨中热者,与人参黄耆散。虚弱、老人,可与黄耆建中汤常服。虚汗、盗汗,心忪气短者,可与牡蛎散、止汗散、黄耆建中汤、大山药圆、人参当归散加小麦煎服。自汗不止者,术附汤、正元散。心热盗汗,可与辰砂妙香散。

论沉寒痼冷　皆因元气虚损,下冷上盛,致水火不交,阴阳失序,手足厥冷,及伤寒阴证,霍乱转筋,下痢久泻,脉候沉微者,与黑锡丹、来复丹、金液丹、附子理中圆、金锁正元丹、四神丹。

论积热证候附咽喉、口齿、眼目

论积热咽喉痛　上焦壅热,心经烦渴,腮颔结核者,可与玉屑无忧散、牛黄凉膈圆、消毒犀角饮、四顺饮、解毒圆、积热三黄圆。口舌生疮,可与碧雪、龙脑饮、玉屑无忧散、甘露饮、硼砂圆。咽喉肿痛,咽物有碍者,可与如圣汤、八正散、四顺饮、龙脑饮、甘露饮、洗心散、牛黄凉膈圆、犀角饮、薄荷煎、石龙散。积热小便不利者,可与导赤圆、五淋散。大便不通,服清心饮、三黄圆、洗心散。

论喉闭、喉风证　自其风邪客于喉间,气郁而热,则壅遏而为喉疼。自其热气生于肺胃,风毒蕴隆,则肿结而为喉痹。其证若悬痈生于上,虽不关于咽喉,所以暴肿者,抑亦热气使然也。咽喉悬痈,关要所系,病不急疗,皆能杀人也。喉闭、缠喉风者,可与解毒圆、洗心散、玉屑无忧散、碧雪,甚者解毒雄黄圆。

论牙齿疼痛　牙齿疼痛,其证不一。有热痛者,满口齿浮,因上膈有热而痛者。有虚痛者,皆因肾经虚惫,虚热之气上攻而痛。有风 牙痛者。须用仔细详证,方可服药。齿龈浮肿,口内气热,满口齿浮而动,此热证也,可与四顺饮、甘露饮、洗心散、龙脑饮、清心饮子、八正散,次煎升麻葛根汤灌漱吐去,兼吃些小不妨。肾经虚惫,虚热之气上攻齿痛,及老、弱人齿痛者,可与黄耆圆、安肾圆、鹿茸圆、八味圆,次用赴筵散擦之,以升麻葛根汤灌漱。风注牙齿疼痛,后生壮实者,可与细辛散、赴筵散揩擦,去风吐出痰,良久以升麻葛根汤灌漱即吐,次与黑神圆、乳香圆、白龙圆。饮酒齿痛者,以井花水洗漱,或百药煎泡汤冷含咽,或缩砂嚼敷通用。

论眼目诸证候 眼目昏暗,视物不明,不肿不痛不赤,亦无翳膜,此内障证候也。或见黑花,或有冷泪者,是脾肾俱虚,不可便服凉药,只可与明眼地黄圆、菊睛圆、驻景圆、还睛圆、绵鸠圆、决明圆。寻常肝有风热,眼痒涩,昏暗有泪,视物不见,只可与菩萨散、决明散、还睛圆、拨云圆、菊花散、密蒙花散。肾风眼痒,四生散、秦皮散、汤泡散,紫金膏洗,春雪膏点。外障翳膜侵睛,胬肉久病者,空心可与驻景圆、菊睛圆,食后服决明圆、拨云散、菩萨散、密蒙花散、秘传羊肝圆,点剥膜膏,良久用紫金膏洗,或春雪膏;暴赤眼昏涩疼痛,羞明下热泪,不可点,亦不可洗,只可与还睛圆、洗心散、洗肝散、八正散、甘露饮、菩萨散、拨云散。睛痛不可忍者,与羌活散、还睛圆,两圆只作一服立止,并治头风痛,神效。睑眦赤烂,视物不明,昏暗有泪者,肝有风也,可与菩萨散、拨云散、洗肝散、菊花散、密蒙花散、决明散,次用紫金膏洗,春雪膏点。

论诸血热妄行 凡吐血、衄血不止,昏眩目黄者,可与龙脑鸡苏圆、薄荷煎、四物汤加荆芥煎。

论泻痢证候

论泻疾证候 暴泻水泻,此二证秋、夏间多有之,皆因饮食所伤,及食生冷之物,暴泻不住,须用仔细询问。若噫气吞酸,干呕气臭者,此是伤食也,可先与感应圆一二服,次与理中圆、人参豆蔻散、守中金圆、来复丹、温胃圆以上药性皆温,甚者与附子理中圆、理中圆、四柱散、已寒圆、温中良姜圆、二姜圆、火轮散、朝真丹、正元散、金液丹、二气丹以上药性皆热、丁香豆蔻散微热涩固。须用仔细审实,无伤食者,不可与感应圆,便用止泻药。吐泻有腹痛者,可与服木香推气圆、沉香圆、丁香圆、感应圆。久病虚弱、年高及气弱人,脏腑泄泻久不止者,可与人参豆蔻散、浓肠圆、参苓白术散、不换金正气散、四君子汤之类。

论霍乱吐泻证 霍乱吐泻,有冷、热二证。寒多不渴者,可与理中圆、姜附汤、来复丹。霍乱吐泻,有热烦躁而渴者,可服香薷散、五苓散、嘉禾散、参苓白术散、四君子汤。霍乱吐泻后,调理脾胃,可与参苓白术散、嘉禾散、五苓散、四君子汤、调气散之类。渴者,与参苓白术散止之,多服尤佳。出冷汗,手足软者,加金液丹、二气丹、朝真丹。未效者,灸气海。若吐泻定,热药皆止,只用温药理脾。

论痢疾证候 皆因饮食失调,动伤脾胃,水谷相拌,运化失宜,留而不利,冷热相搏,遂成痢疾。冷气相搏其色白,热气相搏其色赤,治之法,皆用温药调和脾胃,次随证治之。大抵人说证,须用仔细询问,有里急后重者,腹痛者或不痛者,频频登厕,一日三五次至五七次无物者。又说大便不通,既里急后重,脐腹痛不止,不问老少、孕妇,皆是痢也。非无物出,不识此证,只言大便不通,可仔细辨之。病患登厕,才有三两点物,或赤或白,或如鱼脑者,此皆痢证也。

凡痢下赤白,或纯脓,或鹜溏,若先脐腹撮痛,遇痛即痢下,下后痛止者,此为积痢,可与木香推气圆、感应圆,各进两三服,次随痢颜色治之。下痢赤白,可与驻车圆、黄连阿胶圆、厚肠圆、胃风汤。下痢白多赤少者,与厚肠圆、驻车圆、人参豆蔻散。下痢白少赤多者,与黄连阿胶圆、万金圆、金屑圆。下痢纯赤或鲜血者,可与服黄连阿胶圆、地榆散、万金饮,加麦门冬子煎。纯血痢,须是审问仔细,若下鲜血者,是有热,遇下痢时,微觉后重者,是有热也。下痢纯白滑泄者,此是冷证,可与丁香豆蔻散、诃黎勒圆、驻车圆。若下瘀血或紫黑色者,此是虚冷之甚,遇痢下时微滑,当与驻车圆、厚肠圆、丁香豆蔻散。痢下赤白,连绵日久,愈而复发,腹中时痛,诸药不瘥者,可与木香推气圆、不二圆、驻车圆、厚肠圆、感应圆。下痢日夜频并虚滑者,可与丁香豆蔻散、四柱散相兼服。更有一种脾毒下血,与热毒痢一般证候,但不心烦,口不干渴,不喜冷,余者相似,可与《王氏博济方》内败毒散,以槐花、枯矾二味为末,乌梅煎服。若只下痢,脐腹不撮痛者,乃无积滞,不须先服感应圆。

论肠风、痔瘘证　肠风下血,脏毒下血,或秘有热者,可与三黄圆、黄连阿胶圆,浓煎木香汤吞下。有热者,与鸡苏圆、肠风黑散、金屑丹、万应圆、四物汤,加荆芥并防风煎。诸痔发作,与钓肠圆。未破者,驱毒散,更用猪胆汁涂之。

论痈疽诸证附疮癣

论痈疽发背　诸赤肿毒,不问四肢、手、足、头面,初发便可与漏芦汤、三仙散、托里散、保安膏、乳香内消膏、导赤圆,四顺饮、通气散。

痈疽发,大便不通,可与麻仁圆、三黄圆,壮实者,与神功圆,须用通利三五行,方得毒气退也。已破,脓血出不快者,可与三仙散、漏芦汤、托里散、保安膏、乳香内消膏贴之。疮口久不合者,可与桃仁散、麒麟散。

论恶疮、疥癣　一切无名恶疮,漏疮、臁疮、冷疮,久年不愈者,可与桃仁散、麒麟散、保安膏贴之。风毒热疮,一名肾脏风,疮汁脓包湿烂浸淫者,可与何首乌散、四生圆、胡麻散、四顺饮。大便秘者,与皂荚煎圆、桃仁散,以滑肌散敷之。遍身生疮瘙痒,或生瘾疹者,先服通大便药,可与皂荚煎圆、神功圆、麻仁圆、何首乌散、四顺饮、四生圆、消风散、胡麻散、滑肌散、黄耆圆、白龙圆。疮干痛者,与玉龙摩风膏。

汤火烧成疮者,与佛手散。疥疽顽癣,与摩风膏、白龙圆、滑肌散、清心圆。

论妇人诸疾

论月经诸疾 皆因月经不调,或前或后,或多或少,或淋沥不止,或闭塞不通,肢体倦怠,困乏少力,饮食无味。常服补者,可服四物汤、熟干地黄圆、内补当归圆、琥珀圆、当归建中汤、沉香鳖甲散、活血丹、泽兰圆、益阴丹。血海冷惫者,可与暖宫圆、茴香圆、大圣散、小白薇圆、黑锡丹、麝香鹿茸圆,内补当归圆。经血过多,淋漓不止者,与胶艾汤、温经汤、小白薇圆、乌金散、益阴丹、泽兰圆、内补当归圆、熟干地黄圆。赤白带下,服诸药不瘥者,可服泽兰圆,兼服平补镇心丹、速效大圣散、温经汤、泽兰散、小白薇圆、紫石英圆。白带不止,腹常冷痛者,可与暖宫圆、麝香鹿茸圆、法炼黑锡丹、茴香圆、威喜圆、泽兰圆、正元散、来复丹。带下五色者,可与益阴丹、滋血汤、伏龙肝散。崩漏下血过多,头目昏眩,举头欲倒者,可与芎䓖汤、胶艾汤、乌金散、琥珀圆、暖宫圆、大圣散、内补当归圆。崩中败血,连日不止,与滋血汤。血气虚惫久冷,崩漏下赤白,五色不定,或如豉汁,可与温经汤、伏龙肝散、四物汤。月经不通,及室女月脉不行者,可与蒲黄散、逍遥散、大圣散、黑神散、琥珀泽兰煎、通真圆、活血丹、四物汤、地黄圆。血风劳,胸膈不利,经脉涩,四肢烦痛,心悸者,可与人参荆芥散、熟干地黄圆、逍遥散。血风气虚头旋,及产前、产后头旋者,可与保生圆、四物汤、胶艾汤。虚劳发热,及寒热俱发者,可与黄耆鳖甲散、逍遥散、地黄圆、泽兰圆、荆芥散、嘉禾散、参苓白术散。热未退者,与人参当归散极妙。气壮者,可与逍遥散。痰嗽或有血者,临卧服人参养脾圆。气壮年少女人,骨中作热者,可与熟干地黄圆食前服,食后服人参黄耆散。疝瘕,阴中冷痛,或头风入脑,寒痹筋挛,血闭无子,漏下赤白者,可与熟干地黄圆、钟乳泽兰圆、牡丹煎圆。妇人无子,或诸虚上热下冷,百病皆生者,可与小白薇圆、禹余粮圆、阳起石圆。先有寒冷,心腹刺痛,或肿或寒,下痢不止,及少气者,可与吴茱萸汤、活血汤。血风攻注,五心烦热,遍身瘙痒,或生瘾疹,或发赤肿,可与人参荆芥散、人参当归散、消风散、四物汤加荆芥煎逍遥散,甚者,可与服皂荚煎圆。血气凝滞者,可服青木香圆疏通开导。

论产前药忌 产前所忌损动胎气药物,卢医《周鼎集》为歌曰:蚖蟹水蛭地胆虫,乌头附子及天雄。踯躅野葛蝼蛄类,乌喙侧子与虻虫。牛黄水银并巴豆,大戟蛇蜕及蜈蚣。牛膝藜芦加薏苡,金石锡粉对雌雄。牙朴芒硝牡丹煎,蜥蜴飞生更䗪虫。代赭蚱蝉胡脑麝,芫花薇蘅草三棱。槐子牵牛并皂角,桃子蛴螬和茅根。欓根硇砂与干漆,亭长溲流莽草中。蘧麦蔄茹蟹爪甲,蝟皮鬼箭赤头红。马刀石蚕衣鱼等,半夏南星通草同。干姜蒜鸡及鸭子,驴马兔肉不须供。切忌妇人产前用,此时宜记在心中。

论产前诸疾　妊娠三两月，日心中烦愦，头目眩重，颠倒不安，呕吐烦闷，此恶阻病，只可与人参丁香散、半夏茯苓汤、茯苓圆、小七香圆、药丁香。妊娠下血，胎动不安，名曰漏胎，可与安胎饮、四物汤、胶艾汤、保生圆、琥珀圆、泽兰圆。临产月，常服滑胎散、安胎饮、保生圆。产难或横或逆，或三二日不产者，及胎死腹中，或胞衣不下，可与花蕊石散，或用保安膏，一贴作一服，圆如梧桐子大，温酒吞下，如未下，再服。产妇生理不顺，横生、逆生者，可与服兔髓圆。产儿已出，但胞衣不下，脐腹坚胀急痛者，可与服牛膝汤。

论产后诸疾　皆因新产去血过多，津液燥少，阴阳俱虚，脏腑怯弱，切不可发汗，及转积令吐、泻药，亦不可服太燥热药补之，只可用温和药，渐次加减调理，不可取目前之急，乱投汤药，反生他疾，罪福非轻，切宜戒之。新产血气俱虚，不可太补，恐增寒热，当令恶露去尽为佳，可与黑神散、大圣散、泽兰散、蒲黄散。产后去血过多，昏迷晕闷，精神错乱，皆因去血过多，气血无所主，可与芎䓖汤、大圣散饭饮调下。不效者，与花蕊石散、保安膏。产妇常用闻醋炭气为佳。产后忽然发热，浑身拘急者，可与四物汤，兼用人参当归散、逍遥散。产后腹中块上下作痛者，皆由恶露未尽，新血与败血相搏，可与黑神散、蒲黄散依前煎，兼与蓬煎圆、琥珀圆。产后恶露方下，忽然断绝，寒热往来，昼静暮剧，语言狂乱，如见鬼神状，此因热入血室，可与琥珀圆、四物汤净加柴胡一钱重煎服。如不退者，用小柴胡汤加生地黄三两茎，捶碎同煎服。产后去血多，津液少，阴阳皆虚，凡有伤寒、时气之疾，虽当发汗者，切不可太过，但可与轻骨散、五积散、败毒散、神术散、和解散、大圣散之类。产后六七日，忽然脐腹作痛，皆因呼吸之间，冷气乘虚而入，可与当归建中汤、理中圆、通真圆、温经汤、大沉香圆、盐煎散。不退者，与服平胃散吞下茴香圆。产后腹痛甚者，可与花蕊石散、太岳活血丹。产后烦渴欲饮冷者，皆因去血过多，阴气衰少，客阳乘之，当助其内，可与四物汤，每服加乌梅两个同煎。渴不止，与五苓散，熟汤调服。产后惊风，狂言乱语，如对神鬼，精神不定者，可与龙虎丹，三圆作一服，研好朱砂，温酒调下，兼服琥珀圆。产后血风频增，昏沉不省，身如针刺，发随梳落，或遍身虚肿者，可与龙虎丹，三圆作一服，用当归煎酒嚼下。如瘙痒者，兼服人参荆芥散。产后乳汁不行者，不可服诸行血药，致生他病，只可服滋养血气药，自然血脉旺盛，乳汁自调，可与四物汤、熟干地黄圆、白薇圆、内补当归圆、益阴丹、大顺散、泽兰散之类。产后大便不通，或秘涩者，缘内无津液，肠胃干燥，切不可用猛烈药下之，恐生他疾，可与四物汤，加青皮去白，每服入半钱，拌匀同煎服。更不通者，可与麻仁圆、三和散。

论小儿诸疾

论小儿疹痘证　小儿患疮疹,其证乍热乍凉,呵欠烦闷,咳嗽喷嚏,耳鼻冷及脚冷,但只恶热,不恶风,浑身热甚者,或发搐或不搐,一向发热者,此乃痘疹也。可与升麻葛根汤、惺惺散、消毒犀角饮。已泻者,不可与他药,只服惺惺散。

论小儿疮癣证　浑身疥□□湿奶癣,可与清心饮。头疮等疾,消毒饮、化毒丹通用之,次用葱盐汤洗,拭干,以无比散掺之。

论小儿雀目证　雀目,日间都无事,遇夜不见物者,是雀目也。可时常与五福化毒丹,临卧用粟米饮调下。

续名医类案(上)

目　录

序 …………………………………………………………… (225)

王序 ………………………………………………………… (227)

重刊《续名医类案》序 …………………………………… (229)

卷一 ………………………………………………………… (231)

伤　寒 ………………………………………………………… (231)

卷二 ………………………………………………………… (255)

中　寒 ………………………………………………………… (255)

中　风 ………………………………………………………… (257)

厥 ……………………………………………………………… (271)

卷三 ………………………………………………………… (279)

痉 ……………………………………………………………… (279)

头　晕 ………………………………………………………… (282)

麻　木 ………………………………………………………… (285)

温　病 ………………………………………………………… (287)

卷四 ………………………………………………………… (305)

伤　风 ………………………………………………………… (305)

暑 ……………………………………………………………… (311)

湿 ……………………………………………………………… (317)

热　病 ………………………………………………………… (320)

卷五 ………………………………………………………… (329)

疫 ……………………………………………………………… (329)

燥 ……………………………………………………………… (340)

火 …… (342)
卷六 …… (349)
恶　寒 …… (349)
寒　热 …… (350)
霍　乱 …… (355)
瘴 …… (357)
呕　吐 …… (359)
反　胃 …… (366)
卷七 …… (369)
泄　泻 …… (369)
疟 …… (379)
卷八 …… (393)
痢 …… (393)
疟　痢 …… (409)
痢后风 …… (411)
卷九 …… (413)
饮食伤 …… (413)
消 …… (423)
黄　疸黄疸之病，以十八日为期，治十日已上宜瘥，反剧为难治。 …… (429)
赤　丹又名风瘴，又名赤游风，又名赤瘤。 …… (433)
卷十 …… (435)
癥　瘕附痃癖。 …… (435)
痞 …… (438)
郁　症 …… (444)
内　伤 …… (453)
卷十一 …… (465)
虚　损 …… (465)
劳　瘵 …… (483)

卷十二 …………………………………………………………… (489)
吐 血 …………………………………………………………… (489)
衄 血 …………………………………………………………… (507)
下 血 …………………………………………………………… (510)
溺 血 …………………………………………………………… (515)
卷十三 …………………………………………………………… (519)
瘫 痪 …………………………………………………………… (519)
痿 …………………………………………………………… (523)
痛 痹 …………………………………………………………… (531)
肿 胀 …………………………………………………………… (542)
卷十四 …………………………………………………………… (559)
膈 …………………………………………………………… (559)
诸 气 …………………………………………………………… (566)
哮 …………………………………………………………… (567)
喘 …………………………………………………………… (569)
呃 逆 …………………………………………………………… (576)
卷十五 …………………………………………………………… (581)
汗 …………………………………………………………… (581)
咳 嗽 …………………………………………………………… (588)

序

黄帝言：不能起死人而不杀生人。扁鹊述其言，是病已成，虽黄、扁不能使之生明矣。其有本无病，或小有病而误针之，以至于不可救，则粗工之罪也。然而病者之妻子父母，转诿之命与数，而粗工哓哓自解，且以为吾尝尽心于是，而不谓其人之不克承也。天下如此其大，岁月如此其悠且久，粗工遍满宇宙如此其众。计其一日之中，方心毒手所斩刈戕贼者，各列其姓氏，各存其医案，盖较之谳狱决囚之册，或相什佰，或相千万，而不可底止。幸矣，其各相抵讳，闵默而不以告人，故其案如飘风阴火，随时灭没，而世莫知也。一二上工，诊脉审、运针当、处方慎，又遇其人之福浓而算长者，会逢其适，而痿者立起。于是乎喜谈而乐道之，或以为得效，或以为经验，笔之为书，而立之为案。自宋讫今，凡几百家。传其术者宝其方，神其术者鳃鳃焉转相告语，随随然贴耳而听受。杭子曰：嘻，甚矣，其沾沾自喜也。以阴阳而论，人有二十五，生是人即有是病，有是病即有是医。医者，知其人、知其时、知其脉，因势而利导之。黄帝、扁鹊去人不远也，不读黄帝、扁鹊之书，而欲试黄帝、扁鹊之术，死者不能使之生，而生者即可致之死。语云：学医则大费。人之类多至二十有五，而医之杀人，则一日不学而已。学之道何从？则曰：读黄帝、扁鹊之书而已。黄帝存乎？曰：死矣。扁鹊存乎？曰：死矣。类案俱在，是发明其书之旨也。类案传，虽谓黄帝、扁鹊至今不死可也。篁南江氏，汇集前哲之案而刊之，吾友魏玉横氏又从而广之。粗工观之则以为已陈之刍狗，而杭子观之则以为医学之蒙求，何也？玉横氏能读黄帝、扁鹊之书者也。合土者必有其范，伐柯者必有其则。以是为学医者之范与则而思过半矣，医案云乎哉。

仁和杭世骏撰

王序

魏柳洲先生辑《续名医类案》六十卷，脱稿未久，先生寻逝。幸已邀录四库馆书，不致散佚。《提要》病其芜杂潦草，如脚门载张文定患脚疾，有道人与绿豆两粒而愈一条，谓断非常食之绿豆。余按此特绿豆下夺一大字耳。盖言得药如绿豆大两粒，与虫门浦南人一案，正相似也。然究不知其为何药。如肿胀门邱汝诚案、目门周汉卿案之类，共有十余条，皆不必选者。至于语怪，不止接首回生也。如邪祟门金剑峰子、蔡石户、章安镇诸案，及元载挑酒魔、蓬头驱劳虫之类，皆可从删。重出之案亦有十多条，且有自注未选入而仍编入者。其脱简舛讹尤难仆数。而附载己案，并不注明，直至三十六卷产后颠狂条始标姓字。况卷首无序无目，显为草创之初稿而未经删定之书也。余悉点出，并为补目，厘定三十六卷。定州杨素园大令，意欲付梓而为时事所阻，爰附其略于此，以俟大雅教正。

咸丰三年癸丑仲冬后学王士雄书于潜斋

同治二年癸亥秋中湖州凌德嘉六同客上海助校记

重刊《续名医类案》序

医之有案，如史之有传，不仅为医者传也。考诸史有方术传，医列其中，往往详叙其人，而方术顾略焉，体例宜尔也。自宋·张杲作《医说》十卷，始论列古今诸医，考其得失矣。有明。江父子，撰《名医类案》十二卷，凡二百五门，往古治验方论，多所摭拾，每附评骘于下，辨证亦颇允洽，故得与《薛氏医案》《石山医案》，同为国朝子部所收。乾隆中，浙人魏玉横以医名，病其未备也，广为《续名医类案》六十卷。江书所漏，补载不少，而明以来为尤悉。虽采摭繁富，不免芜杂。而援据既多，变证咸备，堪资考核。条下附注，辩证尤详。实足称黄岐之功臣，青囊之盛业。初得徽歙鲍以文刊行之，不胫而走者百余年。兵火后，板不存，藏是书者且罕矣。彭小皋观察，耽书史，善校雠，心精力果，雅与知不足斋主人埒。自来粤东所藏，沾溉士林，辉光治谱之书，靡不精刻而广布。兹更以活人寿世书，重付剞劂，其宏济为何如哉？书将成，特以后序见诿。酙不文，何足叙是书，顾于医则尝从事焉？窃谓史以裕经济，医以寄死生，皆用以治人，而非徒记姓名之学也。取精华，弃糟粕，审择而善学之，医何独不然？若第论医之为道，则杭堇浦、余秋室两先生固言之详且尽矣。

光绪十二年岁在丙戌皖泾潘骏猷并书于岭西官廨

卷一

伤　寒

许叔微云：有病伤寒，身热头疼。余视之曰：邪在表，此表实症也，当汗之以麻黄汤。或问曰：伤寒大抵因虚，故邪得以入之。邪在表，何以云表实也？予曰：古人称邪之所凑，其气则虚；留而不去，其病则实。盖邪之入人也，始因虚入，邪居中反为实矣。大抵调治伤寒，先要明表里虚实，能明此四字，则仲景三百九十七法，可立而定也。何以言之有表实、有表虚、有里实、有里虚、有表里俱实、有表里俱虚？仲景麻黄汤之类，为表实而设也。桂枝汤之类，为表虚而设也。里实则承气之类是也，里虚则四逆之类是也。表里俱实，所谓阳盛阴虚，下之则愈也。表里俱虚，所谓阳虚阴盛，汗之则愈也。常读《华佗传》，有府吏倪寻、李延，其症俱头痛身热，所苦正同。佗曰：寻当下之，延当发汗。或难其异，佗曰：寻外实，延内实，故治之异耳。外实、内实，汗下倒施，疑有误。此可当伤寒总论。

一人初得病，四肢逆冷，脐下筑痛，身痛如被杖，盖阴证也。急服金液、破阴、来复等丹，其脉遂沉而滑。沉者，阴也；滑者，阳也。阴病得阳脉者生。仍灸气海、丹田百壮，手足俱温，阳回得微汗而解。或问滑沉之脉，如何便有生理？曰：仲景云，翕奄沉名曰滑。何谓也？沉为纯阴，翕为正阳，阴阳和合，故名曰滑。古人论脉滑，虽曰往来前却，流利旋转，替替然与数相似，仲景三语而足也。此三字极难晓。翕，合也，言张而复合也，故曰翕为正阳。沉、言忽降而下也，故曰沉为正阴。方翕而合，俄降而沉，奄为忽忽间。仲景论滑脉，可谓谛当矣。其言皆有法，故读者难晓，宜细思之。可作伤寒论读，治阴证指南。

一人病伤寒下利，神昏多困，谵语，不得眠。或者见下利，便以谵语为阴虚症。许曰：此亦小承气症。众骇曰：下利而服小承气，仲景之法乎？许曰：此仲景之法也。仲景曰，下利而谵语者，有燥粪也，属小承气汤而得解。予尝读《素问》云：微者逆之,甚者从之;逆者正治,从者反治。从多从少,视其事也。帝曰,何谓反治?岐伯曰:塞因塞用,通因通用。王冰注云:大热内结,注泻不止,热宜寒疗,结热须除以寒,下之结散利止,则通因通用也。正合于此,又何疑焉?引经论治,了如指掌。治里证法。

一人患伤寒五六日,头汗自出,自颈以下无汗,手足冷,心下痞闷,大便秘结。或见四肢冷,又汗出满闷,以为阴证。诊其脉沉而紧,为少阴证多是自利,未有秘结也。此症半在表半在里,投以小柴汤得愈。仲景谓四肢冷,脉沉紧,腹满,全似少阴。然大便硬,头汗出,不得为少阴。盖头者三阳同聚,若三阴止胸而还,有头汗出,自是阳虚,故曰汗出为阳微,是阴不得有汗也。若少阴,头有汗则死矣。故仲景平脉法云:心者,火也。明少阴则无头汗者可治,有汗者死。心为手少阴,肾为足少阴,相与为上下,惟以意逆志者斯可得之。治半表半里法。

一人患伤寒,得汗数日,忽身热自汗,脉弦数,心不得宁,真劳复也。诊之曰:劳心之所致,神之舍未复其初,而又劳伤其神,营卫所以失度也,当补其子,益其脾,解其劳,庶几得愈。授以补脾汤,佐以小柴胡汤,解之而愈。补脾汤:人参、白术、甘草、橘皮、青皮、干姜各等分。伤寒之后,防有余热,干姜、白术尚宜斟酌。

侯国华病伤寒四五日,身微斑,渴欲饮。诊之,沉弦欲厥,阴脉也。服温药数日不已,又以姜、附等药,觉阳微回,脉渐生。因渴,私饮水一杯,脉退。又见头不举,目不开,问之,则犯阴阳易。只与烧裩散连进二服,出大汗,两昼夜而愈。阳易治法。

《衍义》治伤寒汗不出搐脚法:用海蛤粉、乌头各二两,穿山甲三两,为末,酒糊为丸,大一寸许,捏匾,置患人足心下。擘葱白盖药,以帛缠足,坐于暖室,取热汤浸脚至膝下。久则水温,又添热水,候遍身汗出为度。凡一二日一次,浸脚以和为度。外治取汗法。以上俱《医学纲目》。

张子和曰:予之常溪,雪中冒寒入浴,重感风寒,遂病不起。但使煎通圣散单服之,一二日不食,惟渴饮水,亦不多饮。时时使人捶其股,按其腹,凡三四日不食,日饮水一二十度。至六日,有谵语妄见,以调胃承气汤下之,汗出而愈。常谓人曰:伤寒勿妄用药,惟饮水最为妙药,但不可使之伤,常令揉散,乃大佳耳。至六七日,见有下证,方可下之,岂有变异哉。奈何医者禁人饮水,至有渴死者。病人若不渴,强与水饮亦不肯饮也。予初病时,鼻塞声重,头痛,小便如灰淋汁。及服调胃承气一两半,觉欲呕状,探而出之,汗出漐漐然。须臾下五六行,大汗,一日乃瘳。当日饮水下,则痰出约一二碗。痰即是病也,痰去则病去矣。予时年六十一岁。伤寒初起在表时,速以麻黄汤解之,则不至成下证。否则二三日后便入里,不得不用承气矣。子和此案俱得法,惟解表略缓,故须继以承气耳。

焦百善偶感风寒,壮热头痛,其巷人点蜜茶一碗使啜之。焦因热服之讫,偶思张语曰：凡苦味皆能涌，今兼头痛，是病在上。试以箸探之，吐毕，其痛立解。

孙兆治俞伯道，忽患微热，心下满，头痛，汗不能解。众医以为温病，用表。有谓食在膈者，治之不愈。召孙至，用半夏茯苓汤。问其故，曰：头有汗，心下满，非湿症，乃水结胸也。小便既去，其病乃愈。且如湿气心下满，自当遍身有汗。有食心下满，岂得有汗？若言是表，身又不恶寒，疼痛，表证何在？故凡水结胸，头必有汗。出《伤寒口诀》。

窦材治一人，患肺伤寒，别名。头痛发热，恶寒咳嗽，肢节疼，脉沉紧。服华盖散、黄芪建中汤略解。至五日，昏睡谵语，四肢微厥，乃肾气虚也。灸关元百壮，服姜附汤，始汗出愈。作虚治。

一人伤寒，昏睡妄语，六脉弦大。窦曰：脉大而昏睡，定非实热，乃脉随气奔也。强为之治，用烈火灸关元穴。初灸，病人觉痛，至七十壮遂昏睡不痛。灸至三鼓，病人开眼思饮食。令服姜附汤，至三日后，方得元气来复，大汗而解。

一人患伤寒至八日，脉大而紧，发黄，生紫斑，噫气，足趾冷至脚面。此太阴证也，最重难治。为灸命关五十壮，关元二百壮，服金液丹、钟乳粉，四日汗出而愈。

一人患伤寒至六日，脉弦紧，身发热，自汗，太阴证也。先服金液丹，灸命关穴。病人不肯灸。伤寒惟太阴少阴二症死人最速，若不早灸，虽服药无功。不信，至九日泻血而死。

一人伤寒至六日，微发黄。一医与茵陈汤，次日更深黄色，遍身如栀子。此太阴病，误服凉药而致肝木侮脾。为灸命关五十壮，服金液丹而愈。

一人患伤寒，初起即厥逆，脉一息八九至。诸医以为必死。窦曰：乃阴毒也。厥逆脉数，断为阴毒，必有爪青、吐利、蜷卧等症。与姜附汤一盏，至半夜汗出而愈。若以脉数为热，下凉药必死无疑。

张子和之仆，尝与邻人同病伤寒，俱至六七日，下之不通，邻人已死。仆发热极，投于井中，捞出以汲水贮之槛，使坐其中。适张游他方，家人偶记张治法曰：伤寒三下不通，不可再攻，便当涌之。试服瓜蒂散，良久，吐胶痰三碗许，与宿食相杂在地，状如一帚，顿快。乃知世医杀人多矣。又一吏吐讫，使服太白散、甘露散以调之。邪结阳明，发为狂热，吐之犹是宿食，非若燥粪便硬可下而愈也。

万密斋治县尹唐肖峰，二月间患伤寒。医进九味羌活汤，不效。又云内伤挟外感，进补中益气汤，不效。又进紫苓汤去人参，病略减。四日，复发热，头苦痛，医欲下之，未决。万脉之，阳明少阳洪长而弦，曰：此元气素虚，因起早感寒得之，今病在少阳阳明并病。乍热乍凉者，少阳也；头苦痛者，阳明也。宜小柴胡合葛根葱白汤。唐曰：吾素多痰火病，勿用人参。万曰：元气不足，乃虚火也。实火宜泻，虚火宜补。

幸勿疑，一剂而病愈。

胡晏年五十，病伤寒十六日不解。其症乍寒时，即以衣被厚覆，蒙头而卧，不胜其寒；乍热时，即撤去衣被，暴露其身，更用扇，不胜其热。如此一日夜十余次，医皆不识。万至，告以病状可怪，邀诊其脉。曰：不必诊，此易知耳。夫恶寒，病在表也，何以无头痛症？恶热，病在里也，何以无渴及便溺不利症？此病在半表半里，阴阳混乱也。阴气乘阳则恶寒，阳气乘阴则恶热。宜用小柴胡以治其半表半里之邪，栀子、豆豉以治其阴阳错杂之邪。服之，寒热不再作而愈。

李养晦患伤寒，苦右胁痛。医用陶节庵法，以小柴胡加枳壳、桔梗，服之无效，已十七日。万脉之，沉弦且急，曰：此蓄水症也。经云：沉潜为水，支饮脉弦急，必得之饮水过多。问曾服何方？以前药对。万曰：只用此方，再加牡蛎以泄其蓄水可耳。一服而痛止。

一门子病伤寒，医与发汗，七日复不愈，小腹满而痛，欲下之未敢。万脉之，沉弦而急，问曾渴饮水乎？答曰：甚渴，虽饮水渴不止。曰：此蓄水似疝症，不可下也。乃用五苓散以利其水，加川楝子、小茴香以止小腹之痛。一服，洞泄四五行，皆清水。次日再求诊。曰：不必再药，水尽泄自止矣。三日后果安。

沈天禄病伤寒，汗下后病不解，身无大热，不惺惺，医者但云谵语。以症论之，乃错语也。谵语错语，极宜细辨。缘汗下之后，元气未复，神识不清耳。与补中益气汤去升、柴，加麦冬、生地、熟附子，一服而愈。

孙文垣治张二官，发热头痛，口渴，大便秘结三日未行，脉洪大，曰：此阳明少阳二经之症。用大柴胡汤行三五次，所下皆黑粪，夜出臭汗。次日清爽，惟额上仍热，阳明部位。用白虎汤加葛根、天花粉。因食粥太早，复发热咳嗽，口渴殊甚，且恶心，食复。用小柴胡加枳实、山栀、麦芽。次日渴不可当，半夏、枳实、麦芽，皆能耗阳明津液。改以白虎汤加麦冬、花粉，外与辰砂益元散，以井水调服五钱，热始退，渴始定。不虞夜睡失盖，复受寒邪，天明又大发热，人事不知，复感。急用小柴胡汤加升麻、葛根、前胡、薄荷。汗出热退，神思大瘁，四肢皆冷，语言懒倦且咳嗽，以生脉散加石斛、百合、大枣、白芍。服后咳嗽寻止，精神日加，饮食进而愈。

缪仲淳治姚平子伤寒，头疼身热，舌上黄胎，胸膈饱闷，三四日热不解，奄奄气似不属者。邪热甚则正气馁，不可误认为虚。一医以其体素弱，病久虚，其意欲投参少许。缪叱曰：一片入口死矣。亟以大黄一两，栝楼二枚连子切片，黄连、枳实下之。小陷胸加大黄。主人惊疑，不得已，减大黄之半，二剂便通，热立解，遂愈。

高存之一家人妇，伤寒，来乞方，缪已疏方与之矣。见其人少年，曰：若曾病此否？曰：然。曰：愈几日而妻病？曰：八九日。曰：曾有房欲否？曰：无之。缪故曰：

若有房欲，此方能杀人也。其人即置方不取。遂以裈裆、雄鼠粪、麦冬、韭白、柴胡，二剂势定。更用竹皮汤，二三剂全愈。观此则伤寒初愈，脏腑犹多热毒，时师不察，骤投参、芪、术、附温补，其遗患可胜言哉。

一奴伤寒热解后，复下血不止。主人以痢药投之，更甚。缪曰：此伤寒失汗之余症也。用地榆、麦冬、知母、竹叶，以代仲景诸血症药，遂愈。

翁具茨感冒壮热，舌生黑苔，烦渴，阳明症。势甚剧。诸昆仲环视挥泪，群医束手。缪以大剂白虎汤加人参三钱，一剂立苏。或问缪，治伤寒有秘方乎？缪曰：熟读仲景书即秘方也。藜按：此系温病，故以人参白虎汤取效。

常熟吴见田在京邸时，有小青衣患伤寒，愈而复，复而愈，愈而再复，不知其几。谓缪曰：非兄不能救。诊之，病人面色黄白，有胃色。六脉微弱，有胃色。大便不通，胸中不快，亦不思食，曰：此为伤寒百合无经络，百脉一齐致病，谓之百合病。坏症正气已虚，邪气留滞，及过经不解；瘥后，或虚羸少气，皆谓之坏病。之余，邪且退矣。以色脉断。胸中不快，虚而气壅，非实邪；不大便者，久病津液枯，气弱不能送也。投以人参五钱，麦冬一两，枳壳炒八钱，尽剂立解而瘥。文田按：用百合治者方谓之百合病。今药无百合，而云百合病，非也。此直是伤寒坏症耳。

梁溪一男子，素虚。春中感冒，头痛，肌痛，发热。羌活二钱，麦冬三钱，炙甘草一钱，紫苏一钱五分，北细辛七分，前胡一钱五分。次日头痛止，热未退，口渴，缪用白芍、五味子。人曰：风未退，遽用酸敛何也？曰：因人而施尔。一杯即愈。麦冬三钱，甘草一钱，栝楼根二钱五分，干姜一钱五分，桑皮三钱，桔梗一钱，白芍一钱，五味子五分。

四明虞吉卿，因三十外出疹，不忌猪肉，兼之好饮，作泄八载矣。忽患伤寒，头疼如裂，满面发赤，汗出不彻。舌生黑苔，烦躁口渴，时发谵语，两眼不合者七日，皆属阳明。洞泄如注，较前益无度。协热也。脉之，洪大而数，实热。为疏竹叶石膏汤方。因其有腹泻之病，石膏只用一两。病初不减，此兄素不谨，一友疑其虚也，云宜用肉桂、附子。凡诊病，浅见者反若深虑，多令病者无所适从。或以其言来告。缪曰：诚有是理，但前者按脉，似非此症，岂不数日而脉顿变耶？复往视，仍洪大而数，曰：此时一投桂、附，即发狂登屋，必不救矣。一照前方，但加石膏至二两。或曰：得毋与泻有妨乎？曰：邪热作祟，此客病也，不治立殆。渠泄泻已八年，非暴病也。治病须先太甚，急治其邪，徐并其夙恙除之。急进一剂，夜卧遂安，即省人事。再剂而前恶症顿去，数日霍然，但泻未止耳。为疏脾肾双补丸，更加黄连、干葛、升麻，以痧痢法治之，不一月泻竟止。八载沉疴，一旦若失。藜按：此亦温热证，非伤寒也。

庄钦之一庄仆，因受寒发热，头痛如裂，太阳。两目俱痛，阳明。浑身骨内疼痛，下元尤甚，劳伤。状如刀割，不可忍耐，热甚伤寒。口渴甚，大便日解一次，胸膈饱胀，下不解，已待毙矣。为疏一方：干葛三钱，石膏一两五钱，麦冬八钱，知母三钱五分，羌活二钱五分，大栝楼半个连子打碎，枳壳一钱，桔梗一钱，竹叶一百片，河水煎服，四剂而平。此太阳阳明病也，贫人素多作劳，故下体疼痛尤甚。以羌活去太阳之邪，石膏、竹叶、干葛、麦冬、知母解阳明之热，栝楼、桔梗、枳壳疏利胸膈之留邪，故遂愈。

又庄一仆，因伤寒后劳复，发热头痛，腹中作泻，势甚危急。为疏一方：山栀仁四钱，枳实二钱，豆豉一两，川黄连二钱，干葛三钱，调六一散五钱，服二剂，热退泻止，头痛亦愈。但不思饮食，为去山栀、枳实、黄连，加鳖甲四钱，炙甘草二钱五分，麦冬五钱，不数剂而愈。

朱远齐治从祖近湖公。少年，因房劳食犬肉伤寒，诸医以其虚也，攻补兼施，至发狂登屋，奔走号呼，阳明腑症实热。日夜令壮夫看守，几月余矣。急走使延朱。朱先令煎人参膏二斤以待，用润字号丸药数钱下之，去黑粪无算，热遂定，奄奄一息，邻于死矣。徐以参膏灌之，至一百二十日全瘳。以上《广笔记》。

龚子才治一人，头疼发热，憎寒身痛，发渴谵语，日久不出汗。以大梨一枚，生姜一块，同捣取汁，入童便一碗，重汤煮熟食之，汗出如水，即愈。制方甚佳，愈于甘露，且免地黄之忌。

太守刘云亭，患伤寒发热，面红唇赤，面壁蜷身而卧。诸医以小柴胡汤、解毒汤之类，数剂弗效。诊之，六脉浮大无力，此命门无火也，合脉与症，即是戴阳。以人参、附子、沉香服之立愈。三服全安。

一妪年七旬，伤寒，初起头痛身疼，发热憎寒。医以发散，数剂不效。淹延旬日，渐不饮食，昏沉，口不能言，眼不能开，气微欲绝，纯见阴证。凡实证而见此，亦宜独参猛进。贫者，以重剂杞、地，少入干姜。与人参五钱煎汤，徐徐灌之，须臾稍省。欲饮水，煎渣服之，顿愈。又十年乃卒。当与疫症内苏韬光一案同参。

李士材治一人伤寒，九日以来，口不能言，目不能视，体不能动，四肢俱冷，咸谓阴证。诊之，六脉皆无；以手按腹，两手护之，拒按是也。眉皱作楚；实邪。按其趺阳，大而有力，乃知腹有燥矢也。欲与大承气汤，病家惶惧不敢进。李曰：吾郡能辨是症者，惟施笠泽耳。此等症，人便稀识，可为浩叹。延诊之，若合符节。遂下之，得燥失六七枚，口能言，体能动矣。故按手不及足者，何以救此垂绝之症耶？

一人伤寒，烦躁面赤，乱闷欲绝，时索冷水，手扬足踢，难以候脉，五六人制之，方得就诊，洪大无伦，按之如丝。李曰：浮大沉小，阴证似阳也，与附子理中汤，当有生理。其弟骇曰：医者十辈至，不曰柴胡、承气，则曰竹叶石膏，今反用此热剂，乌乎敢？李曰：温剂犹生，凉剂立毙矣。卜之吉，遂用理中汤加人参四钱，附子一钱，煎成，入井水冷与饮。甫及一时，狂躁定矣，再剂而神爽。服参至五斤而安。得力在入井水冷服。

凡遇此等伤寒，能以全料六味，减苓、泻，加麦冬、杞子，用大砂罐浓煎与之，必数杯而后酣寝，汗出而愈。于时此法未开，惟倚仗人参之力取效。本阴竭之症，乃峻补其阳，复生阴而愈，故用参每多至数斤。使在今时，非猗顿之家，不可为矣。

一人伤寒至五日，下利不止，懊憹目胀，诸药不效。有以山药、茯苓与之，虑其泻脱也。李诊之，六脉沉数，按其脐则痛。此协热自利，中有结粪。小承气倍大黄服之，果下结粪数枚，遂利止，懊憹亦痊。

一人伤寒，第二日头痛发热。李曰：方今正月，时令犹寒，必服麻黄汤，两日愈矣。若服冲和汤，不惟不得汗，即使得汗，必致传经。遂以麻黄汤热饮之，更以滚水入浴桶，置床下熏之，得汗如雨，密覆半晌易被，神已爽矣。晚索粥，家人不与。李曰：邪已解矣，必不传里，食粥何妨？明日果愈。不以麻黄汗之，传变深重，非半月不安也。藜按：用麻黄取汗，须防太过。

吴光禄患伤寒，头痛腹胀，身重不能转侧，口内不和，语言谵妄。有云表里俱有邪，宜以大柴胡下之。李曰：此三阳合病也，误下之，决不可救。乃以白虎汤连进两服，诸症渐减。更加花粉、麦冬，两剂而安。藜按：此亦温热之症。

杨与师妾，发热头疼，六日后忽见红疹。众皆以为发斑，用升麻、犀角等汤，凡五日不效。李视之曰：此疹也，非斑也。斑为阳明火毒，疹为太阴风热，一表一里，判如天渊。乃用防风二钱，黄芩一钱，甘草五分，薄荷、桔梗、蝉蜕各一钱，四剂霍然矣。

一人伤寒六日，谵语狂笑，头痛有汗，大便不通，小便自利。众议承气汤下之。脉之，洪而大。因思仲景云：伤寒不大便六七日，头疼有热，小便清，知不在里，仍在表也。方今仲冬，宜与桂枝汤。众皆咋舌掩口，谤甚力，以谵语为阳盛，桂枝入口必毙矣。李曰：汗多神昏，故发谵妄，虽不大便，腹无所苦，和其营卫，必自愈矣。遂违众用之，及夜笑语皆止，明日大便自通。故夫病变多端，不可胶执。向使狐疑而用下药，其可活乎？有汗不可用麻黄，无汗不可用桂枝，古人之定例也。此症明明有汗，岂可执谵妄一端，而误用下药乎？且不大便，腹无所苦，即不可下之的据。

卢不远治来熙庵侄，身体丰硕，伤寒已二十八日，人事不省，不能言语，手足扬掷，腹胀如鼓，而热烙手，目赤气粗，齿槁舌黑，参、附、石膏、硝、黄、芩、连，无一不服，诸医告退矣。诊之，脉浊鼓指，用大黄一两，佐以血药，以血药佐下，稳妥微妙。一剂下黑血一二斗，少苏，四剂始清。盖此症寒邪入胃，蓄血在中。其昏沉扬掷，是喜妄如狂之深者也。当时大黄未尝不用，而投非其时，品剂轻小，不应则惑矣，宁望放胆哉。先时虽用大黄，仍是失下，合脉与症，复大下之，非高手不能。

蜀孝廉阮太和，病寓吴山下。召诊，披衣强坐，对语甚庄，神气则内索也。身热进退，舌苔黄而厚。盖自吴门受寒，以肉羹为补，而时啜之，遂缠绵匝月。卢用疏散轻剂，热退。又复强啖，再热不能起坐。越五日诊之，谵妄呼笑，不识人，已三日，形骨立，汗雨下，而内热特甚，胸胁之热，扪之烙手，第脉尚有神，乃用人参八钱，加四逆散中，一剂而谵妄定，三剂而热邪清矣。自言其神魂穷天之上，极地之下，飞扬奇变，得太乙神符召之，始得返生。愈后问药状，曰：此寒伤心气，荏苒厥深而凑于胸也。以不第南旋，病淹中道，骨肉辽远，药石弗周，则心已伤矣。又反复再四，汗液多亡，内无主宰，热遂入胸。胸为心主之宫城，精神因而涣散，是以游魂为变也。用四逆使热外出，加入参，俾神内凝，邪气散，是以主耳。有此二端，便非阴证。

吴孚先治一人伤寒，身寒逆冷，时或战栗，神气昏昏，大便秘，小便赤，有此二端，便非阴证。六脉沉伏。或凭外象谓阴证，投热剂；或以脉沉伏，亦作阴治。吴诊之，脉沉伏，而重按之则滑数有力，愈按愈甚，视其舌则燥，探其足则暖。曰：此阳证似阴，设投热药，火上添油矣。乃用苦寒峻剂，煎成乘热顿饮而痊。寒因热用法。

按：内真寒而外假热，诸家尝论之矣。至内真热而外假寒，论及者罕。此案故宜熟玩。

一人病昏昏默默，如热无热，如寒无寒，欲卧不能卧，欲行不能行，虚烦不耐，若有神灵，莫可名状。此病名百合，虽在脉，实在心肺两经，以心合血脉，肺潮百脉故也。盖心藏神，肺藏魄，神魄失守，故见此症。良由伤寒邪热，失于汗下和解，致热伏血脉而成。用百合一两，生地汁半钟，煎成两次服，必候大便如漆乃瘥。论百合病深得真谛。

张景岳治王生，年三旬，病阴虚伤寒。叶天士曰：阴虚二字，尚要讲明。阴虚者，水因火耗，当用滋阴。若用桂、附，则非阴虚，乃虚寒火衰之症，或戴阳格阳，阴证似阳，乃可用矣。此处关头，宜细详察。其舌芒刺干裂，焦黑如炭，身热便结，大渴喜冷，而脉则无力，神则昏沉。群谓阳证阴脉，必死无疑。察其形气未脱，遂以甘温壮水等药，大剂进之，以救其本。仍间用凉水，以滋其标。盖水为天一之精，凉能解热，甘可助阴，非苦寒伤气可比。故于津液干燥，阴虚便结，而热渴火盛之症，在所不忌。由是水药并进，叶天士曰：若用桂、附、人参，此虚寒之证，冷水必不喜饮，岂可饮一二斗乎？此言甚觉谬妄。惟邪热炽盛，可饮冷水。然后诸症渐退，饮食渐进，神气俱复矣。但察其舌则如故，心甚疑之。阅数日，忽舌上脱一黑壳，其内新肉灿然，始悟其肤腠焦枯，死而复活。使非大合添补，安望再生？若此一症，特举其甚者。凡舌黑用补，得以保全者甚多。盖伤寒之舌，则热固能黑，以火盛而焦也；虚亦能黑，以水亏而枯也。叶天士曰：水亏之黑，岂可用热？若以舌黄舌黑悉为实热，则阴虚之症，万无一生之矣。

按：是症既云阴虚燥渴，用凉水是矣。而又杂与桂、附各数两，治法未能无疵。至舌苔成壳脱落，恐桂、附之投，不能无过也。

一衰翁，年过七旬，陡患伤寒，初起即用温补调理。至十日之外，正气将复，忽尔作战，自旦至辰，不能得汗，寒栗危甚，用六味回阳饮，入人参一两，姜、附各三钱，煎服。下咽少顷，即大汗如浴，时将及午，而浸汗不收，身冷如脱，鼻息亦几无，令以前药复煎与之。曰：先服此药，已大汗不堪，今又服此，尚堪再汗乎？笑谓曰：此中有神，非尔所知也。急令再进，遂汗收神复，不旬日起矣。呜呼，发汗用此，而收汗复用此，无怪乎人之疑之也。不知汗之出与汗之收，皆元气为之枢机耳。

喻嘉言治黄长人犯房劳，病伤寒，守不服药之戒，身热渐退。十余日外，忽然昏沉，浑身战栗，手足如冰。乃热深厥亦深也。亟请喻至，一医已合就姜、附之药矣。见而骇之，诊毕，再三辟其差谬。主人自疑阴证，言之不入，又不可以理服。乃与医者约曰：此一病，药入口中，出生入死，关系重大，吾与丈各立担承，倘用药差误，责有所归。医者云：吾治伤寒三十余年，不知甚么担承。喻笑曰：有吾明眼在此，不忍见人活活就毙，吾亦不得已也。如不担承，待吾用药，主家方安心请治。与以调胃承气汤，约重五钱，煎成热服半盏，少顷又热服半盏。其医见厥渐退，人渐苏，知药不误，辞去。仍与前药服至剂终，人事大清。忽然浑身壮热，厥止则阳回，复现热证。再与大柴胡一剂，热退身安。门人问曰：病者云系阴证见厥，先生确认为阳证，而用下药果应，其理安在？答曰：其理颇微，吾从悟入，可得言也。凡伤寒病初起发热，煎熬津液，鼻干、口渴、便秘，渐至发厥者，不问可知其为热也。若阳证忽变阴厥者，万中无一，从古至今无一也。盖阴厥得之厥症，一起便直中阴经，唇青面白，遍身冷汗，便利不渴，身蜷多睡，醒则人事了了，与伤寒传经之热邪转入转深，人事昏惑者，万万不同。诸书类载阴阳二厥为一门，即明者犹为所混，况昧者乎。如此病，先犯房劳，后成伤寒，世医无不为阴证之名所惑，往往投以四逆等汤，致阴竭莫救，促其暴亡，尚不知悟，总由传派不清耳。盖犯房劳而病感者，其势不过比常较重，如发热则热之极，恶寒则寒之极，头痛则痛之极。所以然者，以阴虚阳往乘之，非阴盛无阳之比，况病者始能勿药，阴邪必轻，旬日渐发尤非暴症，安得以阴厥之例为治耶？且仲景明言：始发热六日，厥反九日，后复发热三日，与厥相应，则病旦暮愈。又云：厥五日，热亦五日，设六日当复厥，不厥者，自愈。明明以热之日数定厥之痊期也。又云：厥多热少则病进，热多厥少则病退。厥愈而热过久者，必便脓血发痈。厥应下而反汗之,必口伤烂赤。先厥后热,利必自止。见厥复利,利止反汗出咽痛者,其喉为痹。厥而能食,恐为除中,厥止思食,邪退欲愈。凡此之类,莫非热深发厥之旨,原未论及于阴厥也。至于阳分之病,而妄汗妄吐妄下,以致势极。如汗多亡阳,吐利烦躁,四肢逆冷者,皆因用药差误所致,非以四逆、真武等汤挽之,则阳不能回,亦原不为阴证立方也。盖伤寒才一发热发渴,定然阴分先亏,以其误治,阳分比阴分更亏,不得已从权用辛热,先救其阳,与纯阴无阳,阴盛格阳之症,相去天渊。后人不窥制方之意,见有成法,转相效尤,不知治阴证以救阳为主,治伤寒以救阴为主。此一语,为治传经证之秘旨。伤寒纵有阳虚当治,必看其人血肉充盛,阴分可受阳药者,方可回阳。若面黧舌黑,身如枯柴,一团邪火内燔者,则阴已先尽,何阳可回耶?故见厥除热,存津液元气于什一,已失之晚,况敢助阳劫阴乎?证治方云:若证未辨阴阳,且以四顺丸试之。《直指方》云:未辨疑似,且与理中丸试之。亦可见从前未透此关,纵有深心,无可奈何耳。因为子辈详辨,并以告后之业医者云。

成无已云:凡厥,若始得之,手足便厥而不温者,是阴经受邪,阳气不足,可用四逆汤温之。若手足自热而至温,从四逆而至厥者,传经之邪也,四逆散主之。必须识此,勿令误也,又当兼以外症别之。予尝治过一中年妇人,恶热身热而渴,脉数细弱,先厥后热,用温药反剧,后以四逆散兼参、术各半两服之,厥即愈,脉出洪大而痊。

按:成所论阴经受邪,及传经之邪二厥,一用四逆汤温治,一用四逆散凉治,已昭然若揭,喻氏或未之见耳,故列其案于此。

陆平叔文学,平素体虚气怯,面色萎黄,药宜温补,不宜寒凉,固其常也,秋月偶患三疟,孟冬复受外寒,虽有寒热一症。而未至大寒大热。医者以为疟后虚邪,不知其为新受实邪也,因旧病感新邪,最易误人。投以参、术补剂,转至奄奄一息。迁延两旬,间有从外感起见者,用人参白虎汤,略无寸效,昏昏默默,漫无主持,已治木矣。喻诊之,察其脉未大坏,腹未大满,小水尚利,谓可治。但筋脉牵掣不停,只恐手足痿废。仲景云:筋脉动惕者,久而成痿。今病已二十余日,血枯筋燥,从可知矣。今治则兼治,当于仲景之外,另施手眼。以仲景虽有大柴胡汤两解表里之法,而无治痿之法。治痿独取阳明,清阳明之热邪,则痿不治而愈。况此症原属暴伤,非损也。变用防风通圣散成方减白术,以方中防风、荆芥、薄荷、麻黄、桔梗为表药,大黄、芒硝、黄芩、连翘、栀子、石膏、滑石为里药。原与大柴胡之制略相仿,且内有当归、川芎、白芍,正可领诸药深入血分而通经脉。减白术者,以前既用之贻误,不可再误耳。当晚连进二剂,一剂殊相安,二剂大便始通,少顷睡去,津津汗出。次早诊之,筋脉不为牵掣,但阳明胃脉洪大反加,随用白虎汤,石膏、知母各两许,次加柴胡、花粉、芩、柏、连翘、栀子，一派苦寒。连进十余剂，要之，前误用温补之剂亦不少矣。神识清，饮食进，半月起于床，一月步于地。略过啖，即腹痛泄泻，俨似虚症。喻不之顾，但于行滞药中，加柴胡、桂枝升散余邪，不使下溜变痢，然后改用葳蕤、二冬，略和胃气，间用人参不过五分。前后治法一一不违矩矱，始克起九死于一生也。

徐国桢伤寒六七日，身热目赤，索水到前，复置不饮，异常大躁，将门牖洞启，身卧地上，辗转不快，更求入井。一医汹汹，急以大承气与服。喻诊其脉，洪大无伦，重按无力。谓曰：此用人参、附子、干姜之症，奈何认为下症耶？医曰：身热目赤，有余之邪，躁急若此，再与姜、附，逾垣上屋矣。喻曰：阳欲暴脱，外显假热，内有真寒，以姜、附投之，尚恐不胜回阳之任，况敢以纯阴之药，重劫其阳乎？观其得水不欲咽，热在阳明经者，亦漱水不欲咽。情已大露，岂水尚不欲咽，而反可咽大黄、芒硝乎？天气懊蒸，必有大雨，此症顷刻大汗，不可救矣。且既认大热为阳证，则下之必成结胸，更可虑也。惟用姜、附，所谓补中有发，并可散邪退热，一举两得，不必疑虑。以附子、干姜各五钱，人参三钱，甘草二钱，煎成，冷服后寒战戛齿有声，以重棉和头覆之，缩手不肯与诊，阳微之状始着。再与前药一剂，微汗热退而安。一戴阳证耳。说得甚奇，然此证实不多见。

张卿子治塘栖妇人，伤寒十日，热不得汗。或欲以锦黄下之，主人惧。延卿子诊之，曰：脉强舌黑而有芒，投锦黄为宜。今舌黑而润不渴，此附子症也。不汗者，气弱也，非参、芪助之不可。一剂而汗。《仁和县志》。

张路玉治范主事求，先患伤寒营症，恶寒三日不止。曾用发散二剂，第七日，躁扰不宁，脉亦不至，手足厥逆。诊之，独左寸厥厥动摇，心主汗故也。知是欲作战汗之候，令勿服药，宜记省。但与热姜汤助其作汗，若误药必热不止。后数日，枉驾谢别，询之果如所言，不药而愈。战汗治法。

吴氏子，年二十余，素有梦交之疾。十月间，患伤寒，头痛足冷，用发散消导，屡汗而昏热不除，反加喘逆。更医用麻黄，头面大汗，喘促愈甚。或以为邪热入里，主用芩、连；或以为元气大虚，议用冬、地，争持未决。张诊之，六脉瞥瞥，按之欲绝，正阳欲脱亡之兆，急须参、附，庶可望其回阳，此喻嘉言所谓误治致阳虚也。遂疏回阳返本汤，加童便以敛阳。三啜安卧，改用大剂独参汤加童便，调理数日，频与稀糜而安。

一人，途次患伤寒，经吴门，泊舟求治。询之，自渡淮，露卧受寒，恣饮烧酒，发热，在京口服药，行过两次，热势略减，而神昏不语，不时烦扰。见其唇舌赤肿燥裂，以开水与之则咽，不与则不思。察其两寸，瞥瞥虚大，关寸小弱，按久六脉皆虚，曰：此热传手少阴经也。与导赤泻心汤，一啜神识稍宁。泊舟一日夜，又进二帖，便溺自知。次早解维再诊，脉静神安，但与小剂五苓去桂易门冬，二帖，嘱其频与稀糜，可收功。

吴介臣伤寒，余热未尽，曲池壅肿，不溃不消，日发寒热。疡医禁止饮食，日服消毒清火药，上气形脱，倚息不得卧，渴饮开水一二口，腹胀满急，大便燥急不通。两月中，用蜜导四五次，所去甚艰，势大危。诊之，其脉初按绷急，按久绝无，此中气逮尽之兆，岂能复胜药力耶？乃令续进稀糜，榻前以鸭煮之，香气透达，徐以汁啜之。是夕，大便去结粪甚多，喘胀顿止，饮食渐进。数日后，肿赤渐消。此际虽可进保元、独参之类，然力不能支，仅惟谷肉调理而安。近一人过饵消导，胃气告匮，闻谷气则欲呕，亦用上法，不药而痊。

高鼓峰治徐五宜长君，伤寒危甚。延诊，顷之有人来言：病者晚来狂叫，晕去五六次，早起一晕竟绝，不必往矣。问病来几日？云：九日矣。又问胸尚热否？曰：胸但不冷耳。曰：可救也。急往视之，至则僵尸在床，口鼻无气，面色青黯，口噤目闭，手撒，独唇色紫黑。高笑曰：此人不死，阴虚症，误服白虎所致耳。切其脉，两尺尚在，脉在仍是厥耳。遂取人参一两，熟地二两，炮姜五钱，浓煎汤挖而灌之。尽剂口开，面色转红，不及一时，大叫冷甚，连以热汤饮之，即发壮热，通身淋漓汗下而苏，此晚，腹胀不便。曰：无忧也，大汗之后，虚不能出耳，再饮药一钟，即得解。次日诸病悉除，但多妄言怒骂，如有鬼神驱之者。调治数日，至夜半，诊其脉，曰：虚至此乎？复以大剂附子理中、建中投之，数日而愈。

杭友沈侨如甥，病伤寒。诊其脉，浮数有力，舌黑，胸胁痛胀，此得之劳倦，后复伤饮食。战汗而解，不得单谓饮食劳倦。医以寒凉消导攻之，火受遏抑，无所归也。急以大剂参、术、归、芪、炮姜救之。戒其家人曰：夜半当发战，战则汗而解矣。如战时，频频以粥与之。高卧天长寺，四鼓时，病家急叩门，曰：服药后果寒甚索被，顷之大热，昏沉而死矣。先生尚有法救之否？曰：不足虑也，汗来矣。但战时曾进粥否？曰：实未也。曰：吾语汝，战时须与粥，要以助胃气，使汗来速，不至困乏耳。今亦无妨，第归，此时当得汗矣。果如言，鼾睡而安。与粥助汗，亦仿仲景桂枝治法。

张隐庵治一少年，伤寒三四日，头痛发热，胸痛不可忍。病家曰：三日前因食面而致病。张曰：不然。面饭粮食，何日不食？盖因外感风寒，以致内停饮食，非因食面而为头痛发热证也。故凡停食感寒，只宜解表，不可推食，如里气一松，外邪即陷入矣。为庸师说法。且食停于内，在胸下胃脘间，按之而痛。今胸上痛不可按，此必误下而成结胸。病家云：昨延某师，告以食面，故用消食之药，以致胸中大痛。因诊其外症尚在，仍用桂枝汤加减，一服而愈。

张令韶治一妇人，患伤寒十余日，手足躁扰，口目瞤动，面白身冷，谵语发狂，不知人事，势甚危笃。其家以为风，缚其手足。或以为痰迷心窍，或以为虚，或以为寒，或辞不治。张诊之，切其脉全无，问其证不知，按其身不热。张曰：此非人参、附子证，即是大黄、芒硝证，出此入彼，死生立判。因坐视良久，聆其声重而且长，亦有中焦停食，而奄奄似不属者，亦下之而愈。见缪仲淳治姚平之案。曰：若是虚寒证，到脉脱之时，气沉沉将绝，那得有如许气力，大呼疾声，久而不绝？即作大承气汤，牙关紧闭，挖开去齿，药始下咽，黄昏即解黑粪半床。次早脉出身热，人事亦知，舌能伸出而黑，又服小陷胸汤二剂而愈。

一妇人素有虚弱之症，后患伤寒。一医以为阴虚发热，用滋阴之药，命食鸡子火肉，而病更甚。所用皆玉竹、骨皮、丹皮、归、芍之类，十余日，死症悉具。延张至，其人已死。张请视之，气虽绝，而脉尚在且带滑。曰：此症不死，乃误服补药，使邪不解，胃络不通，胃家实也。幸正气未败，可治，少顷果苏，亦以厥故。用调胃承气汤，一服而结粪解，诸症愈。次日大汗如雨，此虚象也，用人参三钱，芪、术、枣仁各五钱而愈。

一男子新婚，吐蛔发热。医以为阴证，用理中汤，而吐愈甚。张诊其脉，缓而长，一日夜吐蛔十余条，以为风木生虫，湿热相蒸则虫顿然而生，随生随吐，欲用黄连等清湿热之药。不信，复易一医。用归、芍、玉竹之类，吐益甚，虫愈多。复延张，张曰：必欲治，非黄连不可。遂用黄连、厚朴、枳实、广皮、半夏各等分煎服，其吐稍止。再服不吐，神清，虫从大便而出，约数十余，大小不等。后加白术等以补之，即胀不安。共用黄连、枳实二十剂而愈。此乃千百中偶见之症，不可以为常有也。

按：发热脉缓而长，则是阳明经症。案中但与治蛔，似多脱略，俟再考。

陆养愚治周两峰，头痛身热，又舟行遇风，几覆。比至家，胁大痛，耳聋，烦渴谵语。医来诊，忽吐血盘许。医曰：两尺不应，寸关弦紧，烦渴谵语，是阳证也。弦乃阴脉，仲景曰阳病见阴脉者死，况两尺乃人之根蒂，今不起，根蒂已绝，孤阳上越，逼血妄行，据症脉不可为矣。辞去。陆至，血已止而喘定。脉之，两寸关弦而微数，两尺果沉而不起。盖症属少阳，弦数宜矣；胁痛耳聋，亦少阳本症；两尺不起，亦自有故。经云南政之岁，阳明燥金司天，少阴君火在泉，故不应耳。吐血者，因舟中惊恐，血菀而神摄，为热所搏也。谵语者，三阳表证已尽，将传三阴也。先以小柴胡和之，俟坚实而下之，旬日当愈，因与二剂。明日胁痛减，耳微闻，但仍谵语，胸膈满闷，舌上薄黄苔，仍以小柴胡加桔梗、黄连，日服一剂，二日胸膈少宽而苔黑有刺，大便不行约七日矣，乃以润字丸三钱，煎汤送下。至夜，更衣身洁，诸症顿失。后去枳、桔，加归、芍，调理旬日而起。

王野溪病伤寒六七日，已发表矣。忽身热烦躁，口渴咽干，大小便利而不任风寒。或用凉膈散，反胸前见斑数十点，色微红。乃投消斑青黛饮，又发谵语，手足厥逆。谓热深之故，拟用承气下之。陆脉之，浮数六七至，按之而空，曰：此阴盛格阳证也，下之立毙。《内经·至真要论》云：病有脉从而病反者，何也？岐伯曰：脉至而从，按之不散，诸阳皆然。今脉浮之而数，按之而空，乃阳虚为阴所拒，不能内入而与阴交。身热烦躁，口渴咽干，浮阳外越之故也。恶风畏寒，阳气不足也。发斑者，因寒药激之，致无根之火聚于胸中，上熏于肺，传之皮肤也。谵语者，神不守舍也。厥逆者，阳将竭也。若冷至肘膝，则无及矣。此与东垣治冯内翰之侄目赤烦渴，王海藏之治侯辅之发斑谵语同例。一用真武，一用理中，此先哲之成验，后学不知取法耳。急用大料参、术、姜、附峻补回阳，麦冬、五味、甘草、白芍敛而和之，浓煎俟冷，徐徐服之，日夜令药不断。三日夜病势始减，旬日后稍加减之，月余而起。

吴子玉病发热，头痛腰疼，烦躁，口渴无汗。有主麻黄汤者，有主羌活冲和汤者。脉之，阳部浮数而不甚有力，阴部沉弱而涩，谓曰：此症此脉，有两感之象，必重有所用力，兼之房劳而得者，不可轻汗，宜先投补剂，托住其气血，待日期而汗之。或曰：太阳证而用补，仲景有此治法乎？曰：虽无此治法，而未尝无此论。太阳证宜汗，假令尺中迟，不可发汗。何以知之？以荣气不足，血少故也。今寸脉浮数而无力，表证不甚急，尺脉沉弱而涩，则里虚可知。伤寒有失汗而传里者，亦有误汗而传里者，此症是矣。众不决，姑服羌活冲和汤，一日夜二剂，前症俱剧，仍不得汗。拟麻黄者，以药轻病重，欲大汗之。陆曰：若服麻黄汤，亡阳谵语即见，毙可立俟也。乃用补气养荣汤二剂，病未减，亦不剧。诊之，寸关如故，两尺稍有神。再二剂，又约一日夜，方以参苏饮微汗之，汗后诸症悉愈。通人之论，所谓凡病必有两面也。

凌东阳患伤寒，已经汗下，身体外不热，扪之则热极，不能食而饥不可忍，及强进稀粥，即胀不可任，必用力揉之一二时，始下大腹，甫下，又饥不能支，大便五六日不行，而少腹不硬满。医以汗下身凉，而用开胃养血顺气剂，病日甚。诊之，两寸关浮数，两尺沉数有力，曰：此蓄血症也。因下之太早，浊垢虽去，邪热尚留，致血结成瘀。胃中饥甚者，火也。食即胀者，邪热不杀谷也。揉下仍饥者，胃中空涸，邪热尚在也。法宜清上焦之热，去下焦之瘀，而后议补。或曰：许学士谓血在上则喜忘，血在下则发狂，今云瘀血，何以无此症也？曰：成无己固深于伤寒者也，谓不大便六七日之际，无喜忘如狂之症，又无少腹硬满之候，何以知其有蓄血？盖以脉浮数故也。浮则热客于气，数则热客于血，下后浮数俱去，则病已。如数去而浮仍在，则邪热独留于卫，善饥而不杀谷，潮热及渴也。浮去而数仍在，则邪独留于荣，血热下行，血得泄必便脓血。若大便六七日不行，血不得泄，必蓄在下焦而为瘀，须以抵当汤下之，此前贤之成案也。乃用淡盐汤送抵当丸三钱，取咸走血之意，以去荣中之结热；随浓煎人参汤，调凉膈散五钱，以去卫中之结热。用人参汤者，病久数下，恐元气不能支也。如此两日，结血去，浮热解，饮食进。后以清气养荣汤，调理旬日而愈。

汤二老病伤寒，已发汗矣。后忽下利身热，头痛昏愦。或谓合病下利，复用解肌发表药，反增剧，自汗恶风。或谓阴虚，用理中合四物，遂不眠，妄见，躁烦谵语。或云此协热下利也，用白头翁汤二剂，病略可。数日，诸症不减，四肢厥逆。脉之，浮按散大而数，沉按细数而有力，曰：向云协热者是也，第宜调胃承气汤下之，不当止用白头翁汤耳。或云：下利厥逆，可复下乎？曰：《内经》云：塞因塞用，通因通用。王太仆云：大热内结，注泻不止，热宜寒疗，结热自除。以寒药下之，结散利止，此通因通用之法也。又仲景云：下利谵语，有燥屎也。厥逆者，热深厥亦深也，承气下之。第此症初见时，下之即愈，今日数已久，元气将脱，不得竟下，因用人参二钱，浓煎送润字丸五钱。半日许，出燥屎数十枚，利减半，手足稍温。第昏沉更甚，问之不语，左脉微浮略数，右脉少沉微数无力，再用人参五钱，浓煎，送润字丸二钱。少时，又去燥屎数枚，溏便少许，遂能语，索食，稀粥与之。次日，身凉神爽。后用调养气血，少佐清热之品，旬日渐愈，而大便常结，用八物倍生地，月余而瘳。

陆肖愚治臧茗泉，患伤寒，发热鼻燥，口干呕恶，胸胁痛满，小水短赤，大便泻利。或投柴芩汤，反增头痛如破，彻夜不寐，已三日。脉之，左弦右洪，寸关数，两尺稍和，以柴葛解表为君，黄芩、石膏、知母清腑为臣，枳、桔宽中为佐，竹茹、甘草平逆为使，一日二剂，呕止痛减。热仍未退，卧仍未安，溺赤便泻如故，因去知母、黄芩、竹茹，倍柴、葛，加生姜五片，亦一日二剂，热退安卧，泻亦止矣。口尚微渴，以花粉、麦冬、甘草、陈皮、黄芩、桔梗、枳壳扶元气，清余热。四帖已而安。后十余日，复身热谵语，如见鬼状，舌黑有刺，大便三日不行，日轻夜重，脉沉有力，两尺带弦，用枳实、黄连、蒌仁、桃仁、白芍、槟榔、元明粉二剂，诸症悉减。而大便未行，用桃仁十枚煎汤，下润字丸一钱五分，全愈。后以清气养荣汤调理之。此少阳阳明证，初治不误，以表力未至，故余证如故。去知母、黄芩太骤，故表解后变为里证，待下而后愈。桔梗、枳壳，亦未合法。

吴煦野子，年二十三，精神素旺。清明自馆中归，有房事，五更小解，忽脐下作痛，肠中雷鸣，小便不利，明日遂发寒热头痛。医来，告以酒后犯远归之戒，医疑是阴证伤寒，以理中汤二剂，令一日夜服之。次日，呕逆大作，烦躁口渴，饮食不进，昼夜不卧，已三日矣。诊之，其脉左弦右洪，寸关有力，尺部尚和，面赤戴阳，乃与柴葛解肌二剂。病家因述远归阴虚，投理中不减，咸拟倍加参、附。陆曰：脉症俱阳，纵有房事，阴未尝虚，若再投参、附，不可为矣。令今夜必服此二剂，庶不传里。病者心虚，止服一剂。明早诊之，症不增剧，脉仍洪大，并两尺亦大，曰：热邪已入腑，日晡必剧。以白虎汤二剂与之，病者犹豫。谓曰：今日怕石膏，明日大黄也怕不得。延挨未服，而烦渴躁热大作，且有谵语，遂连进二服。热略不减，再以前方二剂与之。至五更，始得少睡。早间诊视，两尺沉实，舌苔已厚，改用小陷胸汤送润字丸一钱。至晚，又进一钱，夜半出燥屎数十枚，热减泻止。又服枳实、黄连至数十剂。少用滋补，即痞隔，饮食不能进。调治二月，方得全愈。面赤，胃火上炎，非尽阴虚阳格也。

陆祖愚治顾玉岩，年六十，患伤寒。服药头疼骨痛已除，身热烦躁，兼发赤斑而狂。诊之，六脉沉数有力，目瞪直视，噤不出声，舌黑芒刺，四肢冰冷。询其大便，二十日不行。谓年虽高，脉尚有神，力任无事。投以大承气汤，目闭昏沉，咸谓决死。一二时顷，腹中鸣响，去燥屎若干，诸症脱然，仅存一息，改用人参、麦冬、归、芍、芪、术，调理而安。

吴开之，二月间患头痛身热，服药已逾旬日矣。忽耳后红肿作痛，大发寒热。或以为毒，用花粉、连翘解表，数剂不效。或以为痰核，用南星、半夏，数剂反甚，胸胁满痛，饮食不进，气喘而粗，夜卧不安。脉之，两寸关弦数，两尺和。此本伤寒少阳之邪不解，所以发颐。耳之前后上下，乃少阳部分，寸关弦数，亦少阳不和之脉，宜小柴胡汤和解之。用软柴胡七钱，干葛、黄芩各三钱，生甘草、桔梗、苏子、白芥子各一钱，姜、枣煎服，二剂喘定，四剂肿痛全消而愈。

治陈湖一男子，患伤寒，仰卧一月，且耳聋。意其病尚在少阳，故胁痛不能转侧及耳聋也。与小柴胡汤加山栀，一剂即能转，尾闾处内溃皆蛆，耳亦有闻。盖少阳属风木，而风木能生虫也。

一卒伤寒，大小便不通，予与五苓散而皆通。五苓固利小便矣，而大便亦通者，津液生故也。或小便通而大便尚不通，宜用蜜煎法导。

施秘监尊人，患伤寒咳甚，医告技穷。试检《针经》于结喉下灸三壮，即瘥。盖天突穴也，神哉。《资生经》。

《华佗传》府吏倪寻、李延，二人俱头痛身热，所苦正同。佗曰：寻当下之，延当发汗。或难其异。佗曰：寻外实，延内实，故治宜殊。即各与药，明旦并起。《三国志》。

《范汪方》云：故督邮顾子献，得病已瘥，诣华佗视脉，曰：尚虚未复，勿为劳事，御内即死，临死吐舌数寸。其妻闻其病除，从百余里来省之，止宿交接，中间三日，发病如佗言。妇人伤寒虽瘥，未满百日，气血骨髓未牢实，而合阴阳，当时即不觉恶。经日则令百节解离，经络缓弱，气血虚衰，骨髓空竭，恍恍吸吸，气力不足，着床不能动摇，起居仰人，食饮如故，是其症也。丈夫亦然。

有士盖正者，疾愈后六十日，已能射猎，一犯房室，即吐涎而死，及热病房室，名为阴阳易，皆难治。近者有一士大夫，小得伤寒，瘥已十余日，能乘马行，自谓平复，亦以房室后，即小腹急痛，手足拘挛而死。

妇人温病虽瘥，未平复，血脉未和，尚有热毒，而与之交接得病者，名为阴阳易。医者张苗说：有婢得病，瘥后数日，有六人奸之，皆为所误。

林观子父，因积寒腹痛，以痧症治之而愈。数日后，神思郁结，胸腹不快，每日食粥二三次，大便溏，日二三行。杂治二旬余，渐剧。后一医诊之曰：伤寒之邪尚在，何误至此也。服小柴胡八剂，别下结粪十数枚而安。此亦脏结之类，所谓饮食如故，时时下利也。观子注《伤寒折衷》。

吴仁斋治一人，伤寒十余日，脉沉细，手温而足冷，大便不通，面赤，呕，烦渴，药不能下，惟喜凉水一二口，或西瓜一块，食下良久吐出。此阴甚于内，逼其浮阳上冲咽嗌，故面赤烦呕也。附子一枚，去皮、尖切片，又以人参三钱，炮姜二钱，水煎取，浸冷水中，待冷，服之而愈。

一人伤寒七八日，服凉药太过，遂变身凉，手足厥冷，通身黑斑，惟心头温暖，乃伏火也。六脉沉细，昏不知人，不能言语，状如尸厥，遂用人参三白汤，加熟附子半个，干姜二钱。服下一时许，斑渐红，手足渐暖，苏矣。数日复有余热不清，此伏火未尽，再用黄连解毒、竹叶石膏汤，调治而安。

马元仪治沈某，发热七月，神昏谵语，中州结块高突，拒按作痛。诊之，右脉虚微，左见弦涩，此正气夺而邪气盛也。症实脉虚，法在不治。不得已，必先补后攻，庶几万一，与人参、桂枝、炮姜、半夏、枳实、厚朴、广皮补正散结。脉稍起，再附子加桂理中汤，以恢复元气。二剂，右脉已透。四剂，两脉有神，而前症犹在，中痛转甚，时众议交沮。盖此症原有积滞可攻，两日用药专行温补者，全是顾虑元气，若早下之，必先脱矣。今已补完胃气，即可施治实之法也。以人参三钱，大黄五钱，厚朴一钱，枳实一钱，桂枝五分，服未一时，大便连行三次，其块如失，诸症悉平。次与调理脾肾而愈。藜按：凡治实症，当顾其虚处，此案是也。

卜晋公患伤寒，数日面赤躁烦，手足搐搦，起卧转侧不安，口燥渴，大便结。或用清火发散，俱不应。诊其脉，虚涩兼结。夫涩则伤阴，结则气滞。得之忧思劳郁，肺胃受伤，津液亏而虚邪结也。散邪清火，适所以耗其阴，而留其邪耳。治法必须大剂滋解乃可，用栝楼实一两，紫菀三钱，枳壳、桔梗各一钱，秦艽一钱，杏仁、苏子、半夏曲等，一剂，便得大睡身安，调理数日而愈。

鲍坤厚病经半月，两寸独鼓，两关尺虚微，头痛如斧劈，汗出不止，谵语神昏。曰：寸大尺小，为上盛下虚之候。况头痛如破者，虚阳上僭也；汗出不止者，虚阳外散也；谵语神昏者，孤阳气浮，神失其守也。非人参、附子，无以追散失之元气；非童便、猪胆、葱白，无以通僭逆之阳气。法当用白通汤以急救之。时夜半，特宰猪取胆，比药成，牙关紧急，不知人事，乃挖而灌之。黎明，神气渐清，此阳气已渐归原，但欲其深根固蒂，非大剂温补不可，用人参四两，附子二两，肉桂五钱，合附子理中汤法，连投数剂，痛定汗止，调理而安。

一人伤寒六日，两脉微弱不起，面垢遗尿，自汗谵语，身重不能转侧。此三阳合病，汗、下两不可用。仲景云：腹满身重，口不仁而面垢，谵语遗尿，自汗者，白虎汤主之。盖三阳合邪，至遗尿谵语，其中州扰乱，真气与津液并伤可知。故仲景复云：发汗则谵语，下之则额上生汗，手足逆冷。以汗则偏于阳，而津液益伤；下则偏于阴，而真气复损。惟白虎一法，解热而不碍表里。但三阳病，其脉当浮大，而反微弱不起者，以邪热郁遏不得外达，非阳衰脉微之比，但清其壅热，而脉自起矣。用大剂白虎，一服便得大睡，再剂神清脉起。与补虚清热而痊。

张氏子伤寒四五日，两脉虚微，神气昏乱，烦躁不宁，时欲得水，复置不饮，弃衣而走，勇力倍常，言语狂妄，不避亲疏。此阴盛格阳欲脱，外假热内真寒也，欲与理中汤。咸谓火热有余之症，欲行寒下。曰：岂有大热证而不引水自救者？况两脉微弱，明属阴盛阳微，若不急与温补，大汗一至，不可为矣。前方加人参至四两，煎成冷服。一二时许，狂乱顿止，反见寒栗，欲覆重被，再与前药一剂，神清热退而安。

周禹九伤寒五日，发热，中痛呕逆，须三四人摇扇取凉，与药随吐。脉之，寸空大，关尺虚小。曰：两寸空大，阳欲从上越也；关尺虚小，阴欲从下脱也。若大汗一至，阴阳两绝，不可为矣。以白通汤加人尿、猪胆，服后，呕逆随已，寸脉平，关脉起。后见口燥，中痛，脉实，乃以承气汤下之。周身发斑疹，两颐发肿，转用黄连解毒汤而愈。

张氏仆病经五日，发热，脉沉微，口燥，烦躁不眠。曰：发热为阳，脉沉微为阴，少阴证似太阳也。口燥烦躁，乃邪气内扰，当用麻黄附子细辛汤，以温少阴之经，而驱内陷之邪。或以子身安得阴证？别商栝楼滋解之法，症益甚。再脉之，沉微转为虚散，已犯条款，不得已，惟四逆汤一法，或亦可挽回。遂连进二服，是夜得睡，明日热退脉起而安。

缪仲淳曰：赵和齐年六十患病，予以他事请见，延至中堂，云：偶因劳倦，体疲正欲求教。为诊视，细按其六部，并察其形神，谓云：翁病属外邪，非劳发也。须着意珍重。时葛存诚在座，私谓云：此病是极重外感，邪气有内陷之兆，恐难挽回。别去三日，复邀看，则神气已脱，脉无伦次。问所服何药，云石膏汤。曰：病症固重，服药又差，无汗发热，非阳明症，何得用石膏？此太阳证未经发汗，邪气传里，里虚水涸，不胜邪热，真气已脱，必不可救。时犹以予言为妄，不两月而毙矣。《广笔记》。

张意田治一人，春间伤寒，七日后烦躁咽痛，胸闷泄泻。皆作湿热治，不效。诊得脉来细急，乃少阴脉象也。夫少阴上火下水，而主枢机。水火不交，则脉急、胸满而烦躁，火上咽痛，水下泄泻。此神机内郁，旋转不出，不得周遍于内外之症也，与少阴下利、咽痛、胸满、心烦之论吻合。宜用猪肤六两，刮取皮上白肤，煎汁一大碗，去滓及浮油，加白蜜五钱，谷芽一两，炒香研末，文火熬成半碗，温服之，症稍减。其脉细而短涩，此戊癸不合，以至阳明血液不生，经脉不通之候也，与炙甘草汤，宣通经脉，会合阳明，遂脉缓而愈。

薛立斋云：郑汝东妹婿患伤寒，得纯黑舌。医士曾禧谓当用附子理中汤，人咸惊骇，遂止。迨困甚，治棺，曾往视之，谓用前药，犹有生理。其家既待以死拼从之，数剂而愈。大抵舌黑之症，有火极似水者，即杜学士所谓薪为黑炭之意也，宜凉膈散之类以泻其阳；有水来克火者，即曾所疗之人是也，宜理中汤以消阴翳。又须以生老姜擦其舌，色稍退者可治，坚不退者不可治。一云：以姜切平，蘸蜜擦之。

弘治辛酉，金台姜梦辉患伤寒，亦得纯黑舌，手足厥冷，呃逆不止。众医犹作火治，几至危殆。判院吴仁斋用附子理中汤而愈。夫医之为道，有是病必有是药。附子疗寒，其效可数，奈何世皆以为必不可用之药，宁视人之死而不救，不亦哀哉？至于火极似水之症，用药得宜，效应不异，不可谓百无一治，至遂弃之也。《伤寒折衷》。

庚辰年，少司马杨夫人伤寒，误服附子药一钟，即时咽喉赤肿，急邀薛治。薛谓仲景先生云：《伤寒论》桂枝下咽，阳盛则毙，何况附子乎？辞不治，是日果死。

辛卯年，一吏伤寒，误用附子药一钟，发躁，奔走跌死。夫盛暑之际，附子、桂、姜三药并用，连进三四剂而无事。严冬时候，三药单用一味，止进一剂者恰死。可见罗谦甫先生舍时从症，权宜用药之功。

吴洋治汪伯至从嫂病。众医术穷，洋始至，目家人曰：易治尔，第以寒水饮之。其党谓：病者三日不食，奈何与水？洋曰：伤寒阳明热甚，恃药将不遑，即投所宜，勿药可也。乃督汲者陈榻，先以一杯饮之，病者爽然，遂尽一斗，病良已，乃进人参白虎汤而平。《太函集》。

吴桥治表侄方辂。自浙病伤寒，诸医不效。归途挟寒，数日热不退，耳稍聋，体倦心烦。医卒投以补剂，渐至昏瞀绝食，循衣摸床。已治木，且延桥至，六脉弦紧而数。病由伤寒未解，而复感寒，幸而年力方强，非汗不愈，寻以麻黄石膏汤进，得汗而解。同上。

陈孟杼尊公，戊午六月，自山东邸中受寒，淹淹未已。至次年二月，忽小腹与腰急痛，令人紧挽外肾，稍松便欲死。卢用羌活、黄檗、茯苓、肉桂等剂，令刮委中穴，痛止足软。至五月，天热身发紫斑，有汗至足而始健。此是小肠腑病，经曰：小肠病者，腰脊控睾而痛。以羌活入太阳小肠，故痛随愈。然身犹未健者，以未尽本病之因,故待时而畅耳。病自六月,伤寒太阳有所未尽,故入腑而痛作。久病气衰,虽补未达其因,原以寒邪郁火,故需夏时则火力全,而血脉之邪始去。所以斑出足汗,百骸畅美者,寒得净尽而火遂融通也。

金鉴春月病温,以其发于春月,故喻氏指名温病,其实乃伤寒也。若系温病,断无用麻黄附子细辛汤之理。误治二旬,酿成极重死症。壮热不退,谵语无伦,皮肤粘涩,胸膛板结,舌卷唇焦,身蜷足冷,二便略通,半渴不渴,面上一团黑滞。喻视之曰:此症与两感伤寒无异,但两感证日传二经,三日传经已尽则死。不死者,三日又传,一周定死矣。伤寒亦有不传者,此语未的。此春温症不传经,春温亦有逆传顺传之证。故虽邪气留连不退,亦必多延几日,待元气竭绝乃死。观其阴证阳证,混合一区,与两感证病情符合,当即以仲景表里二方为治。于是以麻黄附子细辛汤,两解其在表阴阳之邪,果透汗而热退。再以附子泻心汤,两解其在里阴阳之邪,即胸中柔活,人事明了,诸症俱退,以后竟不需药而愈。

张令施之弟伤寒坏症,两腰偻废,彻夜痛叫。喻诊之,脉亦平顺无患,而痛则大减。喻曰:此症之可以转移处,全在痛如刀刺,尚有邪正互争之象。若全然不痛,则邪正混为一家,相安于无事矣。夫热邪深入两腰,血脉久闭,不能复出,止有攻散一法。而邪入既久,正气全虚,攻之必不应。乃以桃仁承气汤,多加桂、附,二大剂与服。服后,即能强起。再仿前意为丸,服旬余而安。仲景于结胸证有附子泻心汤一法,原是附子与大黄同用。夫在上之证气多,故以此法泻心。然则在下之证血多,独不可仿其意以散腰间之血结乎?后江古生乃弟复患此症,径用前法,二剂而愈。

裴兆期治一贵室妇,伤寒汗下后,脉洪大而热不止,口不渴,腹不满,身无寒热,只气乏神疲,昏迷似睡,叫呼不应。医有谓伤寒兼中痰者,有谓是狐惑伤寒者,有谓腹中尚有燥屎、更须通利者,有谓是余邪未清、更须和解者。裴曰:皆非也,乃元气大虚耳。以人参五钱,炒黑干姜二钱,当归三钱,五味三十粒,不问晨夕频与之,遂身凉脉静,气爽神清而愈。

李怀兹治一妇,素禀羸弱,产育过多,常患头痛,背上畏寒之极,夏月必用棉絮裹首,复衣掩背;初冬伤寒发热,头痛异常,周身痛楚,膝下与手臂皆不温,而手心独热,胸膈无恙,二便如常。或用表药,热势不减,畏寒转增,胸膈迷闷,二便艰涩。李用补中益气汤加蔓荆子,微汗而安。盖此妇素常阳气不升,而头痛背寒,复与发散,伤其卫气,所以热不除而转加畏寒也。用补中益气以升举清阳,卫得参、芪之力,自能祛邪外散,此东垣之微旨也。

一年少体肥之人,平素左半身无汗,胁下一片常冷。数日前索逋下乡,是日天气暴寒,舟中食饭一箸,随食随冷,便觉凛凛畏寒,登岸失足颠仆,扶挟解带而寝。

是夜即发热头痛，喘鸣胸满，遍体烦疼，腰脊左胁尤甚，左半身不能转侧，仍冷不热，手足亦微冷，第三日扶病而归。其脉左手弦细，右手迟滑，总不似外感之候。因见脉弦胁痛，与小柴胡二服，不应。又似半身风废，与小续命亦不应。检方书中半身无汗例，当二陈、四物合用，按法治之，亦无效。舌上有微薄苔，而左畔白滑，右畔微黄，得病后，大便已去二次，去亦无多，小便略见黄涩。或问张飞畴，此是何病？当用何药？张曰：此人素有寒饮结聚胁下，更兼内外感寒，加以惊仆痰逆，则发热喘鸣，头痛胸满身疼，势所必致。其右畔经络贯通处受邪，则从阳而化为热。左畔寒饮积结之界，平时尚且无汗，纵有寒邪凑泊，亦必从阴而酿寒。阳气不到之所，自然重着难移；阳气不行于脉，自然弦细搏指。至于右脉迟滑，手足微寒，皆缘脾气向衰，热势不盛，所以舌苔不能干燥，大便不能结硬。其小便黄涩一证，虽因肺胃气化不行，亦见下焦真阳未艾。斯人向后必夭，目今尚可挽回，当与五积散，昼夜三进，总藉辛温解散之力，可以内消寒滞，中温血脉，外逐表邪，一举而有三得。其外可用白芥子、川乌、姜渣炙热，包熨之。俟表邪分解，里气调和，然后用六君加辛、附、姜、桂之属，温中气可也。

一少年形体肥盛，患伤寒昏热。或用表药得汗，遂谵妄躁乱。用凉膈散加黄连而热除，但头痛经月不止，昼则目珠与眉棱太阳俱酸痛，夜则大痛，引急如掣，目中如有风吹状，以热掌按之，稍觉爽快，寐则头与胸前大汗如漉，左脉紧细，右脉浮缓。服茶调散，用搐鼻法，不应。用养血药，亦不应。或问于张飞畴，张曰：此热邪虽从内泄，而寒痰袭于经中，因体肥不能外泄，所以流连不解。《内经》所谓其人肥则为目风眼寒是也。治当解营分郁闭之火，除经络沉冱之寒。授以《三因》芎辛汤，加生石膏半两，数日必能获效。如法服之果愈。

徐灵胎曰：驱邪之法，惟发表攻里二端而已。发表所以开其毛孔，令邪从汗出也。当用至轻至淡芳香清冽之品，使邪气缓缓从皮毛透出，无犯中焦，无伤津液，仲景麻黄、桂枝等汤是也。然犹恐其营中阴气为风火所煽，而销耗于内，不能滋润和泽，以托邪于外，于是又啜薄粥，以助胃气，以益津液。如此，后世不知，凡用发汗之方，每专用厚朴、葛根、羌活、白芷、苍术、豆蔻等温燥之药，即使其人津液不亏，内既为风火所熬，又复为燥药所灼，则汗何从生？汗不能生，则邪无所附而出。不但不出，邪气反为燥药鼓动，益复横肆，与正气相乱，邪火四布，津液益伤，而舌焦唇干，便闭目赤，种种火象愈出，则身愈热，神渐昏，恶症百出。若再发汗，则阳火盛极，动其真阴，肾水来救，元阳从之，大汗上泄，亡阳之危症生矣。轻者亦成痉症，遂属坏病，难治。故用燥药发汗而杀人者，不知凡几矣。此其端开于李东垣，其所著书立方，皆治湿邪之法，与伤寒杂感无涉。而后人宗其说以治一切外感之症，其害至今益甚。况治湿邪之法，更以淡渗为主，如猪苓、五苓之类，亦无以燥胜之者。盖湿亦外感之邪，总宜驱之外出，而兼以燥湿之品。断不可专用胜湿之药，使之内攻，致邪与正争而伤元气也。至于中寒之症，亦先以发表为主，无竟用热药以胜寒之理。必其寒气乘虚陷入而无出路，然后以桂、附回阳，此仲景用理中之法也。今乃以燥药发杂感之汗，不但非古圣之法，并误用东垣之法。医道失传，只此浅近之理尚未知，何况深微者乎。

或问于裴兆期曰：有病伤寒传里，热结不通者，已经屡下，而腹中按之，则仍绕脐坚若仰瓦。然其人伏枕不起，又已累旬，肌肉尽削，汤饮几废，气怯不足以布息，当此之际，攻补不能施其巧，计将安出？曰：论常法，在所必攻，不攻则肠胃无由清，水谷无由进，元气无由复，而人曷以生？若遽攻，则此立稿之形，垂绝之气，能堪之乎？计必先行补法，而后察邪正之缓急轻重以攻之，攻后旋覆从补，补后旋覆从攻，而又旋覆从补则庶几耳。但补与攻，皆当以渐而毋骤。其始也，且以小剂生脉散，加陈皮煎饮半小瓯，移时无反复，复少与之，继则或可渐倍，并商攻法也。如腹中郁热未清，渴欲冷饮，即常啖以橘、藕、瓜、梨之属，润其喉吻。饮食久疏，胃必苦弱，又当间与焦米汤、大枣汤，或扁豆、笋蕨、莱菔暨饴糖等汤，随所好以苏胃气。此皆适口不助邪之物，佐药饵所不及也，皆补法也。补既得力，方可议攻，攻则惟元明粉一味为佳，生何首乌煎服亦佳。蜜导、胆导，尤为良法。或详脉之虚实，气之盛衰，邪之深浅，以导滞丸或小承气加当归微下之。下后仍须照管元气，毋径前而不顾其有虚也。倘其候可以授餐，亦勿得骤与以浓厚，先以焦米煎汤饮之，次煮熟梨、熟枣、莱菔等少与之，无忤，始可少徐投浆粥与他物耳。须知此物，腹中攻不克尽，惟期脉静身凉，口不发渴，便可图进水谷。俟其水谷融液，肠胃充盈，不攻亦自可去。若必欲去尽而复与之食，不且速其死乎？然此皆阳证之攻补法耳。亦有元气内损之病，治疗失宜，损中复损，内虽热结，外则手足未冷而鼻先寒，六脉沉迟，或虚疾无伦，次则又是阳证变阴之候，急当以桂、附、参、姜，酌微甚而温补之，又不可与梨、瓜、橘、藕、承气、元明粉同日而语法者矣。智者于此，不可不熟审而通其变也。不特伤寒为然，凡杂病日久，鲜有不犯此证者。余于治案中，每详言之矣。

孙文垣治万肃庵之子，发热十一日，舌心色若沉香，口渴甚干燥，额上及两胁极热，耳微聋。已下二次，热不退，小便少，神昏足冷，左脉中按数而有力，右脉软弱，乃少阳阳明并病也。先以柴胡汤清其热，视汗有无，再相机而处。柴胡五钱，葛根三钱，白芍、石膏各二钱，人参、升麻、天花粉各一钱，粉甘草七分。服后脉稍缓，热稍退，齿仍干，小水不利，神思尚昏沉，改用柴胡、粉草、花粉、黄芩、人参、白术、茯苓、滑石、木通、泽泻，小便去二次。下午又觉微热面赤，额上痛且重，黎按：此白术壅气之故。与益元散三钱，大便行一次，溏而色黄，热仍甚，面仍赤。再诊之，寸关脉将和，两尺洪大。藜按：此六一散引热下行之效。知其热在下焦，惟利之而已，再与益元散五钱，口渴稍止，齿下盘润，而上盘仍燥，神思昏沉，睡而不醒。知其热在心包络，投导赤散，二帖而神清。惟小水尚短，以四苓加酒连、木通，二帖而诸症悉退。

吴心逸仆患额疼，口大渴，身大热，汗多胸痞，恶心昏沉。孙与柴苓汤加枳壳、桔梗，热减大半。次日以六君加黄芩、白芍，调理而愈。此劳倦伤寒，故宜先散后补也。

周鉴泉室病伤寒，发热谵语，口渴咳嗽，胸膈痛，泄泻，呕逆，遍身发斑，六脉洪滑。此少阳阳明合病也，以升麻葛根汤加滑石、五味进之。服后，汗大出，热退神清。复与柴苓汤加五味、滑石，泻亦止。次日诊之，左脉和，右脉亦稍收敛，改用白芍为主，陈皮、柴胡、酒芩、五味子、牡蛎、滑石、茯苓、泽泻、白术，服四帖而安。

陈茂之，劳倦后勉强色欲，精竭而血继至，续感风寒，发热头痛，胸膈饱满。始从太阳而传少阳，胸胁痛，耳聋，呕逆，口苦，咳嗽，六脉弦数。此少阳证也，以小柴胡加枳壳、桔梗，竹茹而呕逆止。因进粥早，复热口渴，小水不利，大便一日夜六七次，所行皆清水，日晡热甚，舌上黄苔，昏沉振颤。此食复之候，以猪苓、泽泻各三钱，赤茯苓一钱，柴胡八分，升麻、木通各五分，连进二帖，小便利而大便实。但热不退，进六神通解散一帖，热如故。次日诊之，左脉不弦数矣，两寸脉如故，服药无汗，口渴，漱水不欲咽咽。此邪热传阳明经，不急凉血，必作鼻衄。投黄芩芍药汤合生脉散以止嗽渴，用葛根汤以解肌热。白芍三钱，葛根、升麻、黄芩各一钱，人参一钱五分，麦冬、滑石各三钱，甘草、五味子各五分，乌梅一枚，进二帖，大便下燥粪十数枚，始得微汗，安眠，进粥而愈。

庞太夫人病头痛恶寒，胸膈懑且痛，时发寒热，投四物汤加元胡索、丹皮、香附，治五日不瘥。孙诊之，脉右滑大，左浮弦而数，曰：头痛恶寒，外感症也；浮弦而数，胸膈懑痛，少阳脉症具在；右脉滑，饮食滞而为痰也。四物汤皆滞痰闭气之药，内伤可以得消，外感何由得出？投以柴胡汤合平胃散，一服而愈。

一老仆头痛，遍身骨节痛，面色黑，发热口渴，胸膈膨胀，饮食七日不进。复感寒，脉左弦数，右洪大，以藿香、苍术、防风、葛根、白芷、紫苏、甘草、陈皮、大腹皮、麦芽、枳实投之。服后，胸膈稍宽，热与痛更甚，改以麻黄、葛根、柴胡各二钱，石膏、滑石各三钱，紫苏、苍术、白芷各一钱，甘草五分，姜三片。服后，大汗出而热痛皆除。惟口渴，又以白芍、当归、石膏、知母、柴胡、黄芩、麦冬、葛根、陈皮服之而愈。此三阳合病，先为饮食所伤，故用藿香正气汤加消导以助其内，又以六神通解散加助表之药，以治其标。病虽重，年虽高，喜其色脉相合，故易愈也。

蔡中林室发热口渴，舌上燥裂，小腹痛，呕吐，药食不入口者七日。右寸脉绝不应指，关沉滑有力，左手弦数。此阳明少阳合病，邪热壅于上焦也。以软柴胡、石膏各五钱，半夏曲、黄芩、黄连、葛根、竹茹、人参各二钱，姜三片，五更下黑粪数块，痛热减半。次日仍与前药，右寸脉亦起。改用小柴胡汤加橘红、竹茹、葛根，服三帖全安。

卷二

中　寒

万密斋治一妇人，病至十三日，其家人来求药，告以病状：初苦头痛，到今十日，昏睡不醒，喉中痰响，手足俱冷，其身僵直。万思之：时辛酉二月朔后，平地雪尺余，此妇元气素弱，必因远行而得。三阴脉从腹下走足也。问之，果于初三日冒雪往亲戚家，归即病。曰：此寒邪中足少阴、厥阴二经也。默默喜睡者，足少阴肾病也；头苦痛、厥逆、僵直、痰响者，足厥阴肝病也。乃以十全大补汤去地黄、白芍，加细辛、半夏、干姜，与三剂。去五日来谢曰：病安矣。

吴孚先治一人，伤寒头痛，不发热，干呕吐沫。医用川芎、藁本不应。吴曰：此厥阴中寒之症。干呕吐沫，厥阴之寒上干于胃也；头痛者，厥阴与督脉会于巅，寒气从经脉上攻也。用人参、大枣益脾以防木邪，吴茱萸、生姜入厥阴以散寒邪，且又止呕，呕止而头痛自除。设无头痛，又属太阴而非厥阴矣。直中病，但有少阴证反发热。

一人患厥阴直中，四肢厥冷，脉细欲绝，爪甲青紫，但不吐利，与四逆汤。至三日，四肢暖，甲红发热，脉转实数有力，此阴极阳生也，使与凉剂。病家疑一日寒温各异，不肯服。至九日，热不退，热利下重，饮水不辍，再求诊，用白头翁、秦皮、黄连、黄檗各二钱，一帖减，二帖痊。真寒证，断无饮水下痢之变。

按：肢冷脉伏，恐是阳厥。至爪甲青紫，则是欲战汗也。四逆汤之误，特隐而不彰耳。余有凌二官案可参。凌二官即热病门之凌表侄。

吴孚先治汪掖苍母，忽心腹奇痛异常，左右脉弦紧，用二陈去甘草，加肉桂、干姜、木香，病不减。次日，寒热交作，往来如疟，热已复寒，寒已复热，昼夜无度，脉转疾数，前方加人参五钱，附子二钱，不应。复增参至一两，附子至五钱，脉反渐脱。吴谓：少阴中寒，当与参、附，今不效，毕竟病深药浅之故。时有医者四人，一欲用枳实、贝母，一欲用全蝎、防风；一欲用八味丸；一欲用人参、黄芪各八分，肉桂四分，附子三分。吴曰:业已泄泻,反用枳实,虚极汗多,反用全蝎,此二人全不知病。八味丸系调理之药,尚在未著。参、芪、桂、附,庶几合症,但杯水车薪,曷克有济?夫用药如用兵,冲坚捣厚,非猛士多多不可,李信之败可鉴也。用芪四两,煎汤代水,人参四两,附子二两,煎膏。时病人面色如妆,汗出如珠,六脉俱脱,呼吸全无,牙关紧闭,幸太溪脉尚在,乃以箸抉齿灌半钟,移时又进半钟,犹防脉之暴出也。既而重按两尺,隐跃指端,乃曰:脉渐出,大有起色矣。复进半钟,自午至晚,方眼开语出,欲啜粥。已而反畏寒,喉痛,频索冷水,或疑是火。曰:畏寒者真情,索冷者假象。少阴脉循喉咙,邪客其络,令人咽痛,今寒邪由脏出经,病将退耳,仍前方加桔梗、甘草而痛止。自后每日参必一两,附必三钱,调理百日而愈。愈后,遍体发疹,挟生疙瘩,奇痒异常,爬搔不辍,不寐汗多,用六君子,另将黄芪二两煎汤煮药,十日不应。汪检《准绳》风疹门与阅,俱系风药,并无补方,曰:神而明之,存乎其人,不可泥也。仍守前方,数剂霍然。

马元仪治陆济臣,患症甚笃。诊之,两脉虚微,自汗厥逆,面青唇青,呃逆不止。此少阴真阳素亏,寒邪直中之候也。阴寒横发,上干清道,旁逆四末,甚为危厉,兼以自汗不止,虚阳将脱,法当用桂附理中汤,以消阴摄阳。阳既安位,则群阴毕散矣。是夜连进二剂,脉渐起,汗渐收。五六剂,症始霍然。

吴洋治结林潘氏子始强,早起有事牖下,寻病作,头痛恶寒,诸饮食自鼎沸中致之,不尽三之一,其一以为寒矣。即人尝之,莫不糜烂,彼口舌自如。当暑衣重裘,犹以为薄,众医累治不效。乃迎洋。曰:病由下虚,病寒气深入,固结不散,法当不治,即幸而可治,不出三年。寻以温补剂愈之,参、附辄倍他药,其后复病而卒,终三年。《太函集》。

窦材治一人,患肺伤寒,别名。头疼发热,恶寒咳嗽,肢节疼,脉沉紧,服华盖散、黄芪建中汤略解。至五日,昏睡谵语,四肢微厥,乃肾气虚也。灸关元百壮,服姜附汤,始汗出愈。

一人伤寒,昏睡妄语,六脉弦大。窦曰:脉大而昏睡,定非实热,乃脉随气奔也。强为之治,用烈火灸关元穴。初灸觉痛,至七十壮,遂昏睡不痛。灸至三鼓,病人开眼,思饮食。令服姜附汤,至三日后,方得元气来复,大汗出解。

一人患伤寒,至八日,脉大而紧,发黄,生紫斑,噫气,足趾冷至脚面。此太阴证也,最重,难治。为灸命关五十壮,关元二百壮,服金液丹、钟乳粉,四日汗出而愈。

一人患伤寒至六日,脉弦紧,身发热,自汗,太阴证也,先服金液丹,点命关穴。病人不肯灸。伤寒惟太阴少阴二症,伤人最速,若不早灸,服药无功。不信,至九日泻血而死。

一人伤寒至六日，微发黄，一医与茵陈汤，次日更深黄色，遍身如栀子。此太阴证，误服凉药而致，肝木侮脾，为灸命关五十壮，服余液丹而愈。

一人患伤寒，初起即厥逆，脉一息八九至，诸医以为必死。窦曰：乃阴毒也。厥逆脉数，断为阴毒，必有爪青、吐利、蜷卧等症。与姜附汤一盏，至半夜，汗出而愈。若以脉数为热，而下凉药，必死无疑。

中 风

黄帝问岐伯曰：中风半身不遂如何灸？答曰：凡人未中风，一两月前或三五月前，非时足胫上忽酸重顽痹，此中风之候，急灸三里、绝骨四处三壮。后用薄荷、葱、桃、柳叶煎汤淋洗，驱逐风气于疮口中出。灸疮，春较秋灸常令两脚有疮为妙。凡人不信此法，饮食不节，酒色过度，忽中此风，言语謇涩，半身不遂，宜七处齐下火灸各三壮，风在左灸右，在右灸左。百会、耳前发际、肩井、风市、三里、绝骨、曲池七穴，神效不能具录，依法灸之，无有不愈。《医说续编》论。

徐平，中风不省，得桃源主簿为灸脐中百壮即神阙穴，多灸良。凡灸先以盐实之。始苏。更数月，乃不起。郑纠云：有一亲表中风，医者为灸五百壮而苏，后年八十余。使徐平灸三五百壮，安知其不永年耶？同上。

范子默，自壬午五月间口眼㖞邪，灸听会等三穴即正。右手足麻无力，灸百会、发际等七穴愈。次年八月间，气塞涎上，不能语，金虎丹、腻粉服至四丸半，气不通，涎不下，药从鼻中出，魂魄飞扬，如坠江湖中，顷刻欲绝。灸百会、风池等左右颊车共十二穴，气遂通，吐涎几一碗许，继又十余行，伏枕半月余，遂平。尔后又觉意思少异于常，心中愦乱，即便灸百会、风池等穴，立效。

《本事方》云：十二穴，谓听会、颊车、地仓、百会、肩颙、曲池、风市、足三里、绝骨、发际、大椎、风池也。用之立效。同上。

乡里有人，忽觉心腹中热甚，急投药铺，说其状。铺家以为此中风之候，与治风药，而风不作。予中心藏之，至夷陵，见一太守，夏中忽患热甚，不免以水洒设簟，卧其上，令人扇之。次日忽中风，数日而殂，人皆咎其卧水簟上而用扇也。暨到澧阳，见一老妇人，夏中亦患热，夜出卧厅上，次日中风，偶其子预合得小续命汤服之愈。乃知中风由心腹中多大热，而后作也。以上并《资生经》。

岳鄂郑中丞，顷年至颍阳，日食一顿热肉，便中暴风。外甥卢氏为颍阳尉，有此方，当时便服，得汗随瘥，神效。其方用紧细牛蒡根，取时须避风，以竹刀或荆刀刮去土，用生布拭净，捣绞取汁一大升，和灼热好蜜四大合，温分为两服，每服相去五六里。初服得汗，汗出便瘥。本草。同上。

新武义唐丞季润名灌云：切记风中人，不可便服风药；气中人，不可便服气药。或觉有此证候，急用真好麝香肉三钱，乳钵研令极细，以真清麻油不拘多少，调令稀薄可饮为度，即令患人一服顿尽。须辨菜籽油不可用，药少即见效迟。如牙关紧，撬开灌入苏省，然后服紫汤。其方用川独活刷洗去沙土，薄片切，以豆淋酒煎浓汁服之。累服至一二斤无害。服此二药，永无手足偏废、语言謇涩之患。后见得是中风，只服小续命汤之类，见得是中气，只须服匀气散，自然无事也。渠作汉东教官，得之太守张少卫，云屡试有验。季润亦以治数人矣，云麻油麝香煎五积散。《是斋方》同上。

罗谦甫曰：按察书史李仲宽，年逾五旬，至元己巳春患风症，半身不遂，四肢麻痹，言语謇涩，精神昏愦。一友处一法：用大黄半斤，黑豆三升，水一斗同煮，豆熟去大黄，新汲水淘净黑豆，每日服二三合，则风热自去。服之过半，又一友云：通圣散、四物汤、黄连解毒汤，相合服之，其效尤速。服月余，精神愈困，又增喑哑不能言，气冷手足寒。命予诊视，细询前由，尽得其说。诊之，六脉如蛛丝，谓之曰：夫病有表里虚实寒热不等，药有君臣佐使大小奇偶之制。君所服药，无考凭，故病愈甚，今为不救，君自取耳。未几而死。有曹通甫外郎，妻萧氏，六旬有余，孤寒无依，春月忽患风疾，半身不遂，语言謇涩，精神昏愦，口眼㖞邪，与李仲宽症同。予刺十二经井穴，接其经络之不通，又灸肩井、曲池。详病时月日，处药服之减半，予曰：不须服药，病将自愈。明年春，于张子敬郎中家，见其行步如故。予叹曰：一夫人病得全者，不乱服药之力。由此论之，李仲宽乱服药，终于不救；萧氏贫困，恬澹自如而获安。《内经》曰：用药无据，反为气贼，圣人戒之。姚雪斋举许先生鲁斋之言，富贵人有二事，反不如贫贱人，有过恶不能匡救，有病不能医疗。噫！其李氏之谓欤。

陈自明治一妇人中风，牙关紧急，痰涎溢出，与神仙太乙丹一粒，服之而愈。方见蛊门。

宋时，东京开河，掘得石碑，梵书大篆，一时无能晓者，真人林灵素逐字辨绎，乃是治中风方，名去风丹也。诗云：天生灵草无根干，不在土间不在岸。始因飞絮逐东风，泛梗青青飘水面。神仙一味去沉疴，采时须在七月半。选甚瘫风与大风，些小微风都不算。豆淋酒化服三丸，铁镤头上也出汗。其法以紫色浮萍，晒干为末，炼蜜和丸弹子大，每服一粒，以豆淋酒化下，治左瘫右痪，三十六种风，偏正头风，口眼㖞邪，大风癞风，一切无名风及脚气，并打扑伤折及胎孕有伤，服过百粒即为全人。此方后人易名紫萍一粒丹。此与豨莶草丸相类，亦惟实证可用，虚者未必宜也。《本草纲目》。

许叔微云：范子默记，崇宁中，凡雨中风。始则口眼㖞邪，次则涎潮闭塞。左右共灸十二穴得气通。十二穴者，谓听会、颊车、地仓、百会、肩髃、曲池、风市、足三里、绝骨、发际、大椎、风池也。依而用之，无不效。《医学纲目》。

高评事中风颇缓，张令涌之，后服铁弹丸，在《普济》加减方中。或问张曰：君常笑人中风服铁弹丸，今以用之何也？张曰：此收后之药也。今人用之于大势方来之时，正犹蚍蜉撼大树，不识次第故也。

颍长吏病口眼㖞邪，张疗之。目之斜，灸以承泣；口之㖞，灸以地仓，俱效。苟不效者，当灸人迎。夫气虚风入而为偏，上不得出，下不得泻，真气为风邪所陷，宜灸。《内经》曰：陷下则灸之，正谓此也，所以立愈。又东杞一夫亦患此，脉其两手急数，而弦张甚力而实，其人齿壮气充，与长吏不同。盖风火交胜，乃调承气汤六两，以水四升，煎作三升，分四服，令稍热啜之，前后约泻四五十行，去一两盆。次以苦剂投之，解毒数服，以升降水火，不旬日而愈。

王克明治庐守王安道，中风，噤不语。他医望而去。克明曰：此非汤剂可及。烧地洒药，畀安道其上，须臾而苏。《江西通志》。

李东垣治董监军，寒月忽觉有风气，暴仆。诊得六脉俱弦甚，按之洪实有力，其症手挛急，大便闭涩，面赤热，此风寒始至加于身也。四肢者，脾也，风寒之邪伤之，则筋挛。本人素嗜酒，内有实热，乘于肠胃之间，故大便闭涩而面赤热。内则手足阳明受邪，外则足太阴脾经受风寒之邪，用桂枝、甘草以却寒邪，而缓其急搐；黄檗之苦寒，以泻实而润燥，急救肾水；用升麻葛根以升阳气，行手足阳明经，不令遏绝；更以桂枝辛热，入手阳明经为引用。润燥复以白芍，甘草专补脾气，使不受风寒之邪，而退木邪，专益肺筋也。加人参以补元气，为之辅佐。加归身去里急而和血润燥，名活血通经汤。桂枝二钱，白芍五分，余皆一钱，水二钟半，煎至一钟，乘热服之，令卧暖房中，近火摩搓其手乃愈。

宋·瑞州杨某，医道盛行，招者相继。郡守得危疾，夜急招之。杨适醉归，不能升车，裹药授介。旦起盥面，不见澡豆，而所裹药在焉，方知其误，而郡守谢礼至矣。盖郡守得卒风证，澡豆中有皂角去风也。《墅谈》。

荆和王妃刘氏，年七十，病中风，不省人事，牙关紧闭，群医束手。李时珍尊人，太医吏目月池翁诊视，药不能入口，自午至子，不获已，打去一齿，浓煎藜芦汤灌之。少顷，噫气一声，遂吐痰而苏，调理而愈。《本草纲目》。

龚子才治桑环川、刘前溪，年近五旬，而桑多欲，刘嗜酒，其脉左手俱微，人迎盛，右脉滑大，时常手足酸麻，肌肉蠕动，此气血虚而风痰盛也。谓三年内，俱有瘫痪之患。因劝其服药谨慎，以防未然。桑然其言，每年制搜风顺气丸、此药亦未可常服。延龄固本丹各一料，后果无恙。刘不信，纵饮无忌，未及三年，果中风卒倒，瘫痪语涩，与养荣汤加减，并健步虎潜丸兼服，年余始愈。

万密斋治萧敬吾，庚戌冬得风疾，医治之未尽，辛亥春，右肩膊抽掣，唇吻随动。诊之，脉浮缓而涩，此风邪在太阴经也。右寸浮而涩，肩膊动者，肺病也。手太阴。右关脉缓，唇动者，脾病也。足太阴。以黄芪蜜炙，白芍酒炒，甘草炙，作大剂服之。问何以不用治痰之药？曰：此缓而治本也。盖气伤卫肺者，卫气之主也，黄芪之甘温以补肺。白芍味酸，曲直作酸，酸者甲也。甘草味甘，稼穑作甘，甘者己也，所以补脾。经曰：诸风振掉，皆属于肝。肝苦急，急食甘以缓之，故用甘草。肝欲收，酸以收之，故用白芍。乃守法调理，至初夏而安。

孙文垣治吴勉斋，体肥腴，嗜炮炙，任性纵欲，年六七十，极躁急。一日，跌伤齿，恬不为意。后连跌两次，将中而频眩晕也。次日晚，左手足忽不能动，口眼㖞邪。诊之，左洪大，右缓大，其色苍黑，神昏鼾呼，呼长而吸短，呼至口，气勃勃出不能回，终日偃卧如醉人。问曰：此非半身不遂乎？曰：症甚恶，不特此也。半身不遂者，中风已过之疾，其势仍缓，亦有十余年无恙者。今才病势便若此，乃中风之渐，方来且不可测，与六君子加全蝎、僵蚕、天麻。两日无进退，间作吐，前药再加竹茹。两日神始苏，欲言而舌不能掉，前药加石菖蒲、远志、红花，始能进粥数口，夜与正舌散同前药饮之。又三日，能坐，粥亦颇加，言尚謇涩，以笔书我左手痛甚，大小便艰少，又用四君子加陈皮、竹茹、当归、白芍、红花、钩藤、天麻。服三日，神思大好，饮食日加。服弥月，手痛减，语言亦渐清。惟大便十日一行，此血少之故，补养久，自当瘥。病人常自言，吾病乃痰在膈间，安得一吐为快。盖肝肾之气上浮，病者不知，误认为痰，不用峻剂养阴，俾龙雷之火下归元海之过也。孙曰：据脉乃大虚证，非痰为害，不可轻吐。有医谓是病痰，吐而后补，可以全瘳，不然，必成痼疾。病人欲速效，决意吐之，家人不能阻，一吐而烦躁，犹曰：吐不快耳，须大吐始可。再吐而神昏气促，汗出如雨，竟毙矣。

程晓川客湖州，四十诞辰，征妓行酒，宴乐弥月。一日忽觉两小指无力，掉硬不舒，且不为用，口角一边常牵引。诊之，六脉皆滑大而数，浮而不敛，其体肥，面色苍紫。据脉滑大为痰，数为热，浮为风。盖湿生痰，痰生热，热生风也。以善饮，故多湿；近女，故真阴竭。而脉浮，中风之症已兆。喜面色苍紫，神藏，犹可治，宜戒酒色，以自保爱。以二陈汤加滑石为君，芩、连为臣，健脾消痰，撤湿热从小便出。加胆星、天麻以定风，竹沥、姜汁拌晒，仍以竹沥、姜汁打糊为丸，引诸药入经络化痰。又以天麻丸滋补筋骨，标本两治。服二料，遂十年无恙。迨五十，妓饮如旧，酒色荒淫，忘其昔之致疾也。于是手指口角掉硬牵引尤甚，未几中风，右体瘫痪矣。归而召诊，脉皆洪大不敛，汗多不收，呼吸气短。此下虚上竭之候。盖肾虚不能纳气归原，故汗出如雨，喘而不休，虽和、扁无能为矣。阅二十日而卒。

李仕材治一商人，忽然昏仆，遗尿手撒，汗出如珠。咸谓绝症既见，决无生理。李曰：手撒脾绝，遗尿肾绝，法在不治。惟大进参、附，或冀万一。遂以人参三两，芪、术、附各五钱，是夜服尽，身体稍稍能动。再以参附膏加生姜、竹沥盏许，连进三日，神气渐爽。后以理中、补中等汤，调养二百日而安。

唐太守，多郁多思，又为府事劳神，昏冒痰壅，口喎语涩，四肢不随，时欲悲泣，脉大而软，此脾肺气虚，风在经络。以补中益气去黄芪，加秦艽、防风、天麻、半夏，十剂症减二三。更加竹沥、姜汁，倍用人参，兼与八味，两月乃愈。

一人自远方归，忽然中风昏冒，牙关紧闭。先以牙皂末取嚏，次以箸抉开，灌苏合丸二丸，然后以防风散投之，连进三服，出汗如洗。此邪自外解矣，去麻黄、独活、羚羊角，加秦艽、半夏及钩藤、姜汁，十剂痰清神爽。服六君子加竹沥、姜汁、钩藤，两月而瘥。此治闭证之法。

姚太史中风昏愦，语言不出，面赤时笑，非肾绝而笑。是心脏中风也。时初秋，诊之六脉洪大，按之搏指，乃至虚反有盛候也，宜补中为主，佐以驱风化痰，方可回生。而病家惶惧，两日不决，乃力任之。遂以大剂补中益气，加秦艽、钩藤、防风、竹沥，再剂而神爽。加减调治，五十日始愈。脉证如此，而以补中益气取效。设有实热者，何以辨之，想其时必别有证据也。

黄履素曰：余从弟履中，年方强仕，以劳心忧郁，忽然昏愦，痰升遗溺，眼斜视，逾时不醒，竟类中风，灌以童便而苏。此等症候，皆火挟痰而作，又非三生饮可治者，并姜汤亦不相宜也。此当与江选薛立斋治王进士案同参。

赵以德治陈学士敬初，因醮事，跪拜间就仆倒，汗注如雨。诊之，脉大而空虚。年当五十，新娶少妇，今又拜跪致劳，故阳气暴散，急煎独参汤，连饮半日而汗止，神气稍定，手足俱疭，喑而无声。遂于独参汤中加竹沥，开上涌之痰。次早，悲哭一日不止，因以言慰之，遂笑，复笑五七日无已时。此哭笑为阴火动其精神，魂魄之脏相并故耳。正《内经》所谓五精相并者，心火并于肺则喜，肺火并于肝则悲是也。稍加连、柏之属泻其火，八日笑止手动，一月能走矣。出《医通》。

陆养愚治吴少参，年五十，新得美宠荣归祭祖，跪拜间就倒仆，汗注如雨，浑身壮热，人事不省。或欲灌以牛黄。脉之，关尺浮数而空，两寸透入鱼际，此阴虚甚而阳亢极也。若灌以牛黄则死矣。急用生地自然汁一升，人参一两，麦冬五钱，五味子百粒，浓煎灌之。二三服，神气稍定，汗止，似睡非睡。至五更时，作恐惧状，如人将捕之。至清晨，又作盛怒状，骂詈不止。至午间，又大笑一二时。至薄暮，又悲泣。自夜静日作，病家以为鬼祟。此即《内经》所谓五精相并也。并于肾则恐，并于肝则怒，并于心则喜，并于肺则悲。刘河间曰：平时将息失宜，肾水不足，心火亢极，乃显此症。夜间阴盛，邪乃暂息，日中阳隆，遂游行五脏而无宁时也。仍用前方减人参之半。旬日间，或但悲笑，或但骂詈恐惧，人事时省时不省，与之饮食，尽食方止，不与不思索，大小便亦通。至半月后始宁静，乃调养气血，百剂始愈。

长兴林中尊，年逾五旬，因送按台回，觉身体倦怠，头目眩运，既而头振动摇，欲语不能，喉中喘逆，咸与牛黄苏合丸、大小续命汤已旬日，病如故。脉之，沉缓而弱，左关尺尤甚，此肝肾虚，精气暴夺之候也。询其由，乃因按院严厉，惟恐失错，烦劳之极，归而病作。《内经》云：诸风掉眩，皆属于肝。刘河间曰：此非外来风邪，由将息失宜，肾水不足，心火亢甚所致。又经云：诸逆冲上，皆属于火。今振动喘逆，职是故也。人至中年之际，肾气原自不足，且经恐伤肾，今以矜持太过，损伤肾气。《内经》曰：恐则气下。声者，气之所发也。气下，故声不出。且肝肾之脉，俱挟舌本，法宜壮二经之气，以治其标；滋二经之血，以治其本。用枸杞为君以补肾，天麻、川芎为臣以益肝，又用人参，少加附子以为佐，二冬以为使。二剂约数两，服后诸症顿减。用八味丸间服，十剂全愈。

邹春元心泉，年未五旬，患中风，耳聋鼻塞，二便不通，四肢不随而厥，语言不出。或言：皆说亡故之人，已灌牛黄钱许矣。或曰：经云脱阳者见鬼，脱阴者目盲。今口说亡人，目无所见，是见鬼与目盲也。又洁古云：中腑者着四肢，中脏者滞九窍。今手足不随，上下秘塞，是脏腑兼中也。且六脉弦数无伦，《脉诀》云：中风之脉迟浮吉，急实大数三魂孤。脉症俱危，恐无生理。立方人参五钱，熟地一两，桂、附各二钱半，未服。陆至脉之，浮按果极急数，中按稍觉和缓，此犹有胃气，第两尺重按觉空耳。乃曰：阴阳兼补，诚治本之法也，第上下秘塞之时，恐不能奏效。宜先通二便，使浊阴降，则清阳之气得以上升，然后议补。经谓病发急则先标而后本，先治其标，后治其本。咸谓病势已危急，恐不可虚缓，遂将前药灌之。连进数剂，俱停胸中，揉之作声而不下腹。再促诊，脉仍前，即袖中出家制神佑丸数十粒，抉其口纳之，令灌以淡姜汤。药已下，即为灸百会穴，使阳气上升，又灸关元穴，不使阳气下陷。一二壮，目即能开，眉频蹙。问痛否？能点头，四肢亦少动。谓之曰：忍至七壮可生矣，亦点头。灸将毕，腹欲便，既而前后俱通，去垢秽极多。少顷，又泻一行，令急以前药倍人参煎候。及再便，有晕意，徐灌之，自苏。此后人事渐省，第手足振掉，左半身不遂，于大补气血药中，少佐却风顺气消痰之品，如秦艽、全蝎、僵蚕、乌药、星、半之类，调治年余而愈。盖此症初起，气血不足为本，九窍闭塞为标。先通其秘者，急则治其标也。迨后见风症，亦不足为本，风症为标，而专补气血，少佐风药者，缓则治其本也。

范溪云患口㖞不正，四肢拘急，自汗恶风，凡针灸、涂、贴、诸风药遍尝不效，已半年。脉之，左手浮紧，右手洪缓。此风客阳明，留而不出，郁而为热。虽宜解散，然邪在一经，杂进诸经之药，诛伐无过，徒虚其表，而不能去邪，故反恶风自汗，而无救于口之㖞也。经曰：胃足阳明之脉挟口环唇。兹病口㖞唇邪，是乃阳明一经之症，麻、桂、羌活岂所宜哉？以葛根五钱，升麻二钱，以逐阳明固结之邪；白芷二钱，僵蚕一钱五分，以达头面不正之气；黄芪一钱五分，桂枝五分，以固周身疏漏之表；桔梗一钱，甘草五分，载诸药上行。二剂便效，数剂全愈。后以养荣血，实腠理，少佐清热去痰之品调理之。此宜与许叔微一案合参。

李思瑭母，年六旬，体甚肥，正月间忽中风卒倒，不省人事，口噤喉鸣，手足不随，服牛黄丸、小续命不效。脉之，浮洪而滑，右手为甚，缘奉养极厚，形气盛而脉有余。经云：消瘅击仆，偏枯痿厥，气满发逆，肥贵人则膏粱之痰也。又云：土太过令人四肢不举。丹溪所谓湿生痰，痰生热，热生风也，当先用子和法涌吐之。乃以稀涎散、齑汁调灌之，涌出痰涎碗许。少顷，又以三化汤灌之，至晚，泻两三行，喉声顿息，口亦能言。但人事不甚者，知上下之障塞已通，中宫之积滞未去也，用二陈汤加枳实、黄连、莱菔子、木香、白蔻仁，每日二服。数日，人事渐爽，腹中知饥，令进稀粥。大便结，每日以润字丸五分，白汤点姜汁送下。犹时有拘挛燥结之患，知为血耗津衰，以四物加秦艽、黄芩、甘草数十帖，三月而愈。

陆祖愚治赵一阳，年过五旬，中风卒倒，牙关紧闭，戴眼上窜，手握而四肢振掉。或以稀涎散吹入鼻中，吐稠痰数碗。投小续命汤二剂，反口开手撒，眼合遗溺，四肢厥逆，人事昏沉，喉鸣发热。脉之，洪滑而歇止。症已危甚，勉力用方，二陈加南星、枳实以导其痰，四物以养其血，佐以牙皂、姜汁、竹沥，二剂，痰喘渐轻。六剂，人事清爽。改用参、术、归、芍，大补气血而安。

李翠岩，年近七旬，肥盛多劳。一日，行至门外，视一人如两人，一路如两路，一门如两门，不知从何处入，遂卒然仆倒。扶归，懒于言语，尚能道其病状。咸以中风治之，投消痰搜风十余剂，遂冷汗如雨，惊惕振掉，昏不知人。脉左寸浮大，按之无神，余俱迟弱而空，已神色昏沉，不能言矣。此属虚脱，宜培补正气为主，用四君加芪、归、地、芍、天麻、杜仲、牛膝、枣仁，二剂汗止，五剂能言语识人，七八剂顿愈。每剂加人参三钱，二十余剂，饮食步履如常。

马元仪治周某，神昏不语，状如中风，已半月。脉之，右虚微无力，乃阳虚之候也。胸中时满，或痴立如呆，上焦之阳不用矣。足膝无力，转侧不能，下焦之阳不用矣。诸阳既微，阴乃用事，不行温补，阴日以长，阳日以消，如气化有肃杀而无阳和，物其能久乎。遂与附桂理中汤，大培元气，半月而神始清，便乃行，一月而食渐进，足可履。兼进八味丸，调理而安。

冯楚瞻治张铨部，先年以焦劳，遂得怔忡耳鸣诸症。医以痰治，涌出痰涎斗许，复用滚痰丸，痰势虽清，精神内夺，初秋卒倒僵仆，痰涌齁鼾，目窜口开，手足强直，自汗如雨，危甚。脉之，六部皆豁大无伦，其候欲脱，刻不容缓矣。乃用人参三两，白术二两，附子五钱，浓煎灌之。日三剂，按时而进。服后，脉势渐敛，身热渐和，溃汗渐收。次日，仍用前方，日二服，夜一服。至三日，诸症渐减，僵仆不省如故，此工夫未到，故标症稍平，而元神未复也。仍照前服，服后必灌浓米汁半钟，以保胃气，助药力。或有劝入风药者，曰：保之不暇，敢散之乎？有劝加痰药者，曰：保之实难，敢消之乎？有劝入清火者，曰：尤误矣。元阳欲脱，挽之犹恐不及，敢清之乎？余之重用白术、附子者，既壮人参培元之力，而消痰去风息火之义已在其中。若稍涉标治，则虚证蜂起，势益难矣。违众勿用。三日所用人参计三十五两，附子六两，白术二十四两。至晚间，忽能言语，稍省人事，进粥半碗而睡，其齁鼾目窜诸症仍在。蚤间阳分，用大补心脾气血之药，如枣仁、当归、白术、白芍、茯神、远志、人参、桂圆、五味之类。下午阴分，用八味汤冲人参浓汁。服之六七日后，诸症渐平。每日人参尚用四五两，后蚤间，以生脉饮送八味丸，加牛膝、杜仲、鹿茸、五味子四五钱。日中，加减归脾与八味汤，照前煎服。日渐轻强，饮食倍进，一月而起。大凡治危笃症候，全在根本调理得力，自然邪无容地。先哲云，识得标，只取本，治千人，无一损也。

谭掌科，年六十余，卒然晕仆，痰涎涌盛，不省人事。顷之，吐痰碗许，少苏。长班用力拥之舆中，挟其两腿而归。医与疏风清热豁痰，旬余痰涎不减，烦躁倍常，头痛、腿疼更甚。脉之，两寸甚洪大，两尺右关甚沉微。此孤阳独亢于上，弱阴不能敛纳，且中宫脾土亦虚，阳无退藏之舍，上浮颠顶，为胀为疼。宜壮水以制之，培土以藏之，补火以导之，佐以滋肺清金，以成秋降之令，则收敛蛰藏。熟地八钱为君，乳炒白术五钱为臣，米炒麦冬三钱为佐，制附子一钱五分为使，煎成，另用人参五钱，熬汁冲服，头疼顿减，诸症渐痊。但腿痛如故，盖长班用力挟之而伤也，视之，五指之痕在焉。此外因当外治，用猪肘生精肉捣烂，入肉桂细末，葱白、食盐和匀，厚罨患处而安。后因素患晨泻，饮食不甘，令早晨空心参汤送八味丸。午间，食前以炒黄白术三十两、制附子三两，共熬成膏，人参细末六两，收成细丸，白汤吞下三钱。半月后，脾胃顿强，精神倍长。

景氏妇，年近五旬，中风已五六日，汗出不止，目直口噤，遗尿无度。或以为坏症。脉之，虽甚微，而重按尚有不疾不徐自然之势，此即胃气也。乃曰：遗尿本属当时脱症，故不治。若多日，安得不尿，且坐视数日而不脱，断非绝症也。投以参附汤二三剂渐苏，重服温补而愈。

金教谕，夏月壮热头疼咳嗽。医谓感冒，用羌、前、苏、橘、半、枳之类，未终剂，头疼如破，舌强不清，溃汗粘手，左臂麻木，神气不堪，脉洪大，空缓而无力。知为气虚类中，误投发散，当此疏泄之时，几成脱症。与熟地一两二钱，麦冬三钱，炒白术四钱，牛膝二钱四分，五味子八分，制附子一钱五分，人参八钱另煎冲服，日三剂，不五日全安。时有李庠生，同日得病，症候无异，一剂发散，汗出彻夜，次日死矣。

张路玉治春榜赵明远，平时六脉微弱，患中风，经岁不痊。诊之，左手三部弦大而坚，知为肾脏阴伤，壮火食气之候。且人迎斜内向寸，又为三阳经满溢入阳维之脉，是不能无颠仆不仁之虞。右手三部浮缓，而气口以上微滑，乃痰涌于膈之象。以清阳之位，而为痰气占据，未免侵渍心主，是以神识不清，语言错误也。或者以其兼口角微涎，目睛恒不易转，以为邪在经络，用祛风导痰之药，不知此本肾气不能上通于心，心脏虚热生风之症，良非风燥药所宜。或者以其小便清利倍常，为肾气虚，而用八味壮火之剂，不知此症虽虚，而虚阳伏于肝脏，所以阳事易举，饮食易饥，又非益火消阴药所宜。或者以其向患休息久痢，大便后常有痰红渍沫，而用补中益气，不知脾气陷于下焦者，可用升举之药，此阴虚久痢之余，有何清气在下？若用升、柴，升动肝肾，虚阳鼓激膈上痰饮，能保其不为喘胀逆满之患乎？今与河间地黄饮子，助其肾，通其心，一举而两得之。但不能薄滋味，远房室，则药虽中病，终无益于治疗也。惟智者以善调摄为第一义。

侍卫金汉光妾中风，四肢不能举动，喘鸣肩息，声如曳锯，不能着枕，寝食俱废半月余。脉之数大，按久无力，尺内愈虚，以上皆右手寸关也。至于左手，关尺弦数，按之渐小，惟寸口数盛。或时昏眩烦乱，所服皆二陈、导痰，杂以秦艽、天麻之类不应。又与牛黄丸，痰涎愈逆，危殆益甚。因以六君子或加胆星、竹沥，或加黄连、当归，甫四剂，喘顿除。再二剂，饮食渐进，堪就枕。又四剂，手足运动。十余剂后，可徐行矣。

汉川令顾莪在夫人，高年气虚痰盛，所以抑郁，忽然下体堕床，舌强不语，肢体不遂。以是日曾食湿面，医用消导不应，转增困惫，人事不省，头项肿胀。诊之，六脉皆虚濡无力，医犹谓大便六七日不通，拟用攻下。张曰：脉无实结，何可妄攻？且病人素有脾病，大便常五六日一行，而艰苦异常。乃令先试以糜饮，以流动肠胃之枢机，日进六君子汤，每服用人参二钱，煎成顿热，分三次服。四剂后，大便自通。再四剂，自能起坐，数日间可扶掖徐行。因戒其左右，慎防步履，以病人气虚痰盛故也。

吕东庄治沈凝芝内人，时当就卧，忽作寒热，至夜半，即不能言，喘急。或以为感伤，或以为气逆痰结，用乌药顺气散不效。诊之，声如曳锯，手撒遗尿，口开不能言，有汗如雨，曰：此类中风也。已伤脏，不可治矣。凝芝曰：即无救理，应用何药？曰：初发即当用易简附子散，今无及矣。乃自进之，喘声忽止，且稍发语，疑尚可救。曰：五脏俱绝，今得参、附，气少苏耳，终无济也。果三日而殁。

韩贻丰治司空徐元正风气，满面浮虚，口角流涎不已，语含糊不能出喉，两腿沉重，足趑趄不克逾户限。脉之，曰：此症非针不可。遂呼燃烛，举手向顶门欲用针。徐公及其令孙皆大惶骇云：此处安可用火攻？强之再三，终究不允而罢。后闻韩之针颇神，复邀，与针百会、神庭、肾门、命门、环跳、风市、三里、涌泉诸穴道，俱二十一针。方针之初下也，以为不知当作如何痛楚，及药爇气氤氲，不可名状，连声赞叹，以为美效。积久周身之病，一时顿去。《神针心法》。

柴屿青治考功吴景星太翁，卒中昏愦，满面油光，两关弦紧，投以附子理中汤。次日，心中明白，面上浮光即敛。调理数月而康。

蓟州牧杨芋，丙寅春，五旬余，卒中肢废，口不能言，大小便难，中府而兼中脏也。初进通幽汤不应，加大黄、麻仁，二剂始通，舌稍转动。又用加减大秦艽汤，数剂始能言，但舌根尚硬。后用地黄饮子，及参、芪、术等兼服，舌柔胃强，左手足尚不能举动。此由心境不堪，兼之参饵调服也。今庚午秋，闻其在楚，已痊愈。

大司寇阿年已七旬，偶患胃痛延治，至则其势已减，其六脉平和，两尺神完气足。如此禀厚者，不可多见。乃以曾经口眼喎邪，至今面部微有不正为患，曰：阳脏之脉，前因心火暴盛无制，遂流经络而然，惟有壮水之主，以镇阳光，常服丸剂，可保期颐。

薛立斋治靳太师夫人，先胸胁胀痛，后四肢不遂，自汗如雨，小便自遗，大便不实，口紧目瞤，饮食颇进十余日。或以为中脏。曰：非也。若风既中脏，真气将脱，恶症已见，祸在反掌，安能延至十日？乃候其色，面目俱赤而或青。诊其脉，左三部洪数，惟肝尤甚。乃知胸乳胀痛，肝经血虚，肝气否塞也。四肢不收，肝经血虚，不能养筋也。自汗不止，肝经血热，津液妄泄也。小便自遗，肝经热甚，阴挺失职也。大便不实，肝木炽盛克脾土也。用犀角散四剂，诸症顿愈。又用加味逍遥散调理而安。后因郁怒，前症复作，兼发热吐呕，饮食少思，月经不止，此木盛克土，而脾不能摄血也。用加味归脾为主，佐以逍遥散而愈。后每遇怒，或睡中手搐搦，复用前药愈。

大参朱云溪母，于九月忽仆地，痰壅不省人事，唇口喎邪，左目紧小。或用痰血之剂，其势稍缓。至次年四月初，其病复作，仍进前药，势亦渐缓。至六月终，病乃大作，小便自遗，或谓风中于脏，以为不治。诊之，左关洪弦而数，此属肝火血燥也。遂用六味丸加五味、麦冬、芎、归，一剂而饮食顿进，小便顿调。随用补中益气加茯苓、山栀、钩藤、丹皮而安。至十月，复以伤食，腹痛作泻，左目仍小，两关尺脉弦洪鼓指，以六君加木香、吴茱、升麻、柴胡，一剂而痛泻俱缓。以六君加肉果、故纸，一剂诸脉顿平，痛泻俱止。夫左关弦洪，由肝火血燥，故左目燥小；右关弦洪，由肝邪乘脾，故唇㖞口邪，腹痛作泻；二尺鼓指，由元气下陷。设以目紧口㖞，误作中风，投以风药；以腹痛泄泻，误作积滞，投以峻攻，复耗元气，为害甚矣。以阳虚恶寒，围火过热，致增痰喘，误服寒剂而卒。

一妇人，因怒仆地，语言謇涩，口眼㖞邪，四肢拘急，汗出遗溺，六脉洪大，肝脉尤甚。皆由肝火炽盛，盖肝主小便，因热甚而自遗也，经云：肝虚者善溺。用加味逍遥散加钩藤，及六味丸寻愈。亦可入气厥。

一妇人经行，口眼㖞邪，痰涎壅盛。此血虚而肝火动，用加味逍遥散加丹皮，治之寻愈。后因饮食停滞，日吐痰涎。此脾气虚，不能摄涎归经也，用六君子二十余剂而安。

一妇人因怒，口眼㖞邪，痰涎上涌，口噤发搐。此脾肺气虚而肝木旺，用六君子加木香、钩藤、柴胡，治之渐愈。又用加味归脾汤调理而安。

一妇人，元气素虚，劳则体麻发热，痰气上攻。或用乌药顺气散、祛风化痰丸之类，肢体痿软，痰涎自出，面色痿黄，形体倦怠，而脾肺二脉虚甚。此气虚而类风，朝用补中益气汤，夕用十全大补汤，渐愈。又用加味归脾汤调理寻愈。

一妇人，口眼㖞邪，四肢拘急，痰涎不利而恶风寒，其脉浮紧。此风寒客于手足阳明二经，先用省风汤二剂，后用秦艽升麻而愈。

王海藏云：某黄门，卒中风，病发时服紫菀丸，泄出恶脓四升，赤黄水一升，一肉虫如乱发，愈。方见痨风门。

姚僧垣治大将军乐平公窦集，暴感风疾，精神瞀乱，无所知觉。诸医先视者，皆云已不可救。僧垣后至，曰：困则困矣，终当不死。若专以见付，当为治之。其家欣然，请受方术。僧垣为合汤散，所患即瘳。大将军永世公叱伏列椿，时苦痢疾而不废朝谒。燕公尝问僧垣曰：乐平、永世俱有痼疾，若永世差轻。对曰：夫患有浅深，时有克杀。乐平虽困，终当保全；永世虽轻，必不免死。谨曰：君言必死，当在何时？对曰：不出四月。果如其言，谨叹异之。《周书》。

高祖亲戎东征，至河阴遇疾，口不能言，脸垂覆目，不复瞻视，一足短缩，又不得行。僧垣以为诸脏俱病，不可并治。军中之要，莫先于语。乃处方进药，帝遂得言。次又治目，目疾便愈。末乃治足，足疾亦瘳。比至华州，帝已痊复。同上。

李季虬曰：予乙卯春，正月三日，忽患口角歪邪，右目及右耳根俱痛，右颊浮肿。仲淳曰：此内热生风及痰也。治痰先清火，清火先养阴，最忌燥剂。苏子、橘红、天冬、花粉、鲜沙参、甘菊花各三钱，贝母、白芍各四钱，麦冬五钱，甘草七分，天麻一钱，连翘二钱，加竹沥、童便各半杯，霞天膏四五钱，日服二剂。初四至初九日，加生地三钱；初十加牛膝四钱，黄檗二钱；十三日去连翘，加石斛三钱五分，五味子七分，扁豆二钱，干葛八分；十八日去连翘、天麻、干葛、扁豆，加莲肉四十粒。二十二日定方：天冬、甘菊、沙参各三钱，麦冬、生地、牛膝各五钱，炙草一钱，贝母、苏子、橘红、花粉各二钱，枣仁六钱，五味八分、莲肉四十粒。二月十二日定方：天冬、茯苓、贝母、沙参各三钱，麦冬、枣仁、牛膝各五钱，苏子、橘红、甘菊各二钱五分，黄檗、甘草各一钱五分，花粉、玄参各二钱，五味七分，生地、白芍各四钱，莲肉六十粒。十日后，去花粉，后又去玄参，加石斛三钱。至五月尽，病始痊愈。前方中曾加参二钱，服二剂反觉浮大上升，即去之。先时合成丸药，病中仲淳以为可服。方用人参十两，乳浸，饭上蒸；五味子十两，蜜蒸烘干；山萸八两；沙蒺藜十二两，半炒为末，一半打糊和药；巴戟天八两，以甘菊花、枸杞子同酒浸蒸晒干；莲须六两；枸杞子十二两；川牛膝十两；酒蒸天冬六两；莲肉十二两；炒白茯苓八两；黄檗四两；蜜炙砂仁二两；生地十二两；鹿角霜十二两，酥拌炒如飞面；鹿茸六两；菟丝子末八两；甘菊花六两。炼蜜和蒺藜糊，和丸桐子大。每服六钱，空心饥时各一服，淡盐汤送下。过百日后，更定丸方：黑芝麻三斤，桑叶酒拌蒸晒三斤，何首乌九蒸九晒三斤，苍术黑豆拌蒸三次二斤，牛膝如蒸苍术法二斤，甘菊花二斤，大生地三斤，天冬酒蒸二斤，柏子仁二斤，枸杞子二斤。

沈明生治潘子芬，躯干魁梧，素无恙。然室多姬妾，且纵饮，皆致疾之媒也。乙巳夏，忽患类中风，项强胸满，不良于行，说举足即觉首重而欲仆地。或知其嗜酒及内，病由上盛下虚，即用参、附峻补，治久转剧。诊之，六部沉滑有力，殊非肾家不足之象。然病人舍补而别商，则纷然辨难，弃不用矣。因语之曰：病本不足，更无可疑，但补虚而不去病，甚于攻克也，今当分途治之。汤剂以补虚，吾立方而君自制服丸剂以去病。则有家秘神方，未可明告，奉馈服之两旬，必奏殊功。潘以刻期甚迩，欣然见从。煎方以六君、理中加减，而不用附子，别制大剂消痰丸，服十日而项强若失，陆续去痰积稠粘甚多。潘惟恐其虚，复生犹豫。乃谓之曰：大便虽行，神气日旺，况有参、术以培补养脾元，何虑之有？去痰莫如尽，此之谓也。勉其尽剂，果越两月而步履复康矣。

黄锦芳治曹姓儿，年十余岁，脉伏不见，牙关紧急，口不能言，手足俱厥，口红而燥，大便数日不解，手足牵引不伸，并有痛楚不可着手之象。知其素有内热，被暴风寒邪束其筋骨，不急为之里外双解，无以救其卒暴之厄。用吹药以开其关举，方用麻黄、防风各一钱，细辛三分，牙皂一钱，桂枝二钱，以解其外；杏仁十粒，乌药一钱，枳实八分，川厚朴二钱，黄连五分，大黄三钱，以通其内。服二剂，手足颇活，大便未行，口有臭气，舌有燥胎，脉微见，身有潮热。原方加干葛、黄芩，服之厥退，手足皆热，大便顿解而愈。

徐灵胎曰：今之患中风偏痱等病者，百无一愈，十死其九。非其症不治，皆医者误之也。凡古圣定病之名，必指其实，名曰中风，则其病属风可知。既为风病，则主病之方，必以治风为本，故仲景侯氏黑散、风引汤、防己地黄汤，及唐人大小续命汤，皆多风药，而因症增减。盖以风入经络，则内风与外风相煽，以致痰火一时壅塞，惟宜先驱其风，继清痰火，而后调其气血，则经脉可以渐通。今人一见中风等症，即用人参、熟地、附子、肉桂等纯补、温热之品，将风火痰热，尽行补住，轻者变重，重者即死。或有元气未伤，而感邪浅者，亦必迁延时日，以成偏枯永废之人。此非医者误之耶？或云邪之所凑，其气必虚，故补正即所以驱邪，此大谬也。惟其正虚而邪凑，尤当急驱其邪，以卫其正。若更补其邪气，则正气益不能支矣。即使正气全虚，不能托邪于外，亦宜于驱风药中少加扶正之品，以助驱邪之力，未有纯用温补者。譬之盗贼入室，定当先驱盗贼，而后固其墙垣。未有盗贼未去，而先固其墙垣者。或云补药托邪，犹之增家人以御盗也。是又不然。盖服纯补之药，断无专补正不补邪者之理，非若家人之专于御盗也。是不但不驱盗，并助盗矣。况治病之法，凡久病属虚，骤病属实。所谓虚，谓正气虚也；所谓实者，谓邪实也。中风乃急暴之症，其为邪实无疑。天下未有行动如常，忽然大虚而仆者，岂可不以实邪治之哉？其中或有阴虚阳虚，感热感寒之别，则于治风方中，随所现之症加减之，汉唐诸法俱在，可取而观也。故凡中风之类，苟无中脏之绝症，未有不可治者。余友人患此症者，遵余治法，病一二十年而今尚无恙者甚多。惟服热药者，无一存者矣。

徐灵胎曰：病有一定之传变，有无定之传变。一定之传变，如伤寒太阳传阳明，及《金匮》见肝之病，知肝传脾之类。又如痞病变臌，血虚变浮肿之类，医者可预知而防之。无定之传变，或其人本体先有受伤之处，或天时不和又感时行之气，或调理失宜更生他病，则无病不可变，医者不能预知而为防者也。总之，人有一病，皆当加意谨慎，否则病后增病，则正虚而感益重，病亦变危矣。至于既传之后，则标本缓急，先后分合，用药必两处兼顾，而又不杂不乱，则诸病亦可渐次平复，否则新病日增，无所底止矣。至于药误之处，正复多端，或过于寒凉而成寒中之病，或过服温燥而成热中之病，或过于攻伐而元气大虚，或过于滋润而脾气不实，不可胜举。近日害人最深者，大病之后，邪未全退，又不察病气所伤何处，即用附子、肉桂、熟地、麦冬、人参、白术、五味、萸肉之类，将邪火尽行补涩。始若相安，久之气逆痰升，胀满昏沉，如中风之状，邪气与元气相并，诸药无效而死。医家病家，犹以为病后大虚症所致,而不知乃邪气固结而然也。余见甚多,可不深戒?

尤在泾曰:中风者,风从外入,天地之邪气也;类中风者,风自内生,肝脏之厥气也。肝之生气,暴而病速。肝气既厥,诸气从之,诸液又从之。诸气化火,诸液化痰,辐凑上焦,流溢经络,如风雨之骤至,如潮汐之骤涌,而不可当也,岂特如景岳所谓气血虚败而已哉。昔贤于此症,或云火,或云痰,或云气虚,诚俱有之。余惜其终属模糊而未肯綮也。热风,热化为风也。患人头目昏眩,口痛鼻燥,热气出,微恶风,时时有热是也。是虽辛凉,不能解之。孟诜说:患热风人,宜食牛乳,谓其气味甘寒而性濡润,能使肌热除而风自熄。求之草木,芦根、蔗浆、梨汁之属,性味相似,亦《内经》风淫于内,治以甘寒之旨也。肝阳化风,逆行脾胃之分,液聚成痰,流走肝胆之络,左体麻痹,心膈痞闷,所由来也。而风火性皆上行,故又有火升、气逆、鼻衄等症。此得之饥饱劳郁,积久而成,非一朝一夕之故矣。治法清肝之火,健脾之气,非旦夕可图也。羚羊角、橘红、白术、枳实、天麻、半夏、茯苓、甘草、麦冬。

张石顽治一人,汗出偏沮,脉来不柔,时自歇止。肝阳有余,而胃阴不足,于是稠痰浊火,扰动于中,壅滞于外。目前虽尚安和,然古人治未病,不治已病,智者见微知著,自当加意调摄为佳。人参、石斛、南枣、半夏、茯苓、炙草、麦冬、丹皮、小麦。

黄履素曰:三生饮,施于中风之寒证妙矣。或有虚火冲逆,热痰壅塞,以致昏瞶颠仆者,状类中风,乌、附非所宜服。立斋治王进士虚火妄动,挟痰而作,急灌童溺,神思便爽。案见江选。予从弟履中,年方强仕,以劳心忧郁,忽然昏瞶,痰升遗溺,眼斜视,逾时不醒,竟类中风,灌以童便而苏。此等皆火挟痰而作,断非三生饮可投,并姜汤亦不相宜。雄按:不但三生饮不可服,虽当归、枸杞之类亦不宜用。余治顾听泉案可参。同一卒然昏瞶,而所因不同,须细审之。《太平广记》载梁新见一朝士,诊之曰:风痰已深,请速归去。其朝士复见鄚州高医治,赵鄂诊之,言疾危与梁说同。惟云只有一法,请啖沙梨,不限多少,咀嚼不及,绞汁而饮。到家旬日,依法治之而愈,此亦降火消痰之验也。雄按:《资生经》亦云:凡中风,由心腹中多大热而作也。

徐灵胎曰:天下卒死之人甚多,其故不一。内中可救者十之七八,不可救者仅十之二三。惟一时不得良医,故皆枉死耳。夫人内外无病,饮食行动如常,而忽然死者,其脏腑经络,本无受病之处,卒然感犯外邪,如恶风秽气,鬼邪毒厉等物,闭塞气道,一时不能转动,则大气阻绝,昏闷迷惑,久而不通,愈聚愈塞,如系绳于颈,气绝则死矣。若医者知其所犯何故,以法治之,通其气,驱其邪,则立愈矣。又有痰涎壅盛,阻遏气道而死者,通气降痰则苏,此所谓痰厥之类也。以前诸项,良医皆能治之,惟脏绝之症则不治。其人或劳心思虑,或酒食不节,或房欲过度,或恼怒不常,五脏之内,精竭神衰,惟一线真元未断,行动如常。偶有感触,其元气一时断绝,气脱神离，少顷即死。既不可救，又不及救，则卒死之最急而不可治者也。至于暴遇鬼神，适逢冤谴，此又怪异之事，不在疾病之内矣。

定风酒，补血息风。凡病虚风病者，饮之辄愈。且药味和平，衰年者频服，甚有裨益，而无流弊，真妙方也。天冬、麦冬、熟地、川芎、五加皮、牛膝、秦艽各五钱，川桂枝三钱，绢袋盛之，汾酒二十斤，净白蜜、赤砂糖、陈米醋各一斤。搅匀，浸以瓷坛，豆腐皮封口，压以巨砖，煮三炷香，取起，埋土中七日可饮矣。

至宝丹，治中恶气绝，中风不语，中诸物毒，热役烦躁，气喘吐逆，难产闷乱，死胎不下。以上并用童便一合，生姜自然汁四五滴，和温化下，三丸至五丸神效。又治心肺积热呕吐，邪气攻心，大肠风秘，神魂恍惚，头目昏眩，口干不眠，伤寒狂语，并皆治之。又治小儿诸痫，急惊心热，卒中客忤，不得眠，烦躁，风涎搐搦。每二岁儿服二丸，人参汤。徐灵胎曰：此安神定魄必备之方，真神丹也。暹罗犀角镑，朱砂研水飞，观音面者佳，雄黄研水飞，琥珀研水飞，玳瑁镑各一两，牛黄五钱，麝香研，龙脑研各一钱，金、银各五十张，水安息香一两，无灰酒熬膏，如无，以旱息香代之。上将生犀、玳瑁为末，入余药研匀，将安息香膏重汤煮凝，后入诸药，搜和成剂，丸如桐子大，参汤化下三丸至五丸。《本事方》中人参、南胆星、天竺黄。王晋三曰：此治心脏神昏，从表透里之方也。犀角、玳瑁、牛黄、琥珀，以有灵之品，内通心窍；朱砂、雄黄、金银箔，以重坠之药，安镇心神；佐以龙脑、麝香、安息香，搜剔幽隐诸窍。故热入心包络，舌绛神昏者，以此丹入寒凉汤药中用之，能驱阴起阳，立展神明，有非他药之可能及。若病起头痛而后神昏不语者，此肝虚魄升于顶，当用龙骨牡蛎救逆以降之，又非至宝丹所能苏也。

叶天士治吕某案曰：阳邪袭经络而为偏痱，血中必热，艾灸反助络热，病剧废食。清凉固是正治，然柔剂不致伤血，且有息风功能。犀角、羚羊角、生地、元参、连翘、橘红、胆星、石菖蒲。徐灵胎曰：方论俱佳。

华岫云曰：凡肢体拘挛，半身不遂，口眼歪斜，舌强言謇，此本体先虚，风阳挟痰火壅塞，以致营卫脉络失和。治法，急则先开关，继则益气充血，盈脉络通利，则病可痊愈。徐灵胎曰：此数语是总诀。

厥

孙兆、杜壬同诊仁宗最宠贵妃。一日食次，忽仆倒，遍身卒冷。急奏上。上乃急召孙、杜。既至，奏曰：不妨，此乃气厥尔，少顷吐即复苏也。御坐良久，果吐而苏。上问因何以得知？二人并奏曰：此贵妃方因忧怨气上逆，与食相并，故如此。

吐即气透，故复苏也。上问妃有何事如此？妃对曰：陛下无嗣，臣妾不能为陛下生皇嗣，所以自怨，气忽上逆，至惊动圣驾。上曰：朕亦自责，乃劳汝致病耶。因嘉奖孙、杜之能，良久曰：二卿今之非良医也耶？《医学纲目》。

于敖青衣为崔侍御所得，忽暴死。梁革曰：此非死，乃尸厥也。刺心及脐下数处，衣以单衣，卧床上，缚其手足，置微火于床下，稍苏，以葱粥灌之，青衣遂活。徐应秋云：凡病尸厥，呼之不应，脉伏者死，脉反大者死。

窦材治一人，因大恼悲伤得病，昼则安静，夜则烦闷，不进饮食，左手无脉，右手沉细。世医以死症论之，窦曰：此肾厥病也，因寒气客肝肾二经。灸中脘五十壮，关元五百壮，每日服金液丹、四神丹。至七日，左手脉生，少顷，大便下青白脓数升许，全安。此由真气大衰，非药能治，惟艾火灸之。原注：此症非灸法不愈，非丹药不效。二者，人多不能行，医人仅用泛常药以治，其何能生？

一妇人，产后发昏，两目涩，面上发麻，牙关紧急，两手拘挛，窦曰：此胃气闭也。亦由肝气上逆，胃气结而成厥。胃脉挟口环唇，出于齿缝，故见此症。令灸中脘五十壮，即日愈。原注：若产后血厥，仓公白微汤。

一妇人，时时死去，已二日矣。凡医作风治之，不效。窦与灸中脘五十壮而愈。此即尸厥。

张子和治一人，痰厥不知人，牙关紧急。诸药不能下，候死而已。张见之，问侍病者曰：口中曾有涎否？曰：有。遂先以防风、藜芦煎汤，调瓜蒂末灌之。口中不能下，乃取长蛤甲，磨去刃，以纸裹其尖，灌于右鼻窍中，嘓然下咽有声，复灌其左窍亦然，曰：可治矣。良久，涎不出，遂以砒石一钱，又投之鼻中，忽偃然仰面，似觉有痛，斯须作哕，吐胶涎数升，颇腥。砒石寻常勿用，以其病大，非此莫能用动，然无瓜蒂，亦不可便用，宜消息之。大凡中风痰塞，往往止断为风，专求风药，灵宝、至宝，误人多矣。故刘河间治风，舍风不论，先论二火也。

常仲明之妻，每遇冬寒，两手热痛。张曰：四肢者，诸阳之本也。当夏时，散越而不痛，及乎秋冬，收敛则痛。以三花神祐丸大下之，热遂去。此热气厥也。

张叟，年六十余，病热厥头痛，以其用涌药，时已一月间矣。加之以火，其人先利，年高身困，出门见日而仆，不知人。家人惊惶，欲揉扑之。张曰：大不可扰。续与西瓜、凉水、蜜雪，少顷而苏。盖病大年高，涌泄则脉易乱；身体内有炎火，外有太阳，是以跌仆。若更扰之，便不救矣。惟安神定思，以凉水投之，待之以静，静便属水，自然无事，临症者当谙练也。

常明仲之子，自四岁得风痰疾，至十五岁转甚，每月发一两次，发必头痛，痛则击数百拳，出黄绿涎一两盏方已。比年发益频，目见黑花，发则昏不知人，厥也。三四日方苏。诸医皆用南星、半夏化痰之药，终无一效。偶遇张于滮水之南乡，以双解散发汗，次以苦剂吐痰，病去八九。续以分消剂平调，自春至秋，方获全愈。

庄一生治金坛庠友张逢甫内人，方食时触暴怒，忽仆地，气遂绝。一医用皂角灰吹鼻中不嚏，用汤药灌之不受。延至午夜，谓必不治，医遂告去。急叩庄，过视之。六脉尚有，独气口沉伏，细寻之，滑甚，曰：肝木之气，逆冲入胃，胃中素有痰，致痰夹食，闭住胃口，气不得行而暴绝也。但历时久，汤药不入矣。急宜吐之可活，所谓木郁则达之。亟令覆其身，垂首向床下，以鹅翎蘸桐油，启齿，探入喉中，展捎引吐，出痰与食才一口，气便稍通。再探吐至两三口，便觉油臭，以手推拒，但不能言。庄曰：无妨矣。知其体怯，不宜多吐，急煎枳橘推荡之药灌之，尽剂而苏。后以平肝和胃药调理数剂复故。此因暴怒，怒则气上逆，痰因气壅，故现斯症耳。所谓尸厥也。治厥往往有误，予故表其症以示后来云。《广笔记》。

季虬曰：太学朱方仲内人，禀赋极弱，兼之作劳善怒，内热怔忡，胆虚气怯，已三四年矣。壬申夏，忽发厥冒，痰气上升，则两目上窜，手足发搐，不省人事。初时一日一发，三四日后则连发不止，日夜几百次。牛黄竹沥，遍尝不效。予计已穷，意欲用参、附峻补，因其时常口渴，大便不通，不敢轻投。适一友至，极赞其决，谓非附不可。强用附子二钱，人参六钱，作一剂投下。午后进药，黄昏发大热，烦躁渴甚，不两日毙矣。此固非用附子而然，第症候决不宜用，侥幸之想，毋漫试也。同上。

张意田乙酉岁治一人，忽患泄泻数次，僵仆不省，神昏目瞪，肉瞤口噤，状若中风。脉之，沉弦而缓，手足不冷，身强无汗，鼻色青，两颐红，此肝郁之复也。用童便慈葱热服，稍醒。继以羌活、防风、柴胡、钩藤、香附、栀子之属，次用天麻白术汤加归、芍、丹、栀而愈。或问肝郁之复，其故云何？曰：运气不和，则体虚人得之。本年阳明燥金司天，金运临酉为不及，草木晚荣。因去冬晴阳无雪，冬不潜藏，初春乘其未藏，而草木反得早荣矣。燥金主肃杀，木虽达而金胜之，故近日梅未标而吐华，密霰凄风、交乱其侧，木气郁极，则必思复。经所谓偃木飞沙，筋骨掉眩，风热之气，陡然上逆，是为清厥。今其脉沉弦而缓，乃风木之热象。因审量天时，用童便、慈葱，使之速降浊阴，透转清阳，则神气自清；用羌、防等，以舒风木；香附、栀子，解汗而清郁火。再用天麻白术汤加归、芍、丹、栀，培土清火，畅肝木以成春。虽不能斡旋造化，亦庶几不背天时也已。

李东垣治中书某，脚膝尻腰皆冷，脉沉数有力，用黄檗滋肾丸，再服而愈。

汪石山治一人，卒厥暴死，不知人。先因微寒，数发热，面色萎黄，六脉沉弦而细，知为中气久郁所致，与人参七气汤一服，药未热而暴绝。汪令一人紧抱，以口接其气，徐以热姜汤灌之，禁止喧闹移动，否则气绝不返矣。有顷果苏，温养半月而安。不特此症为然，凡中风、中气、中寒、暴厥，俱不得妄动，以断其气。《内经》明言气复返则生，若不谙而扰乱之，使其气不得复，以致夭枉者多矣。俱不得妄动是要法。

遇卒暴病者，病家医士皆宜知此。盖暴病多火，扰之则正气散而死也。予女年十八，忽暴厥，家人不知此，群集喧哄，又扶挟而徙之他所，致苏而复绝，救无及矣。今录张、汪二案，五内犹摧伤也。

盛用敬治一妇卒厥，昏昏若醉梦，手足筋牵。盛诊之，六脉俱脱。忽有麻衣者在侧，问其人，则病者之婿也。问其服，妻之服也。问其妻子，死仅半月，死以产后症。忽悟曰：此病必忧郁所致。以木香流气饮投之，一服而瘥。《吴江县志》。

陆怡，华亭人，善医。汴人段氏客比邻，一夕溘死。怡取马枥去底，置大釜上，界死者纳之，蒸以葱药。及旦，皮腐而气复。《江南通志》。

孙文垣治丁耀川长姐，常患晕厥，诸风掉眩，俱属于肝。吐痰碗许乃苏，痰因火动。一月三五发。后又口渴，五更倒饱，二字新。肠鸣，腹疼泄泻，小水短涩，咳嗽。皆肝火为患。脉之，两寸濡弱，两关滑大。此中焦痰积所致也，却是标病。先与二陈汤加苍术、山楂、麦芽以健脾为臣，以白芍止痛为君，以滑石、泽泻引湿热从小便出为佐，黄芩为裨佐张致十帖，二阴之痛俱止。前未叙明。改以六味、知、柏、牛膝而愈。

按：此女之病，禀母气也。予常见父母有肝病者，其子女亦多有之。兹病厥亦肝病也。其母病，甚在二阴。见郁症门。

白仰云令眷，每触怒即晕厥，必闭门合目静坐，不令人在旁，可见此病不宜扰之。手足皆冷，汗出如雨，气息俱微，越一时许，苏如常。原以项瘰疬，多服女医、斑猫等毒药，致脾胃损，元气亏也。年三十八，未尝生育。欲睡则腿必捶敲，即睡则心常惊跳。经将行，小腹先疼二日，色紫有块，以上无非肝病。惟肌肉饮食如常人。脾胃不病。诊之，两寸短弱，左关大而有力，右关滑，左尺滑，右尺沉微。据脉，肺气虚，肝木实，胃土实，胃中有痰之症也。木热则流脂，断无肝火盛而无痰者，不必责诸胃也。用六君子汤加丹参、酒连、青皮，外与真珠母丸及独活汤调理而安。二方出《医学纲目》。

龚子才治刘司寇，患卒倒不省人事，口眼相引，手足战掉。一医作风治，一医以痰火治，俱罔效。诊之，六脉沉数，气口紧。此非风非痰，乃气夹食也。其家人始悟曰：适正食之际，被恼怒所触，遂致如此。用行气香苏散加木香、青皮、山楂即愈。《万病回春》。

喻嘉言治吴添官生母，时多暴怒，致经行复止。入秋以来，渐觉气逆上厥，如畏舟船之状，动则晕去，久久卧于床中，时若天翻地覆，不能强起，百治不效。因用人参三五分，略宁片刻。最后服至五钱一剂，日费数金，至家财尽费，病转凶危，大热引饮，脑间如刀劈，食少泻多，已治木矣。喻诊之，谓可救。盖怒甚则血菀于上，而气不返于下者，名曰厥巅疾。厥者逆也，巅者高也。气与血俱逆于高巅，故动辄眩晕也。又上盛下虚者，过在足少阳。足少阳胆也，胆之穴，皆络于脑。郁怒之火，上攻于脑，得补而炽，其痛如劈，同为厥巅之疾也。风火相煽，故振摇而蒸热；木土相凌，故艰食而多泻也。于是会《内经》铁落镇坠之意，以代赭石、龙胆草、芦荟、黄连之属，降其上逆之气；以蜀漆、丹皮、赤芍之属，行其上菀之血；以牡蛎、龙骨、五味之属，敛其浮游之神。最要在每剂中入生猪胆汁二枚。盖以少阳热炽，胆汁必干，亟以同类之物济之，资其持危扶颠之用。病者药入口，便若神返其舍，忘其苦口。连进数十剂，热退身凉，食进泻止，能起行数步。然尚觉身轻如叶，不能久支。因恐药味太苦，不宜多服，减去猪胆及芦荟等药，加入当归一钱，人参三分，姜、枣为引，平调数日全愈。

李士材治晏给谏夫人，先患胸腹痛，次日卒然晕倒，手足厥逆。时有医者，以牛黄丸磨就将服矣。诊之，六脉皆伏，惟气口稍动。此食满胸中，阴阳否隔，升降不通，故脉伏而气口独见也。取陈皮、砂仁各一两，姜八钱，盐三钱，煎汤以指探吐，得宿食五六腕，六脉尽见矣。左关弦大，胸腹痛甚，知为大怒所伤也，以木香、青皮、橘红、白术、香附煎服，两剂痛止。更以六君子加木香、乌药，调理十余日方瘥。

一人年五旬，荒于酒色，忽头痛发热。医以羌活汤散之，汗出不止，昏晕不省。李为灸关元十壮而醒。四君子加姜、桂，日三剂，至三日少康。因劳怒复发厥，用好参一两，熟附三钱，煨姜十片，煎服稍醒。但一转侧即厥，一日之间，计厥七次，服参三两。至明日，以羊肉羹、糯米粥与之，尚厥二三次。至五日而厥定，乃泣而问曰：可再生否？曰：脉有根蒂，但元气虚极，非数载调摄不能康也。幸其恪信坚守，两月之间，服参四斤。三年之内，煎剂六百帖，丸药七十斤，方得步履如初。亲友众多，议论杂出，此最病家大忌。若非病人信任之端，倘久而见疑，服药必怠，未有获生者也。

张路玉治顾允祥之内，暴怒伤食，喘胀逆满。怒则气上。医者误认风邪而与表药，遂昏愦，目瞪不语，呼之不省。鼓动肝邪，痰盛而厥。诊之，其脉六部涩伏，知为痰因气闭所致，本当因势利导，探吐以通其窍。缘病家畏其吐剧，遂与导痰汤加菖蒲、远志，一啜便能言语。更与前药加槟榔、铁落，得下而安。

黄履素曰：凡人精神极壮实者，偶患痰厥，可服牛黄丸立愈。余姐丈周公美，一日忽神呆目顿，顷之痰涌，手扬足掷，有类中风。不服药，次日自愈。此等禀赋，百无一二。

杨太史夫人，忽然晕倒。医以中风之药治之，不效。李诊之，左关弦急，右关滑大而软。本因元气不足，又因怒后食停。先以理气消食药进之，下黑矢数枚。急以六君子加姜汁，服四剂而后晕止。更以人参五钱，芪、术、半夏各三钱，茯苓、归身各二钱，加减调理，两月而愈。

薛立斋治一妇人，因怒发搐，呕吐痰涎，口噤昏愦，气口脉大于人迎。此气滞而食厥，用平胃散加茯苓、半夏、木香治之而苏。更以六君子汤加木香渐愈。乃去木香，又二十余剂而痊。

陆养愚治许省南，忽得暴疾，如中风状，口不能言，目不识人，四肢不举，服苏合、牛黄丸不效。或与小续命汤，反增喘急壮热，手足厥逆。或以六脉沉微，拟用附子理中汤。诊之，两寸似有似无，两关尺难以求索。此由气壅逆而然，非不足而欲脱也。按其胸，即眉为之皱；按其腹，即体为之举。询其由，因日间烦冗，无暇吃饭，至晚陪客毕，即病发。曰：饥极过饱，此食中也。昏愦不语，脉伏，皆饮食填塞清道所致。四肢不举，经谓土太过之病也。初时一吐即已，今已三日，上中下俱受病，当吐下消导并行，以分杀其势。乃先以生姜淡盐汤探之，涌痰涎汤水数碗，少顷，神思少清。诊之，寸关逼逼而来，又以棱、莪、槟、枳、橘、曲、木香、白豆蔻仁、莱菔子煎送润字丸五钱，下三四行，势大减。再诊，关尺俱见，且沉实有力，第胸腹按之犹痛，再以前方煎送润字丸二钱。四日后，方与稀粥，改用二陈，少佐归、芍以养荣血，参、术以扶胃气，木香、蔻仁以宽其未尽之痞，旬日而安。

陆肖愚治潘碧泉之妻，年近五旬，因大怒后，忽然倒仆，牙关紧急。脉之，两寸关滑大，两尺沉无。以稀涎散齐水调，撬牙灌之，吐痰盆许，少顷而苏，第人事尚未清爽。再诊，寸关稍平，两尺已起。以二陈加贝母、黄连、香附，数剂而安。

陆祖愚治郁仲开，劳心之后，复感怒气，清晨篦头未毕，忽然昏晕，四肢厥逆，口目不闭，喉声如锯，二便不利。脉之，左三部弦滑而数，右三部沉实有力。此痰厥也。先用牛黄丸姜汤化开，加牛黄一分，连灌四五丸，再用陈皮、贝母、花粉、胆星、黄芩、黄连、枳实、栝楼、前胡、桔梗、皂荚、姜汁、竹沥顿服，涌去稠痰二三碗。前方去皂荚、陈皮，加青皮，二剂行二次，其老痰俱从便出，症顿减。后用健脾清火养血消痰之剂，调理而安。

郑显夫，年六十余，因大怒，遂昏仆，四肢不用。余以怒则火起于肝，以致手足厥阴二经之气闭而不行，故神昏无知。怒甚则伤其筋络，弛纵不收，故手足不用。急以连、柏泻其上逆之火，香附降其肝气，一二日神智渐清。后以调气血、壮筋骨之剂补之，数日而安。《药要或问》《医说续编》。

朱丹溪治吕宗信，有积块，足冷至膝。用大承气汤加减下之，其块厥皆愈。积块易知，足冷为实热之厥，人或未知。入厥门。

吴洋治里人病，归自浙，四肢厥冷，六脉若无，尸寝旬余，水浆不入，众医以为死矣。洋至曰：此热厥也。乃就浴室贮盘水，水皆新汲，架板片，卧病人于其上，以青布幂四体，挹水沃之，即以水蘸病者唇，病者欲得水甚，遂尽其量而饮之，乃瘥。《太函集》。

吴桥过章祁，有人遮道告曰：汪一洋，年五十余，溲血后发热，毕召诸医。或以为伤寒，剂以发散；或以为痢后虚损，剂以补中。久之，谵语昏迷，四肢厥冷，盖不食者旬日矣。其家绝望以待尽，愿一诊之。吴曰：此热厥也，吾能活之。予以石膏黄连汤，一服而苏。再而间，五服而愈。同上。

魏玉横曰：鲍渌饮妹病厥，昏不知人，目闭鼻煽，年寿环口皆青，手足时时抽掣，自夜分至巳牌，汤水不入。脉之，大小无伦次，谓此肺金大虚，肝火上逆，火极似风之候，唯独参汤可愈，他药不必受也。参已煎，或沮之，遂不敢与。一医用菖蒲、远志以开心气，茯神、枣仁以安神，麦冬、贝母以清痰，辰砂、铁锈水以镇坠。奈药从左灌入，即从右流出，绝不下咽，群视束手。时已过晡，再视之，则面额间渐变黑色，令急灌参汤犹可活。乃以茶匙注之，至六七匙，喉间汩然有声，已下咽矣。察其牙关渐开，再以米饮一盏和参汤灌下，遂目开身动，面额青黑之气豁然消去。徐饮薄粥一瓯，起坐而愈。后尝复厥，但不甚，唯与地黄、沙参、麦冬、杞子即瘥。

顾氏女，年十六，赚有疮，三阴之病其素也。以岁暮劳于女工，胁痛发，咳嗽吐痰。一医与广、牛、荆、防、香、砂、枳、桔等三四剂，觉中脘有物如拳上顶，食不能下。又一老医，谓此痰也，其盛盈斗，必须去乃已。其方与前方同，增苍术、厚朴、竹沥、姜汁，服二剂，病益剧。延治，开岁之二日也。比至，则日死矣，无庸诊也。询死几时？曰：天黎明，忽目闭口张，挺卧僵直，呼唤不应，汤水不入。询其胸腹如何？其母按之，曰：犹暖。遂入诊，已无脉，面死白杀青，牙龈迸紫血，亦已凝冱。令曳其四肢，尚软。谓本属元虚，劳役而病，误行燥散，伤其肺金，致肝木挟痰食上逆。又加酷暴之品，遂令水涸木枯而厥冒。第痰食之厥，可一吐而醒，此阴亡阳越之厥，惟有令魂升魄降而已。今生气未绝，姑以熟地二两，杞子一两，沙参、麦冬各五钱，急煎徐灌，但虑其不下咽耳，下咽即活。乃如言，次日延诊，告以初时药不能下，以簪撬灌，久之入咽有声，今起坐耳。前方减半，入蒌仁二钱，八剂全愈。后数年出嫁，不得于姑，胁痛不卧，一医令以木香为末调服，姑不许服，竟一厥而终。

黄锦芳治李某，四肢厥逆，怦怦恶寒，肌冷如冰。黄视其面虽惨淡，而内实烦满；脉虽沉伏，而肝脉有力。此热厥也，用黄芩一钱，黄连五分，柴胡八分，枳壳八分，厚朴一钱，大黄二钱，乌梅一个，青皮五分，槟榔八分，细辛二分，服后厥回，通身大热，改用平药而愈。

卷三

痉痉症诗曰：强直反如弓，神昏似中风，痰流唇口动，瘛疭与痫同。

许叔微治一人，项强筋急不可转侧，自午后发，黄昏时定，此肝肾二脏受风也。谓此必先从足起，少阴之筋，自足至项。筋者，肝之合。日中至黄昏，阳中之阴，肺也。自离至兑，阴旺阳弱之时，故《灵宝毕法》云：离至乾，肾气绝而肝气弱，肝肾二脏受邪，故发于此时。用宣州木瓜二个，取盖去瓤，没药二两，乳香二钱半，二味入木瓜缚定，饭上蒸三四次，烂研成膏。每用三钱，入生地黄汁半盏，无灰酒二盏，暖化温服，及都梁丸服之而愈。

易思兰治宗室毅斋，年五十二，素乐酒色，九月初，忽倒地，昏不知人，若中风状，目闭气粗，手足厥冷，身体强硬，牙关紧闭。有以为中风者，有以为中气中痰者，用乌药顺气散等药俱不效。有作夹阴治者，用附子理中汤，愈加痰响。五日后召易诊，六脉沉细紧滑，愈按愈有力。曰：问此何病？曰：寒湿相搏，痉病也。痉属膀胱，当用羌活胜湿汤主之。先用稀涎散一匕，吐痰一二碗，昏愦即醒，随进胜湿汤六剂全愈。以八味丸调理一月，精神复常。其兄宏道问曰：病无掉眩，知非中风。然与中风、中痰、夹阴，似亦无异，何以独以痉名之？夫痉缘寒湿而成，吾宗室之家，过于厚暖有之，寒湿何由而得？易曰：运气所为，体虚者得之。本年癸酉，戊癸化火，癸乃不及之火也。经曰：岁火不及，寒水侮之。至季夏土气太旺，土为火子，子为母复仇，土挟制水。七月八月，主气是湿，客气是水，又从寒水之气，水方得令，不服土制，是以寒湿相搏，太阳气郁而不行，其症主脊背项强，卒难回顾，腰似折，项似拔，乃膀胱经痉病也。宏道曰：痉缘湿而成，乌药顺气等药，行气导痰去湿者也。附子理中，去寒者也，何以不效？用胜湿汤何以速效？易曰：识病之要，贵在认得脉体形症。用药之法，全在理会经络运气。脉症相应，药有引经，毋伐天和，必先岁气，何虑不速效耶？夫脉之六部俱沉细紧滑，沉属里，细为湿，此句可疑，《脉诀》以濡为湿，并无以细为湿之说。紧为寒中，又有力而滑，此寒湿有余而相搏也。若虚脉之症，但紧细而不滑。诸医以为中风，风脉当浮，今不浮而沉，且无眩掉等症，岂是中风？以为中气中痰，痰气之脉不紧，今脉紧而体强直，亦非中气中痰，故断为痓病。前用乌药、附子理中汤，去寒不能去湿，去湿不能去寒，又不用引经药，何以取效？胜湿汤，藁本、羌活乃太阳之主药，通利一身百节，防风、蔓荆能胜上下之湿，独活散少阴肾经之寒，寒湿既散，病有不瘳者乎？

张路玉治吴江郭邑侯公子，患柔痓。用桂枝汤及六味地黄汤，咸加蝎尾，服之而愈。

朱丹溪治王秀，湿热大作，脚痛，手筋拘挛，足乏力。生地、当归、川芎、白术各二钱，苍术一钱，甘草炙三分，木通五分，煎汤下大补丸三十丸。大补丸须炒暖。

张子和治新寨马叟，年五十九，因秋欠税，官杖六十，得惊气，成风搐，已三年矣。病大发则手足颤掉，不得持物，食则令人代哺，口目张睃，唇舌嚼烂，抖擞之状，如线引傀儡。每发市人皆聚观，夜卧发热，衣被尽去。倾产求医，致破其家，而病益坚。叟之子，邑中旧小吏也，以讯张。张曰：此病甚易治。若隆暑时，不过一涌再涌，夺则愈矣。今以秋寒，可汗之。如未已，更刺俞穴必愈。先以通圣散汗之，继服涌剂，出痰三四升，如鸡黄成块，状如汤热。叟以手颤不能自探，妻与代探，咽嗌肿伤，昏愦如醉。约一二时许，寻稍省，又下数行，立觉足轻颤减，热亦不作，足亦能走，手能巾栉，自持匙箸。未至三涌，病去如濯。病后但觉极寒，张曰：当以食补之，久则自退。盖大疾之去，卫气未复，故宜以散风导气之药，切不可以热剂温之，恐反成他病也。

琇按：是症本因惊而得，尤不能无郁也。盖惊入心，受之则癫痫。今心不受，而反传之肝，而为瘛疭，亦母救其子之义也。肝病则乘其所胜，于是生风生痰，怪症莫测，治以上涌下泄，乃发而兼夺之理，并行不悖。张案于此症，尤为合法。

黄如一村翁，两手搐搦，喘如曳锯，冬月不能覆被。名医张某之舞阳，道经黄如，不及用药，针其人大指后中注穴上。曰：自肘以上皆无病，惟两手搐搦，左氏所谓风淫末疾者此也。或刺后溪，手太阳穴也，屈小指握纹尽处是穴也。

完颜氏病搐，先右臂并左足，约搐六七十数，两目直视，昏愦不识人，几月余，求治。先逐其寒痰三四升，次用导水禹功散，泄二十余行，次服通圣散辛凉之剂，不数日而瘥。

薛立斋治一妇人，素有内热，月经不调，经行后四肢不能伸，卧床半载。或用风湿痰火之剂，数日而不见效。其脉浮缓，按之则滑，名曰痓症，属风寒所乘。用加味逍遥散加肉桂、防风，四剂顿愈。更以八珍汤，调理两月余而瘥。

一妇人素经行后期，因劳怒，四肢不能屈，名曰瘈症。此血虚而风热所乘，先用八珍汤加钩藤、柴胡渐愈。更佐以加味逍遥散，调理而痊。

一妇人素有火，忽然昏愦，瘛疭抽搐，善伸数欠，四肢筋挛，痰涎上升，此肺金燥甚，血液衰少而然也。用清燥汤，六味汤丸兼服，寻愈。

薛立斋治一妇人，因怒，经事淋沥，半月方歇。遇怒，其经即至，甚则口噤筋挛，鼻血头痛，痰涎搐搦，瞳子上视。此肝火炽甚，以小柴胡汤加熟地、山栀、钩藤治之，后不复发。

一妇人素阴虚，患遍身瘙痒，误服祛风之药，口噤抽搐，肝脉洪数。薛曰：肝血为阴为水，肝气为阳为火，此乃肝经血虚火盛耳。宜助阴血，抑肝火，用四物、麦冬、五味、钩藤、炙草调理而痊。

一妇人发瘈遗溺，自汗面赤，或时面青，饮食如故，肝脉弦紧。此肝经血燥风热，痉症也。肝经属木，其色青，入心则赤。法当滋阴血，清肝火，遂用加味逍遥散，不数剂诸症悉退而安。

许叔微云：同官歙丞张德操，常言其内子，昔患筋挛，脚不得屈伸逾年，动则令人抱持，求医于泗水杨吉老。云：此筋病，宜服下三方，一年而愈。春夏服养血地黄丸：熟地、蔓荆、山萸、狗脊、地肤子、白术、干漆、蛴螬、天雄、车前、萆薢、山药、泽泻、牛膝。秋服羚羊汤：羚羊角、附子、独活、白芍、防风、川芎。冬服乌头汤：大乌头、细辛、川椒、甘草、秦艽、附子、官桂、白芍、干姜、茯苓、防风、当归、独活。

马元仪治章氏妇，患头身振摇，手足瘛疭，诸治不效。诊之，两脉浮虚兼涩。浮为气虚，涩为血伤，得忧思劳郁，阳明损甚也。盖阳明胃为气血之海，主束筋骨而利机关，若气血不充，则筋脉失养，而动惕不宁。仲景云：发汗则动经，身为振振者，茯苓桂枝白术甘草汤主之。凡汗伤津液，犹足扰动经脉，况气血内涸乎。但彼有外邪搏饮，当涤饮散邪，俾津液四布，以滋养筋经筋脉。此属劳郁所伤，必峻补阳明，使气血内盛，以充灌周身。令服参、乳，两月而安。

立斋治一人感冒后发痉，不省人事，磨伤膂肉三寸许一块。此膀胱经必有湿热，诊其脉果数。谓此死肉最毒，宜速去之，否则延溃良肉，多致不救。遂取之，果不知疼痛。因痉不止，疑为去肉所触。谓此风热未已，彼不听，另用乳、没之剂，愈甚。复以祛风消毒药敷贴，查春田饮以祛风凉血降火化痰之剂而愈。金工部载阳，伤寒后亦患此，甚危，亦取去死肉，以神效当归膏敷贴，以内疏黄连汤饮之。狂言愈盛，其脉愈大，更以凉膈散二剂，又以四物汤加芩、连数剂而愈。凡患痓者，责效太迫，服一二剂未应，辄改服他药，反致有误。不思病者有轻重，治有缓急，而概欲责效于二三剂之间难矣。况疮疡一症,其所来症深毒久,有形症在肌肉溃损,较之感冒无形之疾不同,安可旦夕取效?患者审之。

吴桥治程嗣思,体肥白,疡药过当,腠理皆疏,始觉汗多,久而益甚。一发则汗下如雨,厥逆反张,口噤目瞪,痰喘并作,良久气反,小便不禁,瞑不能言,旬日益深,日十数作。诸医谢去。桥至而按诸方,则曰:经云汗多亡阳,此柔痉也,诸君失之矣。乃重用参、芪,次附、桂、芍药,次龙骨、牡蛎,饮之半剂而寝。家人以为死矣,将升屋而号。桥曰:药中病而行,得寝乃复,非死也,亟为粥汤待之。顷之,呻吟呼粥,汤少进,再剂而愈,三月而复初。《太函集》。

头　晕

窦材治一人,头风发则旋晕呕吐,数日不食。为针风府穴,向左耳入三寸,去来留十三呼,病人头内觉麻热,方令吸气出针,服附子半夏汤,永不发。华佗针曹操头风,亦针此穴,立愈。但此穴入针,人即昏倒。其法向右耳横下针,则不伤大筋而无晕,乃千金妙法也。此针法奇妙,须与高手针家议之,方得无误。

龚子材诊熊槐二官,年六十余,身体胖大,其下手即得五至一止,乃惊曰:君休矣。渠曰:连日微觉头晕,别无恙也,何故出此?愿实教焉。龚曰:越十日用药。相哂而退。少顷间中痰,求救于龚。知其必不可治,令以香油灌之即醒,逾十日果卒。

张路玉治董司业夫人,体虽不甚丰,而恒有眩晕之疾。诊其六脉皆带微弦,而气口尤甚。盖缘性多郁怒,怒则饮食不思,而为眩晕矣。岂平常体肥多湿之痰,可比例乎。为疏六君子方,水泛为丸,服之以培中土,中土健运,当无敷化不及,留结为痰而成眩晕之虑,所谓治病必求其本也。

朔客梁姓者,邀诊。时当夏日,裸坐盘餐,倍于常人,形伟气壮,热汗淋漓于头顶间。诊时不言所以,切其六脉沉实,不似有病之候,惟两寸略显微数之象。但切其左,则以右掌抵额,切其右,则以左掌抵额,知其肥盛多湿,而夏暑久在舟中,时火鼓激其痰而眩晕也。询之果然,因与导痰汤加黄檗、泽泻、茅术、厚朴,二服而安。

吴友良,年逾古稀,头目眩晕。乃弟周维,素擅岐黄,与补中益气数服,始用人参一钱,加至三钱,遂痞满不食,坐不得卧,三昼夜喃喃不休。上盛下虚之症,服补中益气,其害如此。诊时,见其面赤,进退不常,左颊聂聂瞤动。其六脉皆促,或七八至一歇,或三四至一歇。询其平昔起居,云至五十即绝欲自保,饮啖且强。此壮火烁阴,兼肝风上扰之兆,与生料六味,除去萸肉,入钩藤,大剂煎服。是夜即得酣寝,其后或加炙鳖甲,或加龙齿,或加枣仁。有时妄动怒火,达旦不宁,连宵不已,则以秋石汤送灵砂丹，应如桴鼓。盛夏酷暑，则以大剂生脉散代茶，后与六味全料调理，至秋而安。

陆养愚治陈巽源室，向有头眩之症，不药亦止。八月中旬，偶作劳烦闷，饮酒数杯，坐月下，更余方寝，便觉微热不安。次早忽眼黑头旋，且微痛，如在风云中，发比平时较剧。医谓脉得浮数，此热极生风也，用芩、连、山栀等以清之。二剂眩晕不减，而头痛如破，上身如火，而欲厚覆。又谓无痰不作晕，再以清火之品合二陈汤，二剂亦不效。脉之，左手浮弦而紧，右手浮数而弱，且寸强尺微。右脉乃正气之虚，左脉乃邪气之实，尺微寸强，邪在上也。此必乘虚感邪，中于上焦所致。经曰：筋骨血气之精，而与脉并为目系，上属于脑，后出于项中，故邪中于项。因逢其之虚，其入深，则随目系以入于脑，入于脑则脑转，脑转则引目系急，目系急则目眩以转矣。今作劳以致烦闷，非虚乎？月下坐至更余，头项之间，能不为雾露之阴所中乎？法当驱上焦之邪，补中焦之气，而徐议消痰清火，则自愈矣。因先用参苏饮加藁本，二剂头痛顿止，眩亦少瘥。再以补中益气，佐以二陈、芩、连，数剂而安。

张路玉治缪封君，偶因小愤，遂眩晕痞闷。三日来，服豁痰利气药不应，反觉疲倦，饮食日减，下元乏力。诊之，六脉似觉有余，指下略无冲和之气，气口独滞不调，时大时小，两尺俱濡大少力。此素多痰湿，渐渍于水土二经，加以剥削之剂屡犯中气，疲倦少食，殆所必致。法当先调中气，输运水谷之精微，然后徐图补下元。为疏六君子汤加当归，调营血，庶无阳无以化之虞。

龚子材治大学士高中玄，患头目眩晕，耳鸣眼黑，如在风云中，目中溜火。或与清火化痰，或与滋补气血，俱罔效。诊之，六脉洪数。此火动生痰，以酒蒸大黄三钱为末，茶下，一服而愈，火降则痰自清矣。

薛立斋治一妇人，头晕吐痰，用化痰理气药，肢体酸麻，服祛风化痰药，肢体常麻，手足或冷或热。此脾土虚而不能生肺金，用补中益气加茯苓、半夏、炮姜，二十余剂而愈。后因怒吐痰，自服清气化痰丸，饮食不进，吐痰甚多，胸胁胀满，教用六君子倍加参、术，少加木香，数剂而愈。

陶天爵，妾媵素多，时患头晕疼甚，劳则肢体痿软，筋骨作痛，殊类风症。以为肾虚，不能纳气归源，用加减八味丸而痊。后因房劳气恼，头晕项强，耳下作痛。此肝火之症，仍用前药滋肾水，生肝血，制风火而愈。

张飞畴治一妇，胸满身热，六脉弦数无力，形色倦怠，渴不甚饮。云自游虎邱，晕船吐后，汗出发热头痛，服发散四剂，胸膈愈膨，闻谷气则呕眩，热不退。医禁粥食已半月，日惟饮清茶三四瓯，今周身骨肉痛楚，转侧眩晕呕哕。曰：当风汗呕，外感有之，已经发散矣，吐则饮食已去，消克则更伤脾，脾虚故胀甚，脾绝谷气则呕，土受木克则晕，宜勿药，惟与米粥，继进粥食，使脾土有主，更议可也。守其言，竟不药而愈。

立斋云：上舍顾桐石，会饮周上舍第。问余曰：向孟有涯、陈东谷，俱为无嗣纳宠，已而得疾，皆头晕吐痰，并用苏合香丸，惟孟得生，何也？曰：二症因肾虚，不能纳气，而为头晕，不能制水而为痰涎，陈专服攻痰行气，孟专服益火补气故耳。后余他往，桐石房劳过度，亦患前症，或用清气化痰愈甚，顾曰：我病是肾虚，不能纳气归源。治者不悟而殁，惜哉！

昌平守王天成，头晕恶寒，形体倦怠，得食稍愈，劳而益甚，寸关脉浮。此脾肺虚弱，用补中益气加蔓荆子而愈。后因劳役，发热恶寒，谵言不寐，得食稍安，用补中益气而痊。

大尹祝支山，因怒头晕，拗内筋挛，时或寒热，日晡热甚。此肝火筋挛，气虚头晕，用八珍汤加柴胡、山栀、丹皮，二十余剂而愈。

琇按：肝火亦作头晕，不定属之气虚也。经云：诸风掉眩，皆属于肝，肝之脉上络颠顶。余尝以一气汤加吴萸、炒黄连，二三剂即愈。

朱丹溪治一男子，年七十九岁，头目昏眩而重，手足无力，吐痰口口相续。左手脉散大而缓，右手缓而大，大不及于左，重按皆无力。饮食略减而微渴，大便三四日一行。众人皆与风药，朱曰：服此药至春深必死。此皆大虚症，当以补药大剂服之。众愠而去，乃教用人参、黄芪、当归、白芍、白术、陈皮，浓煎作汤，下连柏丸三十粒。如此者服一年半，而精力如少壮时。连柏丸冬加干姜少许，余三时皆依本法。连、柏皆姜汁炒为细末，又以姜汁煮湖为丸。

琇按：此症大补而佐以连、柏，妙不可言矣。盖一眼注定肝肾二经，以连清肝火，柏清肾火者也。既虑其寒，重以姜汁制之，可谓尽善。然不若竟用地黄、杞子，如左归加减，尤为善中之善也。

陈自明治一妇人，苦头风，作晕数年，服太乙丹一粒，吐痰碗许，遂不再发。方见虫门。

冯楚瞻治金绍老夫人，因岁事积劳，忽眩晕不省，妄有见闻，语言杂乱。诊其脉，细数无伦，真阴真阳并亏已极。乘此初起，既可挽回，愈久愈虚，愈虚愈脱矣。用全真一气汤，日进二剂，每剂人参八钱，不十日而全瘳。

钱国宾治陈叔明，幼年多读，抱学贫居，自甘清淡，有品士也。至三旬外，一见日光即觉昏晕，渐至见光昏晕，遂坐于帐，凡有隙处莫敢窥，如是二十年矣，诸药遍尝。亲友怜其品行，时以升斗周之。与诊，乃阳虚阴极之症，须返本还元之药可治也。用首经、人乳、脐带、胎发、秋石，炼蜜丸如芡实大，朱砂为衣，三更时服下一丸，月余更愈。适钱有此丸,因与之也。

徐灵胎曰:眩晕,清火养肝,固为正治。但阳气上升,至于身体不能自主,此非浮火之比,古人必用金石镇坠之品。余初至郡中治病,是时喜用唐人方,叶天士先生见之,谓人曰:有吴江秀才徐某,在外治病,颇有心思,但药味甚杂,此乃无师传授之故。已后先生得宋板《外台秘要》读之,复谓人曰:我前谓徐生立方无本,谁知俱出《外台》。可知学问无穷,读书不可轻量也。先生之服善如此,犹见古风。所谓药味杂,即指金石品也。

麻　木

王损庵治大理卿韩珠泉,遍身麻木,不能举动。以神效黄芪汤加减授之,用黄芪一两二钱,参、芍各六钱,他称是一服减半。彼欲速效,遂并二服为一服,服之旬日,其病如失。论以元气未复,宜静养完固,而后可出。渠不能从,盛夏遽出见朝谒客,劳烦累日,忽马上欲坠,仆从者扶归。邀诊视,辞不治,数日殁。呜呼!行百里者,半于九十,可不戒哉。《治法汇》

张路玉治沈步云,解组后,以素禀多痰,恒有麻木之患,为疏六君子汤,服之颇验。而性不喜药,入秋以来,渐觉肢体不遂。脉之,得软滑中有微之象,仍以前方去陈皮,加归、芪、巴戟,平调半月而安。然此症首重樽节,方可保全,毋徒恃药力为也。

巴慈明妇,产后眩晕心悸,神魂离散,若失脏腑之状,开眼则遍体麻木,如在云雾之中,必紧闭其目,似觉少可,昼日烦躁,夜则安静。服四物等则呕逆不食,姜、附等则躁扰不宁。其脉虚大而数,按之则散,举之应指。此心火浮散之象,因艰产受惊,痰饮乘虚袭入心包络中,留伏膈上,有入无出,致绵延不已。盖目开则诸窍皆开,痰火堵塞心窍,所以神识无主;目闭则诸窍皆闭,痰火潜伏不行,故得稍安。与东垣所云合眼则阳气不行之麻迥别。况昼甚夜轻,明是上焦阳位之病,与理痰清火之剂,诸症渐宁。然或因惊恚,或因饮食,不时举废,此伏匿膈上之痰,无从搜涤也。乘发时用独参汤下紫雪,开通膈膜,仍与前药,调补半年而愈。

黄履素曰:余年四十七时,忽患小指麻软,时作时止,每夏愈而冬甚。素闻指麻当防中风,因讲求预防之法。有言宜却风化痰者,其说大谬。有言宜顺气活血者,谓气行则痰自消,血活则风自灭,其言近是。及读《薛氏医案》治蒋州判中满吐痰,头晕指麻云:中满者,脾气亏损也;痰盛者,脾气不能运也;头晕者,脾气不能升也;指麻者,脾气不能用也。遂以补中益气汤,加茯苓、半夏以补脾土,用八味地黄丸以补土母而愈。后惑于《乾坤生气方》云：凡人手指麻软，三年后有中风之疾，可服搜风天麻二丸以预防之，乃朝饵暮服，以致大便不禁，饮食不进而殁。夫预防之理，当养气血，节饮食，戒七情，远帷幕可也。若服前丸以预防，适所以招风取中也。读之快然，遂确守其法，盖于今十有三年矣。

陆养愚治丁慕云，患麻木，左手足不能举，恶风，或时自汗，服小续命十剂不效。或谓风症宜大汗之，小续命汤参以补养气血之品，故不效耳。因倍风药，减参、芎䓖，二剂汗如雨，反觉一身尽痛，游走不定，并左手足不能举，昏沉厥逆，甚危。诊之，阳脉弦细而数，阴脉迟涩而空。谓此虽似风，然昔人云：麻者气虚，木者血虚，手足不任者脾虚，具此三虚，止宜调养气血，则风症自除。小续命正以风药过倍，血药殊少，何反倍风药而去参、芎？宜其剧矣。仲景云：大法夏宜汗，以阳气在外也。春月阳尚稚，初出地下，大汗之，使卫气亟夺而失守，营血不随，所以遍身走痛，昏沉厥逆，皆气血垂绝之象也。急用大料十全大补汤，浓煎灌之，少苏；为灸风池、百会、肩井、曲池、间使、三里六穴各数壮，以防中脏之危。自此诸症渐减，饮食渐进。第大便常结，痞闷微热，此汗多津液不足，故下不去，则上不舒，以润字丸五分，日二服。便行犹燥，以八物倍归，加麦冬、知母以润之，少佐槟榔、木香、豆仁以调其气。可不必。自后每燥结，服润字丸五分，甚则一钱，月余全愈。

张文叔传木香丸、续命丹二方。戊辰春，中书左丞张仲谦，患半身不遂，麻木，太医刘子益与服之，汗大出，一服而愈。故录。《宝鉴》罗有治张案，在江选。

李东垣治杜意逵，患左手右腿麻木，右手大指次指亦常麻木至腕，已三四年矣。诸医不效，求治。曰：麻者气之虚也，真气弱，不能流通，至填塞经络，四肢俱虚，故生麻木不仁。与一药，决三日效。遂制人参益气汤，服二日，手心便觉热，手指中间如气胀满。至三日后，又觉两手指中间如手擦，傍触之，曰真气遍至矣。遂于两手指甲傍，各以三棱针一刺之，微见血如黍粘许，则痹自息矣。后再与调理而愈。

缪仲淳治顾仲恭，心肾不交，先因失意久郁，及平日劳心，致心血耗散。去岁十月晨起，尚未离床，忽左足五指麻冷，倏已至膝，便不省人事，良久而苏，乍醒乍迷，一日夜十余次。医者咸云痰厥，缪云：纯是虚火。服丸药一剂，今春体觉稍健。至四月后，丸药不继，而房事稍过，至六月初十，偶出门，前症复发，扶归，良久方醒。是日止发一次，过六日，天雨稍感寒气，前症又发二次，现今两足无力，畏寒甚，自腹以上不畏寒。缪曰：人之五脏，各有致病之由，谨而察之，自不爽也。夫志气不遂则心病，房劳不节则肾病，心肾交病，则阴阳将离，离则大病必作，以二脏不交故也。法当清热补心，降气豁痰以治其上，益精强肾，滋阴增志以治其下，则病本必拔。以心藏神，肾藏精与志故也。平居应独处旷野，与道流韵士讨论，离欲道之根，极性命之源，使心境清宁，暂离爱染，则情念不起，真精自固，阴阳互摄，而形神调适矣。汤方：贝母三钱，茯苓三钱，远志一钱五分，枣仁五钱，苏子二钱，石斛三钱，麦冬五钱，甘草炙五分，木瓜三钱，牛膝八钱，石菖蒲一钱，入牛黄末一分，天竺黄一分，竹沥一杯，临卧、饥时各一服。三剂后，加人参五钱，枇杷叶三片，霞天膏五钱。丸方：远志、天冬、麦冬、茯神、茯苓各六两，枣仁八两，生地八两，杜仲四两，白芍六两，甘草炙三两五钱，黄檗六两，牛膝十两，五味六两，蜜丸。空心及临卧服五六钱，石斛汤加竹沥送下。

温病

雄按：凡属外淫，皆为感证。兹篇虽首列伤寒、瘟疫二门，而风温与湿温缺然，乃于伤风之前列感证一篇，未免含混，盖魏君于外感疏也。

朱丹溪治一人，因感寒倦怠不食，半月后，发热恶寒，遍身痛，脉浮大，按之豁然，此虚极受寒。以人参为君，黄芪、归、芍为臣，苍术、陈皮、通草为使，大剂服五剂，大汗而愈。

沈明先治丁惠书，秋得感寒停食之症，入夜辄寒热如疟，竟夕作呕。病数发，医亦数更，体弱不胜，昏沉垂殆矣。或谓昼静夜剧，由于阳气陷入阴中；呕秽声长，明是诸逆冲上属火。不惟不可温，直应用寒；不惟不可补，更宜攻伐。竟投三黄等味，一剂知，二剂减，三四剂其呕若失，神情始苏。但呕止而胸膈胀继作，或疑寒凉伤胃之故。沈曰：食虽消，而火未归原，犹留连膈上。王太仆云：寒之不寒，责其无水，当求其属以衰之。乃改用纯甘壮水之剂，益以牛膝、车前，使热从水道发泄，果气顺胀消，膻中清廓而安。此伏热将发，适遇感寒停食，外郁内阻，火不得泄，遂成寒热呕逆。若果因感寒停食，断无用三黄得愈之理。

聂久吾曰：予壬辰春初，在京会试，天寒夜坐久，感寒头痛，服疏散药，未经出汗，其头痛数日不止，却无他症。或谓感寒甚轻，已五六日，岂复有外邪，殆劳神内虚，理宜补之，劝服补中益气汤二剂。不知外邪未散，补药助邪为害，遂至神气渐昏，饮食少进，晚间呃逆不止。如是者数日乃延医，用前胡、桔梗、贝母、麦冬、连翘、香附、广陈皮、甘草，数剂而愈。予生平少病，兹外感未清而轻用补，身受其害若此，因悟外感内伤，并外感兼内伤，与内伤挟外感诸治，盖原于此。因述之，以志折肱之意云。雄按：初冬翁笠渔患外感，医知其素多劳倦也，用补中益气法治之，病日剧。更医，知其有食滞，以承气法下之，连得黑矢，热尚不退。与养阴数帖，病不减，且不食，不便，不渴，懒言，颧面时红，强饮即吐，医谓将成损矣。所亲孙贻堂拉余诊之，脉涩而数，神呆静卧，溲少胎黄，乃邪在气分，窒滞不行之象，投苇茎合葱豉，加栀子、羚羊、栝楼、旋覆、桔梗、黄芩以开肺。一剂而遍身赤斑，神气爽悟，继去芩、桔、羚、葱，加雪羹、花粉、银花、石斛、兰叶以清胃。数帖而下酱矢二十余次，始胎退脉和，知饥而愈。

陆养愚治邱全谷，年方刚，九月间忽身微热，头微痛，心神恍惚，有时似梦非梦，自言自语。医谓轻伤寒也，当发散之，用解表二剂，汗不出，热反甚，妄言见鬼。前医因无汗，欲再表。病家疑之，又延一医，因妄言见鬼，谓热已传里，欲下之，而大便之去未久，不能决。陆脉之，轻按浮数而微，重按涩而弱微。数者，阳气不足也，涩弱者，阴血不足也，此阴阳俱虚之候，不可汗，尤不可下。主表者曰：汗既不出，何谓阳虚？曰：此症虽有外邪，因内损甚，气馁不能逼邪外出而作汗，法当补其正气，则汗自得，而邪自去矣。若再发之，徒竭其阳，而手足厥逆之症见矣。其主下者曰：仲景云：身热谵语者，有燥矢也，何不可下？曰：经谓谵语者，气虚独言也。此症初止自言自语，因发散重虚其阳，所以妄言见鬼，即《难经》所谓脱阳者见鬼也。王海藏曰，伤寒之脉，浮之损小，沉之损小，或时悲笑，或时太息，语言错乱失次，世疑作谵语狂言者非也，神不守舍者耳。遂用补中益气汤加附子，姜、枣煎服，一日二剂。至晚，汗濈濈而来，清晨身竟凉，头不痛。第人事未甚省，此阳气少复，阴气未至耳，仍用前汤吞六味丸。旬日犹未精采，调理月余而愈。盖此人因房室之后，而继以劳也。

韦汝经，春初肄业于萧寺，其房屋新创，不甚谨密，天寒夜坐，至一二更，倦怠倚几而睡，洎醒，身觉寒甚，头微痛。天明自服参苏饮，二剂未得汗，他无所苦，但头痛数日不止。或谓其体弱，必攻苦劳神，上气不足而痛也，令以补中益气汤，倍人参服之，便觉神昏闷，胸膈不舒，从早至夕，粒米不进，晚发热，呃逆，睡卧不安。医以脉带数，是火也，用知、贝、芩、连、竹茹辈投之，反遍身壮热，呃逆不止。亟诊之，面赤戴阳，郁冒呕呃，左脉浮数而弦，右脉尚和，乃曰：病轻药误耳，不汗而剧，得汗即解矣。乃以火郁汤倍麻黄，强覆，大汗之，至晚诸症如失。明日索药。曰：昨见几上尚有补中益气汤一帖，服此足矣。

琇按：补中益气汤为东垣治内伤外感之第一方。后人读其书者，鲜不奉为科律，然不知近代病人，类多阴分不足，上盛下虚者，十居九焉。即遇内伤外感之症，投入辄增剧，非此方之谬，要知时代禀赋各殊耳。

朱晴川内，先感风邪，后伤饮食，发热头疼，中脘痞闷。医以牛黄散下之，泻两三行，而热不减，痞亦不宽。两服，泻两三行，热不减而痞更甚。又医曰：泻而热不减者，虚热也；通而胀不减者，虚痞也。乃用人参、白术、黄芪、甘草补之。初服无进退，至四剂，神昏不省人事，手足厥冷，舌有黑苔，脉浮数而空。喜面不黑黯犹可救，乃以枳实五钱，黄连三钱，人参七分，麦冬一钱，五味子十粒，灯心煎汤下。二剂，人事稍清，六脉略有神，热亦减半。又二剂，热仍剧，大便五日不下，姑以润字丸三钱下之，便通而热退。自此一日不服人参，则自汗，力不能支，三日不投润字丸，则便闭而热发，直至人参服过一斤，润字丸数两而后愈。

陆肖愚治邹氏子，年十八，新婚感冒，症似伤寒。或以九味羌活汤投之，加呕吐，一二日不止。改用藿香正气散，吐少止而倦乏，食即饱闷，腹中漉漉有声，四肢微厥，小便赤短，大便或溏或秘，口渴而不喜饮，昼轻夜重，烦闷。有主调气者，清火者，滋阴者，皆不效，而滋阴犹为不宜。脉寸关沉缓而细弱，尺脉颇和，曰：此得之劳烦伤气，非得之使内伤阴也。用四君子汤加枣仁、豆蔻仁、木香、姜、枣，数剂如故。乃倍加人参，加熟附子五分，而胸膈宽，饮食进，二十剂全愈。

陆方伯年近古稀，因仲冬天气有非时之热，患时气咳嗽。医以芎苏散汗之，汗出不止，咳嗽连绵不绝，饮食不进，昏愦经旬。脉之，浮大无力，以五十动脉法按之，二三十动间，觉常有止意，曰：此高年劳倦，即有微邪，止宜扶正气以胜之，岂可妄汗？今虽昏愦喘急，尚可图安，第寿算恐不出三年外耳。用补气养荣汤加枣仁以助参、术敛汗，又加枇杷叶、桑白皮、苏子、石斛以降气定喘，二剂汗止，四剂咳亦减矣，服至五十剂而安。后报讣，果不出三年。藜按：补气养荣汤，系人参、白术、归身、白芍、川芎、茯苓、木香、白豆蔻。

陆祖愚治朱明宇子归，年二十，未出痘疹，患痰症类伤寒。脉之，右手气口洪滑而数，左三部沉实。蒸蒸内热，五六日不大便，腹满气喘，用黄连、枳实、山楂、厚朴、花粉、前胡、桔梗、栝楼、生姜。两服后，通身发斑，或谓疹子，或云石痘，乃用炒黑麻黄、柴、芍、荆、防、甘草、牛蒡、蝉蜕、黄芩、薄荷等味。服后即痰声如锯，气不转舒，谵语发狂，不时昏晕，又用姜汁、竹沥、牛黄、通天散探嚏。吐浓痰数口方醒，仍灌前药，又复昏晕。如是三日，细斑转而成片，呕血数碗。后闻已死，陆往唁之，身虽冷而脉未绝，即以牛黄、竹沥灌下。少顷，手足微动，又灌一丸，有呻吟声，四肢微温，两额红色，脉大起，反觉洪数而滑。陆谓此时不宜纯攻纯补，用人参、栝楼、枳实、黄连、黄芩、大黄、元明粉，徐徐温服，用面皮熨腹上。约两时，腹痛异常，即下燥矢十余块，白痰稠积若干，再用独参汤灌下，以防其脱。六脉弱甚，四肢厥冷，口不能言，精神恍惚，用参、附、归、芍、苓、术之类，元气复，饮食进，调理月余而愈。五年后，陆往闽中，其病复作，呕血数番，莫能救。藜按：此非痰，乃温病也。热盛于肺，故现症如此，乃以枳、朴、羌、桔伤其阴，故发为斑疹。又以麻黄等辛温之剂发之，火得风而愈炽，故痰随气上而昏晕也。下之太骤，元气必伤，不得不转用参、附以救误。后半治法，均未中肯。观孟英治翁笠渔案，是何等手眼，知前人于温病治法尚疏矣。

王敬溪年五十六，先富后贫，心事多郁。七月间，恣食羊肉酒面，当风而卧，内伤外感相兼。或与发散，头不疼，身微热，惟胸腹不快。或与疏通，便通溲利，而痞满如故。或与温胃，或与消导，月余其症依然。诊之，左脉浮弦而弱，右脉浮滑有力，或议下之。陆曰：此症内伤虽重于外感，然有痞满而无实坚，且舌无苔，口不渴，脉虽有力，而浮尚带表证，焉可下耶？宜用小柴胡和之，俟实坚脉沉而下之，方为万全。自此半月，症犹未减，又半月，脉沉便结，乃以润字丸五钱，三次吞服。去垢秽若干，内有羊肉数块，始知饥饿。改用健脾调理之剂，又月余而痊。

张意田治一人，戊寅三月间，发热胸闷不食，大便不通，小便不利，身重汗少，心悸而惊。予疏散消食药，症不减，更加谵语叫喊。诊其脉弦缓，乃时行外感，值少阳司天之令，少阳证虽少，其机显然。脉弦发热者，少阳本象也。胸闷不食者，逆于少阳之枢分也。少阳三焦内合心包，不解则烦而惊，甚则阳明胃气不和而谵语。少阳循身之侧，枢机不利，则身重而不能转侧。三焦失职，则小便不利。津液不下，则大便不通。此症宜以伤寒例，八九日，下之胸满烦惊，小便不利，谵语，一身尽重，不可转侧者，柴胡加龙骨牡蛎汤主之。如法治之，服后果愈。

陆祖愚治曾邑宰，因隆冬出入劳顿，感冒发热，骨痛，而体极倦怠，气难布息。脉之，左弦右缓，与疏气养荣汤二剂。病者见用归、芍，谓伤寒何以遽投滋补？陆曰：此家传治类伤寒之方，毫无差池，不必疑也。服后其病如失。

潘衷弦母，年六十余，平时多郁多火，因劳伤感冒，次早仍然饮食，晡时遂发寒热，头疼骨痛，呕吐酸水，冷汗心痛。一医知其平日多郁多火，乃引经云：诸呕吐酸，皆属于热。投以清凉，其痰愈甚，吐蛔数条。脉之，两关紧盛，两尺虚空，乃风寒饮食之故，用橘、半、枳、桔、楂、朴、藿、芷、桂枝、姜、砂，服后症少减。次日复伤饮食，症仍剧，夜不得卧，先用乌梅丸三钱以安蛔，随用槟榔、青皮、枳实、厚朴、山楂、陈皮、半夏、炮姜、藿香、黄连、姜、砂之类宽其中，又用面皮炒熨中脘。旬日后，用小承气汤加元明粉，去燥矢二次，调理半月而愈。照叶天士法，只于此方中加大黄数钱，便可速愈，不必费如许转折。

汪敬泉子，年十六，禀赋薄弱，病十余日，他医不效。诊之，外症身热如炙，昏倦，舌上黄黑苔，尚有津液，胸不可按，日泻黑水十余次，六脉细数，重按有神，而气口独有力。气口脉盛，伤于食也。曰：此虽起于不足，而内伤甚重，宜先消后补。用小陷胸加减，症不减。夜间躁烦，暂投麦冬、枣仁、山栀、豆豉之类稍安。而热与痛不减，泻已止，遂与润字丸一钱，少顷又催一钱。去燥矢三四枚，而虚烦之症又见，仍用安神滋补之剂略转，而舌苔未退。明知宿垢未清，元气弱甚，不敢急攻，乃消补间进，调理两月，胸腹始畅，又月余乃安。

吴文学季鸿，体弱多郁，偶患内伤外感，先则过汗，后则下早，竟成结胸。表证未退而下之，乃成结胸。今云过汗，岂表证犹未尽耶。诊之，胸不可按，身热如火，肢冷如冰，不寐谵语，恍惚如见鬼状，已二十余日矣。脉则两寸关空虚，两尺微有根蒂，乃以培植元气中，稍加消导之品疗之。十日后，胸膈已柔，其热尽在下焦，绕脐硬痛，时转矢气，舌苔有刺，而尺脉渐觉有神，乃用润字丸三钱，以归尾、枳实、黄连、山楂、元明粉为煎药送之，去燥矢甚多。乃用四君、四物兼安神之剂，调理而瘳。

表兄费祖修，初夏劳倦怒气，复兼风寒饮食。诊之，左手浮弦，气口紧盛，曰：两手脉俱挟邪，病方进也。不信，次日渐头痛身热，胸膈饱闷，项强骨疼。医与丸药数钱服之，遂泻不止，转加饱闷恶寒。再求诊，知其表证俱在而遂下之，竟成结胸矣，与五积散二剂，表证已除，减去芎、芷、麻、桂等。又二剂，胸宽泻止，改用归芍六君子汤。十余剂，方用润字丸一钱，姜汤送下。连进三服，所去甚多，饮食渐进，调理四十余日而痊。

张靖山子，年十五，禀赋薄弱，患内伤外感，医治半月矣。视其面赤唇焦，舌苔白燥，身热欲得近衣，手臂不敢袒露，反引手入被。诊之，六脉鼓击而大，乃用人参、知母、五味、当归、白芍，一服，甜睡半晌。一医再诊，谓阳明经病，改用柴葛解肌，遂大剧。再求诊，则面如土色，呻吟自汗，四肢厥逆，六脉鰕游，急以人参一两，附子三钱灌之，随服随醒。次早大便一次，仍前虚脱，又以人参一两二钱，附子三钱，芪、术各二钱，入童便服之，得以挽回。

董蔚如侄，饱飧面食，树下纳凉，困倦熟寝，遂头痛身热，骨节烦疼，胸腹否塞。医以丸药下之，表证未除，胸满兼痛。又行表汗，头痛减，胸痛更甚。或消导，或推逐，其痛渐下，而未得舒畅，几两月。诊得六脉涩数，面容白黄，舌苔灰黑而润，按其胸腹柔软，脐下坚硬，晡时微热，夜半始退，小水自利，大便不通。此蓄血症也，乃用桃仁承气汤。服后满腹搅刺，烦躁欲死，其父母哭泣詈骂不可堪，至夜半下黑粪污血若干，遂腹宽神爽。改用调理之剂而痊。

叶能甫，七月患内伤外感之症，或用煎剂解表，丸药攻里，遂泻数次，而胸闷口干，潮热谵语，舌上黑苔，手足厥冷。脉之，左三部沉细而涩，右寸关沉滑，尺脉空虚。此阳证见阴脉也，若再一泻，必然不治。乃用陈皮、甘草、山楂、柴胡、木通、泽泻、厚朴、炮姜，先温消分利，三剂后竟不泻矣。但两手俱沉实，改用黄连、枳实、山楂、黄芩、厚朴、栝楼。五六剂，忽转矢气，投润字丸二钱。少顷，去燥矢三二次，前症悉除。遂投养血健脾之药，调理一月而安。附润字丸方：橘红一两，杏仁二两，牙皂一两，前胡、天花粉、枳实、山楂肉各二两，甘草三钱，槟榔七钱，半夏一两，生大黄十二两，水泛为丸。

易思兰治王孙章湖，壮年。七月间，秋收忙迫，饥食二鸡子，酒数杯，时因恼怒，至暮风雨大作，又当风沐浴，夜半，身热寒战，腰背脊强，胸满腹痛，医用五积散发汗，身凉战止。惟头额肚腹大热，又服柴芩汤，半月不愈。大便欲去不去，每出些须，即时作痛，又用大黄下三五行。病仍不减，反加胃寒吐逆，饮食入口即吐，吐时头汗如雨，至颈而还，四肢或厥冷，或发热，大便一日二三次，小便如常，饮食不进者四十余日，亦不知饥，形瘦日甚。诊之，左手三部俱平和无恙，惟大肠与脾胃脉俱沉紧，按之则大，时一结，坚牢有力，推之不动，按之不移，曰：此气裹食积也，下之则愈。先以紫霜丸二十一粒，温水送下。二时不动，又进七丸，约人行三五里，腹始鸣，下如血饼者五六块，血水五七升。随腹饥索食，以清米饮姜汁炒盐少许一二杯与之，神气顿生。次日复诊，右寸关脉豁然如左，以平胃合二陈汤，日服一剂。复用补中益气汤加麦冬、砂仁，侵晨服六味丸，调理一月而愈。其父洪山问曰：吾儿病外感内伤兼有，医用汗药已愈，但胸腹痛甚，及下后反增胃寒，见食即吐，是下非所宜矣，何以复下而愈？易曰：有见于脉耳。左手三部和平，是无外症。右手寸关沉紧而结，坚牢不动不移，《脉诀》云：下手脉沉，便知是气，沉而有力者为积，沉紧为寒为痛。自脉断之，阳明当有坚积也。书又云：食积发热，夜热昼凉，头额肚腹最甚。胃中积热，蒸蒸头汗，至颈而还。自外症观之，阳明有积甚明矣。洪山曰：先生论积固当，何以前用小承气，反加胸闷不食耶？易曰：此病先因气裹饮食，后复外感风寒，当日若用香苏散一剂，有紫苏叶散去表寒，有香附、陈皮内行气滞，表解食消，岂不两全？乃用五积散，虽有麻黄散寒，而当归等药又补住食积，故胸腹愈痛。至于大小承气，尤为未当。小承气去胃中之邪热，大承气去阳明之燥粪，此症非邪热燥粪。盖邪热燥粪，乃寒自表入里，积热之毒，搏结阳明大肠中原有之粪，成块成燥，必遇大黄之寒，而邪热始散，得朴硝之咸而坚积始熔，此大小承气之治也。此症乃有形之物，自外得之者，且鸡蛋性冷而滞，食时遇恼，为气所裹，又加以沐浴受寒，气与食在内，寒邪在外，包裹坚固，其势有不易消者。夫欲解散寒邪，消化食积，非温热之药不可。食得热则行，得冷则凝。今不用温热，反以寒凉治之，则寒势愈滋，食积愈坚，胸膈愈满矣。紫霜丸，有巴豆霜之大热以化寒凝，杏仁之辛热以破痰气，代赭石、赤石脂之重坠以镇定脏腑真气，兼之巴霜之气走而不守，何虑坚不化，积不除耶？

张令韶治孝廉项恂如，秋患伤寒。用发散二剂愈甚，又二剂，神昏不语，大热。诊之，六脉已脱，急用人参、芪、术各一两，附子三钱，姜、桂各二钱。午后，脉渐出，更进六七剂，而病如故，更加舌肿唇烂，渴饮汤水不绝。如何犹不入熟地？曰：病是此病，药是此药，服之反甚，得无误乎？细审不瘥，又数剂仍如故，十余日总不能言，其子终恳治。曰：药已至矣，病终不转，殆死症也。更用八味丸全料，浓煎六碗，冰冷与之，一日夜服尽，舌肿即消，能语识人。每日用药一剂，粥食数碗，佐之以火肉白鲞鲫鱼之类，大便不行听之。将一月，腹始胀，食后更甚，乃以参、苓、芪、术、姜、桂、附，煎汤去渣，加大黄二钱。服后，额上微汗出，手足躁扰不安。此正气虚极也，又与大料温补，一剂遂安卧，夜间下宿垢半桶，饮食如故，后用温补百余剂而愈。共食人参五斤余，附子三十余枚。后稍失调理，便发热，脱落下颏，直至次年夏间始康健。

钱太庵，同道也，五月间患伤寒，十余日热不退，泄泻一二次。或用炮姜、白术等而泻止。忽发狂、谵语、大渴，改用荆芥、防风、蝉蜕、红花、笋尖、连翘等，更加昏谵，欲饮冷水。脉之散大，斑色淡而隐隐不明，曰：此手少阴心之脉也，由劳心过度，真火虚极，神气外浮，故现此假症，不可以斑治，少顷必发狂。遂用人参、芪、术各三两，茯苓、麦冬、附子各六钱，五味子三钱，分为三剂。煎未就，果发狂，人不能制，服一剂如故，再剂稍定，三剂遂睡。次日复进药如初，神清渴止，斑亦不见，连进二十余剂。每日晡，尚有谵语数句，幸粥食进，而大便不行。忽一日心中开亮，如开窗见日然，谵语遂已。乃曰：先生所云手少阴心病，果然也。或问何以不用姜、桂而止用附子？曰：干姜入太阴，肉桂入厥阴，附子入少阴。今病乃少阴君火衰微，故宜用附子也。又少阴下水上火，而主神机出入，凡病足少阴肾水者，虽凶易愈。病手少阴心火者，治得其法，间有生者，否则十无一生，何也？心藏神，肾藏精，精者有形，神者无形，治有形易，治无形难也。

陈缵先长媳，上年患虚寒之症，调治之而愈。次年七月间，又患发热恶寒之症。诊之，其脉虚，用桂枝、姜、白术等一剂，次日更大热矣。张曰：余亦意其大热也。脉之如初，乃曰：咽喉肿痛，固属火热，亦有虚寒者。吾不虑其肿痛，而虑其大吐不止也。可多请高明，治之不愈，再来召我。彼见势危，即遍延诸公。皆曰：人虽虚弱，而见证如此，固不可太凉，然热药岂可用乎。俱用甘、桔、山栀、麦冬之类，随服随吐，药俱不受，病转剧。复召张，张曰：诸公之论极是，但此病却不然也。初予所以辞者，一则再用热药恐不信，二则必有识此病能用温补者，何必功自吾出也？遂用人参三钱，桔梗一钱五分，甘草、柴胡、桂枝、干姜、附子、炮姜各一钱，下咽不吐，少顷大寒战，覆以重绵不解。更与二服，复大热数刻，随大汗如雨，睡觉而痛肿俱消。后用姜、附、芪、参、术，二十余剂而愈。

吕东庄治蔡氏妇，病感症，初服疏表降火清痰之剂，半月愈甚。胸胀满痛，用温胆汤及花粉、栝楼，痰反急。用理中加肉桂、延胡、二陈、枳壳，痛结不可忍。医谓调补不应，技穷矣。吕谓调补固如是耶，即理中汤入破气之药，已能益痛。至甘草一味，若蛔动者，便非所宜，故仲景安蛔散去甘草加椒、梅也。病人果向多蛔症，凡病吐蛔多由肝火煎厥，乃厥阴病，故名蛔厥，非结也。乃仍以理中汤去甘草，加白芍三钱，木香五分，痛减半。脉之细数甚，口渴欲饮水，不能咽，进汤辄吐，手足时热，面时热，额娇红不定，体如燔炭。此邪火内沸，怒木乘火，五阳之火，随之上燔，下烁其阴，龙雷飞越，以药激之，阳格于外，伏阴互结而致，辞繁而多疵病。遂以大八味丸作引与之，曰：得汗病已。黄昏服药即少睡，面红即退为白，顷乃索被。曰：俟之，大汗至矣。及三鼓，烦乱异常。至黎明诊之，脉紧数至八九，曰：汗已泊矣，而虚不能发也。急煎人参一两，用芪、术、归、芍、五味、甘草为佐，饮之汗大至。曰：未也。次日再服，汗又大至如雨，诸症顿愈。或曰：前之甘草不宜服，今两剂俱重用何也？曰：初胃中气血攻竭，空虚寒凝，故蛔发而痛，得甘则蛔愈昂上，故不可。今得濡润之药，胃气冲和，蛔头下伏，虽浓煎与之无害也，法可执一哉。

沈凝芝侧室病伤寒，壮热不止，疏散之愈甚，神情昏愦不寐。吕诊之曰：此感症也，然起于劳倦，不当重虚其虚。即投以参、术等，得汗，神情顿清。次用地黄饮子，下黑矢，熟寐。惟热未尽退，前方加炙草一钱即安。继以滋肾养荣等药，调理复初。

吕姊婿劳仲虎，初夏劳倦，又感寒热，口苦。医用重药发散之，后用楂、朴、枳、半、花粉、栝楼攻其中热，益苦。吕用滋水清金，神稍清。次日脉之，浮洪而数，语甚遽而收轻，手指时作微胀，曰：此皆虚象也。邪未尝入阳明，而先攻之，伤其元气，邪反随而入阳明矣。重虚其虚，愈不能鼓邪外出。今虽稍定，夜必发谵语，当急以人参救之。适箧中所带不多，只用人参五钱，黄芪一两。次日，家人言夜来甚狂乱不安，似不可救。曰：无妨，参力不足故耳。时鼓峰在邑，拉之同往。曰：汗已至矣，何虑为？乃曰：无庸疑，吾辈在此坐一刻，待其汗至而别何如？众在犹豫间，因出酒食过午，举杯未尽，内出报曰：汗大发矣。是夜热退身凉，痰喘悉平。继用调土之药而起。

林观子治一人，头痛、身热、体痛，伤寒证也。然舌干燥，好沉睡。诊之，脉豁大无伦次，知其劳于房欲，复感邪也。与补中益气汤入人参一钱五分服之，得汗热减。三日内进八剂，渐起食粥而安。初服彼甚疑之，见药入口，必小汗漐漐，周身和畅，始信而服之。《伤寒折衷》。

刘云密曰：予于癸巳春，因老人气虚，而春每有暴寒，时或冒之，欲疏散而气益虚，遽投参、芪而微汗，邪更不去。将以补益为疏散而用之，又未能却邪。乃用荔枝肉肥厚者五枚，煮酒一盅服之，颇效。又壬寅冬，癸卯春，予时因微寒，胸膈稍滞，鼻塞不畅，用荔枝浸酒，每日一杯，苏叶、陈皮十分之二，服之数杯后无不捷效。是则丹溪所谓能散无形质之滞气，诚不虚也。

吴孚先治魏司马夫人，感冒发热，头痛项强，遍身拘急，脉浮紧。医用羌、防、芎、苏等发散，毫无汗意。曰：浮则紧矣，独不按其沉则涩乎，且左部尤甚，灼见阴虚血不足，不能作汗也。即以前方加当归、熟地血药，使云蒸而雨自降。一剂汗如雨，表证悉除。

冯楚胆治常侍卫，据云得之感冒，医以发散，继用凉解，已五六十剂，粒米不进，每日惟饮凉水而已。下身寒冷而木，渐至胸腹皆冷而实，手足面目肌肉痛痒不知，言语无音，难以布息。按其脉沉微欲脱，令以人参一两，附子三钱，早晚各一服。服后倘暂有烦躁，无虑也。既而果然。二三日间，渐即相安，脉少起，肢体之冷，亦非若前之彻骨矣。乃以附子理中汤去甘草，以胸腹实满也。早晚各一剂，以温米汤压之。数日后，冷减，神气稍清，早晨仍服前方，午后以浓参汁冲服，去丹皮加牛膝、杜仲之八味汤。又数日，骨节疼痛不堪。曰：此阳回冰解之象也，无复虑矣。复以八味加鹿茸、虎胫、牛膝、杜仲为丸，以加减十全大补汤送之。两月后，言语始有声，三四月后，始能步履，年余始能鞍马。常患腹痛，后服温暖之剂始愈。

杜中堂子，年十九，夏月病感。脉之，时而洪弦尺弱，时而弦细尺紧。乍寒乍热，脉随寒热而变也。两耳下肿痛，足亦微肿，饮食即吐，静则吐少减，动则吐更甚。询其病由，因偶雨冰雹，骇而出视，背上受寒，发散和解不效，继用清热之剂，内有黄芩、山栀，服后即发呕矣。盖暑天感寒，中表之气不固可知，况先天薄弱，膏粱娇养，只宜温中调理，寒邪自散。计不出此，致寒郁火升，两耳之下渐肿及颊，又误以为实火，济以寒凉，釜底之火既浮，中宫之阳复损，尚堪延纳饮食乎。今欲温中开胃，则耳颊之疼痛为碍，欲滋阴培本，则中焦之道路不通，计惟有峻补真阳，以达于下，重滋真阴，以继其中。初服八味加牛膝、麦冬、五味，作大剂冲人参浓汁，服下即吐。改用人参、炮姜、附子为末，以焦白术为膏，略入姜汁和匀为丸，少少参汤吞服。幸不吐，顷之腹痛大便，知其气下行，吐可止矣。次日仍以昨煎方，大剂冲人参汤饮之，日用参两余，出入加减渐愈。后以地黄、归脾二汤间服，遂瘳。

李士材治一人，劳神之后心躁大热，头痛时作时止。医者禁其饮食，与之解表，见四日热不退，欲与攻里。诊之曰：脉不浮紧，安得表耶？又不沉实，安得里耶？惟心部大而涩，此劳心而虚烦，乃类伤寒，非真伤寒也。若禁饮食，则饿绝矣。便以粥与之，兼进归脾汤，五日而安。

张路玉治陈太仓夫人，素患虚羸骨蒸，经闭少食，偶风热咳嗽，误进滋阴清肺二剂，遂昏热痞闷异常。凡素患虚损人忽有外感，宜细审之。诊之，人迎虚数，气口濡细，寸口瞥瞥，两尺挎指。此肝血与胃气皆虚，复感风热之状，与更减葱白豆豉汤，一服热除痞止。但咳嗽头痛微汗，更与小剂保元汤而安。

王氏子，于四月间患感冒昏热，喘胀便闭，腹中雷鸣，服硝、黄不应。脉之气口弦滑，按之则芤，其腹胀满，按之则濡。此痰湿挟瘀浊阴固闭之候，与黄龙汤去芒硝，易桂、苓、半夏、木香，下瘀垢甚多。因宿有五更咳嗽，更以小剂异功加细辛润之。大抵腹中奔响之症，虽有内实当下，必无燥结，所以不用芒硝，而用木香、苓、半也。用人参者,借以资助胃气,行其药力,则大黄辈得以振破敌之功,非谓虚而兼补也。当知黄龙汤中用参,则硝、黄之力愈锐,用者慎之。

钱顺所素有内伤,因劳力感寒,发热头痛。表散数剂,胸膈痞闷不安;以大黄下之,痞闷益甚。更一医,用消克破气药,过伤胃气,遂厥逆昏愦,势渐危。脉六部微细如蛛丝,舌上焦黑,燥涸异常。此热伤阴血,不急下之,真阴立槁,救无及矣。因以生地黄连汤去黄芩、防风,加人中黄、麦冬、酒大黄,另以生地黄一两,酒浸,捣汁和服。半夜下燥矢六七枚,天明复下一次,乃与生脉散二帖。以后竟不服药,日进糜粥调养,而大便数日不行,魄门迸迫如火,令用导法通之,更与异功散调理而安。

杨乘六治沈氏妇感症,身热口苦,胁痛头眩。或投以表剂发散,身热益甚,舌黑唇焦,口渴烦躁,手足肿痛,大便艰涩,小便短赤,寝食俱废。脉之,浮数无序,乃肝郁致感,因发散太过,血少阴虚,而火燥生风也。以滋水清肝饮倍熟地,一剂诸症悉退。次用归脾汤去木香,加白芍、丹皮调理而愈。逾年产后,复因劳力致感,乃恐蹈前辙,不敢发散,一味养阴,以致大便不实,饮食不进,气促如喘,昼夜不眠,合眼即见一白发老妪,坐立面前,胸中战跳,恍惚不宁。仍邀诊,曰:脱阳者见鬼,非真有鬼也。盖阳气大亏,则神不守舍,其所见者,即其不守舍之元神也,所以男病必见男形,女病必见女形。且亏在某脏,则某色独见。脉之,浮细如丝,沉则缓大无力,面色㿠白,眼光散大,舌干而嫩,且白滑。此中虚挟感,逼以寒凉,致阳气益虚,而阴气乘之耳。乃与参附养荣汤,倍枣仁、白芍、五味,服后则老妪不见,而熟睡矣。继用补中益气加白芍、五味,数剂全愈。

简某病感症,发热饱闷,神思昏沉,不更衣者八日矣。诸医投发表攻中不效,且益甚。脉之,滑而有力,面壅热通红,气粗,舌苔黄厚而燥,按其胸微痛。此感症兼食,俗名停食伤寒是也,乃用逍遥散加熟地二两。或曰:如许发热,又兼饱胀,何堪复用补药?曰:此乃发表攻里之剂,用之以代麻、桂、硝、黄者也。此法固妙,要当用于发表攻中之后。第服此,则汗至而便通,热自退,胀自除矣。一剂淋漓汗下,二剂下黑矢十余枚,诸症悉愈。或问其旨,曰:此症初起,本一逍遥合小柴胡,发汗开肌,助脾消食则愈矣。乃风燥混表,肠胃干枯,宿物燥结,愈不能出。仍用逍遥散,重加熟地养阴,使阴水外溢,则汗自至,阴气下润,则便自通也。继用六君、归、芍而愈。

吴某病感症,先微寒,继壮热,头眩恶心,吐沫不绝,胀闷懒言,气难布息,四肢麻木酸痛,腰痛如折,寝食俱废,大便秘结。医与消暑解表消食,益热益胀,不时昏绝。脉左手沉细,右手缓大,皆无力,面㿠白,舌苔嫩且白滑,知其多欲阳虚致感也,与养荣汤加附子。或疑热甚兼胀,而投温补何也?曰:但服此,诸症自退。若再用芩、连、枳、朴,则真误事矣。一剂即卧,醒则大叫冷甚,比及半时,汗出如雨。再剂胸宽食进，便通热退。又以两腿外臁疮肿烂臭，浓水淋漓，痛痒俱甚，一切膏丹洗帖不愈，已六七年。问治当何法？曰：病有内外，源无彼此，此因阳气素亏，不能下达，毒气时坠，不肯上升故也。第以前方作丸久服则阳分充足，气血温和，而毒气自出，疮口自收矣。如言两月而愈。

潘某自京回南，劳顿感寒，发热，时作微寒，发散数剂，热渐炽，改用清火养阴数剂，热转甚。比到家，舌苔已由白而黄，由黄而焦干燥裂，黑如炭色，神思昏沉，手足振掉，撮空自汗，危症猬集矣。医见其热势，谓寒之不寒，是无水也，与六味饮，不应。见其舌色，谓攻伐太过，胃阴干枯也，投左归饮，又不应。脉之，左寸关大而缓，舌浮胖，谓症乃阳虚火衰，非阴虚火旺也。盖阴虚火旺者，其舌必坚敛苍老。今虽焦黑干燥，而见胖嫩，且服六味、左归而症反加，反加二字毋乃太过。其为阳虚无疑矣。以养荣汤用人参五钱，加附子三钱，一剂熟睡竟夜，次早舌上苔尽脱，变为红润而嫩矣。原方减人参二钱，附子一钱五分，四剂，回阳作汗而愈。

戴氏子，年二十四，病感症寒热。或用发散，谵语发狂。又以苦寒下之，危症蜂起。又有用二冬、二地、石斛、黄芩者，五六剂益狂悖不安。诊之，面白无神，舌滑无苔，脉细紧无力，知其脏寒真阳欲脱，以养荣汤用人参五钱，加附子三钱。又知其为旁议所阻也，嘱其午后至申，察病人足冷至膝，则亥子之交，不可言矣。已而果然，乃自戌至亥始尽剂，子时后由腰至足渐温，五鼓进粥半瓯而熟睡矣。又十余剂，诸症悉愈。未半月，忽右足大指弯筋缩而痛，外科以乳香、没药敷之，痛剧呼叫。再诊之，乃因思虑伤脾，不能荣养本经筋脉，所以筋弯燥病也，以归脾去木香加白芍数帖愈。

陆氏子病感症，发热咳嗽，气短如喘，发散转甚，痰涌如潮，谵妄撮空。脉之，轻按满指，重按则空。面色皖白，眼眶宽大，神水散漫，舌苔嫩黄，中间焦燥，两手振掉。症由气虚致感，误用峻表，致阴被劫而将亡，阳无附而欲脱，非救阴摄阳不能挽也。乃用左归去茯苓，加人参、五味，大剂浓煎。服讫即睡，六时许方寤，则身凉嗽止，喘定痰消。继以生金滋水饮一剂，养荣汤四剂全瘳。又其母孀居，卧病不起二载矣。或作温，或作痿，治之不效，并乞诊之。脉大而无力，面色萎黄，舌胖而滑。询其饮食不思，略食即饱，梦中常见鬼神，醒则胸中战跳。此命门火衰，元神虚惫，脾土不生，以致四肢无力不能运动也。亦用养荣汤煎送八味丸，不一月而瘳。

沈某病感症，身热自汗，或乍寒，倦卧懒言，手足心热，日轻夜重。或与发散愈炽，口渴谵语，烦躁便秘。又杂进寒凉解毒等剂，势垂危。脉之洪大而数，按之不鼓，面色浅红，游移不定，舌黑而润，手足厥冷。此假热也，与八味饮加人参。诸医以火症悉具，力争参、桂、附不可食。曰：外虽似实热，内甚虚寒。初误发散，令精液伤而口渴便秘，烦躁谵妄。复用寒凉，重阴下逼，致龙雷之火不安其宅。非人参、附、桂何以挽回？公等不信，但以附子作饼，热贴脐上时许便觉稍安矣。外试法妙。试之果然，乃进药，不及一时，面红立退，谵妄烦躁悉除。次用生金滋水，补中益气，调理而愈。未半月，其父亦病感症危甚。杨验其舌黑而枯，满舌遍裂人字纹，曰：脉不必诊也。惊问故。曰：此肾气凑心，亦八味症也，误用芩、连无救矣。盖昨一日夜，果服芩、连两许。问何以知之？曰：舌上明明现出耳。姑求一诊，以冀万一。曰：脉隐而难凭，不若舌之显而可据也，何必诊？逾日果殁。

诸某，年五十四，冬杪劳力致感冒，头痛发热，时作微寒。缘混表太过，只口干便秘，壮热不退，复用苦寒泻火，头汗如油，下颌脱落，口角流涎，鼾声如锯，语言错乱，甚至循衣摸床撮空，诸恶毕备。脉之洪大躁疾，重按全无，舌糙刺如沙皮，焦黄如烘糕，并舌底俱干燥，敛束如荔枝肉，而满舌却甚胖壮，日进稀糊碗许，大便半月未行。乃曰：若论外象，百无一治，幸脾气不泻，胃气不绝，尚有生理，第服药后神得收敛而睡，脉得静细而沉乃佳。遂以大剂养荣汤，重加附子与之，服讫果睡，脉亦和。四剂舌转红润，恶症悉退，频进稀粥。惟交阴分，尚有微热，咸疑阳药助火，欲去芪、术、桂、附。曰：劳伤脾肺，气虚发热，非甘温不能除，方嫌火力不及，不能蒸土回阳推出邪气耳。俟其力到，地气升而为云，则天气降而为雨，顷刻为清凉世界矣。守方十二剂，始战汗，汗后身冷如冰，问之不应，推之不理，或问其故。曰：此病既到今日，断然不死，不过汗后亏其外卫之阳，故身倦懒言，无气以动，子刻自平复。已而果然。次日欲便，扶至圊，虚坐努责。数日，忽小水癃闭，点滴不能出，小腹胀痛不可言。此因大便弥月不行，肠胃所积已多，今频加努责，将宿物推进大肠，致壅塞膀胱，所以癃闭不出也。须以轻清之剂升降之，则小水自利。立煎补中益气与饮，顷刻即通，大便亦润。继以养荣作丸，用补中益气汤煎送之，两月而健。

马元仪治沈某，发热恶寒，头身俱痛，燥渴谵语，脉之洪数而涩。此外感而病危者，以五志过极，阴气素亏，邪复乘之，重伤其阴，而火热愈甚也。先与解肌一剂，恶寒已而热未除，谵语转增，神魂飞越。盖肝藏血而舍魂，心藏脉而舍神，木火太过，不独自伤，且贼真阴之气，以肝肾为母子，其气相通也。心本制于肾，而亦伤肾者，脏邪暴甚，反侮所不胜也。法当养肝之阴，使不诛求于肾，而水自充；抑心之阳，使不扰乱乎肾，而水以安。用生地、知母、甘草、茯神、丹参、贝母、花粉等，一剂知，三剂已，调理而安。

丁某，经病二十余日，脉之左手弦数兼涩，右手涩结少神，发热神昏谵语，胸中满结拒按，舌苔黑刺，面色枯瘁，时有咳嗽，日晡愈甚。此肝木内鼓，心火上炎，肺金失养，而胃土无滋也，用栝楼、枳实、半夏曲、芦根汁、紫菀、杏仁、苏子等。服后卧片时，神气顿清，右脉亦透，但涩象不减，重按少神，舌上苔刺去而复生。此津液元气虚竭之甚，转用人参三钱，生首乌一两，知母、生地、川连、芦汁，两剂，脉涩减，症渐安。但胎未尽去，中脘滞闷，前方加枳实、楂肉，一剂顿已。次用滋阴补虚之品，二剂诸症悉退，左脉尚和，右脉转浮而数，微热发疹。此正气来复，余邪尽从外达也，与荆炭、牛蒡、干葛、防风、杏仁、桔梗、苏子、薄荷清透之品。二剂后，再用益元散滋阴润燥，调理而愈。

一妇人，四旬外，头痛发热，口干便秘，不眠，已月余矣。此邪风外煽，实热内燔，表里邪结之候也。前所用药，亦是发表攻里，而不愈者，药不胜病耳。今上下分消，表里交治，而于攻发之中，仍用温养，斯汗不伤于过，下不伤于峻也。用荆、防、薄荷、麻黄轻阳发表，使邪从汗而散于上，大黄、芒硝、栀子、滑石通幽利水，使邪从便而泄于下，黄芩、连翘清其上，白芍、甘草和其中，桔梗、石膏开其肺，川芎、归、芍养其肝，一剂而减，三剂而安。

安氏子，年二十，初得恶寒发热身痛症，诊得内伤之脉，而显阳微之象，曰：此病枝叶未害，根本先拔，乃阳虚受邪症也。若误行表剂，则孤阳飞越，而危殆立至。当用参、术等大培元气，以摄虚阳，加桂枝透表以散外邪。不信，越四日，发热不休，自汗不止，神气外扬。或且欲用柴胡解表之剂。乃曰：此症似太阳，而得少阴之脉，当是平素下虚，故真阳上越耳。遂定参芪建中汤而别。或复谓外邪初入太阳，表散即愈，若徒进参、芪，适助邪而滋患也。越三日，症变危笃。再诊，脉几微欲绝，汗出如雨，昏沉欲绝，此非大剂温补，不能挽回，以人参六两，合附桂理中汤，连进三剂，汗渐收，脉微续，神气尚未安和也。复用人参三两，附子五钱，方得阳气内充，余邪尽从外达，两颐透发，渐调而安。琇按：是症固属虚，而原有邪热，或与表散，未尝无功。至汗出脉复，第以大剂养阴，其危立已。乃久用桂、附，遂致发颐，尚得为善治乎哉。

魏玉横治杨氏子，年二十许，四月初，以啖面过饱，午睡觉即身热头痛。医与消散，至七日而愈。两日后，因食水圆复病，仍与消运不应，乃以小承气下之，连下粪水二次，皆无燥矢。更医，与厚朴、山楂、陈皮、枳壳之类，谷芽用至两许，月余病不减，而股肉尽落，枯瘠如柴，不食，日进米汤数盏，寒热往来，小便亦少。最后一医教用胆汁导之，胆入而粪不出，又用油烛探之，烛化而粪亦不出。其胆汁与烛油凝注下部，楚不可堪，呼叫之惨，四邻为动，时已四十余日，方治木，邀诊以决早晚。察其脉弦，而迢迢尚有神气，其声尚明亮，按其腹不拒，至脐下若有物筑筑然振手，解衣视之，状如百钱梗起。其父曰：此必宿食不下而然。曰：非也。粪秽在肠，岂能跳动？此缘误下误消，伤其本元，肝肾之气不藏，亘亘奔突，经所云动气是也。幸属少年，尚可治，熟地一两五钱，肉苁蓉五钱，甘杞子一两，麦冬、当归各三钱，三剂，下黑燥矢尺余者二，胆油俱去，号呼顿息，始得睡。再按之，则若百钱者仍在，再与前剂不减，令办参数钱，勉措十金，仅得钱五，煎调前药服下，则泯然立能进食。惟寒热每日一作，知非本病，必卧室湫隘，天气暴暑，乘虚感疟也，且勿亟治，仍与前方减半。数日后，饮食大增，乃以常山二钱，火酒炒透，五更煎服，寒热亦瘥。

汤某，年四十余，新秋病感冒，医屡发散，至七八日，无汗，脉弦数且长，身重头眩，尿少而赤，鼻干不眠，微热而渴。此邪渐入里，肾阴不足，肝脾血燥，表之则不能作汗，下之必成坏症。既非少阳，无容和解。问欲饮水乎？曰：甚欲，不敢饮。命与一大碗，犹觉未足。再与一小盏，令且勿药。逾二时许，汗大至，身冷如冰。亟再诊之，脉虚细而弦，小腹旁跳跃振手。此动气也，缘多服表散，令汗出邪去，而虚症见矣。与生地、杞子等峻养肝肾，一剂平，三剂全愈。

陈士华兄，武生也，随乡试伊迩，日与朋友练习技勇，忽感冒，医治月余不效。脉之弦大而涩，外症不发热，大便秘，小便少，两额深紫若胭脂，腰痛，口干不欲食。所服药，类皆燥散之品。此少阴不足，劳伤外感，治之失宜，热邪内陷，法当内托，令其汗出自愈。用熟地、生地、杞子各三钱，蒌仁二钱，黄芩二钱，石斛三钱，傍晚服下，黄昏胸膈胀闷欲绝，躁扰异常。其家大怼，以为用补必死矣，怒持药瓯掷之门外，环视涕泣。一更后，忽大汗如雨，衣被沾湿，汗止即索粥，连进两盏，已而酣睡达旦。明晨延诊，脉已圆滑，颊赤亦退，第困乏无力耳。因问夜来胀闷汗出之故，曰：病因前药劫其津液，外邪乘虚内结，今以大剂甘润投之，即借其热结之力，蒸郁勃发，乃一涌而汗出邪散，此所谓内托之法也。令以前方再服四剂，病即起矣。如言而愈。

李韫玉母，年逾四旬，素有胁痛肝火之病，深秋感冒。医与表散，数剂热犹未退。以不大便，投大黄丸、元明粉下之，遂胁痛大作，晕厥欲脱。更医，治以人参、附子、干姜、肉桂等药，厥止复烦躁，汗时出，不眠，小便赤涩。医恐虚脱，日投参、术、姜、桂，每汗出，则加五味、黄芪、龙骨以敛之。又时时欲利，则加补骨脂、肉豆蔻以固之。如是四十余日，已服参数两，病益进而食不进。诊之，脉躁数，时大时小，微有寒热，舌黑而强，鼻煤溢出，额颊唇口如墨，小便惟滴点，两手索刺如柴，第神气不昏，语音犹亮。此由表邪未清，误下邪陷入里，且伤其真阴，致肝急而厥，又误投辛热固涩，热邪与热药郁结脏腑。今幸元气尚存，犹可活也。治法仍当汗下，否则邪何由去？或讶曰：是症仍可再用攻表乎？曰：不可，第可用不攻表之药下耳。疏方以生地、杞子各五钱，麦冬二钱，沙参三钱，蒌仁一钱五分，黄芩一钱。或谓前医深恐泄泻，今所用皆一派寒滑，服之必利下无疑。将弗服，又或曰：前医治经月余，且辞不治，曷进此以窥进退。服一剂，果利数行。然病人殊不困，遂日进一剂，四日则利下频数，日夜十余次，所下秽恶不堪，青红黑白，而黄者绝少，腹痛后重。唯饮食渐进，舌本渐柔，鼻煤渐退，小便渐长，仍前方加熟地五钱，黄连五分。夜乃汗出，其汗亦极臭秽，半月汗乃止，利渐减，乃加生熟地一两，减黄连，增白芍、甘草，凡五十余剂，病始瘥。计服蒌仁斤许。

姚氏妇，年逾四旬，素有胃痛疾，盖肝火上逆也。夏月患感冒，发热头痛，眩晕不眠，善呕。初服发散未减，改以二陈、左金治呕，呕未愈而腰连小腹痛不可忍。议为邪入厥阴证，将危殆，欲用四逆回阳之剂。诊之，脉数而弦，手见红疹，面殊清白，舌两旁及尖皆紫色，中则微黄，口干不甚喜饮。断为肝胆之火炽甚，遇暴寒折之，不得宣泄，乃上冲胃络作呕，故头偏甚于左。红疹见于四末者，木郁则乘脾也。其初与逍遥自愈，乃用燥散之剂，更扰其阳，而伤其阴，是以腰腹窘痛。症本厥阴，然非传经，亦非直中也。今标属阳明，宜用竹叶石膏汤，入杞子一两，饮下呕止，腰腹之痛亦除。惟头痛仍在，改与逍遥汤加川芎、当归。时方霉雨，至夜半忽霹雳一声，病人觉四肢痛胀异常。此少阳之郁，本诸外淫，因雷复得发越也，已而头痛如失。次日诊之，脉既和平，与四物去川芎，加女贞、石斛，平调而愈。余表甥尝病疫，因热深厥深，一名医亦与四物汤，幸病人自知为热证，不服之，用小柴胡、白虎汤合进而愈。

宋复华兄俞氏姊，初夏病感，天癸即来，病随愈，盖热随血去也。越七日，遇端节，食鸡子五枚，酒二杯，又进饮半瓯，临窗少坐，少顷即头痛发热。次日，前医询知病源，以山楂三钱，谷芽三钱，葛根三钱，其他消散，大约称是，连进三剂，势将大剧。余至，则前医已在与一邻医议处方。诊之，已昏不知人，面色死青呆白，目闭口张，气出手撒，呼之不应。脉如沸羹，重按则无，症已败矣。幸未大汗，令人以手按其心下，亦不拒，知其病初愈，脏腑余热未清，食入肠胃一时不能运化，又感微邪，遂如复症。使勿药，则辗转自愈。乃误以大剂消散，投元虚血弱之人，鼓动其火，反致身热不退，犹以为药力未至，再进三进，至阴阳脱离如是。叩其今日将用何方，则云：总是鸡子五枚，硬饭半瓯为患。既消散不应，惟有承气一方下之而已。曰：承气固是，第真元已夺，恐宿食未下而遽脱奈何？乃曰：正为此耳。曰：余有一方，且弗顾其病，但服之，令病人目开口闭，神气稍回，再为调治如何？二医欣然齐诺，乃用熟地一两五钱，当归五钱，炮姜八分，嘱其急煎服，迟则不及，第得药下咽则活矣。抵暮来告，病人不知饮药，以匙挑灌数口，喉间汩汩有声，遂全盏与之，少顷果目开口闭，能转侧，似大有生机。求再往诊。曰：无庸，但以前方再锉一剂，并前渣浓煎与服可也。明日视之，神气清明，脉亦圆稳。第称口燥舌干，小便短涩，夜卧不宁，就前方去炮姜，加沙参、麦冬，一服汗出遍身，能进粥矣。再以前方加减而愈。

孙文垣治族侄元素，春温头疼发热，左脉弦大，右洪大，以小柴胡合白虎汤投之，二帖而愈。乃因食复发斑，色紫神昏，身重不能转动，合目鼾睡，如醉人形状，面赤发热，舌苔外黄内黑，有芒刺，脉六部俱浮洪，以三黄石膏汤加枳实、鳖甲进之。稍得微汗，大便如有臭粪，次日开目能言，用小柴胡汤加山栀、枳实、鳖甲、白芍，调理而愈。又治侄君孝，三月患头项痛，腰脊强，身如被杖，脐腹亦痛，口渴不寐，六脉浮数。医以为阴虚，为之滋阴降火，三投而三剧，反加呕恶。又与疏通，热不退，下午烦乱。方和宇视之，以为外感，拟进人参败毒散。前医力争，谓阴虚不可再汗，仍用四物加柴胡、葛根、薄荷、黄芩、知母，而热如焚，神且昏冒矣。孙诊之，六脉浮弦鼓指，曰：此春温也。方脉良是，因复加内伤，故病剧。滋阴药壅塞，且引邪入阴分，宜乎热加而躁闷也。法当清解兼消，以二陈汤加羌活、防风、麦芽、山楂，服之得微汗，热减其半。惟下午作潮热，大便未行，腰脐痛不止，改用小柴胡汤加葛根、白芍、青皮、黄连、山楂。热少退，大便行，腰脐痛减，但不知饥，再以柴胡、甘草、青皮、枳实、麦芽、知母、黄芩、白芍投之，诸症悉平。惟体倦乏力，加人参、扁豆、薏苡，去柴胡、青皮，调养而愈。

程好吾，季春患两太阳痛，胸胁稍痛，口渴便泻，左脉浮弦而数，中按有力，右关滑大，此春温也。予柴胡、前胡、葛根、粉草、青皮、黄芩、知母、桔梗、半夏曲、石膏。夜半后，得微汗。因起大便感风，续又发热，口渴烦躁，用石膏三钱，知母、柴胡各二钱，葛根、黄芩各一钱，粉草、桔梗各五分，竹叶二十片，两进而汗出热解，诸症悉平。四肢尚倦，口微干，语言乏力，以生脉汤加薏苡、石斛、甘草、白芍、黄芩，调养如愈。

仆贵，春温头痛身热，面赤舌心焦燥。用石膏、柴胡、葛根、甘草、黄芩、知母、天花粉、白芍服之，舌不焦黑矣。进粥太早，半夜复热，中脘硬痛，与大柴胡汤一帖，汗出津津，大便行二次。腹痛不止，乃以小承气汤调下元明粉一钱，又行二次，热不退而痛全减。旋作鼻衄，改用石膏、丹皮、生地、甘草、山栀、升麻、黄芩、赤芍，一帖而热散衄止。

孙元素妇，春温后，经水适至，余热不退，口渴，胸胁痛，耳聋，脉左弦数，右滑大而数。用小柴胡加石膏、知母、桔梗、枳壳、栝楼、半夏曲服之，热渴如故。改用柴胡二钱，人参、甘草、天花粉、黄芩各七分，白芍、红花、当归、丹皮、知母各八分，调理而瘳。

徐君育，素禀阴虚多火，且多脾约便血证。十月间，便患冬温，发热咽痛，医用麻黄、杏仁、半夏、枳、橘之类，遂喘逆倚息不得卧，声飒如哑，头面赤热，手足逆冷。张脉之，左手关寸虚大微数，此热伤手太阴气分也。与葳蕤、甘草等药不应。为制猪肤汤一瓯，令隔汤炖热，不时挑服，三日声清，终剂而痛如失。

郑墨林内，素有便红，怀妊七月，正肺经养胎时而患冬温咳嗽，咽痛如刺，下血如崩，脉较平时觉小弱而数。此热伤手太阴血分也，与黄连阿胶汤二剂。血止后去黄连，加葳蕤、桔梗、人中黄，四剂而安。

万氏牛黄清心丸：西牛黄二分五厘，镜面朱砂一钱五分，生黄连五钱，黄芩三钱，山栀三钱，郁金二钱。上为末，蒸饼糊丸如黍大，每服七八丸。王晋三曰：喻嘉言治中风门云，热阻关窍，汤剂中调入牛黄清心丸。但古有数方，其义各别，若治温邪内陷包络神昏者，惟万氏之方为妙。盖温热入于心包络，邪在表矣，草木之香，仅能达表，不能透里，必借牛黄幽香物性，乃能内透包络，与神明相合。然犹配合之品，佐使咸宜。万氏用芩、连、山栀以泻心火，郁金以通心气，辰砂以镇心神，合之牛黄，相使之妙。是丸调入犀角、羚羊角、金汁、甘草，或人中黄、连、薄荷等汤剂中，定建奇功。

尤在泾曰：温邪之发，阴必先伤。设有当行解散者，必兼滋阴之品于其中。昔人于葱豉汤内加童便，于栀豉汤内加地黄、麦冬，亦此意也。

黄锦芳治林国柱患风温，汗出倦怠，鼻鼾语难，嗜卧不休，微恶寒而不甚。或欲用清暑益气汤。黄曰：此热扰肾之症，幸胃气尚存，可用滋阴之药以救之。若误用清暑益气，则热得参、芪而益盛，火得升、柴而益炽，直视失溲与瘛疭等症，必相继而出矣。用熟地三钱，山药二钱，丹皮一钱，龟板一钱，防风一钱，阿胶一钱，桂枝二钱，一剂而神清，四剂而诸症悉除。

卷四

伤　风

孙文垣治王祖泉乃眷，朝饭后稍寒，恶风发热，伤风恶风。遍身疼痛，汗大出不止，伤风则有汗。口中热，腹中不知饥，小水短，肺金不利而汗多也。六脉皆涩。营卫不和。投以白芍五钱，白术二钱，桂枝、黄芩各一钱，甘草八分，二帖汗止，寒热除。去白术，加当归，身痛亦愈。

费一吾弟妇，遍身痛，发热，汗大出，昏昏如醉，卧不能起。孙诊之，两寸短弱，六脉皆数而无力。此劳倦之余，故汗大走也。身痛发热，不仅伤风。黄芪三钱，白芍四钱，甘草一钱五分，桂皮八分，当归一钱，石斛二钱。与前药俱就建中加减，孙于杂症多用此方。一帖热除，痛汗皆止。惟倦不能起，前方加人参、陈皮，两帖而痊。

一妇人，先伤风，发热咳嗽，二月乃分娩，热尚未退，食鸡汁肉等太早，嗽、热愈盛，已八日矣。胸膈胀痛，头痛口渴，大便秘，肺气壅而血液燥也。咳出之痰，色黑而臭，小水短少，胁下扯痛，气逆而喘不得卧，左胁不能着席，汗出不止，症甚危。以栝楼五钱，苏子一钱，枳壳、酒芩各六分，前胡、桔梗各五分，甘草三分，姜三片制方甚妙。服之，胸膈之痛减半，喘少定。再进药，大便用蜜导下，就方加减服之，热尽退，诸症寻愈。

胡镜阳尊堂，年七十二，脾泄十五年不愈。近加吐红咳嗽，痰多不易出，肺金壅滞可知。申酉时潮热，胸膈壅塞，不能就枕，饮食大减，且恶风，终日坐幔中。诸医谓：发热吐红，法当寒凉；脾泄多年，气虚老迈，法当温补。二症矛盾，难于投剂。身热脉大，又血家所忌。束于无策，皆辞去。孙诊之，两手脉皆浮洪而数，皆带滑。据脉洪数为热，滑为痰，浮为风邪在表，以伤风故恶风，法当清解，可无恙也。谓二病矛盾者，暗于先后也。夫脾泄已久，未尝为害，新病热炽，宜当速去，所谓急则治标，俟邪祛后，补脾未晚。且潮热为风邪所致之热，非阴虚火动之热。吐血乃当汗不汗之血,非阴虚火动之血。经云:夺血者无汗,夺汗者无血。当汗不汗,邪鼓血动,但得表解,斯热退血止矣。胡曰:昔老母过钱塘,遇风涛受惊,因发热咳嗽,血出痰多,今以公言质之,诚由风邪起病也。用苏子、麻黄、薄荷解表为君,枳壳、桔梗、桑白皮、栝楼、紫菀、贝母消痰治嗽为臣,酒芩、甘草为佐。二帖,五更微汗而热退,胸膈不壅,嗽亦少减,血止大半,始进粥。次日减麻黄,加茯苓,夜服七制化痰丸,嗽亦减半,自是不恶风而去幔矣。前方减枳壳加苡仁,调理而安。

黄履素曰:予弱冠患伤风,不谨床第,每晨起即鼻中流涕,竟日痰不绝口。留连月余,遂见痰中缕血,贻害无穷。谚云:伤风不醒结成劳。盖金水二脏,情关子母,金伤则不能生水,子泻则其母愈虚。水不能制火,火乘金而金益败,此虚嗽之症所由成耳。信乎,伤风虽小病,最不可不慎者。故补脾保肾,乃养生家第一义。而肺病极宜断色欲。相关相应,捷于影响也。

又曰:予临场虑不耐风寒,合玉屏风散服之,反自汗津津不止,盖防风与黄芪各等分之谬也。本草云:黄芪得防风,其功愈大。用黄芪七分,配防风三分,斯得之矣。凡伤风未经和解,此方断不可服,慎之。

喻嘉言治石开晓,伤风咳嗽,未尝发热,自觉急迫欲死,呼吸不能相续。诊之,见其头面赤红,躁扰不歇,脉大而空。谓曰:此证颇奇,全似伤寒戴阳证,何以伤风小恙亦有之。急宜用人参、附子等温补下元,以收回阳气,不然子丑时一身大汗,脱阳而死矣。渠不以为然,及日落,阳不用事,愈慌乱,不能少支,忙服前药。服后稍宁片刻,又为床侧添同寝一人,逼出其汗如雨。再服一剂,汗止身安,咳嗽俱不作。询其所由,云:连服麻黄药四帖,遂尔躁急欲死。然后知伤风亦有戴阳证,与伤寒无别,总因其人平素下虚,是以真阳易于上走矣。伤风而服麻黄至四剂,即壮实人亦不能无害,矧下虚者哉。雄按:原有一种虽似风,实非伤风,乃下元根久亏,肾水泛滥以为痰,浮阳冲激而成嗽也。今夏,余偶诊高石泉之脉,左关尺浮弦而空,因谓其仲郎隽生曰:令尊之脉,甚可虑也。既而无恙。迨隽生举于乡,计偕有日,而石泉陡患伤风。冯某为之解散,次日便泻多次。黄某为之分清,第三日痰升气逆,自觉唇肿,不能吸饮。速余视之,唇何尝肿,而舌色晦黯无津,脉似蛛丝欲绝,乃阴脱于下,阳越于上也。药不能追,已而果逝。洪张伯孝廉令堂,病同此,余一视而决其不治。盖虽似伤风,而脉先虚促难寻也,旬日果败。皆十二月春前事也。闻许吉斋山长,秋分后伤风数日而亡,谅亦此类耳。

卢不远治严忍公内人,病发热无汗,伤风亦多无汗。呕吐不止,脉反沉弱,伤风脉当浮,今沉故曰反。人皆以为少阴证。卢脉之,沉弱中独右关表弦而中滑。盖风邪挟胃中水饮停积所致。用干葛、半夏、吴萸、黄连急煎缓服,呕吐遂止,而热转盛。复诊视,脉势欲浮,命其进粥,皆不敢。再三强之,呷浓米饮半杯,遂有汗而热平。再进薄粥,汗多而热退。乃问曰:风寒之邪,世俗大禁饮食,今啜粥而热退何也?曰:风之与寒,原自有别,世盖溷之耳。仲景桂枝汤治风,服已啜粥,古人之精义也。盖风者木也，木克土，脾胃受之。仲景治法，妙在不治风木，但令湿土气行，而风木之邪自散。今热转盛而脉势欲浮，是风邪欲散也。非谷气扬溢，则胃力孱弱，汗何从来。是借桂枝之义，以除风邪之不能汗者。

按：伤寒及感症，日久津液既枯，不能行汗，得大三才一气汤一服，乃蒸变为汗而愈矣。若多服风药及香燥等药，人必大作胀一二时许，然后来苏。后贤以此为内托之奇，予谓仍是仲景啜粥法耳，后人安能越古人之范围哉。

吴孚先治卢敬庵，暑月感寒，服羌防发散，汗出已愈，后复感冒，又用发散，旋愈旋感，前药不应。吴曰：屡散不愈，肺气已虚，徒攻表而不救表，风邪乘虚而入，无已时矣。方用君黄芪五钱，实肺气以固卫；佐防风一钱，助芪力以祛邪。玉屏风散。如是则旧邪无所容，而新邪无可入也。二帖而痊。

愚谓伤风一症，殊非小恙。有寒燠不时，衣被失节而成者，此必鼻塞声重，咳嗽多痰。在元气平和之人，即弗药自愈。若在肾水素亏，肝火自旺者，不过因一时风寒所束，遂作干咳喉痛。此外邪本轻，内伤实重，医者不察，肆行表散，致鼓风木之火上炎，反令发热头痛。继又寒热往来，益与清解，不至十剂，肝肾与肺伤损无遗，久者周年，近者百日，溘然逝矣。而世俗谈者，咸以伤风不醒便成劳为言。噫，彼劳者，岂真由伤风而成也耶？愚哉言也。当易之曰：伤风误表必成劳耳。雄按：损由外感而成者甚多。雍乾间，歙人吴澄字师朗，著《不居集》一书，专论外损，自成一家，惜用药未尽善耳。

柴屿青曰：乙丑新正，张妹婿家人之婿董四，患伤风来寓求诊，即决其不治。内人曰：彼少年粗人，伤风小病，何遽若此。柴曰：脉象已败，不可为也。后果然。此必肝肾大伤之候也。

张三锡治一人，伤风自汗，发热不止，自以为虚，服补中益气汤热转剧。诊之，脉弦而长实有力。与升麻葛根汤倍白芍，加桂枝少许，一剂汗止热退。《治法汇》。

一人泻而左脉浮急，自汗鼻塞，乃伤风作泻也。与五苓散加防风、白芷、升麻、葛根，姜、葱煎服。同上。

陆肖愚治吴逊斋夫人，年六旬外，素有脾泄之症，三月间患咳嗽吐血，痰多而咯之不易出，日潮热，胸膈支结，不能就枕，畏风寒。或以脉数吐红，身热咳嗽，皆血虚火盛也，与养血清凉，泄未已而痰壅益加。更医，以高年久泻，用六君子，泻未已而痰壅殊甚。二医商治，一以吐血不宜身热脉大，一以泄泻不宜身热脉大，俱辞不治。脉之左寸关浮洪，右寸关滑数，两尺弱。此表邪不清也。盖脾泄乃宿疾，吐血乃表气之郁矣。询之，果受风数日后而病作。用炒黑麻黄、苏叶、前胡解表为君，杏仁、苏子、陈皮利气为臣，桑皮、片芩、花粉、石膏清热为佐，甘草、桔梗散膈和中为使。

二剂后，微汗，症顿减。去麻黄、苏叶、石膏，加白芍、茯苓，二剂症如失。与丸方治其脾泻，人参、白术、茯苓为君，白芍、霞天曲为臣，炙草、干姜、砂仁为佐，枣肉、神曲糊丸以为使，服数旬而痊。

陆祖愚治陈理刑，因劳顿后，头疼鼻塞咳嗽，胸膈不利，咽干身热，行动即有微汗，有痰不能咯出，两寸浮弦而数，左关弦紧，右关弦滑，两尺平和。先用疏解和气二剂，继入养血二剂，二三日间，诸症顿愈。

薛立斋治一妇人，素清苦，勤于女工。因感风邪，自用表散之剂，反朝寒暮热，自汗盗汗，形气甚虚。其脉或浮洪，或微细。其面或青白，或萎黄。此邪去而气血愈虚也，用十全大补汤三十余剂，渐愈。又用加味逍遥散兼治，半载而痊。

琇按：伤风误表，多成劳损，观此可鉴。

林观子治一妇人，浴后被风，遂自汗出身热，然无头痛体痛恶风诸症。旬日来，杂治皆不效。其胸以上痞隔，渐至汤饮到喉而止，脉之关以上微浮，此瓜蒂散症也。其人素虚，与桔梗芦二两煎服，到咽一吐，悉涎浊酸秽之物。又与一服，再得吐，始快然热除，调理数日而安。

毛氏子伤风喘嗽，复以饮食起居失调，迁延转剧。诊之，面色枯白，梦泄不禁，饮食减少，喘嗽发热，两脉虚微。知其喘为真气上脱，热为阳气外散，不与阴气纯虚者同。面色枯白，脾肺气虚而不荣也。饮食减少，脾胃气弱而不化也。梦泄不禁，肾脏气衰而不固也。此皆本气为病，用人参二钱，黄芪三钱，肉桂五分，炙草五分，茯苓一钱，半曲一钱，橘红八分。服数剂，喘渐平，热渐退。随与大造膏调理，饮食进而神旺如初。

朱翰文偶患风寒小疾，或以麻黄大发其汗，汗出不止，遂致语言短怯，神气不收，面色枯白，时有寒热，已濒危。诊其两脉微涩而虚，虚则气少，涩则阴伤，此元气津液两伤之候也。伤风小症，何遽至此？盖以麻黄辛甘气温，为伤寒发汗重剂，今不当用而用之，不特劫其津液外亡，并元气亦因而脱矣。治法宜阴阳两补，用人参、制首乌、茯苓、白芍、丹皮、甘草、广皮、半夏曲等。三剂，脉象有神，诸症渐已。渐加芪、术而安。与喻嘉言案合参。

刘云密曰：丁酉腊，人病头痛恶风，鼻出清涕，兼以咳嗽痰甚，一时多患此。用冬时伤风之剂而愈者固多，然殊治者亦不少。盖是年君火在泉，终之气乃君火，客气为主气寒水所胜。经曰：主胜客者逆。夫火乃气之主，虽不同于伤寒之邪入经，然寒气已逆而上行，反居火位，火气不得达矣。所以虽同于风，投以风剂如羌活辈则反剧，盖耗气而火愈虚也。至于桂枝汤之有白芍，固不得当，即桂枝仅泄表实，而不能如麻黄能透水中之真阳以出也。故愚先治其标，用干姜理中汤佐五苓散，退寒痰寒水之上逆；乃治其本，用麻黄汤去杏仁，佐以干姜、人参、川芎、半夏，微微取汗。守此方，因病进退而稍加减之，皆未脱麻黄，但有补剂不取汗矣。病者乃得霍然。

聂久吾曰：一友以医自负，禀性素热，惯服凉药。在京朝觐，因伤风久咳，求治于予。予曰：咳因风寒，必先除寒邪，而后可以清热，先用桑、杏、麻黄、防风等药。彼自是己见，以为素不用燥药，单用栀、芩、花粉等凉剂，服多一日，声哑不出，复求治。乃戒之曰：公能任吾意用药，勿参己见，则声可立出。若必自用，不敢与闻。彼不得已而听予，因与加味三拗汤，一剂毕而声出矣。杏仁二钱五分，生甘草五分，羌活、桔梗各八分，防风一钱，生姜三钱，水煎带热服。

魏玉横治孙敦夫女，十岁许。冬日感冒微嗽，专科与发散太过，反致身热不退。更医，投六君子加炮姜、五味，一剂热退矣，而咳嗽转甚，下利频并，里急后重，中有白脓。医以热退为药对症，再与之，则面赤口燥，恶食不眠。余适诊其大父，因求视。脉之虚而驶，曰：四剂可愈，然必少衄血。与生熟地、杞子各四钱，天麦冬、蒌仁各钱半。乃诧曰：今病已泄泻，又从而滑利之，宁不增剧乎？余笑曰：第服之，病自减。乃始进半钟，觉咳嗽稍瘥。遂连进三剂，果愈四五。再以前方加酒芩、酒芍各一钱，不二剂，衄血一小盏，全安。或问故，曰：儿禀素弱，所病即俗名火伤风也，不治亦愈。乃以荆、防、广、半、芎、苏、前、桔诸燥药，鼓动三焦之火，至阳扰而热盛。后医谓虚是矣，宜以甘寒润泽与之，则症自平。乃用六君燥补加以炮姜之辛温，五味之酸敛，藉人参之力而热退，其内燔之火尽入于肺，若伤寒传里然。肺热甚则下迫大肠而为痢矣。其中白脓，乃燥金壅热所化，与痢疾正同。兹但养其荣气，润燥清热，病自愈也。又问何以知其当衄？曰：初时下痢，则火从下泄，痢止，余热反走诸络而上溢。否则炮姜、五味之性，何由稍释？其衄也，亦犹伤寒阳明热邪，得红汗而解矣。

尤在泾曰：评热病论云，劳风法在肺下，其为病也，强上冥视，唾出若涕，恶风而振寒，治之奈何？曰：以救俯仰。巨阳引精者三日，中年者五日，不精者七日，咳出清黄涕，其状如脓，大如弹丸，从口中或鼻中出。不出则伤肺，伤肺者死矣。读此可悟伤风不解成劳之故。劳风者，既劳而又受风也。劳则火起于上，而风又乘之，风火相搏，气凑于上，故云法在肺下也。肺主气而司呼吸，风热在肺，其液必结，其气必壅，是以俯仰皆不顺利，故曰当救俯仰也。救俯仰者，即利肺气，散邪气之谓乎。然邪气之散与否，在乎正气之盛与衰。若阳气旺，而精气引者三日，次五日，又次七日，则青黄之涕从咳而出，出则风热俱出，而肺无恙矣。设不出，则风火留积于肺中而肺伤。肺伤则喘咳声嘶，渐及五脏而虚劳之病成矣。今人治劳，日用滋养，而不少益者，非以邪气未出之故欤。而久留之邪，补之固无益，清之亦不解,虚劳病之所以难治也。

徐灵胎曰:凡人偶感风寒,头痛发热,咳嗽涕出,俗谓之伤风。非《伤寒论》中所云之伤风,乃时行之杂感也。人皆忽之,不知此乃至难治之疾,生死之所关也。盖伤风之疾,由皮毛以入于肺。肺为娇脏,寒热皆所不宜。太寒则邪气凝而不出,太热则火烁金而动血,太润则生痰饮,太燥则耗精液,太泄则汗出而阳虚,太涩则气闭而邪结。并有视为微疾,不避风寒,不慎饮食,经年累月,病机日深。或成血症,或成肺痿,或成哮喘,或成怯弱,比比皆然。误治之害,不可胜数。谚云:伤风不解变成劳。至言也。然则治之何如?一驱风,苏叶、荆芥之类;二消痰,半夏、象贝之类;三降气,苏子、前胡之类;四和营卫,桂枝、白芍之类;五润津液,蒌仁、元参之类;六养血,当归、阿胶之类;七清火,黄芩、山栀之类;八理肺,桑皮、大力子之类。八者随其症之轻重而加减之。更加以避风寒,戒辛酸,则庶几渐愈,否则必成大病。又加以升提辛燥之品,如桔梗、干姜之类,不效即加以酸收,如五味子之类,则必见血。既见血,随用熟地、麦冬以实其肺,即成劳而死。四十年以来,我见以千计矣。伤哉。

张路玉治姜如农长媳,患风热咳嗽,无痰,灼热自汗,而怀妊七月。先曾服和解清肺药二十余剂,其咳转剧,胎渐不安。诊之,六脉皆濡大无力,右手寸关独盛而涩,曰:此热伤肺气也。反与和解药逼汗出,致肺气益燥,而咳逆愈甚。不得已复用苦寒折之,则火转郁伏而不散也。遂用大剂葳蕤,及川芎、杏仁、白薇、甘草,取葳蕤汤之半,更以当归、桔梗、五味、黄芪益气生津,因以敛肺。二剂,汗止咳减,胎亦向安。更加生诃子皮,一剂而痊。

郁金岩,劳役后伤风自汗,胸满痰结,咳出青黄涕,大如弹丸。此即《内经》所谓劳风法在肺下也,与茯苓桂枝白术甘草汤,加姜汁、竹沥,二剂而安。又治宋襄之女,素常多郁,干咳,春间感冒风邪,咳逆愈甚。以小建中汤用蜜煎生姜,加蜜煎橘皮,外邪即解,而咳不止。次以逍遥散,仍用蜜煎姜、橘,更与异功散,用蜜制白术、姜、橘而安。

吴佩玉女,伤风咳嗽,自用疏风润肺之药,转加呕渴咽痛。诊之,六脉浮滑应指,作半夏散与之,三啜而病如失。或问:咳嗽咽痛而渴,举世咸禁燥剂,而用半夏即效何也?曰:治病必求其本。此症风寒邪挟饮上攻之暴迫,故用半夏、桂枝以开通经络,迅扫痰涎,兼甘草之和脾胃,以救津液。风痰散而营卫通,则咽痛燥渴自己。设用清润,滋其痰湿,经络愈困,津液愈结,燥渴咽痛,愈无宁宇矣。近世治风寒咳嗽,虽用表药,必兼桑皮、黄芩、花粉,甚则知、柏之类。少年得之,必种吐血虚损之根。中年以后得之,多成痰火喘咳之患。初时元气未衰,邪热暂伏,似觉稍可。

久之真气渐伤，转服转甚。及见吐血，则不问何经脏腑，属火属伤，血之散结，色之晦鲜，瘀之有无，概以犀角地黄寒凉止截之剂投之，致血蓄成根。向后或两月、一月一发，虽日服前药不应矣。尝见一人患项肿发热，延伤寒家视之，则曰大头伤寒，以表药发之，并头亦胀，确然。大头无疑矣。病家以其治之益甚，另延杂症家视之，则曰湿热痰火，以里药攻之，则头与项前左半皆消，但项后右侧偏肿，则又确乎非大头而为杂症矣。病家以肿在偏旁，疑为痈毒，更延痈疽家视之，则曰对口偏疽，以托里兼敷外药治之，则气血益滞，热不得泄，郁遏竟成溃疡。头本一病也，治之迥异，证亦屡迁。可见病随药变之不诬耳。

暑

许叔微治一人，头痛身热，心烦燥渴。诊其脉，大而虚，授以白虎汤数服愈。仲景云：脉虚身热，得之伤暑。又云：其脉弦细芤迟何也？《素问》曰：寒伤形，热伤气。盖伤气不伤形，则气消而脉虚弱，所谓弦细芤迟者，皆虚脉也。仲景以弦为阴，朱庞亦云中暑脉微细，则虚可知。

癸丑年，故人王彦龙作毗陵仓官，季夏时胸项多汗，两足逆冷，且谵语。医者不晓，杂进药，已经旬日。诊之，其脉关前濡，关后数，曰：当作湿温治之。盖先暑后受湿，暑湿相搏，是名湿温。先以白虎加人参汤，次白虎加苍术汤，头痛渐退，足渐温，汗渐止，三日愈。此名贼邪，误用药，有死之理。有人难曰：何名贼邪？曰：《难经》云：五邪有实邪、虚邪、正邪、微邪、贼邪。从后来者曰虚邪，从前来者曰实邪，从所不胜来者为贼邪，从所胜来者为微邪，自病者为正邪。假令心病，中暑为正邪，中湿得之为贼邪，五邪之中最逆也。《难经》曰：湿温之脉，阳濡而弱，阴小而急。濡弱见于阳部，湿气搏暑也；小急见于阴部，暑气蒸湿也。故经曰：暑湿相搏，名曰湿温，是谓贼邪也。不特此，予素有停饮之疾，往往至暑月汗，两足漐漐未尝干，每服此药二三盏即愈。

张子和治小郑，年十五，田中中暑，头痛，困卧不起，以双解散汗之，又以米泔汤投之，未解。晚又以三花神祐丸大下之，遂愈。

张子和治张叟，年七十一，暑月田中因饥困伤暑，食饮不进，时时呕吐，口中常流痰水，腹胁作痛。医者概用平胃散、理中丸、导气丸不效。又加针灸，皆云胃冷，乃问张。张曰：痰属胃，胃热不收，故流痰水。以公年高，不敢上涌。乃使以一箸探之，不药而吐痰涎一升。次用黄连清心散、导饮丸、玉露散以调之，饮食加进。惟大便秘，以生姜、大枣煎调胃承气汤一两夺之，遂愈。

万密斋治县丞李天泉，六月中暑腹痛。渠有婢妾，医谓病寒，进理中汤，一剂痛止。乃发热，一身骨节尽痛，又进十神汤发汗，热退身不痛矣。万候之，李称病愈，观其面色带赤，知病未解。请脉之，洪滑而数。色脉相对。经曰：大则病进。今汗后脉犹洪数，病方进也，而彼自称愈。万未去，食顷而病作矣。满腹急痛，状如奔豚，上下左右，举手按摩。亟延万至，曰：汝先诊脉，不言而去，知我病也，幸急救我。万曰：无伤。乃进建中汤，一服而痛定。次日，有省祭官万朴来问疾。朴善医，诊之，且骇且顾，李亦疑惧。万诊之，谓朴曰：汝怪其脉之促止乎？盖心下怔忡，故脉如是耳。李即应曰：我心下跳乱不宁。即命取药，方用人参、麦冬、甘草、白芍、生地、五味，豮猪心煮汤煎，一服心跳止，脉不促矣。盖心恶热，用热治热，向服理中、十神，俱犯禁，故病复作也。

李少华知医，六月得暑病，服九味羌活汤一剂，汗出不解。谓药剂少，发汗不透，复作大剂服之，汗大泄而热转甚。连进三剂，病益亟。如痴如狂，舌强，言语謇涩，手足掣动，小便不利，茎中痛，以手捏之，才下一二滴。不食，唯能饮水。万脉之，微弱而迟。或问病可治否？曰：坏病也，医之过耳。心恶热，壮火食气，方今盛夏，火气正壮，而重发其汗，汗之过多，则伤心。心藏神，如狂如痴者，神气乱也。非蓄血。舌内应乎心，汗多则血虚不能荣舌，故强不能言也。手中掣动者，汗多筋惕肉瞤也。非中风。渴饮水，汗多津液涸也。非阳明发渴。小便不利者，心移热于小肠，小肠移热于膀胱，津液少而气不化，故茎中痛。连五剂而愈。未载所用何方，殊嫌疏漏。

汪怀江中暑复伤食。一医用五积燥热之剂，阳气外散，阴津内竭，阳强阴弱，皮肤燥而无汗。当先养其阴，而后制其阳，使汗出而表和。遂以凉膈散去大黄、芒硝，加知母、石膏、淡豉、竹叶，一服微汗出而身润矣。方议下之，又一医至，称是阴虚火动，不可下也，用四物汤加炒干姜，触动阳明之火，齿缝出血，足冷成阳厥矣。乃复用凉膈散服之，利三行而病愈。

龚子才治一妇人，暑月因厨房热极，遂出当风处，脱衣乘凉，即头痛发热，恶寒身痛。医误以为伤寒，用附子理中汤，一服下咽，立时不语，口中无气，唇口青紫，心头微温。诊之，六脉洪大而数，此热证误用热药。令以烧酒喷其胸，将镜扑之，更以新汲水和蜜，用鸡翎沃入其口数次。少顷，患人即伸舌探水，以益元汤灌下即活。

李士材治张邑尊令郎，六月间，未申时晕绝不知人，更余未醒。此得之生冷太过也。皂角末吹鼻中无嚏，举家惊惶。教以皂角灰存性，新汲水灌之，更取沉、檀焚之，俾香气满室，以达其窍，至子后方苏。服十味香薷饮而安。

吴孚先治一人，奔驰烈日下，忽患头疼发热，或时烦躁，汗大出，大渴引饮，喘急乏气，服香薷饮尤甚，此暑症也。然受暑有阳有阴，道途劳役之人，所受者炎热，名曰伤暑。亭馆安逸得之，为中暑也。香薷饮只宜于阴暑，若阳暑服之，反为害矣。与人参白虎汤而愈。

董仁仲，当暑天纳凉饮冷，忽头疼发热，霍乱吐泻，烦躁口渴，舌苔白滑，此阴暑也。得之过于寒凉，致周身阳气为阴邪所遏。宜香薷之辛热，发越阳气，散水和脾，四剂而愈。藜按：此夏月感寒之症，乃指为阴暑，而以伤暑者为阳暑，治虽不误，而称名实谬。上条亦然。

一刍荛妇，夏月贪凉饮冷，胸如有一团之火，凡冷水凉茶入咽，觉从火团上分流而下，目则羞明畏火，口鼻间频出火气。诊之，六脉俱阴，舌苔紫青而滑，吴曰：此寒格反见热化也。与干姜、肉桂温散，少加黄连为向导。移时，觉胸中之火，顿化清凉而愈。

孙文垣治弟淑南，额痛，遍身疼，口干，舌苔黄厚，左脉浮大，六部俱数。时当仲秋初旬，以小柴胡合白虎汤加羌活，热不退。下午用六神通解散，以葱汤调服三钱，热稍退。至半夜后，又复热，额痛，颠顶尤甚，舌根黄且焦黑，小水赤痛，烦躁不睡，遍身又痛。此三阳合病暑症也。次日以小柴胡汤大加石膏为君，藁本、白芷、竹叶、粳米、生姜、大枣。少顷，汗出至足，必至足乃为正汗。热始尽退。犹烦躁不睡，仍以小柴胡汤加桂枝、山栀、竹茹、竹叶，饮下遂愈。

张路玉治内兄顾九玉，大暑中患胸痞颅胀。脉得虚大而濡，气口独显滑象，此湿热泛滥于膈上也。与清暑益气二剂，颅胀止而胸痞不除。与半夏泻心汤，减炮姜，去大枣，加枳实，一服而愈。

范文学治孙振麟，于大暑中患厥冷自利。六脉弦细芤迟，按之欲绝，舌色淡白，中心黑润无苔，口鼻气息微冷，阳缩入腹，精滑如水。问其所起之由，因卧地昼寝受寒，是夜连走精二度，忽觉颅胀如山，坐起晕倒，四肢厥逆，腹痛自利，胸中兀兀欲吐，口中喃喃妄言，与湿温之症不殊。医者误以为停食感冒，与发散消导二剂，服后胸前头项汗出如流，背上愈加畏寒，下体如冷水，一日昏愦数次。此阴寒挟暑，入中手足少阴之候。缘肾中真阳虚极，所以不能发热。遂拟四逆加人参汤，方中用人参一两，熟附三钱，炮姜二钱，炙甘草二钱，昼夜兼进，三日中连进六剂，决定第四日寅刻回阳。是日悉屏姜、附，改用保元，方用人参五钱，黄芪三钱，炙甘草二钱，麦冬二钱，五味子一钱，清肃膈上之虚阳。四剂食进，改用生料六味，加麦冬、五味。每服用熟地八钱，以救下焦将竭之水，使阴平阳秘，精神乃治。

申叔旆触热过梁溪，归而眩晕麻瞀，发热便秘，服黄连香薷不应。用凉膈散，便通。或时昏眩不省，或时四肢清冷，而晡时为甚。诊之，脉弦细而芤，此暑伤心包，阳气郁伏，所以有似阴寒也。与生脉合保元，清理肺胃，则包络自宁矣。

柴屿青治陈忍之患病，医以温散之药投之，遂至彻夜不能合眼，时见鬼物，两脉沉伏。症属受暑,用加减清暑益气汤,去参、苓,一剂热减,六脉俱现洪大。再服六一散,数剂而病退。惟夜间尚不能熟睡,遂以滋补安神之剂调理而安。

壬戌夏,五营缮朱载常,早间入署,舆中呕吐,昏愦遗尿。医以中风治,开附子理中汤加僵蚕。后又以两脉鼓指,危笃已极,参、附尚少,恐难挽回。柴曰:此暑风也,脉无死象,力保无事。伊同寓水部钱筑岩不信,急煎前药,将进,幸禾中朱汝能进以六一散,一服神气稍定。钱虽不知医,固知六一散之与理中冰炭,因停前药。次日遂以黄连香薷饮加羌活治之,调理数日而康。

陆祖愚治陈元甫,七月间,因构讼事,忍饥食冷粥数碗,少顷即吐出。自此茶饮皆吐,头痛身热,咽喉不利,昏冒,口中常流痰液。医知为中暑,用冷香薷饮投之,随吐。又以井水调益元散投之,亦吐,昏沉益甚。脉之,阳部洪数无伦,阴部沉微无力,此邪在上焦。在上者因而越之,此宜涌吐者也。盖饥饿之时,胃中空虚,暑热之气,乘虚而入于胃。胃热极,而以寒冷之水饮投之,冷热相反,所以水入即吐,即口中流涎,亦胃热上溢之故也。因用沸汤入盐少许,齑汁数匙,乘热灌之。至二三碗不吐,至一时许方大吐,水饮与痰涎同出,约盆许。即以生脉散投之,人事清爽,诸症顿减。又合四物调理而安。

张绍甫治一人,暑热患头痛,身热昏睡,大渴引饮。众以感冒治,不效。诊之,脉大而虚,曰:此暑疾也。即令撤幔开窗,前后左右各置凉水,顿觉清爽。仍令二童食以西瓜,取其便,连饮四五钟即愈。治法精妙。

张为诸生时,万历戊子夏,患暑症,势极气索,瞀然自昏愦。庸医以为内伤,或以为劳役,中折几不自持。医者汪韫玉适在旁,蹙然曰:心烦面垢,此暑症也。闻者皆骇其名,予于瞀中微解,依之服益元散,二剂而苏。仍调以苏薷饮,数剂而愈。张绍甫名凤逵,著《暑热全书》,天启年间刊本。

李无垢治朱竹垞夫人冯氏,病热七日不汗,又七日又不汗,逾二旬矣。诸医皆云:伤寒不可治,请办丧具。朱乃邀李徒步登阁诊视,无垢笑曰:君夫人所居阁,四面俱木围之,木生火,触暑脉伏耳,脏腑无他恙也,亟以甘瓜井水投之,可不药而愈。从其言,越宿而餔粥糜,再宿主中馈如故。《曝书亭集》。

文选姚海山,中暑头痛发热,气高而喘,肢体怠倦,两手麻木。胃热伤元气,用人参益气汤顿安。又用补中益气汤,加麦冬、五味而痊。

昔有人暑月深藏不出,因客至,坐于窗下,忽似倦怠,自作补中汤服之,反剧。医问其由,连进香薷饮,两服而安。万密斋《养生四要》。

马元仪治陆太史,时值秋暑,偶发热头痛。诊得脉大而虚,谓中气大虚,非补不克。彼云:伤暑小恙,况饮食不甚减,起居不甚衰,何虚之有?但清暑调中,去邪即已，何用补为。乃勉与清暑益气而别。明晨复诊，脉之大者变为虚微，发热如故，曰：今日不惟用补，更当用温，宜亟服之，迟则生变矣。遂用理中汤，服下少顷，出汗如涌泉。午后复诊，两脉虚微特甚，汗如贯珠，乃连进人参四两，附子两许。日夜约用人参十两，附子四两，汗止精藏，渐调而愈。

任邱裴在涧，弃家逃禅，持戒茹素，遍游五岳，足迹几遍天下。偶客金坛，寓西禅寺僧舍，酷暑坐卧水楼，日持准提咒三千，念佛号三万，未是俊物。忽患头痛如斧劈，身热发躁，口干，日饮冷水斗余，渴犹未解，自分必死。庄敛之怜其旅病，时过视疾。一日急走仓头，召敛之永诀，以携来书画玩器，尽授敛之，揖而言曰：未尝得道。兄其为我收藏。吾死后，切勿用世俗礼葬我，惟以两缸盛吾尸其中，以三尺地埋之耳。敛之涕泗填胸，束手无策，促缪仲淳诊之。余此时游梁溪、阳羡间，敛之命余仆克勤相追。归视其脉，知系受暑，为疏竹叶石膏汤。不二剂，热渴俱止。几十剂，病始退。旋加健脾药十余帖而安。《广笔记》。

来天培治蔡氏女，病经六七日。时七月初旬，发热头痛，胸满腹痛，烦躁口渴，目闭神昏，时有独语，脉浮细而数，按之模糊。问曾手足抽掣乎？曰：然。曰：此俗所谓暑风伤寒也，用香薷、青蒿、羌、防、枳、桔、秦艽、钩藤、菖蒲、半夏曲、藿香、柴胡、黄连，一剂症减神清，脉亦和。前方去羌活、菖蒲、枳、桔、香薷，加广皮、厚朴、花粉、丹皮，一剂渐安，惟热未尽退，此津液不生之故耳。改用生地、麦冬、茯苓、花粉、黄芩、石斛、广皮、谷芽、半夏曲，又二剂全痊。

沈明生治王明甫，长夏神昏不语，伏枕信宿。午前往视，曰：脉虚身热，此中暑耳，非风也，曷不用参？其长君曰：早间一友，因用参而转加烦懑。问用几何？曰：五分。曰：宜其转甚也，当四倍之，乃克有济耳。乃愕眙不信，因晓之曰：凡参少用则壅滞，今病正台东垣避暑于深堂大厦，得之者属阴，且古人用清暑益气、人参白虎、生脉散等方，皆中暑门中要剂，俱有人参，又何虑之有。乃殊不信，复理喻再三，乃终不信。欲辞去，而阻于暴雨，强留午餐。因再谓曷不就此时如议进药，脱有不安，可用法立解也。于是勉从以进，犹惴惴焉，惟恐增胀。既而殊宁静，逾时神思少清，间吐一二语，始用参不疑。调治浃旬，竟得全愈。

陈子佩治一人，八月间，发热谵语，不食又不大便。诸医皆以为伤寒，始而表，继而下，俱不应。延至五十余日，投以人参，热稍减，参少则又复热。于是益疑其虚也，峻补之，然不食不便如故。诊之，六脉平和，绝无死状。谓伤寒无五十日不便不食而不死之理，闻病者夏月治丧，往来奔走，必是中暑无疑。误以伤寒治之，又投以人参补剂，暑得补而愈不解，故至此耳。当以六一散以凉水调服，病者欲之，虽多不妨。服已即睡，睡醒即便，便后思食，数日而愈。

吴桥治吴鸿胪妻，年三十，形故肥，当暑而飧如常，诘朝不起。启视之，瞑目昏愦，口舌唇吻，皆色深黑，痰如鼓鞴有声，勺饮不能下咽，即千金药无所用。逆桥至，六脉浮濡，谓鸿胪曰：是本风痰兼中暑故尔。即以厚朴香薷饮，灌牛黄丸。辄能下，痰声必杀。更进，少顷黑色退而为黟。薄暮色如羊肝，诘朝但微紫。于是加补剂，五日始张目能言。逾日如故。《太函集》。

章虚谷治周小梅室，六月中感暑邪，身热五日，始延李先生，服疏散一剂，次日病更甚。更医，闻得大便数日不解，即用大黄数钱，鲜生地尤重用，柴胡、厚朴等服之，便下两次，病人自觉爽快。惟晡时发冷，黄昏发热，至天明方休，彻夜不寐。章诊之，询知病由，曰：暑为火湿合化，湿系阴邪，遏热不达。李先生用疏散，则湿开热透，并不错误。乃反误投下剂，使邪陷入阴，故夜热而昼不热，则病势重矣。邪既入阴，欲其转阳甚难，只可转其枢机，兼从阴分清其邪热。乃用草果、苍术、厚朴醒脾开湿透膜原，柴胡以转少阴之枢，青蒿、鳖甲、知母、黄檗清阴分之热。服两日，不效，其脉虚软无力，口甚渴，饮茶不绝，腹满，大小便皆不利，粒米不进，稍饮米汤，口即作酸。此中气大伤，乃于前方去知母加参，又服两日，小便稍利，诸症不减，脉软少神，不进谷食，已十二日矣。再延数日，胃气绝，则不可救。因其脾肾两伤，元气无权，三焦气化失职，邪反内闭。盖肾伤无开阖之力则便阻，脾伤而转运不前则腹满。阳既委顿，则津液不生，故渴甚，非用附子、干姜，大助其阳，则邪终不化。乃用党参、草果、苍术、厚朴、附子、干姜、生姜、乌梅、白芍，稍加黄连，服两日，腹满减而便下溏粪如胶浆，略进稀粥。又服两日，腹满消而粥食大进，小溲亦长。惟夜热如故，冷则无矣。此湿已化，但有热邪，乃于前方去附子、乌梅，加知母三钱，生石膏五钱，服两日，热全退，即用清补调理而安。

藜按：此证误下之后，热去湿留，徒伤其脾胃。究竟湿中之热，亦未能尽去。脾胃既伤，值午后阳衰之时，故发冷。热陷湿中，扰其营气，故发热，夜不成寐。湿热阻滞气机，则津液不生，故口渴。斯时宜用渗淡之品，加芳香醒脾之药，病可立愈。乃以燥剂劫之，又增入寒凉药，益伤其脾，故不效。继乃大用辛燥以劫之，脾气得辛燥之药而有权，湿为刚燥所劫而胥化，故仍以寒药收功。此将差就错之治，未可以为准则也。方中乌梅、白芍尤为无谓。先生自谓从乌梅丸变化而来，亦欺人之语。

萧山何某，夏月不爽，自谓受暑，食西瓜一枚，又服凉药数帖。后无所苦，惟胃不开，每日强饮薄粥一二钟，甚无味，尚行动自如，小便淡黄，大便干，多日不解，胸腹无胀闷，面色如常，舌光红而无苔，酷似胃阴不足。但不喜汤饮，脉则浮中皆无，按之至骨，萦萦如蛛丝。医者犹欲进凉药。曰：此证固非邪火，亦非胃阴不足，乃元阳大亏之症。幸小便淡黄，大便坚固，肾气坚，为有根，再服凉药必死。遂用附子理中汤去术，加当归、桂枝以养营。数剂，毫无效验。又去桂枝，加肉桂、吴萸、黄芪，连服十余剂，依然如故。又进前药十余剂，仍复如前。细思其小便通，大便干，则肾元未绝，何以胃总不开？令停药四五日，亦只如是。乃屏去热药，重用鹿角胶，佐以枸杞、当归、参、芪、苁蓉、广陈等，湿润养阳。十剂，肺脉稍和，饮食略加。又十剂，胃始开，便始通，其人反软弱不能起坐。又养半月，始得下床。

一人面白体盛，夏月患暑，服凉解两帖而愈，以邪轻故也。旬日复感，自服苏合丸，覆被发汗，津液大泄，热邪内陷，又兼少年多欲，脉空数无根。章曰：苏合丸辛温走窜治寒尚可，温暑大忌。勉进甘凉薄味之药，养阴和阳。四五日，脉稍转，而尺部甚空。身热不退，夜则谵语，天明则清，舌有薄苔，边淡黄，中白滑，每日饮粥二三碗。十余日，病不增减。药稍疏利，则委顿不堪。稍补助，则邪热愈炽。一日，因换床，即大汗口开，眼闭欲脱。用熟地一两二钱，附子四钱，厚朴二钱，合二陈汤如数，煎一大碗，黄昏时，服一半即熟寐。二更醒后，又服一半，亦无所觉。子后仍谵语，天明则清。脉稍有神而加数，舌苔中心亦黄，附子之故。胸腹仍宽，能进粥食，乃用白虎汤加细生地等。连服数日，脉渐好，粥稍加。惟身热不退，夜仍谵语，左关脉独滞且沉。因思昼清夜昏，为热入血室。血室厥阴所主，故左关独滞。仲圣有刺期门之法，是邪结血分也，今不明刺法，乃用归须、赤芍、新绛、青蒿、鳖甲、柴胡、黄芩、细生地之类。五六服，全然不效，此时已一月有二日矣。因病家笃信不获辞，彻夜思之，未得其理。忽记来复丹方中，有灵脂专入厥阴。暑湿浊邪，与伤寒不同，故前药不效。灵脂以浊攻浊，兼有硝、黄，直达至阴，助本元以祛邪，必当奏功。遂于前方去柴胡，送来复丹一钱，夜即安睡，无谵语。连进三服，身热即退。忽解小便甚长，色深碧稠如胶浆，病家惊询。章曰：此病根除矣。因其少年多欲，湿之邪乘虚陷入肝肾，故与伤寒之热入血室，病同而邪不同，故药力不能胜邪则不效。此来复丹以浊攻浊，所以神效也。后进补药而愈。

湿

薛立斋治一妇，肥胖，头目眩晕，肢体麻木，腿足痿软，自汗身重，其脉滑数，按之沉缓。此湿热乘虚也，用清燥、羌活二汤，渐愈。更佐以加味逍遥散全安。

赵养葵治一人，宦游京师，病腿肿发热，不能履地。众以为腿痈，延赵视之，扶掖而出。赵曰：非痈也。以补中益气汤，加羌活、防风各一钱，此开鬼门例。一服如失。次日乘马来谢。

赵养葵自患睾丸一枚肿如鸭卵，遂以湿症治之，不效。细思之，数日前从定海小船回，有湿布风帆在坐下，比上岸，始觉。以意逆之，此感寒湿在肾丸也。乃用六味地黄此洁净府例。加柴胡、肉桂、吴萸各一钱，独活五分，一服热退，再服肿消。后有患偏坠者，此方多效，亦惟寒湿者宜之。若厥阴燥火郁结者，不宜服。此去吴茱萸、肉桂，加黄檗，则得之矣。何不可服之有？司命者其审诸。

孙文垣治沈大官，左膝肿痛，不能起止者半年，大便泻三次，脉之弦紧。曰：此脾虚湿热凝于经络，流于下部也。肿属湿，痛属火，用苍术、黄檗、苡仁为君，泽泻、猪苓、五加皮为臣，炙甘草、防风、桂枝为佐，木通为使。四帖痛减肿消，泄泻亦止。改用苍耳子、五加皮、苡仁、当归、枸杞、杜仲、丹参、黄檗、乌药叶，酒糊为丸，调理月余，步履如故。

吴孚先治一人，风湿，骨节掣痛，不能屈伸，遍身俱肿。医用麻黄汤发汗，汗大出而肿不退。吴曰：前方未尝谬也，但宜微汗之。今过汗，风去而湿未除，故不愈也。说本仲景桂枝汤症。与胃苓汤二帖而瘳。

张子和治李文卿，两膝膑屈伸，有声剥剥然。或以为骨鸣，张曰：非也。骨不戛，焉能鸣，此筋湿也。湿则筋急，有独缓者，缓者不鸣，急者鸣也。若用药一涌一泻，上下去其水，水去则自无声矣。从其言，既而果愈。

朱丹溪治朱秀衣，久坐受湿，能饮酒，下血以苦涩药兜之，遂成肿疾而肚足皆肿，口渴，中满无力，脉涩而短，乃血为湿气所伤。法当行湿顺气，清热化积，用滑石一钱五分，白术五分，木通七分，厚朴五分，干葛五分，苍术三分，苏叶七片，水煎，次第下保和丸与温中丸各五十丸。

冯官人因内有湿积，兼时令湿热，右腿少阳分，发烂疮如掌大，痒甚。两手脉洪缓略数，面目手足俱虚肿，膈中午前痞闷，午后肿到两足则膈宽。茯苓、木通、苍术、犀角、枳壳炒各五分，陈皮、连翘、白术各一钱，甘草二分，加姜汁煎服。

朱恕八哥肚肿，因湿气起，能饮酒，自五月左胁有块，两足时肿。白术、三棱醋炒，木通、陈皮、赤茯苓、海金沙、厚朴各五分，甘草二分，肉桂三分，煎汤下保和丸三十，温中丸三十，抑青丸十丸。

张三锡治一人，体厚，自觉遍身沉重，难于转侧，两膝时痛肿，不红不硬，六脉濡弱，天阴更甚。作湿郁治，加减羌活胜湿汤，不十剂愈。

许叔微治王彦龙，季夏时，病胸胁多汗，两足逆冷，谵语。医者不晓，杂进药已旬日。诊之，脉关前濡，关后数，曰：当湿温治之。先以白虎加人参汤，次白虎加苍术汤，头痛渐退，足渐温，汗渐止，三日愈。此名贼邪，误用药有死之理。有人难曰：何名贼邪？曰《难经》五邪，假令心病中暑为正邪，中湿得之为贼邪。心先受暑，而湿邪乘之。水克火，从所不胜，斯谓之贼邪，五邪中之最逆也。又曰：湿温之脉，阳濡而弱，阴小而急。濡弱见于阳部，湿气搏暑也；小急见于阴部，暑气蒸湿也。故曰暑湿相搏，名曰湿温，是谓贼邪也。不特此，予素有停饮之疾，每至暑月，汗两足漐漐未尝干，每服此药，二三盏即愈。

薛立斋治张县丞，年逾五十，两腿肿胀，或生，小便频而少，声如瓮出，服五皮等散，不应。掌医院银台李先生，疑为疮毒，令请薛治。诊其脉，右关沉缓，此脾气虚，湿气流注而然，非疮毒也。河间云：诸湿肿满，皆属于土。按之不起，皆属于湿。遂投以五苓散加木香、苍术，亦不应。意至阴之地，关节之间，湿气凝滞，且水性下流，脾气既虚，安能运散。若非辛温之药，开通腠理，使行经活血，则邪气不能发散。遂以五积散二剂，势退大半。更以六君子汤加木香、升麻、柴胡、苡仁，两月余而愈。设使前药不应，更投峻剂，虚虚之祸不免矣。

高兵部连日饮酒，阴茎并囊湿痒，服滋阴药不应。谓前阴者，肝经络脉也。阴器纵挺而出，素有湿，继以酒，为湿热合于下部，引而竭之，遂以龙胆泻肝汤，及清震汤治之而愈。若服此药不应，宜补肝汤，或四生散治之。

赵大用两臂肿痛，服托里药日甚。谓肿属湿，痛属火，此湿热流注经络也。以人参败毒散，加威灵仙、酒芩、南星，数剂渐愈。更以四物汤加苍术、黄檗，二十余剂而消。又一妇，下体肿痛，亦与人参败毒散，加威灵仙、黄檗、苍术，数服痛减。更以四物汤加黄檗、红花、防己、苍术、泽泻，三十余剂亦消。

叶巡检两腿作痛，每痛时即以湿布搨之少愈，月余痛甚，夜痛尤剧。丹溪云：血热极已自沸腾，或涉冷，或就湿取凉，热血得寒浊凝涩，所以作痛。夜痛甚，气行于阴也。苟痛，以冷折之，即前所谓取凉之症也。以五积散二剂，顿愈。更以四物汤，加黄檗、苍术、牛膝、木瓜，三十余剂而消。夫湿痰浊血，注于僻道，若非流湿推陈致新不能瘳也。如用药蒸罨，或用凉药敷贴，或用寒药降火，反成败症矣。

一男子腿痛筋挛，遍身酸软。一道人与痰药及托里药，期三日可痊，皆不应。此非疮毒，乃湿热为患也。以人参败毒散，加苍术、黄檗、槟榔、木瓜治之少愈，更以清燥汤二十帖而痊。夫内有湿热，外有风寒，当泄不当补，反用甘温之剂，必不效矣。

张意田治一人，时症已二十余日，凉解不愈，大便自利，不欲饮食，舌赤燥硬，神清肌削，晡际寒热似疟，无汗。诊之，六脉不浮不沉，惟大而缓，胁肋边有痛处，按之在肝位。此湿温病不解，结于肝部，故寒热如疟。胃中津液耗涸，则舌燥而赤，是邪热留于心胃也。用玉女煎加犀角、苍术、木通，一服舌生津液，胁痛亦减。即于原方加柴胡，数服渐瘳，更以补阴全愈。

王宇泰曰：昔人治湿温，通身皆润，足冷至膝下，腹满，不省人事，六脉皆弱而急。问所服，皆阴病类。此非受病重，药能重病耳。以五苓合白虎，十余剂少苏。更与清燥汤调理而安。未选入。

端州太守吴淞岩，病几四十日矣。延诊，告以初时恶心倦怠，食减便溏。既而夜不寐，躁而数起，起而复卧，凌晨必呕痰数升。或以为暑，而用香薷六一，或以为湿，而用萆薢五苓；或以为瘴，而用平胃；或以为痰，而用二陈，遍尝无效。渐加烦渴，与肾气丸及生脉饮，服之转剧。脉之濡而缓，右关为甚。据脉与症，湿热无疑，何诸治罔效？因思病人素喜肥甘，又饮酒食面，其脾胃如土在雨中，沾渍既久，值夏令乃蒸郁而发。故非渗利分清可愈，亦非风行燥发可瘳。唯圣术煎，一味白术重两许，酒煎，从而治之，必应。令如法服之，再以菟丝子五钱，煎饮代茶，服至一旬，渐瘥，半月全愈。

张路玉治沈汝楫子，夏月两膝胫至脚，痛极僵挺，不能屈者十余日。或用敷治之法，不效。其脉软大而数，令拭去敷药，与当归拈痛汤二剂，汗出而愈。

热　病

滕昙恭，豫章南昌人也。年五岁，母患热病，思食寒瓜，土俗所不产。昙恭历访不得，俄遇一桑门问其故，昙恭具以告。桑门曰：我有两瓜，分一相遗，还以与母，举室惊异。寻访桑门，莫知所在。《南史》。

唐武宗有心热病，百医不效。青城山邢道人，以紫花梨绞汁而进，疾遂愈。后复求之，苦无此梨，常山忽有一株，因缄实以进，帝多食之，烦躁顿解。《医说续编》。

张子和治常仲明之妻，每遇冬寒，两手热痛。曰：四肢者，诸阳之本也。当夏时散越而不痛，及乎秋冬收敛则痛。要言不烦。以三花神祐丸大下之，热遂去。

李东垣治节使赵君，年几七旬，病身体热麻，股膝无力，饮食有汗，妄喜笑，善饥，痰涎不利，舌强难言，声嘎不鸣。诊得左寸脉洪大而有力，是邪热客于经络之中也。盖手之三阳从手表上行于头，阴伏于阴，阳并于阳，势甚炽焉。故邪热妄行，流散于周身，而为热麻。胃热虫动，虫动则廉泉开，故涎下。热伤元气，而为股膝无力。饮食入胃，慓悍之气，不寻常度，故多汗。心火盛，则妄喜笑。脾胃热，则消谷善饥。肺金衰，则声不鸣。仲景云：微数之脉，慎不可灸，焦骨伤筋，血难复也。君奉养以膏粱之味，无故而加以火焫之毒，热伤经络而为此病明矣。《内经》云：热湿所胜，治以苦寒，佐以甘泻之，以酸收之。当以黄檗、知母之苦寒为君，以泻火邪，壮筋坚骨。黄芪、生甘草之甘寒泻热实表，据此，芪、草可云甘寒。五味子味酸止汗，补肺气之不足，以为臣。炙甘草、当归之甘辛，和血润燥。升麻、柴胡之苦平，少阳阳明二经，自地升天，以苦发之者也，以为佐。㕮咀同煎，清汁服之。更缪刺四肢，以泻诸阳之本，使十二经相接而泻火邪。不旬日良愈。遂名其方曰清神补气汤。《试效方》。

张子和曰：余向日从军于江汇上，一舟子病，余诊之，乃五实也。余自幼读医经，尝记此五实之症，竟未之遇也。既见其人，窃私料之，此不可以常法治，乃作大剂下之，殊不动摇。计竭智穷，无如之何。忽忆桃花萼丸，顿下七八十丸，连泻二百余行，与前药相兼而下。其人昏困，数日方已。盖大疾已去，自然卧憩。不如此，则病无由衰也。徐以调和胃气之药，饘粥日加，自尔平复也。五实者，脉盛、皮热、腹胀、前后不通，瞀闷也。

蒋仲芳治萧氏妇，年二十余，素虚弱，患热病将一月。一夕忽厥，竹沥生姜灯心汤灌之，下咽少顷微动，细察之，腹痛甚。问其大便，云二十日不食，亦不行矣。以大黄一两，芒硝五钱，桃仁、当归各三钱与之。众骇曰：素有弱症，且病久，何能堪此？曰：更有法在。强与之，遂去黑物半桶。即用人参五钱，煎汤补之。盖因素弱，急下后不得不进补也。调理月余而愈，今连生三子。此诸医因其虚而不治其实之误也。

枢密副使耶律斜轸妻，有沉疴。易数医，不能治。耶律敌鲁视之，曰：心有蓄热，非药石所能及，当以意疗。因其聩，隋之使狂，用泄其毒则可治。于是令大击钲鼓于前。翌日果狂，叫呼怒骂，力亟而止，遂愈。《辽史》。又见《储记》。

上洋刘公远，至洞庭山治病。病者已气绝，刘曰：无恐，当即活也。但某今夜必欲观剧，又所演必剧武者。从之，遂令以毡缛裹病人置场上，已而钲鼓喧咈，则病者欠伸复苏矣。张氏卮言：观其治法与前案颇同，则为病亦必仿佛。

万密斋治胡应龙，五月患热病，治半月未愈。脉弦数，鼻衄三四日一作，左胁痛不能侧卧。先以炒山栀一个，妇人发同烧存性，吹入鼻中而衄止。再以当归龙荟丸方作汤，一剂而胁痛即止。再诊其脉，弦而浮数，曰：当以汗解。盖卫气不共营气谐和者也，当用桂枝汤以治其阳。今乃营气不共卫气谐和，则当用黄连解毒汤，合白虎以治其阴，使营卫和则得汗而愈也。乃以二汤合煎饮之。先告之曰：当战汗，勿惊也。连进二剂，果汗而愈也。

胡龙嘉六月病热，身壮热，自汗出，大渴，喜裸体。诊其脉弦大而虚，万为制一方：小柴胡，人参白虎汤内摘知母、甘草，栀子豉汤内摘淡豆豉，共五味，淡竹叶煎，名三合汤。一剂而愈。

缪仲淳治辛衡阳铨部热病，病在阳明，头痛壮热，渴甚且呕，鼻干燥，不能眠。

诊其脉,洪大而实。仲淳故问医师,曰:阳明症也。曰:然。问投何药?曰:葛根汤。仲淳曰:非也。曰:葛根汤非阳明经药乎?曰:阳明之药,表剂有二,一为葛根,一为白虎。不呕吐而解表,用葛根汤。今吐甚,是阳明之气逆升也,葛根升散,故用之不宜,宜白虎汤加麦冬、竹叶,名竹叶石膏汤。石膏辛能解肌,镇坠下胃家痰热。肌解热散,则不呕而烦躁壮热皆解矣。遂用大剂与之,且戒其仲君曰:虏荆非六十万人不可,李信二十万则奔还矣。又嘱曰:此时投药,五鼓瘥。天明投药,朝餐瘥。已而果然。或谓呕甚不用半夏,何也?仲淳曰:半夏有三禁,渴家、汗家、血家是也。病人渴甚而呕,是阳明邪热炽盛,劫其津液,故渴。邪火上升,故呕。半夏辛苦,温而燥,且有毒。定非所宜。又疑其不用甘草,曰:呕家忌甘,仲景法也。

龚子才治一妇人,夏间病热,初用平调气血,兼清热和解之剂,二三服不应。热愈甚,舌上焦黑,膈间有火,漱水不咽,诊之两手皆虚微,而右手微甚,六七日内,谵语撮空,循衣摸床,恶症俱见。后用四物汤加黄芪、人参、白术、陈皮、麦冬、知母、熟附子,服之一二时,汗出热退。次日复热,再服仍退。又次日复发,知其虚剧也,遂连服十剂皆加附子而安。藜按:热病内,亦间有此种症,不可不知。

喻嘉言治王玉原,昔年感症,治之不善,一身津液尽为邪热所铄,究竟十年余热未尽去,右耳之窍常闭。今夏复病感,缠绵五十多日,面足浮肿,卧寐不宁,耳间气往外触。盖新热与旧热相合,狼狈为患,是以难于去体。医者不察其情,治之茫不中窾。延至秋深,金寒水冷,病方自退。然浅者可因时而自退,深者未由遽退也。喻曰:面足浮肿者,肺金之气为热所壅,失其清肃下行之权也。面肿可云,足肿则不确,终是阴虚血不配气耳。卧寝不宁者,胃中之津液干枯,不能荣其魂魄也。话殊牵强,亦由阴虚肝火浮入胞络也。耳间火气撞出者,久闭之窍,气来不觉,今病体虚羸,中无阻隔,气逆上冲,始知之也。总不外阴虚二字。外病虽愈,而饮食药饵之内调者,尚居其半。特挈二事大意,为凡病感者明善后之法焉。盖人当感后,身中之元气已虚,身中之邪热未退,于此而补虚,则热不可除。于此而清热,则虚不能任。即一半补虚,一半清热,终属模糊,不得要领。然舍补虚清热外,更无别法,当细察之。补虚有二法,一补脾,一补胃。如疟痢后,饮食不能运化,宜补其脾。如伤寒后,胃中津液久耗,新者未生,宜补其胃。二者有霄壤之殊也。清热有二法,初病时之热为实热,宜用苦寒药清之;大病后之热为虚热,宜用甘寒药清之。此说极透彻。二者亦霄壤之殊也。人身天真之气,全在胃口。津液不足即是虚,生津液即是补虚。雄按:千古名言,故以生津之药,合甘寒泻热之药,而治感后之虚热,如麦冬、生地、丹皮、人参、梨汁、竹沥之属,皆为合法。仲景每用天水散以清虚热,正取滑石、甘草一甘一寒之义也。雄按:肺主一身之气,而皮毛者,肺之合也。感症后,气复而血虚,足肿者固有之,而余热不清,肺气壅滞者则尤多也。又胃热未清,则津液不复。经云:胃不和则卧不安也。

又耳闭宜清肺，与耳鸣宜滋阴者有间。天水散以清虚热，正取滑石、甘草一甘一寒之义也。设误投参、芪、苓、术补脾之药为补，宁不并邪热而补之乎？至于饮食之补，但取其气，不取其味，如五谷之气以养之，五菜之气以充之，每食之间，便觉津液汗透，将身中蕴蓄之邪热，以渐运出于毛孔，何其快哉。人皆不知此理，急于用肥甘之味以补之。目下虽精采健旺可喜，不思油腻阻滞经络，邪热不能外出，久之充养完固，愈无出期矣。前哲有鉴于此，宁食淡茹蔬，使体暂虚而热易出，乃为贵耳。前医药中以浮肿属脾，用苓、术为治，致余热纠缠不已。总由补虚清热之旨未明，故详及之。

琇按：《寓意草》中，多有发前人所未发处。至于支离牵强处，亦复不少。如此案，谓感冒后以甘寒清热，最得肯綮。然以补脾补胃立论，便尔模糊。雄按：脾胃分别论治，诚开万古之群蒙也。叶天士深得力于此，而为灵胎、润安所折服者。但当云，气虚者补气，血虚者补血。凡疟痢后，饮食不运多气虚，宜气分药，如参、芪、苓之类；凡感症后，津液不充多血虚，宜地、冬、梨、竹之属。以感症多余热未清也。何等明快，然犹未免于偏。又魏氏痢后疟后之论，亦颇精确。常见痢以下多而亡阴，疟以汗多而耗液，饮食难运，多由相火盛，真气衰，非大剂二冬二地投之，多见缠绵不已也。至其论面足浮肿，卧寐不宁，尤属隔靴搔痒。

陆养愚治凌比部藻泉，暑月荣归，烦劳过度，夜间头痛如破，内热如火，不寐汗多，小水短赤，舌上黄苔，右胁胀痛。有谓头痛身热宜散者，有谓烦劳之后宜补者。诊之，见其身热喘急，语言间气乏不足以息，脉浮数，按之不甚有力，曰：此热伤元气也。乃以河间桂苓甘露饮加人参一钱，服之片时，汗止热减，喘定能言。再与一剂，昏倦思睡。次早脉浮桉已平，沉按弦而有力。此浮热已除，内热未尽，故胁腹尚微痛也，与当归龙荟丸一钱五分，空腹服之。至下午进粥，逾时便通而色黑，痛即减。后以参麦散调理而安。

陆肖愚治史洞庭室，四月间，患头痛发热，脉洪数见于气口，用清解药二剂，大约柴、葛、栀、芩之类。一医谓头痛身热，乃太阳证，而遽用柴、葛，不引邪入阳明少阳乎。汗未得而遽用栀、芩寒凉之品，表邪何由而解，不将传里乎。以正伤寒论，未尝不是。用大青龙汤二剂，病家止服一剂，夜间遍身如煅，口渴咽干，已有谵语矣。明日又以为非伤寒，乃痛风也，观前说，其人亦颇阅书，而临症则卤莽不堪，殆福薄而气浮欤，抑识浅而意易移欤。用羌活、独活、首乌、牛膝等，二剂，乃登高而歌，弃衣而走，骂詈不避亲疏。再求诊，乃令数妇人縶之，谓洞庭曰：此阳证也，扰之益剧，当以言宽谕之。果如言而止。因先用糖水法灌之，势便缓。随以白虎加元明粉、芩、连、蒌仁、犀角，数剂而骂詈止。时或妄言，知大便久不去也，以润字丸三钱投之，夜出燥矢约二十枚。然谵语犹未全止，仍进前汤，又以丸药二钱投之，出燥矢数枚，溏便少许。又三日方思粥饮，以清气养荣汤调理之。

吕东庄治吴华崖馆童，夏月随役湖上，感热证，下痢脓血，身如燔炭。因是热证，否则下痢身热，为不治矣。曰：此阳明病也，不当作痢治，视其舌必黑而燥，夜必谵语。果如所言。诊之则脉已散乱，忽有忽无，状类鰕游，不可治也。吴强之，不得已，用熟地一两，生地、麦冬、当归、白芍、甘草、枸杞佐之。戒曰：汗至乃活。夜来热不减，谵语益狂悖，但血痢不下耳。服药后，见微汗，少顷即止。诊之，脉已接续分明，洪数鼓指，曰：今生矣。仍前方，去生地，加枣仁、山药、丹皮、山萸，加减无当甚。连服六帖。其家以昏热甚，每日求更方。令姑忍，定以活人还汝。再诊，脉始敛而圆，乃曰：今当为汝去之。用四顺清凉饮，加熟地一两，大黄五钱，下黑矢数十枚，诸症顿愈。越二日薄暮，忽复狂谵发热，喘急口渴，此欲回阳作汗也，与白术一两，黄芪一两，干姜三钱，甘草一钱，归、芍各三钱。尽剂，汗如注，酣卧至晓，病霍然而愈。

琇按：先补而下，再补而汗，治法固善。然此症在初时数剂，能与天水泻心并行，定不致如许决张。

杨乘六族弟患热证，六七日不解，口渴便秘，发狂逾墙上屋，赤身驰骤，谵妄骂詈，不避亲疏，覆盖尽去，不欲近衣，如是者五日矣。时杨以岁试自苕上归，尚未抵岸。病人曰：救人星至矣。问是谁？曰：云峰大兄回来也。顷之，杨果至，家人咸以为奇。视之良久，见其面若无神，两目瞪视，其言动甚壮劲有力。意以胃中热甚，上乘于心，心为热冒，故神昏而狂妄耳。不然，何口渴便秘，白虎凉膈等症悉具耶？及诊其脉，豁大无伦，重按则空。验其舌，黄上加黑，而滋润不燥。乃知其症由阴盛于内，逼阳于外。虽壮劲有力，乃外假热而内真寒也。其阳气大亏，神不守舍，元神飞越，故先遇人于未至之前。遂以养荣汤加附子，倍枣仁、五味、白芍，浓煎与之。一剂狂妄悉除，神疲力倦，熟睡周时方寤，渴止食进而便通矣。继用补中益气加白芍、五味而痊。

琇按：伤寒门张令韶治一妇，谵妄发狂，以声重且长，断为实热，下之而愈。此案亦壮劲有力，断为虚寒，补之而愈。第张案则脉伏全无，为热厥也。此则脉空豁无伦，为阳越也。故临症者，尤不可执一端以为准的也。

朱湘波母，病热证，痰盛喘急，烦躁口渴，喉中如烟火上攻，两唇焦裂，足心如烙，小便频数。董安于拟用十全大补，煎送八味丸。朱以时方盛暑，又系火症，不敢服，招杨商之。切其脉洪大而数无伦，按之虚软，面色游红，舌上生刺，且敛束如荔枝，曰：此肾虚，火不归经，脉从而病反者也。当舍时舍症，从脉以治之，方用八味饮合生脉散，倍加参、地、附子。朱见方论与董合，乃出所拟方示扬。杨曰：天热，症热，非有灼见，何敢用此？无庸疑也。乃浓煎，探冷与饮而愈。

李氏妇年六十余，患热证，胸痛闷，神昏沉，气粗便秘，发散消导增甚。脉之滑数，重按有力，面色壅热通红，满舌黄苔，中间焦黑。此食滞中宫，贲门壅塞，太阴之气阻而不运，阳明之气抑而不伸，郁而为火也。以大剂疏肝益肾汤，倍熟地与之。当晚下黑矢数十块，诸症大减。次日再诊，脉见浮洪，舌上焦燥黄苔尽脱，而其色反黑如炭。问曰：症减而舌反黑，何也？曰：向者食滞便秘，上下窍不通，火闷不舒，其焰不能上达，今与以纯阴之剂，使便得通，则壅塞之火，随便泄去。而余火未尽者，复炎而上行，故舌反黑耳。前方加枣仁、当归、山栀，以滋水清肝。舌黑退，再以生金滋水，及六君子加当归、白芍，全愈。

朱氏媪患热证，痞闷，眼赤羞明，遍身疮肿，大便燥结，小水痛涩，闻声则惕然而惊。医与解毒清火导赤，十余剂，火益甚，不食不眠。脉之，浮分鼓指，沉则缓大，两关洪软而迟，知其外症悉假火也。与参附养荣汤，不敢服。杨曰：此症本为忧虑所伤，致三阴亏损，又为寒凉所迫，致虚火游行。冲于上则两目赤涩，流于下则二便艰难，乘于外则遍身疮肿，寒于中则胸膈痞闷。故其标则似实热，其本则甚虚寒也。若果系实热，何以闻响则惊，寒凉频进，而反甚耶？药下咽即卧，至五更，大叫饿甚。自寅及巳，连进粥三次，大便润而小水长，诸症悉退。原方去附子，十余剂全瘳。

张飞畴治一妇人，寡居，五月间，忽壮热，多汗烦渴，耳聋胁痛。医用柴葛桂枝等剂，其热弥甚，汗出不止，胸满昏沉，时时噫气。诊之，右脉数大，左脉少神，舌苔微黑，此伏气自少阳发出，故耳聋胁痛。法当用白虎清解，反行发表，升越其邪，是以热渴转甚。汗出多，故左脉无神；胃液耗，故昏闷胸满。其噫气者，平素多郁之故。今元气已虚，伏邪未解，与凉膈去硝、黄，易栝楼根、丹皮、竹叶。一服，热减得睡。但汗不止，倦难转侧，或时欲呕，此虚也，以生脉加枣仁、茯神、白芍，扶元敛阴。兼进饮粥，以扶胃气。渴止汗敛，而脉转虚微欲绝，此正气得补，而虚火渐息之真脉也。复与四君归地而痊。

柴屿青治陈勾山舆人梁大患疹，身热谵语，口渴遗尿。服药增剧，求治。两脉沉伏，意其疹尚未透，拟用消毒饮子。不信，势已濒危，复求诊，脉尚如故，探其舌，燥裂生刺，且面垢唇焦，始信为伏暑即伏气也，发于阳明，故现以上诸症。实热之症。急投白虎汤二剂，病解而脉始洪矣。故临症者，脉既难凭，尤当察其舌也。

王节斋常治一仆人，病热口渴，唇干谵语。诊其脉，细而迟，用四君子汤，加黄芪、当归、白芍、熟附子。进一服，热愈甚，狂言狂走。或曰：附子差矣。诊其脉如旧，仍增附子，进一大服，遂汗出而热退，脉还四至矣。

陈三农治一人，身大热，两目出火，口舌干燥，手足欲以水浸，狂詈不避亲疏，脉豁大，服黄连解毒汤益甚。此心之脾胃病，而心气耗散故耳。遂用炒黑干姜一两，人参三钱，白术一钱。不用甘草者，恐生者泻心气，炙者缓中，致脾胃中火邪不得发散也。三味煎服，不逾时引被自盖，战汗出而愈。夫干姜微炒温中，炒黑凉肾止泻。

张路玉治童姓者，伏气发于盛暑。诊时大发躁扰，脉皆洪盛而躁。其妇云大渴，索水二日，不敢与饮，故发狂乱。因令速与，连进二盏稍宁。少顷复索，又与一大盏。放盏，通身大汗，安睡热除，不烦汤药而愈。同时有西客二人，亦患此症，皆与水而安。

薛立斋治一男子，盛暑发热，胸背作痛，饮汤自汗。用发表之药，神愦谵语，大便不实，吐痰甚多。用十全大补一剂，顿退。又用补中益气加炮姜，二剂而愈。

王肯堂治余云衢太史，形气充壮，饮啖兼人。辛卯夏六月，患热病，肢体不甚热，时或扬手掷足，如躁扰状，昏愦不知人事，时发一二语，不了了，而非谵语也。脉微细如欲绝。有谓是阴证宜温者，有谓当下者。时座师陆葵日先生，与曾植斋、冯琢庵二太史，皆取决于王。王谓：是阳病见阴脉，法在不治。然素禀如此，又值酷暑外炽，过啖酒醴肉炙，宜狂热如焚，不大便七日矣，姑以大柴胡汤下之。时用熟大黄二钱，而太医王雷庵力争，以为太少，不若用大承气。王曰：如此脉症，岂宜峻下？待大柴胡不应，而后用调胃承气。再不应，后用小承气以及大承气未晚也。服药，大便即行，脉已出，手足温矣。乃谓雷庵曰：设用大承气，宁免噬脐之悔哉。继以黄连解毒数剂而平。七月初，遂与陆先生同典试南京，不复发矣。明年，王请告归里，偶得刘河间《伤寒直格论》读之，中有云：蓄热内甚，脉须疾数，以其极热蓄甚，而脉道不利，致脉沉细欲绝。俗未明造化之理，反谓传为寒极阴毒者。或始得之阳热暴甚，而便有此症候者，或两感热甚者，通宜解毒，加大承气汤下之。下后热少退而未愈者，黄连解毒汤调之。或微热未除者，凉膈散调之。或失下热极，以致身冷脉微，而昏冒将死者，若急下之，则残阴暴绝而死，盖阳气竭而然也。不下亦死，宜凉膈散或黄连解毒汤，养阴退阳，积热渐以宣散，则心胸再暖，脉渐以生。然后抚卷而叹曰：古人先得我心矣。余太史所患，正失下热极，以致身冷脉微而昏冒欲绝也。下与不下，大下与微下，死生在呼吸间不容发。呜呼！可不慎哉。宜表而出之，以为世鉴。

马元仪治冯太史，因客邸无聊，挟妓为乐。值内虚之际，又苦暑热，因而昼夜发热，烦渴引饮，焦躁不宁。脉之，细数而急，尺带弦，神气不清。此房劳过度，真阴受亏，阳往乘之也。且烦渴身热，神昏，火邪内扰，外淫已极。当此盛夏，火炎土燥，垂绝之阴，其足以供燔灼者几何？若不急救其阴，大事去矣。用生首乌二两为君，以救肝肾之阴，佐以黄连、知母、柴胡、黄芩、枳壳、半夏曲、橘红、杏仁化痰之品。一剂而神气清，再剂而大便解，热减大半。再与人参、制首乌、鳖甲、丹皮、白芍、甘草调和阴阳之剂而热退。又以人参逍遥散而安。

张意田治甬江焦姓人，七月间，患壮热舌赤，少腹满闷，小便自利，目赤发狂，已三十余日。初服解散，继则攻下，俱得微汗，而病终不解。诊之，脉至沉微，重按疾急。夫表证仍在，脉反沉微者，邪陷入于阴也。重按急疾者，阴不胜其阳，则脉流转疾，并乃狂矣。此随经瘀血，结于少阴也，宜服抵当汤。乃自为制虻虫、水蛭，加桃仁、大黄煎服。服后下血无算，随用熟地一味，捣烂煎汁，时时饮之，以救阴液。候其通畅，用人参、附子、炙草，渐渐服之，以固真元。共服熟地二斤余，人参半斤，附子四两，渐得平复。

施笠泽治孝廉唐后坡长公，病寒热面赤，头齿大痛。诊之，脉洪而数，此热证也，当用白虎汤。每剂石膏一两，一剂而头痛齿痛俱已，寒热亦除。但脉尚搏指，曰：须仍前再进一剂，不然两日后定发斑矣。乃疑而谋之专科，曰：是何斗胆也，石膏岂堪重剂乎？置不服。半月后复求治，云：两日后果发斑，斑十日不退，退后犹灼热。曰：曲突徙薪，其有功乎。投柴苓芍药汤，一剂而热退。后用参、术调理而痊。

友人章深之，病心经热，口燥唇干，百药不效。有教以犀角磨服者。如其言，饮两碗许，症顿除。《游宦纪闻》宋·张世楠。

魏玉璜治表侄凌二官，年二十余。丙子患热证初愈，医即与四君、干姜、巴戟诸气分温补药，久之益觉憔瘦，状若颠狂，当食而怒，则啮盏折筋，不可遏抑。所服丸药，则人参养荣也。沉绵年许。其母问予，予曰：此余症未清，遽投温补所致。与甘露饮方，令服十余剂，遂痊。甲申夏，复患热证，呕恶不眠，至七日，拟用白虎汤。以先日服犀角地黄而吐，疑为寒，不敢服。延一卢姓医至，诊其脉伏，按其腹痛，谓此疝症，非外感也。脉已全无，危险甚矣。姑与回阳，脉复乃佳。所用葫芦巴、吴茱萸、肉桂、干姜、木香、小茴香、丁香、青皮、橘核等，约重三两余，令急煎服。盖是日夜半当战汗，故脉伏而厥痛，彼不审，以为寒证也，乃用此方。黄昏服下，即躁扰烦渴，扬手掷足，谵语无伦，汗竟不出。盖阴液为燥热所劫，不能蒸发矣。侵晨再亟诊，脉已出且洪数，而目大眦及年寿间皆迸出血珠，鼻煤唇焦，舌渐黑，小便全无。令以鲜地黄四两，捣汁一茶杯与之，饮下即熟睡片时。醒仍躁扰，再与白虎汤，加鲜地黄二两煎服，热渐退，神渐清。次日渐进粥，二白睛赤如鸠目，继而口鼻大发疮疡。改与大剂甘露饮，二十余日，始便黑粪甚伙，犹时时烦扰。服前方五十余日，忽大汗，自顶至足汗极臭，自是全瘳。

陆暗生曰：鼻者肺之窍，大肠者肺之府。童年攻苦，心气有余，心血必耗。血衰火旺，金受其刑，故上下结燥。用二冬滋金清火，以治其标。火燥有余，元气必不充足。脱肛出血，皆元气不能统摄也，故用生地引人参，以培天一生气之原，以治其本，否则必不免童劳之患矣。

徐灵胎曰：世有奸医，利人之财，取效于一时，不顾人之生死者，谓之劫剂。劫剂者，以重药夺截邪气也。夫邪之中人，不能使之一时即出，必渐消渐托而后尽焉。今欲一日见效，势必用猛厉之药，与邪相争。或用峻补之药，遏抑邪气。药猛厉则邪气渐伏，而正亦伤。并进补则正气骤发，而邪气内陷。一时似乎有效，及至药力尽而邪复来，元气已大坏矣。如病者身热甚，不散其热，而以沉寒之药遏之；腹痛甚不求其因，而以香燥之药御之；泻痢甚不去其积，而以收敛之药塞之之类。此峻厉之法也。若邪盛而投以大剂参附，一时阳气大旺，病必潜藏，自然神气略定。越一二日元气与邪相并，反助邪而肆其毒，为祸尤烈，此峻补之法也。此等害人之术，奸医以此欺人而骗财者，十之五。庸医不知而效尤以害人者，亦十之五。为医者不可不自省，病家亦不可不察也。

内府秘授青麟丸方，用绵纹大黄十斤，先以淘米泔浸半日，切片晒干。再入无灰酒浸三日取出，晒大半干。第一次用侧柏叶垫甑底，将大黄铺上，蒸一炷香久，取起晒干。以后每次俱用侧柏叶垫底，起甑走气不用。第二次用绿豆熬浓汁，将大黄拌透，蒸一炷香，取出晒干。第三次用大麦熬浓汁拌透，照前蒸晒。第四次用黑料豆熬浓汁拌透。第五次用槐条叶熬浓汁拌透。第六次用桑叶，第七次用桃叶，第八次用车前草，第九次用厚朴，第十次用陈皮，十一次用半夏，十二次用白术，十三次用香附，十四次用黄芩。以上俱如前煎汤，浸透蒸晒。第十五次用无灰酒拌透，蒸三炷香，取出晒透，研极细末。每大黄一斤，入黄牛乳二两，藕汁二两，梨汁二两，童便二两。如无童便，以炼蜜二两代之。外加炼蜜六两，捣和为丸如梧子大。每服二钱，治一切热证。

卷五

疫

王宇泰曰：圣散子方，因东坡先生作序，由是天下神之。宋末，辛未年，永嘉瘟疫，服此方被害者，不可胜纪。余阅叶石林《避暑录》云：宣和间，此药盛行于京师，太学生信之尤笃，杀人无数，医顿废之。昔坡翁谪居黄州时，其地濒江，多湿，而黄之居人所感者，或因中湿而病，或因雨水浸淫而得，所以服此药而多效，是以通行于世，遗祸于无穷也。弘治癸丑年，吴中疫疠大作，吴邑令孙磐，令医人修合圣散子，遍地街衢，并以其方刊行，病者服之，十无一生，率皆狂躁昏瞀而卒。噫，孙公之意，本以活人，殊不知圣散子方中有附子、良姜、吴茱萸、豆蔻、麻黄、藿香等剂，皆性味燥热，反助火邪，不死何待？若不辨阴阳二症，一概施治，杀人利于刀剑。有能广此说以告人，亦仁者之一端也。《续医说》。

张子和曰：元光春，京师翰林应泰李屏山，得瘟疫症，头痛身热口干，小便赤涩。渠素嗜饮，医者便与酒症丸兼巴豆，利十余行。次日头痛诸病仍存，医者不识，复以辛温之剂解之，加之卧于暖炕，强食葱醋汤，图获一汗。岂知种种客热，叠发并作，目黄斑生，潮热吐泄，大喘大满，后虽用承气下之，已无及矣。至今议者纷纭，终不知热药之过，往往归罪于承气汤。用承气汤者，不知其病已危，犹复用药，学不明故也，良可罪也。然议者不归罪于酒症丸，亦可责也。夫瘟症在表不可下，况巴豆丸乎？巴豆不已，况复发以辛热之剂乎？彼随众毁誉者，皆妄议者也。文田按：巴豆下之，阴之伤已极，重以大黄下，而独能生阴乎？此证似当以绿豆解巴豆之毒，加存阴之品，庶有济耳。然子和不足以论此。

宋宝庆二年，丙戌冬十一月，耶律文正王，从元太祖下灵武，诸将争掠子女玉帛，王独取书籍数部，大黄两驼而已。既而军中病疫，得大黄可愈，所活几万人。《辍耕录》。文田按：兵卒多饮酒食肉，劳汗又多，温疫一行，必遽传阳明胃腑。此大黄所以往无不利也。王氏删此案，非是。

《职方外纪》云：哥阿岛囊国患疫，有名医名依卜加得，不以药石，令城内外遍举大火烧一昼夜，火息而病亦愈矣。盖疫为邪气所侵，火气猛烈，能荡诸邪，邪气尽而疫愈，亦至理也。《樵书初编》。此法惟徼外可旋。文田按：此冬月寒疫，非温疫也。王氏知温之能为疫，独不知冬月亦有寒疫耶？宜其妄删此案也。

邱汝诚因访友，闻邻家哭声，问何故。曰：邻某甲，得时疾。邱令汲水置大桶中，以帘横其人于上，病遂愈。《挥尘新谈》。文田按：此温疫证，由中暍而得者也。

苏韬光侍郎云：予作清流县宰，县倅申屠行父之子妇患时疫，三十余日，已成坏症。予令服夺命散，又名复脉汤。人参一两，水二钟，紧火煎一钟，以井水浸冷服之。少顷，鼻梁有汗出，脉复立瘥。凡伤寒时疫，不问阴阳老幼，误服药饵，困重垂危，脉沉伏，不省人事，七日以后，皆可服之，百不失一。《本草纲目》。《仁和县志》。此阴伤而阳亦将脱，故以复脉得效，是时人参亦可用矣。但云：七日以后，皆可服。则昧医理之言，王氏率意拟删，亦未为当。

吴嗣昌治浙督赵清献公名臣，常遘危疫。吴独排众议，投冰水立苏之，公尊礼若神。曰：君其不朽。

孙文垣治一老妓，三日患头痛身热，口渴，水泻不止，身重不能反侧，日渐昏沉，耳聋眼合谵语。诸医有主补中益气者，有主附子理中者，煎成未服。孙诊之，六脉洪大，面色内红外黑，口唇干燥，舌心黑苔，不省人事。曰：此疫症也，法当清解，急以小白汤进之，犹可生也。益气理中杀之矣，安可用？问小白何汤也？曰：小柴胡合白虎汤即是。或曰：泄泻如此，石膏可用乎？曰：此协热下利，当早服之。既服，至夜半，神气苏醒，惟小水不利，热渴未退。师仲景法，渴而身热，小水不利者，当利其小便，乃以辰砂六一散二两，灯心汤调服之，两帖而瘳。藜按：此阳明少阳合病，用白虎柴胡是矣。但仲景柴胡汤条内，原有渴者去半夏，加栝楼根之法，曷不遵而用之？此亦三阳合病之类，一白虎汤足以了之，兼用小柴胡，原不甚谬，但柴胡、半夏，究嫌升燥，故热渴而小水不利，待六一散之清热而后解，非因其利小便也。读者勿因其依傍仲景，遂为所惑。

张净宇发热腹疼，泄泻口渴，呕吐不止。有认寒者，有认热者，有认伤寒者。孙诊之曰：此时疫泻也。以二陈汤倍白术，加青蒿、葛根、酒芩、白芍、猪苓、泽泻、滑石，一剂而安。

一仆病身如火烁，头痛如破，小水赤，口渴，鼻干，不得眠，胸膈膨胀，饥不能食，六脉弦而数。孙与竹叶石膏汤加知母、枳壳、白芷、葛根、青蒿，一帖而热痛减半，胸膈亦宽。惟口渴，小水短涩，睡卧不安，又与化瘟丹三钱，井水化下，渴止，少得睡。头晕脚软喘急，与四物汤加青蒿、酒芩、苡仁、木瓜，服之全愈。

一仆病与前相似，医与药，乃大吐大泻，热增益，头痛不可当，烦躁口渴，鼻干呕吐，小水短涩，已十四日，甚危。孙询所服药，乃藿香正气散，砂仁、厚朴、山楂，大耗元气之品。时五月，火令当权之疫，当以甘寒之剂治之，何可以辛热香窜，益其火而枯其津也？急投人参白虎汤加竹茹、葛根、青蒿、升麻，一帖热除，再帖头痛止，诸症尽去。后连治数人皆如此。盖天行之疫，一方多有，先以甘寒清解之剂投之，热退用四物汤调养阴血，稍加清热之品，而青蒿之功居胜。治疫症尽此数语。

吴某妇先感风邪，后伤饮食，发热头痛腹胀。医与巴豆丸泻之，热如初。又以大黄重泻之，热亦如初。再后者谓泻而热不退者为虚，大用参、芪、术补之，四日，神气昏沉，不省人事。孙诊之，左脉弦数，右关尺沉数有力，舌尖沉香色，舌根焦黑芒刺，语言不清。盖不知饥馑之余，疫气为疠，妄下妄补，误成坏疫，危且殆矣。姑以柴胡、知母各三钱，石膏六钱，枳实、花粉各五分，甘草、黄芩、麦冬各一钱，山栀、生地各七分，人参六分，竹叶三十片，姜三分，水煎，饮至中夜后，人事稍清，微有汗，舌柔和。次日，前方去生地，加白芍，舌心焦黑尽退。大便五日未行，身尚痛，咳嗽，与七制化痰丸二帖，再以石膏二钱，麦冬、贝母各一钱，前胡、枳壳、黄芩、栀子各六分，甘草三分，桑皮八分，全安。

程氏妇，乃夫殁于疫病，七日疫即至，大热头疼，口渴，胸胁并痛。医与小柴胡汤，夜忽梦夫交泄，而觉冷汗淫淫，四肢如解，神昏谵语，面如土色，舌若焦煤强硬。孙诊之，六脉沉弦而数，大小便俱秘，此亦阴阳易类也。疫后有是，危已极矣。与生脉汤加柴胡、黄芩、桂枝、甘草，煎成，将乃夫昔穿裤裆烧灰调下，两剂而神醒，体温汗敛，舌柔焦退。前方加枣仁、竹茹，四肢能运动，乃进粥汤。子女、妯娌、婢仆凡六人，次第而病，均以六神通解散，解汗而安。

一妇人发热头痛，医与九味羌活汤、十神汤不效，加口渴，舌黑如煤。又医与如神白虎汤、竹叶石膏汤，亦不效，加泄泻不止，人事昏沉，四肢厥冷，呼吸气微，米粒不进者十四日，具含敛矣。孙诊之，脉细如蛛丝。曰：此疫症也。合生脉、理中二汤饮之，连进二帖，夜半神气稍苏，饮粥汤半盏。次早，六脉渐见。喜曰：脉绝微续者生，可无虞矣。仍与前药，至晚泻止，口不渴，舌煤退，精神爽。再用人参、白术各五钱，炮姜、炙草各二钱，麦冬二钱，五味十五粒，仍是理中、生脉。不拘时服，数日全愈。此即坏症也，前医凉散过当，故以温补奏功。

吴球泉内人，痢疾后感寒，月水适至，壮热，头微疼，口渴，遍身疼，胸膈饱闷，烦躁耳聋，大便泻，舌白苔，脉七八至，乱而无序。脉躁多凶，第此为热郁之极而然，躁极而静，郁极而通。后之伏而战汗，势也，亦理也。孙曰：此三阳合病，春瘟症也。且投三阳药，服之挑察微应，再为区处。以柴胡三钱，葛根、白芍各二钱，枳实、桔梗、酒芩、竹茹各一钱，天花粉八分，炙甘草、桂枝各五分，服后，遍身如冰，面与四肢尤甚，六脉俱无，脉双伏或单伏，而四肢厥冷，欲战汗也。宜熟记。举家及医者皆叹为故矣。孙曰：非死候也。盖夜半阴极阳生，热欲作汗，譬之天将雨，必六合晦暝。诸医咸匿笑。四鼓后，果战而汗出，衣被皆湿，肢体渐温，神思清爽，且索粥。唯耳尚聋，腹中大响，脉近六至，改以柴苓汤加乌梅，两帖而愈。

族孙醉后房事已，起而小溲，即脐下作痛，水泻肠鸣，一日十余度，发热头痛。医与理中汤一帖，反加呕逆，烦躁口渴。孙诊之，左脉弦大，右洪大，俱七至，不食不眠，面赤唇燥，舌苔黄厚。自云房劳后阴证伤寒，小腹痛，且漏底。乃笑曰：春温症也。族人交口谓的属阴证，故呕吐水泻，不可因其面赤，便认为阳，幸加察焉。咸拟理中汤，再加附子、肉桂，庶可保全。房劳外感，视为阴证而与热药，杀人多矣，当与喻嘉言治黄长人一案同参。喻案见伤寒门。孙曰：桂枝下咽，阳盛即毙。阴阳寒热之间，辨之不真，死生反掌，兹当舍症从脉也。即症而论，发热头痛，病非阴证。以温胆汤加姜汁炒黄连、柴胡、干葛，二帖，令当夜饮尽，俾不他传。因畏竹茹、黄连，只进一服，呕逆止，余症悉在。次日脉之，洪大搏指，与白虎汤加竹茹两帖，亦令服完。因畏石膏，只进一服，泻止，小腹仍痛。又次日，脉洪长坚硬，邪已入腑，非桃仁承气不可，觌面煎服，连饮二剂，下黑燥矢五六枚，痛热俱减。再诊，六脉皆缓弱，以四君子汤加白芍、黄连、香附调养数日而愈。

程兄腮颊红肿，呕恶，恶寒发热，不食，下午烦躁，口苦不寐。此俗名鸬鹚瘟是也，乃少阳阳明二经之症。法当清解，以柴胡、贯众各一钱，干姜、竹茹、半夏曲各一钱，黄连、枳壳各七分，甘草四分，一帖而减，二帖而安。

喻嘉言治钱仲昭，患时气外感三五日，发热头疼。服表汗药，疼止热不清，口干唇裂，因而下之，遍身红斑，神昏谵语，食饮不入，大便复秘，小便热赤，脉见紧小而急。曰：此症前因误治阳明胃经，表里不清，邪热在内，如火燎原，津液尽干，以故神昏谵妄。若斑转紫黑，即刻死矣。目今本是难救，但其面色不枯，声音尚朗，乃平日保养肾水有余，如旱田之侧，有下泉未竭，故神虽昏乱，而小水仍通，乃阴气未绝之征，尚可治之。不用表里，单单只一和法，取七方中小方，而气味甘寒者用之，惟如神白虎汤一方，足以疗此。盖中州元气已离，大剂、急剂、复剂，俱不敢用，而虚热内炽，必甘寒气味，方可和之耳。但方虽宜小，而服则宜频，如饥人本欲得食，不得不渐渐与之，必一昼夜频进五七剂，为浸灌之法，庶几邪热以渐而解，元气以渐而生也。若小其剂，复旷其日，纵用药得当，亦无及矣。如法治之，更一昼夜，热退神清，脉和食进，其斑自化。

金鉴春日病瘟，误治二旬，酿成极重死症，壮热不退，谵语无伦，皮肤枯涩，胸膛板结，舌卷唇焦，身倦足冷，二便略通，半渴不渴，面上一团黑滞。前医所用之药，不过汗下和温之法，绝无一效。喻曰：此症与两感伤寒无异，但彼日传二经，三日传经已尽即死。不死者，又三日再传一周定死矣。此春温症不传经，故虽邪气留连不退，亦必多延几日，待元气竭绝乃死。观其阴证阳疾，两下混在一区，治阳则碍阴，治阴则碍阳。然法曰：发表攻里，本自不同。又谓：活法在人，神而明之，未尝教人执定勿药也。吾有一法，即以仲景表里二方为治，虽未经试验，吾天机勃勃自动，若有生变化行鬼神之意，必可效也。于是以麻黄附子细辛汤，两解其在表阴阳之邪，果然皮间透汗，而热全清。再以附子泻心汤，两解其在里阴阳之邪，果然胸前柔活，而人事明了，诸症俱退，次日即食粥，以后竟不需药。只在此二剂，而起一生于九死，快哉。此案后学宜反复详玩之。

卢不远治永嘉王龙友，望其色黯紫，舌本深红，知其次日当病，果发热。越三日，其叔培竹欲归，将发，诊其脉沉而散，卢极力挽留，谓龙友虽病，而脉有神理，君虽未病，而邪实深入，病于中路，将奈何？至次晚，大吐，脉随脱，药以人参三钱，脉复。有以枣仁等剂投之者，其热转盛。十四日，脉八至，舌短神昏。卢谓今晚非用下，必然胃烂，因用芩、连、大黄，一剂，次日遂愈。盖疫为疠气，人受之多从口鼻入，因人色力盛衰，以为轻重，审色与脉，可以先知。又疫者，瘟热病之沿漫也。其病之因，由寒郁火，故其色紫，紫为水克火之色也。火病之发，应心之苗，故舌色深红，杜清碧谓之将瘟舌。而脉体须浮，浮脉象火，病发必顺。若沉则邪深入里，势必暴焚，河间多用下法，下之中空，而火性自平矣。如当下而失时，必胃烂而死。

吴又可治朱海畴，年四十五岁，患疫得下症，四肢不举，身卧如塑，目闭口张，舌上苔刺。问其所苦，不能答。因问其子，两三日所服何药？云：承气汤三剂，每剂投大黄一钱许，不效，更无他策，惟待日而已。诊得脉尚有神，下症悉具，药浅病深也。先投大黄一两五钱，目有时而稍动。再投，舌刺无芒，口渐开，能言。三剂，舌苔稍去，神思稍爽。四日，服柴胡清燥汤，五日，复生芒刺，烦热又加，再下之。七日，又投承气汤、养荣汤，肢体自能稍动。计半月，共服大黄十二两而愈。又数日，始进糜粥，调理两月平复。凡治千人，所遇此等不过三四人而已，姑存案以备参酌耳。

施幼升卖卜颇行，年四旬，秉赋肥甚。六月患时疫，口燥舌干，苔刺如锋，不时太息，咽喉肿痛，心腹胀满，按之痛甚，渴思冰水，日晡益甚，小便赤涩，得涓滴则痛甚，此当下之症也。缘通身肌表如冰，指甲青黑，六脉如丝，寻之则有，少按则无。医者不究里证热极，但引陶氏《全生集》以为阳证，但手足厥逆，若冷过手肘膝，便是阴证。今已通身冰冷，比之冷过肘膝更甚，宜其谓阴证一也。且陶氏论阴阳二证，全在脉之有力无力中分。今已脉微欲绝，按之如无，比之无力更甚，宜其为阴证二也。阴证而得至阴之脉，又何说焉？遂投附子理中汤。末延吴至，以脉证相参，表里比较，此阳证之最重者。因内热之极，气道壅闭，下症悉具，但嫌下之晚耳。因内热之极，至周身冰冷，此体厥也。六脉如无者，群龙无首之象，症亦危矣。急投大承气汤，嘱其缓缓下之，脉至厥回，便得生矣。其妻以一曰阴证，一曰阳证，天地悬绝，疑而不服。更一医，指言阴毒，须灸丹田。又三医续之，皆言阴证，妻乃惶惑。病者自言：何不卜之神明？遂卜得从阴则吉，从阳则凶。更惑于医之议阴证俱多，乃进附子汤，下咽如火，烦躁之极。叹曰：吾已矣，药之误也。言未已，转剧，不逾时竟殒。

吴江沈氏妇，少寡，多郁怒，而有吐血症，岁三四发，吐后即已。三月间，小发热，头疼身痛，不恶寒而微渴，次日旧病大发，吐血逾常，更加眩晕，手振烦躁，饮食不进，且热加重。医但见吐血，以为旧病，不知其时疫也。以发热为阴虚，头疼身痛为血虚，不知吐血前一日，已发热头痛，非吐血后所加也。众议用补，问吴可否？吴曰：失血补虚，权宜则可，今兼时疫，非昔比也。于是用人参二钱，茯苓、归、芍佐之。两服后，虚症咸退，热减六七。医者、病者皆谓用参得效，欲速进，吴禁之不止。遂觉心胸烦懑，腹中不和，求哕不得，终夜不寐。盖虚邪得补而退，实邪得补而剧也，因少与承气微利之而愈。按此病设不用利药，静养数日亦愈，以其人大便一二日一解，则知地气自通，邪气在内，日从胃气下趋，故自愈也。

严氏妇年三十，时疫后，脉症俱平，饮食渐进，忽然肢体浮肿，别无所苦，此即气复也。盖大病后，血未成，气暴复，血乃气之依归，气无所依，故为浮肿。嗣后饮食渐加，浮肿渐消。若投行气利水药则谬矣。据所云，则养血之剂宜投也。

一人感疫，发热烦渴，思饮冰水，医者禁服生冷甚严，病者苦索不与，遂致两目火并，咽喉焦燥，昼夜不寐，目中见鬼，病人困剧，自谓得冷水一滴下咽，虽死无恨。于是乘隙匍匐窃取井水一盆，置之枕旁，饮一杯，目顿清亮。二杯，鬼物潜消。三杯，咽喉声出。四杯，筋骨舒畅，不觉熟睡，俄而大汗如雨，衣被湿透，脱然而愈。盖其人瘦而多火，素禀阳藏，医与升散，不能作汗，则病转剧。今得冷饮，表里和润，自然汗解矣。

张路玉治洪氏女，初冬发热头痛，胸满不食。已服发散消导四剂，至六日，周身痛楚，腹中疼痛，不时奔响，屡欲圊而不行，口鼻上唇忽起黑色成片，光亮如漆，与玳瑁无异，医骇辞去。张诊之，喘汗脉促，神气昏愦，虽症脉俱危，喜其黑色四围有红晕，鲜泽若痘疮之根脚，紧附如线，他处肉色不变，许以可治。先与葛根、黄芩、黄连，加犀角、连翘、荆、防、紫荆、人中黄，解其肌表毒邪。俟其黑色发透，乃以凉膈散加人中黄、紫荆、乌犀，微下二次。又与犀角地黄汤加人中黄之类，调理半月而安。此症书所不载，唯庞安常有玳瑁瘟之名，而治法未备，人罕能识。先是一人患此濒危，口耳鼻孔皆流鲜血，亦不能救。大抵黑色枯焦不泽，四围无红晕而灰白色黯者，皆不可救。其黑必先从口鼻至颧颊目胞两耳，及手臂足胫，甚则胸腹俱黑，从未见于额上肩背阳位也。

陈瑞之七月间患时疫，初发独热无寒，或连热二三日，或暂可一日半日，热时烦渴无汗，热止则汗出如漉。自言房劳后乘凉所致，服过十味香薷、九味羌活、柴胡、枳、桔等十余剂，烦渴壮热愈甚。张诊之，六脉皆洪盛搏指，舌苔焦枯，唇口剥裂，大便五六日不通。虽云病起于阴，实则热邪亢极，胃腑剥腐之象。急与凉膈加黄连、石膏、人中黄，得下三次，热势顿减。明晚，复发热烦渴，与白虎加人中黄、黄连，热渴俱止。两日后，左颊发颐，一晬时即平，而气急神昏。此元气下陷之故，仍与白虎加人参、犀角、连翘。颐复焮发，与犀角、连翘、升、柴、甘、桔、牛蒡、马勃。二服，右颐又发一毒，高肿赤亮，疡医调治四十日而安。同时患此者颇多，良由时师不明此为湿土之邪，初起失于攻下，概用发散和解，引邪泛滥而发颐毒。多有肿发绵延，以及膺胁肘臂，如流注溃腐者，纵用攻下解毒，皆不可救，不可以发颐为小症而忽之。

一北人患时疫，寒热不止，舌苔黄润，用大柴胡下之，烦闷神昏。杂进人参白虎、补中益气，热势转剧。频与芩、连、知母不应。张诊之，左脉弦数而劲，右脉再倍于左，周身俱发红斑，惟中脘斑色皎白。诸医莫审白斑之由，因喻之曰：良由过服苦寒之剂，中焦阳气失职故也。法当通达其斑，兼通气化，无虑斑色不转也。遂用犀角、连翘、山栀、人中黄，昼夜连进二服，二便齐行而斑化热退，神清食进，起坐徐行矣。其昆季同时俱染其气，并进葱白、香豉、人中黄、连翘、薄荷之类，皆随手愈。

黄以宽风温十余日，壮热神昏，语言难出，自利溏黑，舌苔黑燥，唇焦鼻煤。先误用发散消导数剂，烦渴弥甚，恣饮不辍。此本伏气郁发，更遇于风，遂成风温。风温脉气本浮，以热邪久伏，少阴从火化，发出太阳，即是两感。幸年壮质强，已逾三日六日之期，症虽危殆，良由风药性升，鼓激周身元气皆化为火，伤耗真阴。少阴之脉，不能内藏，所以反浮。古人原无治法，惟少阴例中，则有救热存阴，承气下之一症，可惜此以迅扫久伏之邪。审其鼻息不鼾，知水之上源未绝，无虑其直视失溲也。喻嘉言治钱仲昭，亦以其肾水未竭，故伤寒多死下虚人，非虚语也。酌用凉膈散加人中黄、生地，急救垂绝之阴。服后下溏黑三次，舌苔未润，烦躁不减。更与大剂凉膈，大黄加至二两，兼黄连、犀角，三下方得热除。于是专以生津止渴大剂投之，舌苔方去，津回渴止而愈。

按：喻嘉言治《金鉴》类两感，其论症与此略同，第金则舌卷足冷，身蜷而便略通。此则舌黑唇焦鼻煤，而利溏黑。故金则以麻黄附子细辛及附子泻心，此则专用凉膈，其治法不同如此。

杨乘六治一人病疫，大热大渴，唇焦目赤，两颧娇红，语言谬妄，神思昏沉，手冷过肘，足冷过膝，其舌黑滑而胖，其脉洪大而空，曰：此戴阳证也。外热内寒，虽身热如烙，不离覆盖，口渴引饮，不耐寒凉，面色虽红，却娇嫩而游移不定，舌苔虽黑，却浮胖而滋润不枯。症类白虎，然白虎症未有厥冷上过肘下过膝者，遂以大剂八味饮加人参，浓煎数碗，探冷与服，诸症乃退。继以理中、附子、六君、归、芍，调理而愈。先有用白虎者，幸未服之。

张学海业医，以疲于临症，染时疫，微寒壮热，头痛昏沉，服发散药数剂，目直耳聋，病热增剧，口渴便秘。改用泻火清胃解毒等剂，热尤炽，油汗如珠，谵语撮空，恶候悉具。杨诊之，其脉洪大躁疾而空，其舌干燥，焦黄而胖。时满座皆医也，佥拟白虎承气。杨以养荣汤，用参、附各三钱，与之曰：服此后，当得睡，睡醒则诸脉俱静，诸病俱退，而舌变嫩红滑润矣。第无挠旁议。翌日复诊，果如所言。盖病有真假凭诸脉，脉有真假凭诸舌。如系实症，则脉必洪大躁疾，而重按愈有力。如系实火，则舌必干燥焦黄，而敛束且坚卓，岂有重按全无，满舌俱胖，尚得谓之实症也哉？仍用原方，减去参、附一半，守服数剂而愈。

陆养愚治费西村患时疫，头疼身热，口渴气喘，下午热潮更甚。或以藿香正气散投之，烦躁特甚，舌心焦黑，谵语发斑。又与柴苓汤，更加呕哕，且自汗不止。脉之浮数而微，曰：此少阳阳明合病之虚热也。用白虎汤加人参、黄芪、葛根、柴胡、灯心、竹叶，热减十分之七，汗亦稍止。后以人参、麦冬、五味、黄芩、山栀、甘草，二剂斑亦渐退。

陈好古患两太阳痛，左胁作疼，口渴，大便泻水，小便短赤，面色如尘。陆诊之，滑大而数，右关为甚。时春末夏初，曰：此疫症也。陈怒瘟病之名，辞去。或以胃苓汤投之，烦渴异常，语言错乱。再求诊，脉仍前，症似危急，然细参症候，不过热郁之极，故烦乱神昏耳。其泻者，因表气不舒，故里气不固也。用白虎合解肌汤，二剂而定，又二剂而起。藜按：肺移热于大肠，故泻，非里气不固也。

丁程川之宠，患疫而死。半月后丁自病，头痛身热，口渴烦躁。或与小柴胡汤，忽夜梦与亡宠交接，惊觉而精已泄，汗出如雨，不能转侧，神昏谵语。亟招陆诊之，其脉微细如丝，面色如泥，四肢厥冷，幸未过肘膝，而阳事尚自翘然。令剪其亡宠旧裩裆烧灰，以附子理中汤调灌之，两剂神清，阳亦收敛。后以人参、麦冬、五味、白芍、黄连、枣仁、知母、黄檗调理而安。文田按：此柴胡扰动肝邪，故摇撼肾精，以致不守。

柴屿青治吴氏妇患疫。家人谓因怒而致，医遂用沉香、乌药、代赭等药，兼用表剂，二十余日，胸膈胀闷，壮热不休。脉之，左手稍平，右三部洪数，此疫症邪热入腑，表散徒伤卫气，病亦不解。乃连进瓜蒂散二剂，吐去涎痰。察其邪尚未衰，又与小承气二剂，下宿垢数行，而热渐退。调理至十余日，脉始平复。

缪仲淳治史鹤亭太史，丁亥春患瘟疫，头疼身热，口渴，吐白沫，胃热。昼夜不休。医误谓太史初罢官归，妄投解郁行气药不效。又与四物汤益甚。诸医谢去，谓其必死。迎缪至，病二十余日，家人具以前方告。缪曰：误矣。瘟疫者，四时不正，伤寒之谓，发于春，故谓之瘟疫。不解又不下，使邪热弥留肠胃间，幸元气未尽，故不死。亟索淡豆豉约二合许炒香，麦冬一两许，知母数钱，石膏两许，一剂大汗而解。时大便尚未通，史问故。曰：昨汗如雨，邪尽矣。第久病津液未回，故大便不通。肠胃燥，非有邪也。今可食甘蔗三二株，兼多饮麦冬汤。不三日，去燥粪六十余块而愈。

张凤逵万历丁未三月间寓京师，吏部刘蒲亭病剧求治，已备后事，谵语抹衣，不寐者七八日矣。御医院吴思泉，名医也，偕数医治之。张诊脉，只关脉洪大，其余皆伏，乃书方竹叶石膏汤。咸惊曰：吴等已煎附子理中汤，何冰炭如是？张诘之。吴曰：阳证阴脉，故用附子。张曰：两关洪大，此阳脉也。其余经为火所伏，非阴脉也。一剂，谵语抹衣即止，熟寐片时。再诊之，洪者平而伏者起矣。又用辛凉药调理全愈。

元时江西泰和县瘟疫大作，有医者视病，中夜而归，忽遇神人骑马导从而来，医知非人，拜伏于地。神至前，叱曰：汝何人也？答曰：某医人也。神曰：汝今医病用何药？答曰：随病冷热轻重，用药治之。神曰：不然，天医类用香苏散好。医如其言，试之皆效。香附炒去皮、紫苏各二两，陈皮、甘草各一钱。上为粗末，每服三钱，水一盏，煎七分，去渣热服，不拘时，日三服。戒荤腥酒肉，无不应效。

又记云：昔城中大疫，有白发老人，教一富家人，修合香苏散，施城中病者皆愈。其后疫鬼作人，问其富人家，富人一实告，鬼相顾曰：此老教三人矣，遂稽颡而退。同上则，皆万密斋《保命歌括》。文田按：此亦寒疫证。

医者乔姓，奉吕仙甚谨。一夕梦吕告之曰：水上浮萍，甚能愈疾，多贮之。乔乃收积至十车。旦暮大疫，乔药中每加萍一撮，无不立愈。其门如市，遂获重赀。他医效之，都不验。《云间杂志》无名氏。

钱国宾治管船王元暴病，头痛身热，倦卧懒动，不恶寒，只畏热，舌红肌黄，二便不利，六脉浮洪。视其症脉，瘟病也。用清凉发散之剂，八日罔效。再四审之，心胸腹胁，俱无他症，口渴饮水，欲向外卧。令人移出，解衣视其前后心间，有黑点数十，如疙蚤斑，知为羊毛瘟也。用小针于黑处一挖即出毛一茎，凡取数百茎，乃少安。日食西瓜十一个，数日乃愈。用药不误，而不能取效，则必反复审视，以求其不效之故，始克有济。若不效，即遽易方，数易之后，必致迷误。此案可为审病之法。文田按：热在胃腑，而求之肌表之间，安得见效？

此白虎证也。凡善治温病者，以汗解，其次以疹解，其次以斑解。至于斑点发黑，此阴伤于辛散之故也。而随俗指为羊毛瘟，岂非庸医乎？

吴桥治朝有濡，壮年，偶以讼系士师，归家数日而发热。医以为痰火，治之旬日，而病益危。桥诊之，六脉隐见不常，且举身紫斑发矣。耳聋口噤，目上视，循衣摸床，昏瞀绝食者五日。语所亲曰：疫也。即以寒水下辰砂六一散，稍饮辄少安。寻授柴胡石膏犀角汤，一再服而病去其大半，七日愈。《太函集》。

杨玉衡曰：乙亥、丙子、丁丑之间，吾邑连歉，瘟气盛行，用赔赈散治愈无算。方用白僵蚕酒炒二钱，蝉蜕一钱，广姜黄去皮三分，生大黄四钱，共为末，每服一钱八分二厘五毫，用黄酒一杯，蜂蜜五钱，调匀冷服，中病即止，因易其名曰升降散。盖取僵蚕、蝉蜕升阳中之清阳，姜黄、大黄降阴中之浊阴，一升一降，内外通和，而杂气之流毒顿息矣。炼蜜为丸，名太极丸，服法同。

刘兆平年八旬，患瘟病，表里大热，气喷如火，舌黄口燥，谵语发狂，脉洪长滑数。杨用河间双解散治之，大汗不止，举家惊惶，复饮一服汗止。但本证未退，改制增损双解散：白僵蚕酒炒三钱，全蝉蜕十二枚，广姜黄七分，防风、薄荷叶、荆芥穗、当归、白芍、黄连、连翘、栀子各一钱，黄芩、桔梗各二钱，石膏六钱，滑石三钱，甘草一钱，酒浸大黄二钱，芒硝二钱。水煎去渣，冲芒硝，入蜜三匙，黄酒半杯，和匀冷服，两剂而痊。因悟麻黄春夏时，不可轻用也。杨玉衡名璇，著有《寒温条辨》。

孙文垣治何明吾，时疫食复，大便不通，呕恶，内热昏愦，或作梦语，循衣摸床，此热在心包络。以竹茹、麦冬、知母、山栀各一钱，陈皮、半夏曲、酸枣仁、枳实各八分，甘草三分，服之，夜半人事稍清。余热未散，用石膏三钱，知母二钱，竹茹、麦冬、生枣仁各一钱，天花粉、陈皮各七分，枳实、麦芽、半夏曲各六分，大便行而热退。

鲍五保患时疫，耳聋，身热口渴，大便五日不行，人事不清。竹叶、黄芩、柴胡、半夏曲、甘草、枳壳、天花粉、知母，煎服，而热渴更甚，大便行而泻，手挛缩不能伸，且发呃咳嗽。改用柴胡、石膏、竹茹、人参、甘草、麦冬、半夏曲、橘红、黄芩、黄连，一服而呃止泻除，诸症悉愈。

朱氏子头痛身热，口渴气促，申酉时潮热更甚，舌心焦黑，遍身紫斑，语言不清，发呃耳聋。误进藿香正气散，加呕逆水泻。又服柴苓汤，呕益甚，热转剧，六脉洪数。此少阳阳明合病之疫，用石膏五钱，知母、柴胡各三钱，黄芩一钱五分，半夏曲、麦冬、竹茹、橘红、葛根各一钱，粉草、枳实各五分。服下热退其七，舌不燥，再以柴胡、半夏曲、白芍、竹茹各一钱，石膏三钱，麦冬、知母各一钱五分，黄连、甘草、人参各五分，饮之而斑退，诸症悉平。

江右熊二官疫后食复，额痛口渴，谵语神昏，面青舌黑，鼻中停灰，不省人事，小水短少。势已危急，以小柴胡汤去半夏，加石膏、知母、当归、山栀、豆豉、枳实与之，一帖得微汗，热退大半。次日，以柴胡、滑石、甘草、知母、石膏、人参、桔梗、黄芩、花粉与之，舌黑退，人事清，饮食进而愈。

程竹坡室，年过六十，染疫，头疼口渴，舌苔前黄燥，后紫黑，身热沉重，人事昏愦，语言错乱，小水短涩，呕逆烦躁，耳聋，胸胁痛，时五月初旬也。脉左浮而弦数，右洪长而数，邪在少阳、阳明二经。即以柴胡、石膏为君，知母、麦冬、天花粉、竹茹为臣，黄连为佐，甘草、枳壳、桔梗为使，二帖得微汗，热退神清。因骤进荤粥，又大热，谵语昏沉，此食复也。以小柴胡加山栀子、枳实、淡豆豉、鳖甲，四帖复得汗，热退神清。仍口渴躁烦，以生脉汤加黄连、香薷、竹茹、竹叶而安。

程元祖春瘟食复，人事昏沉，内热口渴，舌如焦煤，胁痛耳聋，身热如火，僵硬不能转，脉数，左数右洪大而数。以柴胡、石膏各五钱，黄芩、知母、葛根各二钱，山栀子、枳实各三钱，甘草五分，进三帖，额上微汗，腹中雷鸣，大便行三次，皆清水，热仍不退，右寸稍软。前方加人参七分，又二帖，汗出热退。身仍僵，口仍渴，耳仍聋，泻亦不止，汗亦不收，勺粒不进者，已十三日。以人参、麦冬、白芍、石斛各一钱，五味子十一粒，当归八分，桂枝三分，黄檗、甘草各五分投之，左脉已弱，咳嗽，人事渐爽，粥饮稍进，泻止，稍可转身，大有生气。以四物汤加苡仁、甘草、陈皮、白术、石斛、百合、贝母，调理一月而瘳。

金溪令臧太夫人，劳倦后多食鱼虾，偶发寒热，三日不退。第四日，左耳前后及颊车皆红肿。第五日，右边赤肿。第六日，肿及满头，红大如斗，眼合无缝，昏愦谵语。粒米不进者八日，六部脉洪长而数，此大头疫也，乃阳明少阳二经壅热所致。高年不敢用硝、黄，惟宜轻清解散之剂，使因微汗而解。以贯众、石膏各六钱，柴胡、葛根各三钱，赤芍、天花粉各二钱，甘草一钱，黑豆四十九粒，日进二帖，脉始减半。第九日方进粥饮，前药除石膏，又四帖而安。

一仆发热头疼，口渴腹痛，小便赤，大便泻，日夜不睡者六日。孙诊之曰：据脉汗后浮数，热不减，乃疫症也。以滑石三钱，青蒿、葛根、白芷、片芩各一钱半，炙甘草、升麻各五分，一帖即得睡，热减半，头疼除。惟小水赤，头晕，脚膝无力，此病后血虚之故。以四物汤加青蒿、酒芩、苡仁，服之而安。

雍正癸丑，疫气流行，抚吴使者嘱叶天士制方救之。叶曰：时毒疠气，必应司天，癸丑湿土气化运行，后天太阳寒水，湿寒合德，挟中运之火，流行气交，阳光不治，疫气大行。故凡人之脾胃虚者，乃应其疠气，邪从口鼻皮毛而入。病从湿化者，发热目黄，胸满，丹疹泄泻，当察其舌色，或淡白，或舌心干焦者，湿邪犹在气分，甘露消毒丹治之。若壮热，旬日不解，神昏谵语，斑疹，当察其舌，绛干光圆硬，津涸液枯,是寒从火化,邪已入营矣,用神犀丹治之。甘露消毒丹方:飞滑石十五两,淡黄芩十两,茵陈十一两,藿香四两,连翘四两,石菖蒲六两,白蔻仁四两,薄荷四两,木通五两,射干四两,川贝母五两,生晒研末,每服三钱,开水调下。或神面糊丸如弹子大,开水化服亦可。神犀丹方:犀角尖六两,生地一斤熬膏,香豆豉八两熬膏,连翘十两,黄芩六两,板蓝根九两,银花一斤,金汁十两,元参七两,花粉四两,石菖蒲六两,紫草四两,即用生地、香豉、金汁捣丸,每丸三钱重,开水磨服。二方活人甚众,时比之普济消毒饮云。

雄按:普济解毒饮乃湿温时疫之主方,神犀丹乃温热暑疫之主方也。若初病即觉神情躁乱,而舌赤口干者,是温暑直入营分。酷热之时,阴虚之体,及新产妇人,最易患此,急用神犀丹,多可挽回,切勿拘泥日数,误投别药,以致偾事。兼治痘麻毒重,挟带紫斑,及麻痘后余毒内炽,口糜咽腐,目赤神烦,瘛疭等症。方中银花,有鲜者捣汁用尤良。如无金汁,可用人中黄四两研入。无板蓝根,以飞净青黛代之。

燥

喻嘉言治叶茂卿子,出痘未大成浆,其壳甚薄,两月后尚有着肉不脱者。一夕腹痛,大叫而绝,令取梨汁入温汤灌之,少苏。顷复痛绝,灌之又苏,遂以黄芩二两煎汤和梨汁与服,痛止。令制膏子药频服,不听。其后忽肚大无伦,一夕痛叫,小肠突出脐外五寸,交组各二寸半,如竹节壶顶状,茎物绞折,长八九寸,明亮如灯笼。此实未经闻见,以阿胶、黄芩二味,日进十余剂。三日后始得小水,五日后水道清利,脐收肿缩而愈。门人骇问,答曰:夫人一身之气,全关于肺,肺清则气行,肺浊则气壅,肺主皮毛,痘不成浆,肺热而津不行也。壳着于肉,名曰甲错,甲错者,多生肺痈,痈者,壅也,岂非肺气壅而然欤?腹痛叫绝者,壅之甚也。壅甚则并水道亦闭,是以其气横行于脐中,而小肠且为突出。至于外肾弛长,尤其剩事耳。用黄芩、阿胶清肺之热,润肺之燥,治其源也。气行而壅自通,源清而流自清矣。缘病已极中之极,惟单味多用,可以下行取效,故立方甚平,而奏功甚捷耳。试以格物之学,为子广之。凡禽畜之类,有肺者有尿,无肺者无尿。故水道不利而成肿满,以清肺为急。肺主通调水道,又水出高原,故谓之化源。此义前人阐发不到,后之以五苓、五皮、八正等方治水者,总之未悟此旨。至于车水放塘,种种劫夺膀胱之剂,则杀人之事矣,可不审哉。附:两仪膏方:大生地一斤,玉竹二斤。水二十斤,熬一时久,取出捣烂,再入水十斤,熬至无味,去楂合前汁熬膏,入白蜜半斤收之。加入生姜自然汁同熬亦好。每服一匙，开水调下。大能润燥补虚，清心润肺，兼治消渴。

赵我完次子，秋月肺气不能下行，两足肿溃，而小水全无，肺气败者，多此二症。脐中之痛，不可名状，以手揉左则痛攻于右，揉右则痛攻于左，当脐揉熨，则满脐俱痛，叫喊不绝。利水药服数十剂不效。用敷脐法及单服琥珀末两许，亦不效。诊时，弥留已极，无可救药矣。伤哉。雄按：观此则感后余热在肺而为足肿者，未可概视为气复阴虚，而投补血之药也。

吕东庄治徽人江仲琏，冒寒发热，火为寒邪所郁。两颔臃肿如升子大，状类雷头风，俗名猪头风。臂膊磊块无数，不食不便，狂躁发渴。诊其脉，浮数无序。医作伤寒发毒治。吕曰：误矣，此燥逐风生也。用大剂疏肝益肾汤，熟地加至三两，五剂而肿退便解，十剂而热除食进。再用补中益气汤加麦冬、五味而痊。

陆肖愚治李安吾侄，年十三，大肠燥结，不时脱肛，鼻中结块，不时出血。平日喜读书，病由辛苦而得，每劳则发，久治不效。诊之，骨瘦如柴，面红身热，其脉细数，曰：此天禀火燥之症。若破身后，即成劳怯矣，宜急治之，戒厚味，节诵读，庶可疗也。用天麦冬各一斤，生地半斤，人参四两，即加减三才膏也。服一料，其发甚稀，至三料，将一年全愈。

万密斋治一女子，年十四岁，病惊风后，右手大指、次指屈而不能伸。或用羌活、防风、天麻、全蝎、僵蚕、蝉蜕诸风药治之，病益甚。曰：手足不随，血虚也。伸而不能屈者，筋弛长也。屈而不能伸者，筋短束也。皆血虚不能养筋之症也。手大指者，太阴肺经之所主；次指者，阳明大肠之所主。皆属燥金，此血燥之病也。一切风药，助风生燥，致血转虚，而病转甚。用黄芪、人参、天麦门冬、生熟地黄、当归各等分，官桂减半，为引经横行手指之端。共为末，蜜丸芡实大，每一丸，食后汤化下。

马元仪治周君开，病经一月，口燥咽干，胸满，不能饮食，二便俱闭，诊其脉，虚而且涩，此少阴客热，肾经虚燥也。肾开窍于二阴，肾阴既亏，窍不滑泽，所以二便俱闭。少阴之脉循喉咙，挟舌本，肾热则经络亦热，所以口燥咽干。肾者，胃之关也。关门不利，胃气亦为之阻，所以胸满不能饮食。当用仲景猪肤汤治之。夫猪，水畜也，其气先入肾，肤味咸，能解少阴客热，故以为君，加白蜜以润燥除烦，白粉以补虚益气，二剂热去燥除，便调食进而愈。

薛立斋治周上舍脾胃虚，服养胃汤、枳术丸，初有效而久反虚。口舌生疮，劳则愈盛，服败毒药则呕吐。此中气虚寒也，以理中汤治之少愈。更以补中益气汤加半夏、茯苓，月余而平。夫养胃汤，香燥之药也。若饮食停滞，或寒滞中州，服之则燥开胃气，宿滞消化，少为近理。使久服则津液愈燥，胃气愈虚，况胃气本虚而用之，岂不反甚其病哉？

薛立斋治一人，两掌至秋皮厚皴裂起白屑，内热体倦。此肝脾血燥，故秋金用事之时而作。用加味逍遥散加川芎、熟地，三十余剂而愈。再用六味丸加五味、麦冬服之，半载后，手足指缝背腿腕，皮厚色白，搔之则木。久服前药方愈。

一妇人素晡热，月经不调，先手心赤痒，至秋两掌皮厚皴裂，时起白皮，此皆肝脾血燥。用加味逍遥散加荆芥、钩藤钩、川芎、熟地，五十余剂，又用归脾汤二十余剂，乃服六味丸而不再发。

蒋仲芳治表弟妇韩贞女，幼年守节，勤孝清苦，茹素诵经，以故气血素少，面色不荣。乙巳春，忽冒风寒，胸腹䐜胀，入夏则胸胁刺痛，背如负石，百治无效。至秋末冬初，则觉肠细如线，粒米入胃，左盘右旋，其行如飞，窄滞异常，痛苦难状，遇节气则病剧。诊之，右脉疾，左脉涩，曰：疾者气燥，涩者血虚，血虚则津液干而肠胃收小，宜其窄涩也。气燥则其行速，速则米粒不能安，宜其如飞也。遂用当归五钱，酒炮白芍二钱，川芎一钱，以补血为君。惟其紧，宽以七分腹皮；惟其涩，利以一钱滑石；惟其干，润以二钱苏子；惟其疾，缓以二分甘草。四剂后，诸病渐减。至五六十剂，荣气始通。膏子丸药，调养年余，方有起色。

火

易思兰治一妇人，患浑身倦怠，呵欠，口干饮冷，一月不食，强之食，数粒而已。有以血虚治之者，有以气弱治之者，有知为火而不知火之原者，用药杂乱，愈治愈病。自夏至冬觉微瘥，次年夏，诸病复作甚于前，肌消骨露。诊得三焦脉洪大侵上，脾肺二脉微沉，余皆和平，曰：此肺火病也，以栀子汤饮之。栀子汤用山栀仁，姜汁浸一宿，晒干炒黑，研极细末，用人参二分，麦冬一钱，乌梅二个，冲汤调栀仁末二茶匙服。进二服，即知饥而喜食，旬月，气体充实如常。后因久病不孕，众皆以为血虚，而用参、芪为君大补之剂，胸膈饱胀，饮食顿减。至三月余，经始通，下黑秽不堪，或行或止，不得通利，治以顺气养荣汤十剂。顺气养荣汤，当归八分，南芎六分，生地一钱二分，酒炒白芍一钱，陈皮六分，甘草五分，醋炒香附一钱，乌药五分，姜汁炒山栀五分，苏梗五分，酒炒黄芩八分，枳壳五分，青皮五分。因大便燥结，加黄芩、枳壳煎服，一月内即有孕。夫火与气不两立，怠倦者，火耗其精神也；呵欠者，火郁而不伸也。其夫曰：荆人之恙，自处子时至今，二十载矣，百治不效，君独以火治而效，何也？曰：尊壶之脉，左三部和平无恙，惟右寸微沉，右尺洪大侵上，此三焦之火升上而侮金也。口干饮冷者，火炽于上也；饮食不进者，火格于中也；肌消骨露者，火气消铄也。不治其火，血气何由而平？故用黑栀去三焦屈曲之火，人参、麦冬收肺中不足之金，乌梅酸以收之，火势既降，金体自坚矣。至经水过期而多，其色红紫，肝脉有力，乃气滞血实也。用参、芪补之，则气愈滞，血愈实，安能得孕？故以调气为主，佐以养血，气顺血行，经事依期，而妊娠有准矣。前以降火为先，今以调气为主，治法不同，病源则一。盖气有余即是火，其病归于气郁而已。郁气一舒，火邪自退，得其病本，斯随手取效也。

孙文垣治孙君锡，头痛胸背胀，饮食下膈即吐，诸逆冲上，皆属于火。咳嗽不住口，痰浊如脓，大便燥结。脉之，右寸独洪大。皆金受火克之候。以二陈汤加竹茹、滑石、石膏、黄连、麦冬，连进四剂，夜与益元散兼服，益元能清六腑之火，然不宜于大便燥结之人。嗽吐俱止。惟痰浊如脓色，且腥气触人，此将作肺痈，改用丹皮、麦冬、山栀、甘草、贝母、枳壳、桑白皮、紫菀、知母、当归、生地、桔梗，四剂全愈。

易思兰治一士人，素耽诗文，夜分忘寝，劳神过度，忽身热烦渴，自汗恶寒，四肢微冷，饮食少减。初以为外感，先发散，后和解，不应。又用补中益气汤加参二钱，逾月诸症仍前。一日午后，忽发热耳聋，不知人事，恍惚谵语，或谓少阳证也，宜小柴胡和之。易诊之，六脉皆洪大而无力，曰：非少阳证，乃劳神过度，虚火症也。不信，遂以小柴胡去半夏加花粉、知母。易谓：服此必热愈甚，当有如狂症作。已而胸如火炙刀刺，发狂欲走，饮冷水一盏始定。复求治，以人乳并人参汤与之，当日进四服，浓睡四五时，病减半。次日又进四服，六脉归经，沉细有力，终夜安寐，诸症悉退。或曰：是症人谓伤寒，公作虚火，何也？曰：伤寒自表达里，六日传遍经络，复传至二十一日外，虽有余症，亦从杂病论，今病已二月，岂可以伤寒论乎？况少阳之脉，弦长有力，今浮洪满指而无力，岂少阳脉乎？盖平日劳神过分，心血久亏，脾肝亦损，阳气独盛，气即火也。经云：壮火食气。火与元气不两立。于是水涸火胜之病作矣，伤寒云乎哉。夫小柴胡乃治少阳实症，今阴虚病而以此泻之，则元气愈亏，阴火愈炽，故知其当发狂也。又补中益气汤，补阳者也。阴虚而补阳，阳愈盛而阴愈虚，所以不效。今用人乳者，以真血补真水，又以人参导引，散于诸经，以济其火，与他药不同，故见效尤速也。

龚子才治管藩相夫人，每至半夜不睡，口干烦渴，吐黏痰，必欲茶水漱口，舌上赤黑皮厚，胸痞嘈杂，饮食少思。脉之，两寸洪数，两尺空虚，右气口盛，此上盛下虚，血虚气郁而有火也。以四物汤加生地、黄连、麦冬、知母、贝母、花粉、元参、栀子、桔梗、枳实、青皮、甘草，数剂奏功。又以六味丸加生地、麦冬、知母、元参、花粉、贝母、五味、黄连，一料全安。

陈三农治一士人，素好滋补之剂，久之，致口舌干燥，脑后作痛，神思不爽，饮食减少，食肉则泻，六脉实大。作实火治，以知、柏、连、栀、赤芍、甘草，一剂而胸次爽豁，痛泻俱止。再剂饮食倍加，精神顿长，诸症悉愈。书此以为无病好补之戒。

陆养愚治董龙山妾，每小腹气上冲则热壅头面，卧不能寐，身战栗，日中发热无常，至四鼓五鼓，其热更甚，热时腹中有块升起，经期参前，而淋漓数日，饮食过于平时，而肌肉消瘦。或作阴虚发热治之，数月不效。脉之，数而弦，左尺为甚，曰：此肝胆病也，胆主决断，谋虑不决，则木气郁而成火，故于少阳初动之时，其热更甚也。因胆之气既郁而成火，则肝之血亦滞而成瘕。瘕非血不聚，非火不升，今块之上升，热之上壅，即经所谓诸逆冲上，皆属于火也。第初病止在无形之气，但调其气而火自息。今兼在有形之血，必先去瘀，令有形消而无形可调也。适在经行之际，乃以女金丹连服，去瘀块甚多。后以达气养荣汤，尽其旧以生其新，数剂诸症渐愈。再用槟榔加人参，数剂而肌肉渐长矣。

张路玉治张太史虚火症，精气下脱，虚火上逆，怔忡失血。脉之，右关气口独显弦象，左尺微数，余皆微细搏指，盖阴火内伏也。缘劳心太过，精气滑脱，加以怵惕恐惧，怔忡惊悸。医峻用人参、桂、附，初稍可，交春复剧如前。仍用参、附导火归元，固敛精气之药转剧，凡阴虚病，初服桂、附有小效，久服则阴竭而脱，余目击者十人矣。稍用心则心系牵引掣痛，痛连脊骨对心处，或时病引膺胁，或时颠顶如掀，或时臂股爪甲，皆隐隐作痛，怔忡之状，如碓杵，如绳牵，如簸物，如绷绢，如以竹击空，控引头中，如失脑髓，梦寐不宁，达旦倦怠，睡去便欲失精，精去则神魂飞越。观其气色鲜泽，言谈亹亹，总属真元下脱，虚阳上扰之候。其人本病三阴虚损，误以参、附热补，遂致变症峰起。细推脉症，其初虽属阳气虚脱，著此一语，便于此道未彻。而过饵辛温之剂，致阳亢而反耗真阴，当此急而转关，以救垂绝之阴，庶可挽回前过。为疏二方，煎用保元合四君，丸用六味合生脉，此时却用二地、二冬、沙参、杞子，少加川连、蒌仁，养阴兼解郁之法，俟元气大复，然后议补，乃为合法。六味、生脉，留为后劲。若保元、四君，则仍鲁卫之政耳。服及两月，诸症稍平。但倦怠力微，因自检方书，得补中益气汤，为夏月当用之剂，于中加入桂、附二味，一啜即喉痛声喑。用补中益气者宜着眼。复邀诊，见其面颜精彩，声音忽喑，莫解其故。询之，知为升、柴、桂、附，扰动虚阳所致，即以前方倍生脉服之，半月后声音渐复，日渐向安。但衣被过暖，便咽干痰结，稍凉则背微恶寒，或热饮则大汗，时怔忡走精，此皆宿昔过用桂、附，内伏之热所致也。适石门董某，谓其伏火未清，非芩、连不能解散。自仲春至初夏，纯服苦寒，亦大庸手。初甚觉爽朗，至初夏反觉精神散乱，气不收摄。后仍用六味合生脉，经岁服之，以化桂、附余毒云。雄按：此真阅历之言。三十年来，余见不知若干人矣。其奈世人之不悔悟何。

内翰孟端士之母，虚火不时上升，自汗不止，心神恍惚，欲食不能食，欲卧不能卧，口苦，小便难，溺则洒淅头晕。凡医每用一药，辄增一病。用白术则窒塞胀满，用橘皮则喘息怔忡，用远志则烦扰哄热，用木香则腹热咽干，用黄芪则迷闷不食，用枳壳则喘咳气乏，用门冬则小便不禁，用肉桂则颅胀咳逆，用补骨脂则后重燥结，用知、柏则小腹枯瘪，用芩、栀则脐下引急，用香薷则耳鸣目眩，时时欲人扶掖而走，用大黄则脐下筑筑，少腹愈觉收引，遂畏药如蝎。惟日用人参钱许，入粥饮和服，聊藉支撑。交春虚火倍剧，火气一升，则周身大汗，神气骎骎欲脱，惟倦极少寐，则汗不出，而神气稍宁。觉后少顷，火气复升，汗亦随至，较之盗汗迥殊。诊之，其脉微数，而左尺与左寸倍于他部，气口按之，似有似无。此本平时思虑伤脾，脾阴受困，而厥阳之火，尽归于心，扰其百脉致病，病名百合。此症惟仲景《金匮》言之甚详，原云诸药不能治，所以每服一药，辄增一病，惟百合地黄汤为之专药。奈病久中气亏乏，复经药误，而成坏病，姑用生脉散加百合、茯苓、龙齿，以安其神，稍兼茱、连以折其势，数剂少安。即令勿药，以养胃气，但令日用鲜百合煮汤服之，交秋天气下降。火气渐伏，可保无虞。迨至仲秋，果勿药而愈。

喻嘉言治吴添官，因母久病初愈，自患腹痛，彻夜叫喊不绝，小水全无，知为火郁之病。以茱、连加元胡索投之始安。又因伤食，反复病至二十余日，肌肉瘦削，眼胞下陷，适遭家难，症变壮热，目红腮肿，全似外感有余之候。知其为激动真火上焚，令服六味加知、柏，二十余剂其火始退。后遍身疮痍黄肿，燥火反类热。腹中急欲得食，不能少耐片时，镇日哭烦。脏燥者多哭泣。慰之曰：旬日后腹稍充，气稍固，即不哭烦矣。服二冬膏而全瘳。

朱丹溪治一人，小腹下常唧唧如蟹声，作阴火处治，用败龟板、用酥炙，盐、酒炙亦得。侧柏、用酒九蒸九焙。黄檗、知母、俱酒炒。川芎、酒制。当归，酒浸。上各等分，酒糊丸，每服八十丸，淡盐汤送下。

陆祖愚治陈符卿夫人，素有痰火症，每遇经行，一日觉涩滞，二日即汹涌，三日大下如崩，昏晕几绝。尝善怒，发即咽喉干燥，气出如火，痰涌胸塞，不能转舒。其平日，辛燥之品如陈、枳、前、术及芎、归之类，稍用即晕眩气绝，不足以息，及寒凉稍过，即大便作泄。病作时，日进粥数十碗不觉饱。脉之，左三部弦细而驶，右脉数而稍充，曰：此血虚甚，故狂火偏旺如此，而气原非有余也。此时养血，则血一时不能充；补气，则浮火无由熄，莫若分上下为治。入人参于滋阴药中为丸，引阳入阴，以扶生气之原，所以治其本也。再用清凉以为煎剂，助阴抑阳，以制浮游之火，所以治其标也。煎丸间服而愈。丸方：人参、二地、二冬、知、柏、阿胶、杜仲。煎方：花粉、元参、二母、芩、苓、地、芍、麦冬、甘草、灯心。随症加减，如精神困倦，略加人参。如咽喉火盛，加黄连，或炒山栀、连翘。如有痰，或胸膈痞满，加山楂、蒌仁，去地黄、麦冬、甘草。如清凉太过，脾气受伤，则去苦寒，加山药、木通、泽泻、炙草、人参。如遇经水将行，亦忌苦寒，惟活血补血为主。如气滞，小腹或胀或痛，加丹皮、山楂、丹参，甚则加元胡少许。如月水去多，腰胁骨节酸痛，用生熟地、杜仲、续断、山萸、白芍、丹参、黑荆芥、阿胶、童便。或经行不止，倍阿胶，并炒黑蒲黄。经毕仍大补血分。此调理之梗概也。夫天地之间，阳常有余，阴常不足。人身之中，气常有余，血常不足。气有余便是火，血不足则阴虚。三十以前，精神气血日渐旺盛，三十以后，日渐衰微。语曰：阴阳水火，犹权衡也，一高则一下，一盛则一衰。又曰：火与元气不两立。故凡火盛之症，必先阴虚，而后元气亦弱也。

朱丹溪治一人，夜间发热，早晨退，五心烦热无休，六脉沉数，此郁火也。用升阳散火汤，热退。以四物加知、柏，佐以干姜，调理而安。

东垣治一人，恶热目赤，烦渴引饮，脉七八至，按之则散，此无根之火也。用姜、附加人参，服之愈。

刘彦纯治一人，不能食而热，自汗气短。不食而热，脾阴弱也；自汗气短，肺气虚也。以甘寒之剂，补气泻火而安。

琇按：治法只从壮火食气四字得之。

薛立斋治一妇人，口苦胁胀，此肝火之症也。用小柴胡加山栀、黄连少愈。更以四君子加白芍、当归、柴胡补脾胃而痊。

一妇人每怒，口苦发热，晡热，此肝火盛而血伤也。以小柴胡合四物汤二剂，以清火而生血，更以四物加柴胡、白术、茯苓、丹皮，生血健脾而愈。

薛立斋治一妇人，每怒则口苦兼辣，胸痛胁胀，乳内或时如刺，此肝肺之火也。用小柴胡加山栀、青皮、芎、归、桑皮而安。后又劳怒，口复苦，经水顿至，此血得热而妄行。用四物加炒芩、炒栀、胆草，一剂而血止，更以加味逍遥散而愈。

张路玉治徐君玉，素禀阴虚多火，且有脾约便血症，十月间患冬温，发热咽痛。里医用麻、杏、橘、半、枳实之属，遂喘逆倚息不得卧，声飒如哑，头面赤热，手足逆冷，右手寸关虚大微数。此热伤手太阴气分也，与葳蕤、甘草等药不应。为制猪肤汤一瓯，命隔汤顿热，不时挑服，三日声清，终剂病如失。

朱丹溪治施卜，年四十，因灸火太多，病肠内下血粪，肚痛。今痛自止，善呕清水，食不下，宜清胃口之热，黄芩、甘草、茯神各五分，陈皮、地黄各一钱，连翘、白术各一钱五分，生姜三片。

杨乘六治姚又曾病感症，二字在此案却不必泥。外凉内热，肢冷口渴，痞闷昏沉，语言谵妄，不食不便。妇人产后血虚火盛者，尤多此症，不必有所感也。医作肝经郁火治，用逍遥加生地、薄荷，两剂益烦躁不安。脉沉伏，按之至骨，则细数有加，面黑滞，舌黄燥，乃火遏阳明，胃阴不能充拓，所以脉与症皆内显阳征，外呈阴象也。或问：症既火遏，法宜疏散，乃服前剂转剧何也？曰：逍遥中柴胡、薄荷，风药也，单走肝胆，若阳明病用之，则火得风而益炽矣。第用左归饮去茯苓，以滋胃阴，加生地、当归，以清胃火，症自平耳。如言病减，数剂而痊。后数年，病复如前。医见身凉脉细，用左归饮加附子，则神乱气昏，狂扰不宁。即前方去附子，加花粉，一剂而安。乃去花粉，数剂而愈。

龚子才治一人，头痛发热，眩晕喘急，痰涎涌盛，小便频数，口干引饮，遍舌生刺，缩敛如荔枝，下唇焦裂，面目俱赤，烦躁不寐，或时喉间如烟火上冲，急饮凉茶少解，已濒于死。脉洪大无伦，且有力，扪其身烙手，此肾经虚火，游行于外。投以十全大补脉证如此，何所见而断为肾经虚火？既用十全大补获效，则脉证间自必确有凭据。乃并不明言其故，岂不贻误后人耶？加山萸、泽泻、丹皮、山药、麦冬、五味、附子。服一盅，必须冷服。熟睡良久，脉症略减三四，再以八味丸服之，诸症悉退，后戒冷物而痊。

薛立斋治李阁老序庵。有门生馈坎离丸，喜而服之。曰：前丸乃黄檗、知母，恐非所宜服者。《内经》有云：壮火食气，少火生气。今公之肝肾二脉，数而无力，宜滋化源，不宜泻火伤气也。不信，服将两月，脾气渐弱，发热愈甚，小便涩滞，两拗肿痛，公以为疮毒。曰：此肝肾二经亏损，虚火所致耳，当滋补二经为善。遂朝用补中益气汤，夕用六味地黄丸，诸症悉愈。尝见脾胃虚弱，肝肾阴虚而发热者，悉服十味固本丸与黄檗、知母之类，反泄真阳，令人无子，可不慎哉？

一男子口舌糜烂，津液短少，眼目赤，小便数，痰涎壅盛，脚膝无力，或冷，或午后脚热，劳而愈盛，数年不愈，服加减八味丸而痊。

一男子咳嗽喘急，发热烦躁，面赤咽痛，脉洪大，用黄连解毒汤，二剂少退。更以栀子汤，四剂而愈。

蒋仲芳治楚中一商，性急而嗜烟，阅三日，五心发热，咳嗽大作，百药不愈。诊之，六脉俱洪，火症也。莫非烟毒乎？其人亦悟曰：吸烟则嗽愈甚。遂以麦冬、知母、山栀、花粉、黄芩、苏子、甘草、蒌仁、枇杷叶，煎成去渣，入砂糖一两和服，四剂而愈。此无外感而火热伤津之嗽，故治法如此。

聂久吾曰：子禀素弱，神虽强而精弱，脾肾两虚，即节欲犹然。二十前后，常服参、术等补脾，仅免于病。至三十后，脾胃稍可，颇觉上膈有热，时齿痛口舌痛，每服清上药辄愈，亦不为大害也。至乙未春夏，自察脉，觉两尺弱，而寸关亦不旺，疑下虚，水不能制火，宜补下滋水以制之。若但清上，非治本也。商之饶姓老医，亦以为然。遂以人参、当归、熟地、茯苓、五味、酸枣肉、巴戟、故纸、肉苁蓉、鹿胶、仙茅、远志、枣仁、天麦冬、枸杞、菟丝之类，以山药末，酒糊为丸。服至二三月，上膈虚火尽除，口齿等病不复作。自后滋补丸药，服无虚日，迄今二十余年，无虚火者，滋水制火之功也。可与虚门黄履素案合参。

卷六

恶　寒

戴原礼治松江诸仲文，盛夏畏寒，常御重纩，饮食必令极热始下咽，微温即吐。他医投以胡椒煮伏雌之法，日啖鸡者三，病更剧。戴曰：脉数而大且不弱。刘守真云，火极似水，此之谓也。椒发三阴之火，鸡能助痰，只益其病耳。乃以大承气汤下之，昼夜行二十余度。顿减纩之半。后以黄连导痰汤加竹沥饮之，竟瘳。《两浙名贤录》

李士材治吴文邃，眩晕三载，虽战栗恶寒，而不喜饮热汤，五月向火，数妾拥帏帐，屡服姜、桂不效。脉浮之细小，沉之坚搏，是郁火内伏，不得宣越也。用金花汤加柴胡、甘草、生姜，乘热饮之，移时而恶寒减。再剂而撤火炉，逾月而起。更以人参汤进六味丸，两月安全。

张路玉治谢某，七月间病疟，因服芩、知、石膏辈，稍间数日，后因小便精大泄，遂脑痛如破，恶寒振振欲擗地。医用八味、六君子，三倍参、附而寒不除。继用大建中，每服人参三钱，熟附二钱，其寒益甚。至正月诊之，脉仅三至，弦小而两寸俱伏，但举指忽觉流利，其症虽身袭重裘，大畏隙风如箭，而不喜近火，或时重时轻，口鼻气息全冷，胸中时觉上冲，小腹坚满，块垒如石，大便坚硬，欲了不了，小便短数，时白时黄，阳道虽痿，而缓纵不收，气色憔悴，而不晦暗。此症本属阳虚，因用参、附过多，壮火不能化阴，遂郁伏土中，反致真阴耗竭，论证不清。法当升发其阳，先与火郁汤六服，继进升阳散火、补中益气，肢体微汗，口鼻气温，脉复五至。后服六味丸、生脉散、异功散，调理全康。

张子和治一妇，身冷脉微，喜食沸热粥饮，六月重衣，以狐帽蒙其首犹觉寒，泄注不止，常服姜、附、硫黄燥热之剂，仅得平和，稍用寒凉，其病转增，三年不愈。诊其两手脉，皆如絙绳有力，一息六七至。脉诀曰：六数七极热生多。乃以凉布搭心，次以新汲水淋其病处，妇乃叫杀人。不由病者，令人持之，复以冷水淋至三四十桶，大战汗出，昏困一二日，而向之所恶皆除。此法华元化已曾用，惜无知者。

周贞，字子固，玉田隐者，治卫立体得寒病，虽盛夏必袭重裘，拥火坐密室中。他医投以乌、附，转剧。曰：此热极似寒，非真寒也。用硝、黄大寒之剂而愈。《医说续编》。

抱一翁治一人，泄泻恶寒，见风辄仆，日卧密室，坐火蒙毡，出语伊伊，如婴儿气象，似沉寒痼冷，屡进姜、附益甚。诊之，脉濡弱而微数。濡者湿也，数者脾伏火也。乃脾伏火邪，湿热下流，非寒也。法当升阳散火，以逐其湿热。治以柴胡、升麻、羌活、泽泻等剂。继以神芎丸，滑石、大黄、牵牛、连、芎、薄。四五剂而毡去，次日遂安。

薛立斋治一人，虽盛暑喜拥火，四肢常欲沸汤浸之，喜食辛辣热汤，面赤吐痰，一似实火，吐甚，则宿食亦出。曰：食入反出，是脾胃虚寒也。用四君子汤、姜、附而愈。

一士人患恶寒，右尺独滑。尺滑者，湿热下陷也。恶寒者，因积劳伤脾，胃气下陷，谷气不得升发，无阳以护荣卫也。用补中益气汤加肉桂，二剂而愈。此殆阳陷入阴之证，非湿热也。

龚子才治一妇人，六月恶寒之极，虽穿棉袄，亦不觉热，此火极似水也。六脉洪数，小水赤少，以皮硝五钱，温水化服而愈。

薛立斋治一妇人，内热作渴，大便秘结，畏恶风寒，手足逆冷，此内真热而外假寒。先用黄连解毒汤，后用六味地黄丸而愈。

朱丹溪治晋胡君锡，年三十一，形肥大，面色苍厚，其家富足，专嗜口味。两年前得消渴病，医与寒凉药得安。有人教以病后须用滋补，令其专用黄雌鸡，因此食至千余只，渐有膈满呕吐之病。医者意为胃寒，遂与以附子、沉香之药百余帖，呕病除。此谓劫之而愈，反致病重。世不知此，以为治验。古今受其害者，可胜数哉？月余，天气大热，忽恶风冷，足亦怕地气，遂堆糠尺许厚，上铺以簟，糊以重纸，方敢坐卧，而两手不能执笔，口鼻皆无气以呼吸，欲言无力，行十余步便困倦，脉皆浮大而虚，仅得四至。此内有湿痰，因服燥热药，遂成气耗血散。当此夏令，自合便死。因其色之苍厚，神气尚全，可以安谷。遂以人参、黄芪、白术熬膏，煎淡五味子汤，以竹沥调饮之。三日，诸病皆愈，令其顿绝肉味。二月后，康健如旧，又以鸡汤下饭。一月后，胸腹膨满甚，自煎二陈汤加附子、豆蔻饮之顿安。问调理药，教以勿药，并断肉饮，自愈。

寒　热

汪石山治汪世昌，形肥色紫，年逾三十。秋间病恶寒发热，头痛自汗，恶心，咯痰恶食。医以疟治。诊之，脉浮濡而缓，右寸略弦，曰：非疟也，此必过劳伤酒所致。饮以清暑益气汤，四五服而愈。

易思兰治一春元下第归，得寒热病，每日申酉二时，初微寒，继作大热，而烦躁甚如狂，过此二时，平复无恙，惟小便赤黄而涩。往时一有心事，夜即梦遗，每日空心用盐饮烧酒数杯。医者以为病疟，用清脾饮、柴苓汤，并截药俱不效。六脉惟左尺浮，中沉取之皆洪数有力，余部皆平，曰：此潮热病也。以加减补中益气治之，日进一服，三日病渐退。复用六味地黄丸兼前药，调理一月而安。或问寒热而不以疟治，何也？曰：此非疟，乃潮热也。潮者，如水之潮，依期而至。《八法流注》云：申酉二时属膀胱与肾，此病专属二经，水衰火旺，当申酉时火动于中，故发热而躁，躁属肾。若疟疾肝部必弦，今不然，惟左尺独现火象。此因平日斫丧太过，肾水亏损，阴火旺炽，加之盐饮烧酒，引入肾经，故小便赤黄而涩也。又曰：此非阴虚火动乎？曰：阴虚之热，自午至亥，发热不间。今惟申酉时热，热止便凉，与阴虚不同。又曰：或亦尝用补中益气而不效，何也？曰：加减之法，或未同耳。予之去升、柴，加丹皮、泽泻、黄檗者，丹皮泻膀胱，泽泻泻肾火，黄檗为君，以生肾水，水旺则火衰，而寒热退矣。用六味丸者，亦取有丹皮、泽泻耳。如不知此，仍用升、柴，乃以肝脾之药治肾，所以不效也。

孙文垣治李坦渠子妇，十月寒热起，一日一发，咳嗽心痛，腰亦痛。次年正月望后，始间日一发，肌肉大减，喉疼，汗出如雨，白带如注，饮食减少，百治汗不止。脉之，右手软弱，左手散乱，此汗多而脉不敛，病至此危矣。经云火热似疟，此之谓欤。以黄芪二钱，白芍一钱五分，甘草、阿胶各一钱，鳖甲三钱，桂枝五分，乌梅一个，水煎服，其汗止。再诊，脉已敛，神气亦回，前方加何首乌、石斛、牡蛎，寒热亦不发，饮食少加，骎骎然有幽谷回春之象。

喻嘉言治吴吉长内，新秋病洒淅恶寒，寒已发热，渐生咳嗽。然病未甚也，服表散药不愈，体日尪羸。延至初冬，饮以参、术补剂，转觉厌厌欲绝，食饮不思，有咳无声，泻痢不止，危甚。医议以人参五钱，附子三钱，加入姜、桂、白术等，作一剂服，以止泻补虚，而收背水之捷。病家无措，延喻诊毕，未及交语，前医至，即令疏方，喻飘然而出。盖以渠见既讹，难与言耳。前医既去，乃曰：是症总由误药所致，始先皮毛间洒淅恶寒发热，肺金为时令之燥所伤也。用表散已为非法，至用参、术补之，则肺气闭锢，而咳嗽之声不扬，胸腹胀饱，不思饮食，肺中之热，无处可宣，急奔大肠，食入不待运化而即出。食不入，则肠中之垢污亦随气奔而出，是以泻痢无休也。今以润肺之药，兼润其肠，则源流俱清，寒热、咳嗽、泄泻一齐俱止矣。服四剂必安，不足虑也。方用黄芩、地骨皮、甘草、杏仁、阿胶，一剂泻即少止，四剂寒热俱除，再数剂咳嗽亦愈。设与若辈商之，彼方执参、附为是，能相从乎？又乡中王氏妇，秋月亦病寒热，服参、术后恹恹一息，但无咳嗽，十余日不进粒米，亦无大便，时时晕去，不省人事。其夫来寓，详述其证，求发补剂。乃以大黄、芒硝、石膏、甘草四味，为粗末与之。彼不能辨，归而煎服。其妇云：此药甚咸。夫喜曰：咸果补药，遂将二剂连服。顷之，腹中弩痛，下结粪数块，绝而复苏，进粥二盏，前病已如失矣，凡此，素有定见于中，始无炫惑。书之为临症者广其识焉。

高鼓峰治程氏子，每日至辰时大寒，午时大热，热即厥，两目直视，不能出声，颏脱，涎水从口角涌出，日流数升，至丑时始汗解，饮食不进，昏冒欲绝。诊之，皆诛伐太过所至也。投以补脾之药，不即效。延他医，用柴胡、南星、半夏等，势转剧。复延诊，值医者在座，询之曰：此何症也，而用前药？曰：子不识乎？此肝疟也。肝疟令人色苍苍然太息，其状若死。高笑曰：据子述经言，当得通脉四逆矣，何用前药？某诚不识此为何病，但知虚甚耳。请先救人，然后治病何如？曰：子用何药？曰：大剂参、附，庶可挽回。彼力争参、附不便。乃漫应曰：谨奉教。始洋洋色喜而别。是夜用人参一两，黄芪二两，炮姜三钱。比晓，熟地、桂、附并进，次日辰时，病不复发矣，此缘劳役过度，寒热往来，医认为疟，且时当秋令，一味发散寒凉，重虚其虚，辗转相因，肝脾大败，非峻补气血，何由得生？夫病由人生，人将死矣，而乃妄牵经义，强合病情。及至处方，又乖成法，自误误人，至死不觉，悲夫。

吕仲嘉内人，在室十四岁时，寒热往来，迨后适仲嘉，又十余年，寒热如故。或作疟治，或作虚治，尫羸枯削，几于骨立。高诊之曰：此非疟非虚，乃血风症耳。以五加皮散加熟地二两，每剂共药五六两许，水二升，浓煎一升，每日进一剂。如是者二十剂，寒热顿除。

冯楚瞻治徐山公，患似疟非疟。医以柴胡汤连进数剂，渐至不省人事，口噤僵卧，咸谓无生理。曰：此阳虚作寒，阴虚作热，误当疟治，必死也。以重剂熟地、白术、五味、牛膝、麦冬、制附子，另煎人参一两冲服，三日而苏，后用温补而愈。

吴孚先治小姨，病寒热如疟，语言谵妄，如见鬼状。有指为热入血室者，然证与长沙所论三条，了不相合。诊得右寸浮滑，知为风痰胶固肺脏，故洒淅寒热。痰迷心窍，故语言谵妄。宜发表利气自愈，用二陈汤加苏、防、前、葛、枳、桔、桑、杏，数剂微汗而痊。

有一师尼，乍寒乍热，面赤心烦，或时自汗，恶风体倦，大小柴胡杂进，其病益剧。诊视脉无寒邪，但厥阴脉弦长而出鱼际，治以抑阴地黄丸而愈。

薛立斋治一妇人，因夫久出经商，发寒热，月经旬日方止，服降火凉血药，内热益甚，自汗盈盈，月经频数。曰：内热自汗，乃脾气虚热也，非血不归脾也。用归脾汤、六味丸而愈。

一室女久患寒热，月经失期，以小柴胡汤加生地治之少愈，更以生地黄丸而痊。柴胡、秦艽各半两，生地二两，酒湿杵膏，赤芍一两为末，蜜丸。每三十丸，乌梅汤下，日三服。

易思兰治一男子病寒热，众作疟治，年余不愈。又以为劳疟、虚疟，用鳖甲散、补中益气汤，俱不效。脉左右三部俱浮大无力，形瘦色黑，饮食不美。知为阴虚发热病也。早进六味丸，晚服补阴丸。七日后，饮食渐美，寒热减半。又服一斤，未一月全愈。盖此似疟非疟，乃阴虚之候也。凡正疟则寒热虽参差而有准。今寒热往来，或一日一次二次，且寒而不厥，身热如火，热退又无汗，兼之形瘦色黑，怔忡不寐，口渴便秘，岂可谓疟乎？且疟脉当弦，诸虚损脉亦多弦。发则弦而大，退则弦而小。今浮大无力，早晚相同，诚阴血不足，阳火有余。火发于外则为热，火郁于中则为寒。形瘦者，火之消铄也。色黑者，火极似水也。怔忡不睡者，心血亏损也。肝火浮入胞络者多。饮食不美、口渴便秘者，火炽于上下也。但生肾水，养血滋阴，阴血充则火自降，寒热退而病瘳矣。

立斋治一妇人，久患寒热，服清脾饮之类，胸膈饱胀，饮食减少。用调中益气加茯苓、半夏、炮姜各一钱，二剂而痊。

朱丹溪治赵孺人，夜间发寒后便热，丑寅时退，起来口渴，食少无味，谷不化，腹痛而泄，倦怠，或遇事烦躁，赤眼气壅。又不耐风寒，亦恶热。白术、归身各二钱，白芍、陈皮各一钱，人参、黄芪各五分，炒柏、炙草、炒芩、丹皮、木通、缩砂各三分，煎下保和丸、实肠丸，各三十丸。

吕十四孺人，怒气后寒热咳嗽，食少淋泄，缩砂、甘草各三分，人参五分，白术钱半，连翘、陈皮、茯苓各一钱，姜二片同煎。

一妇人年五十余，形实喜作劳，性急味厚，喜火食，夏却患热，恶寒发热，更无休时，衣被虽厚，常凛然，两脉皆涩。朱作杂合邪治之。遂以四物汤加陈皮，以人参、白术为君，生甘草、黄檗为佐，多入姜汁，吞通神丸三十丸，回金、抑青各二十丸，阿魏十丸。煎三帖而得睡，第五帖而身和，第七帖通身微汗，诸症皆除。

华佗传，有妇人长病多年，世谓寒热注病者。冬十一月中，佗令坐石槽中，平旦用寒水汲灌，云当满百。始七八灌，寒战欲死。灌者惧欲止，佗令满数，将至八十灌，热气如蒸出，嚣嚣高二三尺。满百灌，佗乃使燃火，温床厚覆，良久汗始出，着粉汗燥便愈。《三国志》

马元仪治张某，寒热数日，痛，呕逆，胸满身疼，左脉弦涩，关尺虚微。此中气虚寒，胸中之气不化而为满，胃中之阳不布而为呕，卫外之阳不固而为痛。以四君子补脾胃之虚，炮姜、附子、肉桂补阳气而除邪，少加黄连以为引导，一剂脉起，再剂痛止得睡，不数剂而霍然。

顾允谐寒热日作，胸满不舒，自汗不止已数日。或用柴胡、黄芩两解之法不愈。诊其脉，右三部虚微，左三部弦涩。望其色，枯白不泽。脉微为阳微，弦为虚风，由正气不足，虚邪外袭而成寒热，治宜补中益气。即有胸满，亦是阳虚不布，非气实而然也。况自汗者，阳虚不能卫外故也。面色不华者，气血亏损，无以上荣于面也。遂与理中汤理其中气，加桂枝以祛虚邪。后倍加参、附，不数剂而愈。

唐氏子患寒热，弥月不瘥，胸中有块高突，按之则痛，时见厥逆，兼多自汗。诊其脉，右三部虚微，按之如丝，此症实脉虚，邪实正衰之候也。攻之则碍虚，补之则助邪。然用补则正气旺而邪自去，若任攻则邪气去而正独全者鲜矣。用人参二钱，扶正养正为主，佐以炙甘草和平益气以却虚邪，炮姜、黄连、半夏以开痞而散结，肉桂以固其本，桂枝以越其邪。制方井井有条，可以为法。二剂寒热减，两脉起，加人参以助中焦运化，而痛渐平。再用桂附理中汤调理而愈。

一妇人患寒热半月，两脉浮虚，按之则豁然空，两寸倍甚。曰：脉见空豁，寒热不时，面色不华者，气血不荣也。语言错乱者，神明失养也。与归脾汤加黄连、肉桂各七分，令其心肾内交。服后脉渐有神，改用人参三两，黄芪三两，归身一两，炙草二钱，生地五钱，远志二钱，枣仁三钱，杞子五钱，大剂补气养荣。数剂寒热止，神气清。令早服七味丸，下午进归脾大造膏，百日而愈。

李东垣治中书左丞姚公茂，上热下寒，用既济解毒汤良愈。未选入。

来天培治马振昌室，年约五旬，夏间忽患寒热头痛，每未申时起，至寅卯时退，头晕，胸胃嘈杂。或作暑风治，益甚，不能饮食，无汗，气急懒言。诊之，六脉沉细，两关微弦。此劳倦伤脾，中气不足，外感寒邪，内伤生冷，清阳不升，气虚不能达也。与补中益气汤加炮姜、半夏，一剂汗出热短，嘈杂渐已。继以归脾汤加半夏、桂枝、白豆仁，寒热除，饮食进，调理而愈也。

马氏妪年七旬，八月忽病寒热，恶心头疼，身痛，心跳不眠，呕吐不食，辗转呻吟。诊之，两关弦而紧，余脉细小。以为脾气虚寒，肝气上逆。与姜附理中汤，加白芍和肝，二剂渐瘳。

朱丹溪治一人，天明时发微寒，便热至晚，病盛于阳。两腋汗出，手足热甚，四肢为诸阳之本。则胸满拘急，大便实而能食，邪热可知。似劳怯病者，虚损之甚亦作寒热。脉不数，但弦细而沉。此张子和谓为有积之脉。询之，因怒气而得。但用大柴胡汤，惟胸背拘急不除。后用二陈汤加羌活、防风、红花、黄芩治之。

汪石山治一人，形短苍白，平素喜饮，五月间忽发寒热。医作寒治，燥渴益甚，时常唊梨，呕吐痰多，每次或至碗许，饮食少进，头痛晕闷，大便不通，小便如常，或一夜不安，或一日连发二次，或二日三日一发，或连发数日，平素两关脉亦浮洪。先令服独参汤二三帖，呕吐少止，寒热暂住三日。他医曰：渴甚脉洪，热之极矣，乃用独参以助其热，非杀之而何？及往视脉，皆浮洪近数，曰：此非疟而亦非热也。脉洪者，阴虚阳无所附，孤阳将欲飞越，故脉见此。其病属虚，非属热也。渴甚者，胃虚精少，不上朝于口，亦非热也。盖年逾六十，血气已衰，加以疟药性皆燥烈，又当壮火食气之时，老人何以堪此？然则邪重剂轻，非参所能独治。遂以参、芪各七钱，归身、麦冬各一钱，陈皮七分，甘草五分，水煎，每次温服一酒杯。服至六七帖，痰止病除而食进，大便旬余不通，增之以蜜，仍令服三十余帖，以断病根。续后脉亦收敛而缓，非复向之鼓击而驶矣。

霍　乱

张子和曰：泰和间，余见陈下广济禅院，其主僧病霍乱。一方士用附子一枚及两者，干姜一两，泡水一碗同煎，放冷服之，服讫则呕血而死。顷，合流镇李彦直，中夜忽作吐泻，自取理中丸服之。医者至，以为有食积，以巴豆下之，三五丸药亦不动，至明而死，可不哀哉！遂平李仲安，携一仆一佃客至郾城，夜宿邵辅之书斋中，是夜仆逃，仲安觉其逸也，骑马与佃客往临颍急追之。时当七月，天大热，炎风如箭，埃尘漫天，至辰时而还。曾不及三时，往退百二十里，既不获其人，复宿于邵氏斋。忽夜间闻呻吟之声，但言救我，不知其谁也。爇火寻之，乃仲安之佃客也。上吐下泻，目上视而不下，胸胁痛不可动摇，口欠而脱臼，四肢厥冷，此正风、湿、暍三者俱合之症也。其婿曾闻其言，乃取六一散以新汲水锉生姜调之，顿服半升，其人复吐。乃再调半升，令徐服之，良久方息。至明，又饮数服，遂能起，调养三日平复。雄按：此证近世屡行，然多在夏热亢旱之年。今秋，江浙盛行，死者甚众。余诊治者，无不活。询其病前有无影响，或曰五心烦热者数日矣，或曰身中殊不自觉，但视物皆作红色，已而病即陡起。大端倪若此，伏暑可知。七月中旬，治一陈妪，年已七旬，吐泻转筋，肢冷音飒，脉伏无溺，口渴汗多，腹痛胎黄，自欲投井。予以白虎合三黄，加木瓜、威灵仙，略佐细辛少许，兼以西瓜汁恣饮，即日而瘳。一李姓妇人患此，更兼溺血如注，头痛如劈，脉甚弦驶，心悸畏惊。余谓虽属暑邪，肝阳炽极，以犀角、栀子、柏叶、茅根、石斛、滑石、竹茹、银花、生苡仁，为大剂，和入藕汁，送下当归龙荟丸三钱而霍乱即止。专治血分，旬日亦痊。若此二法，即余前论中，亦未之及也。

张甲侨居司徒蔡谟家，远出数宿，谟昼眠，梦甲云：暴病心腹疼，腹满不得吐而死。所病干霍乱可治，而人莫知其药，故死耳。但以蜘蛛生断其脚，吞之则愈耳。谟觉，探之果死。其后干霍乱者，试用辄瘥。《客中间集》出《幽明录》。

孙文垣治程氏子，先醉酒，后御色，次早四肢冷，胃脘痛极，脉仅得四至。或以郁火为治，投以寒凉，痛更甚，三日前所食之西瓜，吐出未化。乃翁以为阴证伤寒，欲用附子理中汤，不决，逆孙治之。视其面色青惨，叫痛而声不扬，坐卧烦乱，此是霍乱兼蛔厥之症也。先当止痛安蛔，后理霍乱，可免死也，迟则误事矣。急用五灵脂醋炒三钱，苍术一钱五分，乌梅三个，川椒、炮姜、梅心各五分，水煎饮下，痛减大半。下午以大腹皮、藿香、半夏、陈皮、山楂、五灵脂、茯苓，两帖全安。

沈继庵内人，患发热头痛，遍身痛，干呕口渴，胸膈胀闷，坐卧不安。医与参苏饮，其干呕愈甚，又加烦躁。孙诊之，则右手洪大倍于左，左浮数，曰：干霍乱也。以藿香正气散去白术、桔梗，加入白扁豆、香薷，一帖吐止。惟口渴额痛尚未除，以石膏、香薷、滑石各五钱，橘红、藿香、葛根各二钱，槟榔、木瓜各一钱，甘草五分，姜三片，一帖而愈。

柴屿青治沈阳少宗伯德福，夏月抽筋吐泻，用六和汤而愈。秋间过府署致谢之。再诊其脉，弦洪异常，谓宜合丸剂调养。彼谓病已可，不信。因谓京兆吴颖庵曰：德公脉气不佳，不预行服药，脉已先时而见，明年春夏可虑。至期暴脱，急着人相邀，已无及矣。凡吐泻转筋者，其肝脉必弦洪，未必平素有病也。

陈三农治一妇，暑月方饭后，即饮水而睡，睡中心腹痛极，肢冷上过肘膝，欲吐利而不得吐利，绞痛垂死，六脉俱伏，令以藿香正气散，煎汤吐之。一吐减半，再吐而安矣。《局方》藿香正气散：朴、陈、桔、半、草、芷、苓、藿、腹皮、苏叶。

陆祖如治陈敬桥母，四旬外，身躯肥胖，暑月多啖生冷，夜半腹痛，上不得吐，下不得泻。或与藿香正气散，入口即吐，不得下咽。诊之，左三部沉紧而细，右寸关沉实有力，面色紫胀，四肢厥冷，昏不知人，牙关紧闭。此寒气太重，中焦气滞，不得克化。先用乌梅擦牙，俟开，即投抱一丸三厘，腹中鸣响，去垢秽若干，四肢温暖，面色如常，然昏昏似醉，懒于言语。恐元气大削，遂用归、芍、川芎、茯苓、豆蔻、木香、陈皮、木通等，四剂全愈。

王宇泰治一老人，暑月霍乱，昏冒不知人，脉七八至，洪大无力，头热如火，足寒如冰，半身不遂，牙关紧急。此年高气弱，不任暑气，阳不维阴即泻，阴不维阳即吐，阴阳不相维，则既吐且泻也。正值暑气极盛之时，非甘辛大寒之剂，不能泻其暑热，坠其阳焰，而安其神明。遂以甘露饮甘辛大寒，泄热补气，加茯苓以分阴阳，雪水调灌即愈。

治一妇，患吐泻十余日，水粒不入，发热烦躁，欲去衣服，六脉浮洪，重按全无。用六君子加藿香、砂仁、附子，冷服，诸症悉愈。

薛立斋治进士李通甫之内，冬间开衣箱，其内衣裳，乃夏月所晒者，开时觉为暑气所侵。良久，患霍乱，足趾跟俱转筋，甚恶，自分必死。用香薷饮一剂，急煎，下咽即愈。

仪部李北川，仲夏患腹痛吐泻，两手足扪之则热，按之则冷，其脉轻诊则浮大，重诊则微细，此阴寒证也。急服附子理中汤，不应。仍服至四剂而愈。

包瑞溪学宪，传缪仲淳伤暑霍乱神方：丝瓜叶一斤，白霜梅肉一枚，并核中仁同研极烂，新汲水调服，入口立瘥。《广笔记》。

马铭鞠传霍乱方：用粟米连壳捣碎，煎汤服下后立愈。屡试神效。

梁溪顾圣符，传治霍乱方：取扁豆叶捣汁一碗，饮之立愈。

缪仲淳治高存之家仆妇，患霍乱，以砂仁一两，炒研，盐一撮，沸汤调，冷服，一剂愈。伤冷物者，加吴茱萸四钱。

瘴

陈三农治制府王姓，感冒瘴气，寒热，胸膈饱闷，头疼眩晕，恶心，脉数而洪。用藿香正气散加厚朴、槟榔、羌活、防风、苏叶，一剂而寒热退，头不疼。减去羌、苏、防风，加草豆蔻、半夏、枳壳，恶心胀闷发热俱愈。

梧州方姓，脉弦而数，头疼身痛，恶心饱闷，发热。用羌、防、芎、苏、藿、朴、二陈、苍术、甘草、槟榔，二服而愈。因饱胀未全退，加草豆蔻、草果方愈。此头疼、恶心、饱服，所以异于感冒，乃瘴气也。

端州李别驾，镶蓝旗人，年四十余，能骑射。署雷州府时，善搏虎，不避风雨寒暑，涉溪陟岭，染瘴已深。其所感风寒暑热，不一而足，且久客半载，甫归本署，未暇休息，遂往省谢谒上台，可谓劳于公事，忘于己躬。其如积邪所感，猝然皆发。医者纷沓，据云略为解散，已进补剂，而邪气大作，寒热，神昏谵语，脉空数无根，神气散乱，补泻兼施，而议论纷然矣。招陈往视，脉已如水上萍，刻刻欲脱，寒热间作。盖受病既深，精气两虚，邪气正炽，难以措手。拟用五积散加附子、人参，去麻黄而易羌活。已言明不治之症，不忍坐视，勉尽愚诚，立方有难色，不欲下药之语，遂置不用。越一宿，复拉往视，脉症殆甚。因见案头昨药尚存，遂坚辞而出。后闻以阴疟阳虚，而用《金匮》肾气汤加参者，有以为虚症似疟，当用补中汤而加参、附者，三剂而神昏气喘，虚汗如雨，足冷而脱矣。不知此症，初实受瘴气，屡感深寒，今则乘虚而发，语云：伤寒偏死下虚人，况瘴气而风寒暑湿备感者乎？

正红旗孙兄，粤东转运高公令亲也。高扎云：舍亲孙某，患不起之症，非某不治，亦作善之一端。时因余创育婴局于广省，故云然也。往诊其脉，空豁恍恍不定，重按无根，神昏谵语，寒热大作，加之咳嗽痰喘，转侧不能寐，昼夜惟伏几呻吟，且胸膈胀闷，足冷恶寒。询之，夏秋积劳，寒暑皆受。一月以前，初感头风身痛，憎寒恶热，咳嗽。或用桔梗、杏仁、干葛、羌活，汗而不解。复用桑皮、前胡、苏子、半夏、贝母、知母、黄芩，亦不应，寒热更甚。又用小柴胡加山栀、元参、薄荷，咳嗽更甚。不知此症，夏秋暑湿风寒，兼感而发，尚未得汗，何能解散？遂用五积散二剂，汗出如淋，咳嗽亦减，可伏枕矣。惟寒热未退，病久元气已亏，气上喘，小便如油短数，其火从下而上，上盛下虚，用《金匮》肾气丸二服，气平便顺。然潮热如故，时有呓语昏冒，午后用参附六君子汤，朝与肾气丸，经月汗止神清。凡用参、附共斤许，又服还少丹加河车、桂、附、鹿胶，及十全大补汤，五十余日，元气始复，饮食如常。此与李别驾同一病形，脉虽少异，一以信药而生，一以不信药而殒。噫。

戊寅十一月，高鹾使公子，患似痢非痢，红多白少，恶寒微热，脉滑而数。询知自夏秋以来，由川北随任之粤，久积暑湿，感冒而发。用平胃加羌、防、苏、藿，一剂而寒热退，再剂加槟榔、木香而瘳。或问：痢忌燥药，今用苍术而愈，何也？曰：常人痢疾，因暑令火热之气而得，燥药乃天时之所忌，是以不可擅用。今以积湿之病，发于隆冬外感，乃得力要药也。所谓治病而搜其源者，一七可瘳。故医无执方，病无执药云。

梁溪棋师周西侯之弟，开铜山于英德，其山下有水，人浣衣则垢腻皆去，相与为奇。以其近便，炊衅皆用之，未几，人皆黄胖身软，腹胀而无力，饮食倍进，寒热间作，善啖鸡豕诸肉，则胃腹少安。在厂同事，毙者不一，因来省求治。用平胃正气治其病，后以益气六君补其受毒水克削之愆而安。此即粤西、太平、柳州、南宁毒水瘴之一斑也。

一时开山，同病还省数人，有似疟非疟。如驿官之仆陈某者，医以疟视，不及月余而疾笃，因势急，方求诊。脉已弦紧而数，饮食不进。陈曰：若欲治，何不在一月之前？病虽甚，而元气犹在。今精神殆尽，虽有婆心，无药可施，奈之何哉。

阅一载，驿官复有甥陈姓，亦以开山病归，仍犯毒水，所得似痢非痢，寒热间作。医以香、连、朴、硝、大黄行药消导，日益尫羸。易医曰：可以进补，用白术五分，陈皮二分，茯苓四分，病无退进。召陈诊，犹谓饮食尚可，料不致大变。脉之，恍然不定，重按已绝，人将谢世，而饮食犹能。此所谓行尸之疾，邪火浮载，真精告竭矣。辞之，阅二日而卒。

新安程圣林长子，年十六，精血充足，饮食倍进。丁丑春，从父到广，年余，患似痢非痢，足肿便赤。此受暑湿瘴气之病。半年前，曾视其脉，数逾六至，每言于其父，此有积疾，非寿征也。即欲急治，已属难能，人皆以为谬。未几而发此疾，医用寒如大黄、黄檗、黄芩、朴硝，消导如枳实、槟榔、厚朴、山楂、草蔻，补如参、芪、八珍，热如桂、附、姜、茱，兼投备进。时陈奉制府之招，留滞端州两月，归而往视，不可为矣。噫！

洞庭贺泽民，按察云南时，分巡腾冲等处讨贼，因染瘴疠，腰股发热，有监生杀犬煮馈之，令空心恣食，饮酒数杯，即去溺溲，少顷清利，其胀渐退。盖犬肉能治瘴也。《客坐新闻》。

治瘴法，宜温中固下，升降阴阳，及灸中脘、气海、三里，或灸大指及第五指，皆能止热。若用大柴胡汤，及麻黄金沸草散、青龙汤，胶柱鼓瑟，鲜不败矣。又中瘴失语，俗呼为中草子，移时血凝立死。法当用针刺头额及上唇，仍以楮叶擦其舌令血出，徐以药解其内热立效。《居易录》出《赤雅》。

漳水界有一水，号乌脚溪，涉者足皆如墨，数十里间，水不可饮，饮则病瘴。梅龙图仪，尝沿履至漳州，素多病，豫忧瘴疠为害，至乌脚溪，使数人肩荷之，以物蒙身，恐为毒水所沾，兢惕过甚，行至中流，忽堕水中，至于没项乃出之，举体黑如昆仑奴，自此宿病尽除，顿觉康健。《说颐》。

江南溪有溪毒，病发时如重伤寒。识之者，取小笔管内鼻中，以指弹之三五下，即出黑血，良久即愈，不然即不救。《录异记》。

行路时，但见前后山间，有气如虹或白，即是瘴气，急以身伏于地下，用口含土，候其气散乃起，则无伤。盖其气浮空而过，不着于地也。若有槟榔及蒜，服之亦可。《漱石闲谈》。

瘴疾吐下，皆不可治。治之法，惟灸中脘、气海、三里三处，并灸大指，再用针多刺额及上唇，令多出血，又以楮叶擦舌，令出血，然后用药解楮叶之毒，内热即除，瘴毒自消矣。《粤拥》。

友人言粤西某县瘴殊甚，县令赴任即死，无逾三月者。一丞至任，历十余年，家口染疾，死亡殆尽，此丞久无恙，无他术，独嗜烧酒，终日沉醉而已。《粤拥》。

周公谨云：香附四两，去黑皮微炒，片子姜黄，汤浸一宿，洗净二两，甘草四两，炒研细末，入盐点服，辟岚瘴之气极妙。《志雅堂杂录》。

王珍、张衡、马均，冒重雾行，一人无恙，一人病，一人死。问其故，曰：我饮酒，病者食，死者空腹。《博物志》。

呕　吐

杜壬治安业坊阎家老妇人，患呕吐。请石秀才医，曰：胃冷而呕。下理中丸至百余丸，其病不愈。石疑之，杜至，曰：药病相投，何必多疑。石曰：何故药相投，而病不愈？杜曰：药力未及，更进五十丸必愈。果如其言。石于是师法于杜。《医学纲目》。

王普侍郎病呕，饮食皆不得进，召孙兆治数日亦不愈。后复召杜，杜曰：治呕愈呕，此胃风也。遂用川乌一两，净洗去皮脐，不去尖，以浆一碗煮干，每个作两片，复用浆水一碗煮尽，更作四片，细嚼一片，以少温水下。少顷，呕遂止，痛即少息。杜遂问曰：寻常好吃何物？曰：好吃甘甜之物。杜曰：是甘甜乃膏粱之物，积久成热，因而生风，非一朝一夕之故也。王服其说。同上。

毛公弼有一女，尝苦呕吐，求庞安常医，与之药曰：呕吐疾易愈，但此女子能不嫁，则此病不作。若有娠而呕作，不可为矣。公弼既还家，以其女嫁归沙溪张氏，年余而孕，果以呕疾死。曾达臣《独醒杂志》。

臧中立，毗陵人，客鄞，崇宁中，徽宗后病甚，中立应诏，以布衣麻屦见。命之入诊，出问何证？中立对曰：脾脉极虚，殆呕泻之疾作楚。和药以进，且曰：服此得睡为效。至夜半，果粥食，不一月获安。赐归，诏出官帑，予地筑室南湖以居焉。《宁波府志》。

许学士政和中，治一宗人，病伤寒，得汗身凉数日，忽呕吐，药食不下。医用丁香、藿香、滑石等，下咽即吐。许曰：此证汗后余热留胃脘，正宜竹茹汤，用之即愈。

薛立斋治府庠沈姬文母，患脾虚中满，痰嗽发热，又食湿面冷茶，吞酸呕吐，绝食。误服芩、连、青皮等药，益加寒热，口干流涎不收，闻食则呕，数日矣。迎治，曰：脾主涎，以脾虚不能约制也。欲用人参安胃散，惑于众论，以为胃经实火宿食，治之病日增剧。忽思冬瓜，食如指甲一块，顿发呕吐酸水不止，仍服前药愈剧。复邀视之，则神脱脉绝濒死矣。惟目睛尚动，曰：寒淫于内，治以辛热。然药不能下矣，急用盐、艾、附子炒热熨脐腹，以散寒回阳。又令沈以口气补接母口之气，又以附子作饼热贴脐间。救急妙法。时许，神气少苏，以参、术、附子为末，仍以是药加陈皮，煎膏为丸如粟米大，纳五七粒于口，随津液咽下即不呕。二日后，加至十粒，诸病少退，口涎不止。五日后，渐服前剂一二匙，胃气少复，乃思粥饮，复投以参、术等药，温补脾胃，五十余剂而后愈。《明医杂著》《妇人良方》。

一人汤药入口即吐出，六脉洪大有力。此因地道不通，故气厥上行，而食物难入耳。不更衣已十余日，服承气等汤俱不纳。曰：秘结日久，涌逆势盛故也。止沸莫若抽薪，遂用蜜导，去燥粪数升，呕吐即止，调以养血清火之剂而安。

章虚谷治一七十岁老人，数年前患疟，病根未除，每至夏秋则发。自去冬至丁亥春，忽病呕吐战振，筋脉掣痛，愈后屡发，或见其小便黄赤，大便干少，面有红光，谓是肝郁化火，火逆犯作呕，胃阴不足，故小便黄赤，大便干少也。章诊之，脉虚涩少神，舌苔白腐而厚，此中焦虚寒，浊阴聚胃也。以姜制半夏为君，佐参、苓、附子、干姜、生姜、桂枝、芍药、乌梅、草果仁，一剂即甚效。继去乌梅加厚朴，连进十余剂，每剂附子用至三钱，胃口开而病愈。

周慎斋治一人，饮食如常，每遇子时作吐，大便秘结。其人必苦虑忧思，脾气郁结，幽门不通。宜扶脾开窍为主，遂以参、苓、白术，以苍术伴炒炙甘草各一钱，煮附子、乌药三分，水煎服愈。

周慎斋治一士，郁热呕吐，用竹茹、山栀各三钱，陈皮、茯苓各二钱，甘草一钱，煎成，加姜汁五匙，热服而愈。《大还》。

陆养愚治李粮厅，因饭后劳攘，下午饮酒数杯，遂觉脐下小腹作痛，升至胃脘即呕，呕讫痛止。少顷，又从下痛上，复呕，呕讫痛缓。自后痛呕益频，自疑中毒，以淡盐汤虀汁探吐之，一无所出。医投以藿香正气散不效。其脉浮按细数，稍重即伏，沉按甚坚，曰：此饮食过饱，急遽所至。与润字丸百十颗，令以淡姜汤服之。少顷，连泻数行而愈。

龚子才治梁太守女，患头晕呕吐，闻药即呕，诸医束手。令以伏龙肝为末，水丸，塞两鼻孔，用保中汤，藿香梗、白术各一钱，陈皮、半夏、茯苓各八分，土炒黄连、土炒黄芩、姜汁炒山栀各一钱，砂仁三分，甘草二分，生姜三片，以长流水入洁净泥土扰，沥取地浆水煎汤，探冷顿服而安。《万病回春》。

信陵府桂台殿下夫人善怒，怒即呕吐，胸膈不利，烦躁不宁，腹痛便秘，食下即吐，已八日，心慌喘急，危甚。诊之，六脉虚微，此血虚胃弱，气郁痰火也。与二陈汤加姜连、酒芩、炒栀、当归、酒芍、香附、竹茹、白术，入姜汁竹沥，二服而安。

张景岳治吴参军，因食蘑菇，至大吐大泻。医谓速宜解毒，以黄连、黑豆、桔梗、甘草、枳实之属连进，而病益甚，胸腹大胀，气喘，水饮不入。延张诊，投以人参、白术、甘草、干姜、附子、茯苓之类。彼疑曰：腹胀气急，口干如此，安敢服此耶？阅日愈剧，再求治，与药如前，且疑且畏，含泪吞之，一剂而呕少止，二剂而胀少衰。随大加熟地，以兼救其泻亡之阴。前后凡二十余剂，复元如故。盖蘑菇之为物，必产于深坑枯井，或沉寒极阴之处，其得阴气最盛，故肥白且嫩也。今中其阴寒之毒，而复加黄连之寒，其解毒云何？兹用姜、附以解其寒毒，人参、熟地以培其所伤之元气，此疾之所以愈也。

金氏少妇素任性，每多胸胁痛肝火。及呕吐等证，随调随愈。后于秋尽时，前证复作，而呕吐更甚，病及两日，甚至厥脱不省。肝火。众谓汤饮不入，无策可施。一医云：惟用独参汤，庶几万一。张诊之，其脉乱数，且烦热躁扰，意非阳明之火，何以急剧若此。乃问其欲冷水否？彼点头，遂与以半钟，惟此不吐，且犹有不足之状，乃复与一钟，觉稍安，因以太清饮投之。有谓此非伤寒，又值秋尽，能堪此乎？不与辩，及药下咽，即就枕酣睡半日，不复呕矣。复以滋阴轻清等剂，调理而愈。大都呕吐多属胃寒，而复有火证若此者，此病火证极多，张偏于温补，故有此说。经曰：诸逆冲上，皆属于火，即此是也。多属胃寒又是何说？自后凡见呕吐，其有声势涌猛，脉见洪数，症多烦热者，皆以此法愈之。以多属胃寒及自后二字观之，张生平于此误亦不少矣。盖此症良由肝火上逆，故暴急如此，而曰阳明之火，其孟浪可知。

张路玉治曾余弟妇，患呕逆不食者月余，服宽膈理气二十余剂，几至绝粒，而痞胀异常。诊之，脉得虚大而数，按仲景脉法云：大则为虚。此胃中阳气大虚，而浊阴填塞于膈上也。因取连理汤方，用人参三钱服之，四剂而痞止食进。后与异功散调理而康。

稽绍胸中有寒疾，每酒后苦唾，服葳蕤得愈。草似竹，取根、花、叶阴干。昔华佗入山，见仙人所服，以告樊阿，服之寿百岁也。《本草》。

有妇人病吐逆，大小便不通，烦乱，四肢冷，渐无脉息，凡一日半。与大承气汤两剂，至夜半，渐得大便通，脉渐生，翼日乃安。此关格之病，极难治，医者当谨慎也。经曰；关则吐逆，格则小便不通。如此，亦有不得大便者。《衍义》《医说续编》。

张子和治柏亭王论夫，本因丧子忧抑，不思饮食。医者不察，以为胃冷，去寒之剂尽用，病变呕逆而瘦。求治于张，一再涌泄而愈。归家忘其禁忌，病复作，大小便俱秘，脐腹撮痛，呕吐不食，十日大小便不通，十三日复问张。张令先食葵羹、波薐菜、猪羊血，以润燥开结，次以导饮丸二百余粒，大下结粪。又令恣意饮冰数升，继以搜风丸，桂苓白术散调之，食后服导饮丸三十余粒。不数日，前后皆通，痛止呕定。张临别，又留润肠丸以防复结。又留涤肠散，大便秘则用之。凡服大黄、牵牛四十余日方瘳。论夫自叹曰：向使又服向日热药，已非今日人矣。一僧问张，云：肠者，畅也。不畅，何以得愈？

按：子和之医，大抵以此法行之耳。丹溪云：凡病人欲吐者，切不可下之，逆故也。纵使二便后秘，可行疏通，亦中病而止，然后养其气血，润其肠胃，庶乎标本之治。乃羸瘠之人，服大黄、牵牛四十余日方瘳，岂理也哉！违圣人之法，以欺后世，恐非子和之笔也。孟子谓：尽信书，不如无书。学者详之。《医学续编》原评。

薛立斋治一妇人，少作呕，口吐涎痰，面黄腹痛，月经不调，手足逆冷。此内外俱寒之证，遂以六君加附子、木香，治之而愈。

一男子食少胸满，手足逆冷，饮食畏寒，发热吐痰，时欲作呕，自用清气化痰之剂，脐腹愈胀，呼吸不利，吐痰呕食，小便淋沥。又用五苓散之类，小便不利，诸证益甚。曰：此脾土虚寒无火之证，故食入不消而反出，非气膈所致逆。用八味丸、补中益气汤，加半夏、茯苓、姜、桂，旬日乃愈。

一妇人因劳役，发热倦怠，唾痰欲呕。或以为火证，用清热化痰等药，反大便不实，无气以动。此寒凉复伤中气，形病俱虚，用参、芪、术、草、麦冬、五味、陈皮、附子，治之而痊。后复劳，经水数日不止。众以为附子之热所致，用四物、芩、连、槐花之类，凉而止之，前证愈甚，更加胸膈痞满，饮食日少。仍用前方去门冬，更加茯苓、半夏、炮姜，数剂渐愈。又用当归芍药汤而经止。但四肢逆冷，饮食难化，不时大热，此命门真火衰，脾土虚寒之假热也。用八味丸，半载而痊。又服六味丸，三载而生子。

宋理宗呕吐不止，召杨吉老治之，问用何方？曰：辛热药也。帝曰：服之不效。吉老奏曰：热药冷服。药成放井中良久，澄冷进服，一啜而吐止。万密斋《幼科发挥》。

立斋治一病，恶心少食，服解毒药愈呕。此胃气虚也，以六君子汤加生姜治之而安。戴氏元礼云：如恶心者，无声无物，欲吐不吐，欲呕不呕，虽曰恶心，非心经之病，皆在胃口上，宜用生姜，盖能开胸豁痰也。

施笠泽治邹翁，患呕吐，遍身疼，不能转侧。医为疗其呕吐矣，然眠食犹未安也。诊之曰：风入于经，其脉乃凝，留结不散，寒痰中停，四末不掉，三焦不行，亟疏其风，亟调其经，气和血平，转侧自能。先用苏合丸以通其气，随用导痰汤加桂枝、沉香、白芍，一剂即熟睡，觉而展转自如。再用六君子加沉香，数剂而安。

马元仪治袁某，患小腹厥气上冲即吐，得饮则吐愈甚，诸治不效。诊之，两脉虚涩，右尺独见弦急，曰：人身中，清气本乎上，而反陷下，则为注为泄。浊气本乎下，而反逆上，则为呕吐。今病正在下而不在上也。下焦之浊气上腾，则胸中之阳气不布，故饮入于胃，在上壅而不下达耳。经云：云雾不清，则上应白露不下。非地道下通，浊气何由而降？呕吐何由而止？以调胃承气汤一剂，下宿秽甚多，继培中气而愈。

张司马子妇，患胸中满结作痛，饮入则呕，涌出痰涎，多成五色，已数月。或主攻克，或主补虚，卒无一效。至七月中，病转危迫。诊之，两关尺虚微少神，体倦神烦，胸中结痛，按之愈甚。此正气内伤，阴邪内结，攻之则伤其正，补之则滞其邪，当以仲景脏结法治之。用黄连汤加桂枝，一剂呕吐顿除，再剂胸中满痛亦释。次用理中汤加桂枝，数剂而安。

张景岳曰：沈姓者业医，年近四旬，极劳碌，因偿疝下坠，欲提上升，用盐汤吐法，遂吐不止，汤水不受，如此一日夜，复大便下黑血一二碗，脉微如毛欲绝。此盖吐伤胃气，脾虚之极，兼以盐汤走血，血不能摄，从便而下。令速用人参、姜、附等，以回垂绝之阳。忽一医至，曰：诸逆冲上，皆属于火，大便下血，亦因火也。尚堪参、附乎？宜速饮童便，则呕可愈，而血亦止矣。病者然之，及童便下咽，即呕极不堪而毙。

琇按：疝下坠，本由肝木厥张，乃复激之上腾，致脾胃俱伤而下血，不死何俟。童便固非，即参、附亦未为是也。

冯楚瞻治蒋公子，精神素弱，吐血阴亏，调理初愈，忽又梦遗，大吐不已，六脉沉微。曰：梦遗俗名走阳矣，大吐不止，阳亦伤矣。急以附子理中汤去甘草投之，到口即吐。又以白通之类，皆苦不受。沉困数日，上不能入，下不能出。适有进西洋药酒一方，神治关格吐逆之证。方用红豆蔻去壳，肉蔻面裹煨，用粗纸包压去油，白豆蔻、高良姜切片焙，肉桂去粗皮，公丁香各研细末五分，用上白糖霜四两，水一饭碗，入铜锅内煎化，再入鸡子清二个，煎十余沸，入干烧酒一斤，离火置稳便处，将药末入锅内打匀，以火点着烧酒片刻，随即盖锅，火灭用罗滤去渣，入瓷瓶内，冷水拔去火气饮之。内皆辛热纯阳之药，能破格阳之阴，又烧酒力猛辛烈，直透丹田。令照方修治，饮之即不吐矣。遂以参、附峻补之药，陆续渐进，调理而痊。

琇按：冯氏生平多尚温补，如此证，吐血阴虚之后，梦遗而吐，多由龙雷之火下迫上奔。以辛热治其标则可，若守而不化，则后患不可测也。

孙奉职治赵仪女，忽吐逆，大小便不通，烦乱，四肢渐冷，无脉，凡一日半。大承气汤一剂，至夜半，渐得大便通，脉渐和，翌日乃安。此关格之病，极为难治，垂死而活者，惟此一人。

卢复曰：生平闻铜腥臭即恶心，入口鲜不吐者。虽参汤与茶，久在铜铫中者亦然。常思铜青固发吐药，惟我何独畏之甚，久未晰此疑。辛亥夏卧病，闻铜臭而呕吐，自反为木形人，色常青畏金，故于铜臭为相忤。因而思子和吐论中，发吐之药，四十有六种，尝读而未能解也，遂将以五形五色定人而施之。若木形人畏金腥而吐，则火形人畏咸腐水类而吐矣。然畏者必恶，因其恶以激其怒，则用力少而成功多。余三形可例见。噫，岂惟吐药为然，而下而汗，宁不可乎？沈抄。

聂久吾曰：庚寅季春，别驾夏公至新兴寺放饥谷，予备酒饭款之。正饮间，忽然腹痛，其痛从脐下小腹起，痛至胃脘即呕，呕讫痛止。半时许，又从下痛，止复呕，呕讫痛止，如是者数次。医作寒治，用藿香、砂仁等药不效。至申刻，予觉是内热作痛，热气上冲而呕，必须利之。然煎剂不可服，恐反增呕，急制牵牛大黄丸，服至数钱，利数次而脱然愈矣。黑牵牛四两，半炒半生，磨取头末一两二钱，三棱、莪术醋炒，各六钱。为末，浓米汤为丸梧子大。服三钱，未利。再服二钱，不俟二三时见效。

魏玉横治鲍渌饮，年二十余，以夏月肩舆反歙，途次受热，鼻衄盈盆，愈后偶啖梨，遂得吐证。盖肝火而胃寒也，百治无效。闻道吐字，则应声而呕，以故家人咸戒之。后至吴门，就叶氏诊。以其脉沉细，令服附子理中汤，人参、姜、附俱用三钱。服后出门，行及半里，觉头重目眩，急归寓，及门而仆。幸其尊人，雅谙药性，谓必中附毒，亟煎甘草汤灌之，良久乃苏。后去附子，仍服三剂，吐转剧。再往诊，仍令服前方，遂不敢试。改就薛氏，告以故。薛用六君子汤，服四剂无验。再求诊，适薛他往，薛婿令照方加益智仁一钱，再服亦不应。又求诊于孙某，其方用甘草八钱，不下咽即吐。因不复求治而返。偶以冬月送殡，感寒增咳，缠绵至夏，余偶访之，则病剧。询知为向患吐，近复二便俱秘，已七八日不食，惟渴饮茶水，更医数人，或令以艾灸脐，俱不应。请诊之，见其面色青悴，脉弦伏而寸上溢。谓此缘脾阴大亏，木火炽盛。又因久嗽肺虚，肝无所畏，遂下乘脾而上侮胃，致成关格。观此论，则前胃寒二字，殊无着落。尽此症本由肝火冲胃，胃中热极，梨之甘寒不足以胜其热，反激动其猖狂之热。非胃寒也。幸脉不数，易已也。宜先平肝，俾不上冲而吐止，斯肺得下降而便行。令以黄连、肉桂各五分，隔汤蒸服。饮下觉吐稍止，即能食糕数块。然二便胀不可支，令以大田螺一枚，独蒜一枚，捣拦偎于丹田，以物系之，不逾时，二便俱行，所下皆青色，遂霍然而愈。时甲戌五月二十七日也。后与六味加减，入沙参、麦冬等，咳嗽亦止。向后常服养荣之剂，吐不作矣。

雄按：甲戌乾隆十九年也，其时天士已殁，一瓢尚在，所云叶氏，或天士之后人乎。

叶太史古渠，在上江学幕中，患吐证久不愈。凡学使按临之郡，必召其名医诊治，两年余更医十数，病日甚。岁暮旋里，或与二陈加左金，吴萸、川连俱用五六分，服下少顷，吐血碗许。脉之不数，第两寸俱上鱼际，左尺微不应指。彼欲言病源及所服方药，余曰：悉知之矣。第服余方，五十剂乃得痊，计熟地当用三斤许。乃讶然莫喻，问所患究何病？曰：彼上江名医，不过谓病痰饮耳，所用方不过用四君、六君已耳。遂拍案笑曰：一皆如言。但非痰饮，何以多酸苦涎沫？今饮食日减，何以反重用熟地？曰：此证由于肾虚，肝失其养，木燥生火，上逆胃络，肺金亦衰。饮食入胃，不能散布通调，致津液停蓄脘中，遇火上冲，则饮食必吐而出也。四君、二陈、香、砂类皆香燥之品，以之为治，犹抱薪救火，反助之燃。必滋水生木，润肺养金，庶可获效。第阴药性缓，病既久，非多剂不瘳也，用熟地、杞子、沙参、麦冬、石斛等出入加减，初服吐自若，十剂外吐递减，食渐增，果至五十剂而愈。

倪首善年未二十，禀赋甚弱，早婚，得吐病。或与二陈、五香等剂转甚。有用桂、附者，服一剂觉不安，乃止。有教单食猪油者，初颇效，后亦不应。脉之，虚弦略数，与生熟地、沙参、麦冬、川连、蒌仁，四剂后去连，又三十余剂而痊。

高氏女七八岁时，即病头痛而呕，或酸或苦，百治不效。其父询余，余曰：此肝火上逆耳。与生地、杞子、沙参、麦冬，二三剂即愈。后及笄，于春尽病复作。其父已殁，乃兄延数医治之，所用皆二陈、六郁、香、砂、丁、桂之类，经半年，面杀青，股无肉。其母泣令延余，仍以前方，每剂内熟地一两，二十余剂乃愈。

金氏妇患吐证，盖十余年矣。所服香燥，不可胜计。后左胁渐痛有块，经水不行，脉涩数，善怒。延诊，辞不治。延不已，勉与六味加减，服之颇有验。然一怒即发，越半年而卒。

福建罗二尹悔斋，久病足痿，于去年春尝呕而头汗大出，医疗无效。乃不药，数月渐可。随于夏间又患不眠，治亦无效，至秋后乃痊。今年春因公事寓杭，求针科治足疾，又为灸中脘、气海等穴十余壮，步稍良，而呕证大作，食入即吐，绝粒数日，又不眠，服姜、附、萸、桂、二术、二陈等，觉有烟辣之气上冲。诊之，六脉大如箸头，两寸皆溢出鱼际，舌瘦小，伸之极尖，且舌颤，黄苔边红瘪，额色赭石，鼻色熏焦，小便清白，大便常五日一行。谓此营气大亏，肝肾之火，上逆胃络则呕吐，浮入心胞则不眠。与养心汤加川连、牛膝、米仁。嘱其验小便黄则病退。一剂即不呕能食，小便果黄色。二剂得眠，舌苔淡红瘪消。唯两胁如有物，动辄牵引，加山栀、川楝，二剂左胁之物即坠下。又加枇杷叶、熟地、蒌仁，去山栀、川楝、黄连、牛膝，二剂右胁之物亦坠下，脉亦稍敛，大便二日一行，以行期甚迫。嘱其照方服至舌不颤乃可。或足疾再甚，慎进风燥之剂。所以云者，知其针之得泻而暂愈耳。

章虚谷治一七十岁老人，数年前患疟，病根未除，每至夏秋则发。自去冬至丁亥春，忽病呕吐，战振，筋脉掣痛，愈后屡发，或见小便黄赤，大便干少，面有红光，谓是肝郁化火，火逆犯胃作呕。胃阴不足，故小便黄赤，大便干少也。章诊之，脉虚涩少神，舌苔白腐而厚，此中焦虚寒，浊阴聚胃也。以姜制半夏为君，佐参、苓、附子、干姜、生姜、桂枝、芍药、乌梅、草果仁，一剂即甚效。继去乌梅，加厚朴，连进十余剂。每剂附子用至三钱，胃口开而病亦愈。

反　胃

常熟一富人病反胃，往京口甘露寺设水陆，泊舟岸下。梦一僧持汤一杯与之，饮罢便觉胸快。次早入寺，乃梦中所见僧，常以此汤待宾，故易名曰：甘露饮。用干饧糖六两，生姜四两，二味合捣作饼，或焙或晒，入炙甘草末二两，盐少许，点汤服之。予在临汀疗一小吏，旋愈，切勿忽之。继洪《澹疗方》《本草纲目》。

金山周禅师，得正胃散方于异人，用白水牛喉一条，去两头节并筋膜脂肉，煎如阿胶黑片收之。临时旋炙，用米醋一盏浸之，微火炙干，淬之，再炙再淬。醋尽为度，研末厚纸包收。或遇阴湿时，微火烘之再收。遇此疾，每服一钱，食前陈米饮调下，轻者一服立效。凡反胃吐食，药物不下，结肠三五日，至七八日大便不通，如此者必死。用此方十痊八九。君子收之，可济人命也。《普济方》《本草纲目》。

天顺间，有周岐凤者，身兼百技，溺意方术，既死。友人偶召乩，周至，运乩如飞。顷刻数百言，乃长诗也。后一段云：朗吟堂前夜欲阑，丹方写与期平安，菊庄老人此老病，翻胃病实由胃寒。枇杷叶兮白豆蔻，紫苏子兮用莫谬，良姜官桂用些须，厚朴陈皮看功奏。半夏槟榔赤茯苓，沉香丁香皆用轻，白芥藿香吐圣药，杵头糠兮寻至诚。三片生姜两枚枣，切切分明向君道，人参乃是佐使者，食前一服沉疴好。盖菊庄患此病，用示以方也。第菊庄未知何许人，余诗不录。《祝子志怪》。

薛立斋治一妇人患反胃，胸胁胀闷，或小便不利，或时作痛，小便涩滞。曰：此肝火血虚也，当清肝火，生肝血，养脾土，生肺金。以薛言为迂，别服利气化痰等剂，前证益剧，虚证蜂起。乃用加味逍遥散、加味归脾汤，一服寻愈。

一妇人患反胃，吐痰甚多，手足常冷，饮食少思。曰：此肝脾郁怒，兼命门火衰。不信，另服化痰利气之剂，胸腹愈胀。又服峻利疏导之剂。薛曰：非其治也，必变脾虚发肿之证。急服《金匮》加减肾气，庶有可救。仍不信，反服沉香化气等丸，果发肿而故。

汪石山治李一之，年近四十，病反食，与近邻二人脉病颇同。汪曰：二人者皆急于名利，惟一之心宽可治。遂以八珍汤减地黄，加藿香为末，用蜜韭汁调服而愈。其二人，逾年果殁。

张路玉治汤伯干子，年及三旬，患呕吐经年，每食后半日许吐出原物，全不稃腐，大便二三日一行，仍不燥结，渴不喜饮，小便时白时黄。屡用六君子、附子理中、六味丸，皆罔效，日濒于危。诊之，两尺弦细而沉，两寸皆涩而大，此肾脏真阳大亏，不能温养脾土之故，遂以崔氏八味丸与之。或谓附子已服过二枚，六味亦曾服过，恐八味未能奏效也。张曰：不然。此证本属肾虚，反以姜、附、白术伐其肾水，转耗真阴。至于六味，虽曰补肾，而阴药性滞，无阳则阴无以生，必于水中补火，斯为合法。服之不终剂而愈。

张三锡曰：治反胃，用新水一大碗，留半碗，将半碗水内细细浇香油，铺满水面，然后将益元散一帖，轻轻铺满香油面上，须臾，自然沉水底，此即阴阳升降之道也。方即灵活可法，用治实症当有效。但香油却最容易引吐，用者审之。用匙扰匀服，却将所留水半碗荡药碗，漱口令净。吐既止，却进丹溪凉膈散，通其二便。未效再进一帖益元及凉膈即效也。此方极验。

王叔权曰：有人久患反胃，予与震灵丹服，更令服七气汤，遂立能食。若加以炷艾尤佳。有老妇患反胃，饮食至晚即吐出，见其气绕脐而转，予为点水分、气海，并夹脐边两穴。他医只灸水分、气海即愈，神效。《资生经》。

浙省平章南征阅越还，病反胃，医以为可治。朱先生诊其脉，告曰：公之病不可言也。即出，独告其左右曰：此病得之惊后而使内，火木之邪相挟，气伤液亡，肠胃枯损，食虽入而不化。食既不化，五脏皆无所禀，去此十日当死。果如其言。《越游集》《医说续编》。

薛立斋治一妇人患反胃，胸膈痞闷，得去后或泄气稍宽。此属脾气郁结而虚弱也，当调补为善。不信，乃别用二陈、枳实、黄连之类，不应。又用香燥破气，时师类多出此。前证益甚，形气愈虚。用归脾汤治半载而痊。

许学士治一妇人，年四十余，久患翻胃，面目黄黑，历三十余年，医不能效。脾俞诸穴，烧灸交遍，其病愈甚。服此药，顿然全愈。服至一月，遂去其根。方名附子散，用附子一枚极大者，坐于砖上，四面煮火，渐渐逼熟，淬入生姜自然汁中，再用火逼，再焠，约尽生姜汁半碗，焙干，入丁香二钱。每服二钱，水一盏，粟米少许同煎七分，不过三服瘥。

王海藏云：赵侍郎先食后吐，目无所见，耳无所闻，服紫菀丸五十日，泻出青蛇五七条，四寸许，恶脓三升愈。方见疠风门。

萧万与曰：崇祯戊寅岁，余客汴梁，为一郡王宫人治产后发呃证。因言及先王壮龄时，患疟痢反胃，遍治不瘥，自料无生理。一草医亦精于脉者，连投五剂，用大黄七两始能食。此亦常有之症。吾乡有患痢者，医以大黄四两下之，见者皆惊愕。然服之痢反减，数服而愈。使此等证，遇读立斋、景岳书者，讵有生理乎？再投十余剂，计服大黄斤许，前证渐愈。后日服痰药，滚痰丸两旬方得全痊。越年余，连生五子，寿至九十三岁而薨。如此禀赋，亦所不概见者。

卷七

泄　泻

崔万安分务广陵，苦脾泻，家人祷于后土祠。是夕，万安梦一妇人，珠耳珠履，衣五重，皆编贝珠为之，谓万安曰：此疾可治，今以一方相与，可取青木香、肉豆蔻等分，枣肉为丸，米饮服下二十丸。此药太热，疾平即止。如其言愈。《稽神录》。

宋高宗尝以泻疾召王继先。继先至则奏曰：臣渴甚，乞先宜赐瓜，而后静心诊脉。上急召大官赐瓜，继先即食之。既上觉其食瓜甘美，则问继先，朕可食此乎？继先曰：臣死罪，索瓜固将以起陛下食此也。诏进瓜，上食之甚适，泻亦随止。左右惊，上亦疑。问继先曰：此何方也？继先曰：上所患中暑，故泻，瓜亦能消暑耳。《四朝闻见录》叶绍翁。

王泾亦颇宗继先术，亦有奇验，然用药多孟浪。高宗居北宫，苦脾疾，泾误用泻药，竟至大渐，孝宗欲戮之市朝，宪圣以为恐自此医者不肯进药。止命天府杖其背，黔海山。泾先怀金箔以入，既杖，则以敷疮。若未尝受杖，后放还，居天街。独揭于门曰：四朝御医王防御。有轻薄子以小楮贴其旁云：本家兼施泻药。王惭甚。同上。

窦材治一人患暴注，因忧思伤脾也。服金液丹、霹雳汤，不效，盖伤之深耳。命灸二百壮，小便始长，服草神丹而愈。

一女人因泄泻发狂言，六脉紧数，乃胃中积热也。窦询其丈夫，因吃胡椒、生姜太多，以致泄泻，五日后发狂言，令服黄芩知母汤而愈。

《衍义》治一人，大肠寒清，小便精出，诸热药服及一斗二升，未效。后教服赤石脂、干姜各一两，胡椒半钱，同为末，醋糊为丸如梧子大，空心及食前米饮下五七十丸，终四剂，遂愈。《医学纲目》。

张子和曰：昔闻山东杨先生，治府主洞泄不止。杨初至，对病人与众人谈日月星辰缠度，及风云雷雨之变，自辰至未，而病者听之忘其圊。杨尝曰：治洞泄不已之人，先问其所爱之事，好棋者与之棋，好乐者与之笙笛，勿辍。脾主信，又主思虑，投其所好以移之，则病自愈。

维阳府判赵显之，病虚羸，泄泻褐色，乃洞泄寒中证也。每闻大黄气味即注泄。张诊之，两手脉沉而软。令灸分水穴一百余壮，次服桂苓甘露散、胃风汤、白术丸等药，不数月而愈。

赵明之米谷不消，腹作雷鸣，自五月至六月不愈。诸医以为脾受大寒，故泄，与圣散子、豆蔻丸，虽止一二日，药力尽而复作。诸医不知药之非，反责病之不忌口。张至而笑曰：春伤于风，夏必飧泄。飧泄者，米谷不化，而直过下出也。又曰：米谷不化，热气在下，久风入中。中者，脾胃也。风属甲乙，脾胃属戊己，甲乙能克戊己，肠中有风，故鸣。经曰：岁木太过，风气流行，脾土受邪，民病飧泄。诊其两手，脉皆浮数，为病在表也，可汗之，直断曰：风随汗出。以火二盆，暗置床下，不令病人见火，恐增其热，招之入室，使服涌剂，以麻黄投之，既乃闭其户，从外锁之。汗出如洗，待一时许，开户，减火一半，须臾汗止，泄亦止。喻嘉言治周信川用火之法，殆祖于此。见痢门。

麻知几妻，当七月间，脏腑滑泄，以降火之药治之，少愈。后腹胀及乳痛，状如吹乳，头重壮热，面如渥丹，寒热往来，嗌干呕逆，胸胁痛不能转侧，耳鸣，食不可下，又复泄泻。麻欲泻其火，则脏腑已滑数日矣；欲以温剂，则上焦已热实。不得其法，请张未至，因检刘河间方，惟益元散正对此证，能降火，解表止渴，利小便，定利安神。以青黛、薄荷末调二升，青黛、薄荷用得妙，所以能散少阳之邪也。置之枕右，使作数次服之。夜半，遍身冷汗出如洗，先觉足冷如冰，至此，足大暖，头顿轻，肌凉痛减，呕定利止。及张至，麻告之已解。张曰：益气固宜，此是少阳证也。能使人寒热偏剧，他经纵有寒热，亦不至甚。既热而又利，何不以黄连解毒汤服之？乃令诊脉，张曰：娘子病来，心常欲痛哭为快否？妇曰：欲如此，予亦不知所谓。张曰：少阳相火，凌烁肺金，金受屈制，无所投舍。肺主悲，故但欲痛哭而为快也。子和之学如此，是真能洞见症结者，岂后学所可轻议。麻曰：脉初洪数有力，服益元散后已平，又闻张之言，便以当归、白芍和解毒汤味数服之，大瘥。

一僧病泄泻数年，丁香、豆蔻、干姜、附子、官桂、乌梅等燥药，燔针烧脐焫脘，无有缺者。一日发昏不省，张诊两手脉沉而有力。《脉诀》云：下利微小者生，脉浮大者无瘥。以瓜蒂散涌之，出寒痰数升。又以无忧散泄其虚中之积，及燥粪盈斗。次日，以白术调中汤、五苓散、益元散，调理数日而起。

刘德源病洞泄，逾年食不化，肌瘦力乏，行步倾敧，面色黧黑。凡治利之药，遍用无效。张乃出示《内经》洞泄之说以晓之。先以舟车丸、无忧散，下十余行，殊不困，已颇善食。后以槟榔丸，磨化其滞。待数日，病已大减，又下五行。后数日，更以苦剂越之，病渐愈。而足上患一疖，此里邪去而之外，病痊之候，凡病皆如是也。子治余氏媪，膈证将愈，亦指上生疖。

刘仓使大便少而频，日七八十次，常于两股间，悬半枚瓠芦，如此十余年。张见而笑曰：病既频，欲通而不得通也，何不大下之？此通因通用也，此一服药之力耳。乃与药大下之，三十余行，顿止。

殷辅之父年六十余，暑月病泄泻，日五六十行，喜饮，而家人辈争之。张曰：夫暑月，年老津液衰少，岂可禁水？但劝之少饮。先令以绿豆、鸡卵十余枚同煮，卵熟取出，令豆软，下陈粳米作稀粥，搅令寒，食鸡卵以下之，一二顿，病减大半。盖粳米、鸡卵，皆能断利，然后制抑火流湿之药，与调理而愈。

一男子病泄十余年，豆蔻、阿胶、诃子、龙骨、乌梅、枯矾，皆用之矣，中脘、脐下、三里，岁岁灸之，皮肉绉槁，神昏足肿，泄如泔水，日夜无度。张诊其两手脉沉微，曰：生也。病人忽曰：羊肝生可食乎？曰：羊肝止泄，尤宜食。病人悦，食一小盏许，以浆粥送之，几半升，续又食羊肝生，一盏许，次日泄减七分，如此月余而安。夫胃为水谷之海，不可虚怯，虚怯则百邪皆入矣。或思荤蔬，虽与病相反，亦令少食，图引浆粥，此权变之道也。若专以淡粥责之，则病人不悦而食减，久则增损命，世俗误甚矣。

子和之持论如此，岂放手攻泻，而不顾元气者哉？第其用补，专重饮食调摄，而不恃药饵，故万全无弊，而亦无可举之功。其书具在，惟好学深思之士，能通其意耳。

孙文垣治张怀赤，每早晨肠鸣泻一二次，晚间泻一次，年四十二，且未有子。诊之，尺寸短弱，右关滑大，曰：此盖中焦有湿痰，君相二火皆不足，故有此证。以六君子汤加破故纸、桂心、益智仁、肉豆蔻煎服，泻遂减半。前方加杜仲为丸，服之愈，次年生子。

何洗心每饮食稍冷，饘粥或稀，必作胀泻，理脾之剂历试不瘳。孙诊之，左三部皆濡弱，右寸亦然，关滑，尺沉微，此下元虚寒所致，法当温补。以补骨脂、杜仲、菟丝各二钱，山萸肉、人参、山药各一钱，茯苓、泽泻各八分，肉果三分，数剂愈。

吴鹤洲母年八十六，素有痰火，大便日三四行，一夜两起，肠鸣，脐腹膨胀，脉三四至一止，或七八至一止。医以苦寒入平胃散投之，克伐太过，因致腹疼。且谓年高而脉歇至，是为凶兆，辞不治。孙诊之曰：脉缓而止曰结，数而止曰促，此乃结脉，非凶脉也。由寒湿之痰，凝滞所致。法当温补下元，俾火得以生土，所谓虚则补其母是也。吴问寿算如何？曰：两尺迢迢有神，寿征也。以补骨脂、白术各三钱为君，杜仲二钱为臣，茯苓、泽泻、陈皮、甘草各一钱为佐，肉豆蔻、益智仁各五分为使。四帖，大便实。惟肠鸣未止，减肉果，加炮姜五分而安，寿至九十有八。

薛立斋治侍御沈东江之内，停食腹痛作泻，以六君加木香、炮姜而愈。后复作，传为肾泻，用四神丸而安。

侍御徐南湖子室，泻属肾经，不信薛言，专主渗泄，后遂致不起。

一妇人年逾五十，不食夜饭，五更作泻，二十年矣。后患痢，午前用香连丸，午后用二神丸，各二服而痢止。又以二神丸数服，而食夜饭，不月而形体如故。

吴江史玄年母，素有血疾，殆将二纪，平居泄泻，饮食少思，面黄中满，夏日尤甚，治血之药，无虑数百剂，未尝少减。薛以为脾肾虚损，用补中益气汤送二神丸，复用十全大补汤，煎送前丸，食进便实，病势顿退。若泥中满忌参、术，痰痞忌熟地，便泄忌当归，皆致误事。

府博赵宜人患泄泻，诸药无效。诊之曰：此肝肾虚也，服木香散而愈。经曰：泄痢前后不止，肾虚也。又曰：诸厥洞泄，皆属于下。下谓下焦肝肾之气也。门户束要，肝之气也。肝气厥而上行，故下焦不能禁固而泄痢。肾为胃关，门户不要，故仓廪不藏也。

薛立斋治沈大尹，病泻，五更辄利，此肾泻也。用五味子散，数服而愈。因起居不慎，泻复作，年余不瘥。此命门火虚不能生土，法当补其母。火者，土之母也。遂用八味丸，泻即止，食渐进。东垣云：脾胃之气盛，则能食而肥，虚则不能食而瘦，全赖命门火，为生化之源，滋养之根也。故用八味丸屡效，只用六味亦可。

龚子才治一人，食下腹即响，响即泻，至不敢食，诸药不效。以生红柿，去核。纸包水湿，炭火烧熟食之，不三四个即止。

许州黄太守，患泄泻二三年不愈，每饮烧酒三钟，则止二三日，以为常，畏药不治。龚诊之，六脉弦数，先服药以解酒毒，后服理气健脾丸而愈。宜黄连一两，生姜四两，以慢火炒令姜干，去姜，取宣连捣末，每服二钱，空心腊茶汤下。甚者不过二服，专治久患脾泄。

陈三农治一士，喜食瓜果，纵饮无度，忽患大泻。先用分利不应，再用燥湿，反加沉困。诊其脉浮，因思经曰：春伤于风，夏生飧泄。非汗不解，以麻黄三钱，参、术各二钱，甘草、升麻各一钱与之，泄泻顿止。以四君子调治而愈。

一人脾胃素弱，少有伤即泄泻，此肝气乘脾，且久泻湿热在肾故也。用白术八两，红枣去核四两，二物间衬，煮至焦色，捣饼烘干，入松花七钱，白豆蔻五钱，新米糊为丸，午前服，愈。

一人脚膝常麻，饮食多即泄泻，此脾虚湿热下流。用补中益气汤加防己、黄檗而愈。

一人食物入口，顷从大便出，其脉洪数，此火性急速也。用黄连、滑石、木通、泽泻、人参，徐徐服，二帖愈。

杨起云：余壮年患肚腹微微作痛，痛则泻，泻亦不多，日夜数行，而瘦怯尤甚。用消食化气药，俱不效。一僧授方，用荞麦面一味作饭，连食三四次即愈。《简便方》《本草纲目》。李时珍谓：气盛有湿热者宜之，虚寒人食，则大脱无气而落须眉也。

李时珍治魏刺史子，久泄，诸医不效，垂殆。李用骨碎补为末，入猪腰中，煨熟与食，顿愈。盖肾主大小便，久泄属肾虚，不可专从脾胃也。《本草纲目》。

一妇年七十余，病泻五年，百药不效。李以感应丸五十丸投之，大便二日不行。再以平胃散加椒红、茴香、枣肉为丸与服，遂瘳。每因怒食举发，服之即止。同上。

一妇人年六十余，病溏泄已五年，肉食油物生冷，犯之即作痛，服调脾升提止涩诸药，则转甚。诊之，脉沉而滑，此乃脾胃久伤，冷积凝滞所致，王太仆所谓大寒凝内，久利溏泄。绵历多年者，法当以热药下之，则寒去利止，遂用蜡匮巴豆丸五十粒与服，二日大便反不行，其泻遂愈。自是每用治泄痢积滞诸病，皆不泻而病愈者，近百人。盖妙在配合得宜，药病相对耳。苟用所不当用，则犯轻用损阴之戒矣。同上。

有人患内寒暴泄如注，或令食煨粟二三十枚，顿愈。肾主大便，粟能通肾，于此可验。同上。

易思兰治瑞昌王妃，患泄泻，屡用脾胃门消耗诸药，四五年不能止。一医用补中益气汤，加人参三钱，服一月不泄。忽一日，胸膈胀满，腹响如雷，大泻若倾，昏不知人，口气手足俱冷，浑身冷汗如雨，用人参五钱，煎汤灌苏，如是者三。病者服久，自觉口中寒逆，医者以为汗出过多，元气虚弱，于前汤内加人参三钱，枣仁、大附子、薄桂各一钱，昏厥尤甚，肌肤如冰，夏暑亦不知热。二年，计服过人参念五斤，桂、附各二斤，枣仁七十斤。至己巳冬，饭食入口，即时泻出，腹中即饥，饥即食，食即泻，日十数次，邪火不杀谷，火性迫速，愈盛而愈迫也。身不知寒，目畏灯。火热明显。初诊之，六脉全无，久按，来疾去缓，有力如石，闻其声尚雄壮，此乃大郁火证也。以黄连四钱，入平胃散与之。盖此病火势甚烈，不可偏用苦寒，故以平胃之温，为脾胃之引。饮下少顷，熟睡二时，不索食，不泄泻。饮五日，方知药味甘苦。既用通元二八丹，与汤药间服，一月，饮食调和，其病遂愈。

吴孚先治腧用昭，秋间水泻，腹痛异常，右脉弦数洪实，知肠胃湿热挟积。用枳壳、山楂、黄连、青皮、槟榔、木香，一剂而滞见。病人虑药克伐，意欲用补。曰：有是病，服是药，邪气方张，非亟攻不退，邪退则正复，攻即是补也。前方再服三剂愈矣。设不早攻，必致病痰，非一月不痊。

谢武功素患大便溏泄，兼病咳嗽。用凉药则咳减而泻增，用热药则泻减而咳剧,用补脾则咳泻俱盛。诊之,右尺软如烂绵,两寸实数抟指。酌用附子、肉果以温下焦之寒,麦冬、川连以清心肺之火,茯苓、甘草一以降气,一以和中,上实下虚,上热下寒,最为棘手之症。其用药规矩森然,足为后学程式。甫四剂而证顿减。不加人参者,缘肺有郁热耳。

喻嘉言治胡太夫人病,偶然肚腹不宁,泻下数行。医以痢疾药治之,其利转多。更引通因通用之法,用九蒸大黄丸三钱下之,遂扰动胃气,胀痛,全不思食,状如噤口。诊之,六脉皆沉而伏,应指模糊,曰:此非痢病,乃误治之证也。今但安其胃,不必治利而利自止,不必治胀痛而胀痛自除。遂以四君子汤为主,少加姜、蔻暖胃之药,二剂利果不作。但苦胃中胀痛不安,必欲加入行气之药,以冀胀痛止而速得进食。固争曰:宁可缓于食,不可急于药。盖前因药误,引动胃气作楚,若再加行气,则胀痛必无纪极。即用橘皮和中,亦须炒而又炒,绝不惹动其气。凡五日,未得大便,亦听之,痛止胀消食进便利,共七日全安。浑不见药之功,其实为无功之功也。

陆养愚治许默庵,素有肠风证,常服寒凉之药,中年后,肠风幸愈,致伤脾胃,因成泄泻之证。初时,服胃苓汤,一帖便愈,久之不效。近来四肢浮肿而厥,肚腹膨胀而鸣,面色萎黄而带青,身体苦冷而带热。诊之,左脉沉缓而迟,右脉沉弱而弦,曰:诸缓为湿,应泻而浮肿;诸迟为寒,应厥而苦冷;右弦为木乘土位,应腹胀而面青。沉者,阳气不升也;弱者,阴精不实也。脉色与证患相应,用人参、白术、黄芪、炙甘草为君,以补其虚;炮姜、附子为臣,以温其寒;升麻、防风为佐,以升其阳;茯苓、泽泻为使,以胜其湿。十剂而诸证减,又合八味丸间服而愈。疑从薛案化出。

沈少西女年二十,自小脾胃受伤,不时作泄作呕,近则寒热不时,手足厥冷,胸膈不舒,胁胀嗳气。左眠则气不通畅,左胁胃脘时疼时止,渴而不欲饮,小便短,大便日二三行,腹中雷鸣,弹之如鼓,揉之如水。大约气上塞则胀而痛,气下坠则泄而痛。幸饮食不甚减。常服胃苓、白术、黄连及消导之药,或调气补血之品,不应。谓此证非参、术不能取效,但今微有表邪,先与小柴胡加桔梗二三帖。寒热稍和,近时庸师专得此诀。易以调中益气汤去黄檗,加青皮以伐肝,神曲以助脾,炮姜以温中。四帖,胀痛俱减,大便稍实,但微有寒热,中宫不实不坚,且聚且散,无积可攻,法当补益脏气。用人参、黄芪、白术、茯苓、枣仁、柴胡、远志、炙草、炮姜、龙眼肉,大益元气以退虚热。数剂后,夜来略胀,更以六君子料加枳实、黄连、神曲、木香、砂仁为丸,与煎剂间服,月余而安。

陆祖愚治潘古臣母,患脾泄久,多啖水果,泻更甚。尝因经行腹痛,服攻瘀去血之剂,致淋沥不止,肌肉枯槁,身体发热,不能转侧,不思饮食,气短口渴,夜卧不安。服养血健脾药,内有麦冬、生地、枣仁等物,而泻不止,渴益甚。脉之,两寸关虚数,两尺隐隐若无，此下元不足，中气虚寒，虚火上炎之证。乃用人参、炮姜、白术、陈皮、山楂、木香、薏仁、木通、山药、甘草、蔻仁服之，颇觉相宜。又用肉果、人参、白术、炮姜、枣肉为丸，日服两次，一月泻止，两月肌肉渐长，月事亦调。

黄履素曰：乙巳之夏，余患中脘痛，既而泄泻。偶遇姑苏一名医，令诊之。惊曰：脾胃久伤，不治将滞下。予体素弱，惮服攻克之药，因此医有盛名，一时惑之，遂服枳、术、黄连、厚朴、山楂、木通等药数剂，又服枳术丸一月，以致脾胃大伤。是秋，遂溏泄不止，渐觉饮食难化，痞闷胀饱，深自悔恨。乃服参、芪等药，及八味丸十余年，始得愈。然中气不能如故，苦不耐饥，稍饥则中气大虚，惫不可状。凡山楂消导之物，入口即虚，脾胃之不可妄攻如此。方书极言枳术丸之妙，孰知白术虽多，不能胜枳实之迅利。予友胡孝辕刺史，亦误服枳术丸而大病，可见此丸断非健脾之药。或饮食停滞，偶一二服则可耳。

又曰：脾胃喜暖而恶寒，脾虚必宜温暖之药。或饮食停滞，偶一二服。患呕吐不止，服聂逆源五气。丹数丸，遂不复发。予近患脾不和，不时溏泄，服参、术三日不效，服胡与辰金铅一丸，脾气顿佳，得两三月安妥。家庵中一比邱尼，患脾疾甚殆，肛门不收，秽水任出，服金铅一丸，肛门顿敛，渐调而愈。其神效有如此者，故知脾病之宜于温暖也。

张路玉治陈总戎泄泻，腹胀作痛，服黄芩、白芍之类，胀急愈更甚。其脉洪盛而数，按之则濡，气口大三倍于人迎，此湿热伤脾胃之气也。与厚朴生姜半夏人参汤二剂，泻痢止而饮食不思。与半夏泻心汤，二剂而安。

柴屿青治学士于鹤泉，痢后久泻。医以人参、川连为末日服，遂至饮食不思，每欲小便，大便先出。求治，其两尺微细欲绝。经曰：肾主二便。又曰：肾司启闭。今肾气不固，是以大便不能自主。况年逾六旬，不必诊脉，已知其概，而脉又如此，更无疑义。遂用补中益气汤，更加熟附子二钱，煨肉果二钱，送八味，二剂。彼颇思饮食，大便止泻，勃有生机。乃慕时医某，以为一剂立效，二剂而殁。惜哉。

马次周令嗣，于甲子场前，身热脾泄。医以外感治之，屡药不效。诊其人迎左尺平弱，气口微缓，此属肝肾脾胃不足。用六君子汤加柴胡，数剂身凉。去柴胡再加归、芍，调理而安。是科获隽。

张三锡治一人，泄泻，口干舌燥，脉洪数。与六一散，一服知，二服已。又一人，服不应，用芩连四物散效。

一老妪久泻，服补剂不应。以参苓白术散加黄连、肉豆蔻少许作丸，服未半斤，永不发。

立斋治横金陈子复，面带赤色，吐痰口干，或时作泻。或用二陈、黄连、枳实之类,不应。脉之,左关弦急,右关弦大,此乃肾水挟肝木之势而胜脾土也。不信。后交夏,果患痢而亡。

娄全善治翁仲政久泄,每早必泻一二行,泄后便轻快,脉濡而少弱。先与厚朴和中丸五十丸,大下之。后以白术为君,枳壳、茯苓、半夏为臣,厚朴、炙甘草、芩、连、川芎、滑石为佐,吴茱萸十余粒为使,生姜煎服,十余帖而愈。作食积伤脾治。

罗谦甫曰:丁巳,予从军至开州,夏月,有千户高国用谓予曰:父亲七十有三,于去岁七月间,因内伤饮食,又值霖雨,泻利暴下数行。医以药止之,不数日,又伤又泻,止而复伤,伤而复泻。至十月间,肢体瘦弱,四肢倦怠,饮食减少,腹痛肠鸣。又易李医,治以养脏汤,数日泄止,复添呕吐。又易王医,用丁香、人参、藿香、橘红、甘草,同为细末,生姜煎,数服而呕吐止。延至今正月间,饮食不进,扶而后起。又数日,不见大便,问何以治之。医曰:老人年过七旬,血气俱衰弱,又况泻利半载,脾胃久虚,津液耗少,以麻仁丸润之可也。或谓冯村牛山人,见证不疑,有果决,遂请治之。诊其脉,问其病,曰:此是风结也。以搜风丸百余丸服之,利数行而死。悔恨不已,敢以为问。予曰:人以水谷为本,今高年老人久泻,胃中精液耗少,又重泻之,神将何依?《灵枢经》曰:形气不足,病气不足,则阴阳俱竭,血气皆尽,五脏空虚,筋骨髓枯,老者绝减,少者不复矣。又曰:上工平气,中工乱脉,下工绝气危生。绝气危生,牛山人之谓欤。

琇按:是证牛山人固无足论,前李、王二君,惟知治呕治泻,不知下多亡阴,力进香燥,至脏腑枯竭,而上不纳,下不出,其视牛亦鲁卫之政也。盖当时此等证候,即罗公生平,亦未解用峻剂养荣,矧其他哉。

予有治宋复华兄母夫人一案,可参阅。

缪仲淳治梁溪一女人,茹素患内热,每食肠鸣,清晨水泄,教服脾肾双补丸,立愈。人参一斤,莲肉一斤,菟丝一斤半,五味六两半,萸肉一斤,山药一斤,车前十二两,橘红六两,砂仁六两,巴戟天十二两,补骨脂一斤,白芍十两,扁豆十二两,蜜丸绿豆大。每五钱,空心食时各一服。如虚有火,火盛肺热者,去人参、巴戟,添补骨脂。一方有肉豆蔻,无白芍、扁豆。《广笔记》。

开庆己未年七月间,裕斋马观文夫人费氏,病气弱息,四肢厥冷,恶寒自汗,不进饮食。一医作伏暑治之,投暑药,一医作虚寒治之,投热药,无效。召仆诊之,六脉虽弱,而关独甚,此中焦寒也。中焦者,脾也。脾胃既寒,非特但有是证,必有腹痛吐泻之证。今四肢厥冷属脾,是脾胃虚冷,无可疑者。答云:未见有腹痛吐泻之证。今用何药治之?仆答云:宜用附子理中汤。未服药,间旋即腹痛而泻。莫不神之,即治此药,一投而瘥。《良方》。

陈良甫治赵府博与鞆宜人，病泄泻不止。如附子、木香、诃子、肉豆蔻、龙骨等药及诸丹，服之皆无效。诊之云：是肝肾脉虚弱，此肝肾虚也。府博云：其说见在何经？曰：诸方论泄泻，止是言脾胃病，不过谓风冷湿毒之所侵入，及饮食伤滞。遇肠风则泄利，而不知肝肾气虚，亦能为泄利。古书所载甚明，不可不辨。经云：泄泻前后不止，肾虚也。又，诸厥固泄，皆属于下。下，谓下焦肝肾之气分也。门户束要，肝之气也。守司于下，肾之气也。肝气厥而上行，不能禁固而泄利。肾为胃关，门户不要，仓库不藏也。若病泄利，其源或出于此。而专以脾胃药治之，则谬固千里矣。遂服木香散，数服而愈。

旧传有人年老，而颜如童子者，盖每岁以鼠粪灸脐中神阙穴一壮故也。予尝患久溏利，一夕，灸三七壮，则次日不如厕，连数夕灸，则数日不如厕，足见经言主泄利不止之验也。又予年逾壮，觉左手足无力，偶灸此而愈。

薛立斋治佥宪高如斋，饮食难化，腹痛泄泻，用六君子加砂仁、木香治之而痊。后复作，完谷不化，腹痛头疼，体重困倦，以为脾虚受湿，用芍药防风汤而愈。

太仆杨举元，先为饮食停滞，小腹重坠，用六君子加升麻、柴胡渐愈。后饮食难化，大便患泄泻，心腹作痛，饮食不甘，用和中丸倍加益智仁而寻愈。

光禄杨立之，元气素弱，饮食难化，泄泻不已，小便短少，洒淅恶寒，体重节痛，以为脾肺虚，用升阳益胃汤而痊。大凡泄泻，服分利调补等剂不应者，此肝木郁于脾土，必用升阳益胃之剂。

一儒者季夏患泄泻，腹中作痛，饮食无味，肢体倦怠，用补中益气汤、八味地黄丸，月余而痊。后彼云：每秋间必患痢，今则无恙，何也？曰：此闭藏之月，不远帏幕，妄泄真阳而然。前药善能补真火，火能生土，脾气生旺而免患也。

宪副屠九峰，先泻而口渴，尺脉数而无力。恪用解酒毒利小便之剂，不应。曰：此肾阴亏损，虚火炽甚。宜急壮水之主，不然必发疽，而不能收敛也。不信，别服降火化痰之剂，果发疽而殁。

缪仲淳治无锡秦公安，患中气虚，不能食，食亦难化，时作泄，胸膈不宽。一医误投枳壳、青皮等破气药，下利完谷不化，面色黯白。乃用人参四钱，白术二钱，橘红一钱，干姜七分，甘草炙一钱，大枣、肉豆蔻四五剂，渐加参至一两而愈。三年后，病寒热不思食，一医欲用参。仲淳至曰：此阴虚证也，不宜参。乃用麦冬、五味、牛膝、枸杞、白芍、茯苓、石斛、枣仁、鳖甲，十余剂愈。《广笔记》。

从妹患泄后虚弱，腹胀不食，季父延诸医疗之。予偶问疾，见其用二陈汤及枳壳、山楂等味，予曰：请一看病者。见其向内眠卧，两手置一处，不复动，曰：元气虚甚矣，法宜理中汤。恐食积未尽，进以人参三钱，橘红二钱，加姜汁、竹沥数匙，夜半食粥，神思顿活。季父大喜，尽谢三医。再以六君子汤加山楂、砂仁、麦冬调理之，数剂立起。同上。

朱丹溪治一老人，奉养太过，饮食伤脾，常常泄泻，亦是脾泄。白术二两，白芍、神曲、山楂、半夏各一两，黄芩五钱。上为末，荷叶包饭，烧为丸。《平治会萃》。

聂久吾治卢陵尹之岳，素以善医名，患伤感泄利，自治不效。脉之，知其原感风寒，未经发汗，久则入里，郁为温热。又内伤饮食，脾胃不和，是以下泄。乃先与清解，涤其入里之邪。前胡、甘草、麦冬、连翘、赤芍、赤茯苓、花粉、广皮、山楂、厚朴、黄芩、干葛、黄连、枳壳、生姜。次日再诊，知其热郁已去，脾胃虚滑，用补脾药，一剂而安。

魏玉横曰：宋复华兄尊堂，年七十，体素肥，长夏病泄泻。诊之曰：此肝木乘脾也。雄按：所云肝木乘脾，实皆乘胃之症也，故润药相宜。如果乘脾，则参、术又为主药矣。宜养肝肾则愈，勿治脾。与数剂，病已略减。会复华以事入都，家人另延医，投以苍白术、补骨脂、肉豆蔻、丁、桂、香、砂仁、建莲、扁豆之类，频服至百余日，肌肉枯削，动则忡惕眩晕，食入即呕，而下利益频。始谢去，再延余，但与重剂杞子、地黄、沙参、麦冬、米仁、山药。初加黄连三分，四剂随减去。加人参一钱，四五剂，亦减去。后加肉苁蓉四钱，四剂，凡服药一月而安。类皆甘寒润滑之品，有泥景岳之说，谓吐泻皆属脾胃虚寒者，宜变通焉。

复华令正亦患脾泄，每五更黎明，必行一二次，医亦以香燥辛热健脾之剂与之。治半年余，泄泻转加，月事数月不至，寒热无时，头晕心忡，四肢厥冷。每下午则面赤口苦舌燥，食则欲呕，寐则多惊。幸脉未数，亦与杞、地、沙参、麦冬，间入酒连，诸证递愈，经水亦行。再加山药、枣仁，食增泻止。

褚某年二十四五，新婚数月，忽病泄泻，日五六次，食后即急欲如厕，腹胀甚，腰亦疼。脉之，两手俱弦，与生地、杞子、沙参、麦冬、米仁、川楝，稍减旋覆。乃加杞子至一两，入酒连四分，二剂而愈。

项秋子尊堂年五十，久患泄泻，日常数行。凡饮食稍热，即欲泄，后食渐减，治数年无效，已听之。偶昏暮于空房见黑影，疑外孙也，抚之无有，因大恐失跌，遂作寒热，左胁如锥刺，彻夜不眠，口苦眩晕。或疑邪祟，或疑瘀滞，幸未服药。诊之，脉弦数，与川连、楝肉、米仁、沙参、麦冬、生地、杞子、蒌仁，才下咽，胁痛如失。再剂，则累年之泄泻亦愈矣。或问故，曰：此肝经血燥，火旺乘脾之证。经曰：人虚则目䀮䀮无所见。其见黑影者，乃眩晕时作，又因恐而失跌也。原夫向之泄泻，屡治罔验者，盖时师见证治证，所用必香、砂、芩、术诸燥剂也。火生于木，祸发必克，此《阴符经》之秘旨也。医者能扩而充之，则世无难治之病矣。

疟

窦材治一人，病疟月余，发热未退。一医与白虎汤，热愈甚。窦曰：公病脾气大虚，而服寒凉，恐伤脾胃。病人曰：不服凉药，病何时得退？窦曰：《内经》云：疟之始发，其寒也，烈火不能止；其热也，冰水不能遏。当是时，良工莫能措其手，且扶元气，待其自衰。公元气大虚，服凉药退火，吾恐热未去而元气脱矣。因为之灸命关，才五七壮，胁中有气下降，三十壮全愈。

子和治陈下一人，病疟三年不愈，止服温热之剂，渐至衰羸。求张治。张见其羸，亦不敢便投寒凉之剂，张公原自细心。乃取《内经·刺疟论》详之。曰：诸疟不已，刺十指间出血。正当发时，令刺其十指出血，血止而寒热立止，咸骇其神。

故息城一男子病疟求治。诊之，两手脉皆沉伏而有力，内有积也，此是肥气。病者曰：左胁下有肥气，肠中作痛，积亦作痛，形如覆杯，间发间止，今已三年，祈禳避匿，无所不至，终不能疗。张曰：此痎疟也。以三花神祐丸五七十丸，以冷水送过五六行，次以冷水止之，冷主收敛故也。湿水既尽，一二日，煎白虎汤作顿啜之，疟犹不愈。候五六日吐之，以常山散去冷痰涎水六七次，若翻浆。次柴胡汤和之，间用妙功丸磨之，疟悉除。

吴中内翰政和丁酉居全椒县，岁疟大作，遇寒多热少，饮食不思。用高良姜麻油炒，干姜炮，各一两为末，每服五钱，用猪胆汁调成膏子，临发时，热酒调服。或以胆汁和丸，每服四十丸，酒下亦佳。凡救人以百计。张大亨病此甚，欲致仕，亦服之而愈。大抵寒热发于胆，用猪胆引二姜入胆，去寒而燥脾胃，一寒一热，所以效也。《朱氏集验方》《本草纲目》。

《野史》云：卢绛中，病痁疟疲瘵，忽梦白衣妇人念曰：食蔗可愈。及旦，买数梃食之，翌日疾愈。雄按：此即饮食消息之法。

夔州谭远病疟半年，故人窦藏叟授方，用真阿魏、好丹砂各一两，研匀，米糊和丸，皂子大，每空心人参汤化服一丸即愈。世人治疟，惟用常山，砒霜毒物，多有所损。此方平易，人所不知。草窗周密云：此方治疟，以无根水下，治痢以黄连木香汤下，疟痢多起于积滞故耳。雄按：此方甚妙。惜阿魏殊罕真者，但宜为小丸吞服，调化恐臭烈难入于口矣。

顾宝光善画，陆溉痛风疟，久不疗，宝光尝诣溉，遂命笔图一狮子像于户外，云：旦夕当有验。至夜，闻蟋蟀之声，明日视狮子口，有血淋漓，溉病遂愈。《姑苏志》。

张守淳冬月患三疟，骱骱一月，延王孝先诊，王摇首曰：更十日则不治矣，必用参、附，乃可小减。其父瞿然，缩舌不敢应。王力持前说，服参、附各一钱，乃至二钱，疟粗损六七，明年初夏始愈。

孙文垣族子应章，三阴疟发于子午卯酉日，昔人谓少阴疟。已越四月矣。每发于夜，热多寒少，左脉微弦，右关大。以二陈加柴胡、黄檗、川芎、当归、黄连，两帖热少轻，饮食不进，四肢懒倦，脾气大虚。以白术、何首乌各三钱，鳖甲二钱，青皮七分，乌梅一个，一帖而止。

应章之弟，十月发三阴疟，至次年仲春未止。每发于辰戌丑未，脉弦数有力，用白芍、当归各一钱，白术二钱，柴胡、川芎、甘草、砂仁、桂枝、酒芩各三分，生姜三片，水煎服。再以首乌、鳖甲、白术各三钱，柴胡一钱，青皮、酒芩、甘草各五分，乌梅一个，生姜三片，临发，五更服，两帖而止。后半月，下身大发疮疖，以东坡四神丹，调理而痊。伏暑未尽，方中欠用黄连之故。

江省吾暮秋患疟，三日一次，发于夜，次年仲春犹未止，遍身疼痛，背脊疼。灸之，仅止一日，后仍发，面青肌瘦，此邪在足太阳经。以遍身及背脊疼也。用麻黄一钱五分，人参、桂枝、白芍、甘草、知母各一钱，陈皮、贝母各七分，姜、枣煎服，痛减半，疟未止。以首乌、白术各五钱，青蒿一钱，乌梅一个，陈皮二钱，姜三片水煎，临发之日，五更服。寻常以六君子加黄芪、五味、乌梅、草果，调理而愈。

侄孙二水，年三十，体肥，夏月常浸溪中，卧松阴下，至八月，大发寒热，自巳午至天明乃退。饮食不进，呕吐黄胆汁，胸膈胀闷，舌上干燥生芒刺，沉香色，强硬，以冷水频漱，乃能言语，惟啖西瓜、生藕。先发热之日，吐血一口，今则大便下血，且咳嗽，此温疟症也。由医未解散，遽用黄芪以闭邪气，致成大困。用柴胡、知母各三钱，石膏七钱，葛根三钱，橘红、竹茹各一钱五分，酒芩、枳实各二钱，甘草、贝母各五分，三帖吐止。改用二陈汤加柴胡、枳实、黄芩、黄连、花粉、鳖甲、白术、首乌，调理而愈。

喻嘉言治袁继明，素有房劳内伤，偶因小感，自煎姜葱汤表汗，因而发热三日，变成疟疾。脉之，豁大空虚，且寒不成寒，热不成热，气急神扬。知为元阳衰脱之候，因谓来日疟发，虑大汗不止，难于救药防危。不以为意。次日五鼓时，病人精神更觉恍惚，叩门请救。及觅参至，疟已先发矣。又恐人参补住疟邪，虽急救无益也。此语未善，疟未发时，岂无邪耶？要之，发时不当用药耳。姑俟疟势稍退，方与服之。服时，已汗出沾濡。顷之，果大汗不止，昏不知人，口流白沫，灌药难入，直至日暮，白沫转从大孔遗出。乃喜曰：白沫下行，可无恐矣。但内虚肠滑，独参不能胜任，急以附子理中汤，连进四小剂，人事方苏，能言。但对面谈事不清，门外有探病客至，渠忽先知，家人惊以为祟。曰：此正神魂之离舍耳。今以独参及附子理中，驷马之力追之，尚在半返未返之界，以故能知宅外之事。再与前药二帖而安。

裕民坊民家淘井，得一瓦枕，枕上有一符，符下有驱疟二篆字，相传为诸葛武侯所制，病疟者枕之即愈。彼此转相借用，遂为邻人所匿，因讼于官，亦不能得。《续金陵琐事》。

陆养愚治崔盐院，八月间患疟，日一发，治疗十日不愈。崔曰：此病或煎药一二剂，或丸药一服，未有不止者。今服药一二十剂，而病发转剧，何医之无良也？医者承风进诊，曰：前日内外之邪尚重，未敢即截，今邪已去，可以截矣。因进丸药一服，服之呕恶移时，明日果愈。但饮食无味，口每干苦，甫三日而复作。陆诊时，正值寒战，床帷俱动，面赤戴阳。戴阳二字欠妥。汗泄不止，身热如火，其脉洪数无伦，沉按则驶。疟发时脉亦难凭。曰：此热疟也，与三黄石膏汤。乃谓疟门不载，仍进前丸一服，呕吐不止。至巳午时，疟发更甚，热竟日不退。再召诊，因思两番丸药，胃气重伤，且脉较前更弱，不可纯作实热治矣。以白虎汤合建中、生脉之半投之，一夜二剂，呕哕即止，明日疟不发矣。以清气养荣汤，调理而安。按：面戴阳而脉无伦次，则似理中症矣。乃作实热而与三黄石膏，其说不无可议。戴阳证，下虚上实，脉洪数无伦，沉之则虚微或无，乃其候也。今身热汗出，脉洪数而沉，按则驶，是浮沉俱有力，正阳明大热之症。其面赤者，乃胃热熏蒸所致，非戴阳也。案中竟以戴阳为面赤之称，原属称名之误。魏君又泥其说，而以为似理中症，亦未免拘文牵义矣。

朱远斋医名藉甚，与陆莫逆交，归安令闻其名，屡召不赴，借事系之狱，欲毙之杖下。邑绅十余辈为请，竟不释。其妻奔号求救，陆亦无计可施。适按台巡湖患疟，医治无效，召陆诊，陆喜曰：机在是矣。视其脉，两寸关浮数微弦，按之极弱，两尺沉按紧小。其症不发时，亦倦怠，身常热，有汗，饥而痞闷，不敢食，小腹胀急，大便欲行不行者已七八日。发时战栗，身极热，烦渴躁扰，且喘急之甚。前医初与发表，后以痞闷，用二陈、青皮、草果燥热之品，常山亦私用而不应。审其平日极喜厚味，病后禁绝，惟日啖干糕数枚，夫滋润不进，肠胃已干，重以风热燥削之剂，安得不痞满燥结乎？因思此症，乃肠实胃虚，若以丸剂通其下结，以煎剂补其中虚，可立已。然必徐为之，方可为远斋地。乃曰：病无大害，第势正猖獗，必数日方可衰其半，十日则全愈矣。促进药。曰：此时病将发。经云无刺熇熇之热，无刺浑浑之脉，无刺漉漉之汗。为其病逆，未可治也。既定，以清气养荣汤进之，令以火肉进粥二碗。大便未行，以蜜导出燥矢数枚。次日疟减十之三，再进前汤二剂，已减十之六七。因乘间曰：症虽减，而脉似未减，此余邪未尽，恐后时有变。某有师兄朱如玉，术高某百倍，若得此人商治，百无一失。奈渠得罪县尊，现在监禁。按台随令捕官，着归安县请朱。朱得免，及进视，论病如见。因用润字丸三钱先服，随以前汤方加生脉散，是夜下宿垢极多，明日疟止矣。上者宜汤，下者宜丸，虚者宜补，实者宜泻，分类施治，斯两不相妨，亦定法也。

陆肖愚治沈俊庵，年五十，七月间患疟，日一发，或两发，服药不效。用丸药截之，呕吐竟日，次日疟不作矣。然饮食日减，倦怠嗜卧。至八月中，复发寒热一二日，仍以药丸截，遂呕泻数日不止，饮食不进，即汤水亦尽吐出，身热戴阳，语多谵妄。医尚拟二陈、五苓。及诊脉，浮而微细如丝，乃谓曰：病亟矣，兄药宽缓，恐无济，今当用附子理中，以冀万一耳。彼医心不然之，又病家见用附子大骇，陆遂辞去，彼医疗治两日而殂。

陆祖愚治朱明宇，因暑月多饮水，又烦劳过度，饮食失节，常彻夜不眠。偶赴酌归感寒，头疼身热，胸膈不快，自用葱、姜表汗，转成疟疾，间日一发。医用槟榔、柴胡、草果、青皮、干葛、羌活之类，投之辄吐，及疟发呻吟，烦躁益甚，日久渐危。脉之，气口沉实有力，脐之上下，手不可按，六七日不大便，口干燥，渴极欲西瓜冷水，曰：可立起也。因投其所喜，用嫩苏叶、嫩薄荷，捣汁和匀，入井水中与饮，吐止，而有微汗，甚觉爽利。随以润字丸四钱投之，渴则以前水饮之，薄暮沉睡，至四鼓腹中响，微微作痛，下燥矢七八枚。后又连行三次，去稠腻甚多，是日微发热懈怠，乃用归、芍、茯苓、知母、贝母、前胡、花粉、人参、甘草等味，调理数日而安。

吴抑之少年禀弱，多烦劳，患疟，间一日一作。医以参、术大补，家人又以参粥良之，遂痞闷发狂，烦躁不寐。脉之，左三部弦细而数，右寸关浮弦，按之有力，右尺似有似无，其气血固虚，而风寒积滞则实也。用柴胡、干葛、黄芩、山楂、厚朴、青皮、陈皮、半夏，一剂，胸膈略舒。数剂，谵妄烦躁悉除，疟发于阳分矣。其鼻干唇裂不眠，腹中梗块作痛，皆阳明大腑未清也。改用枳实、熟大黄、山楂、甘草，加铁锈水，一服，即下宿垢十余枚，诸症顿减。但真元衰弱，疟犹未已，以当归、白芍、人参、白术、茯苓、甘草、柴、芩、麦冬、二母，数剂而愈。

李士材治杨太史，疟发，关脉见弦紧。两发后，苦不可支，且不能忌口，便求截之。曰：邪未尽而强截之，未必获效，即使截住，必变他症，不若治法得所，一二剂间，令其自止。升麻、柴胡各二钱，提阳气上升，使远于阴而寒可止；黄芩、知母各一钱五分，引阴气下降，使远于阳而热自已；以生姜三钱，却邪归正；甘草五分，和其阴阳。一剂而减半，再剂而竟止。

程武修患疟，每日一发，自巳午时起，直至次日寅卯而热退，不逾一时，则又发矣，已及一月，困顿哀苦，求速愈。曰：头痛恶寒，脉浮而大，表证方张，此非失汗，必误截也。果服截疟丸而增剧。此邪未解而遽止之，邪不能出，教以八剂，四日服尽，决效矣。石膏、黄芩各三钱，抑阳明之热，使其退就阳明，脾胃为夫妻，使之和合，则无阴阳舛乱之愆，半夏、槟榔各一钱五分，去胸中之痰，苏叶二钱，发越太阴之邪，葛根一钱，断入阳明之路。甫三剂而疟止，改用小柴胡倍人参，服四剂，补中益气汤，服十剂而痊。

沈相国患疟吐蛔，闷不思食，六脉沉细。李曰：疟伤太阴，中寒蛔动也。用理中汤加乌梅三个，黄连五分，进四剂后，胸中豁然，寒热亦减，蛔亦不吐。去黄连，加黄芪二钱、生姜五钱，五剂而疟止。盖病人素有寒中之疾，虽盛暑，寒冷不敢沾唇，故疟发而蛔动也。

陈眉公三日疟，浃岁未瘥。素畏药饵，尤不喜人参。其脉浮之则濡，沉之弱。荣卫俱衰，故迁延不已。因固请曰：素不服参，天畀之丰也。今不可缺者，病魔之久也。先服人参钱许，口有津生，腹无烦满，遂以人参一两，何首乌一两，煎成，入姜汁钟许，一剂，势减七八，再剂疟止。与景岳何人饮意同。《医通》。

一士人病疟久不愈，有道士来，以枣一枚，按病人口上，咒曰：我从东方来，路逢一池水，水内一尊龙，九头十八尾，问他吃什么，专吃疟疾鬼，太上老君急急如律令敕。连咒三遍，将枣纳入口中，令嚼食之，遂愈。《二酉余谈》。

冯楚瞻治徐六御患疟不已，热时，恶心胸胀倍甚。医用柴胡汤加草豆蔻，意其痰食为患耳。乃徐素有鼻衄症，今当壮热之时，忽遇辛热之药，迫血妄行，溃涌数斗，昏晕不省，冷汗如珠，四肢皆冷，脉微欲绝。令以独参两余，煎汁半钟灌之，始能吞咽。再煎再灌，次日稍苏。但呃逆不止，乃以温补之剂，重用人参冲服，诸症渐平。但人参略少，呃逆便甚，八味、十全，早晚服，两月全愈。

韩老夫人患疟甚重，壮热无汗，六脉洪大而空。冯曰：汗生于阴，肾主生液，今六脉有阳无阴，岂可更汗，以促其孤阳亡越乎？凡治伤寒感症，均宜达此，不惟疟疾为然。然必用于误表之后，斯为合法。以八味加牛膝、五味子，每剂纳熟地二两，煎碗余灌饮之。滋水即所以发汗也，果大汗而愈。

赵某形甚肥壮，而中气甚虚，下元不足。夏月患疟，医以发散和解不愈，复以补中益气调之，亦不应。发时，寒热大作，喉如鼾齁，脸红喘促，出多入少。脉之，寸关豁大，两尺甚微，势甚危困。谚云：少不可弱，老不可疟。老年气血衰微，大寒大热，非所堪也。故气多出少入，一时暴绝，理宜大补真阳，仍佐下焦敛纳封藏之剂，如八味加五味、牛膝为稳。若补中益气，恐益令孤阳上浮，阳食于上，阴绝于下，便有不测之患。观此，则知补中益气不可漫用也。况以阴亏阳损之躯，而犯阴竭阳浮之病，复当阳浮阳耗之时，升浮之药，断非所宜。奈病家医者均以热天热病，畏投桂、附。补中益气，先哲良方，必欲进之，果喘促愈加，夜半而逝。可以为戒。雄按：今秋，相简哉室患疟，初投消散，继以补中益气，延至匝月，骨瘦如柴，左乳震跃，气促心悸，眩晕汗多，腹中如有聚气，时欲上冲，绵惙已极。其师赵菊斋拉余诊之，脉来弦敝，而微细如丝，投以西洋参、龙齿、牡蛎、龟板、鳖甲、冬虫夏草、甘草、小麦、熟地、归身、杞子、麦冬、红枣、莲子心等药，出入为方，浃旬而愈。

徐氏妇七十余，患疟，上则咳嗽吐血，下则泄泻，粒米不进，人事不省，胸膈胀闷。脉则两寸细数，左关弦大，右关甚微，两尺重按不起，势甚危笃。知为阴虚内热外寒，肝无血养而强，脾无气充而弱，血无所统而吐，谷无所运而泻，气无所纳而胀，悉属本源为病。用重剂熟地、白术、麦冬、五味、牛膝、制附子，参汤冲服，疟止神清。既而病人自谓胸膈有停滞，不肯用补，乃诡以八味丸为消食丸，参汤送下，遂诸症悉痊。

谢登之年七十余，偶途中遇雨，疾趋而归，继发疟疾，甚危，每发辄大便，便必昏晕欲绝。医以疏散，势愈剧。冯曰：冒雨受寒，疏散宜矣。独不思经曰惊而夺精，汗出于心，持重远行，汗出于肾，疾走恐惧，汗出于肝，摇体劳苦，汗出于脾，皆伤脏也？凡入者为实，出者为虚，大便出而昏晕，元气欲脱矣，尚可以既散之微寒为重，而垂绝之元气为轻耶？急以附子理中汤加五味，投之而愈。

按：黄履素引立斋云：凡久疟乃属元气虚寒。盖气虚则寒，血虚则热，胃虚则恶寒，脾虚则发热，阴火下流则寒热交作。或吐涎不食，泄泻，手足厥冷，寒战加栗，若误投以清脾、截疟二饮，多致不起。又，三疟久不止者，多成坏症，想不遵此治法，而医药乱投之故。予表兄沈鸿生孝廉，精神素旺，自闽游归，患三疟，几一载，元气都耗，后疟虽止，而面黑眼黄，见者惊异。如是又二载，卒以鼓胀亡。先生指久疟为元气虚寒，信为确论。余少时曾患此，虽不敢服清脾、截疟等药，而所进皆柴胡、黄芩之剂，十四五发方得止，亦甚狼狈矣。此病最忌生冷荤腥，使滋味淡泊，邪气自衰。予病守戒甚严，疟止后，茹素者半月，才极乃荤，是以脾胃顿开，饮食较未病前倍增，精神始旺。

黄之侄倩孙培之，得吴与辰金铅丸。有一比邱患山疟，久不止，与一丸服之，减半。盖山疟属元气虚寒，金铅丸能助阳气，故两丸竟愈。

张路玉治张怡泉，恒服参、附、鹿角胶等阳药，而真阴向耗，年七十五，七月病疟，误进常山截疟一剂，遂人事不省。六脉止歇，按之则二至一止，举之则三五至一止。惟在寒热之际，诊之则不止，热退则如前。此真气衰微，不能贯通于脉。及寒热时，邪气冲激，经脉反得开通，此虚中伏邪之象。为制方，常山一钱，酒拌，同人参五钱焙干，去常山，但用人参，以助胸中大气而祛逐之。因常山伤犯中气而变剧，故仍用之为向导耳。昼夜连进二服，遂得寝。但寒热不止，脉止如前，乃令日进人参一两，作二次服，并与稀粥助其胃气，数日寒热止，脉微续而安。雄按：谈脉有理，用药可法。

顾玉书疟发即昏睡呓语，痞胀呕逆。切其气口，独见短滑，乃有宿滞之象。与凉膈散，易人中黄，加草果仁，一剂而霍然。

金氏子八月间患疟，发于辰戌丑未，至春，子午卯酉，每增小寒热，直至初夏。诊其脉如丝，面青唇白，乃与六君子加桂、附。四服不应，每服加人参至一两，桂、附各三钱，辰戌丑未之寒热顿止，子午卯酉之寒热更甚。此中气有权，而邪并至阴也。仍与前药四服，面色荣，食进，寒热悉除。后与独参汤送八味丸，调理而安。

顾文学年逾八旬，初秋患瘅疟，昏热谵语，喘乏遗溺。或以为伤寒谵语，或以为中风遗溺，危疑莫定。张曰：无虑，此三阳合病，谵语遗溺，口不仁而面垢，仲景暑症，原有是例。遂以白虎加人参，三啜而安。同时顾文学夫人，朔客祁连山，皆患是症，一者兼风，用白虎加桂枝，一者兼湿，用白虎加苍术，俱随手而瘥。或问今岁疟脉不弦之故。曰：疟属少阳经证，其脉当弦，而反不弦如平人者，以邪气与正气浑合不分故也。《金匮》云：温疟者，其脉如平，身无寒但热，骨节烦疼，时呕，白虎加桂枝汤主之。当知脉既不弦，便非风木之邪，即不当用柴胡少阳经药，岂可以常法施治乎？

张飞畴治沈子嘉，平昔夏间，脐一著扇风则腹痛，且不时作泻，六脉俱微数。此肾脏本寒，闭藏不密，易于招风也。下寒则虚火上僭，故脉数。与六味去泽泻，加肉桂、肉果、五味、白蒺藜，作丸服，由是脐不畏风，脾胃亦实。明秋患疟，医用白虎、竹叶石膏等，疟寒甚而不甚热，面青足冷，六脉弦细而数。用八味丸，二倍桂、附作汤，更以四君合保元，早暮间进，二日疟退，调理而愈。

高鼓峰治曹献扆室人，十一月病疟，发则头重腰痛，寒从背起，顷之，壮热烙手，汗出不止。曰：此太阳经疟也，用大青龙汤。曹曰：病来五六日，委顿甚矣。且病者禀素怯弱，又他医言有汗要无汗，带补为全。今汗如此，而复用此药，恐不能当。高笑曰：第服此，其病自除。当晚汗犹未止，进一大剂，即熟睡，次日不发。逾日，以补中益气调理而痊。全在认症明白，故能谈笑自若。

徐方虎病三阴疟，已四年矣，幸所治皆武林名医，服药得法，不致溃败。刻薄而善占地步。用人参几十余斤，然年久病深，至是遂不能支，形肉尽脱，饮食不进，每觉有气从左胁上冲，即烦乱欲脱，奄奄几殆。乃重用桂、附、白芍、地黄，加以养荣逐积之药，冬至日正发期，是日遂不至。予从侄藻明业医，患此治不效。偶端午大啖黄鱼，竟愈。又数人患此，遇朔日亦痊。附方：用何首乌五钱，陈皮二钱，青皮三钱。酒一碗，河水一碗，煎至一碗，温服。治疟不论久近即愈。

张三锡治翁氏妇，久疟，食少汗多，用六君子加黄连、枳实，月余不应。因悟连、枳之过，纯用补剂，又令粥多于药而食进，再加附子三分半，一服而痊。

张三锡云：《准绳》载一妇人，夏患疟，用柴胡、升麻、葛根、羌活、防风之甘辛气清，以升阳气，使离于阴，而寒自已；以知母、石膏、黄芩之苦寒，引阴气下降，使离于阳,而热自已;以猪苓之淡渗,分利阴阳,使不得交并;以穿山甲引之;以甘草和之。一剂而止。

有人患久疟,诸药不效,或教以灸脾俞即愈。更一人亦久患疟,闻之亦灸此穴而愈。盖疟多因饮食得之,故灸脾腧即效。

陆祖愚治朱襟湖,六旬外,肩上忽生疖毒,因褪衣敷药,致感冒成疟。要知疖毒本由伏暑,又因遇寒,遂发疟耳。脉浮虚,乃于补气血药中,加疏表之味。数剂后,脓溃而精神愈惫,遂加参、芪两许。六七日后,疟虽轻而未止。有人谓斩鬼丹之妙,不可胜言,次早水吞一服。少顷,寒热愈炽,呕吐不止,昏晕异常,喘气不定。乃用甘草为君,黄连为臣,佐以金银花、藿香,开胃解毒。晕吐止,乃用大剂人参、何首乌。数服疟止,再用养血补托,收敛生肌,肿毒消而全愈。

陈雅仲四月初过仙霞岭,陡遇狂风骤两,雨具徒施,遍身俱湿,宿店又无火焙,兼长途劳顿,水土不服,饮食失宜,遂患疟。闽医用药与浙迥殊,即柴胡一味,惟以前胡代之,名曰香柴胡。陈君之疗,发散为主,得汗而病转甚。陆适在闽,诊之,面色槁而黑,自汗神昏,懒于言语,疲惫已甚,此风去而湿存之候。其脉左手弦细而滑,气口缓弱。知其劳顿之后,重加发散,乃与养血健脾宽中和解之剂,去病犹反掌云。

严力庵著有《柳洲遗稿》,予之至友也。以在闽病疟数月,归及两旬而殁,因录是案,不觉惘然。天耶人耶。时己丑长至后一日。雄按:沈再平云:今人治疟,必用柴胡,若非柴胡,即不足以为治者,故致展转淹滞,变生不测,竟能殒命,则知疟本非死证,惟概以柴胡治疟者杀之也。夫柴胡为少阳表药,若其疟果发于少阳,而以柴胡治之,无不立愈。若系他经,用之则必令他经之邪,展转而入少阳,迁延日久,正气已虚,邪气仍盛,而且弥漫诸经,以致毙命,所必然矣。奈医家病家,彼此昏迷,率以柴胡为治疟要药,从无悔悟,良可浩叹。余谓不概以柴胡治疟,惟缪、叶丙家耳。

薛立斋治大尹曹时用,患疟寒热,用止截之剂,反发热恶寒,饮食少思,神思甚倦,其脉或浮洪,或微细,此阳气虚寒。用补中益气,内参、芪、归、术各加三钱,甘草一钱五分,加炮姜、附子各一钱,一剂而寒热止,数剂而元气复。又治东洞庭马志卿,与此同,但去附子加炮姜一钱。

一妇人劳役伤食患疟,或用消导止截,饮食少思,体瘦腹胀。以补中益气,倍参、芪、归、术、草、当归,加茯苓、半夏各一钱五分,炮姜五分,一剂顿安。前药炮姜用一钱,不数剂全愈。

朱丹溪治浦江洪宅一妇人病疟,间两日而发,饮食绝少,经脉不行,已三月矣。诊其脉,两手并无。时正腊月,极寒,议作虚寒治之,遂以四物汤加吴茱萸、附子、神曲为丸与之。朱自以处方未当,次早,再求诊之,见其梳妆无异平时,言语行步并无倦怠。朱惊曰:前药误矣。经不行者,非无血也,为痰所碍而不行也。无脉者,非血衰少而脉绝，实乃积痰生热，结伏而脉不见尔。当作实热治之，遂以三花神祐丸与之。旬日后，食稍进，脉亦稍出。一月后，六脉俱出，但带微弦，疟尚未愈。因谓胃气既全，春深经血自旺，便自可愈，不必服药。教以淡滋味，节饮食之法，半月而疟愈，经自行矣。以丹溪之才，而如此虚心，如此细心，真可为后世法。

一男子患疟，久而腹胀，脉不数而微弦，重取则来不滑利，轻又皆无力。遂与三和汤，令于方中倍加白术，入姜汁服之，数服而小便利一二行，腹稍减。随又小便短少，作血气两虚，于前药中入人参、牛膝、归身，作大剂服，四十余帖而愈。

一人久疟，先间日，后一日一来，早晚不定，皆肾不纳气故也。用人参、茯苓、半夏各一钱，丁香、五味子各五分，益智、甘草各三分，姜水煎服。

王宇泰治蒋先生牝疟。众医因身疼寒甚，欲用桂、附。曰：溽暑未衰，明系邪热，安可温也？经曰：阳并于阴，则阴实而阳虚，阳明虚则寒栗鼓颔，巨阳虚则腰背头项疼，三阳俱虚则阴气胜，斯骨寒而痛。寒生于内，则中外皆寒。此寒乃阴阳交争，非真寒也。遂以柴胡、羌活、防风、升麻、葛根以升接三阳，以桃仁、红花引入阴分而取邪气出还于阳分，以猪苓分隔之，使邪不复下，一服而愈。

又治刘令君患疟，而洞泄不止，以交加饮子，一剂而愈。

一人患三日疟，久而不愈，饮食不思，口不知味，热多寒少，用人参、黄芪、柴胡、半夏、茯苓、当归各一钱，黄芩七分，甘草、青皮各五分，姜、枣煎服。

又治一老妪患疟，因年高惧其再发，欲截。曰：一剂而已，亦甚易，焉用截为？遂以羌、防、柴、葛、升麻，升阳气使离于阴；知母、石膏、黄芩，引阴气下降，使离于阳；以猪苓之淡渗，分利阴阳，勿使交并；以山甲引之，甘草和之。一剂而愈。此与李士材治杨太史一案合辙，其方大同小异。

治一老妇夜疟，疟作时，大小便俱下血，饮食不进，危甚。此邪热在于血分，故夜作发。血得热而妄行，故便血。以桂枝桃仁汤，去血中之邪，一剂而愈。

薛立斋治一妇人，因怒，举发无期，久而不已，胸腹不利，饮食少思，吞酸吐痰。用六君子加柴胡、山栀，二十余剂寻愈。但晡热少食，又用四君子加柴胡、升麻为主，佐以逍遥散而痊。

冯楚瞻治张子芳，年将六旬，无发热头疼等候，但饮食日少，大便甚细而难，小便甚赤而涩。凡间三日，则夜必气逆上壅欲死，通夕不寐，形容枯槁，神气渐衰，六脉洪数，惟右关尺稍缓无力。此阴道亏极，孤阳无根，但三日一甚，此兼脾主信而为病也。凡病之难名者，悉由本气，但从根本治之，自无可藏匿而外见矣。此千古不传之秘。乃以熟地一两六钱，麦冬三钱，炒白术六钱，牛膝三钱，五味、附子各一钱，参汤冲服。数剂后，每至期则寒热如三疟状，此邪外达也。照方再服十余剂，诸症全安。

凡上冲之症，悉由厥阴。小便赤涩者，肝火炽盛也。大便细而难者，木来克土，耗其胃中之津液也。三日一发者，木数主三也。得大剂滋润，则津液充而木自柔。复发寒热者，厥阴之邪转由少阳而出也。冯氏之论虽精，似尚未切病机，而方中白术、五味、附子亦均未妥善。鄙见如此，未知有当否耳。

立斋治洞庭马志卿母，疟后形体骨立，发热恶寒，自汗盗汗，胸膈痞满，日饮米饮盏许，服参、术药益胀，卧床半年矣。以为阳气虚寒，用大剂补中益气，加附子一钱，二剂，诸症渐退，饮食渐进，又二剂而愈。

一妇人久疟寒热，服清脾饮之类，胸膈饱胀，饮食减少。用补中益气汤加茯苓、半夏、炮姜各一钱而痊。

朱丹溪治义一侄妇，疟疾初安，因冲气又发，腰痛白浊。已与参、术、槟榔、半夏补方治疟，又教以煅牡蛎一钱，木通五分，炒柏三分，治浊。入萆薢、杜仲、枸杞根，治腰痛。为粗末同服。

马元仪治宋初臣，年四十，患疟，寒则战栗，热则躁烦。脉之，两关尺空大，按之豁然，若在热发时见此，未可便断为参、附症也。所服不过汗下温和之剂。曰：此症得之内虚所感，其受伤在少阴肾之一经也，与风暑痰热发疟者，有天渊之别。法宜大振阳气，以敌虚邪。时一医极力排阻，言之不入。因思此症一误，不堪再误，乃谓所亲曰：病势甚危，今晚可密煎人参一两，附子三钱，即与服，庶可逆挽。如言服之，便得大睡，寒热顿止，再剂而安。一月后，复见呕吐，彻夜不眠，两脉空大。询其故，有穿窬者至，因恐而得。夫恐则伤脾，火随上逆，况大病后，元气初复，虚阳易于上越，遂投以真武汤，一剂而安。

母舅沈青城，自金陵归，途中忽染疟疾，三发困甚。诊之，两脉浮弦滑实，得之风暑痰滞，表里俱实，阴阳俱病也。脉证有余，可任攻达。以柴胡三钱，以祛少阳之邪；黄芩二钱，以清少阳之热；干葛二钱，白芷一钱，以越阳明之表；知母二钱，石膏五钱，以清阳明之里；苏叶三钱，生姜五钱，以散太阳之寒；白豆蔻、厚朴、橘红、半夏、槟榔各二钱，以疏太阴之滞。二剂，寒热大减，三日而安。

黄氏姑患三日疟，发阴分，用何首乌一两，牛膝一两，当归五钱，鳖甲醋炙一两，橘红三钱，水三钟，煎一钟，空心服，立愈。虚极者，加参一两。《广笔记》。

于中父病三日疟，初服人参一两，生姜皮五钱，水煎，空心服。不肯服，仲淳坚持此方，加人参至三两，生姜皮至一两五钱，二服即起。

缪仲淳年十七时，为疟所苦，凡汤液丸饮巫祝，靡不备尝，终无救于病。遍检方书，乃知疟之为病，暑邪所至。经曰：夏伤于暑，秋必痎疟。遂从暑治，不旬日瘳。后数以意消息，散邪之外，专养胃气。痰多者消痰，气虚者补气，血虚者补血，又分脏腑经络，各从其类，以施向导，即经年不愈者，竟霍然起矣。同上。

沈少卿中丞，请告时苦疟，仲淳往诊之，惫甚。曰：再一发死矣。先生何方立止之？仲淳曰：何言之易也。疏三方，作五剂，一日夜饮之尽，次早疟止。先二剂清暑，用大剂竹叶石膏汤加桂枝，以其渴而多汗也。次二剂健脾去滞，用橘红、白豆蔻、白术、茯苓、谷蘖、乌梅、扁豆、山楂、麦芽。最后一剂，人参一两，生姜皮一两，水煎露一宿，五更温服，尽剂而效。同上。

顾伯钦患疟，仲淳之门人疏方，以白虎汤加人参一两。一庸工云：岂有用参至两数者乎？改用清脾饮，二十余剂而疟不止，体尪弱。仲淳至，笑曰：此虚甚，非参不可，吾徒不谬也。投以大剂参、芪，一剂而瘥。人参一两，黄芪蜜炙一两，知母蜜炙五钱，陈皮二钱，干葛二钱，甘草八分，石膏五钱。同上。

庄敛之妾患疟，寒少热甚，汗少头痛，不嗜饮食。余为诊，脉洪数而实，用麦冬五钱，知母三钱五分，石膏一两五钱，竹叶六十片，粳米一撮，橘红二钱，牛膝一两，干葛、茯苓、扁豆各三钱，三剂，不应。忽一日，凡寒热者再，昏迷沉困，不省人事，势甚危急。敛之曰：恐是虚疟，前方石膏、知母、竹叶，似近寒凉，非其治也。缪亦心疑，为去石膏等，而加人参二钱，已别矣。复追想前脉，的非属虚，急令人往视，令其将参煎好，勿轻与服，待按脉加斟酌焉。次早往视，其脉洪数如初，急止人参勿服，惟仍用前方而加石膏至二两，何首乌五钱，令其进二剂，疟遂止。雄按：袁子才云：丙子九月，余患疟，早饮吕医药，至日昳，呕逆头眩不止，家慈抱余起坐，觉血气自胸偾起，命在呼吸。适同征友南丰赵藜村来访，诊脉有方，曰：误矣，此阳明暑疟也。误以升麻、羌活提之，血乃逆流而上，惟白虎汤可治。甫投一勺，如以千钧之石，将阳胃压下，血气全消，未半盂即睡去，微汗而醒。赵问思食西瓜否？曰：想甚。即命尽量食之。食片许，如醒醐灌顶，晚便进粥，次日愈矣。

庄敛之妾前患疟，越一载，忽头痛如裂，心内杂乱不清，喉作痛，失音，舌破，咳嗽有痰，胸膈胞胀，恶心，不思饮食，如此者四日，陡发寒热如疟状，寒少热多，热后频出汗方解。平时有心口痛症并作，下元无力，如脚气状。敛之疑为伤寒。缪曰：此受暑之症，即前年所患疟，而势加剧耳。法当先去其标，令以石膏二两，麦冬、牛膝各五钱，知母、贝母、花粉各三钱，橘红二钱半，鳖甲四钱，竹叶一百五十片，河水煎服。三四剂，心内清，头疼、喉痛、失音、舌破、饱胀、寒热俱愈。但恶心不思食如故，而心口痛，下元无力不减，为去石膏、知母、竹叶、鳖甲、贝母、花粉，而加延胡索、木瓜、竹茹各二钱，五灵脂七分，生蒲黄钱半，苡仁八钱，石斛、扁豆、白芍各三钱，枇杷叶三片，炙草四分，几十剂而愈。雄按：暑疟邪在气分，必以白虎为主，而随证加减。缪氏独知此法，不胶守于小柴胡一方。然牛膝、鳖甲之类，初起岂宜骤用？若邪入荣分，则无碍矣。今夏，石芷卿室患此，因阴分素虚，邪即入荣，余于白虎加犀角、元参、银花、石斛、竹叶，大剂而瘳，闻者无不骇异。实则见病治病，有何奇哉？新秋，汪子与室，寡居患暑疟，误服柴胡、姜、萸等药，昏热欲厥，两尺皆空，势濒于危，乃祖朱桩年太史，浼余视之，亦两投犀角地黄加减而痊。

高存之甥女，嫁后患胎疟，久不止。仲淳云：病在阴分，以人参五钱，牛膝一两，兼健脾清暑，一剂而止。同上。

章衡阳子室，患疟后，失音，寒热愈甚，告急仲淳。仲淳云：此必疟时，不遇明眼人，妄投半夏故也。投以大剂麦冬、茯苓、炙甘草、鳖甲、知母、贝母，数剂而瘳。同上。

来天培治潘康侯，季秋患疟，恶寒发热，头疼身痛，呕吐无汗，腰重腿酸，间日而发。脉之，沉而弦，此寒邪闭伏募原，不能外解也。以柴葛解肌，羌、芎止头痛，藿香、广、半止呕吐，枳、桔利肺气，白豆仁温胃，桂枝达募原，领邪外出，不使复入，茯苓淡渗利窍，加姜、枣和荣卫，一剂诸已瘳。

沈明生治丁又铭，食后动怒，复受风邪，恶寒发热，连日委顿。咸谓停食感冒耳。曰：寒以时而来，热得汗而解，脉弦且数，虽素未患疟，疟从此开。已而果然。与清脾饮加减，寒热渐轻，但茎卵日缩，有类阳痿，甚忧。曰：无虑也。此非伤寒厥阴危症，亦非阳衰者比，乃阳明热极，不润宗筋，所谓诸痿生于肺热。若谓为虚而补之，误矣。乃用芩、栀等剂，久而茎卵如故，疟亦止。惟便秘日久，然不胀不疼，此疟时多汗，汗多则津液燥而肠胃涸。俟饮食渐进，参、术滋补，气血充而便自行，勿亟也。或诊之，谓邪气方实，安得用补？及今下之，尚可为也。与承气汤，服半日许，便不行而茎缩。再延诊，仍与调补，数日进参二两余，去宿垢甚多而全愈。鼒于是症得三益焉。于其初也，可验疟于受邪之始。于其中也，知痿不尽由阳事之虚。王节斋言详矣。其末也，知便秘有服参、术乃通，不可遽然攻下。若下之不当，虽硝、黄亦不能荡涤，徒令真元耗损。在经固有明训，而世但知坚者削之，未详塞因塞用之法耳。

钱国宾治大同右营把总张道，患疟七年，奄奄一息。诊之，六脉弦长，尚有胃气，乃足太阴脾经痰血结于腹右，名为疟母也。且久病血凝经络，不攻痰血，病不愈也。《内经》曰：疟之间作者，邪气深入薄于阴，阳气独发，阴邪内着，阴与阳争不得出，是以间日而作。先以四物汤加桃仁、红花、牛膝、人参、苍白术，服十余帖，经络方活，疟转阳分。又以八珍汤加黄芪一钱，何首乌一两，服十帖，补养正气，疟轻渐早。又以常山三钱，酒炒七次，陈皮、甘草各一钱五分，葱三段，姜五片，煎露，空心热服，疟止。又以鸡蛋上透一孔，用簪搅匀清黄，入番木鳖一个，真麝四厘，纸封头，饭上蒸熟，去壳去木鳖不用，热酒吃鸡蛋，日日空心一个，月余，疟母消尽。凡遇久疟，不知此法不起也。

魏玉横曰：施涣之，予之至交也。夏秋间，自都至吴门，就婚横塘。初冬，以弥月亲戚会饮，饮散而病寒热头痛，自服芎苏饮一剂，不愈。即进理中汤，转甚。盖以新婚故，自疑为阴证也。自是所延医，咸以温补进，日益困，亟使诣杭招予。比至，已十余日矣。入门，见煮药未退。诊之，脉沉弦而数，且六七至，舌强，苔黑而燥。自言服温补后，寒热已退，惟大便不行，小便频数，夜间尤甚，几五六十次，膈间时有冷气上冲，日惟进粥瓯许，奄奄危殆，未审何症。曰：此伏气为疟也。小便频数者，内热下迫也。其出必点滴，其色必赤浊。验之果然。至冷气上冲，乃热郁中宫，犹火焰之上，必有冷气也。其大便不行，则内热而燥结，不待言矣。夫邪伏既深，其发乃止，何得遽用温补？幸壮年脏阴未竭，急投凉解，得寒热再作，乃可无虞。叩所煎药，则人参、白术、姜、附、桂、萸、枣仁、五味等。云昨已服一剂，病势不减，今用参三钱，桂、附俱用钱半。乃考前方，皆二陈、四君子、桂、姜、萸之属。曰：今日再进参、术、桂、附，则不可为矣。以小柴胡、小陷胸，合白虎，作一剂与之。其友婿惶惑无措，坚不肯从。盖洞庭医者主于其家，就中为难耳。曰：既不相信，请即原舟告辞，虽谊属至友，来为治病，非送殓也。涣之闻，乃恳留治。乃令以药具相付，亲与调煎。服后，小便遂不频数。次日，粥加进。再与前方，则寒热大作，而舌黑渐退，神气渐爽。又去白虎，二剂寒热减，小便长。又二日，大便去黑燥甚多。改用甘露饮，加减数剂而安。雄按：今秋汤振声，患疟于嘉兴。医知为暑，即与清解，转为泄泻，遂改温燥，泻益甚，而热不退，因束手。令其返杭，所亲张月卿，延余视之，苔黑面红，胸间拒按，便如胶漆，小溲全无，谵语耳聋，不眠善笑，脉则芤数，予黄连、黄芩、黄檗、栀子、银花、石斛、知母、蒌仁、元参、绿豆，调服神犀丹。四剂而胸不拒按，略进溏糜，黑矢渐稀，稍有小溲，乃去神犀，加地黄、石膏。服三日，热退神清，脉形渐静，始授甘凉养液，十余帖而愈。又朱生甫令郎仲和，数年前患疟，缠绵半载，大为所苦。今夏患此，形证与前相若，亟延余诊。且曰：必受经年累月之困矣。余谓暑湿为患，不服柴、桂、姜、枣，旬日可瘳。彼不甚信，及投剂，果八服而痊，始悟从前竟为小柴胡汤所误也。

许民怀年近三十，患胎疟，适禾中名医寓杭延视，见其舌苔如烂铁之剥蚀，有苔处淡黄，无苔处则深紫如猪腰，三四发，即困惫不堪，杖而后起，饮食骤减，日啜薄粥两瓯，遂不敢与药。诊之，脉虚数而弦，左寸鼓而上溢，右尺微弱，曰：此手足两少阴素虚，且受暑邪入包络。经云暑伤心，舌乃心之窍，故见症如是。初与黄连香薷饮，一剂即思食。继与导赤散合益元，舌紫退。再与人参小柴胡，寒热愈。愈后，乃告曰：其戚友同于是日发疟者，共三人，又皆苔疟，其二人死矣，一叶姓，一周姓也。雄按：此门治法，于暑湿时疟，缺然未备。惟缪氏解用白虎以治暑证，而又初病即杂以牛膝、首乌等阴分之药，皆未可为轨则也。胎疟之称，尤为俗说，以魏君之贤，而亦惑之，陋矣。

裴兆期治一人，疟久不已。发时，必燥渴恣饮，更呕哕膨胀，面色黄瘁，此湿盛为疟之候也。医不审，日以补中汤加知母、麦冬、乌梅、花粉等类治之益剧。裴以苍术三两，半夏、茯苓、泽泻、厚朴、陈皮、砂仁、黄连各五钱作丸，每服二钱，日再进，旬余而安。夫服润剂而渴增，服燥药而渴反止，何也？流湿以润燥也。凡久疟之人，必多黄涎恶水，聚于中宫，中宫湿甚则生热，热甚则生燥，所以作渴而多饮。流其湿则热不生，热不生而燥自润矣。古人不我欺也。

黄锦芳治罗姓妇人疟疾，每于夜静即发，热多寒少，饮食如故，口渴不呕，热退无汗，发则喃喃错语，脉则枯涩已极。知是邪入血分，若不从阴提出，必致阴分耗竭，致成不救。用当归二钱，川芎五分，熟地二钱，知母一钱酒炒，红花五分，升麻三分，于未发时煎服，四五剂而愈。

陆六息体伟神健，从来无病。因忧劳而病疟，饮食减少，肌肉消瘦，形体困倦，时时嗳气，其候一日轻，一日重，缠绵三月，大为所苦。此饥饱劳佚所感，受伤在阳明胃之一经。饮食减而大便艰涩者，胃病而运化之机迟也。肌肉消瘦者，胃主肌肉也。形体困倦者，胃病而约束之机关不利也。时时嗳气者，胃中不和，而显晦塞之象也。至于一日轻，一日重者，亦阳明胃经之候。经曰：阳明之病，恶人与火，闻木声则惕然而惊。又曰：阳明之病，喜见火，喜见日月光。此正更实更虚之妙义，而与日轻月重之理相通者也。盖得病之始，邪气有余，故恶人、恶火、恶木音者，恶其助邪也。及病久则邪去而正亦虚，故喜火、喜日月光者，喜其助正也。甲丙戊庚壬，天时之阳，乙丁己辛癸，天时之阴。疟久食减，胃中正气已虚，而邪去未尽，是以值阳日助正，而邪不能胜则轻，阴日助邪，而正不能胜则重也。今吃紧之处，全以培养中气为主。盖人虽一胃，而有三脘之分。上脘象天，清气居多；下脘象地，浊气居多；而能升清降浊者，全赖中脘为之运化。病者，下脘之浊气，本当下传也，而传入肠中则艰，不当上升也。而升至胸中甚易，以中脘素受饮食之伤，不能阻下脘浊气上干清道耳。故中脘之气旺，则水谷之清气上升于肺，而灌输百脉。水谷之浊气下达大肠，从便溺而消，胸中何窒塞之有哉？所用六味丸，凝滞不行之药，大为胃病所不宜。今订理中汤一方，升清降浊为合法耳。

卷八

痢

陈良甫治一妇人，病痢疾，越四十日，服诸药不愈。召诊之，六脉沉弱。大凡下痢之脉，宜沉宜弱。但服十全大补汤，姜、枣煎成，加白蜜半匙，再煎数沸，服之而愈。《良方》《医说续编》。

一妇人泄泻不止，似痢非痢，似血非血，其色如浊酒。诊之，则六脉沉绝。众医用热药及丹药服之，则发烦闷，乃先用败毒加陈米煎，次用胃风汤加粟米愈。

《泊宅编》云：姚祐，自殿监迁八座，母夫人病痢，诸药不效。令李昂筮轨革有真人指灵草之语。一日登对，上讶其色瘁，具以实奏，诏赐一散子，数服而愈。仍喻只炒椿子熟末，米饮下。

薛立斋治司马王荆山，患痢后重。服枳壳、槟榔之类，后重益甚，食少腹痛。此脾伤而虚寒也，用六君子加木香、炮姜而愈。

祠部李宜散，患血痢，胸腹膨胀，大便欲去不去，肢体殊倦。以为脾胃虚弱，不能摄血归源，用补中益气汤加茯苓、半夏，治之渐愈。后因怒，前症复作，左关脉弦，浮按之微弱。此肝气虚，不能藏血，用六味治之而愈。

朱丹溪治一老人，年七十，面白，脉弦数，独胃脉沉滑，因饮白酒作痢，下淡血水，圊后腹痛，小便不利，里急后重。参、术为君，甘草、滑石、槟榔、木香、苍术为佐，下保和丸二十五丸。次日，前症俱减，独小便不利，以益元散服之而愈。《平治会萃》。

宁皇患痢，召曾医不记名。入视。曾诊御毕，方奏病症，未有所处。慈明立御榻后，有旨呼曾防御，官家吃得感应丸否？曾连呼吃得吃得。慈明又谕，须是多把与官家。曾承教旨，对以须进二百丸遂止。曾时坐韩党被谴，痢止，遂于元降秩上更曾三秩。后宁皇不豫久，谓左右曰：惟曾某知我性急。召入诊讫，呜咽不胜。上曰：想是脉儿不好也。曾出，自诊其脉，谓家人曰：我脉亦不好。先宁皇一夕而逝。《四朝闻见录》叶绍翁。

窦材治一人，休息痢已半年，元气将脱，六脉将绝，十分危笃。为灸命关三百壮，关元三百壮，六脉已平，痢已止。两胁刺痛，再服草神丹，霹雳汤方愈。一月后，大便二日一次矣。

一人病休息痢，窦令灸命关二百壮。病愈二日，变注下，一时五七次，命服霹雳汤，二服立止。后四肢浮肿，乃脾虚欲成水胀也。又灸关元二百壮，服金液丹十两，一月而愈。

曾鲁公痢血百余日，国医不能疗，陈应之用盐水梅肉一枚，研烂，合蜡茶入醋服之，一啜而安。大中丞梁庄肃公亦痢血，应之用乌梅、胡黄连、灶下土等分为末，茶调服。盖血得酸则敛，得寒则止，得苦则涩故也。《医说》《本草纲目》。

宋·张叔潜知剑州时，其阁下病血痢，一医用平胃散一两，入川续断末二钱，水煎服，即愈。绍兴壬子，会稽时行痢疾，叔潜之子以方传人，往往有验，小儿痢尤效。《本草纲目》。

刘禹锡《传信方》云：予曾苦赤白下痢，诸药服遍久不瘥，惟久痢故可用后方。转为白脓。令狐将军传方，用诃黎勒三枚，两炮一生，并取皮末之，以沸浆水一合服之。若止水痢，加一钱匕甘草末。谓加甘草末钱也。若微有脓血及血多，加三七，亦加甘草。《本草纲目》。

胡大卿一仆患痢五色，已半年，遇杭州一道人，教用大熟栝楼一个，煅存性，出火毒为末，作一服，温酒服之，遂愈。《本事方》同上。

张子和曰：一男子病脓血恶痢，痛不可忍，有实热之毒。忽见水浸甜瓜，心酷喜之，连皮食数枚，脓血皆已。人言下痢无正治，是何言也？只知痢是虚冷，温之、涩之、截之，此外无术矣。岂知风、暑、火、湿、燥、寒六者皆为痢。此水蜜甜瓜，所以效也。

潘埙曰：予蔓孙年十二，一日内外热如火，头眩。医以为外感，汗之不解，既而腹痛，小水不行。又以为内伤，下之不愈。后四五日变赤痢，昼夜无度，小水点滴，腹连膀胱胀闷。医乃专用痢药，而病益剧。心切忧之，询之家人，曾食何物？以曾饮冰水告。予曰：病坐此矣。医投四苓、六一不应。予曰：阴气结于上，阳气陷于下，膀胱有上口无下口，气不能化而出也。须用膀胱本经药，温以散之，升以举之。众医不敢，予用温中丸、天水散，加干姜、茴香、升、柴，煎服一二帖，小便行，三帖痢止而愈。诸记室。

李时珍治华老，年五十余，病下痢，腹痛垂死，已备棺木。用延胡索三钱为末，米饮服之，病即减十之五，调理而安。《本草纲目》。

薛立斋治一人，痢后呕哕，脉洪大，按之虚细，作渴引饮，诸药到口不纳。作脾胃虚寒，不能司纳，以参、术、炮姜等分饭丸，米饮不时送下。服至三两，闻药不呕，以六君子加炮姜，调理而安。

王蟾如治一人，痢如豆汁，日夜百余次。群医投以清凉下坠之药，愈危。六脉沉弱，此脾虚受湿也。以补中益气汤加羌、防、苍术，二三剂愈。

王又逸治一人，痢后脚软难行。曰：久痢伤气，下多亡阴，气血俱虚，不能荣养其筋骨也。用八珍汤加牛膝、杜仲、木瓜、薏仁而愈。

陈三农治一妇患痢，所服皆清凉克伐之药，致脾胃虚弱，血无所统，日下数升，遇有所触，其下益甚。欲补血，恐脾愈寒，欲引血归经，而血去殆尽。遂用阳生阴长之义，以益气汤温养中气而渐安。

一士勤于举业，夏末患里急泄白脓，众以痢治。曰：非也。此积劳伤脾，脾气下陷，即东垣所谓饮食不节，起居不时，上升精华之气反下陷云云也。用补中益气汤，二剂而安。

龚子才治刘司寇，年近七十，患痢，脓血腹痛，诸药弗效。诊之，六脉微数，此肥甘太过，内有积热，当服酒蒸大黄一两清利之。刘曰：吾衰老，恐不胜，用滋补平和乃可。因再四引喻，始勉从之，逾日而愈。

尤在泾曰：痢之为病，气闭于下，而火复迫之，是以腹痛里急，糟粕不出，而便肠垢也。其源皆由于暑湿，与疟病俱发于夏秋，盖伤于经络则成疟，而入于肠脏则为痢也。经络之邪，可散而愈，故治宜辛苦温之药。肠脏之热，非清不愈，故治宜辛苦寒之药，亦发表不太热，攻里不太寒之意。河间之主用清寒，盖亦有见于此。张景岳不审痢病之所从来，而以五脏五行为说，谓惟心可言火，其余均不可言火。此但足资辨论而已，岂足补于治要哉？

痢与泄泻，其病不同，其治亦异。泄泻多起寒湿，寒则宜温，湿则宜燥也；痢病多成湿热，热则宜清，湿则可利也。虽泄泻亦有热证，然毕竟寒多于热；痢病亦多寒证，然毕竟热多于寒。是以泄泻经久，必伤胃阳，而肿胀喘满之变生。痢病经久，必损脾阴，而虚烦痿废之病起。痢病兜涩太早，湿热流注，多成痛痹。泄泻疏利或过，中虚不复，多作脾劳。此余所亲历，非臆说也。或曰：热则清而寒则温是已，均是湿也。或从利，或从燥何欤？曰：寒湿者，寒从湿生，故宜温燥暖其中；湿热者，湿从热化，故宜甘淡利其下。且燥性多热，利药多寒，便利则热亦自去，中温则寒与俱消。寒湿必本中虚，不可更行渗利，湿热郁多成毒，不宜益以温燥也。

一人下痢，小腹急痛，大便欲去不去，以脾胃气虚而下陷也。用补中益气送八味丸，二剂而愈。此等症候，因利药致损元气，肢体肿胀而死者，不可枚举。

一人患痢后重，自知医，用黄芩芍药汤，后重甚，饮食少思，腹寒肢冷。龚以为脾胃亏损，用六君子汤加木香、炮姜，二剂而愈。

赵养葵治四明徐阳泰，体素丰，多火善渴，虽盛寒床头必置茗碗，或一夕尽数瓯，又时苦喘急。质之赵，赵言此属郁火症，常令服茱连丸，无恙也。丁巳夏，徐避暑檀州，酷甚，朝夕坐水盘间，或饮冷香薷汤，自负清暑良剂。孟秋，痢大作，始三昼夜，下百许次，红白相杂，绝无渣滓，腹胀闷绞不可言。或谓宜下以大黄。赵勿顾也，竟用参、术、姜、桂渐愈。犹白积不止，服感应丸而痊。后少尝蟹，复泻下，委顿，仍服八味汤及补中重加姜、桂而愈。寒凉太过，用参、术、姜、桂以救其偏是矣。八味之投奚为乎，此养葵之所以为养葵也。夫一人之身，历一岁之间，黄连、苦茗不辍口，而今病以纯热瘥，向若投大黄下之，不知何状。又病咳嗽时，喘逆不眠，用逍遥立安。又患便血不止，服补中黑姜立断，不再剂。

喻嘉言治张仲仪，初得痢疾三五行，即诊之，行动如常，然得内伤之脉，而挟少阴之邪。曰：此症宜一表一里，但表药中多用一参，里药中多用附子，方可无患。若用痢疾门诸药，必危之道也。张以平日深信，径取前药不疑，然病势尚未著也。及日西，忽发大热，身重如巨石，头在枕上，两人始能扶动，人事沉困，急服完表里二剂。次早诊视，即能起身出房，再与参附二帖，全愈。若不辨症，用痢疾门中药，何曾有此等治法乎？

周信川，年七十三，平素体坚。秋月病痢，久而不愈，至冬月成休息痢，一日夜十余行，面目浮肿，肌肤晦黑。脉之，沉数有力，谓曰：此阳邪陷入于阴也，吾以法治之可愈。以人参败毒散，煎好，用厚被围椅上坐定，置火其下，更以布卷置椅褥上，殿定肛门，使内气不得下定。内气提掇在人，岂可以物塞定？其说未免荒谬。雄按：提掇虽在人，以外殿亦可少助其力，然后以前药滚热与服，良久又进前药，遂觉皮间有津津微汗，再溉以滚汤，教令努力忍便，此却有理。前药滚热与服，良久又进前药，遂觉皮间有津津微汗，再溉以滚汤，教令努力忍便，不可畏热，不得移身，如此约二时之久，皮间津润未干，病者心躁畏热，忍不可忍，始令连被卧于床上。是晚，止下痢二次。后用补中益气汤，一日夜止下三次，不旬日全愈。盖内陷之邪，欲提之转从表出，不以急流挽舟之法施之，其趋下之势，何所底哉？闻王星宰患久痢，诸药不效，苏郡老医进以人参败毒散，其势差减，大有生机，但少此一段斡旋之法，竟无成功。故凡遇阳邪陷入阴分，如久疟、久痢、久热等症，皆当识此意，使其里邪久久透出表外，方为合法。若急而速，则恐才出又入，徒伤其正耳。

按：休息痢，多缘误治而成，或兜涩太早，或有表证，而骤下之。古人多以感应丸为治，法至良也。兹用人参败毒，亦治之近理者。至以布蛋殿其肛，谓内气不下走，亦好奇之过耳。尝阅道书，见内丹将成，欲过关时，必以物殿其谷道，夹其外肾，以防灵丹之外泄。喻氏贯通三教，其意未必不取诸此。魏君之论，亦不免少见多怪。

朱孔阳，年二十五，形体清瘦，素享安逸。夏月因构讼奔走日中，暑湿合内郁之火，而成痢疾，日夜一二百次，不能起床，以粗纸铺茵上，频频易置，但饮水而不进食，其痛甚厉，肛门如火烙，扬手掷足，躁扰无奈。脉之，弦紧劲急，不为指挠，曰：此症一团毒火，蕴结肠胃，其势如焚，救焚须在顷刻，若二三日外，肠胃朽腐矣。乃用大黄四两，黄连、甘草各二两，入大砂锅内煎，随滚随服。服下，人事少宁片时，少顷，仍前躁扰。一日夜服至二十余碗，大黄俱已煎化，黄连、甘草俱煎至无汁，次日脉势少和，知病可愈。但用煎法，不用急药，改用生地、麦冬各四两，另研生汁，以花粉、丹皮、赤芍、甘草各一两，煎成和汁，大碗咽之。以其来势暴烈，一身津液从之奔竭，待利止生津，则枯槁难回矣。今脉势既减，则火邪已退，不治痢而痢自止，岂可泥润滞之药而不急用乎？服之果痢止，但遗些少气沫耳。略进腐浆米汁，调养旬余，始能消谷。亦见胃气之存留一线者，不可少此焦头烂额之客也。

浦君艺病痢，初起有表邪未散，误用参、术固表，使邪气深入。又误服黄连凉解，大黄推荡，治经月余，胃气不运，下痢日夜百余行。一夕，呕出从前黄连药汁三五碗，呕至三五次后，胃与肠遂打成一家，内中幽门、阑门洞开无阻，不但粥饮直出，即人参浓膏才吞入喉，已汩汩从肠奔下。用大剂四君子汤，煎调赤石脂、禹余粮二末，连连与服。服后，势少衰，但腹中痛不可忍。浦曰：前此痢虽多，然尚不痛，服此药而痛增，未可服矣。喻曰：此正所谓通则不痛，痛则不通之说也。不痛则危，痛则安，何可不痛耶？仍以前药再进，俟势已大减，才用四君子倍茯苓，十余剂全安。

李士材治孙潇湘夫人，下痢四十日，口干发热，饮食不进，腹中胀闷，完谷不化。尚有谓邪热不杀谷者，计用香、连、枳壳、豆蔻、厚朴等三十余剂，绝粒五日，命在须臾。诊之，脉大而数，按之豁然，询得腹痛而喜手按，小便清利，此火衰不能生土，内真寒而外假热也。亟煎服附子理中汤，冰水与服，一剂而痛止，六剂而热退食进。兼服八味丸，二十余日霍然起矣。

许郡侯女，痢疾腹痛，脉微而软。李曰：此气虚不能运化精微，其窘迫后重者，乃下陷耳。用升阳散火汤二剂，继用补中益气汤十剂而愈。

喻嘉言治陈汝明病痢，发热如蒸，昏沉不食，脉数大空虚，尺倍洪盛。此内有湿热，与时令外热相合，欲成痢症，尚不自觉，又犯房劳，而为骤寒所乘，以故发热身重，不食昏沉，皆少阴肾经外感。少阴受邪，原要下利清白，此因肠中湿热，已蒸成败浊之形，故色虽变，而下利则同也。与麻黄附子细辛汤一剂，少散外邪。得汗后，热即微减，再用附子理中汤二剂，热退身轻能食。改用黄连理中汤丸，服至旬日全安。

叶茂卿幼男病痢噤口，发热十余日，呕哕连声不绝，关脉尺脉俱上涌而无根。喻曰：此非噤口，乃胃气将绝之症也。噤口痢，虚热在胃，壅遏不宣，治宜补虚清热。此因苦寒所伤，不能容食，惟有清补一法而已。连投理中汤二剂，不一时，痢下十余行。叶疑药误，喻曰：吾意先救其胃气之绝，今腹中瘀积，藉药力催之速下，正为美事，焉可疑之？服二日，人事大转。四日后，止便糟粕，以补中益气调理，旬日而安，可见小儿之痢，纵啖伤胃者多，内有积热者少，尤不可轻用痢疾门中通套治法也。

一妇人痢疾一月，诸药无功。李诊之曰：气血两虚，但当大补，痢门药品，一切停废。以十全大补，连投十剂，兼进补中益气加姜、桂，二十余剂而安。

张兵尊秋间患痢，凡香、连、枳、朴等剂，用之两月而病不衰。李诊之，滑而有力，失下故也。用香、连、归、芍、陈皮、枳壳，加大黄三钱，下秽物颇多。诊其脉尚有力，仍用前方，出积滞如鱼肠者约数碗，调理十余日而痊。

毛抚军痢如鱼脑，肠鸣切痛，闻食则呕，所服皆芩、连、木香、菖蒲、藿香、橘红、芍药而已。后有进四君子汤者，疑而未服。诊得脉虽洪大，按之无力，候至左尺，倍觉濡软，此命门火衰不能生土。亟须参、附，可以回阳。因问但用参、术可得愈否？李曰：若无桂、附，虽进参、术无益于病，且脾土太虚，虚则补母，非补火乎。遂用人参五钱，熟附一钱五分，炮姜一钱，白术三钱，连进三剂，吐止食粥。再以补中益气加姜、附，四剂后即能视事。

吴又可治张德甫，年二十，患噤口痢，昼夜无度，肢体仅有皮骨，痢虽减，毫无进谷食。以人参二钱煎汤，入口不一时，身忽浮肿如吹气球，自后饮食渐进，浮肿渐消，肿间已生肌肉矣。

高鼓峰治朱殿臣病痢，日逾百余次，身发热，饮食不进，所用皆槟榔、大黄之属。高曰：此破气利血药也。治滞下当调气，不当破气，当和血，不当利血。以当归、白芍、生地、黄芩、木香等数大剂饮之，三日而愈。

冯楚瞻治王姓人，久患重痢。延诊时，当六月，自腹至阴囊，皆重绵厚裹，稍薄则痛甚，其两足心又觉热，甚则重扇始可，饮食不思，甚危困。脉之，寸强，关尺并弱，曰：此中气久虚，气不升降，阴阳阻隔，似痢非痢。误用香连苦寒之剂，以致抑遏阳气于九地之下，而中宫藏阳纳气之所，反已空虚，且久痢阴阳两亡。故足心之热，阴虚所致；腹中之寒，阳虚所由。中宫之阳，宜温而补；下陷之阳，宜清而升。理难并行，今但先去其中寒之阻隔，则郁遏下极之火，自能上升。大用附子理中汤加五味子以敛之。论证甚佳，拟方亦合。但加五味，似无着落。二三剂后，腹寒足热俱减六七，乃以归脾汤加肉桂、五味煎汤，送八味丸而愈。

陈秀才患红白痢甚密。诊之，两寸略洪，两尺左关甚弱，舌有黑苔。此肝不能疏泄，肾不能闭藏，宜痢之重密矣。且真阴亏极于下，真津燥槁于上，水乘火位，故赤舌变黑也。若服黄连，适增其害。乃果有以香连进者，服后痢更无度。复延冯，与八味汤大料，用人参冲服，渐得轻可。调理月余而安。

杨乘六治沈某病痢，里急后重，日夜百余次，发热口渴，体倦懒言，蜷卧少食，小便不利。或用痢门清热消滞套药，数剂转甚。脉之，缓大无力，面色嫩白，舌苔微黄，此挟虚感寒，不可以痢疾正治之也。乃用补中益气加白芍、炮姜，一剂而急重渐缓，痛痢随减。再剂身凉食进，诸症悉愈。

蔡某病痢，脐腹绞痛，里急后重，日夜无度。自知医，所服皆培肾燥脾之剂。补涩太早，遂成休息。幸不误事，但病根不断，每周时或五七次，迁延三载，形肉渐脱，力不能支。杨诊之，脉附骨而紧，左尺尤甚，面㿠白，舌淡嫩且胖且滑，此寒积在大肠底，诸药不能到，故经年累月，痢无止息也。今脾肾大亏，须服养荣、八味各数十帖，待其气血充足，然后以蜡丸巴豆一枚，大如龙眼，空心服，以热水送之，则药到积所乃化，其积自除矣。如法治之，果不再发。用蜡丸巴豆以治寒积之痢，亦古人之成法。但前既云所服皆培肾燥脾之剂，后复云脾肾太虚，须服养荣、八味数十帖，岂三载之培补，犹嫌未至耶。后人医案，其偏驳不醇类如此。

姚某痢疾，腹痛后重，脓血并见，日夜无度。或用利气凉血清火解毒，一切消克之剂，病不减，而解出断肠一段，长半尺许。延杨诊，迷病情用药次第，并询断肠之故。思之良久，曰：绝无此事。夫肠者，起自胃之下口，历幽门阑门，以至肛门，大小相连，若中既断矣，何能自出肛门耶？且肠既出于昨日，则上下断绝已久，何至今日便中脓血，仍相续不绝耳？盖肠中滑腻稠粘，如脂如膏，粘贴肠上之一层，其形外圆中空，有似乎肠，而实非肠也。试拨之，必腐矣。果然。诊其脉，细数而弦，按之勒指。舌如镜，而脉无神，此木气太甚，胃气将绝无救矣。数日果殁。

易思兰治省亭殿下，七月病痢。始服通利，次行和解，又次滋补。月余转甚，每日行数次，肚腹绞痛，但泄气而便不多，起则腰痛屈曲难伸，胸膈胀满，若有物碍，嗳气连声，四肢厥逆，喘息不定。诊之，两寸沉大，右寸更有力，右关沉紧，左关弦长而洪。喜两尺沉微，来去一样，曰：此神劳气滞之病也。以畅中汤进之，制香附八分，苍术一钱，神曲三钱五分，抚芎七分，黄芩八分，枳壳三分，苏梗五分，甘草三分，姜一片，枣二个。服后兀兀欲吐，冷气上升，嗳气数十口，即大便去秽污颇多，胸次舒畅，腹中觉饥，自午至酉，止去一次，四肢不厥，肩背轻快，六脉平复。但心内怔忡，头目昏眩，饮食无味，用六君子汤加香附、砂仁。二剂胃气渐平，眩晕怔忡，乍止乍作。又以补中益气汤加蔓荆子、茯神、枣仁、黄檗，半月乃全愈。此证脉两寸俱沉，左寸沉者，心火郁于下，乃神劳也。右寸沉而有力者，肺主气，与大肠为表里，七月肺金当令之时，脉宜浮短，今不浮而沉。因思则气结，不得循环，失其升降之常，惟走大肠，顺逆气滞而下陷，故作里急后重，有似于痢，实非痢也。医或谓四肢厥逆，大肠久滑，当用附子温之，或谓内有宿积作痛，当用硝、黄下之，皆非治法。夫肺脉不浮而沉，是金不得令也。金不得令，则不能制木，故肝脉不弦细而弦洪。不当旺而反旺，木来侮土，脾气转结于内不能运，故四肢逆而厥冷，所谓热深厥亦深也。热厥者，上不过肘，下不过膝，脉伏有力可验也。既然热厥，岂可复用附子大热之剂？经曰：心藏神，多念则神劳；脾藏意，多思则气结。气结故腹痛下痢，若复加以寒凉之剂，其结愈甚。所以硝、黄亦不可用，惟以辛凉之剂散之。有香附辛温以快肺气，苏梗疏通诸窍，神曲舒脾气而化脾积，苍术燥湿，引脾气散于四肢，抚芎畅达肝气，黄芩、枳壳荡涤大肠，加甘草以和中，使气升而循环经络，积去而大肠通快，又何腹痛之不减，而厥逆之不除哉？

张路玉治项鸣先尊堂，下痢血色如苋汁，服消克苦寒芩、连、大黄之类愈甚，不时发热痞闷，六脉瞥瞥虚大，右关独显弦象，按之则芤。此气虚不能统血之候，与补中益气加炮姜、肉桂，四帖而安。

郭然明之室，患五色痢，日夜数十次，兼带下如崩，误服黄连、大黄十余剂，隔塞不通，口噤不食者半月余，至夜必大发热燥渴，六脉弦细而疾。此足三阴俱虚之候，与理中加桂、苓、木香、乌梅以调其胃，次与加减八味汤导其阴火而全安。

某刑部高年久痢，色如苋汁，服芩、连、白芍之类二十余剂，渐加呃逆。六脉弦细如丝，与理中加丁香、肉桂。疑不服，仍啜前药。数日病愈甚，而骤然索粥，诸医皆以能食为庆。张再诊，则脉至如循刀刃，真脏脉也。此中气告竭，求救于食，除中症也。与伤寒之例同，不可为矣。

褚某尊堂深秋久痢，噤口不食者半月余，但饮开水及瓜汁，啜后必呕胀肠鸣，绞痛不已，烦渴闷乱，至夜转剧，所下皆脓血，日夜百余次，小水涓滴不通，六脉皆弦细乏力。验其积沫，皆瘀淡色晦。询其所服，皆芩、连、槟、朴之类。所见诸症俱逆。幸久痢脉弱，尚宜温补，用理中加桂、苓、紫菀调之。服后，小便即通，得稍寐，数日糜粥渐进，痢亦渐减。更与理中倍参，伏龙肝汤泛丸，调理而痊。

陈进士触热锦旋，抵家即患河鱼腹疾。半月以来，攻克不效，遂噤口，粒米不入，且因都门久食煤火，肩背发胀，不赤不疼，陷伏不起，发呃神昏。诊之，六脉弦细欲绝，面有戴阳之色，所下瘀晦如烂鱼肠脑。症虽危，幸脉无旺气，气无喘促，体无躁扰，可进温补。但得补而痈肿焮发，便可无虞。遂疏保元汤，每服人参三钱，黄芪二钱，甘草、肉桂各一钱，伏龙肝汤代水煎服。一啜而稀糜稍进，两啜而后重稍轻，三啜而痈毒坟起。疡医敷治其外，嘱守前方，十余剂而安。

韩晋度春捷锦旋，患腹痛，泄泻下血。或用香连丸，遂饮食艰进，少腹急结，虽小便癃闭，而不喜汤饮，面色萎黄，日夜去血五十余度。诊之，气口沉细而紧，所下之血，瘀晦如苋菜汁。与理中汤加肉桂二钱，一剂溺通，小腹即宽。再剂血减食进，四剂泄泻止三四次。去后微有白脓，与补中益气加炮姜，四剂而愈。

张飞畴治朱元臣子，患五色痢，胸膈胀满，粥食不进，服药罔效。另延两医，一用大黄，一用人参，不能决。求诊之，曰：用大黄者，因其胀满脉大也；用人参者，因其痢久不食也。痢久不食，大黄断断难施；膈满作胀，人参亦难遽投。拟伏龙肝为君，专温土脏，用以浓煎代茶，煎焦术、茯苓、甘草、广藿香、木香、炒乌梅，一剂痢减食进，再剂而止，遂不药调理而安。

柴屿青治解元周让谷，在安抚张西铭京寓时，半年久痢不止。或用参、芪、赤茯、粟壳、肉果不效。夜起六七次，日间不计其数，脓血杂下，已濒于殆，始求治。以久痢亡阴，不宜再用赤茯利水，亦非兜涩之所能止，且久痢寒积在大肠底，现今两脉稍紧，欲用蜡豆丸，众皆不敢。不得已勉用补中益气加茱萸、制川附，一剂而减。后兼用八味丸而愈。

张三锡治一人患痢，发寒热头痛，左脉浮紧，而右脉滑大，乃内伤挟外感也。先用败毒散加姜、葱，一服表证悉除。但中脘作胀闷，后重不已，以平胃散加枳壳、木香、槟榔、山楂。二服胀闷移于小腹，投木香槟榔丸三钱，下粘硬之物而愈。

一妇病痢，自投承气汤二服，不应。诊之，左脉浮而带弦，右三部俱沉，关脉略滑，必郁闷中食所致。病家云素多恼怒，遂以厚朴、苍术、香附、抚芎舒郁，山楂、槟榔、橘皮、木香理气，白芍调中，三服愈。

一人痢初愈，遂饮烧酒，杂进肉面，胸口胀满，发寒热，右脉弦滑倍常，知饮食酒毒为患也。病后中气未复，火邪尚存，多食自难传化，烧酒复助其毒，势在不救。今食填胸中，得吐乃有生意，经云在上者，因而越之是也。不信，自服巴豆丸，药下咽，去血升许而殂。

一人夏月远行饮酒，致下痢皆纯血，日夜无度，心下胀，不食，脉三部俱弦滑而数。先与山楂、枳实、槟榔、橘红、香、连以和其中，次与木香槟榔丸以导其滞。胀闷已除，下血愈甚，遂以四物用生地、条芩、茱、连、丹皮，二剂血止一半，再加地榆三服已。

一人下痢胀痛，自服大黄丸，一时痛转甚，手足俱冷，脉沉伏，知寒凉用早也。投炮姜理中汤加厚朴、苍术、山楂，一服，外用炒盐熨之，下膈周时即定。后用香、连、白芍、厚朴、枳壳等，调理而痊。

一人患痢，二月不愈，秽污在床，六脉弦而弱，投补中益气汤加酒炒白芍，八帖始止，二十帖而痊。

一人病痢，日久不止，四肢俱肿，而脉细小，尚可救。与参苓白术散加肉豆蔻少许，作汤服愈。

一妇病久痢，食时身热，左脉浮数，右脉滑数。询其饮食，虽病未减，至剧始不能食。与仓廪汤先去其热，后以枳、术、人参、陈皮、楂、曲，又二服，腹中渐宽。后重不止，乃以调中益气汤下木香槟榔丸，二服，下秽物碗许愈。

陆养愚治一人，因路途感冒，头微痛，身微热，饮食如故。数日后，患水泄，小便赤涩。自服胃苓汤，二剂泄不止，而反见积。又服芩、连、白芍、木香、槟榔辈，二剂亦不效。诊之，两手浮弦，沉按涩数，此因表气不舒，致令里气不顺，偶值脾胃不调而作泄也。乃以五积散微加白蔻仁、木香，二剂大汗，而诸症悉愈。

董浔阳素有酒积，因而患痢。虽奉养丰而禀赋厚，而清凉消导过多，今痢已少瘥，而大便犹滞，小便短数黄赤，身时热，上壅头面，鼻塞耳聋，眼昏口燥。脉之，浮大而数，按之而驶。或谓芩、连、滑石，但可清下焦之火，当以凉膈散清上焦以佐之。且谓脉尚洪盛，未可议补。陆曰：公平日脉顶指洪盛，以今日较之，已弱极矣。凡九窍不利，由于阳气上盛而致，则当清泻。若由于肠胃之所生，则当补敛。今泻痢久，数用清凉消导之剂，肠胃有不虚乎？夫中焦气血不足，多致虚火上炎下迫，用人参、白术补气为君，当归、白芍养血为佐，五味、麦冬、枣仁敛耗散之气以为臣，甘草、茯苓缓以渗之以为使。待上焦既清，而后提其下陷之阳，则便实溺清而通畅矣。服二剂之后，再以补中益气加减，服之全愈。

陆肖愚治吴南邱，八月间，醉饱后御内，明日患痢，昼夜百余次，赤白相间，其状如烂肉，腹中温温作痛，四肢厥冷。脉之，缓大无力，两尺脉尤弱。谓此症即宜补塞，先书人参、肉果二味，其子大骇，谓无积不成痢，岂有隔一二日间，即用补塞者？不得已，姑与调气养荣汤服之。病无进退，更医遂投以芩、连、槟榔、木香等药，腹痛如劙，足厥如冰，冷汗气促，食入即从大便而出，色尚未变。再亟诊，身体不能转侧，大便如流，犹幸脉与神气未变，因用大料人参附子理中汤加肉桂、肉果服之。一剂痛减，数剂足温，泄泻少止，后用人参至二斤始起，须发尽落。

鞠二府九月间赤痢腹痛，里急后重。或用芩、连、槟榔、白芍、滑石，一剂痛觉增，二剂痛更甚。乃谓医曰：通则不痛，汝为我用大黄下之。医唯唯。幸其公子力争不可。诊之，面赤戴阳，唇若涂朱，舌白滑无苔，所下有瘀血如豆大者数十枚，如淡黄而溏，其脉浮按微数而大，沉按迟而无力。曰：此痛乃寒也，当以温热解之。盖脉无热象，大而无力者为虚寒，痢赤为热，色晦而便溏者为虚寒。用白芍五钱，醇酒炒数次，姜炭二钱，炙甘草、桂、附各一钱，木香五分，枣二枚，一剂痛减，能即卧，二剂痛止。改加升麻、参、芪，数剂，而后重泻痢并除矣。

朱丹溪治青田人，下痢红紫血，下坠逼迫，不渴不热，用白术、白芍各一两，陈皮、枳壳、归身、滑石各半两，甘草炙二钱，桃仁三十六个，分八帖，下实肠丸三十粒。

许叔向曰：陈侍郎经中，庚戌秋，过仪真求诊，初不觉有疾，及诊视，肝脉沉弦附骨，重取则牢。予曰：病在左胁有血积，必发痛。陈曰：诚如是。前某守九江，被召，冒暑泛长江，暨抵行朝，积血一块大如杯，旬日如碗大，痛发则不可忍，故急请公视以归耳，奈何？予曰：积痢不强止，故积血结于脐胁下，非抵当丸不可。渠疑而不肯服，次年竟以此终。

郑奠壹治江南臬司多公，患噤口痢，粒米不进，令服牛乳，久之而瘥。

陆祖愚诊吴翔高，年近七旬，秋初患痢，起于醉饱房劳。诊之，容颜黯滞，六脉弦紧，此形症不足，脉候有余。明是阳亢阴微，须用参、附挽回，否则不出三日。满座哄然，医者从而和之，乃投以鼎串之药，烧热草头，令病人闻吸，以开胃气。次早痢果减六七，渐进薄粥，谈笑吟诗，大有起色，阅二日而讣音至矣。

陈三农治一妇，久痢不止，口干发热，饮食不进，犹服香、连等药，完谷不化。尚谓邪热不杀谷，欲进芩、连，数日不食，势正危迫。诊之，脉大而数，按之极微。询之，小便仍利，腹痛喜手按。此火衰不能生土，内真寒而外假热也。小便利，则不热可知；腹喜按，则虚寒立辨。亟进附子理中汤，待冷与服，一剂而痛止，连服数剂而愈。

抚州铜客，病痢甚危，悬五十金酬医。太学生倪士实授一方，用当归末、阿魏丸，调白汤送下，三服而愈。《续金陵琐事》。

胡竹亭授一治痢方，用黄花地丁草，捣取自然汁一酒杯，加蜂蜜少许，服之神验。

薛立斋治崔司空，年逾六旬，患痢赤白，里急后重。此湿热壅滞，用芍药汤，内加大黄二钱，一剂减半，又剂全愈。惟急重未止，此脾气下陷，用补中益气送香连丸而愈。

马元仪治一人，年逾古稀，下痢脓血，调治半年不愈。脉之，左见弦涩，右关尺微濡，按之则几微欲绝，此脾肾俱虚之候也。脾主转输，肾主二阴，二脏不治，将何恃为健运蛰藏之本耶？病久年高，所喜发言清越，神气明爽，虽危可治。用人参三两，熟附三钱，服后三四时许，觉周身肌肉胀不可忍。疑药之过，急召诊，则右关尺俱透，按之有根。曰：脉透者，气充于内也；肌胀者，气达于表也。前方少减附子，连进五剂,痢减半,粪微溏。再服,症减七八,但小便少,微渴。与五苓散减桂加参,小便如泉。再以补中益气,调理两月而安。系纯用阳药之过。后之口微渴,亦由于此。得茯苓、猪苓等引参力下降,故小便即利。病虽愈,非正治也。

凌伯尹患痢,两月不止,百治益甚。诊之,右关尺虚而结滞,胸中有块突起如拳,水浆不得下咽。是噤口矣。曰:此症屡经误治,邪未得除,而胃气已伤,客邪乘虚结于心下,与痰饮相搏而成痞。水不得下咽者,土虚不能胜水,且以寒饮内格而不入也。与半夏泻心汤,二剂结块渐平,再剂而症减七八,渐进粥饮。盖外邪挟内饮相结,其留连胶固,有非一表一里所能尽者。攻之则正愈伤,补之则痞益甚,然舍此则治法何从而施?乃用人参、大枣以安胃气之虚,而加炮姜、半夏、黄芩、黄连以涤痰治邪,而成倾痞之用,正如良吏治民,威惠兼著,而治功成矣。

包瑞溪学宪,传治血痢痛甚方:白芷酒炒五钱,此一味仲淳加入者。枳壳、槐花同炒,去槐花,五钱,升麻醋炒七分,真川连姜汁炒五钱,滑石末三钱,乳香、没药各七分五厘,山楂肉三钱,甘草五分,试之神效。《广笔记》。

黄聚川年兄太夫人,年八十余,偶患痢,胸膈胀,绝粒数日。予以升麻、人参、黄连、莲肉,方投之,参用至一两,诸子骇甚。再问,予曰:迟则不救。一剂啜粥,再剂腹中响,一泄痢即止。今年九十余尚健也。同上。

陈赤石督学,因校士过劳感冒,遂滞下纯血,医皆难之。陈刺史曰:此非缪仲淳莫能疗也。使者旁午得之吴门,一日夜驰之武林。诊知其所由,遂用人参五钱,升麻七分,炙甘草、红曲各钱半,乌梅二枚,川连三钱,白芍二钱,莲肉二十粒,煎调滑石末五钱,二剂而愈。督学曰:痢止矣,心摇摇不能阅卷,奈何?仲淳曰:此劳心太过,暑因客之耳。加竹叶、干葛、枣仁,一剂遂平。同上。

庚子秋,华氏妹归宁忽痢,日夜几百行,身热发呕,一呕数十声不绝。吴医争欲下之,且曰:补即死矣。时仲淳以先王母病,留湖滨,怜其促治后事甚亟。曰:既以知危,何不以药试之?服如金丸,一味黄连,姜汁和丸。因思饮,予固守仲淳前方,以人参、炒白芍、扁豆、升麻、滑石、炙草、橘红,煎下如金丸,二剂势稍定,更数服愈。华水部至今感服。同上。

一少年贵介,暑月中出外,饮食失宜,兼以暑热,遂患滞下,途次无药,病偶自止,归家腹痛不已,遍尝诸医之药,药入口,痛愈甚,亦不思饮。仲淳视之曰:此湿热耳。其父曰:医亦以湿热治之而转剧。问投何药?曰:苍术、黄连、厚朴、枳壳、陈皮等。仲淳曰:误也。术性温而燥,善闭气,故滞下家忌之。郎君阴虚人也,尤非所宜。更以滑石一两为细末,丹皮汁煮之,别以白芍酒炒五钱,炙草二钱,炒黑干姜五分,水煎调服。依方服之,须臾小便如注,痛立止。同上。

秦公藩病痢，医误投涩药，一剂痢止。湿热无自而出，遍攻肢体骨节间，以致项强、目赤，肩、臂、腕、膝、足胫俱发肿，痛甚不能转侧。仲淳疏方寄之，用白芍、石斛、牛膝、木瓜、黄檗、苡仁、炙草、车前、茯苓，痛虽止，尚不能转侧。更用蒺藜、菊花、首乌、胡麻、黄檗、炙草，复逾年愈。其始病时，一医稍投参、术，痛极欲死。此系本症阴虚有火，又加湿热，暑湿交攻，故现此症，名痢风。阴虚有火，故不受补，又不宜燥，惟微寒清平之剂调之，久之自愈。同上。

姚公远幼子病痢，医误下之，遂下纯血，喘，身热不思食。缪以人参四五钱、石莲子、白芍、升麻、橘红、甘草、滑石、僵蚕、白扁豆。同上。

立斋治一小儿患痢，骤用涩药，致大肠经分作痛，与扁豆、滑石末、炙甘草投之，一剂喘平血止，又数剂痢止。嘱曰：儿百日不出痘则生，以下多元气未复故也。未几，即毒流于隧道之中，以四物汤加桃仁、酒芩、红花、升麻、枳壳、陈皮、甘草，治渐愈。因年幼胃弱，竟至不起。又一患者，亦用涩药，环跳穴作痛，与前药，去升麻、陈皮、甘草，加苍术、黄檗、柴胡、青皮、生姜，十余剂，少可。更刺委中出黑血而愈。如手蘸热水拍腿上，有泡起，挑去亦可，不若刺穴尤速效也。委中在膝腕中央，横纹中动脉便是。

仲淳之弟稚端，幼病痢，日夜数十次，用人参三钱，吴茱萸汤泡七次一钱，川黄连姜汁炒一钱，后二味饭上蒸，煎服。如受，以药一匙，间米汤一匙，渐渐饮之。如头疼发热，加寒水石六钱，干葛一钱，别调六一散四钱，冷水服，数剂即愈。

虞元静房中人，方孕五月，患滞下腹痛，日下数次，用川黄连四钱，白芍三钱，黄芩三钱，白扁豆二钱，莲子四十粒，橘红一钱五分，枳壳三钱，红曲二钱，干葛一钱五分，升麻五分，炙甘草一钱，乌梅一枚。甫饮一钟，即觉药行，即解一次，痛亦随止，滞下全愈。

韩户部左臂患一紫泡，根畔赤肿，脉大而芤，谓芤主失血，或积血。韩曰：血痢未瘳，以芍药汤二剂，更以人参败毒散二剂，疮痢并愈。

沈明生治吴君一媳，患痢四十余日，食少倦怠。原医以日久困惫，当从补治，无复可疑。延诊，谓其染患以来，膏粱未尝一日去口，则旧积未除，新积复起，形虽虚而症固实也，日虽久而积固新也，治法应与初症同。先进导滞丸二服，嗣用补消兼进。仍嘱其清虚调养，后果全愈。由此观之，初中末三法，有难尽拘，而望闻切之外，不可废问。且吴俗有饱不死痢疾一语，恣啖肥甘，惟恐弗及，何异藉寇兵而资盗粮耶？蔓延日久，驯致证实形虚，欲补形则碍其证，欲攻实则虑其虚。始也求其多食，而终至于不能食，良可悯也。因志之，以戒夫世之患痢而不慎口腹者。

章素文母，秋间患滞下，脉与症本皆轻浅，乃过于慎重，泥高年不可寒凉之说，更医至再,亦惟将顺主人,致令绵延不已。最后延诊,力矫前非,竟以黄连主治得瘥。时有童鸣佩,章石交也,亦久痢,亟以沈荐,且言治此恙者,莫过于沈,而沈之善用,亦莫过于黄连一味耳。即诊即告,曰:是诊非附子弗痊。章讶之,谓童利下之色,与夫作痛溺涩,日期近远,颇与前症相类,何用药水火如是?曰:辨症不多岐,但须一矢破的。童之滞下并证,皆似乎热,而询其每欲圊时,必先腰痛,一语而得病根矣。夫腰为肾主,二便乃胃家北门锁钥之司也。虚则不能闭藏,是以每欲更衣,辄先作痛,非与腹部之痛随利减者可同日而语。向皆用寒凉荡涤主治,疾何瘥?于是先以理中、补中相合为剂,嗣以八味丸益火之原,果得奏续。嗟夫,症同治异,孰谓可概施一法也哉。雄按:腰痛固为肾虚之证据,然须辨别阴阳,不可概以桂、附为主药也。今秋,王雨苍室,患此两旬,延余视之,腰痛腹坠,溲少口干,烦躁面红,知饥不寐,脉至弦数左甚,而痢不赤白,略无粪色相兼,及至更衣,又极艰涩,且无痢色相杂。温补宣通,皆无小效。稍佐升清,胸即痞塞。询其月事,因痢愆期。余谓能食便坚,腑气无滞,阴虚肝旺,管液旁流。与苁蓉、杞子、乌鲗、鲍鱼、阿胶、秦皮、黄檗、柏子仁、白头翁、银花,投剂即减。继加熟地、归身、龟板、鹿角而愈。

吴有声云:壬寅秋,予病痢而剧,郡治逾月,气息奄奄,色毁骨瘠,望者却走。明生先生至,诊视之则曰:是何中暑之深也?家人疑之,谓予安坐书斋,足不出户,奚暑之乘?先生决之于指,断之于心,遂投以凉剂,一服即有效,不数日而全愈。盖予夏间曾制地黄,以酒渍之,每日必出诸酒,而曝之烈日之中,至夕,仍返而渍之于酒。如是者,几一月。予愚甚,以为地黄之精神,尽在酒也,取而饮之,而不知炎威之毒,渐蓄于酒者,早已入余之肺肠,此家人所不知,即予亦未悟,迨病愈而推之始得,而先生独知其中暑之深,则其视病,可不谓神焉者哉。

聂久吾曰:痢为险恶之症,生死攸关,然古今治法,多罕十全。予以经验既多,渐悟病机,乃自制此方,所向辄效,遂刊布广施,全活甚众。第服者藻须地道,尤不可任意加减耳。方用川黄连、条芩、生白芍、山楂肉各五钱,陈枳壳炒、槟榔、厚朴姜汁炒、青皮各八分,当归、甘草、地榆各五分,红花酒洗三分,南木香二分,桃仁泥一钱,水二碗,煎一碗,空心温服,渣再煎。

此方,或红或白,或红白相兼,里急后重,身热腹痛者,俱可服。其有便纯血,便如尘水,大孔如竹筒等恶症,古谓不治者,急服此亦可救,但迟缓则毒坏脏腑为难救耳。其有噤口者,毒在胃口也。此药煎一剂,分五六次缓缓服之,令胃口毒气渐开。服完一剂后,不惟药可进,而饮食亦渐可进矣,不必另用他药也。单白无红者,去地榆、桃仁,加去白陈皮四分,木香用三分。滞涩甚者,加酒炒大黄二钱。服一二剂,仍除之。此方用之于三五日神效,旬日内外亦效。惟半月外则当加减如后:黄连、条芩、白芍,三味生用,各四分,酒炒各六分,山楂肉一钱,厚朴、陈皮、青皮、槟榔各四分,甘草生熟各一分半,地榆醋炒、当归各五分，桃仁泥六分，红花六分，木香二分。如延至月余，觉脾胃虚滑者，则用酒炒芩、连、白芍各六分，陈皮、厚朴、木香各三分，醋炒地榆四分，红花二分，当归、人参、白术、熟甘草各五分。以上方法，用无不效。间有不效者，必其初投参、术等补剂太早，补塞邪热在内，久而正气已虚，邪气犹盛，欲补而涩之则助邪，欲清而疏之则愈滑，遂致不救。予尝治一公子，一仕宦，皆早投温补，不可挽回。故表而出之，以戒后人。

魏玉横曰：张龙文，年三十来，九月患痢，至十二月未瘥，已无腹痛后重。服补中益气则不及至圊，且下转数。延予治，与熟地、杞子、白芍、枣仁、米仁等，初甚逆，膈胀而痢且五色，幸彼能守药，弗更张，再进而痢递减矣。洎岁暮，已向愈。脉之，两关滑大，重按则弦，戒之曰：药未可停，恐立春后病再发。已而果然。其邻医就余方加补骨脂、砂仁、木香、广皮之类与之，了不应，且昏睡而多汗。至四月中，再求诊，则以前方加沙参、麦冬、蒌仁、黄芩，未二十剂而痊。后环跳穴及趾踵痛，流注无定所，状如痢后风，仍以前方加知、柏、川连，数剂而安。

濮氏子住涌金门外，甚贫窘，患久痢脱肛，诸治不效，乃入城就予诊。虽相去二三里，途中必数登厕，肛既不收，行步殊苦。与补中益气汤加熟地一两、炮姜一钱，服二剂竟愈。

范秀才年近七旬，戊子二月，患寒热。原有痢病，至是胸胁少腹无不痛楚，下痢红白，一名医治之有年。其邀余诊，盖乘便耳。其脉弦数，所喜者滑，询其小便短赤，此纯属肝火下迫，似痢而非痢也。必多服香窜，又值君火司天，少阳当令，于是乘其所胜，而侮其所不胜，所下皆太阴血津，阳明脂膏也。与生女贞、沙参、麦冬、川连、蒌仁，一剂已愈其半。而名医曰：七十之年，可服黄连之苦寒，蒌仁之滑泄乎？今下痢而不与调气健脾，而反用滋阴润肺，此何治邪？范乃拘儒，复听之治，又一月，将毙矣。再延诊，仍前方加杞子、白芍、甘草，数剂痢止痛除而愈。痢原有伤燥而致者，魏君所治，皆其证也。

裴兆期治其母，年七十，时于除夕，忽病痢，痢之频不可以数计，神昏不语，发热面赤，气奔迫而脉洪大。以虚痢下频而滑，无里急后重之症，以人参、莲肉各一两，砂仁一钱，浓煎频服。至五日，痢减神清，遂素食矣。自此日用补中益气汤加桂、附少许，至四十余剂，始得饮啖，神情俱如故。

一士人，冬月患痢，昼夜百余次，里急后重，恶心不能食，腹中按之硬痛，脉细数无伦，手足面鼻俱清冷。投以人参一两，桂、附、干姜各一钱，不食顷，已再进，竟不见温补之验。后倍加桂、附，二剂手足渐温，恶心渐止，饮食亦渐进。特痢未减，更以人参为君之大补脾丸，加入桂、附，俾旦晚服之，以扶胃气而加饮食，此治本之第一要图也。半月中,约服人参八九两,附子三枚,脉始洪长有力,口复燥渴而思冷冻饮料。是阴已化阳,仍用大黄、黄连、槟榔、芍药之类,涤去肠中宿垢。后以加减参苓散作丸与之,遂愈。

叶天士治徐某,夏季痢症,多是湿热食积。初起宜分消其邪,但肌柔白嫩,乃气虚之质,且性情畏药,只宜少与勿过。槟榔汁、青皮、陈皮、厚朴、川连、黄芩、木香、炒黑山楂。又诊湿热下痢,必用苦辛寒为治。粟壳涩肠,止泻久痢成方,当此热邪未清,宜通斯滞可去。因色白气弱,未敢峻攻耳。厚朴、黄芩、川连、木香汁、山楂肉、炒银花、麦芽。

王某案:痢疾古称滞下,乃是湿热气薄肠胃,阻闭气分,故利仍不爽,河间、丹溪佥用清热导气者为此。黄芩、川连、草决明、炒黑山楂肉、生白芍、石莲、丹皮、广木香汁。

顾某得汤饮腹中漉漉,自痢稀水。平昔酒客留湿,湿热内蕴,肠胃凝积不爽。东垣清暑益气,亦为湿热伤气而设。但脾胃久病,仍能纳食,当苦味坚阴,芳香理脾。生茅术四两,炒黑黄檗二两,炒黑地榆二两,猪苓一两半,泽泻一两半,水泛丸,服三钱。徐灵胎曰:此挟饮之痢,方极灵妙。

治红白痢,忌用川连,宜用车前草炒研二钱,槟榔、山楂、陈皮、滑石、甘草各一钱,红曲三钱,枳实炒一钱,泽泻炒二钱,灯心一撮,广木香六分煨,共为末,每服三钱,乌药煎汤冲服。

一人阴虚发热,下痢赤白,至夜烦渴不宁,或用凉血攻积药而死。一人阴虚发热,下痢五色,胸中常觉饥状,得食则胀,或用补中益气汤而死。一人阴虚发热,下痢不食,郭友三用猪苓汤、黄连阿胶汤而痊。张飞畴曰:世患阴虚下痢者颇多,未有不发热,不烦渴,不畏食,不见红,不夜甚者。盖阴气内亡,势必虚阳外扰,故治阴虚之痢,凉血死,攻积死,补气亦死。惟清解热毒,兼滋阴血,庶可保全。此用仲景少阴例中,救热存阴之法。与《金匮》治产后下痢,虚极用白头翁加甘草阿胶汤不殊也。

《广笔记》曰:凡治滞下,与大肠滑泄自利不同。滑泄自利不止,有可涩之道。故古人有间用粟壳、诃子以止之者。若夫滞下,本属湿热涩滞不行,法宜疏利,药忌兜涩。大肠者,肺之腑也。大肠既有湿热留滞,则肺家亦必有热。肺乃华盖之脏,经曰:脾气散精,上归于肺,通调水道,下输膀胱。是肺气喜通利,恶闭涩,故古人药性中,每云利肺气,其意概可见矣。倘误用涩药,使湿气无所宣泄,肺气不得下降,非惟滞下增剧,而湿热熏蒸,上干乎肺,则胀闷气逆,不得眠,不思食,诸证至矣。

外有时行疫痢一症,往往夏末初秋,沿门阖境患此。其症大都发热头痛,口渴烦躁，下痢溺涩。甚者，一日夜行百次，或兼发斑疹，势甚危迫。世医妄指为漏底，殊不知此是时气使然。治法当清热解毒表散为急，如升麻、葛根、柴胡、黄连、黄芩之类。或热甚渴甚，前药中可加寒水石。更有别证，以意加减。切忌下行破气收涩，如大黄、芒硝、槟榔、枳实、乌梅、粟壳等。犯此者，多致不救。

治毒痢及发疹时疹毒下痢方：鲜金银藤数两，煎浓汁三大碗，入地榆五钱，川黄连槐花湿拌炒四钱，黄檗二钱，黄芩二钱，白芍酒炒三钱，炙甘草二钱，绿升麻醋炒六分。同煎至一碗，调飞过滑石末五钱，不拘时服。

疟　痢

李易安《金石录》后序，言其夫赵明诚，因途中奔驰冒暑，至行在旅邸病痁。予闻信惊怛，念渠性素急，病痁患热，必服寒凉药。病可忧，遂解舟下，一日夜行三百里。比至，果大服柴胡、黄芩，疟且痢，遂以不起。柴、芩自是少阳药，用之不当，便能为患。然药不对病，虽甘草、茯苓亦足杀人也。

万密斋治汪氏媳，病疟且痢，用小柴胡合桂枝汤加当归、陈皮，二十余剂疟愈。随以黄芩芍药汤加人参治痢，不效。再思之，悟曰：此病得之内伤，名为白蛊。乃用升阳除湿防风汤，一剂而安。

陆肖愚治王笠云，八月间患疟，服药已愈。后饮食不调，大便泻而变痢，一日夜约一二十行，皆积滞无粪，腹痛后重，身热夜不安。医以芩、连、木香、槟榔等药投之益甚。脉之，左手浮弦而弱，右手沉数而微，曰：此疟之余邪也，当解经络中邪热，则大便自固。乃以《机要》防风芍药黄芩汤加柴胡二剂，身热腹痛顿止。后以调气养荣汤数剂，精神如故。

孙文垣治董浔老家马厨，七月初旬患病，二十余日势转剧。询其症，曰：大发寒热，寒至不惮入灶，热至不惮入井，痢兼红白，日夜八十余行，腹痛恶心，汗多，神气倦甚。问其脉，曰：脉不吉，下痢脉洪大者死，细微者生，今洪大，逆也。孙曰：痢固忌洪大寒热，亦非细微所宜，其中必有故。往诊其脉，察其症，果如所言，面色微红，汗淋淋下。究病所由起，谓客来众，厨间燥热，食瓜果菱藕过多，晚又过饮接内，寝于檐下，次日即寒热腹痛，因而下痢。与人参、白术、石膏、滑石各五钱，知母、炮姜各三钱，大附子、炙甘草各二钱，大剂煎之，饮讫即睡。或问曰：服后何状为佳？曰：倘得一睡，则阴阳和，和则汗可敛，寒热呕恶可止也。夜来痢减半，汗吐全无，脉亦敛矣。再用人参、石膏、白术、白芍、滑石各三钱，炮姜、肉桂、知母各二钱，炙甘草、附子各一钱，服后，疟止痢又减半，饮食渐进，神气渐复。改用酒芍五钱，人参、白术、滑石各二钱，甘草、陈皮、炮姜、肉桂各一钱，三剂，痢全止而痊。或问寒热均投，此何症而剂何名也？笑曰：此滑公所谓混沌汤也。经云夏伤于暑，秋必疟痢，白虎汤、益元散主之。瓜果寒凉伤其中气，酒后御内损其下元，附子理中汤正所以温中补下者。经又云实者，邪气实也，故以白虎益元应之；虚者，正气虚也，故以理中汤应之。若以寒热均用为疑，则仲景附子甘草泻心汤，既用大黄、黄连，又用干姜、附子，此何说哉？盖假对假，真对真也。

孙文垣治臧茗泉，脉左弦数，右寸弱，关大，重按则滑，右尺微。原以疟后复伤饮食，大便泻而变痢，日夜只五六行，皆积滞无粪，腹疼后重难堪，午未后发热，天明始退，此夏伤于暑，秋成疟痢也。其热仍疟之余邪，当先解散，然后以补剂投之，则痢自愈矣。与神授香连丸一服，腹中肠鸣，须臾大便行，较前更多，且有粪下。改以白芍四钱，泽泻、黄连各一钱，滑石二钱，甘草、桂枝、木香各四分，山楂七分。两日后，与补中益气汤加木香、黄连、白芍，调理半月而瘥。

张路玉治故友子，触疫疟之气，染患月余不止，左右乏人，失于调理，致愈而复发，加以五液注下，疟痢兼作，水谷不入者半月余。乃携归斋中，日与补中益气，兼理中、六君、萸、桂之属，将养半月而愈。

李士材治一士，冒暑劳苦，患血痢，危甚，用黄连、当归、乌梅、滑石各五钱，香薷三钱，甘草一钱而愈。症治大合医案。

陆祖愚治姚可仪祖母，年七十，精力过人，勤劳不倦，忽于夏月怒后，感冒风凉，兼伤饮食，头疼骨痛，寒热大作，寒则重衾，热则冷饮。或以其年高病重，攻补兼施，遂腹痛、谵语、烦躁。脉之，洪弦而紧，谓高年而脉乃如是，病正进也，须双解表里之邪。遂用柴葛、二陈、枳、桔、楂、朴、芩、苏加生姜，二剂表证稍减，腹仍痛，下痢红白，里急后重，日夜去积三十余次，脉亦未减。乃用润字丸一钱、香连丸和服，日夜三服。两日后，痢减半，惟脐之上下痞满，又用槟榔、青皮、木香、泽泻、木通、芩、连、滑石之类，五六剂方得燥矢与积同去，病又减二三。仍用香连丸二钱，日进二服，数日积除痢止。改投大补气血之剂，调理月余而安。

韩延年长子，初患咳嗽已久，至七月患疟，复变痢，疟仍未止。或以尺脉短涩，投养阴清补之剂。诊之，拟加参、附，前医不以为然。后更数医，仍不外温补止塞出入加减。服参及四斤，病虽减而元气犹未复如故。

高丽医人治疾，用药只一味两味，至三味则极多矣，未有至四味者。盖药惟性专则达，二则调，四则参与制，再多则相牵而不能奏功。偶传治痢二方，甚简而验，今录于此：治痢止二味，色白者患寒，其说未是。用生姜一两，细茶五钱。色赤者患热，用细茶一两，生姜五钱。赤白杂者，姜、茶各五钱，青皮三钱，陈皮二钱，酒一碗，河水一碗，煎至一碗，温服即愈。李日华《六研斋偶笔》。

魏玉横曰：汪绍兄室人，年五十余，新秋患淋秘，小愈即勿药。初冬即自汗两日，遂寒热成胎疟，医略与消散不效。将半月，复增滞下，腹痛后重，日一二十行。因见其脉如蛛丝，声微气乏，疑属虚寒，乃用二陈汤、香、砂、苍、朴温胃燥脾之剂。十余日，舌苔尽黑，多汗不眠，遂辞去。诊之，脉果沉微，语殊轻怯，然小便热短，胸膈痞闷，疟则热多于寒，痢则红少于白。此伏气所发，陈莝郁积，大腑为病也。在《金匮》法宜下之，但其禀赋甚弱，三阴素亏，不可峻治。且前所服，类皆温燥，故令积滞不行，宜以润滑甘寒之品导之。用生地、杞子、麦冬、蒌仁、当归、木通、白芍、黄芩、枳壳、桔梗，数剂，觉去宿垢甚多，又数剂而痢止。疟仍间日一作，加痰嗽甚频，此肠胃既通，余热挟虚火上窜也。前方去枳壳、当归、木通，加沙参、熟地、地骨、首乌之属，十余剂，黑苔始尽，而寒热除。又数剂，痰嗽亦止。后因劳疟复作，用补中益气去人参，内熟地一两，一剂而愈。愈后，左关尺仍细弱，向若峻下，必生变矣。当病甚时，一专科与木香、白术、炮姜、补骨脂等，亦幸而未服。

痢后风

孙文垣治程氏子，年十五，夏月患痢。医治弥月，痢止而筋骨肿痛，痛处发热，昼轻夜重，肌肉消，饮食减。有作白虎历节风治者，有作鹤膝鼓槌风治者，痛甚。诊之，脉皆细涩，曰：此痢后风也。盖由治痢不善，以致寒湿秽瘀凝滞经络，日久血气为痛所伤。此症虚虚实实，极难认，处方亦不易。欲补虚则肿愈剧，欲疏通则痛愈甚，惟《局方》大防风汤可用。防风、熟地、黄芪、人参、白芍、当归、杜仲各一钱，白术一钱五分，羌活、牛膝、甘草、茴香各五分，川芎七分，加姜三片，服三十帖而安。

陈三农治一士，痢后腰腿挛痛，不能俯仰。此肾虚风寒湿所乘也，用独活寄生汤二剂愈。

卷九

饮食伤

窦材治一人，慵懒，饮食即卧，致宿结于中焦，不能饮食，四肢倦怠，令灸中脘五十壮，服分气丸、丁香丸即愈。

一人脾气虚，好食冷物，不消，常觉口中出败卵臭，服草神丹即愈。若服全真金液亦效。原注：脾胃既为食所伤，不可再施消克。惟治以温化，则自健运矣。

一人暑月饮食冷物，伤肺气，致咳嗽胸膈不利，先服金液丹百粒，泄去一行，痛减三分，又服五膈散而安。但觉常发，后五年复大发，灸中府穴五百壮，方有极臭下气难闻，自后永不再发。世医不审病因，动云暑月热气伤肺，一派寒凉，致水气不消，变成大病。原注。

汪颖曰：一人好食烧鹅炙爆，日常不缺，人咸防其生痈疽，后卒不病。访知其人每夜必啜煎茶一碗，乃知茶能解炙爆之毒也。

龚子才治一人，劳后吃红柿十数枚，又饮凉水数碗，少顷，又食热面数碗，遂心腹大痛。诊之六脉沉微，气口稍盛，此寒热相搏所致。以附子、干姜、肉桂、枳实、山楂、神曲、莪术、香附，一服立止。后浑身发热，又以小柴胡一剂而安。

一人腊月赌吃羊肉数斤，被羊肉冷油凝结，堵塞胸膈不下，胀闷欲死，诸医束手。诊之，六脉俱有，乃用黄酒一大坛，煮热入大缸内，令患人坐其中，众手轻轻乱拍胸腹背心，令二人吹其耳，及将热烧酒灌之，次服万亿丸，遂得吐泻而愈。

陶节庵治一人患病，因食羊肉涉水，结于胸中。门人请曰：此病下之不能，吐之不得出，当用何法治之？陶曰：宜食砒一钱。门人未之信也，乃以他药试之，百计不效。卒依陶语，一服而吐遂愈。门人问曰：砒性杀人，何能治病？陶曰：羊血犬血，大能解砒毒，羊肉得砒而吐，而砒得羊肉，则不能杀人，是以知其可愈。《杭州府志》。

唐守元治一妇人，食羊闻呼，未及吞而应，逾月病发，淹及两年。唐曰：此必胸有宿物。家人曰：两年不愈矣。曰：试以我药投之。既而大吐，痰块中裹羊肉一脔，遂愈。《平湖县志》。

王海藏治秦生，好服天生茶及冷物，成积而痼寒。脉非浮非沉，上下内外按举极有力，坚而不柔，触指突出肤表，往来不可以至数名，纵横不可以巨细状，此阴证鼓击脉也。一身流行之火萃于胸中，寒气逼之，故搏大有力。与真武、四逆、理中等汤丸，佐以白芍、茴香，使不潜上，每日服百丸，夜汗出而愈。

孙文垣治董浔阳，年六十七，有脾胃疾，以过啖瓜果，胸膈胀痛，诸医不愈。脉之，寸关弦紧，曰：病伤瓜果，而为寒湿淫胜。经云：寒淫所胜，治以辛温。然瓜果非麝香、肉桂不能消。以高良姜、香附各一两为君，肉桂五钱为臣，麝香一钱为佐，每服二钱，酒调下。药下咽，胸次便宽，再而知饿，三服而巾栉交接宾客，如未病者。

马二尹迪庵，年五十五，以过食鳗鱼卷饼，心腹胀痛，医不知吐法，遽以硝、黄下之。大便不行，胀痛愈甚，又用木香槟榔丸，继又有下以大小承气汤者。十余日，病益加，便既不行，食亦不进，小水仅点滴，又服白饼子五日，备急丸三日，胀痛遂不可当。又服甘遂、芫花、大戟、牵牛之属三日，并小便之点滴亦无矣。又灸中脘三十余壮，亦无验。孙至，视其色苍黑，神藏不露，声音亮，惟腹大如箕，不能反侧。脉之，两手皆滑大，两尺尤有力。曰：此病初时食在膈上，法当用吐，《素问》云，在上者，因而越之，易易也。乃误下伤脾，失其健运，是以愈下愈胀。又以峻利益下之，致展转增剧。今先用六君子汤以醒其脾，加木香、砂仁助其运动。再用吐法，吐出前药，弗虑大便不行，独虑行之不止耳。计所服药，硝、黄五斤，巴豆、白饼五六两，又加诸慓悍之剂，幸而药性未行，尚可为计。否则如瓶水底脱，倾泻无余矣。今伤在上中二焦，下元未损，故两尺尚有神，色苍气固，根本未动，尚可为也。服药后，腹加大痛，知药力已至，改用人参芦、防风芦、升麻、桔梗各三钱，煎服。少顷，用鹅翎探之，涌出前药约十余碗。病者曰：目前光矣。时巳刻也，孙谓酉时大便必行，宜备人参数斤以待。至午刻，进至宝丹一帖，以温中气。未申间，腹中浊气下注，觉少宽。至晚，大便行一次，小水略通，即用参、术各五钱，炮姜三钱，茯苓二钱，木香、甘草各五分，陈皮一钱，煎服。四鼓，又行一次，小水亦行，次日连泻十余次，以理中为丸，与煎剂兼服，胀全消，食渐进。凡泻七十二日，服参二斤余乃愈。

吴九宜，每早晨腹痛泄泻者半年，粪色青，腹膨胀。咸谓脾胃泻，为灸关元三十壮，服补脾肾之药，皆不效。自亦知医，谓尺寸俱无脉，惟两关沉滑，大以为忧，疑久泻而六脉皆绝也。孙诊之曰：毋恐，此中焦食积痰泻也。积胶于中，故尺寸隐伏不见，法当下去其积，而反用补，误矣。以丹溪保和丸二钱，加备急丸三粒，五更服之，巳刻下稠积半桶，胀痛随愈。次日六脉齐见，再以东垣木香化滞汤，调理而安。

汪氏妇腹大如箕，坚如石，时或作痛，杂治月余，转胀急，小水不通。或用温补下元之剂，则胀急欲裂，自经求尽。脉之，两关洪滑鼓指，按之不下，乃有余之候也。症虽重，可生。其致病之由，因母家常令女奴袖熟鸡、牛舌之类私授之，因数食冷物，积成胀满，误作虚治，宜增剧也。乃用积块丸，三治而胀消积去。以保和丸调理一月而愈。

黄履素曰：余在临江时，误用厚朴伤中气之后，偶食犬肉一块，遂觉停滞。时中气正虚，不敢加山楂等药。考本草食犬肉不消，煮芦根汁饮之可消。如法煎饮，觉右胁下微痛，次日大痛，殊不可解。自是日甚一日，坐卧皆妨，反侧痛如刀割，右胁下按之有物如鸡子。方书言：右胁痛属食积痰积。有谓须攻治者，有谓不宜攻，必须助正以消邪者。时有医主攻治，谓不攻治成痞块。余以为不然，确守助正之说。当痛极时，不敢服药，静以守之，俟痛小定，气稍平，即用六君子加木香等行气之药，以渐调之，竟得痊可。若误信攻伐，不知死所矣。黄公禀体虚寒，故专尚温补，未可以为定论。即其所用，仍是半补半消之剂，故能取效，亦非纯补者可比。

张景岳治一上舍，年及三旬，因午刻食水煮面角，及至初更，小腹下至右角间见痛，遂停积不行，而坚突如拳，大如鹅卵，其痛之剧，莫可名状。察其明系面积，显而无疑。然计其已入大肠，此正通则不痛之症也。乃与木香槟榔丸，其痛如故。因疑药力之缓，犹未及病，及更投神授丸以泻之，又不效。因谓此药性皆寒，故滞而不行也。再投备急丸，虽连得大泻，而坚痛毫不为减。斯时也，张计穷矣。因潜思其由，不过因面，岂无所以制之，今既逐之不及，使非借气以行之不可也。且计面滞非大蒜不杀，气滞非木香不行。又其滞深直远，非精锐之向导不能达。乃用火酒磨木香，令其嚼生蒜一大瓣，而以木香酒送之。一服后，觉痛稍减。三四服后，痛渐止，而食渐进，而小腹之块仍在，后至半年许，始得消尽。由是知欲消食滞，即大黄、巴豆犹有所不能及，而惟宜行气为先也。且知饮食下行之道，乃必由小腹下右角间，而后出于广肠，此自古无言及者。

琇按：就此观之，景岳平生临症，遗憾多矣。夫面食由胃入肠，已至小腹之角，岂能作痛如是，而又如拳如卵耶？必其人素有疝，偶因面食之湿热发之，或兼当日之房劳，遂乃决张如是，故推荡之亦不应，得木香火酒一派辛热香窜而痛止耳。至谓食由小腹下右角，而后出广肠，谓自古无言及者，更堪捧腹。经谓大小肠，皆盘屈十六曲，则左旋右折可知，岂如筒如袋，而直下乎？嘻！

张路玉治叶某停食感冒，两寸关俱涩数模糊，两尺皆沉，按之益坚。虽其人尚能行走，而脉少冲和，此必向有陈气在少腹。询之，果患寒疝数年。因婉辞不用药，是夜腹满而逝矣。或问此人小恙，何以知其必死？曰：凡人胃满则肠虚，肠满则胃虚，更实更虚，其气乃居。今胸有瘕而肠有积，上下俱困，能保其不交攻为患乎？当知厥痛入腹，脚气冲心等疾，皆是阴邪相搏，结郁既久，则挟阴火之势而上升。若胸中元气有权，则其邪下伏。今既为宿食填塞，逆则上下俱满，正气无容身之地，往往有暴绝之虞，所以不便用药，实未知其即死也。《伤寒论》病人素有痞积，及病传入三阴则死，谓之脏结。盖新邪与旧邪合并也。

幼科汪五符，夏月伤食呕吐，发热颅胀，自利黄水，遍体肌肉扪之如刺。六脉模糊，指下似有如无，足胫不温。自谓阴寒，服五积散一剂，热愈炽，昏卧不省。第三日利不止，时谵语，至夜尤甚。或以为伤暑，与香薷饮，遂头面汗出如蒸，喘促不宁，足冷下逆。或以为大寒，而脉息模糊，按之殊不可得，以为阳脱之候，欲猛进参、附。或以为阴证，断无汗出如蒸之理，脉虽虚而症则大热，当用人参白虎，争持未决。张诊之曰：六脉如此，而心下按之大痛，舌上灰刺如芒，乃食填中宫，不能鼓运，其脉往往如此。与凉膈散下之，一剂神思顿清，脉亦顿起。倘投参、附，其能免乎？

癸卯元夕，周徐二子过石顽斋头饮，次日皆病酒不能起。欲得葛花汤解醒，张曰：此汤虽为伤酒专剂，然人禀赋，各有不同，周子纵饮则面热多渴，此酒气行阳肌肉之分，多渴则知热伤胃气，岂可重令开泻，以耗津液？与四君子汤去甘草，加藿香、木香、煨葛根、泽泻，下咽即愈。徐子久患精滑，饮则面色愈青，此素常肝胆用事，肾气亦伤，酒气皆行筋骨，所以上潮于面。葛花胃药，用之何益？与五苓散加人参，倍肉桂，服后食顷，溲便如皂角汁而安。用药须相人体气，不可胶执成方。凡病皆然，不独为伤酒说法也。

柴屿青治中翰陈雯山，壮热神昏，为时医所误者累日，势甚危笃。诊得人迎脉缓，自无外感，惟气口洪实，舌苔甚厚。重按其胸，皱眉呼痛，此胸中停食，屡进发表，相去径庭，无怪病增剧也。用小承气汤连下二次，即神清热退而安。

张飞畴治谢元海，夏月常饮火酒，致善食易饥，半月后腹渐胀满，大便艰涩，食亦日减。医用刻削清火俱不效。左脉细数，右脉涩滞，此始为火助胃强而善食，继为火灼胃液而艰运，艰运则食滞而胀满，胀满则食减。今宜断食辛热，乘元气未离，祛其滞而回其液，日久则费调理也。用枳实导滞汤去黄连、白术，加葛根，一服，大便通利而滞行，又用健脾理气。三日后，以小剂生脉加葳蕤、煨葛根，半月而愈。

张三锡治一人，发热头痛，七日不止。诊之，左脉平和，右寸关俱弦急有力，乃内伤宿食为患也。以二陈加枳实、厚朴、楂炭、柴胡，三剂，再加黄芩，头痛除。但热不净，投枳实导滞丸百粒，更衣而愈。

一妇每夜分即发热，天明渐止，自投四物汤，反加呕恶。诊得左关微急，而右寸关弦数有力。询之，经后食梨，午后遂热起，正丹溪所谓胃虚过食冷物，抑遏阳气于脾土之中。此病皆因血虚而得者，遂以升阳散火汤，一服热已。后用四物去地黄，加枳、术、陈皮，健脾养血，调理而愈。

张三锡曰：余初识缪仲淳时，见袖中出弹丸咀嚼。问之，曰：此得之秘传。饥者服之即饱，饱者服之即饥。因疏其方，名资生丸。余大喜之，而颇不信其消食之功。已于醉饱后，顿服二丸，径投枕卧。夙兴，了无停滞，始信此方之神也。资生丸：白扁豆一两，山药一两五钱，人参三两，白术土炒三两，莲肉一两，芡实一两五钱，橘红二两，桔梗五钱，炙甘草五钱，白蔻仁三钱五分，厚朴一两，山楂肉二两，川黄连三钱五分，神曲二两，藿香五钱，茯苓一两五钱，泽泻三钱五分，薏苡仁三两，麦芽一两五钱，炼蜜丸，每丸二钱，每服一丸，醉饱后二丸。王晋三曰：《易》曰，至哉坤元，万物滋生。取以名方，因三焦五脏之生生之气，全资脾胃而输化也。盖土居乎中，而位寄乎五行，三焦分受其气于五脏，故理脾胃而仍理三焦也。白扁豆、山药，补金中之土也；人参、白术，补其正土也；莲肉、芡实，补水中之土也；橘红、桔梗、甘草、豆蔻，运上焦之气而使之输也；麦芽、苡仁、茯苓、泽泻，理下焦之气，而使之化也。三焦气行，五脏气充，而生勃然矣。

许学士云：有人全不思食，补脾罔效，授二神丹，服之顿能食，此即补母法也。黄曾直用菟丝子淘净酒浸，日挑数匙，以酒下。十日外，饮啖如汤沃雪，亦此理也。《治法汇》。

张三锡治一人，夏月食羊肉太多，作渴烦躁，自谓受暑，用凉水调益元散，躁烦愈甚。诊之，脉虽滑，不鼓指，随以盐汤吐之，得生肉碗许。乃以二陈加草果、肉桂、厚朴、山楂，调理而安。若用凉药作暑治，立见其毙。

一人饮茶过度，且多愤懑，腹中常漉漉有声。秋来寒热似疟，以十枣汤料，黑豆煮晒干研末，枣肉和丸芥子大，以枣汤下之。初服五分不动，又服五分，无何腹痛甚，以大枣汤饮之，大便五六行，时盖日晡也。夜半，乃大下数斗积水而积平。当其下时，瞑眩特甚，手足厥冷，绝而复苏，举家号泣，咸咎药峻。嗟乎，药可轻用哉。

一人过食瓜果，时值夏月，大泻不止，中脘大痛，烦渴引饮，自服天水散及香薷饮。脉之，右关寸俱沉伏，因作停冷治，香砂六君子汤加炮姜、厚朴，一服痛渴俱止，只以胃苓调理而安。

龚子才治徐通府，因好烧酒，及五香药酒过度，患吐血唾痰，六脉急数。此酒毒积热入于骨髓，不受滋补。以黄连解毒汤加知母、贝母、石膏、连翘、元参、花粉、葛根、栝楼、桔梗、酒蒸大黄，早晚服。至百日外，以六味丸加解毒汤在内，与前汤药并进，又百日始瘳。后归田逾年，仍为酒困而卒。

陆祖愚治吴武祖之母，少寡长斋，禀性极薄，因正啖糯米粉食，人误报武祖不入泮，不觉惊而且闷，遂成内伤。或与之消导过多，而中满过甚。脉之，两手断续不匀，洞泻口开，头汗如洗，元气将脱，胸中仍不可按。脉不足而症有余，宜先补后攻，急用附子理中汤，二剂脉稍有根。以枳实理中汤进之，其积渐觉移动，脉亦有神。后以润字丸，每服五分，仍以前剂送之，积去身和，调理而愈。用药次第可法。

徐小园子，新婚多痰，脾已受伤，又加外感，遂往来寒热，项强背痛，头疼，表里具在。或谓疟疾，遽用截药，因而口渴，多食生冷，变为吐泻，与柴苓汤不效。诊之，四肢厥逆，不省人事，面色青黄，脉左三部与右尺隐欲脱，右关滑而有力，乃用参附理中加枳实、厚朴、山楂等，三剂脉起。而内伤之症才身大热，舌焦芒刺，脐上下手不可按，四肢濈然汗出，下证悉具，第用枳、朴、熟黄少许，加铁锈水导之，去燥矢三四块。势未减，又与枳、朴、楂、连，小柴胡加人参少许，间四五日进润字丸五分，大便去一次。如是八十余日，里证去，六脉有神。向晡时潮热，胃气不开，口干腹满，前方去参，四剂势又大减。或谓伤寒三七不解，谓之坏症。经云：安谷者昌，绝谷者亡。今将百日，粒食不进，焉有生理？况身不热，舌无苔，纵晡时微热，亦是阴虚之故。急宜滋阴养血，开胃健脾自愈。遂服药一剂，又强饮粥汤半盏，及龙眼汤一杯，是夜仍身体大热，心口作痛，异常烦躁，舌上有苔。再诊，右关尺沉实，仍用枳实、黄连、卷柏、麦芽、楂、朴，送润字丸一钱五分，大便一次极畅，诸症顿除。改用六君子，方知饥饱，计百三十余日，头发落尽，年余未得出门户。

陈孟昭新正赴馆，偶开别室，见一柩，心中怦然，是晚梦遗。次日勉强行文，薄暮啖肉面，遂头疼身热，右胁有块如碗，疼痛寒热，疑为肿毒。诊之，谓内伤兼感。不信。疡医视之，外用敷药，内服解毒之剂，不效。或与投补，遂昏冒烦躁，谵语如狂。再延诊，脉洪数无伦，此误补故也。仍作内伤饮食治之，用青皮、陈皮、枳实、厚朴、山楂、黄连等，又以麸皮炒熨肚腹。稍苏，再用润字丸五分。数服后，宿垢去而痛减，改用参、术、归、芍、麦冬、陈皮、茯苓、甘草之类，调月余而安。

沈振宇患阴证似阳，用温经益元汤而愈。乃病愈未几，因食馒头、羊肉等物，遂胸腹胀满，痞塞不通，服药旬余不效。口渴烦躁，晡时更甚，大便闭结，凡硝、黄、枳、朴、槟、楂、麻仁、青皮、红花、归、地、芩、连，遍服而大便不通。陆曰：大病须以大方治之，若拘拘一二钱，力量轻薄，安能奏捷？如元明粉、槟榔，必用五钱，枳实、生地、当归、黄芩，必用一两，红花必用三钱，另以山楂四五两煎汤，代水煎药。临服必加铁锈水半酒杯，其垢自行矣。如言，一剂果腹中运动，响声不绝。两时许，下宿垢半桶，顿觉爽利，调理而痊。

昔有婆罗门僧东来，见食面者，云此大热，何以食之？又见食中有莱菔，云：赖有此以解其性。自此相传，食面必啖莱菔。又小说云：人有中麦面毒者，梦红裳女子悲歌，有一丸莱菔火吾宫之句。《医说续编》、本草。

扁鹊云：酒饮过，腐肠烂胃，溃髓蒸筋，伤神损寿。有客访周顗，顗出美酒二石，顗饮石二，客饮八斗。次明顗无所苦，酒量惯也，客已死矣。观之客胁穿肠出，岂非量过而犯扁鹊之戒与。同上。

王海藏治秦生好服天生茶及冷物，积而痼寒。脉非沉非浮，上下内外，举按极有力，坚而不柔，触指突出肤表，往来不可以至数名，纵横不可以巨细状，此阴证鼓击脉也。一身游行之火，萃于胸中，寒气逼之，搏大有力。与真武、四逆、理中等汤丸，佐以白芍、茴香，酒糊丸，使不僭上。每百丸，昼夜相接，八九日服丸至半斤，作汗而愈。亦世罕有也。《阴证略例》《医说续编》。

薛立斋治一人，食粽，烦闷作渴，大便欲去不去，用消导药不应。以白酒曲炒为末，温酒调服二钱，俄顷，腹鸣粽下而安。一人食水晶团子过多，肚腹胀痛，亦治以此方而愈。

一人食鱼鲊，腹痛患痢，诸药不效。用陈皮、白术等分为末，陈米汤数服而愈。一人每食蟹即腹痛，用紫苏浓煎汤而安。

一妇人停食饱闷，或用人参养胃汤、木香槟榔丸而泄泻吐痰，腹中成块。又与二陈、黄连、厚朴，反加腹胀不食。此胃气虚不能消磨，用补中益气加茯苓、半夏，五十余剂，脾胃健而诸症痊。

窦材治一人，因暑月食冷物，以致胸腹胀闷欲死。服金液丹百丸，少顷，加全真丹百丸，即有气下降而愈。

一人每饭后饮酒，伤其肺气，致胸膈作胀，气促欲死，服钟乳粉、五膈散而愈。若重者，灸中府穴亦好，服凉药则成中满难治矣。

一小儿食生杏，致伤脾，胀闷欲死，灸左命门二十壮而愈。又服全真丹五十粒。

一人嗜茶成癖，一方士令以新鞋盛茶令满，任意食尽，再盛一鞋，如此三度，自然愈也。男用女鞋，女用男鞋，用之果愈。《集酒方》。

立斋治一男，夏月入房，食冰果腹痛，用附子理中汤而愈。有同患此者，不信，别用芩、连、二陈之类而死。

林观子治一人，房欲后远涉，饥渴饮新汲泉水，而归病作。医以解表消中药与之，遂冷逾膝肘，外热躁扰不定，掀衣掷被，谩语无伦，脉寸如蛛丝，余无。急以人参、姜、附，入葱白、生姜，大剂浸冷灌之，得睡躁定。去葱白、生姜，服数帖得汗，肝脉亦渐和，加别药调而安。

朱丹溪治一丈夫，因酒多下血，肚疼后重成痢，滑石半两，连翘、黄芩、木通、白芍、枳壳、白术各二钱，甘草五分，桃仁二十一枚，分四帖服。

有人因忧愁中伤食，结积在肠胃，欲发吐利，自冬至后暑月积伤发，暴下数日不止。《玉函》云：下痢至隔年月日应期而发者，此为有积，宜下之。止用温脾汤尤佳。如难下，可佐以干姜丸：干姜、巴豆、大黄、人参各等分，后服白术散：白术、木香、附子、人参各等分。上细末，每二钱，水一盏，姜三片，枣一个，前六分温服。

一丈夫酒多病泄，久不愈，又自进附、椒等，食不进，泄愈多。滑石、黄芩各半两，干姜、黄连、樗皮，粥为丸，每服百丸。

许学士治宗室赵彦材，下血，面如蜡，不进食，盖酒病也。授紫金丹方，服之终剂，血止，面鲜润，食亦倍常。新安一士人亦如是，与三百粒，作一服，立愈。胆矾三钱，黄蜡二两，大枣五十枚。上以砂锅，或银石器内，用好酒三升，先下矾、枣，慢火熬半日，取出枣去皮核，次下蜡，再慢火熬一二时，令如膏，入蜡茶二两，同和丸如桐子大。每服二三十丸，茶酒任下。

孙兆治馆职学士张居易，嗜酒散诞，不为名利拘束，忽发热头疼。俾翰林医官治之，十日愈甚。诸学士共议召孙，孙至，脉之曰：余人皆日伤寒，然此症痰也。张学士好酒多痰，食所伤也。今痰非伤寒，而右手脉甚数，左手脉平和，此必伤酒食而作头疼，宜用食药五七丸，俟之半日，进退决矣。孙遂用食药，经食久，膈渐宽，头痛遂减。再进利膈药，遂获安。大凡阳邪，头痛经十日，岂得不变发热而狂乱，故知非伤寒，乃食病之过也。

朱丹溪治胡孺人，因吃冷粉与肉，头痛自汗，膈痞小便赤，用白术三钱半，陈皮一钱半，木通、川芎、黄芩各五分，姜水煎熟，吞之草豆蔻丸、阿魏丸、保和丸各五十粒。

罗谦甫曰：丁巳冬，予从军回至汴梁，有伶人李人爱谓予曰：大儿自今岁七月间，因劳役渴饮凉茶，及食冷饭，觉心下痞，医投药一服，下利两行，症遂减。不数日，又伤冷物，心腹复痞满，呕吐恶心，饮食无味，且不饮食，四肢困倦，懒于言语。复请前医诊视，曰：此病易为，更利几行即快矣。还以无忧散对加牵牛末，白汤服之。至夕，腹中雷鸣，而作阵痛。少焉，既退又泻，烦渴不止，饮食无度，不能复禁，时发昏愦。再命前医视之，诊其脉，不能措手而退。顷之，冷汗如洗，口鼻气渐冷而卒矣。小人悔恨无及，敢以为问。予曰：未尝亲见，不知所以然，既去。或曰：予亲见之，果药之罪与，而非与？予曰：此非药之罪，乃失其约量之过也。夫药之无据，反为气贼。《内经》云：约方犹约囊也。囊满勿约，则输泄方成，勿约则神气不俱。故仲景以桂枝治外伤风邪，则曰：若一服汗出病瘥，停后服，不必尽剂。大承气汤下大实大满，则曰：得更衣，止后服，不必尽剂。其慎如此，此为大戒，盖得圣人约囊之旨也。治病必求其本，盖李以杂剧为戏，劳神损气，而其中痛，因时暑热，渴饮凉茶，脾胃气弱，不能运化，而作痞满。以药下之，是重困也。加以不慎，又损其阳，虚而复下，阴争于内，阳扰于外，魄汗未藏，四逆内起。仲景所谓一逆尚引日，再逆促命期。如是，则非失约量之过而何？故《内经》戒云：上工平气，中工乱脉，下工绝气。不可不慎。

张子和治一佃侣，好茶成癖，积在左胁。曰：此与肥气颇同，然痎疟不作，便非肥气。虽病十年，不劳一日，况两手沉细，有积故然。吾治无针灸之苦，但用药即可享寿尽期。先以茶调散吐出宿茶数升，再以木如意揃之，又涌数升，皆作茶色。次以三花神佑丸十余粒，是夜泻二十余行，脓水相兼，燥粪瘀血，杂然而下。明日以除湿之剂，使服十余日，诸苦悉蠲，神色清莹。《医说续编》。

浙东监宪全公，每晨先饮阿刺吉十余杯，然后饮常酒，至六月大发热，张奕之治用冰摊心腹上，冰消后增，内饮以药，三日乃愈。《药要或问》。

一富家子二十余岁，四月间病发热，求赵以德治之。脉浮沉无力，而虚热往来，潮作无时，脉间有力洪数，随热进退。因之非外感之热，必是饮酒留热在内，今因房劳气血之虚而病作。问之，果在正月，每晨饮阿刺吉，吃狗肉一月。既得其情，遂用补气血药加葛根以散酒毒，一帖微汗，反懈怠，热如故。因是知气血皆虚，不禁葛根之散而然也，必得鸡距子方可解其毒。偶得干者少许，加于药中，其热即愈。

唐生者，病因饮酪水及食生物，下利紫黑血十余行，脾胃受寒湿毒，与六神平胃散半两，加白术三钱，以利腰脐间血，一服愈。

周子固治王经历，患身轻飘飘，若行空虚中。易医凡七十人，皆以为风虚，与热剂转加。周曰：此酒毒也。即以寒凉之剂驱之随愈。《九夷山房集》。

张子和治一酒病人，头疼身热恶寒，状类伤寒。诊其脉，两手俱洪大，三两日不圊，以防风通圣散约一两，水一中碗，生姜二十余片，葱二十茎，豆豉一大撮，同煎三沸，去渣，稍热，分作二服。先服一多半，须臾，以钗股探引咽中，吐出宿酒，香味尚然，约一两掬，头上汗出如洗，次服少半立愈。《内经》曰：火郁发之。发谓令其汗之疏散也。

朱丹溪治一饮酒人，胸大满，发热，夜谵语，类伤寒，右脉不和，左大。与补中益气汤去黄芪、柴胡、升麻，加半夏。以黄芪补气，柴胡、升麻又升，故去之，服后病愈。因食凉物心痛，于前药中加草豆蔻数粒愈。《治法》。

立斋治曹铨，因饮食汾酒，肛门肿痛，便秘，脉实。服荆防败毒散不应，用黄连内疏汤而愈。

张子和治苏郡丞秦水心，初有中气虚寒之症，兼以案牍丛脞，应酬纷扰，遂致疲倦食少，肌表微热，不能治事。召诊，始而用温，继而用补，其后每剂加参至两许，附至三钱，然后饮食大进，精神焕发。复因汤液久而苦口，则更制丸剂常服，大抵不外扶阳抑阴之义。忽一日诸症复发，视前较甚，加之自汗头晕，懒于言语。亟延诊，首讯昔日大剂温补煎方，盖谓丸剂缓而无济也。诊毕曰：症即前日之症，药非前日之药，是殆劳神动怒之后，复为饮食所伤，致令当纳受者不纳受，当运化者不运化，实热滞于太阴阳明两经，此王道安所谓饮食劳倦之中，仍有有余不足。今非昔比，参、附断断不可沾唇者，惟宜清导消热耳。郡丞首肯，遂如法治之而愈。所以知秦之病者，其脉左关独大，而气口紧盛倍常。左关独大者，肝主劳与怒也。气口紧盛，非食而何？藉若胶柱前方，实实之咎，其何能辞？

顾开一内人，以伤食饱闷求治。诊其脉，气口初非紧盛，而反得虚微，察其症，虽若胸次有物，而神气殊短，正符东垣饮酒食劳倦之说，宜补正以祛邪。即用六君子健脾，佐以姜、桂等味，助中焦腐熟水谷。一二剂后，腹胀宽舒，君子进而小人退之机也。改用补中益气汤，脾泻即止，饮食如常，神气日增。

聂久吾曰：一侍婢停食腹痛，先用消导药，略加发散，一剂而痛未减。因用炒盐汤，服二碗吐之，其痛减半。又用发散为主加消导，一剂其痛立止。因悟寒邪停食作痛，散其寒气，则食自消，而痛自止。自后依此施治，无不神效。

梁抚军章钜云：向余在甘肃齐礼堂军门授一药酒方，谓可治聋明目，黑发驻颜，余服之一月，目力顿觉胜常。方用蜜炙黄芪二两，当归一两二钱，茯神二两，党参一两，麦冬一两，茯苓一两，白术一两，熟地一两二钱，生地一两二钱，肉桂六钱，五味子八钱，山萸肉一两，川芎一两，龟胶一两，羌活八钱，防风一两，枸杞一两，广皮一两。凡十八味，外加红枣七两，随量饮之。军门云：此名周公百岁酒，其方得自塞上周公，自言服此方四十年，寿逾百岁。其家三代皆服此酒，相承无七十岁以下人。有名医视之曰：水火既济，真是良方。其制胜全在羌活一味，所谓小无不入，大无不通，非神识神手，莫能用此也。余弟灌云广文，素嗜饮，中年后，已成酒劳，每日啜粥不过一勺，颜色憔悴，骨立如柴，医家望而却走。余录此方寄之，灌云素不饮烧酒，乃以绍酒代之，日饮数杯，以次递加。半月后，眠食渐进，一月后遂复元。比余回福州相见，则清健反胜十年前，而豪饮如故。盖常服此酒，日约三斤，已五年矣。

清和酒，不能断饮之人，可用此法，庶几饮而无弊。真生地八两，天冬四两，银花八两，生猪脂一斤，生绿豆一升，柿饼一斤切碎，汾酒二十斤，密封浸之。一月后可饮，久藏不坏。

加减思食丸，治脾胃俱虚，水谷不化，胸膈痞闷，腹胁时胀，食减嗜卧，口苦无味，虚羸少气，胸中有寒，饮食不下，反胃恶心，及病后心虚，不能胜谷气，食不复常，并宜服之。神曲炒黄、麦冬、麦芽炒黄各二两，乌梅四两，木瓜半两，白茯苓、炒甘草各二钱半，蜜丸，樱桃大，每服一丸，细嚼，白汤送下。如渴时，噙化一丸。徐灵胎曰：此收纳胃气之方，用乌梅、木瓜甚巧。

裴兆期曰：病有用药伤而变重者，甚有变症莫识，而卒至危亡者，不可不知。昔一妇，患经闭，服血药过多，血不行而饮食反减，又增寒热呕逆，医犹以为瘀血攻心，倍加峻削，病者忽神昏齿噤，口角流涎，状类中风。诊其脉，伏而微，心下按之满急且有声，曰：此饮症也。询之，乃为药所伤，非涌法不可。急取桐油，鹅翎探之，一涌而出酸水四五升，遂醒。先与燥湿宽中药，次与补脾健胃。俟饮啖起居如故，始进通经丸，血乃行。一人病疟兼旬，胸满而畏食，胃气不清故也。医不审，与以补中益气汤二服，疟反大剧。易用鳖甲、何首乌以截之，更胀呕不胜，汤饮俱废。或疑其误用补药，与陈皮、莱菔等汤，病益加。余诊之，六脉濡弱，此湿气满胸膈也。以苍术为君，佐以半夏、厚朴、泽泻、豆仁等，少加姜汁、食盐，徐徐与之，不食顷，兀然欲吐。即探引之，得吐黄涎恶水甚多，脉始平，疟亦渐止。又一小儿甫三岁，得心腹痛疾，医者处剂太重，煎汁又浓，更灌之，乳食后，反增呕吐，发寒热而兼喘，更数医罔效，渐昏沉不省人事。其家以为不可救，遂勿药以俟之。自晨至昏，忽闻腹中汩汩声上下者数四，遗秽汁斗许而苏。此等病患者甚多，不能悉举。总之，人生以胃气为本，胃气伤，虽对病之药，皆不运化而取效，反生他症。今之病家医家，皆不之察，凡有病辄投以药，不愈更医以药，甚至饮食不进，不思顾其生化之源，而犹乱投汤药，致中气受伤，变症百出而死者，不少矣，可不慎哉。《言医》。

午时茶方，治风寒积湿，潮热恶寒，遍身疼痛，头昏目暗，肚腹痛胀，不思饮食。山楂肉四两，麦芽四两，陈皮二两，枳壳二两，厚朴二两，紫苏二两，香附三两，川芎一两，砂仁二两，茅苍术一两，槟榔一两，薄荷一两，木通二两，甘草一两，陈茶十斤，乌药二两，半夏二两。上药俱研末各包，于五月五日午时，用朱砂二钱，研细末水飞，投入烧酒一大碗搅匀，泡淋药末使匀，晒干贮瓶内。每服水煎三钱，小儿酌减，孕妇忌服。或开水泡作茶饮亦可。

消

张子和曰：初虞世言，凡渴疾未发疮疡，便用大黄寒药，利其势使大困，火虚自胜，如发疮疡，脓血流漓而消，此真格言也。故巴郡太守奏三黄丸，能治消渴。余尝以隔数年不愈者，减去朴硝，加黄连一斤，大作剂，以长流千里水煎五七沸，放冷，日呷之数百次，以桂苓甘露饮、白虎汤、生藕节汁、淡竹沥、生地黄汁，相间服之，大作剂料，以代饮水，不日而痊。故消渴一症，调之而不下，则小润小濡，固不能杀炎上之势；下之而不调，亦旋饮旋消，终不能沃膈膜之干；下之调之而不减滋味，不戒嗜欲,不节喜怒,病已而复作。能从此三者,消渴亦不足忧矣。

昔有消渴者,日饮数斗,刘完素以生姜自然汁一盆,置之密室中,具罂杓于其间,使其人入室,从而锁其门,病人渴甚,不得已而饮之,饮尽渴减,得《内经》辛以润之之旨。又《内经》治渴以兰,除其陈气,亦辛平之剂也。刘完素之汤剂,虽用此一味,亦必有旁药助之也。秦运副云:有人消渴,引饮无度,或令食韭苗,其渴遂止。法要日吃三五两,或炒,或作羹,无入盐,极效。但吃得十斤即佳。

苦楝根,取新白皮一握,切焙,入麝少许,水二碗,煎至一碗,空心服之,虽困倦不妨。自后下虫三四条,状蛔虫,其色真红,而渴顿止。乃知消渴一症,有虫耗其精液者。

琇按:此方神效,服之屡验。

鄂渚卒祐之,患消渴九年,服药止而复作。制苏朴散,以白芍、甘草等分为末,每用一钱,水煎服,七日顿愈。古人处方,殆不可晓,不可以平易而忽之也。《经验方》陈日华、《本草纲目》。

朱丹溪治徐兄,年四十岁,口干,小便数,春末得之,夏来求治。诊其两手,左涩,右略数而不强,重取似大而稍有力,左稍沉略弱而不弦,然涩却多于右,喜两尺皆不甚起,此由饮食味厚生热,谓之痰热。禁其味厚,宜降火以清金,抑肝以补脾,用三消丸十粒,左金、阿魏丸各五粒,以姜汤吞下,一日六次。又以四物汤加参、术、陈皮、生甘草、五味、麦冬,煎服,一日三次,与丸药间服。一二日,自觉清快,小便减三之二,口亦不干。止渴未除,头晕眼花,坐则腰疼,遂以摩腰膏治腰疼,仍以四物汤,用参、芪,减川芎,加牛膝、五味、炒柏皮、麦冬,煎饮,调六一散服,反觉便多。遂去六一散,令仍服药丸而安。

薛立斋治一贵人,病疽疾未安而渴作,一日饮水数升,教服加减八味丸方。诸医大笑云:此药能止渴,吾辈当不复业医矣。皆用木瓜、紫苏、乌梅、人参、茯苓、山药等生津液之药,数剂,而渴愈甚。不得已用前方,服三剂渴止。因相信久服不特渴疾不作,气血亦壮,饮食加倍,强健过于少壮之年。薛氏家藏此方,屡用有验。

窦材治一人,频饮水而渴不止。曰:君病是消渴也。乃脾肝气虚,非内热也。其人曰:前服凉药六剂,热虽退而渴不止,觉胸胁气痞而喘。窦曰:前症只伤脾肺,因凉药复损伤气海,故不能健运,而水停心下也。急灸关元、气海各三百壮,服四神丹,六十日津液频生。方书皆作三焦猛热,下以凉药,杀人甚于刀剑,慎之。

杨贲亨,鄱阳人,博群书,精脉理,每心计造方。有患饥者,诸医以火症治。亨久思之未得,顷见堂上木凳自仆,乃为湿气所蒸致朽,忽悟水能消物,不独属火,此湿消耳,遂投热剂而愈。《江西通志》。

孙文垣治一书办，年过五十，沉湎酒色，忽患下消之症，一日夜小便二十余度，清白而长，味且甜，少顷凝结如脂，色有油光，治半年无效。腰膝以下软弱，载身不起，饮食减半，神色大瘁。脉之，六部皆无力。经云脉至而从，按之不鼓，诸阳皆然。法当温补下焦，以熟地黄六两为君，鹿角霜、山萸肉各四两，桑螵蛸、鹿胶、人参、白茯苓、枸杞子、远志、菟丝、山药各三两为臣；益智仁一两为佐，大附子、桂心各七钱为使，炼蜜为丸梧桐子大。每早晚淡盐汤送下七八十丸，不终剂而愈。或曰：凡消者皆热证也，今以温补何哉？曰：病由下元不足，无气升腾于上，故渴而多饮，以饮多小便亦多也。今大补下元，使阳气充盛，熏蒸于上，口自不渴。譬之釜盖，釜虽有水，必釜底有火，盖乃润而不干也。

一人消中，日夜溺七八升，鹿角烧令焦为末，以酒调服五分，日三服，渐加至方寸匕。

一人不时发热，日饮冰水数碗，寒药二剂，热渴益甚，形体日瘦，尺脉洪大而数，时或无力。王太仆曰：热之不热，责其无火。又云：倏热往来，是无火也；时作时止，是无水也。法当补肾，用加减八味丸，不月而愈。

张路玉治赵云舫，消中善食，日进膏粱数次，不能敌其饥势，丙夜必进一餐，食过即昏昏嗜卧。或时作酸作甜，或时梦交精泄，或时经日不饮，或时引饮不辍，自言省试劳心所致。前所服皆安神补心滋阴清火之剂，不应。察其声音，浊而多滞，其形虽肥盛，色苍而肌肉绵软。其脉六部皆洪滑而数，惟右关特甚，两尺亦洪滑，而按之少神，此肾气不充，痰湿挟阴火泛溢于中之象。遂与加味导痰加兰、麝，数服其势大减。次以六君子合左金枳实汤泛丸，服后，以六味丸去地黄加鳔胶、蒺藜，平调两月愈。

朔客白小楼，中消善食，脾约便难。察其形瘦而质坚，诊其脉数而有力，时喜饮冷火酒，此酒之湿热内蕴为患。遂以调胃承气三下破其蕴热，次与滋肾丸数服，涤其余火，遂全安。粤客李之藩，上消引饮，时当三伏，触热到吴。初时自汗发热，烦渴引饮，渐至溲便频数，饮即气喘，饮过即渴。脉之，右寸浮数动滑，知为热伤肺气之候。因以小剂白虎加人参，三服势顿减。次与生脉散，调理数日而痊。

薛廉夫子，强中下消，饮一溲二。因新娶继室，真阴灼烁，虚阳用事，强阳不到，恣肆益甚，乃至气急不续，精滑不收，背曲肩垂，腰胯疼软，足膝痿弱，寸步艰难，糜粥到口即厌，惟喜膏粱方物。其脉或数大少力，或弦细数疾，此阴阳离决，中空不能主持，而随虚火辄内辄外也。与八味肾气、保元、独参，调补经年，更与六味地黄久服而痊。

邵某仲夏与婢通，因客至，惊恐，精气大脱，即凛凛畏寒，翕翕发热，畏食饮，小便淋沥不禁。诊之,六脉弦细如丝,责责如循刀刃,此肾中真阳大亏之候。令服生料六味,稍加桂、附,以通阳气。咸谓夏暑不宜桂、附,另延医,峻用人参、附子,月余,饮食大进。犹谓参、附得力,恣饵不彻,遂至日食豚蹄鸡鸭七八餐,至夜,预治熟食,饱啖二次。如此两月余,形体丰满倍常,但若时时嘈杂易饥,常见青衣群鬼围绕其侧。再诊脉,其脉滑数有力,而右倍于左。察其形色多滞,且多言多笑,而语无伦次。此痰食壅塞于中,复加辛热,助其淫火,始见阴虚,未传消中之患也。不急祛除,必为狂痴之患。为制涌痰之剂,迟疑不进。未几,忽大叫发狂妄见,始信言之非谬也。

许学士云:一卒病渴,日饮水斗许,不食者三月,心中烦闷,时已十月。予谓心经有伏热,与火府丹数服。越二日来谢云:当日三服渴止,又三服饮食如故。此本治淋,用以治渴,可谓通变也。方用生地二两,木通、黄芩各一两,蜜丸桐子大,每服三十丸,木通汤下。

陆祖愚治李悦吾大便燥,年五十余,患消渴症,茶饮不能离口,小便多,大便燥,殊不欲食,及食后即饥。病将一载,精神困怠,肌肤枯涩,自分必死。脉之,沉濡而涩,曰:病尚可药。凡人身之津液,以火而燥,然必以气化而生。前医纯用清凉之品,所以不效。洁古云:能食而渴者,白虎倍加人参,大作汤剂服之。今不能食,及食即饥,当合二方加升麻,佐葛根,以升清阳之气,少合桂、附,以合从治之法。每味数两,大砂锅煎浓汁,禁汤饮,以此代之。此病仲景谓春夏剧,秋冬瘥。今当盛暑,病虽不减,亦不剧。若依法治之,兼绝厚味戒嗔,闭关静养,秋冬自愈。幸其能守戒忌,交秋即瘥,至秋末全愈。

陆养愚治两广制府陈公,年近古稀,而多宠婢,且嗜酒,忽患口渴,茶饮不辍,而喜热恶凉,小便极多,夜尤甚,大便秘结,必用蜜导,日数次,或一块,或二三块,下身软弱,食减肌削,所服不过生津润燥清凉而已。脉之,浮按数大而虚,沉按更无力,曰:症当温补,不当清凉。问:消本热证,而用温补何也?曰:经谓脉至而从,按之不鼓,诸阳皆然。今脉数大无力,正所谓从而不鼓,无阳脉也。以症论之,口渴而喜热饮,便秘而溺偏多,皆无阳证也。曰:将用理中参附乎?曰:某所言温补在下焦,而非中上二焦也。经曰:阳所从阴而亟起也。又曰:肾为生气之原。今恙由于肾水衰竭,绝其生化之原,阳不生,则阴不长,津液无所蒸以出,故上渴而多饮,下燥而不润,前无以约束而频多,后无以转输而艰秘,食减肌削,皆下元不足之过也。曰:予未病时痿,是肾竭之应。既痿之后,虽欲竭而无从矣。彼虽不悦,而心折其言,遂委治之。乃以八味丸料,加益智仁,煎人参膏糊丸。每服五钱,白汤送下,日进三服,数日溺少,十日溺竟如常。大便尚燥,每日一次,不用蜜导矣。第口渴不减,食尚无味，以升麻一钱，人参、黄芪各三钱，煎汤送丸药。数服，口渴顿止，食亦有味，又十日诸症全愈。

薛立斋曰：一男子作渴，日饮水数碗，冬月亦然。彼用加减八味丸去肉桂服之不应。一男子患此，欲治以前丸，彼谓肉桂性热，乃服知柏等药，渴不止，背发疽而殁。又一男子亦患此症，日渐消瘦，与前丸数服，渴减半，一剂而痊，再剂形体复壮。夫肉桂，肾经药也。前症乃肾经虚火炎上无制为患，用肉桂导引诸药以补之，及引虚火归原，故效。又一男子脚面发疽，愈而作渴，以前丸治之而愈。又一富商，禀赋颇厚，素作渴，日饮水数碗，面发一毒，用消毒药溃而难愈，尺脉尚数，渴亦不止。时孟秋，谓此火旺水涸之脉也，须服加减八味丸，以补肾水而制心火，庶免疽毒之患。彼不信，至夏果脚背发疽，脉数，按之则涩而无力，足竟黑腐而死。一男子禀颇实，乏嗣，服附子等药，致作渴，左足大趾患疽，色紫不痛，脉亦数而涩，亦死。大抵发背脑疽，肿痛色赤，水衰火旺之色，尚可治。若黑若紫，火极似水之象也，乃肾水已竭，精气已衰，不治。《外科精要》云：凡病疽疾之人，多有既安之后，忽发渴疾而不救者，十有八九。疽疾将安，而渴疾已作，宜服加减八味丸。既安之后，而渴疾未见，宜先服之，以防其未然。薛儿闻其父云：一士夫病渴疾，诸医皆用渴药，累载不痊。有一名医教食加减八味丸，不半载而愈。

一老人冬月口舌生疮作渴，心脉洪大而实，尺脉大而虚，此消症也。患在肾，须加减八味丸补之，否则后发疽难疗。不信，乃服三黄等药降火，次年夏，果发疽而殁。东垣曰：膈消者，以白虎加人参汤治之。中消者，善食而瘦，自汗，大便硬，小便数。《脉诀》云：干渴饮水，多食亦饥，虚成消中者，调胃承气汤、三黄丸治之。下消者，烦躁引饮，耳轮焦干，小便如膏脂。又云：焦烦水易亏，此肾消也，六味地黄丸治之。《总录》所谓未传能食者，必发脑疽背疮，不能食，必传中满鼓胀，皆谓不治之症。洁古老人分而治之，能食而渴者，白虎加人参汤，不能食而渴者，钱氏白术散，倍加葛根治之。土中既平，不复传下消矣。前人用药，厥有旨哉。或曰未传疮疽者何也？此火邪盛也，其疮痛甚而不溃，或赤水者是也。经云：有形而不痛，阳之类也，急攻其阳，无攻其阴，治在下焦。元气得强者生，失强者死。

一妇人面患毒焮痛，发热作渴，脉数，按之则实。以凉膈散一剂少愈，以消毒药数剂而平。

一男子肩患疽，作渴，脉数有力。以黄连解毒汤三剂而止，更以仙方活命饮四剂而愈。

一男子溃疡后而烦渴，以圣愈汤二剂而宁。以人参、黄芪、当归、地黄四剂止渴。以八珍汤二十剂而愈。大抵溃后有此症，属气血不足，须用参、芪以补气，归、地以养血。若用苦寒之剂,必致有误。

一男子患毒作渴,右关脉数。以竹叶黄芪汤治之而愈,更以补中益气汤加黄芩而痊。

一男子溃后口干,遇劳益甚。以补中益气汤加五味、麦冬,治之而愈,更以黄芪六一汤而敛。

缪仲淳治湖州庠友张时泰,正月间,骤发齿痛,十余日而愈。四月间,焦劳过多,齿痛大作,医用石膏、知母等药不效。用力去齿间紫血,满口齿痛不可忍,齿俱摇动矣。至六七月间,饮水益多,小便如注,状如膏,肌肉尽消。至十一月,身不能起。冬末,用黄芪、地黄等药,稍能起立,然善食易饥如故,小便如膏亦如故。今年二三月愈甚,亦不服药,齿痛如故,当门二齿脱落,复加口渴,昼夜不止,此中下二消症也。为立方,未数剂而瘳。麦冬、芦根各五两,五味、地黄各三钱,黄芪五钱,生地六钱,天冬一两,用缲丝汤十碗,煎二碗,不拘时服。丸方于前药中加黄檗三两,牛膝五两,沙参六两,枸杞四两,五味六两,蜜丸常服,遂不复发。

张景岳治省中周公,山左人也,年逾四旬,因案牍积劳,致成羸疾,神困食减,时多恐惧,自冬祖夏,通夕不寐者半年有余,而上焦无渴,不嗜汤水,或有所饮,则沃而不行,然每夜必去溺二三升,莫知其所从来,其半皆脂膏浊液,尫羸至极,自分必死。诊之,脉犹带缓,肉亦未脱,知其胃气尚存,慰以无虑。乃用归脾汤去木香,及大补元煎之属,一以养阳,一以养阴,出入间用至三百余剂,计服人参二十斤,乃得全愈。此神消于上,精消于下之症也。可见消有阴阳,不得尽言为火。

喻嘉言曰:友人病消渴后,渴少止,反加躁急,足膝痿弱。予主白茯苓丸方,用白茯苓、覆盆子、黄连、栝楼根、萆薢、人参、熟地、元参各一两,石斛、蛇床子各七钱五分,鸡脞胵三十具,微炒为末,蜜丸梧桐子大,食前磁石汤下三十丸,内加犀角。有医曰:肾病而以黄连、犀角治心,毋乃倒乎?予曰:肾者,胃之关也,胃热下传于肾,则关门大开,心之阳火,得以直降于肾,心火灼肾,燥不能濡。予用犀角、黄连,对治其下降之阳光,宁为倒乎?服之果效。再服六味地黄丸加犀角,而肌泽病起矣。

魏玉横曰:胡天叙年五旬,素豪饮,而多思虑。自弱冠后即善病,近则两足及臂,常时痹痛,甚则肝肾之气上逆,或致晕厥,汗出不寐,齿痛龈露,夜卧阳事暴举,时时梦遗,面有油光,揩去复尔。脉之,两手俱豁大,关前搏指。据症脉,乃二阳之发心脾,今已传为风消矣。询其小便,云颇清白,令以器贮,逾时观之,果变稠浆,面结腐皮,遂恐甚。告以平昔洪饮,纵欲劳神,数十年所服桂、附纯阳之药,不可胜计,未知尚能愈否?曰:幸未至息贲,但能断饮绝欲,多服养荣之剂,尚可为也。今病但有春夏，而无秋冬，非兼清肃之治不可。乃与生熟地、杞子、麦冬、沙参、地骨、知母、黄檗、黄连、石膏，出入增减，十余剂，诸症渐平。惟齿痛转甚，自制玉带膏贴之而愈。次年，因诊其媳产病，告以前方出入常服，计用石膏不下四五斤矣。此则初为寒中，后为热中之变症也。然初之桂、附，未为痈疽，岂非天幸乎。

黄锦芳治游昼山消渴，六脉微缓而沉，肺脉尤甚，肝脉差起，小便甚多，肌肉消瘦，烦渴不止。此必初病时过服石膏、知母、花粉、蒌仁、贝母、犀角等苦寒之药，伤其肺胃及肾，以致地气不升，天气不降。宜滋阴补气，使漏卮不至下泄。用当归一钱，炙芪四钱，升麻三分，玉竹三钱，桂元十个，桑螵蛸一钱，龙骨一钱，菟丝二钱，龟板一钱，木瓜四分，炙草三分，使其二气交合，霖雨四布，则病自愈。嘱其日服一剂，禁服苦茶。后病者以洋参代人参，服之甚效。

黄　疸黄疸之病，以十八日为期，治十日已上宜瘥，反剧为难治。

窦材治一人，遍身皆黄，小便赤色而涩，灸食窦穴五十壮，服姜附汤、全真丹而愈。

沈以潜、葛可久，俱神医也。一日，有老妪患黄疸，诣沈求治，曰：吾固未之能。荐于葛，葛延沈饮，以针针其左右乳下，而与沈饮者倾刻时，出启左针，而左半身肉色莹然，启右针，而右半身肉如左。《漱石闲谈》。

张子和治一男子作赘，偶病疸，善食而瘦，四肢不举，面黄无力。其妇翁欲弃之，其女子不肯，曰：我已生二子矣，更他适乎？翁本农者，召婿意欲作劳，见其病甚，每日辱诟，人教之饵胆矾丸、三棱丸，了不关涉，针灸祈禳，百无一济。张见之，不诊而疗，使服涌剂，去积痰宿水一斗。又以泻水丸、通经散，下四五十行，不止，命以冰水一钟，饮之立止。服平胃散等，间服槟榔丸，五七日，黄退力生。盖脾疸之症，湿热与宿谷相搏故也，俗谓之金劳黄。

周、黄、刘三家，各有仆病黄疸。张曰：仆役之职，饮食寒热，风暑湿气，寻常触冒，恐难调摄，虚费治功。其二家留仆于张所，从其余饵。一仆不离主人执役，三人同服苦散以涌之，又服三花神佑丸下之。五日之间，果二仆愈，一仆不愈，如其言。

一女子病黄，遍身浮肿，面如金色，困乏无力，不思饮饵，惟喜食生物泥煤之属。先以苦剂蒸为饼丸，涌痰一碗。又以舟车丸、通经散，下五七行如墨汁。更以导饮丸、磨气散，数日肌肉如初。

赵君玉病遍身发黄，往问医者。医云：君乃阳明症。公等与麻知几，皆受训于张戴人，是商议吃大黄者，难与论病。君玉不悦，归自揣无别病，乃取三花神祐丸八十粒服之，不效。乃悟曰：予之湿热盛矣，此药尚不能动，以舟车丸、浚川散作剂，大下一斗，粪多结者，一夕黄退。君玉由此益信戴人之言。

孙文垣治王文川子，原伤饮食，又伤冷菱等物，遍身黄如金色，夜发热，天明则退，腹痛，手不可近。医拟进草药。孙曰：此症乃食积酿成，而黄为湿热所致，法当健脾，用温暖之剂下之，草药性寒，是损脾土而益其疾也。用保和丸一钱，入备急丸五分，作数次服之。少顷，泻一次，又少顷，连下三次，积物甚多，腹痛尽止。再与调中丸，服一月病愈，而轻健如常。

孙竹埜途次受暑，又为酒曲所伤，因作吐，胸膈痞闷。医以消导之剂，燥动脾火，口渴嘈杂，躁乱不安，目珠如金，一身尽黄，已成疸症，右寸脉滑大有力。用温胆汤，倍加香薷、滑石、葛根，解暑止吐为君，黄连、麦冬，清热止渴为臣，使湿热散而黄自瘳也。服三帖，吐止食进。再与五苓散加青蒿、葛根、滑石、黄连、枳实，八剂而黄尽退。

张仲文治一妇人，年六十岁。病振寒战栗，足太阳寒水也。呵欠喷嚏，足少阳胆也；口亡津液，足阳明不足也；心下急痛而痞，手太阴受寒，足太阴血滞也；身热又欲近火，热在皮肤，寒在骨髓也；脐下恶寒，丹田有寒，浑身黄及睛黄，皆寒湿也；余症验之，知其为寒湿，溺黄赤而黑，又频数，乃寒湿盛也；病来身重如山，便着床枕者，阴湿盛也。其脉右手关尺命门弦细，按之洪而弦，弦急为寒，加之细者，北方寒水，杂以缓者，湿盛出黄色也；脉洪大者，心火受制也；左手又按之至骨，举手来实者，壬癸肾旺也；六脉按之但空虚者，下焦无阳也。用药法先宜以轻剂去其寒湿，兼退其洪大之脉，以理中加茯苓汤投之。

朱丹溪治一妇人，年二十八岁，发黄脉涩，经水自来不行，身体倦怠，未曾生子。用陈皮、白术、木通各一两，黄芩、归头、丹皮半两，甘草一钱，分作十二帖，水煎，食前热服。

一人年二十岁，因劳又冒雨，得疸症，脚酸心悸，口苦力弱，尿黄，脉浮而数。病在表，宜解外，黄芪三钱，白术、苍术各一钱，陈皮、苏叶、木通各五分，山栀炒二钱，甘草梢五分，白水煎服，下保和十五丸，与点抑青各十丸，温中二十丸而愈。

一妇人年三十，面黄脚酸弱，口苦喜茶，月经不匀，且多倦怠。用黄芪、甘草各三钱，人参、当归、白芍各一钱，木通、陈皮各五分，白术一分，炒柏、秦艽各二分。

一妇人年六十，面黄倦甚，足酸口苦，脉散而大，此湿伤气也。白术半两，陈皮四钱，苍术、木通、黄芩各三钱，人参、川芎各二钱，黄檗炒一钱，甘草炙五分，分六帖，水煎，食前服。

王官人痞后面黄，脚酸弱，倦怠，食饱气急头旋。黄芪、甘草、木通各二分，白术一钱，半夏、厚朴、陈皮、苍术各一钱，黄檗炒三分，水煎服。

成庚五官面黄，脚酸无力，食不化，脚虚而少力，口苦肚胀，宜补之。人参、木通各三分，白术一钱五分，当归、白芍、川芎、陈皮、苍术各五分，甘草二分，水煎，下保和丸四十丸。

孙文垣治一人，因冒雨劳力汗出，又以冷水澡浴，因发热口渴，心与背胀痛，小水长而赤，舌苔黄，不眠，目黄如金，皮肤尽黄。或谓年高，不敢与治。诊得左脉浮数，热。右濡弱，湿。皆七至。湿热相并。此湿热发黄症也，病虽重，年虽高，犹可为。以柴胡三钱，太重否？酒芩、葛根、青蒿、香薷、花粉各一钱，人参七分，甘草五分，连进二剂，得微汗，次早即热退其半，舌稍淡润。身黄未退，胸膈余热作烦，以竹茹、青蒿、葛根各一钱，人参、麦冬、花粉、知母各八分，白芍六分，二帖，热退食进，精神陡长。后与补中益气汤，加青蒿、麦冬、花粉，十帖，黄尽退，顿痊。

一人患酒疸，遍身皆黄，尿如柏汁，目如金，汗出沾衣如染，胸膈痞闷，口不知味，四肢酸软，脉濡而数，以四苓散加厚朴、陈皮、山楂、麦芽、葛根，倍青蒿，水煎，临服加萱草根自然汁一小杯，四帖顿愈。

一人病后，身面俱黄，吐血成盆，热郁阳明。诸药不效。用螺十个，水漂去泥，捣烂，露一夜，五更取清汁服二三次，血止黄愈。《小山怪症方》《本草纲目》。

《外台秘要》治三十大黄急救方：用鸡子一颗，连壳烧灰，研酢一合和之，温服，鼻中虫出为效。身体极黄者，不过三枚，神效。

柴屿青治觉罗玛德夫人，病疸。医投茵陈五苓散未效，又合末药服之，肌肤白眼皆如金色，转致不思饮食，右关缓弱特甚。柴曰：胃为水谷之海，脾为仓廪之官，腑脏失职，湿热滋甚。今惟有调其土，使能健运，湿热自去，不必治疸，而疸自愈矣。用六君子汤加厚朴、炮姜以温中，神曲、麦芽以助戊己之化，不数剂而全愈。

东垣曰：戊申春，一妇人六十岁，病振寒战栗，太阳寒水客也。呵欠喷嚏，足少阳溢。口亡津液，足阳明不足也。心下急痛而痞，手足太阴受寒也，故急痛。太阴血滞为痞。身热近火，热在皮表，寒在骨髓，故振寒战栗也。脐下恶寒，丹田有寒。浑身黄而白睛黄，寒湿也，以余症推之，知其寒也。溺黄赤而黑，频数。寒湿盛也。自病来身重如山，便着床枕。至阴湿盛也。其诊脉，得左右关并尺命门中得弦而急极细，杂之以洪而极缓，弦急为寒，加之以细者，北方寒水。杂以又洪大者，心火受制也。缓甚者，湿盛出黄色也。左手按之至骨，举止来实者，壬癸俱旺也。六脉按之俱空虚者，下焦无阳也。先以轻剂去其中焦寒湿，兼退其洪大脉，理中汤加茯苓是也。水煎冰之，令寒服之。谓之热因寒用，假寒以对足太阳之假热也。以干姜之辛热，以泻真寒也。故曰：真对真，假对假。若不愈，当以术附汤，冰之令寒，以补下焦元气也。《试效方》《医说续编》。

陆祖愚治潘巨源，食量颇高，恣肆大嚼，因劳役失饥伤饱，每患脾胃之症，或呕或泻，恬不介意，后成黄疸，用茵陈五苓散治之，而症仍前。饮食不节，疸症复作。人传一方，以苦药葫芦煮，服之即效。试之果然。仍力疾生理，后试之至再，至周身熏黄，肚腹如鼓而卒。

薛立斋治大司徒李浦汀，南吏部少宰时，患黄疸。当用淡渗之剂，公尚无嗣，犹豫不决。曰：有是病，而用是药。以茵陈五苓散加芩、连、山栀，二剂而愈。至辛卯得子。

应天王治中，遍身发黄，妄言如狂，苦于胸痛，手不可近。此中焦蓄血为患，用桃仁承气汤，一剂下瘀血而愈。又太守朱阳山弟，下部蓄血发狂，用抵当汤而愈。

马元仪治沈玉格患疸症，一身及面目悉黄，微见黑滞，烦渴腹满。脉之，左弦数，右空大，此内伤发黄，为厥阴肝木，太阴脾土，二脏交伤之候也。夫肝郁则生热，脾郁则生湿，湿热交争，而烦渴腹满，发黄之症生矣。至黑色兼见于面，则并伤其肾，汗之下之，非其治也。宜平肝之亢，扶土之虚，兼解郁热以清气道，除湿蒸而和中气。用人参三钱，白术二钱，白芍一钱，黄连、山栀七分，归身、丹皮、茵陈、秦艽各一钱，柴胡七分，炙草五分，半夏曲一钱，服三十剂愈。

顾奉常务远目黄，脾气弱，仲淳疏方用茵陈三钱，人参三钱，薏仁三钱，莲肉三钱，木通八分，黄连酒炒一钱，山栀炒八分，白术土炒一钱，石斛酒蒸三钱，皆治疸之剂。以事冗未服，既而身目皆黄，小便亦赤，乃服仲淳先见，饮前药稍愈。一按摩者，投以草汁药酒，脾败，遂不起。临殁，下瘀血数升，亦蓄血症也，以其年迈不绝欲故耳。前方尚有茯苓二钱。

施灵修乃兄，七年前曾患疸症，服草药，愈后复发。坐多气多劳，故草药不效。服田螺汁，服一日夜，大作寒热，因发渴，小便如油，眼目黄且赤，手足黄紫。仲淳以瘀血发黄，服药后，大小便通，黄及渴俱减。橘红一钱五分，红曲炒研二钱，山楂五钱，郁金汁十五匙，薏苡六钱，木瓜三钱，牛膝五分，麦冬五钱，车前二钱五分，赤茯三钱，通草五分，白芍酒炒四钱，竹茹二钱，河水二钟，煎八分，饥时服。三日后，加人参三钱。《广笔记》。

魏玉横曰：徐环薇，年二十余，病疸，服山栀茵陈五苓、六一之剂将两月，不效。脉之，弦细而驶，面目爪甲俱淡黄，语言迟倦。谓之曰：君以黄疸求治，此其余症耳，今病成劳损矣。乃竦然曰：诚有之，近来夜卧不宁，晚即发热，黎明始退，咳嗽痰稀，腰膝疼痛。然治之当奈何？曰：病缘阴虚火盛，肝热久郁，移其所胜，故食少便溏，发为黄症。与酒谷诸疸为湿热熏蒸者不同，乃服苦寒渗利，重伤其阴，致成劳损。今宜峻养肝肾，俾嗽止热退，食进便调，而黄自消矣。与集灵膏加减十余剂，诸症渐退，黄亦愈矣。

金鲁胆，年四十余，馆于时医汤静公宅，病疸，诸治不效。已历数医，最后一人与草头方四味，中有六月雪，余忘之矣，服之增剧。脉之，软无神，略数。外症目黄如橘，面额则黄而黑暗，腹大脐凸，便溏食少，动则气促，知为脾肾两亏，近乎女劳一症，乃疸中最难治者也。与熟地、山药各一两，杞子、枣仁、米仁各五钱。彼疑太补，持以问汤。汤老医也，谓曰：方极是，第吾辈素不用此，姑试之。一剂减，二剂又减。再诊，脉渐起，仍前方八剂全愈。

朱天一年二十余，喜食糖及燥炙诸饼，忽病黄，面目如金。脉之，两关数实有力，尺滑。大便六七日不行，小便黄涩。此敦阜太过燥热，如以素瓷覆火，其色必黄，非湿症也。与小承气汤加当归、白芍，一剂便行而瘥。

治黄疸方，苍耳子、薄荷、木通、茵陈各三钱。用好陈酒一斤，煎一碗，冲砂仁末三钱服。若小便赤若血水者，加川连一钱同煎。

裴兆期曰：凡泻病、痢病、虫病、疳病、水病、酒病、疸病，于初愈时，断不可骤服滋补之药。盖此数症，以湿为本，滋补之药，乃助湿热之尤者，骤服之，少不致害。昔当湖一孝廉，余通家世好也，为人偏滞多思，无事而恒戚戚，偶于甲午秋病疸，后虽治愈，而饮食未能复原，则脾尚虚而湿未清也。值公车北上，一医以天王保心丹数斤为贶，一往舟中，饵无虚日，渐觉胸膈窒碍，饮食日减，入春而疸病复作。迨归而形容枯槁，仅存皮骨，其腹庞然，按之如石。此余往视，则真气已衰败无余，无可措手矣，越旬而殁。此亦误投滋补之一验也。

赤　丹又名风瘅，又名赤游风，又名赤瘤。

孙思邈曰：贞观七年三月，予在内江县饮多，至夜觉四体骨肉疼痛。至晓，头痛，额角有丹如弹丸，肿痛。至午通肿，目不能开，经日几毙。予思本草芸苔治风游丹肿，遂取叶捣敷，随手即消，其验如神。亦可捣汁服之。一云无叶用子研代之。

张子和治黄氏小儿面赤肿，两目不开，以鈚针刺，轻砭之，除两目尖外，乱刺数十针，出血乃愈。此法人多不肯从，必治病，不可谨护。

朱丹溪治一中年男子，痈溃后，发热干呕，背发丹熛，用诸般敷贴丹熛药，乃用刀于个个丹头出血，皆不退。后用半夏、生姜加补剂治呕，不效。遂纯用参半两，归、术各一钱五分，浓煎，一帖呕止。二三帖，丹渐缓，热渐减。约五十余帖，热始除，神气始复。

饱允中，年五十岁，风丹痒甚，腹微痛，咽不利，面目微肿，五六日不退，两寸脉滑大实，右浮大，左浮弦小。以炒芩、炒连、四物、枳、梗、甘草、鼠粘、紫葳各一钱，防风、黄芪各五分，凡五六帖而安。

黄师文治一妇人，苦风丹，每酒沾唇则风丹重造而起，痒刺骨，殆不可活，令服五积散。约数服，以杯酒试之，如其言，饮酒已，丹不作。德昭一婢，亦苦风丹，亦以此闻其说，遂服五积散，亦瘥。又师文用五积散治产泻有奇功。《北窗炙輠》。

薛立斋治一妇人，素清苦，因郁怒，患游风，晡热内热，自汗盗汗，月经不行，口干咽燥。此郁气伤脾，乃以归脾汤数剂，诸症稍退。后兼逍遥散，五十余剂而愈。

一妇人患此，性躁，寒热，口苦胁痛，耳鸣腹胀，溺涩，乃肝脾血虚火旺也。用六君加柴胡、山栀、龙胆，数剂，更与逍遥散兼服渐愈。又与六味丸、逍遥散，七十余剂，诸症悉退。

一妇人患前症，误服大麻风药，破而出水，烦渴头晕，诚类风症，六脉洪数，心脾为甚。曰：风自火出，此因怒火，脾胃受邪，血燥而作，非真风症也。与逍遥散、六味丸以清肝火，滋脾血，生肾水而愈。

一妇人患前症，久不愈，食少体倦，此肝脾亏损，阴虚发热也。先用补中益气汤加川芎、炒栀，元气渐复。更以逍遥散而疮渐愈。

一妇人患赤游风，晡热痒甚，用清肝养血之剂。不信，乃服大麻风药，臂痛筋挛。又服化痰顺气之剂，四肢痿弱。又一妇患前症，数用风药煎汤泡洗，以致腹胀并殁。

一女子十五岁，患瘰疬赤晕，形气倦怠，此肝火血虚所致。用加味逍遥散而赤晕愈，用益气汤、六味地黄丸而瘰疬消。

一妇人身如丹毒，搔破脓水淋漓，热渴头晕，日晡益甚，用加味逍遥散而愈。

卷十

癥　瘕附痃癖。

陈自明治昆陵一贵宦妻，患小便不通，脐腹胀痛不可忍。众医皆作淋治，如八正散之类，俱不得通。陈诊之曰：此血瘕也，非瞑眩药不可去。与桃仁煎，更初服，至日午，大痛不可忍，遂卧。少顷，下血块如拳者数枚，小便如黑豆汁一二升，痛止得愈。此药治病的切，然猛烈大峻，气虚血弱者，宜斟酌之。桃仁、大黄、朴硝各一两，虻虫半两炒黑，共为末，醋炼丸梧桐子大。五更初，温酒吞下五丸。原注：此方不可妄用。《良方》。

杜壬治马氏妇，年三十二，腹中血块作疼，经五六年，形已骨立，众皆曰不可为，奈其未死何。家甚贫，而大小悯之。一日召杜至，告杜曰：但以济物为怀则可，业已请召明医，非所言也。遂以少物帛赠杜。杜不受，曰：但服某药必获安。无以是为疑，遂示方。用没药、牛膝、干漆、当归各半两，硇砂、木香、水蛭炒、红娘子炒、红花、丹皮、朱砂各一分，海马一个，斑蝥去翅足炒十四个，为末，酒醋各半升熬为膏。每日天明用一皂子大，酒醋化下，一月病退，六十日渐安。此药较桃仁汤更峻，宜斟酌用之。

陈藏器曰：昔有患痃癖者，梦人教每日食大蒜三颗，初食遂致瞑眩吐逆，下部如火。后有人教取数瓣，合皮截却两头吞之，名曰内炙，果获大效。《本草纲目》：张景岳治面停小肠右角，与此意同。

张子和治汴梁曹大使女，年既笄，病血瘕数年。太医宜企贤以破血等药治之不愈。企贤曰：除得陈州张戴人方愈。一曰：戴人至汴京，曹乃邀问焉。戴人曰：小肠移热于大肠为伏瘕，故结硬如块，面黄不食。乃用涌泄之法，数年之疾，不再旬而愈。

柴屿青乾隆己未寓沈阳京兆署，兵房吏王某患症疾，教以蒸脐法治之，兼服加减五积散而愈。其妻母同患是症，王即照方遗之，亦痊。

孙文垣治汪氏妇，经水久不止，内有紫黑色血块，胃胸腹皆痛，玉户且肿，手足皆冷，不知饥饿，腹下有一块，坚如石，脉左数，右沉涩，此血瘕症也。用糖球子五钱，元胡索、五灵脂、香附、麦芽、青皮各一钱，水煎服，痛减半，手足渐温。加当归、丹皮、蒲黄、益母、川芎，四帖痛止，玉户亦消。又四帖而经水调。方甚平稳。

张子和治一童子，入门状如鞠躬而行。张曰：此痃气也。令解衣揣之，二道如臂，其家求疗。先刺其左，如刺重纸，剥然有声，而令按摩之，立软，其右亦然。观者嗟异，或问之。曰：石关穴也。

永康应童婴腹疾，恒病痿行，久不伸，松阳周汉卿解裳视之，气冲起腹间者二，其大如臂。汉卿刺其一，魄然鸣，又刺其一，亦如之。稍按摩之，气血尽解，平趋无留行。《续大粹》。

武叔卿曰：夫痃癖癥瘕，血气块硬，发歇刺痛，甚则欲死，究而言之，皆血之所为。

陈良甫常治一妇人，血气刺痛，极不可忍，甚而死一二日方省。医巫并治，数年不愈。仆以葱白散、乌鸡丸遂安。

陈良甫治一妇人，血气作楚，如一小盘样，走注刺痛，要一人扶定，方少止，亦用此一二药而愈。寻常小小血气，用此二药，亦有奇效。《济阴纲目》。

陈良甫治妇人病，血气作楚，痛不可忍，服诸药无效。召诊之，曰：关脉弱沉，而肝脉沉紧，此血气渐成痃癖也。亦只以前二方治之而愈。又四明马朝奉后院，亦病此，用二方治之亦愈。同上。

宋孝武路太后病，众医不识，徐文伯诊之曰：此石博小腹耳，乃为水济消石汤病即愈。《南史》。

董含妾腹内生一痞，始如弹丸，五六年后，大类鹅卵，中似有一窟，往来移动，或痛或止，百药罔效。久之遍体发肿，内作水声，日夕呻吟，死而复苏者再，诸医束手无策，皆云：此名水鼓，病已成，不可复痊矣。章文学旭，字东生，名医也，善治奇疾。往邀之，曰：此非水症，乃积聚所致，不半日可愈。但所用药猛烈，转斗而下，驱水甚疾，试问疾人愿服与否？而病者曰：我已垂殆，苟一钱可救，死无憾也。于是取红丸十粒，如绿豆大，以槟榔、枳实等五六味煎汤下之。初觉喉中响声可畏，势将不支。顷之，胸膈间如刀刃乱刺，哀号转掷，痛不可状。又顷之，下水斗许，头面肿退，不逾时又下数升，腹背亦退。病人曰：我今觉胸背顿宽，遂熟睡片刻。时章君犹在坐也，曰：此番不独水去，痞亦当渐散矣。进补剂二日，明后日可连服之，遂辞去。至晚又下水四五升，手足肿全退，不三日病全愈。既而忽痞势摇动，下红黑痢三昼夜，痞亦不见。众医惊服，往叩其故。章曰：此名肠覃，在《内经》水胀论中，君辈自坐不读书耳。皆惭而退。按岐伯曰：寒气客于肠外，与胃气相搏，癖而内着，瘜肉乃生，始如鸡卵，至其成，若怀子之状，按之则坚，推之则移，月事以时下，肠覃生于肠外故也。又有一种名石瘕，病状相同，月事不以时下，石瘕生于胞中故也。皆妇人之病，因有积聚，可导而下，似水胀而非水胀也。临症之工，大宜分别。此疾若非章君，久作泉下之鬼矣。今人能感激如是者鲜矣。《三冈识略》。

一男子肠鸣食少，脐下有块耕动，若得下气多乃已，已而复鸣，屡用疏气降火药，半年不愈。乃以理中汤为君，佐芩、连、枳实，一服肠鸣止。又每服吞厚朴红豆蔻丸，其气耕亦平矣。

薛立斋治一妇人，经不调，两拗肿胀，小便涩滞，腹中一块作痛，或上攻胁腹，或下攻小腹，发热，晡热恶寒，肌肤消瘦，饮食无味，殊类瘵症，久而不愈。此肝脾血气亏损，用八珍汤、逍遥散、归脾汤，随症互服而愈。

一妇人性多郁怒，勤于女工，小腹内结一块，或作痛，或痞闷，月经不调。恪服伐脾之剂，今人受此害者尤多。内热寒热，胸膈不利，饮食不甘，形体日瘦，牙龈蚀烂。此脾土不能生肺金，肺金不能生肾水，肾水不能生肝木，当滋化原，用补中益气、六味地黄，至仲春而愈。必举仲春者，以肝木斯令时也。

松江太守何恭人，性善怒，腹结一块，年余上腭蚀透，血气虚极。时季冬，肝脉洪数，按之弦紧，余脉微弱。或用伐肝木清胃火之药。薛曰：真气虚而邪气实也，恐伐肝木，至春不发生耳。用八珍汤以生气血，用地黄丸以滋肾水，肝脉顿退。因大怒耳内出血，肝脉仍大，烦热作渴，此无根之火也，仍以前药加肉桂，二剂脉敛热退。复大怒，果卒于季冬辛巳日，乃以金克木故也。

一妇人耳下肿赤，寒热口苦，月经不调，小腹内一块，此肝火气滞而血凝也，用小柴胡加山栀、川芎、丹皮治之，诸症悉退。

润州某公，补剂中多用败龟板，垂十年颇健，晚患蛊膈，乃谒白飞霞。飞霞诊视良久，曰：此瘕也，公岂饵龟板药耶？今满腹皆龟，吾药能逐之。其骨节腠理者，非吾药所能也。乃与赤丸如粒服之，下龟如菽大者升余，得稍宽，不数月死。易箦时，验小遗，悉有细虫仿佛龟形。物得气而传如此，可不慎哉。《周栎图书影》。

黄山毕公，服腽肭脐，初颇有验，久之得沙淋疾，沙皆作犬形，头尾略具。同上。

陈自明治一妇人，腹内结块，久而不消，与神仙追毒丸一粒即痊。方见蛊门。

陈自明云：予族子妇病，腹中大块如杯，每发则痛不可忍。时子妇已贵，京下善医者悉诊治，莫能愈。予应之曰：此血瘕也。投黑神丸，尽三丸，块气尽消，终身不复作。《良方》《医说续编》。

孙俟居比部病，腹中若有癥瘕，不食不眠，烦懑身热。仲淳投以人参、白芍、茯苓、麦冬、木通、枣仁、石斛。方甫具，史鹤亭太史至，见方中有大剂人参，骇曰：向因投参至剧，此得无谬乎？仲淳曰：病势先后不同，当时邪未退，滞未消，故不宜。今病久，饱胀烦懑者，气不归元也；不食者，脾元虚也；不眠而烦者，内热津液少也。今宜亟用此药矣，四剂而瘳。后复病，仲淳诊之曰：此阴虚也，非前症矣。更以麦冬、白芍、枸杞、五味、生地、车前，而热遂退。《广笔记》。

瘖

立斋治黄恭人，腹内一块，不时作痛，痛则人事不知，良久方苏，诸药不应。诊其脉沉细，则非疮毒。河间云：失笑散，五灵脂、蒲黄等分为末，醋汤调，每服二钱。治疝气及妇人血气痛欲死并效。与一服，痛去六七，再服而平。此药治产后心腹绞痛，及儿枕痛尤妙。

钱国宾治陈小山妻，年三十二岁，瘖成形，状宛如鲫鱼，长五寸，阔寸许，头尾口牙悉具，渐渐游行穿肠透膜，上近喉边，下近谷道，饮血咬肝，声呼痛楚，形神狼狈。其脉强牵，尚有胃气，可治。先以古方五味紫金锭磨服止痛，次以煅刀豆壳一两为君，以此豆能杀瘖也。乳香、没药定痛活血，麝香通窍，木香顺气，调以砂糖作饵。瘖受毒药，旬日内伏不动，月余而化，便出如蚬肉一堆。以四物、参、术、枸杞、香附，调理百日全安。

张文潜药戒云：张子病瘖，积于中者，伏而不能下，自外至者，捍而不能纳。从医而问之，曰：非下之不可。归而饮其药，既饮而暴下。不终日，而向之伏者，散而无余；向之捍者，柔而又不支。焦膈导达，呼吸开利，快然若未始疾者。不数日，瘖复作，以故药，其快然也亦如初。自是逾月，而瘖五作五下，辄下每愈。然张子之气，一语而三引，体不劳而汗，股不步而栗，肤革无所耗于外，而其中枕然，莫知所自来。闻楚之南，有良医焉，往而问之。医叹曰：子无叹是蘭然者也。天下之理，其甚快于余心者，其未必有所伤。求无伤于终身者，则初无快于吾心。瘖横于胸中，其累大矣，击而去之，不须臾而除甚大之累，和平之物，不能为也，必将击搏震挠而后可。其攻未成，而和平已病，则子之瘖，凡一快者，子之和一伤矣。不终日而快者五，则和平之气，不既索乎？且将去子之瘖，而无害其和乎？子归燕居三月，而后予之药，可为也。张子归，三月而后请之。医曰：子之气少全矣。取药而授之，三日而疾少平，又三日而少康，终年而复常，且饮药不得亟进。张子归而行其说，其初使人懑然迟之，盖三投其药，而三反之也。然日不见其所攻，久较则月异而时不同，盖终岁而疾平。《容斋五笔》。

张子和治息城司侯，闻父死于贼，乃大悲，哭之罢，便觉心痛，日增不已，月余成块，状若杯覆而大，痛不住，药无功。议用燔针炷艾，病人患之，乃求于张。张至，适巫者坐其旁，乃学巫者，杂以狂言以谑疾者。至是大笑不可忍，回面向壁，一二日，心下结块皆散。张曰：《内经》言忧则气结，喜则百脉舒。又曰：喜胜悲。《内经》亦有此法，治之不知，何用针灸哉？适足增其痛耳。妙人妙想，触机即应，故古今真能治疾者，子和一人而已。

刘子平妻，腹中有块如瓢，十八年矣，经水断绝，诸法无措。张令一月之内，涌四次，下六次，所去痰约一二桶，其中不化之物，有如葵菜烂鱼肠之状。涌时以木如意揃之，觉病稍如刮，渐渐如平。及积之尽，块反洼如臼，略无少损。至是面有童色，经水既行，若当年少，可以有子。

张主簿妻，病肥气，初如酒杯大，发寒热，十五年余。后因性急悲盛，病益甚，惟心下三指许无病，满腹如石片，不能坐卧，针灸匝矣，徒劳力耳。张曰：此肥气也，得之季夏戊己日，在左胁下，如覆杯，久不愈，令人发痎疟。痎疟者，寒热也。以瓜蒂散吐之，如鱼腥黄涎，约一二缶。至夜，令用舟车丸、通经散投之，五更，黄涎浓水相半，五六行，凡有积处皆觉痛。后用白术散、当归散，和血流经之药，如斯涌泄，凡三四次方愈。

山东颜先生，有积二十年，目视物不真，细字不睹，当心如顽石，每发痛不可忍，食减肉消，黑黯满面，腰不能直。因遇张，令涌寒痰一大盆如片粉。夜以舟车丸、通经散，下烂鱼肠葵菜汁七八行。病十去三四，以热浆粥投之，复去痰一盆。次日又以舟车丸、通经散，前后约一百余行，略无少困。不五六日面红黯去，食进目明，心中空旷，遂失顽石所在。旬日外来谢。

杜弓匠子妇，年三十，有孕已岁半矣，每发痛则召侍媪侍之，以为将产也。一二日复故，凡数次。张诊其脉涩而小，断之曰：块病也，非孕也。《脉诀》所谓涩脉如刀刮竹形，主丈夫伤精，女人败血，治法有病当泻之。先以舟车丸百余粒，后以调胃承气汤加当归、桃仁，用河水煎，乘热投之。三日后，又以舟车丸、桃仁承气汤，泻出脓血杂然而下。每更衣，以手向下推之揉之则出。后三二日，又用舟车丸，以猪肾散佐之。一二日，又以舟车丸、通经散，如前数服，病去十九。俟晴明，当未食时，以针泻三阴交穴，不再旬，已消矣。

孙主簿季述之母，久患胸中痞急，不得喘息，按之则脉数且涩，曰：胸痹也。因与仲景三物小陷胸汤，一剂知，三剂愈。《医学纲目》。

龚子才治吴仰泉坚，年五旬，患腹中积块如盘大，年余渐卧不倒，腹响如雷，嗳气不透，口干，吐白沫，下气通则少宽，五心烦热，不思饮食，肌瘦如柴，屡治无效。

诊之，六脉涩乱数，气口紧盛，知为寒凉克伐之过，使真气不运，而瘀血不行。与八珍汤加半夏、陈皮、木香、厚朴、莱菔子、大腹皮、海金沙，三剂，小便下血如鸡肝状。至十二剂，下黑血块盆许。腹中仍有数块，仍以八珍汤加枳实、香附，五剂而痊。

一妇人年近三十，患腹左胁有一大块，坚硬如石，有时痛，肚腹膨胀，经水不调，白带频下，夜热，脉急数，以千金化铁丸一料，块消即孕，生一女。此方疑龚杜撰，四物之外，一派破血行气而已。

李河山患腹左一块，数年不愈，后食柿饼过多，腹胀满闷。诊之，六脉洪数，气口紧盛，以藿香正气丸加山楂、神曲，二剂而愈。逾月，又因饮食失节，腹胀如初，用前药勿效，与行湿补气养血汤，二十余剂始安。因嘱曰：病虽愈，体未复元，务宜谨守，勿犯禁忌。后数月，过龚曰：凡有病者，皆天与也，不在服药谨守，若颜子亚圣，岂不能保养，何短命死矣？我今保养半年，未见何如，从可知也。龚不能对，遂复恣纵无忌。未旬日，忽患痢赤白，里急后重，痛不可忍，日夜无度，乃自置大黄一剂，数下无效。复求诊，六脉洪数，先与调中益气汤二剂，又以补中益气汤加白芍、黄连微效。彼欲速愈，易医，不审其夙有痞满之病，复下之，不愈。又易一医，再与下药，遂肛门下脱，痛如刀割。腹胀如鼓。此元气下陷也，当大补升提而反泻之，不亡何待？此症湿热内蕴，兼有积滞，因柿饼之寒滞，故为胀满。藿香正气能燥湿行气，故遂愈。然病根未拔，故伤食而复病。继用汤药，想即藿香正气之类，去湿而不能去热，故不效。行湿补气养血汤，又加以血药益湿之品，虽迁延而愈，非真愈也。始终治法，均未中肯。若早以黄连理中，枳实理中，更互治之，病必速愈，何至有变痢之患乎？

陆养愚治茅鹿门三夫人，经期参前，腹中有块升动，有时作痛作胀，大便不实，脾胃不和，其脉人迎大于气口二倍。以此断为血有余。茅问曰：此症屡服消导及养血之药，轻则枳实、枳壳、木香、豆仁，重则槟榔、棱、莪，俱以养血佐之，药颇中和，而病反增剧何也？曰：据脉左盛于右，气不足而血有余，今所服不惟诛伐无过，且损不足而益有余，欲其病之不剧得乎？用人参、白术、陈皮、干姜、大枣，以益其气，用消痞丸以去其血之瘀。其方用香附醋炒四两，元胡索醋炒一两五钱，归尾二两，川芎、红花、桃仁、海石、瓦楞子火煅醋淬各一两。醋打面糊为丸，与煎剂相间服，未半料而块已失，大便结实，经水如期。

李士材治于郡守，在白下时，每酒后腹痛，渐至坚硬，得食辄痛。得食反痛，实症无疑。脉之，浮大而长，脾有大积矣。然两尺按之软，不可峻攻，令服四君子汤七日，投以自制攻积丸三钱。但微下，更与四钱与服，下积十余次，皆黑而韧者。察其形不倦，又进四钱，于是腹大痛，而所下甚多。服四君子汤十日，又进丸药四钱，去积三次。又进二钱，而积下遂至六七碗许。脉大而虚，按至关部豁如矣，乃以补中益气调补，一月全愈。攻补互施法。

王工部郁结成痞，形坚而痛甚，攻之太多，遂泄泻不止，一昼夜计下二百余次，一月之间，肌体骨立，神气昏乱，舌不能言，已治木待毙。李诊之曰：在症虽无活理，在脉犹有生机。以真脏脉不见也，大虚之后，法当大温大补。一面用枯矾、龙骨、粟壳、樗根之类，以固其肠；一面用人参二两，熟附五钱，以救其气。三日之间，服参半斤，进附二两，泻遂减半，舌转能言。更以补中益气加生附、生干姜，并五帖为一剂，一日饮尽。就进药而论，则胃能纳受可知。如是者一百日，精旺食进，泻减十九。然每日夜犹下四五行，两足痿废，用仙茅、巴戟、丁、附等为丸。参附汤并进，计一百四十日而步履如常，痞泻悉愈。枯矾虽敛而苦寒，何不用禹粮、石脂？

姚氏妇久患痞积，两年之间，攻击之剂，无遗用矣，而积未尽除，形体尫羸。李曰：积消其半，不可伐矣，但用补剂，元气一复，病自祛耳。遂作补丸，服毕而痞果全消。逾三年，调理失宜，胸腹痛甚，医以痛无用补法，用理气化痰之剂，痛不减。脉之大而无力，此气虚也，投以归脾汤加人参二钱，其痛乃止。

喻嘉言治袁聚东，年二十岁，生痞块，卧床数月，进化坚消痞之药，渐至毛瘁肉脱，面黧发卷，殊无生理。其块自少腹脐旁，分为三岐，皆硬如石，按之痛不可忍。脉只两尺洪盛，余俱微细。谓初时块必不坚，以峻猛之药攻，至真气内乱，转获邪气为害，其实全是空气聚成，非如女子月经凝而不行，即成血块之比。观两尺洪盛，明是肾气传于膀胱，误施攻击，其气不运，结为坚块，故按之则愈痛也。虚症亦有按之而愈痛者，姑用大补中药一剂，以通中下之气，然后用大剂药内收肾气，外散膀胱之气，约三剂，可全愈矣。先以理中汤加附子五分，一剂，块减十之三。再用桂、附一大剂，肠中气向甚喧，顷之，三块一时顿没。再服一剂，果全愈。更用补肾药加桂、附，多用河车为丸以善后，取其以胞补胞，而助膀胱之化源也。俞东扶曰：此人攻伐太过，易以温补，未足为奇。惟两尺洪盛，非此诠解，谁不面墙？至于桂、附、河车，同补肾药为善后计，则与肾气传膀胱之论，紧切不泛，非通套治痞成法可比。

冯楚瞻治戚氏妇，腹中有块作痛，发则攻心欲死，上则不进饮食，下则泄泻无度，医药三百余剂不效。脉之，六部沉细已极，右关尺似有似无，明系火衰土弱，肾家虚气上凌于心，脾土不能按纳奔豚之气，非温补不可。用炒干熟地八钱，补水以滋土；炒黄白术六钱，补土以固中；炮姜、熟附各二钱，补火以生土；更入五味子一钱以敛之，俾祖气有归，脏得其藏，而肾气纳而不出也。数剂而安，一月全愈。

琇按：冯公此案，前人所未发，字字如良玉精金，后贤宜三复之。

吴孚先治一人患痞，前医用攻药已去六七。适前医他往，吴与汤丸，俱系参、术补剂。病者云：去疾莫如尽，奈何留之？吴曰：正所以尽去其疾也。经曰大积大聚，衰其半而止。此前医之用攻也。又曰：补正则邪自除，此余之用补也。若必尽攻，则痞去而鼓胀成,是欲尽去其疾,而反益其疾矣。乃遵服不间而痊。

张路玉曰:顾晋封室,患痞在胁下,或令用膏药加阿魏一分,麝香半分贴之。五六日间,遂下鲜血,血块甚多,一二日方止。是后每岁当贴膏时必发。近邻妪亦用阿魏膏贴痞,下血如前。世以阿魏、麝香为痞块必用之药,外用为患若此,况服食乎！为拈出以为虚弱人漫用攻击之戒。

韩贻丰治昝中翰如颖,病数日,二旬不食矣,已治木。韩视之,病色如灰,声低喉涩,瞳神黯然无光。私语其子曰:此甚难治。病者觉之,乃哀恳曰:我今年六十七矣,即死不为夭,但遇神针而不一用而死,死且不瞑目。我生平好酒而不好色,幸为我下一针。于是乃勉为用针,令卧床坦腹,拊其脐下有一痞,周围径七寸,坚硬如石。乃以梅花针法,重重针之。又针其三脘,又针其百劳、百会,皆二十一针。针毕,令饮醇酒一杯。乃摇手曰:恶闻酒气,以两月矣。强之,初攒眉,既而满引如初。

顾鸣仲有腹疾,近三十年,朝宽暮急,每发腹胀,十余日方减。食面及房劳,其应如响。腹左隐隐微高鼓,呼吸触之,汩汩有声。以痞块法治之,内攻外贴,究莫能疗。喻嘉言议之曰:人身五积六聚,心肝脾肺肾之邪,结于腹之上下左右,及当脐之中者,皆高如覆盂者也。胆胃大小肠膀胱命门之邪,各结于其本位,不甚形见者也。此症乃肾脏之阴气,聚于膀胱之阳经,有似于痞块耳。肾有两窍,左从前通膀胱,右从后通命门,邪结于腹之左畔,即左肾与膀胱为之主也。六腑惟胆无输泻,其五腑受五脏浊气,不能久留,即为输泻者也。今肾邪传于膀胱,膀胱失其输泻之职,旧邪未行,新邪踵至,势必以渐透入募原,如革囊裹物者然。夫人一围之腹,大小膀胱俱居其中,而胞又居膀胱之中,惟其不久留而输泻,是以宽然有余。今肾气不自收摄,悉输膀胱,膀胱之气蓄而不泻,失其运化,宜其胀也。治法补肾水而致充足,则精气深藏,而膀胱之胀自消;补膀胱而令气旺,则肾邪不蓄,而输化之机自裕。然补肾易而补膀胱难,以本草诸药,多泻少补也。经于膀胱之不足者,断以死期,岂非以膀胱愈不足则愈胀,胀极,势必逆传于肾,肾胀极,势必逆传于小肠,小肠胀极,势必逆传于脾,乃至通身之气,散漫而无统耶？医者能早见而预图之,能事殚矣。

杨乘六治朱氏妇,病胸膈痞闷,兼寒热往来,口干作渴,饮食不进,服宽利清解药益甚。脉之,右关弦数而沉,面色带红,舌干微黄,乃与益阴地黄汤。或曰:胸满不食累月矣,二陈、枳壳,尚不能通,地黄、山药、五味、萸肉,俱酸涩阴滞之物,其可投乎？曰:此症本因肝胆燥火闭伏胃中,其原则由于肾水之不足。盖肾者,胃之关也,水不足,则火旺熏蒸,而胃阴亏。胃与肝胆相并,且为其所胜。又肾既不足,则肝胆阴木无水以养而燥火独炽,于是乘其所胜之虚而入之。且冲于上,则口干咽燥;流于下,则二便秘急;塞于中,则为胸闷。脉浮弦而关更甚,右手沉细而关则带滑，此肝木有余，脾血不足之候也。与疏肝助脾，调气养血，则火降郁开，而痰自内消矣。用调气养荣汤加陈皮、前胡，佐茯苓消痰止嗽，青皮、香附、豆仁、白芍疏肝宽肠。总之，气得川流，则血自津润。数剂后，用润字丸间服，每次五分。十日症递减，改用六君子，改养血调气药。盖邪之所凑，其气必虚，壮者气行则愈，弱者着而成病也。后以纯补，间用调气治嗽之品，五旬而痊。

陈三农治一少年，体薄弱，且咳血，左边一块，不时上攻作痛，左金、芦荟俱不应。诊其脉，三部虽平，而细涩不流利，因作阴虚治，四物汤加知、柏、元参、丹参、鳖甲，数剂顿愈。

卢缝中去声。痞痰，忽梦一白衣妇人谓之曰：食蔗即愈。诘朝见鬻蔗，缝揣囊中，且乏一镪，惟有唐山一册，遂请易之。曰：吾乃负贩者，将安用此？哀求之，遂贻数挺。缝喜而食之，至旦遂愈。《野史》。

琇按：本草蔗能治蛔，蛔能令人痞胀。卢病迨是蛔作楚耳，故食之即愈。

张子和治显庆公僧应寺，有沉积数年，虽不卧床枕，每于四更后，心头闷硬，不能安卧，须起行寺中，习以为常。人莫知为何病，以请于张。张令涌出涎胶一二升，如黑矾水，继出绿水，又下脓血数升，自尔胸中如失，便能饮饵无算，安眠至晓。

一妇人小腹中有块，其脉涩，服攻药后，脉见大，以四物汤倍白术，白芍、甘草为佐。俟脉充实，间与硝石丸，两月消尽。

至正二十五年夏六月，里人周伯安，病积气在右胁下，喘且胀者五阅月。医来，类补以温热之剂，病日剧，几殆矣。陆君祥往视之，曰：是息贲也，法当大下，《内经》所谓留者攻之，土郁者夺之也。积气贲门，邪未去，其可补乎？从之，不终日而愈。《强斋集》。

汪石山治一人，年逾三十，形瘦苍白，病食则胸膈痞闷汗多，手肘汗出尤甚多，四肢倦怠或麻，晚食若迟，来早必泄。初取其脉浮软近驶，两关脉乃略大，曰：此脾虚不足也。彼曰：尝服参术膏，胸膈亦觉痞闷，恐病不宜于参、芪。曰：膏则稠粘，难以行散也，改用汤剂，痞或愈乎。用参、芪各二钱，白术钱半，归身八分，枳实、甘草各五分，麦冬二钱，煎服一帖，上觉胸痞而下觉失气。彼疑参、芪使然。曰：非也。使参、芪使然，但当胸痞，不当失气，恐由脾胃过虚，莫当枳、朴之耗也。宜除枳、朴，加陈皮六分，再服一帖，顿觉胸痞宽，失气除，精神爽垲，脉皆软缓不大，亦不驶矣。可见脾胃虚者，枳、朴须慎。用为佐使，况有参、芪、归、术为之君，尚不能制，然则医之用药，可不戒乎！

张景岳治金孝廉，以劳倦伤脾，别无他症，但不食，遂用参、术、归、附、桂、姜、甘草之属，半月始愈。后因病后，复不食如此，自分必死，仍用前药而安。

钱国宾治王元直父，腹左一痞，形如镜大，视之乃镜痞也，生于皮内肉上，可治以三品膏。巴豆、蓖麻子肉各四两，杏仁一两，黄丹八两，香油一斤二两，熬膏药，贴二十日，一日一换，出脓一二碗。内服参、芪托里，月余收口而愈。

蒋仲芳治陈氏妇，年二十六，生痞块已十年，在脐上，月事先期，夜则五心发热，火嘈膨闷，忽一日痞作声，上行至心下，则闷痛欲绝，为针上脘，癖下而痛定。然脐旁动气不息，复针天枢穴，动气少止。遂用当归五钱，白芍、白术、延胡、丹皮、川芎、条芩各一钱，枳实、官桂、槟榔、木香各三分，醋炙鳖甲二钱，水煎，空心服，至十二剂而愈。

聂久吾治刘氏妹，禀气怯弱，性情沉郁，年三十，病晚间发热，天明复止，饮食少进，烦躁不安，肉削骨露，医药不效。诊其脉歇至。因其烦躁发热，颇用芩、连、知、柏等凉剂，虽无效，亦不觉寒凉。第恐多服伤胃，则无生机矣。因问其热从何处起，曰：自右胁一围先热，遂至遍身。乃悟此必气郁痰结而成痞块，胸膈壅滞，遂燥热，气结而脉亦结，此脉与症合，不足忧也。当先攻痞，以除其根，则诸症自愈。因用磨痞丸，每日服三次。服至三四次而块消其半，热渐退。至七八两，块消热尽除，不数月全安矣。当其痰凝气滞，痞结右胁，不惟医者不知，而病者亦不觉也。非察其病根而拔去之，何能取效也？三棱、莪术皆醋炒，花粉、大黄酒炒，制香附各八钱，槟榔、黄连姜汁炒、黄芩酒炒、枳实炒、贝母、连翘各六钱，山栀、前胡、青皮醋炒、延索各五钱，广皮四钱，南木香二钱，郁金三钱，为末，先用竹沥洒润，次用粘米粉搅硬，糊丸绿豆大，每服百丸。

按：此案与痰门陆养愚治董浔阳夫人脉症俱同，而方异，大约陆案乃剽袭耳。今此案入痞门者，俾知痞证，有痰结一端也。

化痞膏方，密陀僧六两，阿魏五钱，羌活一两，水红花子三钱，同研细末，用香油一斤熬膏，退火摊贴。凡患此症，肌肤定无毫毛，须看准，以笔圈记，方用膏贴。多年者，只用两张。内服克坚酒，水红花子研三钱，浸火酒两斤，日服三次，随量饮之。

郁　症

窦材治一人，年十五，因大忧大恼，却转脾虚。庸医用五苓散及青皮、枳壳等药，遂致饮食不进，胸中作闷。乃命灸命关二百壮，灸关元五百壮，服姜附汤一二剂，金液丹二斤，方愈。方书混于劳损，用温平小药，误人不少，悲矣。

一人功名不遂，神思不乐，饮食渐少，日夜昏默，已半年矣，诸治不效。此药不能治，令灸巨阙百壮，关元二百壮，病减半。令服醇酒，一旦三度，一月全安。原注：失志不遂之病，非排遣性情不可，以灸法操其要，醉酒陶其情，此法妙极。

张子和治项关令之妻，病饥不欲食，常好叫呼怒骂，欲杀左右，恶言不辍，众医半载无效。张视之曰：此难以药治，乃使二媪，各涂丹粉，作伶人状，其妇大笑。次日又令作角觝，又大笑，其旁令两个能食之妇，常夸其食美，其妇亦索其食，而为一尝之。不数日，怒减食增，不药而瘥，后得一子。夫医贵有才，无才何得应变无穷？

罗太监治一病僧，黄瘦倦怠。询其病，曰：乃蜀人，出家时其母在堂，及游浙右，经七年。忽一日，念母之心不可遏，欲归无腰缠，徒尔朝夕西望而泣，以是得病。时僧二十五岁，罗令其隔壁泊宿，每以牛肉猪肚甘肥等煮糜烂与之，太监替和尚开荤。凡经半月余，且慰谕之。且又曰：我与钞十锭作路费，我不望报，但欲救汝之死命耳。察其形稍苏，与桃仁承气汤，一日三帖，下之皆是血块痰积。次日与熟干菜稀粥，将息又半月，其人遂愈。又半月，与钞十锭遂行。《格致余论》。

孙文垣治丁耀川母，年四十四，常患胃脘痛，肝木侮胃。孀居十五年，日茹疏素。七月，因怒，吐血碗许，不数日平矣。九月又怒，吐血如前，加腹痛。肝木乘脾。次年二月，木旺之时。忽里急后重，肛门大疼，肝火后迫。小便短涩，惟点滴痛不可言，肝火前迫。腰与小腹热如汤泡，三阴火炽。日惟仰卧，不能侧，侧则左胯并腿作痛。两胯原有痛，二阴之痛，前甚则后减，后甚则前减，诸痛属火。至不能坐，遇惊恐则下愈坠疼，惊则火动，火动则水伤。经不行者两月。往行经时，腰腹必痛，下紫黑血块甚多。今又白带如注，口渴不寐，不思饮食，多怒，面与手足虚浮，喉中梗梗有痰，肌肉半消。诊之，脉仅四至，两寸软弱，右关滑，左关弦，两尺涩。据脉，上焦气血不足，中焦有痰，下焦气凝血滞，郁而为火，盖下焦肝肾所摄，腰胯肝之所经，二便肾之所主也。据症，面与手足虚浮，则脾气甚弱；饮食不思，则胃气不充；不寐由过于忧愁思虑，而心血不足，总为七情所伤故尔。经曰：二阳之病发心脾，女子得之则不月。此病近之，所幸脉不数，声音清亮，当先为开郁清热，调达肝气，保过夏令。欠通。后再峻补阴血，必戒恼怒，使血得循经乃可愈。初投当归龙荟丸，以彻下焦之热。继以四物汤、龙胆草、知、柏、柴胡、泽兰，煎吞滋肾丸，连服两日，腰与少腹之热渐退。后以香薷、石苇、龙胆、桃仁、滑石、杜牛膝、甘草梢、软柴胡，煎吞滋肾丸，二阴全减。

韩约斋子妇，每怒动则夜卧不安，如见鬼魅，小水淋沥。今又大便秘结，腹中疼痛，腰胯胀坠，如生产状，坐卧不安。因痛而脉多不应指，孙曰：此肝经郁火所致，法当通利。以杏仁、桃仁各三钱，柏树根皮、山栀仁、青皮各一钱，槟榔五分，枳壳八分，水煎服之。少顷，大便通，痛胀遂减。

琇按：此亦治标耳。非滋水生肝，病何能已？

一妇人因夫荒于酒色，不事生产，多忧多郁，左胯及环跳穴疼痛过膝，肝火下郁于经隧。大小便频数，肝火下迫于二阴。脐腹胀痛，口干。脉之，右手弱，左手数。近又发热恶寒，汗因痛出，时刻不宁。此食积、痰饮、瘀血流于下部足厥阴经，挟郁火而痛。恐成肠痈，与神效栝楼散，一帖痛减半，汗止，数脉稍退。小腹坚如石，按之且痛，再与前药，小腹稍软。余无进退，再进之，每帖大栝楼二枚，加丹皮、莪术、五灵脂、金银花，诸症悉平。

亮卿内人，头痛，遍身痛，挟暑。前后心乳皆胀，玉户撮急，肛门逼迫，皆肝火为患。大便三日未行，口干。因大拂意事而起，下午发热似疟，恶心烦躁不宁，而时当盛暑，乃怒气伤肝，挟暑热而然。以石膏三钱，青皮、柴胡、枳壳各一钱，半夏曲、黄芩各八分，甘草、桔梗各五分，夜与当归龙荟丸下之，大小便皆利，热退，诸症悉减。惟略见恶心，与青皮饮两帖全安。

程湘内人，鼻衄后眩晕嘈杂，呕吐清水，夜卧不安，腹中饥而食不下膈。孙谓由脾虚，肝胆有郁火也。以人参、黄连、白术、扁豆、甘草、陈皮、半夏、竹茹、茯苓、石膏，水煎，调理而平。

黄履素曰：予少年患郁火之症，面时赤而热，手足不温，复觉咽干口燥，体中微黄，夜更甚。就医吴门，粗工投以黄连、黄芩、黄檗等药。服方二剂，忽觉手足甚冷，渐渐过腕过膝，鼻间突出冷气，神魂如从高桥坠下深溪，阴阴不能自止，几登鬼箓。延名医张涟水治之，张云：症虽误服寒药，又不可骤以热药激之，但服八珍汤加姜及天麻，久当自愈。如法调之，虽渐安而元气则大减矣。后简方书有云：郁不可折以寒剂，误治必致死，然则予之不死者幸也。夫记之以为戒鉴。

潘埙曰：予禀气素偏于火，晚年多难，怀抱郁郁，因而肝气不平，上冲心肺，水火不能既济，殊无应病之药，乃自制一方，名曰兼制丸。以柴胡、龙胆、青皮各五钱平肝，归身一两养肝，生地一两，生甘草五钱，黄檗一两，知母五钱补北方，苍术八钱燥湿，芩、连各六钱清心肺，桂心二钱引经，加白术、防己、陈皮、茯苓蜜丸。每服八十丸，常服有效。楮记室。

琇按：合黄、潘二说观，皆郁火之症也。一则服苦寒几毙，一则服苦寒有效。要之，人之禀赋各殊，阴阳亦异，临症者不宜执着也。

龚子才治何进士夫人，患经行胃口作痛，憎寒发热。一医以四物汤加官桂、香附，服之即吐血而痛愈甚。诊之，六脉洪数，乃郁火也，以山栀二两，姜汁炒黑色，服之立愈。

冯楚瞻治一壮年，作宦失意退居，抑郁成疾，即经所谓常贵后贱，名曰脱营，常富后贫，名曰失精。其后气血日消，神不外扬，六脉弦细而涩，饮食入胃尽化为痰，必咳吐尽出乃能卧，津液内耗，肌表外疏，所以恶寒而瘦削。以人参保元固中为君；

黄芪助表达卫为臣；当归和养气血，白术助脾胜湿，麦冬保护肺中之气，五味收敛耗散之金，炙甘草和药性而补脾，并以为佐；桂枝辛甘之性，能调荣卫而温肌达表，麻黄轻扬力猛，率领群药，遍彻皮毛，驱逐阴凝之伏痰，化作阳和之津液，并以为使。但恐麻、桂辛烈，有耗荣阴，入白芍和肝，以抑二药之性，更加白术以固中，姜、枣以助脾生津。二三剂，脉气渐充有神，痰涎咳吐俱愈。继以十补丸及归脾养荣加减全愈。

吕东庄治弁玉偶患寒热，旋至热不退，胸中作恶。诊之曰：此肝郁而致感也。用加减小柴胡汤，一剂热减半，次进柴胡饮、地黄饮子。吕适他往，后日用六君子汤加黄芩，且戒之曰：明日若尚有微热在内，则后日须再用地黄饮子一帖，而后用六君子，此后皆有次第，不可乱也。因服地黄饮子，觉热已尽退，遂竟用补中益气一帖。是夜即烦热不安，乃知次第果不可紊，仍用地黄饮子即安。然后依次服至第三日，再用补中益气汤，泰然得力矣。第觉病后烦怒易动，时体虚劣，自改用归脾汤。吕归诊之，曰：今脉已无病，但夜不寐著耳。曰：正若此，奈何？曰：当加味归脾汤。曰：今已服此方而未效。曰：君试我归脾自愈矣。一剂而鼾睡达旦。必去远志、木香，而入地黄、麦冬、白芍。

琇按：此等病，予惟以地黄饮子，令服五七剂，永无他患。今必用六君、补中、归脾，以至纷纷，此何故耶？未免呆守立斋成法之过。

沈氏妇夏月发寒热，医以为疟也。时月事适下，遂淋漓不断，又以为热入血室。用药数帖，寒热益厉，月事益下，色紫黑，或如败酱，医且云：服此药，势当更甚，乃得微愈矣。乃疑其说，请吕诊之。委顿不能起坐，脉细数甚，按之欲绝。问其寒热，则必起未申而终于子亥。曰：郁火虚症耳。检前药则小柴胡汤，彼意以治寒热往来，兼治热入血室也。又加香薷一大握，则又疑暑毒作疟也。乃笑曰：所谓热入血室者，乃经水方至，遇热而不行，故用清凉而解之。今下且不止，少腹疼痛，与此症何与，而进黄芩等药乎？即灼知热入血室矣，当加逐瘀通经之味。香薷一握，又何为者？乃用肉桂二钱，白术四钱，炮姜二钱，当归、白芍各三钱，人参三钱，陈皮、甘草各四分，一服而痛止经断，寒热不至，五服而能起。惟足心时作痛，此去血过多，肝肾伤也，投都气饮子加肉桂、牛膝各一钱而全愈。使卒进寒凉，重阴下逼，天僵地折，生气不内，水泉冰溃，不七日死矣。乃云更甚方愈，夫谁欺哉！庸妄之巧于卸脱，而悍于诛伐如是夫。

朱绮厓，多愤郁，又以内病忧劳，百感致疾。初发寒热，少阳之症也。渐进不解，时方隆冬，医进九味羌活汤，不效。易医，大进发表消中之药，凡狠悍之味悉备，杂乱不成方，三剂势剧。又进大黄利下等物，下黑水数升，遂大热发狂，昏愦晕绝，汤水入口即吐。其家无措,试以参汤与之,遂受,垂绝更苏。次日吕至,尚愦乱不省人事,承灵、在颠顶通天穴两旁。正营在承灵穴两旁。及长强在尻骨上腰腧穴下。俱发肿毒,时时躁乱。诊其脉,数而大,曰:幸不内陷,可生也。遂重用参、芪、归、术,加熟地一两许。时村医在座,欲进连翘、角刺等败毒散,且力言熟地不可用。其家从吕言进药,是夜得卧,次早神情顿清。谓曰:吾前竟不解何故卧此,今乃知病,如梦始觉也。又次日,脉数渐退,烦躁亦平。但胃口未开,肿毒碍事,旬日间,但令守服此,诸症悉治。因晋方及加减法,且嘱之曰:毋用破气药以开胃,苦寒药以降火,通利药以启后,败毒药以消肿,有一于此,不可为也。出邑,遇友人,问其病状。曰:七情内伤,而外感乘之,伤厥阴而感少阳,从其类也。乃不问经络而混表之,三阳俱敝矣。然邪犹未入府也,转用枳实、厚朴、山楂、栝楼之属,而邪入二阳矣。然阴犹未受病也,用大黄、元明粉而伤及三阴矣。究竟原感分野之邪,不得外泄,展转内逼,中寒拒逆,幸得参扶胃气,鼓邪出外。其发于承灵、正营者,乃本经未达郁怫之火也;其发于腰腧、长强者,乃下伤至阴,凝冱而成也。盖毒得发者,参之功也。今毒之麻木平塌,将来正费调理者,前药之害也。其家如言守防,服之而愈。

张路玉治江礼科次媳,春初患发热头疼腹痛,咳逆无痰,十指皆紫黑而痛,或用发表顺气不效。诊之,脉来弦数而细,左大于右。曰:此怀抱不舒,肝火郁干脾土而发热,热蒸于肺故咳;因肺本燥,故无痰;脾受木克,故腹痛;阳气不得发越,故头疼;四肢为诸阳之本,阳气不行,气凝血滞,故十指疼紫。其脉弦者,肝也;数者,火也;细者,火郁于血分也。遂以加味逍遥散,加桂枝于土中达木,三剂而诸症霍然,十指亦不疼紫矣。

徐孝廉室不得寐,不能食,心神恍惚,四肢微寒,手心热汗,至晚则喉间热结有痰,两耳时塞,用安神清火药不效。诊之,六脉萦萦如蛛丝而兼弦数,此中气久郁不舒,虚火上炎之候也。本当用归脾汤以补心脾之虚,奈素有虚痰阴火,不胜芪、圆之滞,木香之燥,用归脾之法。遂以五味异功散,略加归、芍、肉桂以和其阴,导其火,不数剂而食进寝宁,诸症释然矣。

张飞畴治一妇,平昔虚火易于上升,因有怒气不得越,致中满食减,作酸嗳气,头面手足时冷时热,少腹不时酸痛,经不行者半载余。其脉模糊,驶而无力。服诸破气降气行血药不愈。此蕴怒伤肝,肝火乘虚而克脾土,脾受克则胸中之大气不布,随肝火散漫肢体。当知气从湿腾,湿由火燥。惟太阳当空,则阴霾自散;真火行令,则郁蒸之气自伏。又釜底得火,则能腐熟水谷,水谷运则脾胃有权,大气得归,而诸症可愈矣。用生料八味倍桂、附,十日而头面手足之冷热除。间用异功而中宽食进,调理两月,经行而愈。

柴屿青治潼川守母，八十三。在沈阳礼部时，闻伊母在京病甚，忽身热吐痰，妄言昏愦。众医俱主发表病势日增，始求治。悲泪哀号，自分必死。诊其右关沉涩微滑，曰：此思虑伤脾，更兼郁结，痰涎壅盛，脾不能运也；身热昏愦，清阳不升，脾气伤也。先用二陈、栝楼治其标，继用归脾加神曲、半夏、柴胡，调治数口而痊。向使误服表剂，岂不蹈昔人虚虚之戒耶？

山阴林素臣，偶患时气，为医所误，身热，呕吐绿水，转侧不宁。柴以为肝郁所致，用逍遥散加吴茱萸、川黄连各五分，一服吐止身凉，二服全愈。又服调理药，数剂而安。

陆养愚治沈立川内人，胸膈不舒，咽嗌不利，中脘少腹常疼，大便溏，经水淋沥，腰膝无力，倦怠头眩，得食少可，食后则异常不快。半年间，顺气、清热、开郁、化痰、消食之药，服将百剂。脉之，左手沉数而细右手沉弦而微。此肝脾燥热，忿郁积久而致。前属有余，今为不足，宜用补剂。沈曰：前用人参五分，且有开气之药，极痞满，恐补不能投。曰：参少而兼开气，所以痞满也。乃用八物汤，人参一钱，服之大胀。乃加参二钱，胀即减。加至三钱，竟不胀矣。又合六味丸，空心服之，调理二月而痊。

一妇郁怒忧思，胸腹胀痛，痛甚则四肢厥冷，口噤冷汗，用二陈汤加芍、归、乌药、青皮、枳壳、香附、厚朴、苏叶，一剂痛胀即愈。后去苏叶，加姜炒黄连，再服一剂而安。

一妇郁怒不发，久之，噫声甚高，言谈不知终始，嘈杂易饥。经曰：心病为噫。此因忧而血郁于心胸也，用桃仁承气汤大黄、桃仁、桂枝、芒硝、甘草。下蓄血数升而安。经曰：血蓄在上则喜忘，在中则喜狂也。

一中年人，因郁悒，心下作痛，一块不移，日渐羸瘦，与桃仁承气汤一服，下黑物并痰碗许，永不再发。

薛立斋治一妇人，身颤振，口妄言，诸药不效。薛以为郁怒所致，询其故，盖为素嫌其夫，而含怒久也。投以小柴胡汤稍可，又用加味归脾汤而愈。

一妇人，年六十有四，久郁怒，头痛寒热。春间，乳内时痛，服流气饮之类，益甚，不时有血如经行。又因大惊恐，饮食不进，夜寐不宁。此因年高去血过多，至春无以生发肝木，血虚火燥，所以至晚阴旺则发热。经云：肝藏魂。魂无所附，故不能寐。先以逍遥散，加酒炒黑龙胆草一钱，山栀一钱五分，二剂肿痛顿退，又二剂而全消。再用归脾汤加炒栀、贝母，诸症悉愈。

一妇人，因丧子怀抱不舒，腹胀少寐，饮食素少，痰涎上涌，月经频来。曰：脾流血而主涎，此郁闷伤脾，不能摄血制涎归源。遂用补中益气、济生归脾二汤而愈。

又用八珍汤调理而愈。

秀才杨君爵，年将五十，胸痞少食，吐痰体倦，肌肉消瘦，所服方药，皆耗血破气化痰降火。曰：此气郁所伤，阳气未升越，属脾经血虚之症，当用归脾汤，能解郁结，生脾血，用补中益气，壮脾气，生发诸经，否则必为中满气膈之患。不信，仍用前药，后果患前症而殁。

罗谦甫曰：疏五过论云，常贵后贱，里不中邪，病从内生，名曰脱营。镇阳一士人，躯干魁梧，而意气豪雄，喜交游，而有四方之志，年逾三旬，已入仕至五品，出入骑从塞途，姬侍满前，饮食起居，无不如意。不三年，以事罢去，心思郁结，忧虑不已，以致饮食无味，精神日减，肌肤渐致瘦弱，无如之何。遂耽嗜于酒，久而中满，始求医。医不审得病之情，辄以丸药五粒温水送，下二十余行。时值初秋，暑热犹盛，因而烦渴，饮冷过多，遂成肠鸣腹痛，而为痢疾，有如鱼脑，以致困笃，命予治之。诊其脉，乍大乍小；其症，反复闷乱，兀兀欲吐，叹息不绝。予料曰：此症难治。启元子曰，神屈故也。以其贵之尊荣，贱之屈辱，心怀慕恋，志结忧惶，虽不中邪，病从内生，血脉虚减，名曰脱营。或曰：愿闻其理。《黄帝针经》有曰，宗气之道，内谷为主，谷入于胃，乃传入于脉，流溢于中，布散于外。精专者行于经隧，周而复始，常营无已，是为天地之纪。故气始从手太阴起，注于阳明，传流而终于足厥阴，循腹理，入缺盆，下注肺中，于是复注手太阴。此营气之所行也，故昼夜气行五十营，漏水下百刻，凡一万三千五百息。所谓交通者，并行一数也。故五十营备，得尽天地之寿矣。今病者，始药后苦，皆伤精气，精气竭绝，形体毁阻。暴喜伤阳，暴怒伤阴，喜怒不能自节。盖心为君主，神明出焉。肺为辅相，主行荣卫，制节由之。主贪人欲，天理不明，则十二官相使，各失所司。使道闭塞而不通，由是则经荣之气脱去，不能灌溉周身，百脉失其天度，形乃大伤。以此养生则殃，何疑之有？

马元仪治洪声远，恶寒发热，倦怠懒言，神气怯弱，两脉弦虚，此甲木内郁，生气不荣，而阳明受病也。盖甲木乃少阳初生之气，勾萌始坼，其体柔脆，一有拂郁，即萎软抑遏而不上升，反下克脾土而为病矣。由是枢机不利，虚邪入之，而与阴争则寒，顷之既去，而与阳争则热。倦怠者，胃病而约束之机关不利也；神怯者，木脏伤而心脏之神明失养也，是皆木郁土衰之故。木气既郁，惟和风可以达之，阴雨可以滋之。柴胡风剂之平者，能入少阳，清发升阳而行春气；当归、白芍，味辛而润，辛以疏其气，润以养其阴；白术、茯苓、陈皮、炙甘草，以和中气而益脾土。两剂，脉象有神。四剂，寒热已。再用补中益气，升发生阳之令而康。纯用薛立斋法，木郁于肝脾之中，而血不亏者，可以用之。

朱氏子，场屋不利，郁郁而归，遂神识不清，胸满谵语，上不得入，下不得出，已半月。诊之，两脉虚涩兼结。此因郁所伤，肺金清肃之气不能下行，而反上壅，由是木寡于畏，水绝其源，邪火内扰，而津液干格。胸中满结者，气不得下也；神昏谵语者，火乱于上也；上不得入，下不得出者，气化不清，而现晦塞之象也。但通其肺气，诸症自已。用紫菀五钱，宣太阴以清气化；干葛二钱，透阳明以散火郁；枳、桔各一钱，散胸中之结；杏仁、苏子各二钱，导肺中之痰。一剂而脉转神清，再剂而诸症悉退。改用归脾汤调理而痊。

顾霖苍妇，寒热如疟，便血不已，左胁有块，攻逆作楚，神气昏愦。诊之，两脉弦数兼涩。弦则为风，数则为热，涩则气结。此脾肝之气，悒郁不宣，胸中阳和郁而成火，故神明不精。肝之应为风，肝气动则风从之，故表见寒热也。人生左半，肝肾主之，左气逆，故左胁攻楚有块也。肝为藏血之地，肝伤则血不守，而风热益胜，为亡血之由也。用生首乌一两，滋燥而兼搜风。黄连一钱，治火兼以解郁。柴胡以疏其表，黄芩、知母以清其里，枳实、厚朴以和其中。一剂，脉起神清。再剂，便行热解而安。方论俱佳。

缪仲淳曰：甲申夏，佣妇因郁火痰喘身热，手拳目张，半月不眠食。按其胃口不痛，诸医疑其虚也。或云中暑，百药试之，痰喘滋急。以皂角末嚏鼻通窍，痰上逆如沸。延杨石林诊之，请亟吐之。先大夫曰：病久矣，虚甚，可奈何？石林曰：经云，上部有脉，下部无脉，其人当吐，不吐则死。即以盐汤吞之，去白痰数碗，喘定。先大夫曰：何以药之？石林曰：吐即药也。待其熟寝，勿服药，以养胃气。夜半，啜粥二碗。诘旦，投六君子汤，数剂而起。石林者，里中博雅士，不行术而精医者也。深得子和之法。

姑苏张涟水治纪华山，雅，自负数奇，更无子，悒悒不快，渐至痞张，四年，肌肉削尽，自分死矣。张诊而戏之曰：公那须药？一第便当霍然。以当归六钱，韭菜子一两，香附童便炒八钱，下之。纪有难色，不得已，减其半。张曰：作二剂耶？即服，夜忽梦遗，举家恸哭。张拍案曰：吾正欲其通耳。仍以前半剂进，胸膈间若勇士猛力一拥，解黑粪数升，寻啜粥二碗。再明日，中栉起见客矣。逾年生一子，即是表弟汝占也。《广笔记》。

张意田治柯姓人，病剧。诊之，得脉浮大而空，左关沉候有微弦之象，左尺沉候有一丝之根。面目皆红，鼻青耳聋，眼瞪神昏，自语不休，舌燥赤大，唇紫齿燥。只此数端，便非戴阳证明矣。初病发热咳嗽，已七八日，所服乃伤风散解之药。昨日早间，连大便三四次，即卧床不省人事，今日忽然发昏。或谓戴阳证，用熟地、附子等，未服。张思外症虽类戴阳，然症起无因。察其所言，皆平日之事，则似少阴之独语。至鼻现青色，时在秋令，则肺气绝矣。然面有光亮，为表气不和，唇色深紫，宜有郁火。

且左尺有根，本非无治；左关微强，则别有致病之故。询之，乃昨早失手自碎粥罐，因怒不止，即大便昏迷，知为郁怒所伤，肝火上逆而诸症蜂起，经所谓怒则气上是也，与戴阳相去远矣。用逍遥散去白术，加地黄、丹皮、炒栀之属而愈。病多隐微，医不审察，误斯众矣。

一宦素谨言，一日，会堂属官筵中，有萝卜颇大，客羡之。主曰：尚有大如人者，客皆笑以为无。主则悔恨自咎曰：人不见如此大者，而吾以是语之，宜以吾言为妄且笑也。因而致病，药不应。其子读书达事，思其父素不轻言，因愧赧成病，必须实所言，庶可解释。遂遣人至家取萝卜如人大者至官所，复会堂属，强父扶病而陪。陪至数巡，以车载萝卜至席前，客皆惊讶，其父大喜，厥旦疾愈。《石山医案》。

一女与母相爱，既嫁，母丧，女因思母成疾，精神短少，倦怠嗜卧，胸膈烦闷，日常恹恹，药不应。予视之曰：此病自思，非药可愈。彼俗酷信女巫，巫托降神言祸福，谓之卜童。因令其夫假托贿嘱之，托母言女与我前世有冤，汝故托生于我，一以害我，是以汝之生命克我，我死皆汝之故。今在阴司，欲报汝仇，汝病恹恹，实我所为，生则为母子，死则为寇仇。夫乃语其妇曰：汝病若此，我他往，可请巫妇卜之何如？妇诺之。遂请卜，一如夫所言。女闻大怒，诟曰：我因母病，母反害我，我何思之？遂不思，病果愈，此以怒胜思也。

萧万舆治一妇，年四旬，怀抱郁结，呕痰少食，胸膈胀痛，虽盛暑犹着棉衣，六脉浮结，或烦渴不寐，此命门火衰，元气虚寒也。以六君子加姜、桂及八味丸，不两月而症痊矣。

易思兰治徐文淙妻，卧病三年，身体羸瘦，畏寒战栗后发热，得汗始解，脊背拘痛，腰膝软弱，饮食不进，则肠鸣作泻，心虚惊悸，胸肋气胀，畏风畏热，头眩目昏，月信愆期。易诊之曰：此气郁病也。左寸脉心小肠属火，当浮大而散，今心脉大而散，却不浮。盖心为一身之主，藏神而生血，宜常静而不宜多动。人能静养，则心血充满，脉自浮大。若事事搅乱，心不宁则神不安而血不充，是以脉无力而不浮，怔忡惊悸之病，由之以生。况诊七八至，或十二三至，又往关中一猎，有类以灰种火之状，此乃君火郁于下，而无离明之象也。据脉论证，当有胸中烦闷，蒸蒸然不安，蒸出自汗，则内稍静，而腠理不密畏寒为验。左关肝胆属木，宜弦细而长，今左关弦长而不细，又侵上寸部二分，推之于内，外见洪大有力，是肝气有余也。盖因火郁于中，下不能承顺正化之源，木母太旺，上助心火，中侮脾土。肝藏血而主筋，病当头眩目昏，脊背项强，卒难转侧，背冷如冰，甚则一点痛不可忍，下则腰膝软弱无力，脾胃不和等症为验。左尺肾与膀胱属水，脉宜沉濡而滑，惟此部得其正。右寸肺与大肠属金，脉宜短涩而浮。兹诊得沉滞而大，按三五至或十数至一结，结乃积深，沉则气滞，此正肺受火邪，气郁不行也。病当胸膈不利，或时闷痛，右肋胀满，饮食不进，大肠鸣泄等症为验。右关脾胃属土，脉宜缓而大，此部虽无力，犹不失其本体。右尺三焦命门属相火，亦宜沉静，不宜浮大。此部浮取三焦脉，浮而无力，侵上脾胃，是君火郁于下，而相火升于上，侮其金也，病主气满胸膈嘈杂，饮食不利等症为验。详六部脉症，惟左尺得体，肾为寿元，根本尚固。右关脾土为木所侮，虽是少力，然来去缓大而不弦。此五脏之源，生气有存，无足虑也。病症多端，要之不过气郁而已。丹溪云：气有余便是火。火郁则发之，先投以和中畅卫汤，用苏梗、桔梗开提其气，香附、抚芎、苍术、神曲解散其郁，贝母化其郁痰，砂仁快其滞气。郁气散则金体坚，木平水王，何虑相火不降耶？若夫木当夏月，成功者退，虽王不必专治。服三剂而肺脉浮起，胸次豁然，诸症顿减。继以清中实表，固其腠理，月信大行，久积尽去，表里皆空。用补阴固真之剂，并紫河车丸，日进一服，月余全愈。

内　伤

裴兆期曰：凡人偶得潮热往来之候，未可遽执为外感风寒，辄服发表之药。盖其间亦或有元气内损而然者，一或少瘥，则阴证立至，多死少生矣。吾乡一高年绅，只一子，年三十余，素恃形气强伟，不知节慎。六月间，因母寿，连日宴客，应酬劳倦，遂发往来潮热。渠宿与一医相善，即邀以治之。值医他往，其徒代为之视，辄投以羌活、紫苏、防风等药。一剂后，汗大出不止，乃求治于余，六脉已细数无伦矣。举方用人参、黄芪各五钱，桂、附各二钱，当归三钱，浮小麦一撮，令急煎服。药剂甫煎成，而所善之医适至，亦认为外感，倾弃予药，仍以前药表之，汗更大出，深夜而毙。须知膏粱子弟，外强中干，不可见其气强形伟，而遂视之为大椿也。

万密斋治董氏子，年十七，病请治。诊其脉浮大无力。问其症，无恶寒头痛，但身热口渴，四肢倦怠。曰：似白虎症而脉虚，乃饥渴劳力得之。黄芪炙、当归酒洗各一两，作汤服之而愈。

陈正夫，万之母舅也。病三日后，胸中痞胀，小便少，大便不通。万闻，往问疾。时近城一医，欲以大柴胡汤下之。察脉症不可下，内伤中气不运，故上窍闭而下气不通也。丹溪云：二陈汤加苍术、白术、升麻、柴胡，则大便润而小便长。与之一服而安。

龚子才治刘太府，因劳役太过，发热憎寒，头疼身痛，口干发渴，呕恶心烦。或以羌活汤，或以藿香正气散，愈甚。手足无处着落，心慌神乱，坐卧不安，汤水不入，闻药亦吐。皆由风燥之剂鼓动其火而然。诊之，六脉洪数，气口紧盛，此内伤元气也。以补中益气加远志、枣仁、竹茹、麦冬，一剂即熟睡，再进一服全安。

陈三农治一老人，患头痛恶寒，骨节疼痛，无汗谵语，自服参苏饮取汗，脉洪数而左甚。此胃虚作劳，阳明虽受邪气，不可攻击，当补其虚，俟胃气充足，必自汗而解。以参、芪、归、术、陈皮、炙草，加熟附子，四五剂，诸症虽减，但口干，热未退。遂去附子，加白芍，渐思食，汗出而安。

陆养愚治丛邑宰，烦劳忿怒，饮食不思，已数月矣。初春，患左胁痛，不能向左眠，又感冒，遂咳嗽喘促，汗出恶风，呕恶饮冷，胸脘痞塞，烦躁泄泻，耳鸣，手指肉瞤，振摇不已。脉之，两寸微浮而涩，关尺微虚不固，曰：凡靠左不得眠者肝胀，靠右不得眠者肺胀，及咳嗽、自汗、喘促、下泄，俱难治。况涩脉见于春时，金来克木，亦可畏。幸神气尚未乏，两寸带浮，尚有微阳，小便稠黄犹长，面色焦黑，而微有黄气，犹可疗也。仲景云：脉虚微弱下无阳。又云：微虚相搏，乃为短气。又云：微浮，伤客热。东垣云：阴先亡，阳欲得去，乃见热壅口鼻，谓之假热之症。此盖得之七情伤阴，烦劳伤阳，风寒乘虚入客，胸膈痞塞。因邪在半表半里，又为冷水停凝，症似支饮结胁，侧不能卧，寐觉痛作。虽饮留肝实，亦是元气不充不调。合之诸症，俱属正气已伤，宜调养气血，使邪自散。用顺气养荣汤加桂枝、甘草，二剂，诸症顿减。易以补中益气，少佐小青龙汤一二分，以和荣卫，二剂，自汗喘呕病已除。第痞塞胁痛不甚减，更以六君子倍半夏、陈皮，少佐蔻仁、木香，胸痞胁痛亦止。又与四神丸实脾，肾气丸固本，调治月余而痊。

朱少湖，仲冬夜间忽头项微强，身体微痛，疑是伤寒，连夜用紫苏二大把，生姜十片，浓煎热服，厚覆大汗之，身体觉轻，自谓愈矣。至明日之夜，复觉拘急，反增沉重，复如前取汗不解，身体如石，烦躁口干，睡卧不安。天明延一医诊之，谓脉极浮数，冬月伤寒，非麻、桂不解，姜、苏轻剂，岂能疗此大病乎？拟用大青龙汤，病家疑而卜之，不吉，复延陆同议。诊之，脉浮数而微细如蛛丝，按之欲绝。曰：阳虚症也，原不宜汗，况经谓冬三月，闭藏之令，无扰乎阳，无泄皮肤，使气亟夺。一之为甚，其可再乎？彼医曰：仲景云，阴盛阳虚，汗之即愈。既曰阳虚，何为不可汗？况麻、桂、青龙，正为冬时虚寒而设。如拘闭藏之令不宜汗，则仲景此等汤剂，必待春夏伤寒而后用乎？陆不能辨，但徐曰：议论甚高，第恐此脉不相应耳。病家问当用何药？曰：惟建中、生脉酌而用之。彼医谓邪在表而补敛之，不死何待？陆曰：汗之而愈，则补误，补之而愈，则汗误，原不两是也。病家不能决，卜之，谓补吉汗凶，乃以建中、生脉合投之，烦躁仍剧，噫气不绝，足胫逆冷，身不能转，彼医谓毙可立而俟也。陆曰：误汗者再，药轻病重，故未效耳。仍前方倍人参加附子，浓煎冷服，少顷，烦躁顿定。数剂，诸症悉除。月余，时出虚汗不能起，用人参数两方获安。此驳未尝无理。

陆不径指为内伤，而泛引经文，致招如此驳诘，又不肯明指其失而喻之。第含糊其词以示意，亦名医之习气也。

喻嘉言治刘筠之，七旬御女不辍，此先天素厚也，然以房中之术，数扰其阳，又值夏月阳气在外，阴气在内，偶不快，饮食起居如常，医者以壮年伤暑之药，香薷、黄檗、石膏、知母、滑石、车前、木通投之，即刻不支。诊时，则身僵颈硬，舌强喉哑，无生理矣。曰：此症虽危，然因误药所致，甫隔一晚，尚可以药速追。急以大附子、干姜、人参、白术各五钱，甘草三钱，大剂煎服，可解此厄。众议不决，姑以前方四分之一服之，安贴，再煎未迟。灌下一寸香之久，大呕一声，醒而能言，呼诸子乳名云：适才见州官回。询其所由，开目视之不语，转问医者何人。曰：江西喻。遂抬手一拱。又云：门缝有风来塞塞。喻促煎所存之药续进，而姻族杂进，商以肩舆送其回寓，另进他药，哑瞶如前，越二日而逝。

李士材治程幼安，食少腹闷，食粥者久之，偶食蒸饼，遂发热作渴，头痛呕逆。或以伤寒治之，或以化食破气之药投之，俱不效，势甚危。诊之曰：脉无停滞之象，诊之软且涩，是脾土大虚之症也，法当以参、术理之。聚皆不然。李曰：病势已亟，岂容再误？遂以四君子汤加沉香、炮姜与之，数剂而减，一月而安。

倪文学素劳积郁，胸膈饱闷，不能饮食，服消食理气行痰开郁清火，凡百余剂，不效，病势日增。李诊之，脉大而软，喟然叹曰：明是火衰不能生土，以伐气寒凉药投之，何异入井而又下石乎？遂以六君子汤加干姜、肉桂、益智仁各一钱，十剂少愈。然食甚少也，遂加附子一钱，兼用八味丸调补，百余日而痊。

卢不远治戴养吾夫人，体常困倦，眩晕不食，胸膈痞满。脉之寸关不透，以为肝脾之气不伸，用八珍加升麻、柴胡而愈。后每病，用前方即安。若稍为加减，便不获效。凡十五年，皆倚恃焉。盖夫人性静体厚，起居安适，是以气血不振而消沮，故于补气血药中加开提之剂，得其性情，故可久服。

何介甫病脾数年，饮食少而精神悴。辛酉七月就诊，两关软弱，不透于寸，用参、苓、归、芍、陈皮、防风、甘草，数十剂，遂善啖肥浓，数年之疾脱然。问曰：予疾有年，补脾补肾，法非不详，而未之效，君何从平易得之？曰：君疾在肝，非脾肾病也。凡诊病者，当穷其源，无为症惑。如饮食少，虽关脾胃，其所以致脾胃病者何故？此当审者。今君两关脉弱，不透于寸，右固脾虚明矣。左则何谓？此脾体不足，而脾用不行也。盖脾之用，肝也。星家取克我者为用神，脾体无肝木为之用，则气血便不条畅，运化迟钝，而脾胃转困矣。且秋来金肃，肝更不伸，乃为补助肝木之气，使之扬溢，则脾土伸舒，精神油然外发，虽不治脾，实所以治也，安用奇特之法哉。

冯楚瞻治王慎瞻，平日过劳，乃远行，途中食冷面羊肉，及归，胸中疼胀不堪。

医所用无非楂、菔、枳、朴之类，服之益甚，渐至心如压扁，昏晕闷绝，少减则苏。曰：食乃有形之物，惟入肠胃，滞则为胀为疼，着而不移，岂能升降于胸次乎？盖胸为心肺之部，止受无形之气，不能藏有形之物也。且六脉弦细而数，身不热，语言无力，皆非伤食之候，乃积劳所伤，无根之气上逆于心，以致胀痛不堪耳。当用塞因塞用之法，乃以枣仁、朱砂、乳香为细末，剖猪心血为丸，用人参五六钱，煎浓汤送服。少顷，以莲子煮白米粥压之，令忍胀，强吞半碗。如是数日，疼胀渐减。继以胸膈自觉甚空，虽多食不饱，而大便出者无几。盖劳役太过，脏腑脂膏耗竭，状如中消，食物入腹，销铄无余，故多入少出也。

谈铨部病热数日，医以为伤寒，投以发散，禁其饮食，日渐危笃。脉之，弦缓无力，乃劳伤发热也。先以浓粥汤半碗进之，觉香美，甚甘饮食，目顿清亮。遂与归脾汤，令以薄粥继之，三四日后，神气顿复而愈。以饮食调之，最是补虚妙法。

徐主政夫人，年逾七十，江行惊恐，早晚积劳，到家未几，壮热头疼。医作伤寒，发散数剂，渐至面色烦躁，神昏不语，头与手足移动，日夜无宁刻。脉之，细数无伦，重取无力，此劳极发热。热者，乃元阳浮越于表也，更发散之，阴阳将竭矣，非重剂挽之无及。熟地一两六钱，炒麦冬、炒白术各三钱，牛膝二钱，五味子八分，制附子一钱二分，另用人参六钱，浓煎冲服。二三剂后，病减神清。后用八味、归脾二汤加减全愈。

洪氏子因劳伤发热头疼，咳嗽胁痛。医谓伤寒，大用发散。一剂，汗大出，热更甚，神昏见鬼，躁渴舌黑，身重足冷，彻夜不寐，困顿欲绝，脉细数无伦，胃脉微极。此劳伤中气发热，东垣补中益气汤，为此等病而设，令阴阳气和，自能出汗而解。今更虚其虚，阳气发泄殆尽，所以身愈热而神愈昏，阴阳既脱，自尔目盲见鬼。津液既亡，所以舌黑足冷。至于身重异常，此尤足少阴极虚之症。盖肾主骨，骨有气以举则轻，否则重也。与熟地二两，炒麦冬四钱，乳炒白术五钱，牛膝三钱，五味子一钱，附子二钱，浓煎，人参一两煎汁冲服。口渴，另用熟地二两，麦冬五钱，人参八钱，浓煎代茶。三四剂后，汗收热退，舌润神清，嗽止食进。后用生脉饮，送十补丸四五钱，再以归脾加减，煎膏成丸弹子大，圆眼汤化服，全愈。

刘君乡试入都，长途冒暑，气已伤矣。复日夜课诵，未几，壮热头疼，咳嗽干哕，不寐，神疲。脉之两寸俱洪，两尺俱弱，右关沉取则无，此犯无胃气之症矣，非温补脾肾无济也。而以暑天热病，坚不肯服，乃坐视数日，热益甚。复延诊，其脉转躁涩无力，此久热阴阳愈伤也。与大剂熟地、人参、白术、麦冬、五味子、牛膝，二剂，诸症渐愈。惟哕声间作，胃脉不起，犹不喜食，乃早以生脉饮送八味丸去丹皮、泽泻，加鹿茸、五味子、牛膝，晚以归脾汤去木香、甘草，加五味、肉桂，一补先天，一补后天，全愈。又同时，彭公子亦患是病，身热两月，服补中益气加减，已数十剂，不知此方乃为虚人发散而设，不宜久服。且时当夏月，阳气上浮，致令阴阳离决，精气乃绝，面青浮肿，肚腹胀硬，心下痞膈，咳嗽咽痛，口多甜涎，壮热畏寒，五心燥热，口干不渴，足胫常冷。脉则两寸乍洪乍数，两关无力，两尺更微，上盛下虚已极。以前方重剂，另煎人参一两冲服，旬余渐愈。复惑旁言，再用发散消痰，及补中、六君加减，遂不起。

太亲家高年，且患足疾，初愈，乃途中遇雨，疾趋而回，遂身热自汗，头疼咳嗽，继而吐血，饮食不思，精神狼狈。脉之，两寸皆洪大而数，右关两尺甚弱。此劳伤中气，脾不统血也。咳嗽者，火烁于肺也；身热者，元阳浮越也；自汗者，气虚不能摄液也；头疼者，血虚火冒也。与熟地一两，麦冬四钱，炒白芍六钱，牛膝三钱，五味子一钱，制附子一钱二分，另煎人参汤冲服，数剂，咳嗽吐血俱止。早晨生脉饮送加减肾气，午后加减归脾汤，服之全愈。

高鼓峰治吕用晦病热证，造榻与语，察其神气，内伤症也。询其致病之由，曰：偶夜半从卧室出庭外，与人语，移时就枕，次日便不爽快，渐次发热，饮食俱废，不更衣者，数日矣，服药无效。曰：杂工皆以为风露所伤，故重用辛散，不进饮食，便曰停食，妄用消导，孰知邪之所凑，其气必虚。若投以补中益气汤，则汗至便通，热自退矣。用晦欣然，辄命取药，立煎饮之。旁观者皆以热甚，又兼饱闷，遽投补药，必致祸。慰之曰：无庸惊扰，即便矣。顷之，下燥矢数十块，觉胸膈通泰，旁观者始贺。是晚熟寐，至五鼓热退进粥，连服前方而愈。

范中行感冒风寒，又过于房劳，发热昏闷，医以为伤寒也，羌活、柴胡投之不应。又以为阴证也，肉桂、木香投之，又不应，热且愈甚，饮食俱废，舌黑如炭，八日不便，医正议下。诊之，脉细数而沉，曰：阴亏甚矣，胃气将绝矣，非温和甘润之剂，弗能救也。急以左归及滋水清肝等药，重加参、芪服之。他医以为不大便奈何议补？高曰：子以为承气症也，误矣，第服药必得便。至第四日，果下黑矢升许，热退，舌亦红润。但尚未进食，病家犹以用补为嫌。慰之曰：本内伤症，一补中益气疗之足矣，无奈粗工杂投，胃气转伤，不能即复，今以药补之，以稀粥调之，不过数日，自然知味。不信，另延一医，重用承气汤，服至二剂，不得便，必反以为前药补住。病转剧，无颜再延高，往苏中延薛楚玉。楚玉至，闻述病情及用药次第。曰：既用熟地而便，效可知矣，奈何举将收之功，而弃之耶？今无能为矣。病家目楚玉为党，究不之信。嗟乎！举天下学问之人，而尽目之为党，为彼之医，不亦难乎！

吕东庄治友人董雨舟，夏月捣膏劳力，致感头疼发热，服解表之药不效。其长君方白来问。吕曰：子不观东垣《脾胃论》乎？服补中益气加五味、麦冬自愈矣。如言服之，顿安。复起作劳，仍发热头痛，别用清解药，增甚。因同叶御生往诊之，四肢微冷，胸腹热甚，烦闷，腰坠下，小腹胀痛，不能小便。时旁观者以为重感邪所致，力主发散。吕曰：虚邪内郁，正以劳倦伤中，生气不足，不能托之使尽去，又过清凉，其火下逼膀胱，责及水脏故然，安可攻也？请以滋肾饮子合生脉散与之何如？御生论与吕合，竟投之，得睡，醒，热解，小便通矣。留方补之而别。翌日方白至，曰：内热时作，烦闷头痛亦间发，恐邪不尽。曰：余火未散，移热于上也。用软柴、人参、白术、黄连、丹皮、甘草、茯神等而愈。

杨乘六治徐氏妾，劳倦发热，时作微热，倦怠嗜卧，下午更甚。医用发散两剂，咳嗽不绝，胁痛如锥。更用清金泻火，泄利不止，不食不寐者旬日。脉之，浮分细软，沉则缓大，面色滉白，眼光散大，舌胖嫩，淡白而滑，两手厥冷而振。此劳倦伤脾，气虚发热，初时若用补中益气，一二剂即愈。乃误药，致咳嗽痛利，胃阴被劫于前，中气重伤于后。乃拟人参、熟地、白术各一两，附子、炮姜各三钱，赤石脂、禹余粮、炙甘草各五钱，浓煎大碗，徐服至一碗，即睡去，巳刻至戌分始寤，咳利俱除，胁痛如失，能进粥饮。服用前药，胃气渐开，用调中益气，生金滋水而愈。

简某病感症，壮热，时微寒，嗜卧懒言，日轻夜重。或与羌、防发散，燥渴谵妄不食。脉浮数无序，重按虚大无力，舌嫩黄，中间焦燥。此内伤似外感症，误表以劫胃阴，津枯液涸，火无所畏，而变生燥症也。与左归饮加生地、当归、白芍，两剂便解热退。再诊，浮数俱除，虚火仍在，继起之病已退，初时之病未减。盖初病因中气素虚而来，后病因胃阴暴伤而致，若不先救其阴，而即补其气，是为无制之阳邪树帜，而将垂绝之真阴下石矣。今阳火既退，阴汁渐充，则初起之症可立除也。以补中益气汤合生脉，四剂而愈。治内伤者，类以补中益气为神丹，不可不三复此论。

薛立斋云：余性爱静坐观书，久则倦怠，必用补中益气汤加麦冬、五味、酒炒黑黄檗少许，方觉精神清妥，否则夜间少寐，足内酸热。若再良久不寐，腿内亦然，且兼腿内筋自有抽缩意，致两腿左右频移，展转不安，必致倦极方寐，此劳伤元气，阴火乘虚下注。丁酉五十一岁，齿缝中有如物塞，作胀不安，甚则口舌如有疮然，日晡益甚，若睡良久，或服前药始安。至辛丑，时五十有五，昼间齿缝中作胀，服补中益气一剂，夜间得寐。至壬寅，内艰之变，日间虽服前剂，夜间齿缝亦胀，每至午前，诸齿并肢体方得稍健，午后仍胀。观此可知气血日衰，治法不同。

琇按：立斋生平善用补中益气，据此病先下盛，服之宜矣。

柴屿青治沈阳司寇觉罗讳吴祥。延诊曰：数日前因感冒风寒，至今未愈。其脉或两至一歇，迟而见代，并非外感，乃虚寒凝结气血耳，用人参养荣汤。吴曰：无力用参，以玉竹代之。此十月二十一日也，至次日告云：昨服药后，腰发板，转动必以人,以需人参,购觅可也。遂用参一钱。二十三日早诊之,脉气稍转,仍用原方。午后两膝强硬,自令人以热面熨之,忽至发迷。再促诊,而医者数人,但云风寒,方用大表散,并欲下大黄。及诸人去后,吴云:伊等如何可信?仍服公药,但为斟酌之。乃于方内加参一钱,追服至冬至,方断煎剂,即以原方配合为丸,调理而康。向使吴公信任不笃,必至难保。

夏大儿年友,苏中陈雍喈,身热谵语,不甚辨人。太守苕溪陆祝三,因赴补在京,邀柴诊视,其脉大而无力,此阳虚发热,拟用人参。陆惊而咋舌,以为断不可用,乃力任方从。一剂后身和,三剂热全退,调理月余而瘥。

少司马讳雅尔图,以扈从打围至德州,抱病给假回京。医投小陷胸汤一剂,顿即仰卧,神昏不语。又一医进参三钱,神气稍苏,言语恍惚,恶食不寐。延诊,雅云:素有肝病,遂述前方。按左关脉平和,惟心部空大。此心家之疾,与肝无涉,用酸枣仁汤而愈。

周太守家人,发热不食,晚间怕鬼,因途中冒雨,食冷粽而起。柴曰:脉无停滞,只见虚大,经所谓形寒饮冷则伤肺,饥饱劳役则伤脾。此内伤所致,拟用人参,以价贵为难,遂用扁党六君子,加炮姜、大枣,数剂而愈。

太史周希用,丁卯场前,劳倦外感,身热委顿,两足无力,欲用发表之剂,未决。求治,右脉软弱,人迎不紧,外感轻而内伤重。以补中益气治之,后用异功散数剂,病痊,遂联捷。

观察沈椒园,在侍郎时,家人某,新从山左回京,身热不食,沈以熟地等滋阴大剂进,遂呕吐增剧。求治于柴,柴曰:此伤胃气所致,非阴药所宜。用香砂六君子汤,治之而痊。

主政蔡修持令节,发热口渴,胸闷,舌纯黑苔,谵语,延医无效,已二十余日矣。诊之,脉气平弱,并无外邪,投以滋阴之药,二剂不应。改用六君子加炮姜,一服,尚未效。后戴廷傅加制附一钱,吴茱萸五分,一剂,汗出胸快。再剂汗出,胸中豁然,调理而愈。病固有如此之类者,毋粗忽也。

陆养愚治朱少湖,病已半年,先因房劳汗出,又伤食,用消导药后,乃梦遗头晕。自服人参少安,遂每日五钱或一两,服至数斤,其病自汗身热,咳血痰逆,胸膈不舒,心口如物窒碍,手足时厥,头常晕,眼或昏暗不见人,大便已六日不行。每头晕时,服参汤则稍止。脉之,气口及关弦滑而有力,左寸关浮弦似虚,尺濡弱。此由肝有怫热,重以思虑房劳致虚。参虽中病,单服多服,益阳太过,化为热火,与积痰胶固脾胃,遂致热结幽门,火逆上行,而动血动痰。向以恶寒汗泄,重帏厚褥,帕裹绵装,至是悉令彻去。以润字丸三钱服之,外用蜜导法,去宿垢盆许。再用人参七分,归身、远志各一钱，枣仁一钱，山栀、茯神各一钱三分，煎好，入竹沥一钟，一帖，即胸次豁然得寐。每日以前方润字丸数十粒，便润汗止，咳嗽痰血渐减，十服而安。

陆祖愚治潘洪宇，以过劳伤脾，脾虚而肺脏亦损，咳嗽痰喘，微寒微热。或以清凉滋补健脾消导月余，饮食顿减，精神愈衰，仅奄奄一息耳。诊之，遍身疮癣，六脉如丝，言语轻微，夜苦无寐，大便则向来艰涩。乃用人参、白术、贝母、枣仁、麦冬、生地为煎剂，另以人参、麦冬、五味为丸，五更吞下。每日服参约四五钱，数日渐瘳。再以归、芍、生地、连翘、地榆煎汤，揉洗肚腹，大便通润。调理百余日而安。

陆祖愚治本府添设曾向缘，中气不足，宜服参、芪。一日，午饭未几，啖杨梅过多，便胸中不快，身热头眩，吐痰口渴，不思饮食，三日不更衣。或用楂、枳、芩、连、厚朴、二陈之类，三四剂，大便一次，去燥矢数枚，而症如故。又用归、芍、知、麦、楂、芩，而腹满作呕。脉之，左三部浮微而弱，右三部浮大虚数。曰：脾胃虚弱，气不能运，故胸膈不舒，并有积滞也。况素不能服苦寒，岂可用芩、连之类？经云但治其虚，安问其余。乃六君子汤加白豆仁、煨姜、大枣，二剂症顿减。再与补中益气汤数剂，遂霍然。

一人忧思不已，饮食失节伤脾，面色黧黑，环口尤甚，心悬如饥，又不欲食，呼吸短促，曰：此脾气受伤也。忧思不已，则脾滞而不行；饮食失节，则脾气耗而不足，阴气上入阳中也。经曰：阳明症衰，面始焦，故知阳之气不足也。遂以参、芪、白芍、升麻、葛根、白芷、苍术、甘草、姜、枣助阳明生发之气而愈。

朱丹溪治一人，因劳倦发热，医以小柴胡汤、黄连解毒汤、芩、连、栀、柏。白虎汤等剂，反加痰气上涌，狂言，目不识人，目赤上视，身如烈火，六脉洪数七八至，按之豁然，左略弦而芤。此因中气不足，内伤寒凉之物，致内伤发热，又与苦寒药太多，为阴盛格阳之症。与补中益气汤加姜、附、大枣，二剂而愈。

陈三农治一友，饮食不均，远行劳倦，发热烦闷，症类伤寒，医禁食不与。诊之，言语轻微，手背不热，六脉数而软，此真气不足，非有外邪也。力勉其进粥，乃与甘温大补之剂，恪服数日，热退而安。

陈三农治夏夫人，年已八旬，忧思不已，偶因暑浴，遂患发热头痛。医者以为伤寒，禁其食，而肆行解散。越三日气高而喘，汗出如洗，昏冒发厥。诊其脉，大而无力，乃为之辨曰：外感发热，手背加甚；内伤发热，手心为甚。外感头痛，常痛不休；内伤头痛，时作时止。辨内伤外感要诀，宜熟玩。今头痛时休，而手背不热，是为虚也。遂用参、芪各五钱，白术、半夏各二钱，橘红一钱，甘草六钱，一剂减半，后倍参、术而痊。

一人年近四旬，发潮热，口干，喜饮冷水，或以凉药，服之罔效。四五日，浑身沉重，不能动止，四肢强直，耳聋，谵言妄语，眼开不省人事，六脉浮大无力。此气血亏损之极，以十全大补汤去白芍、地黄，加熟附子一服，鼾睡痰响，或谓服参、芪、肉桂、附子之误。曰：此药病交攻，不必忧疑。又进一服，过一时许，即能转身动止。次日，连进数剂，则诸病潜瘳矣，此从脉不从症之治也。

李时珍治一人，素饮酒，因寒月哭母受冷，遂病寒中，食无姜蒜不能一啜。至夏酷暑，又多饮水，兼怀怫郁，因病右腰一点胀痛，牵引右胁，上至胸口，则必欲卧。发则大便里急后重，频欲登圊，小便长而数。或吞酸，或吐水，或作泻，或阳痿，或厥逆，或得酒少止，或得热少止。但受寒食寒，或劳役，或入房，或怒或饥，即时举发。一止，则诸证泯然，如无病人。甚则热发数次，服温脾胜湿、滋补消导诸药，皆微止，仍发。此乃饥饱劳役，内伤元气，清阳陷遏，不能上升所致也。遂用升麻葛根汤合四君子汤，加柴胡、苍术、黄芪煎服。服后，仍饮酒一二杯助之。其药入腹，则觉清气上行，胸膈爽快，手足和暖，头目精明，神采迅发，诸症如扫。每发，一服即止，神验无比。若减升麻、葛根，或不饮酒，则效便迟。大抵降多升少，禀受弱而有前诸症者，并宜此药，活法治之。《本草纲目》。

薛立斋治府庠王以道，元气素弱，丙午丁未二年，以科场岁考，积劳致疾，至十二月间，其病盛作，大热，泪出随凝，目赤面黯，杨手露胸，气息沉沉几绝，脉洪大鼓指，按之如无，舌干，扪之如刺，此内真寒而外假热也，遂先服十全大补汤。曰：既服此汤，其脉当收敛为善。少顷，熟睡，觉而恶寒增衣，脉顿微细如丝，此虚寒之真象也。以人参一两，加熟附三钱，水煎，顿服而安。夜间，脉复脱，以人参二两，熟附五钱，仍愈。后以大剂参、术、归身、炙草等药，调理而安。

一男子发热烦渴头痛，误行发汗，喘急腹痛，自汗谵语。用十全大补加附子治之，熟睡，唤而不醒，及觉诸症顿退，再剂而安。

黄武选饮食劳倦，发热恶寒，误用解表，神思昏愦，胸发赤斑，脉洪数而无力。此内伤元气，非外邪也，急用温补之剂。彼不从，后果殁。

王肯堂治外兄虞文华，病发热。一医审无身痛等症，知非外感，用平胃散加人参五分投之，热愈甚。用平胃亦无谓。又一医至，诊之曰：此人参之过也，亟汗之，汗而不解。又一医至，诊之曰：邪入里矣，宜凉膈散下之。煎成欲服，王适至，急止之。诊得六脉皆洪大搏指，举按有力，笑曰：此医之所以误也。用茯苓补心汤加人参六钱，麦冬三钱，枣仁一钱五分。时不卧九日矣，服药即鼾睡良久而苏，病已退。诊之，脉顿微弱，为治方，每剂用人参四钱，枣仁、茯神、归、术、芪、麦冬、川芎之类，令其多服不辍，遂别去。数日，以小便不利来扣，令服导赤散。明日热复作，舌黑如墨，复延诊，脉复洪大。因连日所服药，皆减参三分之二，而导赤散中又加花粉、山栀、黄芩等药,故病复作。亟令用人参六钱,合前诸药大剂投之,舌色始淡,热始除,小便亦清利。倘进凉膈之剂,必不治,药可妄投哉。

马元仪治邱德初,素积劳郁,近复失恃过哀,因而发热恶寒,鲍逆烦渴,面赤如妆。诊其两脉沉微无力,知非实火内燔,乃虚阳上越,得之悲哀劳倦内伤也。悲哀则伤肺,劳倦则伤脾,脾虚无以生肺,肺虚无以生肾,所以封藏不固,致虚阳上升,升降失常,致浊气上行,由是气逆于胃,则为鲍逆,火游于上,则为烦渴也。法宜温补之剂,从其性而归之于下,则诸症自平矣。与人参加桂理中汤,五剂霍然。

吴洪先病经七日,寒热似疟,手足麻木,汗出如注,心悸恍惚。诊得寸脉空大,关尺虚涩,曰:此症人多谓风寒外感,不知为劳倦内伤也。寸大关尺涩,乃脾肺之气受亏,心肾之阴亦涸。气虚不能升达,阴往乘之则寒;阴虚不能内养,而阳复乘之则热。心悸恍惚者,阴不主事,而阳内扰;汗出如注者,阳不主事,而阴外亡也。手足麻木者,阴阳两亏,气血俱不得荣也。以当归补血汤为主,加人参二钱,以补脾肺之阳;肉桂、黄连各七分,俾坎离内交;广皮、炙草以补胃而和中。一剂,便得鼾睡,再剂汗止。再以补中益气汤升发阳气,加穿山甲以祛内邪,寒热遂止,脉亦和。但重按少力,微见鲍逆,用大剂桂附理中加丁香、半夏,数剂而痊。

王亦林患劳倦,发热神昏倦怠,已半月,皆作外感治,不愈。诊得两脉浮虚,右脉倍甚,此饮食失节,劳役过度,脾虚则胃气亦虚,气不上行于阳,反下陷于阴而发热也。夫内伤脾胃之症,与外感风寒者不同,东垣言之详矣。外感风寒,乃伤其形,为有余之症;内伤脾胃,乃伤其气,为不足之症。有余当泻,汗之、吐之、下之、克之是也;不足当补,温之、和之、调之、补之是也。经云:劳者温之,损者温之。又上气不足者,推之扬之。脾不足者,以甘补之。当以辛甘温之剂,补其中而升其阳,则愈矣。乃用补中益气汤,服后得微汗,然非发汗也,乃阴阳气和而汗自出也。一剂热退,再剂神清,不数剂而康复倍常矣。气虚,故用参、芪;下陷,故用升、柴。此补中益气之旨也。设阴气亦亏,则升、柴便当斟酌,用者详之。

朱丹溪治一人,本内伤,汗下后谵语。初能认人,后三日语便妄言,此神不守舍,慎勿攻伐。脉多细数,不得睡,足冷气促,面褐青色,鼻干燥,用补中益气加人参半两,竹叶三十片,煎服效。

缪仲淳治一人,年三十三岁,因努力即发,心中饱满,疼痛直至脐下皆板,两胁空松不可言,腹寒即欲就火,火至稍睡痛止,大便不通,小便短缩似宿茶,日夜不卧。至五周时,饮食渐加,时常举发,大约性嗜酒善怒,劳碌所致。方用当归身五钱,牛膝四钱,麦冬五钱,酒芍五钱,炙草七分,五味一钱,橘红二钱,茅根一钱五分,生地三钱,宜多食韭菜、童便、胡桃肉。《广笔记》。

于中父患目珠痛，如欲堕，此肝火上冲也；胸膈及背如槌碎状，此怒而血瘀也；昼夜咳嗽，此悲伤肺也。眠食俱废，自分不起，缪令进童便三大碗，七日下黑血无数，痛除。咳热如故，再以二冬、贝母、苏子、橘红、白芍、鳖甲、青蒿、桑皮、五味、百部、枇杷叶、竹沥、童便，久之未痊。病家疑其虚，促用参、芪。缪不可，乃阴以黄芪二钱入前药尝之，竟夕闷热，目不交睫，始信不谬。固守前方，兼服噙化丸勿辍，逾月平。盖仲父病起于哀伤过甚，更触恼怒所致，非虚也。肺热而实，肝火上冲，故不宜参、芪耳。噙化丸：用薄荷叶三两五钱，百部酒浸去心，三两五钱，麦冬二两，天冬二两，蜜炙桑皮三两，蜜炙枇杷叶三两，贝母二两，桔梗米泔浸蒸，一两，炙甘草七钱，天花粉二两，元参一两，蜜炙五味一两，款冬花二两，紫菀八钱，真柿霜二两，橘红一两。研末蜜丸弹子大，临卧噙化。

立斋治一人，因劳倦耳下焮肿，恶寒发热，头痛作渴，右手脉大而软，此不足症也，当服补中益气汤。彼反用发表药，遂致呕吐，始悟。以六君子汤治之，更服补中益气汤而愈。大抵内伤者，荣卫失守，皮肤间无气以养，则不能任风寒。胃气下陷，则阴火上冲，气喘发热，头痛发渴而脉大，此乃不足之症也。大抵饮食失节，劳役过度，则多成内伤不足之症。若误以为外感表实而反泻之，岂不致虚虚之祸哉！东垣曰：凡内伤为饮食劳役所伤，则右手脉大于左手；外感风寒，则左手脉大于右手。当以此辨之。

倪仲贤治林仲，因劳发热，热随日出入为进退，饮食渐减。倪切之曰：此得之内伤，故阳气不伸，阴火渐炽，温则进，凉则退，是其征也。投以治内伤之剂，其疾如失。《原机启微》。

张意田治钟姓人，因举重用力，略有胁痛，数日后，发热身疼，甚至胸胁痞硬，服大小陷胸，更剧。诊之，左脉强硬而数，右脉寸尺浮而关沉滞，胸胁拒按，四肢厥逆。症似结胸，然服陷胸不应，必有他故。察其臂上筋肉微黄，咳出痰色如橘。合症与脉，知为用力太过，胁肋受伤，瘀血为患，欲发黄也，所谓瘀血类伤寒者此耳，治宜桃仁承气汤下之。但瘀滞日久，杂用攻散，阴气大损，当重兼养血为是。用生地二两，当归八钱，丹参四钱，桃仁三钱，大黄三钱，枳实二钱，芒硝二钱，甘草八分，服后，下瘀血紫块二次，热退胸平。惟神气欠清，脉气弦软，此伤阴络而神虚故也，服补阴舒络之剂而愈。治实症兼顾其虚，极其周到。

沈明生治徐来一，外有下帷之劳，内忘衽席之戒，偶于夏月，纵啖生冷，致患胀满不食，腹中漉漉有声，且复喜呕，水道秘涩，凡疏解清凉之剂，遍尝罔效。诊之，即主温补，而座间竞持他说。乃索笔书云：积滞虽令中满，独不思中气不足，则腹为之善胀，肠为之善鸣乎？诸逆冲上，虽多属火，独不思胃寒不化，亦令人吐乎？小便黄赤,虽为内热之征,独不思气不施化,溺因色变乎?总之,症在疑似,惟凭切脉。今脉来沉弱,右关更微,兼之喜暖畏凉,其为虚寒证明矣。遂先用六君子汤,兼以炮姜、智仁之属,继投八味丸,出入于参、芪、桂、附之间,旬日良已。嗣后依方调理,不特精神倍常,抑且连征熊梦。

吴桥治陈龙,年八十,而病溺浊不禁,则隐几而日夜坐,不复近衾裯。诊之,六脉沉沉垂绝矣。叟乃命孙扶起,曲跽告曰:老夫春秋高,子孙仅立门户,死其时也。吾从侄继鸾,年四十,病瘵且危,家极贫,举室五口,嗷嗷待哺,愿公救其死,即龙死贤于生。就而诊之,卧无完席,室中仅二缶作炊,然左脉平,右脉虚大而数,曰:此忧思伤脾也,扶脾土则有生理,治宜补脾抑肝。此《金匮》法也。叟闻瘵者可生,则大喜过望,其病一再剂而愈。逾月瘵者无恙,则夫妇帅诸子罗拜谢之。《太函集》。

魏玉横曰:王某,膏粱子也,年弱冠,好角力,因举石井栏,致劳伤,久而晡热咳嗽,胁痛,面青白,目下胞青紫,诸治不效。诊之,脉弦略数,右尺弱兼涩。曰:肾为作强之官,因劳而伤,肺为肾母,因子病而耗及母气,肝为肾子,母病而子失其养,乃金不生水,水不滋木,木燥则生火,上侮金而下乘土,故目胞青紫,咳嗽诸症作也。与生熟地、杞子、沙参、麦冬、地骨皮、女贞等,四剂,忽盗汗如雨,疑药之误。曰:此佳兆也。夫火燥为患,津液之亏,得纯阴之剂以濡之,犹釜中有水,熏蒸而益润也。由是,郁热除而血脉复矣。问可敛乎?曰:不可。若敛之则火仍内伏,第再养金水,使阴平阳秘,则汗自止,而病自瘳矣。如言而愈。

江氏姊,年五十余,因子病伤寒,二十余日,焦劳过甚,及子愈而己病作,寒热头疼,面赤,满口舌发疱,目不交睫者数夜。一老医谓少阳阳明热证,与小柴胡合竹叶石膏汤。脉之,豁大无伦,乃力断为劳伤虚火上浮,戴阳假热之症。若误药,立见危殆。乃与熟地一两,肉桂一钱,炙甘草一钱,麦冬二钱,归身三钱,一剂即熟睡,比觉,口舌之疱尽消,遂霍然矣。当是时,余初临症,由今思之,则但与养清汤为至当也。后六旬外,复患虚症,误服黄芪煮枣单方,月余忽遍身浮肿,动即气急。后服熟地数斤乃愈。

卷十一

虚 损

张子和治东茂之病，虚劳寝汗，面有青黄色，自膝以下冷痛无汗，腹中燥热。医以姜附补之，五晦朔不令饮也，又禁梳头，作寒治之。张曰：子之病不难愈，难于将护，恐愈后阴道转茂，子必不慎。束曰：不敢。乃先以舟车丸、浚川散，下五七行，心火下降。觉渴，与冰水饮之，又令澡浴。数日间，面红而泽。后以河水煮粥，温养脾胃，又以治血当归丸、人参柴胡散、五苓散、木香白术散调之，病即瘥，汗止足暖食进。张曰：此本肺脾之病，当以凉剂。盖水一物，在目为泪，在皮为汗，在下为小溲。若禁饮水，则渴而燥热生。人若不渴，与水亦不饮之矣。束既愈，果忘其戒，病复作，张已去，乃殂。

窦材治一妇人，伤寒瘥后，转成虚劳，乃前医下凉药，损其元气故也。病人发热咳嗽，吐血少食，为灸关元百壮，服金液、保命、四神、钟乳粉，一月全愈。

弘治乙丑岁，姑苏儒学闻教谕恭，遘羸疾，吴医治之，率用三白汤，无奇效。一日谒张养正求治，亦用三白汤。家人曰：前医用之多矣。养正正色曰：子勿哓哓，吾用汤便不同。遂投熟附二三片煎，俾服即瘥。《续医说》。

王时勉治常熟徐氏，中气不足。脉曰：此脉宜补剂，当参、芪，譬如筑室造基，不可时日计其成绪，须药百裹乃可望愈。一至于十，病不少减。更谋一医，病势增剧。复请于王。王脉之，曰：尔信道不笃，又更别药；以致增剧。徐莫讳，乃曰：曾服利气之剂。王曰：必如吾言则生，否则非吾所能也。从之，果及期而愈。肯堂尝见《格致余论》，载浦江郑君仲夏患痢，丹溪煎人参膏与服，至五斤而剂止，十斤而病安。今人轻身重财，不顾体之强弱，病之浅深，亟于求效。况谋利嗜贿之徒，动辄便施刚峻劫剂，至于轻病变重，重病至危，往往有之。古人有言曰：不死于病，而死于医。

窦材治一人，身长五尺，因酒色伤，渐觉肌肉消瘦，令灸关元三百壮，服保元丹一斤，自后大便滑，小便长，饮食渐加，肌肉渐生，半年如故。此案附骨缩病后，故念庵谓有缺文。

孙文垣治吴肖峰室，董浔阳次女，而龙山之妹也。患咳嗽体倦，多汗腹痛，呻吟不绝口者半月，诸治愈加，脉之，左手三五不调，而右手沉弦，面色青，息甚微，腹中漉漉有声。问上年夏日曾病否？曰：曾头痛体倦多汗，但不咳嗽，不腹痛，今五月初，病如上年。医谓伤风，用参苏饮发之，始咳嗽，与治嗽则加腹痛。又谓通则不痛，以沉香滚痰丸下之，遂惫不可支。曰：此乃注夏病，仲景谓春夏剧，秋冬瘥者是也。问注夏何为咳嗽？曰：原不咳嗽，由参苏饮重发其汗，肺金受伤，故燥而咳。何以腹痛？曰：因治咳，寒其中气故也。况又服滚痰丸之剂，以重伤之。盖五月六阳之气，布散于外，汗而又汗，汗多则亡阳。夏至一阴将萌，腹中尚虚，虚而复下，下多则亡阴。阴阳俱亡，不惫何待？乃用酒炒白芍五钱，甘草、黄芪各三钱，桂枝二钱，大枣二枚，水煎临卧服，加饴糖一合，饮讫而睡，自巳至申不醒。咸谓夏不用桂，伐天和也，诸痛不补，助邪气也，不可为矣。龙山以其言告。曰：既已得睡，则阴气生，汗可敛，痛可止也。问所投剂何名？曰：此仲景小建中汤也。夫腹痛如缚，带脉急缩也；面青脉弦，肝木盛而脾土受克也。故以白芍和之，桂枝伐之，甘草缓之，黄芪、大枣、饴糖以补之，自虚回汗敛而痛止矣。语未竟，病者醒而索粥，粥后又睡至天明，腹全不痛。惟稍咳嗽，加五味子、麦冬，兼治注夏而全愈矣。临别语龙山曰：令妹之病，克伐太过，今虽愈，而脉弦不退，不用滋水生木，弦安得遂退？所谓知其一，未知其二。犹为可虑。宜戒恼怒，节饮食，谢去人事，恬淡颐养，安可责之妇人。庶可永年。否则有害，至阴极阳生，恐不能保无患也。后至期，与良人龃龉，怒而绝药，果以凶闻。

薛立斋治沈察，年二十六，所禀虚弱，兼之劳心，癸巳春，发热吐痰，甲午冬为甚，其热时起于小腹，吐痰无定时。或谓脾经湿痰郁火，用芩、连、枳实、二陈。或专主心火，用三黄丸之类。至乙未冬，其热多起足心，亦无定时，吐痰不绝，或遍身如芒刺，或又以为阴火生痰，用四物、二陈、知、柏之类，俱无验。丙申夏，热痰甚，盗汗，作渴。曰：此乃肾经虚损，火不归经，当壮水之主，以镇阳光。其脉尺洪大，余却虚浮，遂用补中益气及六味地黄而愈。后不守禁，其脉复作，谓火令可忧，当慎调摄。会试且缓，但彼忽略，至戊戌夏，果殁于京。雄按：洪大虚浮之脉，火不归经之证，岂补中益气之可试乎？虽与六味同用，亦非治法。

龚子才治周侍御，患虚损，目不敢闭，闭则神飞飘散，无所知觉，且不敢言，言即气不接，昏沉懒食。诊视之，六脉虚微，此元气衰弱，心神虚惫也。先与朱砂安神丸，一服少安。后以补中益气汤，倍参、芪，加远志、茯神、枣仁、白芍、生地、麦冬，连进数剂，渐瘳。雄按：据脉证，宜补而兼以镇摄为治，升麻、柴胡未可轻试。

刘氏子年十八，患虚劳，热咳痰喘，面赤自汗，旬余不能就枕，势危剧。诊之，六脉微数，乃阴虚火动也。令五更时以壮盛妇人乳一钟，重汤煮温，作三四十口呷之。天明煎河东地黄丸一服。少顷，将大小米入山药、莲肉、红枣、胡桃仁数个，煮稀粥食。半晌，又煎清离滋坎汤二剂，加竹沥、童便、姜汁少许，频频服之。至午又进粥少许，加白雪糕食之。过半晌，又进前药二剂。夜间睡则药止，醒则即服。如此三昼夜，药不住口，火乃渐息，能枕席。后减药之半，半月病减六七，服汤剂调理而愈。此症若以寻常之法施治，日进一二剂，则是一杯水，岂能救车薪之火哉？

孙文垣治张文学子心，二尹可泉长君也，弱冠病，医作劳瘵治，久不效。自分必死，督家人治含敛。脉之，左寸短弱，右关略弦，余皆洪大。咳嗽，下午热从足心起，渐至头面，夜半乃退，面色青，形羸气促，多梦遗，卧床奄奄，已绝粒断药二日。谓可治。可泉曰：医佥谓火起九泉者死，大肉尽削者死，咳嗽加汗者死，脉不为汗衰者死。此感症则然。又当火令之时，恐肺金将绝，乃谓可治何也？曰：症虽危，两颧不赤，心火未焚也；声音不哑，肺金未痿也；耳轮不焦，肾水未涸也。面赤者，忧疑不决；左寸短者，心神不足；关略弦者，谋为不遂。症与色脉，皆非瘵也。良由志愿不遂，殆心病，非肾病也，故谓可治。盖病人因星士许发解，因而落第，故悒快寝疾也。为立方，名调肝益神汤，以人参、枣仁、龙骨为君，丹参、石斛、贝母、麦冬、五味为臣，山栀、香附为佐，服二十剂而病起。丸方，则熟地、龟板、枸杞、人参、麦冬、五味、茯苓，蜜丸，服三月全安。

陆祖愚治金伯远妇，年未四旬，生育已多，且数小产，致病怯弱，不时眩晕恶心，胸膈痞满，饮食不进，四肢浮肿，晡时潮热，大便时泻时燥，此及夜间，恍惚不眠。诊得左寸浮涩，两关俱弦细，两尺初取觉洪大，重按则少神，知其心脾肾三经受病。而前医纯以清凉治之，非也。以陈皮、贝母、前胡、苏子、木通、苡仁、当归、白芍、天麻为煎剂，巳午未三时服。黎明用熟地、人参、制附子、杜仲、麦冬、山药、知母、白术同为丸，淡盐汤送下。黄昏服安神丸。如此分为三治，初服便觉有头绪，调理两月，诸症如失。

殷岐山于春末患伤寒，医与汗下，症已愈矣。然精神时常觉恍惚，肌肉未能充实。至秋时，发热微咳嗽，食减肌削，且精滑便溏，医谓阴虚，服六味加减几百剂，至冬，甚恶寒，不能出户。诊其脉，浮之损小，其色白不泽，曰：阳虚症也，非参不可。凡阴虚之热，蒸蒸内出，骨甚于肉，肉甚于皮，阴分必剧，重扪则热不甚，明乎外热内不热也，且热发无常，是阳气有时亏盈也。语未妥。阴虚火旺之嗽，口口相续，口渴咽干，痰涎稠浊。此近伤风症矣。今微咳无痰，明乎阳气之不能上升也。亦未妥。即精滑者，亦因阳气不足，故阴精不固也。至大便不实与畏寒，其为阳虚显然矣。总由伤寒汗下之后,元气未复,而强力作劳,以致损惫。用加减八味丸,五更淡盐汤下,日中用四君、四物,加枣仁、远志作煎剂,间用补中益气汤,两月而愈。

黄履素曰:予少患下元虚,不能多言,稍不戒,所得病不可状,丹田若无物者,甚则夜半阴极之时,阳气欲脱,手足厥冷,汗大泄,一交子丑,气分乃渐复,此系肾阳衰弱之候。常服温肾之药,于滋阴料中,多用菟丝子、枸杞子、肉苁蓉、五味子、鹿茸、紫河车之属,遂得渐愈。前症因目病,误服黄连丸,顿剧。要知阳衰之症,寒药在所最忌。知母、黄檗之属,最伤胃中生发之气,即平人亦不宜多服。又本草云:升麻、川芎,下虚人忌服。予服四物汤,川芎稍多,服补中益气汤,失加人参,皆顿觉下虚,前症陡发,药之响应如此。

李士材治何邑宰之子,虚损遗精盗汗,瘦骨柴立,已濒于危。简其所服,以四物、知、柏为主,芩、连、二冬为加减。诊其脉,大而数,按重极软,犹有胃气,故可治。曰:中气大寒,反为药苦矣。乃以归脾汤入肉桂一钱,人参五钱,当晚熟睡,居十日而汗止精藏,更以还少丹,兼进补中益气,服一月而愈。

顾宗伯患发热困倦,目昏耳鸣,脚软不能行,大便燥结,手足麻痹,腰胯疼痛。李诊之曰:肾虚不能上交,心虚不能下济。用八味丸、十全大补汤,加龙眼肉三十枚。五十余日,精神渐旺,肌肉渐充。一日,多饮虎骨酒,大便乃结。医者皆云:八味丸非久服之药,十全大补宜去肉桂,反用知母、元参佐之。服之数月,遂至不起。

琇按:是症八味、十全、元参、知母,其失正均,惟集灵膏一方,真的剂也。

李翰林劳而无度,醉而御内,汗出多痰,服宽膈化痰之药,转觉滞闷。诊其脉,沉而涩,两尺尤甚,曰:痰得涩脉难愈,况尺中涩甚,精伤之象也,在法不治。乞投剂,勉用补中益气加半夏、茯苓,两帖有小效,众医皆喜。李曰:涩象不减,脉至无根,死期近矣。果十余日而殁。据脉症,药亦大左。

卢不远治吴叔显,三月间生疮,服药疮已合,而喘急殊甚,十日不能就枕。往诊之,先用发疮开肺,次用降气补肾,断其次日当疮发,五日当足肿,六日当出水,十日可喘定就睡。嗣后足生二毒,三月始完复。次年七月,偶以伤风微热,左三部脉惟隐隐见。以大剂人参、归、地、甘草,十帖脉方起,二十帖如常。十月再感,左脉更不如秋,但微热,起居如故,三日就枕,七日头痛如破。因告其兄,以秋病之危,今若昏死,绝无生理。彼尚疑其言,九日果微昏错语,十二日不识人,再七日死。或问曰:某昨岁垂危,君言变症,历历如响,幸全生焉。今冬微恙,君言不起,果应其言,其症为一为两?曰:其人气骨夭弱,肾精不全,其疮亦从肾发也。不知而用发散,元气转耗,疮毒内逆于肺而喘。予用四逆散,使太阴气开,疮遂外出;用六味料,使少阴纳气,息遂内均。清升浊降,足肿生痈,病俱外去,是以生也。今秋左脉不起,是元气内索，不堪左旋矣。比起而再戕贼之，病发于骨髓，所以脑痛，因之遂昏，是内关之症，气独内绝，是以死也。其病皆根本于肾，是一非两，不在症之轻重为异同也。

冯楚瞻治余侍读，数年参药久服，或时气逆上攻，或时气坠下迫，二阴皆重，失气甚频，大便溏而不畅，脉则细数无力。向服补中益气，殊不知愈升则气愈降，况兼陈皮辛散，反泄元气，岂未闻塞因塞用之说乎！乃以八味加鹿茸、补骨脂、五味子为丸，参汤吞服于空心。以嫩防风三两，酒煮取汁，拌炒黄芪一斤，炒黄白术半斤，熟附子四两，三味煎汁，去滓熬膏，以人参六两为末，收成细丸，日中食远白汤吞服四钱。芪能升托，术能固中，参能补里，附能回阳，四味共剂收功，何虑虚陷者不为振作发生也？遂愈。

胡春坊年将六旬，抱病九月余，寒热攻补杂进，症随药变，虚虚实实之间，几莫能辨。诊之，六脉洪大有力，似非阳虚也。乃时当暑月，汗出恶风，痰嗽鼻塞，饮食如故，却精神实疲，此阴亏不能敛阳，以致阳浮阴散，清浊不分，邪火消谷，生痰不生血也。但为养阴，则阳有所依，投以六味，加盐水煮橘红、麦冬、五味子，不三剂而愈。

赵宦病赤如妆，不省人事，口多谵语，手足躁动，六脉洪大搏指。所服乃柴、广、半之类，以其剂小，不能为害，不知真阴失守，虚阳上浮，神气欲脱，补救尚虞不及，敢以清利速其死耶。以人参八钱，熟地、麦冬、丹参、白芍、茯神、远志、牛膝、姜炭，每日二剂，不数日而愈。

高鼓峰治吴升玉，发热多汗，便秘数日不行。医曰：此停食伤寒也，不宜与食，待热退始可以稀粥饮之。病势转甚，延治。问曰：肚中饥否？曰：饥。索其日所用药，则芩、连、枳壳、花粉、厚朴之属。笑曰：但吃饭，病即除矣，无庸此等药也。病者喜甚，曰：吾本无食，医言有食，故耐此数日饥耳。然便秘云何？曰：致新则推陈矣。胃中久无谷气，故前物积而不下，且子之发热多汗，一味虚症，遂用参、术调理而愈。

立斋治州同刘禹功，素不慎起居七情，以致饮食不甘，胸膈不利。用消导顺气，肚腹痞闷，吐痰气逆。用化痰降火，食少泄泻，小腹作胀。用分利降火，小便涩滞，气喘痰涌。服清气化痰丸，小便愈滞，大便愈泻，肚腹胀大，肚脐突出，不能寝卧。六脉微细，左寸甚虚，右手短促，此命门火衰，脾肾虚寒之危症也。先用《金匮》加减肾气丸料，肉桂、附各一钱二分，二剂，下瘀秽甚多。又以补中益气送二神丸，二剂，诸症悉退五六。又用前药数剂，并附子之类，贴腰脐及涌泉穴，六脉渐和而安。后因怒腹闷，惑于人言，服沉香化气丸，大便下血，诸症悉至。曰：此阴络伤也，辞不治，果殁。

吴厚先治薛氏子，吐血止后，忽患心跳振衣，或时惊恐，用熟地一两，山药五钱，女负、山萸、枸杞各三钱，服二十余帖，本方加元武胶为丸，症顿减。间药一日即跳动，偶一医用六君子，加补心镇心之品，症复增。吴曰：此心跳，乃虚里之动也。经曰：胃之大络名虚里，贯膈络肺，出于左乳下，其动应衣，宗气泄也。凡患肾虚劳怯者，多见此症。肾属水而肺主气，气为水母，肾虚不纳，故宗气上泄，而肾水愈竭于下。欲纳气归元，惟补阴配阳为是耳。

琇按：凡治小儿，不论诸症，宜先揣此穴。若跳动甚者，不可攻伐，以其先天不足故也。幼科能遵吾言，造福无涯矣。此千古未泄之秘也，诊之贵之。

高鼓峰诊杨在公，六脉动甚，因语之曰：脉紧而弦，不出一月危病至矣。定方而别，斯时无甚病。至十月中，忽患咳嗽，医作风寒治，数以羌活与之。十余日，遂大吼喘，痰涌如潮，作鼾鼾声，不得卧，坐一人于床，以额俯靠其背，稍抬头即喘急欲死。走人邀诊，曰：以前脉推之，病根固深，然不宜困败如此之速也。此殆攻伐之药，逼成之耳，无救矣。病家只哀求定喘。曰：定喘不难，无如脉色皆去，纵喘定之后，仍虚脱而死矣。遂朝用参、芪、归、芍，暮用加减八味，三日而能卧，饮食倍进，其家甚喜，以为得生。高曰：出入废则神机化减，升降息则气立孤危。今出入升降俱废息矣，纵挽回何施？兹不过暂留命门一丝未断之气，逾十日必死矣。已而果然。向使病未见之先，预行补救，可以消患于未萌。即已见之后，医能以大剂填补峻补之药投之，即不能如奋，尚可稍延岁月，不至若是之促。此可为妄肆攻伐之戒。

徐次镠病咳嗽，高细诊其脉，六部皆动。因问徐嗜酒乎？曰：然。服天麦冬、知、贝母、生地等类乎？曰：服逾斤许矣。高曰：君病与此药相反，可禁勿服。写归脾汤、六味丸两方与之。高归语友人曰：次镠病，即《素问》所谓二阳病发心脾也。其人必劳心过度，又嗜酒多欲，急救三阴，乃为良法。医以阴寒逼之，火无所发泄，遂成燎原之病。今六脉纯是阴火，有出无入，不逾年死矣。或谓次镠无恙，不过患伤寒耳，何遽至是？曰：脉法当如是耳。八月中，高适寓孤山，徐邀游天竺。曰：闻子善太素脉，乞为我诊，辛丑可得第否？高曰：太素两字，出在三坟，后人窃之，以欺天下之耳目，且造为歌诀，妄言祸福，轩岐无是也。但《素问》自有一种荣枯寿夭，贫富贵贱，得失成败之说，要不出乎吉凶悔吝，善恶逆从之理，其道精微，然我能约略言之，诊毕，语之曰：辛丑固好，然不若甲辰更得当也。云云者，固知其将死，欲阻其北上耳。次问寿。曰：子年甫三十外，不必问寿。察其意，惟以科名为急耳。不及病情，难以直言。因语其尊人，使急返石门。告之曰：令郎脉气不佳，如北上其不返乎？曷阻之。曰：予固阻之，弗能止也。固为制大料参膏，令戒酒绝色，服之庶可冀其还家。如或似火而用寒凉药则殆矣。到京后，闽人有以前说进者，信之，用发散寒凉，不十剂，吐血而殁。

张路玉治颜氏女，虚羸寒热，腹痛里急，自汗喘嗽者三月余，屡更医不愈，忽然吐血数口。脉之，气口虚涩不调，左皆弦微，而尺微尤甚。令与黄芪建中加当归、细辛。或曰：虚涩失血，曷不用滋阴降火，反行辛燥乎？曰：不然。虚劳之成，未必皆本虚也，大抵皆由误药所致。今病欲成劳，乘其根蒂未固，急以辛温之药，提出阳分，庶几挽回前失。若仍用阴药，则阴愈亢，亢字未妥。而血愈逆上矣。从古治劳，莫若《金匮》诸法，如虚劳里急诸不足，用黄芪建中汤。即腹痛悸衄，亦不出此。加当归以和荣血，细辛以利肺气，毋虑辛燥伤血也。遂与数帖，血止。次以桂枝人参汤，数服腹痛寒热顿除。后用六味丸，以枣仁易萸肉，或时间进保元、异功、当归补血之类，随症调理而安。

胡念安治王在廷之室，病虚劳十余载，喘促吐沫，呕血不食，形体骨立，诸医束手。诊之，见其平日之方皆滋阴润肺温平之剂，曰：以如是之病，用如是之药，自然日趋鬼道矣，焉望生机？仲景云：咳者则剧，数吐痰沫，以脾虚也。又昔贤云：肾家生阳，不能上交于肺则喘。又云：脾虚而失生化之原则喘。今脾肾败脱，用药如此，安望其生？乃重投参、芪、姜、附等，二剂而喘定。缘泄泻更甚，加萸、蔻十余剂而病减十七。又灸关元，因畏痛，只灸五十壮，迄今十余年，体大健。《医林指月》。凡虚损病，能受温补者，原极易治。古人医案所载，大半俱系此症，其实与阴虚内热之虚劳病，了没交涉也。

一董姓者，雍正三年初冬来求诊脉，其脉或二动一止，或七动一止，或十二动，或十七动一止，此心绝脉也。仲冬水旺，其何能生？姑定参、芪、茸、附、河车、脐带、桂心、枣仁等方与之。服十剂，脉之歇止参差，不似前之有定数也。又十剂，而歇止少矣。又十剂，六脉如常矣。噫！不可谓之无功也。且知治早，虽不用丹、艾，亦有可生全者。同上。

昔蜀中一道人，童颜漆发，眉宇疏秀，自歌曰：尾闾不禁沧海竭，九转神丹都漫说，惟有斑龙顶上珠，能补玉堂关下穴。按：斑龙珠乃鹿茸，鹿之精血结而为角，性温，大补精血，元阳相火虚者宜之。或加于六味地黄丸中，亦妙。《治法汇》，张三锡。

张三锡治一人咳嗽，已成劳极，用四物、知、柏不愈，乃以秦艽鳖甲散，加二母、二冬，十数剂而愈。

陆祖愚诊傅小泉室，高年患湿痰症。暑月，或与香燥过多，反增头晕口渴，眼花不寐，饮食少进，骨节酸疼。诊得左寸洪数，关尺细涩，右手浮滑，关尺沉细，且九至一止，曰：此血虚痰火也。论症尚有治法，独是右关尺歇止有常数，便不可为矣。凡血虚症，即是肝病，大都庚日笃，辛日危，况立秋在迩乎。或闻而非之，乃与养血清火，消痰顺气之剂，果觉有验。十剂后，竟可步至中堂，料理家务，每日约进粥十余碗,人皆谓能起死为生矣。忽一日小腹作痛,冷汗不止,至夜半,不知人事,次日酉时死矣。小泉不忘前言,检历视之,果是辛日也。

陈三农弟,昏倦发热,头痛恶风。因中气太虚,元气下陷,阳气不充而头痛,形气衰少而内热。用调中益气汤加葛根一剂而安。更制脾肾丸,服逾月而愈。

治一贵妇,咳嗽泄泻,咳嗽甚则泄泻愈,泄泻甚则咳嗽略止,午前微寒,午后微热。此皆脾胃虚弱,痰涎随虚火上潮,则咳甚而泻止,痰涎随虚火下注,则泄甚而咳止。不必治其诸症,但补养脾胃自愈。用保元汤,加炒松花、干姜、五味、破故纸,八剂而咳嗽寒热皆除,又八剂而泄止。雄按:未必尽然,须凭于脉。

薛立斋治一妇人,发热晡热,盗汗自汗,殊畏风寒,饮食少思,或腹痛吞酸,或大便不实。此脾胃诸经不足,气血亏损,朝用补中益气,夕用八珍汤,倍用参、芪、白术,各二十余剂,寻症渐愈。因丧母哀伤,盗汗便血,用加味归脾汤,数剂而止。仍用前二药,又五十余剂,寻愈。月经两月而至,适因怒,去血过多,发热作渴,肢体酸倦,头目晕痛,用逍遥散、加味归脾汤二药调补痊。

一妇人饮食少思,胸膈不利,或胸中作痛,或大便作泻,或小便不利,用逍遥散加山栀、茯神、远志、木香而愈。后因怒,寒热往来,倦怠烦热,以前药加炒黑黄连三分顿愈,用八珍汤调理。后因怒,吐血燥渴,用人参五钱,苓、术、当归各三钱,陈皮、甘草各一钱,治之而愈。

一妇人内热口干,头晕吐痰,带下体倦,饮食少思。此脾气虚弱而不能生肺金,用补中益气汤加茯苓、半夏,脾气渐强,饮食渐进,诸症渐退。再用加味逍遥散治之,寻愈。

一妇人日晡热甚,月水不调,饮食少思,大便不实,胸膈痞满,头目不清,肢体倦怠,发热烦躁。此七情肝脾亏损之症,用济生归脾汤、加味逍遥散、补中益气汤调治,元气渐复而愈。

一妇人胸胁膨满,小腹闷坠,内热晡热,饮食不甘,体倦面黄,日晡则赤,洒淅恶寒。此脾肺气虚,先用六君加川芎、当归,诸症渐愈。又用补中益气加茯苓、半夏,诸症全愈。然饮食失节,劳怒,恶寒发热,不食,用加味小柴胡,二剂而热退。用逍遥散、归脾汤,调理而愈。

一妇人月经不调,饮食少思,日晡热甚。此肝脾气血俱虚,用十全大补加山药、山茱、丹皮、麦冬、五味而愈。次年秋,寒热如疟,仍用前药而愈。

沈大方室赵氏,初患痰喘热渴,或以降火散气治之,肌日削而气日索。延至甲辰,木旺痰盛,身热口腐,腹胀神昏,绝食。此乃虚热无火,薛投壮水生土之剂随愈。至戊申夏初,坐则头坠不能视,卧则背冷透体,烦热晕眩,咳呕痰涌,手足麻冷,势成危殆。薛曰：此内真寒，而外假热也。遂与姜、附大补之剂，三四剂，势渐安。仍以前药加减而愈。此沈自述之案。

胡念庵治一中年妇，夜热咳嗽，本小疾耳。为张、李二医合用滋阴退热药应是苦寒之剂。月余，致面青脉急，喘促吐血呕沫，日数升，饮食不进，二医束手，覆而不治。胡为重用参、附十余剂而安。此非其本原受亏，乃误药所致，故易收功也。《医林指月》。

立斋治一儒者，每春夏口干发热，劳则头痛。服清凉化痰药，泻喘烦躁。用香薷饮，神思昏愦，脉大而虚。此因闭藏之际，冬月。不远帏幕为患，名曰注夏。凡禀赋薄弱，即小儿亦多此病。用补中益气汤去升麻、柴胡，加五味、麦冬、炮姜，一剂脉益甚。仍用前药，加肉桂五分，服之即苏。更用六味丸而痊。

司空何燕泉，小便赤短，体倦食少，缺盆作痛。此脾肺虚弱，不能生肾水，当滋化源，用补中益气、六味丸，加五味而安。

庶吉士黄伯邻，发热吐痰，口干体倦，自服补中益气汤不应。薛谓此金水俱虚之症，兼服地黄丸而愈。后背患一疖，烦痛寒热，彼尝偕视郭主政背疽，郭不经意，决其殒于金旺之日。果然。已而郭氏妻孥感其毒，皆患恶疮，黄所患与郭同，心甚恐。曰：此小疮也，憎寒等症，皆阴虚旧症，果是疮毒，亦当补气血。乃以地黄丸料煎与服之，即睡良久，各症顿退。自后常有头面耳目口舌作痛，或吐痰眩晕，服四物、黄连、黄檗愈。

少司空何潇川，足热口干，吐痰头晕，服四物、黄连、黄檗，饮食即减，痰热益甚。用十全大补加麦冬、五味、山药、山茱萸而愈。

薛甥凌云霄，年十五，壬寅夏，见其面赤唇燥，形体消瘦，曰：子病将进矣。癸卯冬，复见之。曰：子病愈深矣。至甲辰夏，胃经部分有青色，此木乘土也，始求治。先以六君加柴胡、白芍、山栀、芜荑、炒黑连，数剂，及四味肥儿、六味地黄二丸，及参、苓、白术、归、芍、山栀、麦冬、五味、炙草，三十余剂，肝火渐退。更加柴胡、胆草二十余剂，乃去芍加肉桂，三十余剂，及加减八味丸，元气渐次而复。

一儒者因屡婚，脚腿软痛，面黑食减，恶寒足肿，小腹胀痛，上气痰喘。此少阴亏损，阳气虚寒之症，用八味丸料煎服，诸症顿除。又服丸剂半载，元气渐充，形体如故。

一男子年逾二十，早于斫丧，梦遗精滑，睡中盗汗，唾痰见血，足热痿软，服黄檗、知母之类。曰：此阳虚而阴弱也，当滋其化源。不信，恪服之，前症益甚，其头渐大，囟门渐开，视物皆大，吐痰喊叫。乃如法调补，诸症渐退，头囟渐敛而安。

一儒者口干发热，小便频浊，大便秘结，盗汗梦遗，遂致废寝，用当归六黄汤二剂,盗汗顿止。用六味地黄丸,二便调和。用十全大补汤,及前剂兼服月余,诸症悉愈。

朱丹溪治王,二十四,大发热,胁痛,咳嗽红痰,口渴,大便秘,倦怠,脉稍数而虚。询之,发热曾饮水一碗。病因饮水不节,或积病发,又饮冷水,伤胃成虚,伤肺成痰。白术一钱半,人参、陈皮、川芎各一钱,白芍、黄芩、桔梗、炙草各五分,作二帖,煎取八分,入竹沥二分,再煎沸,热饮,下龙荟丸二十丸,如嗽三十丸。

立斋治一妇人,素勤苦,冬初,患咳嗽发热,久而吐血盗汗,经水两三月一至,遍身作痛。或用化痰降火,口噤筋挛。此血虚而药损耳,遂用加减八味丸,及补中益气加参、冬、五味、山药治之,年余而愈。

柳叔度言:吾养生无他术,但不以元气佐喜怒,使气海常温耳。今人既不能不以气海佐喜怒矣。若能时灸气海使温,亦其次也。予旧多病,常苦气短,医者教灸气海,气遂不促。自是每岁须一二次灸之,以气怯故也。《资生经》。

罗谦甫云:丙辰秋,楚邱县贾君次子二十七岁,病四肢困倦,躁热自汗,气短,饮食减少,咳嗽痰涎,胸膈不利,大便闭,形体羸削,一岁间更数医不愈。或曰:明医不如福医,某处某医,虽不精方书,不明脉候,看症极多,治无不效,人因之曰福医。谚曰:饶你读得王叔和,不如我见过病症多。颇有可信,试令治之。医至,诊其脉曰:此病予饱谙矣,治之必效。于肺腧各灸三十壮,以蠲饮枳实丸消痰导滞,不数服,大便溏泄无度,加腹痛,食不进,愈添困笃。其子谓父曰:病久瘦弱,不任其药,病剧卒。冬,予从军回,其父以告予。予曰:《内经》云,形气不足,病气不足,此阴阳俱不足,泻之则重不足。此阴阳俱竭,血气皆尽,五脏空虚,筋骨髓枯,老者绝灭,壮者不复矣。故曰不足,此其理也。令嗣久病羸瘦,乃形不足,气短促,乃气不足。病渐作,时嗜卧,四肢困倦,懒言语,乃气血皆不足也。补之惟恐不及,反以小毒之剂泻之,虚之愈虚,损之又损,不死何待?贾君叹息而去。予感其事,略陈其理:夫高医愈疾,先审岁时太过不及之运,察人血食布衣勇怯之殊。病有浅深,在经在脏之别;药有君臣佐使,大小奇偶之制;治有缓急,因用引用返正之则。孙真人云:凡为太医,必须谙《甲乙》《素问》《黄帝针经》、明堂流注、十二经、三部九候、五脏六腑、表里孔穴、本草、药对、仲景、叔和诸部经方。又须妙解五行阴阳,精熟《周易》,如此方可谓太医。不尔,则如无目夜游,动致颠殒。正五音者,必取师旷之律吕,而后五音得以正;为方圆者,必取公输之规矩,而后方圆得以成。五音方圆,特未技者,尚取精于其事者,况医者人之司命,列于四科,非五音方圆之比。不精不医,不通不脉,不观诸经本草,幸而运通命达,而号为福医,病家遂委命于庸人之手,岂不痛哉。噫!医者之福,福于渠者也。渠之福,安能消病者之患焉?世人不明此理,而委命于福医，至于伤生丧命，终不能悟，此惑之甚者也，悲夫！

薛立斋云：辛丑年，余在嘉兴屠渐山第，有林二守，不时昏愦，请治之。谵语不绝，六脉按之如无，此阳虚之症也，当用参附汤治之。有原医者，阳喜而迎曰：先得我心之同然，遂服之，即静睡，觉而进食。午后再剂，神思如故，其脉烦敛。余返后，又诈云：用附子多矣，吾以黄连解之，阴仍用参附汤。观仲景先生治伤寒云：桂枝下咽，阳甚即毙；硝、黄入胃，阴甚乃亡。不辨而自明矣。吾恐前言致误患者，故表而出之。

薛甥居宏，年十四而娶，至二十，形体丰厚，发热作渴，面赤作胀。或外而砭血，内用降火，肢体倦怠，痰涎愈多，脉洪数鼓指。用六味丸及大补汤加麦冬、五味而痊。

马元仪治汪周拔子，患弱症经年，诸治不效。诊其脉，两寸浮大而虚，关尺虚小，咳嗽梦泄，面色枯白，不任风寒，曰：两寸浮虚，卫外之真阳不固；两尺虚涩，肾中之真阳亦弱。较阴虚咳嗽之症，不啻天渊。拟玉屏风散，多加人参，以益真气而充腠理。不数剂，而咳嗽渐已，稍可当风。兼令早进七味丸，以养肾气而主蛰藏；兼服大造归脾丸，补心脾而充血气。如是调两月而安。

何继武患寒热躁烦，足冷如冰，汗出如注，两脉虚微。形气病气，俱属不足，责之脾肾二经亏损，虚寒内伏。虽见寒热，有似表邪，而躁烦自汗足冷，已兆虚阳欲脱之机。况两脉虚微，尤非表邪可散之比。若行表散，是速其阳之亡也。法当大温大补，和养中州，生发阳气，方可图愈。因与附子理中汤二大剂，汗止足温，寒热渐已，数剂霍然。

沈氏仆恶寒发热，时躁烦，两脉空大，自觉气从耳鼻冲出，洞然若无关闸，此脾肺亏损，阴火内动也。凡人受天之气，必先入肺，乃行于下，其别气走于耳，宗气出于鼻，亦从胸中注于肺，以行其上，是肺实居气之要路，以行治节。肺脏亏损，则气之出入皆失其常，法当补脾敛肺，而气自治矣。黄芪、白术各五钱，炙草、防风各一钱，二剂，脉稍敛，热稍减，四剂而燥已，耳鼻间气治如常。再以七味地黄丸，补养水脏而愈。

王维春年三十，携妓纵恣月余，内虚之下，不耐烦暑，当夜露坐，明日遂寒热躁烦，自汗不止，面赤如妆，两脉虚微。此阴虚阳暴绝也，非夏月伤暑，脉虚而身热自汗之比。若行表散，气浮不返矣。用人参一两，附子二钱，回阳返本。服后，汗止神清，躁烦俱息。明日诊之，两脉转为洪数，但重按少力，此脉症无可虑矣。但阴虚之极，恐阳气无偶，终亦散亡，治法不可救阳而贼阴，但当养阴以恋阳，得其平而已。用生首乌、人参、甘草、橘红、黄芩、知母等，四剂寒热平而愈。

张子和曰:尝过鸣鹿邸中,闻有人呻吟声息,瘦削痿然无力。余视之,乃五虚症,急以圣散子二帖作一服服之,此症非三钱二钱可塞也。续以胃风汤、五苓散等各作大剂,使顿服,注泻方止,而浆粥入胃,不数日而其人起矣。故五虚之人,不加峻塞,不可得实也。庸工治症,草草补泻,如一杯水救一车薪之火,竟无成功,反曰虚者不可补,实者不可泻,此何语也?吁!不虚者强补,不实者强攻,自是庸工不识虚实之罪,岂有虚者不可补,实者不可泻哉?五虚者,脉细、皮寒、少气、泄利前后、饮食不入也。

缪仲淳治陆作先乃正,咳嗽饱胀痰喘,水火不通,眠食俱废。人参君、白芍臣、苏子炒研极细佐、枇杷叶三大片、茯苓使,二服得眠,大小便通,啖粥。《广笔记》。

湖广张仲虎,客邸耽于青楼,且多拂意之事,至冬底,发大寒热咳嗽。吴中医者,皆以外感治之,发表和解,无不遍试。毛子晋拉缪视之,见其神色消耗,脉气虚,数中时复一结,咳嗽有血,卧不贴席。缪谓子晋曰:此阴虚内伤症也。阴精亏竭,故脉见虚数;内有瘀血,故结脉时见;肺肝叶损,所以卧不能下。此不治之症,况误认外感,多服发散,复蹈虚虚之戒耶。不数日而殁。

太学许韬美,形体卑弱,神气短少,且素耽酒色,时常齿衄。辛未春,偶患右乳傍及肩背作痛异常,手不可近,扪之如火,日夜不眠。医以内伤治之,服桃仁、红花、乳、没、延胡、灵脂等药,二十余剂不效。诊之,六脉虚数,肝肾为甚,断为阴虚火旺之症,当滋阴养血,扶持脾胃,俾阴血渐生,虚火降下,则痛不求止而止矣。如必以和伤治痛为急,则徒败胃气,克削真元,非所宜也。用生地、丹皮、白芍、牛膝、枸杞、续断、石斛、甘草、桑枝、麦冬、苏子,嘱其服十剂方有效,以阴无骤补之法也。八剂后复诊,其脉气渐和,精神渐旺,虽痛未尽除,而生机跃然矣。惜其欲速太过,惑于群小,复以前药杂进。一月后,胃气果败,呕逆,阴血愈耗,潮热腹胀,再半月而死。

顾季昭患阴虚内热,仲淳曰:法当用甘寒,不当用苦寒,然非百余剂不可,慎勿更吾方。欲加减,使吾徒略加增损可也。果百剂而安。天冬、麦冬、桑皮、贝母、枇杷叶、白芍、苏子、车前各二钱,地骨皮、鳖甲各三钱,五味子一钱。

姚公远内子病,延仲淳入诊,其继母乘便亦求诊。仲淳语伯道曰:妇病不足虑,嫂不救矣。闻者骇甚,曰:吾方新婚,亡大恙,何至是耶?仲淳曰:脉弦数,真弱症也。不半岁,夜热咳嗽,势渐剧,仓皇延仲淳至,疏方与之,曰:此尽余心尔,病不起矣。逾年,医家百药杂试,竟夭。《广笔记》。

瞿元立夫人素清癯,不耐烦劳。一日谓仲淳曰:弟妇未生子而弱,烦兄为诊其故。次日仲淳往,诊得其脉细无神。赵文肃公问曰:兄从元立许来,诊其嫂得何脉?曰:今虽无恙,必不久矣。文肃顿足曰:有是哉!天胡厄善人甚耶。此丙戌四月事也,至秋,夫人殁。同上。

祝氏妇年五十余，患中满腹胀，兼崩漏下，清上则下虚弥甚，实下则上胀弥甚。仲淳为立二方：以苏子、石斛、陈皮、贝母、元参、人参、白芍治其上，以地榆、阿胶、木瓜、牛膝、杜仲、茜根、椿皮治其下，各为丸，分食前后服之，寻愈。同上。

来天培治周殿先室，年近古稀，每病胸中痞塞背寒，或时气逆呕吐，有块在胸下，饮食不思，数日稍痊。或用山栀、黄连、木香、香附、吴萸等药，勿效。诊之，六脉浮细而软。曰：此肝肾气虚上逆之症，宜滋肝益肾，养血扶脾，引火归源之剂。用牛膝、泽泻、归、芍、枸杞、茯苓、山药、萸肉、沉香、肉桂，二剂诸症霍然。后复作，服此即痊。

有士人观书忘食，有紫衣人立前曰：公不久思，思则我死矣。问其何人。曰：我谷神也。于是绝思，而食如故。《医说续编》。

吴桥治方生，年二十五，内而早起，枵腹而服劳，无何而发热头痛。医以为内热，乃用清凉。三日，汗流昏愦欲绝。桥诊六脉，皆不应指，甚则微若蛛丝，语其父曰：郎君甚危，此虚脱也，急宜重剂温补，即稍缓无及矣。父惟唯唯，一剂而愈，近日乃大安。《太函集》。

方勉孝丁年病孱，面生赤，食与肌递减矣，即内即遗皆不害。或病作，日三四，溺亦如常。第多一行，则自项领以上，凡在头颅面目发肤，忽若崩颓，昏眩不支，嗒焉欲丧。递进补剂，久而无功也。桥诊之，心肾微数无力，曰：病得之既内而临小溲，忽受惊恐，法当分治。病者俯首唯唯，于是早剂补肾，晚剂补心，旬月而愈。同上。

琼玉膏，治虚劳干咳。生地自然汁四斤，白茯苓十二两，白蜜二斤，人参六两。臞仙加沉香、血珀各一钱五分。上以地黄汁同蜜煎沸，用绢滤过，将参为细末，入煎汁和匀，以瓷瓶用绵十数层，加箬叶封好，入砂锅内，以长流水浸没瓶颈，桑柴火煮三昼夜，取出纸封扎口，以蜡封固，悬井中一日取出，仍煮半日，汤调服。徐灵胎曰：此为血症第一方。干生地四两浸透，可取自然汁一两，若浙地则十斤，只取自然汁一斤，须三十斤方可配诸药，故修之方，必随时地交通也。

集灵膏，西洋参，刮去皮，饭上蒸，晒干九次，杞子、怀牛膝酒蒸、天冬、麦冬、怀地、仙灵脾等分熬膏，白汤或温酒调服。此方始见于《广笔记》，无仙灵脾，云出内府。又于《治法汇》并无牛膝，方后注血虚加当归，脾虚加白术，且云治一切气血虚，身热咳嗽者，皆获效。凡少年但觉气弱倦怠，津液短少，虚火上炎，正合服之，免成劳病。《理虚元鉴》治咳嗽，去参、膝，加杞子、甘、桔、元参，峻补肝肾之阴，实无出此之上者。

十灰散，治吐血，咯血，嗽血，先用此药止之。大蓟、小蓟、荷叶、侧柏叶、白茅根、茜草根、栀子、川大黄、丹皮、棕榈皮等分，烧灰存性，研极细末，以纸包，置泥地上一夕出火毒。每服五钱，藕汁或莱菔汁，或京墨汁半碗调服。周扬俊云：治吐血者，首推葛氏。而先以此方止血，明明劫剂，毫无顾忌，细玩始知先生意之到，理之深也。人生于阳，根于阴，阴气亏则阳自胜，上气为之喘促，咳吐痰沫，发热面红，无不相因而生。故留得一分自家之血，即减得一分上升之火，易为收拾。何今日之医，动以引火归经为谈，不可概用止血之味。甚至有吐之为美，壅反为害之说，遂令迁延时日，阴虚阳旺，煎熬不止，至于不救，果谁之咎乎？引经而缓时日，冀复元神，有形之血，岂能使之即生？而无偶之阳，何法使之即降？此先生所以急于止血之大旨也。

雄按：诸药烧灰，皆能止血，故以十灰名方。但止涩之品，棕榈一味，余皆清热行滞破瘀之器，难保止血而无兜涩留瘀之弊。雄每用之，并无后患，何可视为劫剂乎？

太平丸，治久咳嗽，肺痿肺痈。天冬、麦冬、知母、贝母、款冬花各二两，杏仁、当归、熟生地、黄连各二两五钱，蒲黄、京墨、桔梗、薄荷各一两。上十四味，研细末和匀，以白蜜四两，于银石器中炼熟，再入阿胶二两五钱，俟烊后，下诸药末搅匀，再入麝香少许，熬三五沸，即弹丸子大。食后细嚼一丸，薄荷汤缓化下。临卧噙此丸仰卧，使药气入肺窍，则肺清嗽止。凡咳嗽服此，七日即痊。

润肺膏，治久嗽，肺燥，肺痿。羊肺一具、杏仁净研、柿霜、真酥、真粉各一钱，白蜜二两。上将羊肺洗净，次将五味入水搅粘，灌入肺中，白水煮熟，如常服食。周扬俊云：血去则燥，燥则火旺肺枯，欲从肾滋水，而不先滋水之母，有是理乎？然肺为多气少血之脏，故一切血药，概不欲用。以羊肺为主，诸味之润者佐之，人所易能也。若以真粉之甘凉，不独清金，且以培土，人所未知也，此治上损之主剂也。肺热叶焦之痿，饮不解渴之上消，并可仿为此法，可为治损圣手，故叶氏治吐血诸证皆宗之。奈后人多从《医贯》入手，不分上损下损，惟六味、八味等方而已，宜其无效也。

燮理十全膏，平补阴阳，调剂气血。人参、炙芪各三两，白术六两，熟地八两，当归、白芍、川芎各二两，炙草一两，熬膏将成，入龟鹿胶四两，收之窨内，去火气，每开水调服数钱。此薛一瓢方也，其方论云：古人治无形之劳怠，必培以甘温，人参为君，白术为臣，黄芪为佐，甘草为使。有形之劳倦，必助以辛温，归、芎是也；资以酸甘，芍、地是也。故以八味为首旨，而拘策以肉之，特如鹿之勤，能通肾脉，龟之净，能通任脉。此二胶者，各禀一德，草木力微，赖以神其用也。阴阳两虚者，服之无偏胜，无不及。又或陈皮、半夏以利枢机，先为主道之剂。凡培养元气，方之宜简而纯。简则脏腑易承，气血亦易行，纯则温厚和平，可以补偏救弊，俾自相灌注，循环之理无端，生生不已，以合其先天所赋流行之道。若稍穿凿，非本然之理矣。

杜劳方，专治骨蒸劳热，羸弱神疲，腰脊酸痛，四肢痿软，遗精吐血，咳嗽吐痰，一切阴虚火动之症。轻者，二三料全愈；重者，四五料除根。若先天不足之人，不论男女，未病先服，渐可强壮。以其性味中和，久任亦无偏胜之弊，勿以平淡而忽之。枇杷叶五十六片，刷去毛，鲜者尤良，去皮切片，大枣八两，熟后去皮，炼白蜜一两，便燥多加，溏泻勿用。先将枇杷叶放砂锅内，煎透去渣，绢取清汁，后将果蜜同拌入锅铺平，取枇杷叶汁浸之，煮半炷香，翻转再煮半炷香，收器内，每日随意温热连汁食。咳嗽多痰，加川贝母末一两，起时加入，一二滚即收。吐血加藕汁同煮。

虚劳欲火：甘梨汁，胡桃肉研，各一斤，芽茶五两，生地、当归末各六钱，熬至滴水成珠，入鸡子清一枚，收瓷内封好，冷水浸去火毒，每服一匙。

《慎柔五书》曰：损病六脉俱数，声哑口中生疮，昼夜发热无间。经云：数则脾气虚。此真阴虚也，用四君加黄芪、山药、莲肉、白芍、五味子、麦冬，去头煎不服，服第二三煎，此养脾虚之法也。服十余日，发热退，口疮渐好。方用丸剂，如参苓白术散，亦去头煎，晒干为末，陈米锅焦，打糊为丸如绿豆大。每服三钱，或上午一钱，白滚汤下。盖煎去头煎，则燥气皆去，遂成甘淡之味，淡养胃气，微甘养脾阴。此师相授受之语，无轻忽焉。

黄锦芳治一女，患虚劳症，脉虽数而不甚，是尚可治。但饱不思饮食，痰涎甚多。索前医单视之，用白术、地黄，以补脾清火；广、半、附子，以除痰固虚。意颇周密，但病多水壅，白术之滞，地黄之湿，皆所不宜。改用香、砂、橘、半以疏其脾，饮食渐加。至三剂，微见阴火起，随用龟板、阿胶潜伏之味，而火渐息，食渐加，痰渐少。以后随病增减，总以疏脾滞为要，遂愈。此乃阳伤六七，阴伤二三，劳在将成未成之际，故尚可治。若再用白术、地黄，必不救矣。凡虚劳症，脾肺俱损者，即为难治。脾喜燥而恶湿，肺苦燥而喜润，饮食不进，宜用香、砂，则于肺燥不宜；咳血吐血，宜用胶、地，则于脾湿不宜。惟燥热甚而能食不泻者，润肺当急，而补脾之药，亦不可缺也。倘虚极不食而泻多，虽咳嗽不宁，亦必以补脾为急，而滑润之品，不可轻投。盖脾有生肺之能，肺无补脾之力，故补脾之药，尤要于补肺也。至于脾肾俱伤者，尤难措手。方欲以甘寒补肾，而食少不化，又恐不利于脾；方欲以辛温快脾，而阴气耗竭，又恐愈损其水。两者并衡，而卒以健脾为急者，以脾上交于心，下交于肾也。要知，滋肾之中，扶以砂仁、沉香，壮脾之中，参以牛膝、菟丝、龟板，随时活法以治之，庶几有济。葛可久曰：劳症施治宜早，若至脾败不食，则万无一生。故治劳须于平时力救脾胃为佳。尤在泾曰：风劳骨蒸，久而咳嗽吐血，脉来弦数者，柴胡梅连散主之。盖邪气久积于表里之间而不退，非可一汗而去者，故用柴胡之辛散，必兼乌梅之酸收。而久积之风，内蕴骨髓者，已变风之体而为热，则宜用黄连、前胡之苦寒以清之。然兵无向导，则不达贼境，药无引使，则不通病所。新病且然，况伏邪乎！故胆以合胆，髓以合骨，薤白之通阳，童便之通阴，而表里肌肤之邪，庶尽出欤。

罗氏秦艽鳖甲散，与柴胡梅连同意，亦治风劳骨蒸肌热之症。然减前胡之泄气，而加当归之和血，去黄连之苦寒，而用青蒿之辛凉，气味为较和矣。久病之人，未必不宜缓法也。

阳虚者，气多陷而不举，故补中益气多用参、芪、术、草，甘温益气，而以升、柴辛平助以上升。阴虚者，气每上而不下，故六味丸多用熟地、萸肉、山药。厚味体重者，补阴益精，而以茯苓、泽泻之甘淡，引之下降。气陷者多滞，陈皮之辛，所以和滞气。气浮者多热，丹皮之寒，所以清浮热。六味之有苓、泽，犹补中之有升、柴也。补中之有陈皮，犹六味之有丹皮也。其参、芪、归、术、甘草，犹地黄、茱萸、山药也。法虽不同，而理可通也。

归脾汤兼补心脾，而意专治脾。观其于甘温补养药中，加木香醒脾行气，可以见矣。龙眼、远志，虽曰补火，实以培土。盖欲使心火下通脾土，而脾益治，五脏受气以其所生也，故曰归脾。

虚劳之人，气血枯耗，生气不荣，则内生寒冷，张鸡峰所谓冷劳是也。宜建中、复脉、八味肾气之属，甘温辛润，具生阳化阴之能者治之。亦有邪气淹滞，经络瘀郁者，《元珠》所谓体虚之人，最易感于邪气，当先和解微利微下之，次则调之。医不知而遽行补剂，往往致使邪气不解。是故虚劳之治，固不必专以补阴降火为事也。

罗氏论虚劳之症，都因邪伏血郁而得，不独阴亏一端。至晚寒热时减时增，其为阳陷入阴可知。滋肾生肝，最为合法，略加损益，不必更张也。熟地、白术、丹皮、茯苓、淮山药、柴胡、鳖甲、炙草。

真阳气弱，不荣于筋则阴缩，不固于里则精出，不卫于表则汗泄，三者每相因而见。其病在三阴之枢，非后世方法可治。古方八味丸，专服久服，当有验也。

肺实于上，肾虚于下，脾困于中之候也。然而实不可攻，姑治其虚。虚不可燥，姑温其下。且肾为胃关，而火为土母，或有小补，未可知也。《金匮》肾气丸。

裴兆期曰：补虚之最切要者，在扶胃气，胃气强则饮食进，饮食进则气血生，补何如之。今之不善补者，概用归、地、参、术、甘草、黄芪等类，以为补虚之法，莫此若矣。不知此等品类，皆甜腻壅膈之物，胃强者尚可，胃弱者服之，不胀则泻，不泻则呕吐而不能食矣。病不转加者，未之有也。

一宦室妾，年二旬，不甚得所，抑屈伤脾，饮食渐减，几半岁。后乃月事不来，日晡潮热，医以养血滋阴为治，寖至肌肉消铄，喘息不眠，恶心不能食，大便不通，脉来数弦，右关特细。《素问》云：二阳之病发心脾，有不得隐曲，女子不月。其传为风消，为息贲者，即此类也。在法不治，旬余果卒。夫二阳者，胃与大肠也。病者传化失常，饮食少进也。发心脾者，治于脾心也。因不得遂其隐曲之情，心脾屈结而发也。心生血，脾统血，肠胃既病，则心脾无所资而血脉枯，故不月。血既枯，则阴不胜阳而生热，热盛则生风，而肌肉消铄矣，故曰风消。肺属金主气，金为热迫，则气上贲，喘息不宁，故曰息贲。初起时，即宜开导肠胃中积滞，使真气流通，胸膈宽利。能饮能食，始用血分等药，调月事之不来，退日晡之潮热，方为正治。乃不审二阳，因抑屈久而积滞不行，为受病之根，漫执月事不来，日晡潮热，是血少阴虚，不用逍遥则用四物，朝餐暮饵，而卒至于死，良可叹也。女子患此者甚多，余故详著其证，并释经义云。

或曰：养血滋阴之药，世皆用之以补虚劳不足者也。予且谓有伤脾之患，而大补丸，反多耗气之品，何以取之？曰：此深有当于脾胃元气本然之妙，乾乾不息者也。昼夜循环于脏腑肢体关窍间，若天行之健，而未始或息停者也。细思此方，虽用人参、白术补气为君，而又以渗湿消痰之茯苓、半夏为臣，更以开滞疏壅之枳实、山楂、陈皮、厚朴、木香、砂仁、黄连、神曲、谷芽为佐使，名为大补，而实无有所谓大补之药。为使脾胃通调，胸膈和利，能饮能啖，不失其常，降浊升清，时靡有间，旋推以陈，旋致以新，助彼乾乾不息之妙而已矣。虽无所谓大补之药，而大补之理实具焉。以故每施之脾胃气衰之人，为胀为肿，为痞为痰，为久疟久痢，与高年百损，产后诸虚，而不克加餐等病，屡获奇效。不然，则山楂、枳实、厚朴、陈皮等药，耗元气者也，曷有补于人哉？

一宦者，以积劳后，间发往来之热，渐至形神枯槁，懒于动止，饮食日损，不知味累月矣。医作脾虚治，用补中、归脾、参苓散、大补脾丸等药皆罔效。余视之，六脉涩且濡，而尺为甚，此肾气虚而脾无所禀也。治当于两肾中，培化源之本，则脾始充，而病斯已矣。用紫河车一具为君，熟地二两为臣，杜仲、生萸肉、破故纸、山药、芡实各一两，茯苓、益智、砂仁、青盐各八钱为佐使。即以河车、地黄二味，酒煮捣丸如桐子大，服不逾月，而形气饮啖俱如初。盖急欲下达以固肾而救脾，故不但用辛能润肾之砂仁为向导，而又加咸能下降之青盐为直入之兵，毫不敢杂他脏之药，以分其势。若加入参、术，势必顾恋中州，而下行之力反缓，安能直入肾以培土而捷效乎？

或问：劳瘵痰嗽，治以二冬、二母、款冬、紫、荆、菀之属，十九不效者何也？曰：劳瘵痰嗽，非肺病也。原于先天肾阴亏败不能制火，火无所畏，亢而刑金，金极则鸣耳。此谓水泛为痰之嗽，非风痰、热痰、痰饮、痰涎诸症可比，法当峻补真阴，佐以味咸下降之品，徐徐引之归元，始为善法。然则补阴下降之物，其孰为优？则惟童便一味为上药耳。童便味咸性温，温可养元气，咸则归肾速而引火下行，实人身中之气血药也。用治本元亏损之病，则同气有情而易入。褚氏谓服寒凉者，百不一生。服溲便者，百不一死，良以此也。

一人年三十余，积病而多欲，遂起热兼旬，无盗汗，六脉饮食不减，此劳症之微而未深者也，正与养血滋阴治法相合。药用生地三钱，醋炙鳖甲二钱，知母、当归、柴胡、丹皮、山萸肉各一钱，黄芩六分，煎服六剂而热平。随灸百劳、膏肓二穴，以杜其根。更以河车丸与之调理，不百日形气饮食脉候俱如初而愈。葛可久曰：劳症最为难治，当治于微病之时，莫治于已病之后。今此病正当微发之时，故能取效于旦夕间耳。若不早为之治，必至干咳声嘶，肌消肠滑，脉来细数，而莫能挽回矣。患此者，不可不防微而杜渐也。

昔王好古论人参曰：肺热用之则伤肺。王节斋论人参曰：阴血虚血证忌服，服之过多必不治。余深味之，皆千古不可移易之绳墨，何后之妄议其非者纷然耶？是岂词不足以发其理，而人莫之解欤？非也。唱和成风，耳热心痼，遂不复有揭其理，而正其误者，谓非吾道之一大不幸哉。夫所谓肺热者，即阴虚之肺热也；所谓阴虚者，即阴虚也。盖肺热谓阳独盛，阴虚谓阴独虚，则阴独虚不足以化阳为火炽，火则烁金，而咳血、咯血、干嗽、声嘶，诸肺热之候所从出矣。此症有阳无阴之病，治当曲尽养阴之法，以化阳而救热，遽用人参助其阳气，则肺愈热而阴愈虚，嗽喘痰血不愈甚乎。此两先生所以谆谆垂戒也。

藜按：方书于虚劳症，无不执阳生阴长之说，主用参、芪，然投之阴虚火旺之躯，无不辄败。想诸老于此等病症，皆付之不治之列，故未尝躬亲阅历细心体验也。《理虚元鉴》独持清金保肺之谕，可称卓见。然其用药亦斥节斋为谬论，实不免随声附和之失。裴公此谕，与归重脾胃一着，皆治虚劳之要法，具见高出前人远甚，学者不可不细参也。原文反复辨论，其说甚详，然精意已在于此，故节之。

虚劳病惟于起初时，急急早灸膏肓等穴为上策。外此，则绝房室、息妄想、戒恼怒、慎起居、节饮食，以助火攻之不逮。一或稍迟，脉旋增数，虽有良工，莫可为矣。至于药饵，则贵专而少，不贵泛而多。万不可漫听名流，积月穷年，不废润肺滋阴之药。盖此等药，其名虽美，酿祸极深，不可不知，不可不慎。

凡劳心劳力之人，须时时偷闲歇息，以保既耗之元气。盖气根于息，息调则气调，气调则一身之中，无不流通四达，百脉安和，神情清泰，虽劳不甚苦人矣。调息之法，端默静坐，随境澄心，口目俱闭上，于鼻中徐呼徐吸，任其自然，勿得作意思维。若着力太重，反使本来不息之真，窒而不利。此治虚劳之妙法，仿而行之，无有不验，胜于药饵多矣。

凡用补药，必先泻邪，邪去则补药得力，譬之涤衣，先除垢腻，而后粉饰可加耳。若专事补，而不知邪气之当泻，补必为害。此用药之真诀，凡病皆然，而劳症尤为切要。

虚劳病未尝非阴血虚也，虽圣人复起，亦未尝不谓阴血虚也，是则生熟地黄、当归、知母、元参、天冬、麦冬诸药，岂曰无功。举世遵而行之，岂曰不可。但此等之药，既寒凉，又濡润，在脾胃既衰，水谷未减之时，用此治标则可。若多服久服，未有不使脾胃生化之源，而为却谷减餐者矣。经曰：血乃水谷之精，生化于脾。又曰：脾为至阴。人之阴虚，乃脾虚也。脾土一虚，则生化之源竭，何能运行水谷，而成阴血乎？故进滋补之药者，当时时以饮食进退为消息，但见饮食减少，咳嗽炽盛，急思调和脾胃，兼行气清金等药。有司命之责者，岂可专执，而不知变通哉！

有客过而问余曰：一大病久虚人，容颜黄瘁，饮食减少，两足浮肿，已经年岁，气血下陷无疑矣，速进补中益气汤，反肋满胸膨，呕秽不能食则奈何？余曰：据子所言，是诚气虚下陷之病，然古人立教，言有尽而意无穷，虽不足者补之，而不足之中，未始不兼有余之病，于此而漫补焉，则不足者未补，而有余者必炽矣。虽然，下陷者清升，而清气下陷者，未必绝无浊气之在上，于此而漫升焉，则清气未升，而浊气已先横矣。子之所以用升补而反剧者，大率近是。客曰：何以知其不足中之有余，清气上之浊气乎？曰：以证知之。夫证之见于外者，如恶膨满，痰嗽喉痛，腹痛作泻，与饮食有妨之类是也。此即所谓有余之病，兼在上之浊气也，升补之法，便须酌量而施之。然此乃见症之显者，更有症虽见而实隐，尤为难察。如本不恶心，而胸中则时懊侬；本不膨胀，而肋间隐刺痛；本不痰嗽喉痛，而偶然似哽似噎；本不作痛作泻，而大便不时至，欲解不解；本不妨饮食，而亦时有厌饫而难安。如此等症，亦即有余之病，兼在上之浊气也，升补之药，便须酌量而后施。非用心精，而晰理密者不能也。故用补中益气汤，必审之当，而察之详，始用之无弊矣。

此段审症，最为精细，凡脾胃之症，如此推求，非专为补中益气汤言也。

劳　瘵

江阴万融病劳，四体如焚，寒热烦躁。一夜，梦一人，腹拥一月，光明使人心骨皆寒，及寐，而孙元规使遗药，服之遂平。叩之，则明月丹也，乃悟所梦。方用兔矢四十九粒，硇砂如兔矢大四十九粒，为末，生蜜丸，梧子大。月望前以水浸甘草一夜，五更初，取汁送下七丸。有虫下，急钳入油锅内煎杀，不下再服，无不愈者。沈存中《良方》。《本草纲目》。

一贵妇病瘵，得神传膏方，乃剪草一味，每用一斤，净洗晒干为末，入生蜜二斤和为膏，以器盛之，忌铁，一日一蒸，九蒸乃止。病人五更起，面东坐，不得言语，以匙抄药四匙服之。良久，以稀粟米粥饮下之。药只冷服，米饮亦勿大热。或吐或否不妨，如久病肺损咯血，只一服愈。寻常嗽血妄行，每服一匙可也。既而九日药成，前一夕病者梦人戒令翌日勿乱服药。次日将服药，屋上土坠器中不可用。又合成将服药，覆器，又不得服。再合未就，而人卒矣。此药之异有如此。若小小血妄行，只一啜而愈也。此药绝妙，而世失传，惜哉。同上。

阿魏散，治骨蒸传尸劳，寒热羸弱，喘嗽。方亦载《续夷坚志》，阿魏三钱研，青蒿一握细切，向东桃枝一握细锉，甘草如病人中指许大，男左女右，童便三升半。先以童便，隔夜浸药，明早煎一大升，空心温服，服时，分为三次。次服调槟榔末三钱，如人行十里许时再一服。丈夫病用妇人煎，妇人病用丈夫煎。合药时，忌孝子、孕妇、病人及腥秽之物，勿令鸡犬见。服药后，忌油腻湿面诸冷硬物。服一二剂，即吐出虫，或泄泻，更不须服余半。若未吐利，即当尽服之。或吐或利出虫，皆加人发马尾之状，病瘥。即吐利后虚羸，魂魄不安，以茯苓汤补之。茯苓、茯神各一钱，人参三钱，远志去心三钱，龙骨二钱，防风二钱，甘草三钱，麦冬去心四钱，犀角五钱锉为末，生干地黄四钱，大枣七枚，水二大升，煎八分，分三服温下，如人行五里许时更一服，谨避风寒。若未安，隔一日再作一剂。以上二方，须连服之。《居易录》。

水邱先生歌诀：水邱道人年一百，炼得龙精并虎魄。流传此法在人间，聊向三天助阴德。扶危起困莫蹉跎，此药于人有效多。不问阴阳与冷热，先将脾胃与安和。脾经虚冷易生风，最是难将冷药攻。闭却大便并上气，为多厚朴与苁蓉。此法精关两道方，病人入口便知良。但须仔细看形候，莫向阴中错用阳。涕唾稠粘小便赤，干枯四体无筋力。乌龙膏子二十圆，便是枯焦得甘滴。遗精梦泄腹膨高，咳嗽阴热为患劳。此病是阴须识认，便当急下玉龙膏。嗽里痰涎仰卧难，阴阳交并候多端。却须兼服诃黎散，治取根源病自安。《准绳》。

薛立斋治一妇人，素勤苦，因丧子饮食少思，忽吐血甚多而自止。此后每劳则吐数口，瘵症已具，形体甚倦。午前以补中益气，午后以归脾汤，送地黄丸而愈。

一女子患前症，反其唇视有白点，此虫蚀肺也。薛云：急寻獭肺治之。不信，果咳脓而殁。后闻其弟兄三人，皆夭于此症。大凡久嗽，当视其两唇最易晓。若上唇有点，虫蚀上部，下唇有点，虫蚀下部。

陈自明云：昔人一女久病劳瘵，为尺虫所噬，磨服神仙追毒丸一粒，吐下小虫甚多，更服苏合丸遂愈。方见蛊症门。

陈又云：一家患传尸劳，兄弟五人，已死者三人。有方士令服神仙太乙丹者，遂各进一锭。一下恶物如脓状，一下死虫如蛾形，俱获生。其人以此药广济尸症，无不验者。余尝用治一切杂病及疮疽等毒，未成脓甚效。其已成脓者，亦能杀其大势。考其药品，虽不言补，令羸瘦之人服之并效，诚神剂也。然以价计之，用银三钱，药有七十二锭，可救七十人。有力之家，合以济人。近人制此，往往加以朱砂、雄黄。考之诸书，并无此说。杂入恐反乱其真也，识者当自知之。方见蛊门。

孙文垣治程道吾妇，夜为梦魔所惊，时常晕厥，精神恍惚，一日三五发，咳嗽面青，常不思谷食，日惟啖牛肉脯数块，屡治无效。或谓寒痰作厥，与附子、肉桂，厥益甚。诊之，左脉弦，右脉滑，两寸稍短。道吾先娶二妻，皆卒于瘵，知其为传尸瘵症也，不易治。乃权以壮神补养之剂，消息调理，俟胃气转，始可用正治之法。人参、茯苓、柏子仁、石菖蒲、远志、丹参、当归、石斛，以补养神气；陈皮、贝母、甘草、紫菀，化痰治嗽。服半月，无进退。乃为制太上浑元丹，用紫河车一具，辰砂、鳖甲、犀角各一两，鹿角胶、紫石英、石斛各八钱，沉香、乳香、安息香、茯神、紫菀、牛膝、人参各五钱，麝香五分，炼蜜为丸，赤豆大，每早晚盐汤或酒送下三十六丸。又制霹雳出猎丹，用牛黄、狗宝、阿魏、安息香各一钱，虎头骨五钱，啄木鸟一只，獭爪一枚，败鼓心破皮三钱，麝香五分，天灵盖一个，酥炼蜜为丸，雄黄三钱为衣。每五更，空心葱白汤送下五分，三五日服一次，与太上浑元丹相兼服。才半月，精神顿异，不似前时恍惚矣。但小腹左边有一点疼，前煎药中加白芍一钱，服一月，精神大好，晕厥不作矣。次年生一女。俞东扶曰：此较袁州道士所授方更奇，盖彼专于杀虫，此则杀虫而兼穿经透络、搜邪补虚也。

张路玉曰：胡又曾患虚劳吐血，一夕吐出守宫状者一条，头足宛然，色如樱桃，不崇朝而毙。

柴屿青治宗室某子，十五岁，咳嗽吐痰，两脉细数，阴亏已极，辞不治。强开一方，后屡邀青，以为服药渐愈，饮食加增，不得已再往，而脉如故，决其必不能起，果然。劳损病已不可为，服药得法，往往得骤验，乃虚阳暂伏也。数服后，症皆仍旧矣。临症者不可不知。

张三锡曰：常见气弱者，往往生子多羸，或母病阴虚，禀来已弱，加以过劳，及凿窍太早，斫丧天真，遂成阴虚咳嗽，吐血骨蒸，非染也。曾见一家五人，悉患此病，已殒其三，家中竞觅尸虫药。予以丹溪法大补气血，使阳旺生阴，继以大造丸，二人俱无恙。

贵公在蜀作宣抚，甚秘宝此法，以膏肓之疾，药不能及，熏之即效。此方治咳嗽发骨蒸不已。好雄黄三钱半，茜草二钱，款冬花二钱，元参三钱，百部三钱，艾叶一钱，雷丸、厚朴为末。以香炉有盖者封固，止留一小孔出烟，患人以纸塞鼻，以口吸其烟，久则饮少清米饮，日三次，虫死嗽愈。一方加百部、芜荑仁、苏木、熔黄蜡和摊纸上。

叶余庆字元善，平江人，自云尝瘵疾，其居对桥而行，病不能度。有僧为之灸膏肓穴得百壮，后二日，即能行数里，登降皆不倦，自是康强。其取穴法，但并足垂手，正身直立，勿令俯仰，取第七椎下两旁，同身寸各三寸。灸时，以软物枕头，覆面卧，垂手附身，或临时置身，取安便而已。叶转为人灸，亦用此法云。《针灸四书》。

有人传尸劳瘵，寒热交攻，久嗽咯血，日见羸瘦，先以三物汤、莲心散煎，万不失一。同上。

昔人尝与劳病妇人交，妇人死，遂得疾。遇人云：劳气已入脏，急令服神授散二斤，其病当去。如其言，服之几尽，大便出一虫，状如蛇，遂安。续有人服之获安，济者多矣。其法用川椒二斤，择去子并合口者，炒出汗。上为末，每服三钱，空心米汤调下，须晕闷少顷。如不禁，即以酒糊为丸如梧子大，空心服三十丸。《危氏方》。

李士材诊许氏女，吐血痰嗽，六月诊之，两寸如烂绵，两尺大而数，曰：金以火为仇，肺不浮涩，反得洪大，贼脉见矣，秋令可忧。八月五日复诊，肺之洪者，变而为细数，肾之软者，变为疾劲。日岁在戊午，少阴司天，两尺不应，今尺当不应而反大，寸当大而反沉细，尺寸反者死。肺至悬绝十二日死。计其期，当死于十六日。然能食过期，况十六十七二日皆金，未遽绝也。十八日交寒露，又值火日，经云太阴气绝，丙日笃，丁日死，言火日也。寅时乃气血注肺之时，不能注则绝，必死于十八日寅时矣。病家以其能食，犹不肯信，果于十八日未晓而终。

徐书记有室女，病似劳，医僧发靖诊曰：二寸脉微伏，是忧思隔气而劳，请示病实，庶治之无误。徐曰：女子梦吞蛇，渐成此病，发靖谓蛇在腹中，用药转下小蛇，其疾遂愈。靖密言非蛇病也，因梦蛇，忧过感疾，当治意而不治病，其蛇亦非脏腑出，吾亦未尝转药也。《名医录》。又《医说续编》。

傅青主，医甚神，有苦劳瘵者，教之运气，不三日而可。刘氏绍攽九畴古文。

晋平有病，求医于秦，秦伯使医视之，曰：疾不可为，是谓近女室，疾如蛊，非鬼非食，或以丧志，良臣将死，天命不佑。公曰：女不可近乎？对曰：节之。淫蛊六疾，六气日阴阳、风雨、晦明也。分为四时，序为五节，过则为灾。阴淫寒疾，阳淫热疾，风淫末疾，雨淫腹疾，晦淫惑疾，明淫心疾。女阴物而晦，时淫则内热惑蛊之疾。今君不节不时，能无及此乎。

蔡仍子因之妻，九院王家女也，忽患瘵疾，沉绵数年，既死，已就小敛。时上皇宫中闻之，惜其不早以陷冰丹赐之，今虽已死，试令救之。因命中使驰赐一粒，时气息已绝，乃强灌之，须臾遂活，数日后而安。但齿皆焦落，后十五年方死。张邦基《墨庄漫录》。

吴洋治汪伯玉父妾，病瘵，汗淫而渴，骨蒸而内烁其肌肤，洋以人参白虎汤饮之，病减半。曰：此胃燥也，急治其标，自今宜主补中，毋以悍剂，岁至乃可刈其根耳。越二载，中气复出，驱虫下蛲，蛲黝而殷，长尺有咫。《太函集》。

吴桥治吴氏妇，瘵三年，邻家有事庖厨，相去百步，必先言食品，乃求食。其母怜之，日馈一鸡饲之。桥曰：此传尸虫下之便。家人曰：凡死于是者七人矣，愿除之。饮药三日，腹甚痛，下二蛲，尺有咫，大如箸，赤首黝背赪腹，状如玳瑁。然七日乃下七蛲，其后者差小尔。蛲既下，妇不复求食，母饷之鸡，则以饷之御人，其母叱御人，攘吾女而自啖也。卒强之食，遂作泻而终。然其家故病传尸，迄今无患矣。《太函集》。

方大澂故病瘵且成，赖桥而治。既病食痹几殆，亦复赖桥。会桥出疆，其人不戒而病作，虚火中痞，恃粥而啜二三碗。阴火上腾自涌泉起，喉喑咳血，盗汗梦遗，举身潮热而羸，泄泻不止。桥归，复诊之，六脉沉数而弦，虫内蚀尔。下之得群蛲，皆异状，并去癥瘕，寻愈。

《理虚元鉴》曰：虚症之因有六。一曰先天之因：受气之初，父母或年已衰老，或乘劳入房，或病后入房，或妊娠失调，或色欲过度，此皆精血不旺，致令生子夭弱，故有生来五脏之气，先有不足之处。至二十左右，易成劳怯。然其机兆，必有先见，或幼多惊风，骨软行迟，稍长读书不能出声，或作字动辄手振，或喉中痰多，或胸中气滞，或头摇目瞬，此皆先天不足之征。宜调护于未病之先，或预服补药，或节养心力，未可以其无寒无热，能饮能食，而恃为无惧也。即其病初起，亦不过精神倦怠，短气少力，五心烦热而已，岂知其危困即在目前哉。二曰后天之因：或色欲伤肾，或劳神伤心，或屈怒伤肝，或忧愁伤肺，或思虑伤脾。先伤其气者，气伤必及于精。先伤其精者，精伤必及于气。或发于十五六岁，或二十左右，或三十上下。病发虽不一，而理则同也。三曰痘疹及病后之因：痘乃先天阴毒，疹乃先天阳毒，故痘宜益气补中，则阴毒之发也净，而终身少脾病。疹宜清散养荣，则阳毒之发也彻，而终身少肺病。调治失宜，多贻后患。故凡后此脾泄胃弱，腹痛气短，神瘁精亏，色白足痿，种种气弱阳衰之症，皆由痘失于补也。凡肺气哮喘，音哑声嘶，易致伤风咳嗽等类，种种阴亏血枯之症，皆由疹失于清也。至于病后元亏，或劳动以伤其气，或纵欲以竭其精，顷刻之间五脏齐损，多至不救，尤宜慎之。四曰外感之因：语云，伤风不醒便成劳。若元气有余者，自能逼邪外出。或肾素厚，水能救母。或素无屈火屈热，则肺金不至猝伤。若此者，不过为伤风咳嗽而已。若其人或酒色无度，或心血过伤，或肝火易动，阴血素亏，肺有伏火，一伤于风，火因风动，则劳嗽之症作矣。盖肺主皮毛，肺气便逆而作嗽，嗽久不已，提起伏火，上乘于金，则水精不布，肾源已竭，且久嗽失气，不能下接于肾水，子不能救金母，则劳嗽成矣。五曰境遇之因：盖七情不损，则五劳不成，惟是真正解脱，方能达观无损。外此，鲜有不受病者。从来孤臣泣血，孽子椎心，远客有异乡之悲，闺妇有征人之怨，或富贵而骄佚滋甚，或贫贱而穷迫难堪，皆能乱人情志，伤人气血。医者未详五脏，先审七情，未究五劳，先调五志，相其机而拯其弊，是不能全恃乎药饵矣。六曰医药之罔：或病非感冒，而重用发散；或稍有停滞，而妄用削伐；或并无里热，而概用苦寒；或弱体侵邪，未经宣发，而漫用固表滋里，遂致邪热胶固，永不得解。凡此，能使假者成真，轻者变重，所宜深辨也。

心主血而藏神，肾主志而藏精。以先天生成之体论，则精生气，气生神。以后天运用之主宰论，则神役气，气役精。精气神，养生家谓之三宝，治之原不相离。故于滑精梦泄种种精病者，必本于神治。于怔忡惊悸，种种神病者，必本于气治。盖安精必益其气，益气必补其精。

虚劳初起，多由于心肾不交，或梦泄滑精，体倦骨痿，健忘怔忡，或心脾少血，肝胆动焰，上热下厥，种种诸症，但未至伤肺，终成蒸热者，可用养心丸，或归脾丸主之。其养心丸内以石莲、肉桂交心肾于顷刻，归脾丸以龙眼、木香甘温辛热之品直达心脾，主补中而生血。故凡火未至于乘金，补火亦是生土之妙用，而何虑乎温热之不可从治也哉？若夫阴剧阳亢，木火乘时，心火肆炎上之令，相火举燎原之焰，肺失降下之权，肾鲜长流之用，气高而喘，咳嗽频仍，天突火燃，喉中作痒，咯咽不能，嗽久失气，气不纳于丹田，真水无以制火，于是湿挟热而痰滞中焦。火载血而厥逆清窍，伏火射其肺系，则能坐而不能卧。膈痰滞于胃络，则能左而不能右。斯时，急宜清金补肺，以宣清肃之令；平肝缓火，以安君相之炎；培土调中，以奠生金之母；滋阴补肾，遏阳光之焰。一以中和为治。补其虚，戢其焰，镇其泛，定其乱，解其争，制其过，润其燥，疏其淹，收其耗散，庶有济也。若执补火之说，用辛热之品，与彼寒凉伤中者，异病而同治，岂不殆哉。

卷十二

吐 血

孙文垣治程两峰，与乃侄有芥蒂，偶饮侄家，归觉腹中满，呕哕不宁，次日，面目皆黄，恶寒发热。医作疟治，五心加热，下午潮热烦躁，且鼻衄腹痛，大便黑如墨，吐黑血如烂猪肺者碗许，状如中蛊，心疑乃侄毒之。召医，率见其目珠如金，面若熏橘，腹大有块，如碟且坚硬，两足浮肿，四肢冷，小水赤，饮食不思，皆辞不药。举家号泣，欲争哄。诊之，其脉左涩右滑。滑主痰饮，涩主有瘀血，所吐下皆瘀之验，非蛊也。彼谓平生颇谨疾。曰：怒则伤肝，甚则呕血，不呕则瘀于经络，满而溢也。彼乃悟。用当归尾三钱，赤芍、丹皮、川芎各一钱五分，元胡索、五灵脂、桃仁各一钱，滑石、茜根各二钱，煎饮，下黑物甚多。腹仍痛，块未软，前方加青皮、山楂、酒蒸大黄，服之大便三次，所去皆痰与瘀。自此腹减块消黄退，足尚肿，改用六君子加泡姜、茜根、滑石、青蒿而愈。

萧万舆表侄媳脾胃素热，因冒风邪，目涩鼻干，自用姜汤，连三晨咯血数口，又恣饮藕汤，益增烦胀。夫所谓外感者，从外而入，必令从外而出，姜汤独力，既难奏效，藕汤凉涩，复闭外邪。用解表剂，入芩、连、花粉，一剂而愈。

姜子社少妇，潮热喘咳，经水涩少，每郁则膈胀拒食，偶啖辛热，咯血口干，脉弦滑微数。盖甫笄阴血未充，五火易动，因循不治，亦能成瘵。以六味加黄芩、炙草、知母、麦冬、阿胶为丸，服至月余，诸症如失。

孙文垣治汪希明，年弱冠，性躁，素有痰火，旧曾吐血。医用收涩之剂太早，至瘀流滞经络。且为灸肺俞、膏肓，咳不能唾。又误作风邪，投发散之剂，不思火盛得风，其势愈炽，血从口鼻喷出，势如涌泉。诊之，六脉洪数，身热而烦，又时当三伏，内外之火夹攻，非釜底抽薪之法，难夺其上涌之势，乃以三制大黄三钱，石膏五钱，黄连、茜根、滑石各二钱，女贞一钱，急煎饮之。大便微行二次，血来少缓，即用石膏、滑石、冬青子各三钱，旱莲草、茜根各二钱，黄连、山栀、贝母各二钱，茅根五钱，煎服，血乃止。后遇大便燥结，进当归龙荟丸，咳嗽则与二冬、二母、栝楼、白芍、黄芩、茅根、黄连、茜草之类，全瘳。夫病有六不灸，火盛者不灸。此由误灸几殒，书之以为好灸者戒。

臧六老，上吐血，下泻血，胸膈背心皆胀。原因脑怒，又伤犬肉，故发热而渴。医者皆作阴虚火动，为之滋阴降火，病愈甚。诊之，两关俱洪滑有力，此肝脾二经有余症也。此怒甚伤肝之呕血，并下泄，胸背胀痛，瘀血使然。脾为犬肉所伤，故不能统血。今误用苦寒之剂，是以脾愈伤而上焦血愈滞，惟调气健脾兼之消导，则万全矣。六老曰：人皆谓劳怯，故发热吐红血，上吐阳络伤也，血下行，阴络伤也，阴阳俱伤，法当不治，今谓非阴虚何也？曰：脉数无力者为阴虚，今洪滑有力。凡阴虚之热，发于申酉间，夜半而退，如潮汛然，谓之潮热，今热不分昼夜，安得谓之阴虚？乃与山楂、香附、枳实调气消导为君，丹参、丹皮、桃仁、滑石、茅根化瘀为臣，黄连、芦根解犬肉之热为佐，四帖，胸背宽，血吐止。惟腹中不舒，仍以前药同丹溪保和丸与之，四帖，下黑秽半桶而愈。辨症分明。

陆养愚治少司马陆北川，原有痰火，因感怒后，触大怒，夜热咳嗽见红，先服童便数钟，血止，嗽亦不甚。清晨，复吐血甚多，而嗽亦频，医谓年高浓于房事，投滋阴降火，犀角地黄汤及六味加知、柏之类，已五日，喘急倚息不眠，畏寒特甚。脉之，两寸关浮洪而滑，两尺稍沉数，曰：此感冒未经解散，今将入里。盖初以童便阴凉遏之，致外感内郁，二火皆无所泄，故逆而冲上也。脉实症实，终属有余之邪。今尚畏寒，表证犹在，而喘急冲逆，阳明之热尤甚，宜合攻之，解散在经之邪，肃清胃府之热，则诸症自释。因用干葛、石膏为君，桑皮、前胡、苏子、杏仁、薄荷、黄芩为佐，炙细甘草、木通为使，二剂减十之七。寸关已平，尺尚洪，乃以前剂加元明粉三钱，一剂出稠秽甚多，诸症全愈矣。

陆肖愚治妻兄费光宇，七月间，薄暮归家，饮酒数杯，心口便觉不快，随吐，吐后出痰沫盆许，继之以血碗余，头眩眼黑，遍身汗出如雨，渐发热，但可静卧，稍动即吐，吐即有血，口极渴，而汤饮不敢进，或与药亦吐，而血随涌出。脉之，数大无伦，按之则虚，面如烟尘，曰：此劳心而兼伤暑热也。血由吐出，吐因动发。令无动，以井水调辰砂益元散，徐饮之，约水一罐，药八九钱，遂睡，半日方醒，人事清爽，热退吐止。但倦甚，以生脉散调理数日而愈。雄按：生脉散未妥。

钟鸣宇苦志萤窗，忽吐血碗许，医以芩、连、栀、柏、生地、白芍辈投之，一帖而止。后数日，喉中复有血腥，似有汹涌之意，又投前剂，亦一帖而止。自此，渐发热，咳嗽痰红。又以吐血为阴虚火旺，以滋阴清火疗之，逾两月不减，而大便不洁，面黄带青，喘促声哑，不能仰卧，胸膈痛应于背。脉之，两寸不起，两关尺沉迟，曰：寸脉不起，上焦有痛也；关脉沉迟，中下有寒也。用元胡索、红花、苏木、茅根、丹皮、紫菀、桑皮、贝母、枇杷叶，大料浓煎，徐徐服之。又以白术、干姜、茯苓、泽泻、好陈米为丸，日三服。煎药仅二剂而喘痛减，又二剂而声稍清，丸药约二钱而泻止，十日俱瘳，以补气养荣汤调理之。

闵巽峰性躁急，素有痰火，三月间患吐血，医以涩药止之，血止而喉常有腥气。至六月，医令乘伏天灸之，曰：自此永不发矣。忽一日，血从口鼻喷出，势如泉涌。脉之，六部皆洪大而稍数，乃用芩、连、石膏、丹皮、红花、犀角等药，进二剂不甚减。以润字料合桃仁丸之，顿服五钱，少顷，又进三钱，五更连下数行，出稠痰瘀血缶许，身凉血止，得稍睡。以前汤加生地，数剂，又去犀角、红花，加天麦冬、花粉，便结则用前丸，调理五十日，血全止，半年复故。

潘碧泉女，年十八，经行有拂意事，悲忿极，血行一日即止。后患吐血，每吐碗许，日晡潮热，饮食不思，大便不通。医以犀角地黄汤投之，心下痞胀，呕吐或痰或血或酸水，胸胁亦时时胀痛。脉之，洪大而弦，此有瘀血也。旧者凝滞，则新者渐积，故溢而妄行，法宜通其瘀血，则自归经矣。以润字丸配桃仁、红花合丸之，日进三服，另以调气养荣汤间投之，去瘀垢甚多，热退经行，吐血即止。

陆祖愚治俞姓人，素性急躁善怒，一日忽吐血七八碗，身热气喘，腹胀满，终夜不寐，饮食不进，自用滋阴止血药而愈甚。脉之，六部俱如弹石，将及七至，右关更劲，腹上一揿，血即喷出，此有余之症也，乃与小陷胸汤二剂，加铁锈水，明日减半。大便第七八日不行，必下之方愈，以润字丸加桃仁合丸之，书其帖曰止血丸。服之，夜下瘀血宿垢半桶，而吐血顿止矣。

吴实子年十六，患吐血，面色萎黄，形容憔悴，泄泻肢肿，向有遗精，近来更甚，六脉虚数。或服清凉之剂，红减而发热作呕，肿泻更甚，诚所谓以寒凉治，百无一生也。乃与开胃温中健脾养血之剂，月余，便实肿消，热退食进。后用六味丸加知、柏、杜仲、枸杞、牡蛎、麦冬，五更吞服，又与煎药五十余剂，诸症脱然。

滁州题使君云：其族娣为尼，住新淦一寺，忽苦暴吐血，发寒热，欲作劳气而未成，医者不肯治。偶一士大夫说，用童便调下花蕊石散，不数日而愈。此后亦多有人服得效。是斋方《医说续编》。花蕊石一斤，上色硫黄四两和匀，先用泥封固，瓦罐一个，入二药，仍封固瓦罐候干。如急用，以焙笼内炙干，用炭煅炙，去火，次日取水细研，每服一钱，童便热酒下。并治胎衣不下，及瘀血内积，及大小便不通如神。《良方》。

喻嘉言治黄湛侯，素有失血症，一日晨起至书房，陡暴一口，倾血一盆，喉间气涌，神思飘荡，壮热如蒸，颈筋粗劲。诊其脉，尺中甚乱，曰：此昨晚大犯房劳，自不用命也。因出验血，见色如太阳之红。其仆云：此血如宰猪后半之血，其来甚远，不谓痴人有此确喻。君以仆为痴，不知君更痴于仆也。或曰：喻不痴而何以为医？再至寝室谓曰：少阴之脉萦舌本，少阴者，肾也。今肾中之血汹涌而出，舌本已硬，无法可以救急。因谛思良久，曰：只得一法，不得已用丸药一服，坠安元气，若得气转丹田，尚可缓图。因煎人参浓汤，下黑锡丹三十粒，喉间汩汩有声，渐下入腹。少顷，舌柔能言，但声不出，亟用润下之剂，以煎前药。遂以阿胶一味，重两许，溶化，分三次热服，溉以热汤，半日服尽，身热渐退，颈筋渐消，进粥。与补肾药连服五日，声出喉清，人事向安。但每日尚出深红之血盏许，因时令大热，遵《内经》热淫血溢，治以咸寒之旨，于补肾药中多加秋石，服之遂愈。

刘筠枝长男，病失血，岁二三发，后所出渐多，咳嗽发热，食减肌消。夏秋间，复发寒热如疟，每夜达曙，得微汗始解。后寒热稍减，病转下利，服以参、术，胸膈迷闷，喉音窒塞。服茯苓、山药及收制红铅末，下黑血块数升，胸喉顿舒，面容亦转。乃翁神之，以为竹破竹补之法也，即用桂、附二剂，于是下利，一昼夜十数行，饮食难入，神识不清。诊之，脾脉大而浮，肾脉小而乱，肺脉沉而伏。命疏方并问何症？曰：此症患在亡阴，反用峻药之剂，行期在立冬后三日，以今许之，不过信宿，无以方为也。经云：暴病非阳，久病非阴，则数年失血，其为阳盛阴虚无疑。况食减而血不生，渐至肌削，而血日槁，虚者益虚，盛者益盛，势必阴火大炽，上炎而伤肺金，咳嗽生痰，清肃下行之令尽失。由是肾水无母气以生，不足以荫养百体，肌肉瘦损，每申酉时洒淅恶寒，转而热至天明，微汗始退。正如夏日炎蒸，非雨不解，身中之象，明明有春夏无秋冬，治宜亟使金寒水冷，以杀其势。乃因下利而用参、术，不知肺热已极，止有从皮毛透出一路。今补而不宣，势必移于大肠，传为肠澼矣。至饮红铅下黑血者，盖阳分之血，随清气行者久已呕出，其阴分之血，随浊气行至胸中，为膜原所蔽，久瘀膈间者，得经水阴分下出之血，引之而走下窍，声应气求之妙也。久积暂宽，面色稍转，言笑稍适者，得其下之之力，非得其补之力也。乃平日预蓄此药，必为方士所惑，见为真阳大药，遂放胆加用桂、附，致尽劫其阴，惜此时未得止之之剂。今则两尺脉乱，火燔而泉竭，脾胃脉浮，下多阴亡，阳无所附，肺脉沉伏，金气缩敛不行，神识不清，魄已先丧矣，宁可挽回哉。

张景岳治倪孝廉，年逾四旬，素以思虑伤脾，时有呕吐之症，过劳即发，服理阴煎、温胃饮之属即愈。近于暑末时，因连日交际，致劳心脾，遂上为吐血，下为泻血，俱大如手片，或紫或红，其多可畏。医谓因劳而火起心脾，兼之暑令，二火相济，所以致此，乃与犀角、地黄、童便、知母之属两剂，其吐愈甚，脉益紧数，困惫垂危。乃云：脉症俱逆，不可为也。诊之，则形势俱剧，用人参、熟地、干姜、甘草四味，大剂与之。初服如旧，次服觉呕吐稍止，脉亦略有生意，再加炮姜、附子各二钱，人参、熟地各一两，白术四钱，炙甘草一钱，茯苓二钱。黄昏与服，竟得大睡，觉而血呕皆止，遂以温补调理，旬日复健。如此脉症，由劳倦伤脾，而气虚不能摄血，时当火令，而症非火也，误用寒凉，脾败而死矣。后有史姓等数人，皆同此症，悉以六味回阳饮活之。叶天士曰：呕吐之症，不讲参、术同用，而用熟地、干姜，岂能见效？又曰：幸加白术，凡呕吐乃脾胃之病，不用白术、茯苓、广皮，而以归、地为治，其见效亦偶然耳。又曰：劳伤脾胃而吐血，寒凉固不可用，热药亦不宜用，恐其助火咳嗽也。惟归脾、四君、六君加减治之，最为万妥。如景岳之六味回阳饮，自称其妙，亦纸上空言，未能见之实事。劳字之义，两火上炎，岂非有火乎？但宜温养，不可寒凉，故经云：劳者温之。温存以养，使气自充，非讲热药以温养也。

李士材治张鸣之，吐血两年，面色萎黄，潮热嗽咳，膈有微痛，脉数而沉，且搏痛不可按，而甚于夜分，是坚血积蓄，非大下之不可。又以久病，未敢峻利，用郁金、降真、归、地、山甲、蓬术、人参，下血如漆者数次而痛减。月余复病，此病重而药轻也，乃以大黄、干漆、蓬术、人参，下血如漆者数次而痛减。月余复病，此病重而药轻也，乃以大黄、干姜、蓬术、郁金、山甲、肉桂、归尾、桃仁、虻虫为丸，每日早起服参、芪之剂，午后服丸药钱许，十日血积大下数次而安。此案出《医方》。

章氏子吐血发热，遗精盗汗，形肉衰削，先有医戒之勿服人参，若误服无药可救，治勿效。延李诊，曰：此脾脉气虚之候，非大剂参、芪不可。病家曰：前医戒之甚严，而君用之甚多，何相悬也？李曰：此医能任决效否？曰：不能也。李曰：请易参五斤，毋掣其肘，期于三月，可以报绩。彼信而从，遂用六君间补中益气，及七味丸疗之，日轻一日，果如所约。

林上舍多郁，且有暴怒，吐血甚多，倦怠异常，李以六君子，纳参一两，干姜一钱，木香八分，四日而血止。后因怒气，血复大作，李先与平肝，继当大补，然后得脉。所谓早见非时之脉，当其时不能再见矣。果如期而殁。

董元宰少妾，吐血蒸嗽，先用清火，继用补中，俱不效。李脉之，两尺沉实，曰：少腹按之必痛。询之果然。此怒后蓄血，经年不行，乃为蒸热，热甚而吐血，阴伤之甚也。乃与四物汤加郁金、桃仁、穿山甲，大黄少许，下黑血升余。少腹痛仍在，更以前药加大黄三钱煎服，又下黑血块，及如桃胶蚬肉者三四升，腹痛乃止。虚倦异常，与独参汤饮之，三日而血减六七。服十全大补汤，百余日而痊。

唐主政劳心太过，因食河鲜，吐血有痰，喉间如梗，日晡烦热。喜其六脉不数，惟左寸涩而细，右关大而软，思虑伤心脾也。以归脾汤大料，加丹参、麦冬、生地，二十剂，症减六七。兼服六味丸三月，遂不复发。

冯氏女发热咳嗽已半年，十月间，吐鲜血甚多，一日之内，不过食粥一盏，大肉消陷，大便溏泄，沉困卧床，脉来七至。李曰：法在不救，人所共知，若能惟余是听，不为旁挠，可救十中之一。每帖用人参五钱，桂、附各一钱，芪、术三钱，归、芍二钱，陈皮一钱，一日三帖，进七八帖，及壮水丸三斤而后起。又三月，饮食如常。

卢不远云：《千金方》用药动辄数斤，习见吾侪不过两许，令人不敢动手。看立斋案，又进一步。庚子孙孝廉吐血十日，夜危坐，不敢交睫，否则血奔射出，以六味丸料加安魂药，煎服而愈。此火象也，以润下剂平之，病热炽烈，岂杯水可救？倘有识见，放胆用药，多多益善矣。《芷园臆草》。

卢不远腊月十七日，围炉露坐大半夜，次日爪甲尽折。先自十月间暴怒，顿足叫呼，气喘食顷，兹复火为寒郁，渐觉神思昏瞀。至二十七夜，因房后患腹痛恶寒泄泻，平旦且止，至暮复作，明日又止。至开正五日，意为肾泻，服四神丸一大剂，泻痛竟止。早间肛右有核，其痛渐近尾闾，暮痛不可反侧，次暮以水化熊胆涂之，立觉凉气直上肺左，痛渐缓，火毒悉内窜矣。中夜吐痰，痰内见血一二点，辰时痔出白脓，竟可起坐。十一日早，方话顷，血从咳至，作意引定，煎六味丸料服，夜半睡觉，血即上涌如潮，喘声如锯。进童便及六味煎药，气稍定。才闻姜汤气，血即随涌，平旦始缓，夜再发如前，寐则背心蒸热，醒即血来，咽喉如截断，一涌盈掬，心急躁乱，欲多语言，声一响而血游至。至十三早，议下莫敢应。至晚，势急似无生理，乃用泻心配血药下之，不应。时方寒冱，用水调大黄末服，转欲去衣被，啜芩、连苦寒如甘旨。至五更，强进清米饮，药力忽转，解黑粪瘀秽不可近，凡三次，血来少平。十五寅时立春，以建莲浓煎，呷之甚美，少间，足心汗出，次及手心背心，一日安和。暮又吐鲜血数口，以赤小豆、连翘，合泻心方法服之，觉上身气即开，脐以下不动而闷，汗出似前者三日，血亦渐减。二十外，大便如青泥，次下如铁弹者二三枚，血方净尽。溯病之由，以火郁误认肾虚服四神丸，致祸几死。良医自病犹尔，矧其他耶？此正谚云：卢医不自医。

冯楚瞻治杨某吐血之后，大渴不止，两寸甚洪，关尺甚弱，此阴血暴亡，脏腑失养，津液槁燥，阴火上炎，名为血竭也。以熟地三两，麦冬五钱，五味子一钱，附子二钱，浓煎二碗，代茶饮之，日三剂，渴止而寸脉和平。若作胃火，妄用石膏、栀子、芩、连，反激阴火上炎，益增躁烦喘乏患矣。喻嘉言曰：津液结则病，津液竭则死。故救病而不知救津液者，真庸工也。

吴孚先治何氏女，患吐血咳嗽，食减便难，六脉兼数，左部尤甚。医用四物汤加黄芩、知母。吴曰：归、芎辛窜，吐血不宜，芩、母苦寒伤脾，咳嗽在所禁用。乃与米仁、玉竹、白芍、枸杞、麦冬、沙参、川续断、建莲、百合，二十剂稍缓，五十剂渐瘳。

林西仲春间吐血，医用苦寒过剂，口胃不开，大便不实。脉之，左关沉弦，右关弦数，得之劳神伤脾，而后郁怒也。宜归脾汤合逍遥散，加莲实为丸，补脾开郁乃愈。

王监司妾，吐血既久，犹进苦寒，脉芤带数，不思饮食，大便微溏，此凉剂太过，阴阳两损也。人参、莲肉、山药、麦冬、五味、白芍，兼左归丸而愈。

黑虎丹，治一切吐血、衄血诸失血之症。便血血淡，以黄檗易黄芩，亦名清炎散。荆、黄、黄芩各等分，炒极黑为末，每服三钱，丹参汤调下。丹参色赤气轻，能于气分中生血去瘀，贤于四物远矣。此方活人甚多。血止后，单服丹参半载，永不复发。每月参一斤，合陈细茶半斤，用以代茶服，不可间断。

张路玉治汤刑部，年八十二，痰中见血，服诸宁咳止血药不应。脉得气口芤大，两尺微紧，面色微黄，屡咳痰不得出，咳甚方有黄色黏痰，此精气神三者并亏，兼伤于热，耗其津液而咳动肺胃之血也。因其平时多火，不受温补，遂以六味丸合生脉散，加葳蕤煎膏服之，取金水相生，源流俱泽，不必用痰血药，而痰血自除也。

钱曙昭久咳吐血，四五日不止，不时哄热面赤，或时成盆成碗，或时吐粉红色痰，夜热自汗，一夕吐出一团，与鱼肠无异，杂于血红中，薄暮骤涌不已，神昏欲脱，灌童便亦不止。因思瘀结之物既去，正宜峻补，遂进独参汤稍定。缘脉数疾无力，略加肉桂、炮姜、童便少许，因势利导，以敛虚阳之逆，一夜尽参二两。明晨势稍定，血亦不来，糜粥渐进，脉色渐和，改用六味丸作汤，调补真阴，半月而愈。

张飞畴治苏氏子，新婚后暴吐血数升，命煎人参五钱，入童便与服。明日，医谓人参补截瘀血，难以轻用，议进生地、山栀、牛膝等味。张曰：六脉虚微而数，无瘀可知，血脱益气，先正成法。若谓人参补瘀，独不思血得寒则凝，反无后患耶？今神魂莫主，转侧昏晕，非峻用人参，何以固其元气之脱乎？遂进参一两，二服顿安。次与四君、保元、六味间服，后以乌骨鸡丸，调理而痊。

杨乘六治汪文远病血症，午后发热，倦怠嗜卧，四肢酸软，五心烦热。或用凉血清火之药两月余，益剧。更医曰：弱症已成，不可为矣。诊之，察其面黄而瘦，舌黄而滑，右寸关大而缓，左寸关细而紧，两尺俱洪而旺。据症合色与脉，乃脾肺气虚下陷，不能摄血归经也。其胸中必恶心漾漾，其血色必鲜血而淡。询之曰：然。遂以补中益气，倍参、芪、术、草，加白芍、五味、炮姜与之，曰：第服此，血自止，身自凉，诸症自退矣。服至四剂，果如所言。继用养荣加附子作丸，早晚两次，每服五钱，两月而愈。

孙炳章患吐血，咳嗽发热，饮食不思，怔忡不寐，健忘惊悸，肌肉渐减，肚脐右侧有块作痛。或用消瘀理血，滋阴清肺等剂，俱不应，病甚剧，其家疑药误。脉之，左寸芤大，右关结滞，两尺洪盛，面色白中泛红，舌色淡黄，不燥不滑。症乃思郁伤脾，不能统血归经，至阴虚发热，血燥作痛。其块必不阔而长，不横而竖，形若镰刀，非瘀亦非痞，乃痹气而居胃旁者也。血盈则润而软，血少则躁而痛，凡郁甚与思虑重者,类多患此,《内经》所谓二阳之病发心脾,男子则隐曲不利,女子则月事不来,正此病也。其传为风消,为息贲者不治。今肌肉虽减,气犹未急,亟救三阴,症尚可痊,乃用归脾汤去木香,加白芍、五味,送都气丸,两月而愈。

柴屿青治甘州太守高棠溪,在沈阳工部时,忽吐血,医教用凉药止血之药。及诊其两脉安靖,曰:君教读心劳,偶动相火,血随而升者,服止血药则遗恶不浅。力劝其勿药,次日口吐淡血,三日即止,然后调理数剂,永不后发。

丁酉春,韦法海少女,患痰嗽四十余日,不能卧,卧即两胁发胀,惟背拥枕蓐趺坐而已,且吐血成碗,医与消痰,止血药不效。诊之,两脉洪滑,曰:此肺胀也,弗止血,当活血。遂用四物汤加桃仁、青皮、诃子、竹沥。因沈阳无竹,改用栝楼。服下即血止安睡,调理数月而痊。

户部正郎李紫垣,咳嗽身热,吐血不止,屡治增剧。检其方,均止血补血重剂。脉之,两手尚和缓,惟右尺关洪大,乃脾胃风热,为药所瘀,以致发热卧床,遂用清理脾胃之剂,数日后,身凉热减,调养一月而安。大凡诸见血症,脉贵沉细,设见洪大,后必难治。前症洪大,乃因补药壅瘀而然,原非本脉,故得收功。总之,血症初起,别无外邪者,先应消血,佐以润下之剂,使败血下行,后用止血药,以杜其根,服补血药以复其元,庶无后患。倘因内伤暴血不止,或劳力过度,其血妄行,出如泉涌,口鼻皆流,须臾不救则死,是又不拘前例,急用人参一二两为细末,入飞罗面一钱,新汲水调如稀糊,不拘时啜,或服独参汤亦可。盖有形之血,不能速生,无形之气,所当亟固。若真阴失守,虚阳泛上,亦大吐血,须用八味、六味汤,固其真阴,则又不可早用人参也。尝见患此症者甚多,若不辨别六经脉症,任意混治,贻害不浅,故不惮琐琐言之。

吕东庄治从子园丁,吐血求诊,视其血鲜红,中间有紫小血块。脉之涩濡,色白,问胸中作恶否?曰:然。时颇作痛,直上至背,曰:知之矣。用桃仁泥三钱,红花三钱,合理中汤,加桂一钱,戒之曰:频服之,必有黑血大至,待黑尽而鲜者来,乃再来告。丁如言,吐痰积数升,胸痛即平。复来求诊,则脉圆实矣,与以理肾养荣之剂,复用填补命门丸子一料,全愈。

辛丑夏,薛在嘉兴屠内翰第,遇星士张谷,谷谈命时,出中庭吐血一二口,云:久有此症,遇劳即作。余意此劳伤脾气,其血必散。视之果然。于补中益气加麦冬、五味、山药、熟地、茯神、远志,服之而愈。翌早请见,云:每服四物、黄连、山栀之类,血益多而倦益甚,得公一匕,血顿止,神思如故,何也?曰:脾统血,肺主气,此劳伤脾肺,致血妄行,故用前药健脾肺之气,而虚血归原耳。此案《医贯》采为论。

立斋治一男子,鳏居数年,素苦,劳则吐血,发热烦躁,服犀角地黄汤,气高而喘，前病益甚，更白浊遗精，形体倦怠，饮食少思，脉洪大，举按有力。服十全大补加麦冬、五味、山茱萸、山药而愈。

儒者杨启元，素勤苦，吐血发痉，不知人事，此脾胃虚损，用十全大补汤，及加减八味丸而痉愈。再用归脾汤而血止。

一男子咳嗽吐血，热渴痰盛，盗汗遗精，用地黄丸料加麦冬、五味治之而愈。后因劳怒，忽吐紫血块，先用花蕊石散，又用独参汤，渐愈。后劳则咳嗽，吐血一二块，脾肺肾三部皆洪数，用补中益气、六味地黄全愈。

一妇人素勤苦，冬初咳嗽吐痰发热，久而吐血盗汗，经水两月或三月一至，遍身作痛。或用清热化痰等剂，口噤筋挛。乃用加减八味丸，及补中益气加门冬、五味、山药，治之年余而痊。

李东垣治郑仲本，年二十三岁，因心痛，服丹、附等药，得上气，两胁急迫，胸膈不快，常时嗽咯出血，病形渐瘦，大便燥而难，脉弦数，夜间略热，食稍减。因于灯笼草，和节麻黄细末，以白术、桔梗、木通、甘草汤下，十余服，病减半。又于通圣散去石膏为丸，以桃仁汤下之。

朱丹溪治一妇人，年五十六岁，夏吐红痰，有一二声咳。人参、陈皮、茯苓各一钱，白术钱半，防风、桔梗各五分，干姜三分，甘草一分，煎二之一，入藕汁二大蛤再煎，带热下三黄丸。

吴丞相冲卿忽吐血，孙兆用水澄蚌粉研细，入辰砂少许，米饮调下二钱，日三服遂安。兆秘此方，吴以术得之，韩子功方用朱砂一钱，真蚌粉五分。《医说续编》。

张子和治岳八郎，常日嗜酒，偶大饮醉，吐血，近一年身黄如橘，昏愦发作，数日不醒，浆粥不下，强直如厥，两手脉皆沉细。张曰：脉沉细者，病在里也，中有积聚。用舟车丸百余粒，浚川散五六钱，大下十余行，状如葵叶汁，中燥粪，气秽异常，忽开两目，伸腕，问左右曰：我缘何至此？左右曰：你吐血后，数日不醒，张治之乃醒。自是，五六日必泻，凡四五次，其血方止。但时咳一二声，潮热未退，以凉膈散加桔梗、当归各称二两，水一大盂，加老竹叶，入蜜少许同煎，去滓，时时呷之，间与人参白虎汤，不一月复故。

李氏范初病嗽血，以调胃承气汤一两，加当归使服之不动。再以舟车丸五六十粒，过三四行，又呕血一碗。琇按：若庸工则必疑。不再宿，又与舟车丸百余粒，通经散三四钱大下之，过十余行，已愈过半。仍以黄连解毒汤加当归煎服之，次以草茎纳鼻中，出血半升。临晚，又以益肾散利数行，乃愈。

何伯庸治邵某者，吐血数斗而仆，气已绝矣。何见其血色，曰：未死也。以独参汤灌之而愈。《云南通志》。

朱丹溪治一男子，家贫而多劳，十一月得寒病，时吐三两口血，六脉紧涩。一日，食减中痞，医投温胆汤、枳桔汤，三日后，发微热，口干不渴，口中有痰。此感寒也。询之，云：因十日前，霜中曾三四次渡溪水，心下有悲泣事，腹亦饥。遂以小建中汤去白芍加桔梗、陈皮、半夏，四帖而安。

秀州进士陆宁，忽得疾，吐血不止，气促惊颤，狂躁跳跃，双目直视，至深夜欲拔户而出，如是雨夜，诸医遍用古方，极治不瘳。举家哀诉所供观音，梦投一方，当归根末，用益智一两，生米二钱，青皮半两，调服，觉取笔记，明日疗治病愈。《辛志》。

薛立斋治一妇人，素性急，患肝风之症，常服搜风顺气丸、秦艽汤之类，后大怒吐血，唇口牵紧，小便频数，或时自遗，此肝火旺而血妄行，遂用小柴胡汤加山栀、丹皮渐愈。一年之后，又大怒吐血，误用降火祛风化痰之剂，大便频数，胸中少食。用清气化痰之剂，呕而不食，头晕口干，不时吐痰。用导痰降火之类，痰如涌出，四肢常冷。薛曰：呕而不食，胃气虚弱也；头晕口干，中气不能上升也；痰出如涌，脾气不能摄涎也；四肢逆冷，脾气不能运行也。用补中益气加茯苓、半夏治之，诸症渐愈。又用加味归脾汤，兼服而安。

一老妇每吐血，先饮食不进，或胸膈不利，或中脘作痛，或大便作泻，或小便不利，此肝肺之症，用逍遥散加山栀、茯神、远志、木香而愈。后郁结，吐紫血，每先作倦怠烦热，以前药加炒黑黄连三分，吴茱萸二分，顿服。复因怒，吐血甚多，燥渴垂死，此血脱也，法当补气，乃用人参一两，茯苓、当归各三钱，陈皮、炮黑干姜各二钱，炙甘草、木香各一钱，一剂顿止。又用加味归脾汤，调理而痊。

一女子怀抱素郁，胸满食少，吐血面赤，用六味丸及归脾加山栀、贝母、白芍而愈。

一妇人为哭母吐血，咳嗽发热，盗汗，经水不行，此悲伤肺，思伤脾，朝服补中益气丸，桔梗、贝母、知母，夕用归脾汤送六味丸而愈。

陈良甫治一妇人，月经不利，忽妄行呕血。察其形脉如常，用四生丸即安。生荷叶、生艾叶、生柏叶、生地黄。一男子饱食负重而吐血，用前汤及青饼子而愈。世治吐血，并用竹茹、地黄、藕汁，亦不可泥。如阳乘于阴，血得热则必流散，经水沸溢，理宜凉解，大黄、犀角之类。如阴乘于阳，所谓天寒地冻，水凝成冰，须当温散，干姜、肉桂之类。

陈日华云：先公绍兴初，常游福青灵石寺，主僧留饮食将竟，侍者赴堂斋罢，来侍立，见桌子上不稳，急罄折扳之，举首即吐血，盖食饱拗破肺也。明年再到寺，问去年吐血者无恙否？主僧言：服得四生丸遂愈。自得此方，屡救人有效。薛意前症乃内热暴患，用之有效。若人病久，本元不足，须补脾以滋化源，否则虚火上炎，金反受克，获生鲜矣。

仆常治一人吐血，诊其脉，肝部强，气口濡，此因怒极而得之，遂用苏合香丸和鸡苏丸即效。

易思兰治吴大司马，甲戌季春，卧病两月，发热咳嗽，痰喘气急，胸膈痞满，手足面目俱浮肿。众惟清金宁咳，又以胃脾久虚发肿。用利水兼补剂，病益甚。诊其脉，左寸浮而无力，右关弦张，推之于外，内见洪大而芤，侵过寸部一分，左尺沉弱无力，右寸沉而带芤，气口脉按之紧而且牢，时或一驶，右关中和无力，右尺稳稳不动。夫心乃一身之主，肾为性命之原，二脉不动，虽危不妨，惟以右寸并气口断之，寸口沉而芤，非痰乃血也。书云：弦驶而紧，沉细而牢，六部见之，皆为积聚。今气口紧而驶，此积血在肺胃间，壅滞其气，气滞则血凝，乃积血症也。时值季春，地气上升，因用越法治之，进以畅胃豁痰汤，苏梗、桔梗、苍术各四分，香附、贝母各五分，连翘三分，前胡、抚芎、赤芍各六分。辰时服药，至午未时气急，小便全无。将暮，吐紫黑血二三升，臭不可闻，症顿减八九，六脉豁然。曰：半夜时当有汗，可预防之，无令太过。至期果然，脉气和平。惟咳嗽常有二三声，以桔枳二陈汤加香附、归尾、茜根、茅根、童便，调治三日，上部之疾全愈。但脾肾之脉无力，饮食少味，四肢倦怠，再用六味丸，早晚百丸，午以补中益气汤加麦冬、酒连调其中，半月后，气体充实而痊。凡血在肝脾，当用血药，血在肺胃，宜用气药，开提其气，解散其郁，以引经药道之，血随气升，自然越出而安矣。至于辰时服药，而午时小便全无者，随药气上升而不降，非津液竭也。又至半夜而汗出，盖汗为心液，心属火为阳，阳气至子时发动，阳动则汗出，所谓一通则百通也。次年冬，公总漕河，因阅新堤，步行数十里，劳神过度，汗透重裘，衣湿身凉，饮姜汁热酒十余杯，当即头眩目昏，胸满燥渴，大吐鲜血四五口，一老医以却药止之。三日后，胸膈气满，左胁闷痛，饮食渐少，午后燥热，嗽咳连声。半月后，面目手足肿胀，有进滋阴降火之剂者，有进补脾消食之剂，左胁益痛，难以转侧，此盖前病复作也。但昔之积在肺胃，今之积在左胁，昔病在春，地气上升，当用吐法。今乃寒冬，天地收藏，岂敢轻伐天和。须先以疏导之剂，通其经络，后以荡涤之药，逐血下行，徐徐调和荣卫可也。面目浮肿，非水肿也，乃血病气无所附，气浮于外矣。只去其血积，则气自归经，而肿即消矣。不信，乃日服去水消肿之剂，泄去真阴，小便全无，虚烦作燥，气喘痰塞，不月而殁。殓时口中涌出紫血数升，众始谓所言不诬。

瑞昌王孙镇国将军，久患腹痛，诸药不效，饮烧酒数杯顿止。时孟夏，诊其脉，左寸沉大有力，此积血症也。不信，至仲冬，其疾大作，面红目碧，眼胞浮，神乱气促，腹痛，饮烧酒亦不止。其脉与初诊无异，惟人迎气口洪滑浸上，知其有欲吐之意，投以盐汤一盏，遂大吐。吐出血饼大如杯者，如枣栗者各数十，兼有白饭清水，瘀血如笔管者二三条。吐讫，胸中宽快，仍不服药。次日黎明，口臭气塞，四肢厥冷，昏不知人，胸间微热而已。复诊，幸两尺犹存，根本尚在，急以灯火爆曲池、虎口、中脘、气海。病者略知痛，即令人扶坐，勿令睡倒，随进独参汤二服，手足微温。继用人参五钱，附子二钱，作理中汤，日与饮之，六脉微见。过七日，方开眼识人，小便始通，即以补中益气汤、六味地黄丸兼服之，半月而瘥。是症诊得肝脉弦大而坚者，血有余也；时或一驶，血积而不行也；肺脉浮大，金受火邪，气弱不能运血也；脾脉微涩，脾主思，思则气结，土不能生金也。既吐之后，血犹有余，气愈不足，故宜人参助气，白术健脾，附子助阳，干姜暖血，甘草和中，开通经络流行血气也。

陆晦庵曰：昔余患吐血，暴涌如潮，七八日不止，诸医莫救。有云间沈四雅寓吴中，延治，慨然担当，方用人参三两，附子一两，肉桂一钱，举家惊惶，未敢轻用。越二日，其血益甚，更请视脉，求其改用稍缓之方。彼云：病势较前更剧，前方正宜改定，始克有济。更加人参至五两，附子至二两，家人愈惊。彼曰：喘呕脱血，数日不止，且头面哄热，下体厥冷，正阳欲脱亡之兆，命在呼吸，若今日不进，来日不可为矣。家人恳裁参、附，坚执不允，谕放胆煎服，坐候成功。家人见其如此，料可无虞，遂依方求服。彼欣然出熟附子二十余块，授咀面称二两，同参五两，煎成入童便、地黄汁一大碗，调肉桂末冷服。少顷，下体至足微汗，便得熟睡。睡觉，血止喘定，周身柔和，渐渐转侧，因馈十二金，求其收功。不受，加至二十金始受。一医见其收功，心甚疑骇，病人居恒常服参两许，今虽五两，止前数沸，犹可当之，至血症用附子二两，从古未闻。因密访其制药者云：惯用附子汁收入甘草，其附已经煎过十余次，虽用二两，不抵未煎者二三钱。始知方士之术如此。出《张氏医通》。

马元仪治表侄妇，胸满不舒，盖得之悒郁伤津，而阳不化也。医者不察，遽投大剂辛香开痞之药，遂至吐血盈盆，三日不止，已濒于危。或与凉血滋阴之剂，连进无功。脉之，右关尺搏击碍指，此症非受病魔，乃受药魔也。夫积郁之体，津液素伤，又药热与胃热相合为虐，血得热则妄行，但图凉血滋阴，其何能济？经云：热淫于内，治以苦寒，苦能胜辛，寒能胜热，所谓不重医病，而重医药者是也。急令煎九制大黄与之，诸症顿平，调理而愈。

戴叔能曰：予得血病，服药者经年。朱碧山视之曰：此阴虚证也，徐补之则愈，急止则大害。从之，用其法不二月而愈。《九灵山房集》。

立斋治一妇人，性急躁，瘰疬后吐血发热，两胁胀痛，日晡为甚，以为怒气伤肝，气血俱虚，遂朝用逍遥散，倍加炒黑山栀、黄檗、贝母、桔梗、麦冬、五味，夕用归脾汤送地黄丸，诸症并愈。

缪仲淳治王司丞逊之，患吐血。诊之云：多服童便自愈。别去，贻书门人张选卿曰：逊之旋已勿药矣，但相公年尊，右手脉弱甚，此非细故，可致意逊之预为计。时文肃公尚无恙，不两月而逊之疾瘳，文肃一病不起。

萧万舆治陈克辉，英年气盛，连宵痛饮，复啖炙爆，数日胃口嘈杂，呕血碗许，六脉洪缓有神，无别症，投以犀角地黄汤，入芩、连、花粉，三剂，仍令恣饮藕汤而愈。

冯思才内，年五旬，偶因外事忤意，怒火激血上越，日吐数盆，脉洪缓，投以逍遥散去术，加黄连、山栀、丹皮，四剂而愈。

连蜚天素弱攻苦，便赤梦遗，灯宵竞逐，偶触事忤意，遂患吐血，痰嗽甚多，初服降火清金之剂不瘥。至二十一日，诊之，两寸洪大虚阔，关尺浮弦无力，曰：血症本非难治，但元气虚脱上浮，肝肾皆得克脉，幸不数烦，久服参、芪之剂，方得平服。若用苦寒，必致不起。用加减八珍汤，彼疑参难疗血，及二十四日增剧，投以前剂四贴血止，经旬潮热亦退。惟脉未复，每多言，痰嗽不止，少劳，梦遗顿作，此心脾不交，阴阳虚极，服丸剂七斤余，汤药八十余剂而愈。

陈子珍亦患前症，治数月不痊。诊之，与蜚天病源同，疑投参、术、熟地性温，参、术助火，仍服苦寒清金之剂，经年渐愈。至次夏，忽呕血不止，又用止寒之剂，致肠结胀痛。逾旬，延疡医，令其针刺肛门，溃脓数盂而殁。

沈明生治孙子南媳，赋质瘦薄，脉息迟微，春末患吐红，以为脾虚不能摄血，投归脾数剂而止。虑后复作，索丸方调理，仍以归脾料合大造丸中数味与之。复四五日后，偶值一知医者谈及，乃骇曰：诸见血为热，恶可用参、芪、河车温补耶？血虽止，不日当复来矣。延诊，因亟令停服，进以花粉、知母之属。五六剂后，血忽大来，势甚危笃，此友遂敛手不治，以为热毒已深，噬脐无及。子南晨诣，愠形于色，咎以轻用河车，而盛称此友先识。初不言曾服凉药，且欲责效于师，必愈乃已。沈自讼曰：既系热证，何前之温补，如鼓应桴？今只增河车一味，岂遂为厉如是？且斤许药中，干河车仅用五钱，其中地黄、龟板滋阴之药反居大半，才服四五日，每服二钱，积而计之，河车不过两许耳。遂不复致辨，往诊其脉，较前转微，乃笑曰：无伤也，仍当大补耳。其家咸以为怪，然以为系铃解铃，姑听之。因以归脾料倍用参、芪，一剂而熟睡，再剂而红止。于是始悟血之复来，由于寒凉速之也。因叹曰：医道实难矣，某固不敢自居识者，然舍症从脉，得之先哲格言，血脱益气，亦非妄逞臆见。今人胸中每持一胜算，见前人用凉辄曰：此寒证也，宜用热。见前人用热，则火症也，应用凉。因攻之不灵，从而投补，因补者不效，随复用攻，立意翻新，初无定见，安得主人病人一一精医察理，而不为簧鼓动摇哉。在前人，蒙谤之害甚微，在病者，受误之害甚巨，此张景岳不失人情之论所由作也。

顾德生令郎患吐血，咸以其髫龄秀质，昵于帷房，阴虚火动所致，日进二冬二地之属。时沈初寓吴门，与顾有倾盖惧，虽心识其非，然投分日浅，且制于一齐众楚之势，难以口舌争也。乃贻书曰：经云，阴虚生内热，热逼血而错经妄行。丹溪云：血随气上，是阳盛阴虚，有升无降，涌出上窍，法当补阴抑阳。又云：精神困倦，大吐不止，是气虚不能摄血。东垣云：甘温能除大热，热除而血自归经。又云：血脱补气，阳生阴长之理。细究前言，或言清润，或言温补，均系先贤成法。以愚管见，当以法合病，不当以病合法。如或血症初得，所吐不多，口燥唇干，未投凉药，宜从火治，补阴益阳之法也。若失血有日，所去过多，气短神衰，已投凉剂，宜从虚治，血脱益气之法也。今病逾两旬，不为暴矣，去血盈斗，不为少矣，而红尚未止者何也？良由失血既久，阳虚无依，如浪子迷途，不知返驾，若再从事清理，则虚火愈炽，血从何而归经？急须补养心脾，方可无虑。勿以参为助火，而坐失机宜也。其后惑于他歧，终致不起。

聂久吾曰：一友春间考试，多饮烧酒，咳嗽吐痰，每晨出痰血数十多口。求诊，已定方，虽用清凉，而制炒又兼滋补。适一医至，见其火盛，用桃仁承气汤下之，又用凉药二剂，乃生芩、连、栀、柏之类。彼求速效，欲用其方。有疑之者特问予。予曰：骤下之若误，恐不可为。无已，姑用其凉汤试之，彼竟以二剂一日服之，至夜分，咳嗽不止，吐红满地。于是用予方四十余剂，又每日用雪梨汁一瓯，顿温服，逾两旬，而咳与红悉愈矣。夫清凉一也，或服之转剧，或服之而瘳何也？盖火性急疾，亟攻之则其势愈炎，缓治之则其邪渐息，此情理之常，而庸庸者不知也。其方二冬、二母、栀、柏、芩、连、丹皮、生地、花粉、元参、前胡、桔梗、香附、枳实、侧柏叶、生甘草，生姜一片，水一碗，煎八分温服。诸药炒制，亦与众同。

魏玉横曰：关太孺人，年七十七，久患胁痛，左半不能卧，食少不眠。十月间，忽吐血数口，进童便不应。或与之小剂生地、山栀、茅根、茜草之类亦不应。或谓有瘀，用方与前相仿。诊之，右关弦略数，左右寸俱鼓指，曰：凡吐血属瘀者，多杂紫黑成块，今所去皆散漫不凝，盖由肝木失养，燥而生火，值亥月木生之时，不能藏蛰，反腾而上，冲击胃络，致阳明之火，泛滥而出也。虽在寒月，必使加黄连于养荣之剂，以抑之使其下降潜伏，自无痛沸之患矣。用生熟地、沙参、麦冬、山药、杞子，入连三分，酒炒焦，数服血止食进，又十剂全愈。第此病属在年高病久，非大剂两仪膏，真元不易复元也。

徐宇治年未三十，先患舌疮，数年不愈，仲秋忽呕血，每日或一碗，或一杯，或十数口。脉之，两手皆豁大，状如慈葱，重按则涩而略数。此木性久横，遇金旺之时，抑不得遂，故使胁痛而有块。其少腹之气，上冲而作咳嗽咽痛者，龙雷挟火以仇金也。其手足常冷者，土受木侮而作厥也。究其根源，良由水不足，而又遇燥令，非生金滋水，何以驯而扰之？生地、杞子、沙参、麦冬、元参、蒌仁，七八剂，脉渐敛，症渐瘳。又内熟地一两，数剂并疮亦愈矣。

仆甘年未四十，虬然一胡，素有血症。立夏，忽吐血数盆，面色青惨，寒热往来，夜热尤甚，咳嗽连声，而抬肩倚息，颠顶左半筋抽掣痛不可忍，此厥阴怒火上冲胃络也。胃为多气多血之府，且其人多胡，则血必多，故暴去如许，而脉不躁大也。与生地、杞子各一两，沙参五钱，麦冬三钱，蒌仁二钱，数帖诸症悉愈。愈后，面青不减，谓肝木久伤，宜多服前剂以滋养之，否则根荄枯悴，无以发生也。不听，从至亥月，木生之后，病果作。反谓前者服重补，将病补住，故复发。更医数人，至次年雨水而殁。

叶天士曰：一人吐血，曰春温嗽痰，固属时邪，气质有厚薄，不可概以辛散，且在知识发动之年，阴分自不足，以致咳呛吐血，当以甘寒润降以肃金。鲜枇杷叶、甜杏仁、南沙参、川贝母、甜水梨、甘蔗浆。徐灵胎曰：此为正治，此药最宜留心。

汪某年七十，天明至午，嗽甚痰血。春暖阳浮，是肾虚不能藏，咳音浊不爽。先议轻清治气分之热，桑叶、花粉、黑栀皮、桔梗、甘草、橘红。

徐灵胎曰：桔梗升提，凡咳症血症，非降纳不可。此品却与相反，用之无不受害。其故由于仲景治少阴喉症用甘桔汤，遂以桔梗为清肺降火之品，不知仲景之方，乃专以甘草治少阴犯肺之火，恐甘草留入中宫，不能留于上焦，故少用桔梗以载甘草，存留上焦。后人不知，竟以为咳嗽之要药，岂不大谬！故桔梗同清火疏痰之药，犹无大害。若同辛燥等药用之，无不气逆痰升，涎潮血涌。余目视甚多，而药者无一人能悟，自宋以来，无不尽然，不独今也。此老亦随俗不察耳。

一人脉特数，舌心灰，咳痰有血，频呕络伤，致血随热气上出，仍理气分，桑叶、花粉、苡仁、川贝母、黄芩、茯苓。徐灵胎曰：咳而呕者，毋专治肺，当降纳胃气也。

江某积瘀在络，动络血逆。今年六月初，时令暴热，热气吸入，首先犯肺，气热血涌。强降其血，血药皆属呆滞，而清空热气，仍蒙蔽于头髓空灵之所，诸窍痹塞，鼻窒瘜肉，出入之气，都从口出。显然肺气郁蒸，致脑髓热蒸，脂液自下。古称烁物消物莫如火，但清寒直泄中下，清空之病仍然。名言。议以气分轻扬，无取外散，专治内通。妙想。医工遇此法，则每每忽而失察。连翘、牛蒡子、通草、桑叶、鲜荷叶汁、青菊花叶，临服入生石膏末，煎一沸。

一人年二十三，以毒药熏疮，火气逼射肺金，遂咳呛痰血，咽干胸闷。诊脉尺浮，下焦阴气不藏，最虑病延及下，即有虚损之患，姑以轻药，暂清上焦以解火气。

杏仁三钱，绿豆皮三钱，冬瓜皮三钱，苡仁三钱，川贝钱半，马兜铃七分。

严某年四十三，脉数涩小结，痰血经年屡发，仍能纳食应酬，此非精血损怯，由乎五志过动。相火内寄肝胆，操持郁勃，皆令动灼，致络血上渗，混入痰火，必静养数月方安，否则木水劫灼，胃伤减食，病由是日加矣。丹皮、薄荷梗、菊花叶、黑栀子、淡黄芩、生白芍、郁金、川贝母。

藜按：此神志之病，固非药饵所能胜。然静以制动，润以滋液，亦用药之规则也，喻氏制滋液救焚汤以治。夫关格之症，本无治法，喻氏之方，亦为徒设。窃拟借以治此症，颇为酌对。至方中之五味、人参，则临症酌其去取可也。生地二钱取汁，麦冬二钱取汁，人参一钱五分，人参拌蒸炙甘草一钱，真阿胶一钱，胡麻仁一钱炒研，柏子仁七分炒，五味子四分，紫石英一钱，寒水石一钱，滑石一钱，生犀角汁三分，姜汁二茶匙。上除四汁及阿胶，用泉水四茶杯，缓煎至一杯半，去渣，入四汁及阿胶，再上火，略煎至胶烊化，斟出，调牛黄细末五厘，日中分二三次热服。

叶天士曰：凡咳血之脉，右坚者，又在气分，系震动胃络所致，宜薄味调养胃阴，生扁豆、茯神、北沙参、苡仁等类。左坚者，乃肝肾阴伤所致，宜地黄、阿胶、枸杞、五味等类。脉弦胁痛者，宜苏子、桃仁、降香、郁金等类。成盘碗者，葛可久花蕊石散，仲景大黄黄连泻心汤。一症而条分缕晰，此再加分别，则临症有据矣。

邹某年二十四，向有失血，是真阴不旺。夏至阴生，伏天阳越于表，阴伏于里，理宜然矣。无如心神易动，暗吸肾阴，络脉聚血，阳触乃溢。阴伏不固，随阳奔腾，自述下有冲突逆气，血涌如泉。盖任脉为担任之职，失其担任，冲阳上冲莫制，皆肾精肝血不主内守，阳翔为血溢，阳坠为阴遗，腰痛足胫畏冷，何一非精夺下损现证？经言，精不足者，补之以味。药味宜取质静，填补重着归下。莫见血以投凉，莫因嗽以理肺。若此治法，元海得以立基，冲阳不来犯上。然损非旬日可复，须寒暑更迁，凝然不动，自日逐安适，调摄未暇缕悉也。人参三钱，熟地炒松成灰四钱，冷水洗一次，鲜河车膏一钱和服，茯苓钱半，炒黑枸杞子钱半，北五味一钱，沙苑蒺藜一钱半，紫石英五钱生研。徐灵胎曰：以五味易牡蛎则无弊矣。

蒋某年六十二，宿伤怒劳，血溢紫块，先以降气导血，苏子、降香末、桃仁、黑山栀、金钗石斛、制大黄。

徐灵胎曰：叶氏治血病，其议论大端不信古，而用药全然不知其大犯在用麦冬、五味、玉竹、沙参。夫麦冬乃补肺之重剂，肺气虚极，气不能续，则用之以补肺气，如麦门冬汤、竹叶石膏汤是也，盖防其窒腻耳。若吐血咳嗽，乃肺家痰火盘踞之病，岂宜峻补，从此无愈日矣。至五味之酸，一味收敛，仲景用之以治上气咳逆，肺脉不合之症，然必与干姜同用，以辛散寒邪，从无独用者。今吐血之嗽，火邪入肺，痰凝血壅，惟恐其不散不降，乃反欲其痰火收住肺中，不放一毫去路，是何法也？其沙参、玉竹之补肺，大略相近。呜呼，此之不明，后世永无吐血不死之人矣。举世尽然，今为尤甚，伤哉！又曰：古时虚劳与吐血，确是二病。虚劳是虚寒证，以温补为主。吐血之症不一，大约原阴虚火旺者为多。叶氏亦言之凿凿，但有时仍以建中汤为治，则又误以仲景虚劳治法，混入吐血门中，终是胸无定见也。五十年前吐血者极少，诸前辈无不以服补肺药为戒，所以死者绝少。目今吐血者十人而五，不服药者无不生，服麦冬、五味者无不死。此虽时令使然，而药误亦不少也，可不畏哉。

《广笔记》曰：今之疗吐血者，大患有二：一则专用寒凉，如芩、连、山栀、知、柏之类，往往伤脾作泻，以致不救。一则专用人参，肺热还伤肺，则咳嗽愈甚。亦有用参而愈者，此是气虚喘嗽，与阴虚火炽者不同，然亦百不一二也。仲淳立论，专以白芍药、炙甘草制肝，枇杷叶、麦冬、薄荷叶、橘红、贝母清肺，薏苡仁、淮山药养脾，韭菜、降香、苏子下气，青蒿、鳖甲、银柴胡、丹皮、地骨皮补阴清热，炒枣仁、白茯神、山萸肉、枸杞补肾，屡试辄验。然阴无乍长之法，非多服不效。病家欲速其功，医者张皇无主，百药杂试，以致殒身，覆辙相寻不悟，悲夫。郁金治吐血圣药，患无真者耳。

藜按：所指二弊，极为明透。苦寒之弊，人皆知戒，无敢犯者。惟温补一途，凡以名医自负，及古今方书，无不以此为主，杀人无算，毫不知悟。偶遇阳虚之疾，治以温补而愈，遂认影作身，列为医案，哓哓辨论，以为治血症之法，理应如此，不知血症之能服参、芪者，愈之甚易，殊不劳先生之畅发高论也。论中所列药品，亦极平稳，惟韭菜、山萸、枸杞，尚宜斟酌用之。

张飞畴治邹孔昭昆仲，俱患喘咳吐血，肩息不得卧。孔昭之脉，尺部虽弦，而寸关却和平，此火迫肺脉，又兼感客邪。审其所吐之血，多带痰水，知必从胃而出。先与小建中加丹皮和其荣卫，续与异功去术，加山药、丹皮、灵砂丹，收摄泛火，则肺胃自清，遂愈。千昭之脉，关尺皆弦细，如循刀刃，血色正赤如凝朱，为少阴守藏之血，辞不治。又治费仲雪，久患膈塞呕逆，中脘觉痛如刺，不时痰中带血，六脉沉细如丝。自谓六阴之脉，及按至神门，别有一脉，上至阳溪，迢迢应指，知胃气未竭，尚可久延。其女不过咳血一二次，尚能梳洗出入，诊得纯弦细数，此胃气已竭，安有复生之理？亦辞不治。

藜按：观此数案，知诸公于阴虚火炎之虚劳，皆弃之不治。而其所谓用建中、异功及归、芪、麦、术等药而愈者，皆阳虚之症，而非阴亏火炎之症也。遍览方书，所列虚劳诸治法，未尝不灿然可观，于阴虚火炎之症，亦未尝混同立论，而其究必归于补阳，盖未尝于此中身亲阅历，故所谈皆捕风捉影也。以余所见，阴虚火炎之症，其脉无不细数而弦，皆医者医书所谓不治之症，然调治得宜，亦有愈者。其治法大约以脾胃为主，而难处在不能用参、术，故非积以岁月不可。迨至阴气渐回，弦细之脉渐减，可用参、术大补时，而其病已愈矣。

徐灵胎曰：五十年前，吐血者绝少，今则年多一年，其证本皆可愈，而多不治者，药误之也。盖血证因伤风咳嗽而起者，十之七八，因虚劳伤损者，十之二三。乃医者概以熟地、人参、麦冬、五味等滋补酸敛之药，将风痰瘀俱收拾肺管，令其咳嗽不止，元气震动，津液化痰，不死何待？凡风寒补住，必成劳病，无人不知，今竟无一人知之矣。盖吐血而嗽者，当清肺降气，略佐补阴之品。其不嗽者，乃喉中之络破，故血从络出，并不必服药。其甚者，只取补络之药以填损处，自可除根，即不服药，亦能自愈，历试不爽。但病者进以不服药之说，则虽或面从，背后必非笑随之。进以熟地、麦冬、人参、五味等药，则甘心就死。前者死矣，后者复然，岂非命乎。

黄锦芳治刘某，咳血有年，时发时止。审其血，虽色红不黑，而半杂白饮；望其色，虽红而不白，而却倏忽不定；察其气息，虽奔迫上急，但静坐则平，动作则剧；听其声音，则暴迫不响；询其饮食，则阴润之物，不敢习进。先服之药，类多清润，初服似效，再服即觉不宜。偶服柿饼，遂觉冷气沁心。诊其脉，左右二关俱弦数击指，而却无力。用苡仁三钱，麦冬五分，下气为君；龙骨、首乌、阿胶各一钱，养肝为臣。牛膝钱半，引气及血归左；附子五分，五味子五粒，引火及气归右。用厚朴、广皮以除脾胃痰湿。服二剂，气平大半，左关数脉亦减。但脾肺脉仍鼓指未平，是肺之寒，脾之湿，尚未除也。去五味、麦冬，加广皮、厚朴以疏脾，枳壳、桔梗以开肺，咳嗽即止，但日间劳动则复发。病者问善后之图，黄曰：是病诸经虚损，先宜息气凝神，节劳欲以立其基，次宜节饮食以保其脾，终宜调寒温以补其肺，然后随病症之虚实寒热，用药饵以调其偏。大约症见肝燥咳红，脉见左关独数，非用首乌、阿胶不能润；肝气上逆，非用龙骨不能镇；肺气随湿上涌，非用苡仁不能泻；肝气燥而不收，非用牛膝、车前不能使气归阴，下朝于左；火衰气浮，非用附子、五味不能使阳阴下行于右。至或脾湿痰涌，不思饮食，则当重陈皮、厚朴以疏之，或加半夏以降之。肺有感冒而见胸痹，微用枳壳、桔梗以开之，盖重用则恐其肾气上浮也。若更见哮喘，则又当用麻黄、杏仁，使血归经而不上溢。但总不宜过润过清致伤脾胃，俾流为呕吐泄泻之症。又不宜碍肝碍气，使血随气涌，而致不可救也。

衄　血

窦材治一人患衄血，日夜有数升，诸药不效，窦为针关元穴，入二寸，留二刻。呼问病人曰：针下觉热否？曰：热矣。乃令吸气出针，其血立止。

一法，治鼻衄与脑衄神方：用赤金打成一戒指，带左手无名指上，如发作时，将戒指捏紧箍住，则衄止矣。《医林指月》。

赵汝隆治一官病齿衄，日流血数升，诸医束手，隆摘苦蒿令细嚼立愈。《云南通志》。

李嗣立治赵季修，赴龙泉知县，单骑速行，时值盛暑，未几患鼻衄，日出血升许，李教服藕汁、生地黄膏方。赵云：某往年因赴铨曹听选，省前急走数回，心绪不宁，感热骤得鼻衄之症，寻扣临安一名医，服药遂痊，谢以五万钱。临别时，医再三嘱云：恐后时疾作，万勿轻信医者，服生地黄、藕汁之药，冰冷脾胃，无服可生。半月易医无效。李乃就此方，隐其药味俾服之，三日疾愈。赵问曰：此药如是灵验，得非与临安医之药同乎？李笑曰：即前所献之方也。赵叹曰：前医设为谲谋，几误性命，微君调治，吾其鬼矣。《续医说》。

龚子才治一人，年近五旬，素禀弱怯，患衄血，长流五昼夜，百药不止，脉洪数无力。此去血过多，虚损之极，以八物汤加熟附子等分，又加真茜草五钱，水煎频服，连进二剂，其血遂止。又依前方去茜草，调理十数剂而愈。

李时珍治一妇人，衄血一昼夜不止，诸治不效，令捣蒜敷足心，即时遂愈。

汪石山治陈锐，面黑形瘦，年三十余，患鼻衄，发热恶寒，消谷善饥，疲倦，或自汗呕血。汪诊之，脉细且数，约有六至，曰：丹溪论瘦黑者，鼻衄者，脉数者，参、芪皆所当禁，固也，然不可执为定论。《脉经》云：数脉所主，其邪为热，其症为虚。宜人参三钱，生甘草、陈皮、黄檗、白术、归身、生地、山栀、生白芍，递为佐使，服之果安。

张路玉治朱圣卿，鼻衄如崩，三日不止，较往时所发最剧。服犀角地黄汤，柏叶、石膏、丹、栀之属转盛。第四日邀诊，脉迫急如循刀刃，此阴火上乘，载血于上，得寒凉之药，伤其胃中清阳之气，所以脉变弦紧。与生料六味加五味子作汤，另加肉桂三钱，飞罗面糊，分三丸，用煎药调下。甫入咽，其血顿止。少顷，口鼻去血块数枚，全愈。自此数年之后，永不再发。

杨乘六治施鸣玉，衄血如注，三日半不止，凡止衄方法，并无一应，气息欲绝。脉之，虚大而缓，面色萎黄，舌嫩黄而胖，知其四肢疲软，浑身倦怠，懒于言语，动辄嗜卧者，匪朝伊夕也。询之果然。而衄起之故，缘自钟溪归家，一路逆风，操舟尽力,不及达岸即衄,至今第四日矣。曰:病人中气大亏,本不足以摄血,复因劳力太甚,重伤胃络。胃络,阳络也,阳络伤则血出上窍,胃脉络鼻,所以血出鼻孔也。乃用补中益气汤加炒黑干姜,一剂而衄止。去干姜,加白芍、五味子,数剂而从前诸症渐除。

吕东庄治一张姓者,好学深思士也,年十八,冬杪得齿衄,及手足心热,恍惚不宁,合目愈甚,盗汗胸前出如油,间或梦遗,或不梦而遗。伊叔录脉症求方,吕曰:脉不敢凭,据所示症,乃三焦胞络火游行也。试用后方:连翘、黄芩、麦冬、生地、丹皮、丹参、茯苓、石斛、滑石、辰砂、甘草、白豆蔻等,二剂而愈。及明年,用功急迫,至夏其症复作。或云:皆不足症,用温补肾经及涩精等剂,服之日剧。又进温补肾经丸料斤许愈剧,至不能立,立则足底刺痛。或谓为虐症矣。乃求诊,吕曰:体虽尫羸,而面色憔悴之中,精神犹在。问所服药,出示方。曰:生药铺矣,何得不凶?且少年朴实人,何必用温补?曰:手足心热奈何?曰:劳心之人,大抵如是。曰:梦泄奈何?曰:梦泄人人各殊,此乃心肾不交所致,与夫盗汗恍惚症,皆三焦胞络之火行游而然。药宜清凉,遂仍前方去滑石、豆仁、辰砂,加升麻五钱,灯草十余茎,又用麦冬、生地、滑石、石斛、茯苓、白芍、丹参、神曲、辰砂作丸,守服而愈。真通人之论,可为执方治病者作顶门针。

王执中母氏,忽患鼻衄,急取药服,凡昔与人服有甚效者,皆不效。因阅《集效方》云:口鼻出血不止,名脑衄,灸上星五十壮。尚疑头上不宜多灸,只灸七壮而止。次日复作,再灸十一灸而愈。有人鼻常出脓血,执中教灸囟会亦愈。则知囟会、上星皆治鼻衄之上法也,医者不可不知。《资生经》。

一妇人郁结而患前症,用加味归脾汤,其血渐止,饮食渐进。用加味逍遥散,元气渐复,寒热渐止。后因怒仍衄,寒热往来,用小柴胡汤加芎、归、丹皮而愈。

一妇人因劳衄血,服凉药之剂,更致便血。或以血下为顺,仍用治血。薛曰:此因脾气下陷而从,当升补脾气,庶使血归其经。不信,果血益甚,乃朝用补中益气汤,夕用加味归脾汤而愈。此症用寒凉止血,不补脾肺而死者多矣。

马元仪治陆太史母,患衄血不已,两脉浮大而数,重按无神,面赤烦躁,口干发热,心悸恍惚。群作阳明火热阴虚内动之症治,旬日转盛。此因忧思悒郁,致伤阳气,阳气既伤,阴血无主,上逆则衄,下夺则便。当作中虚挟寒治,用附子理中汤,内益人参至三两,众阻之。明日复诊,脉象散失,较之浮数为更天渊。乃谓众曰:症既非实,以补养为主。然气血俱要,而补气则在补血之先,阴阳并需,养阳在滋阴之后,是以非助火而益水,不如是不得其平也。令进前方,不得已减去人参二两,服至第九日,衄血、便血俱止。后以归脾汤调理而愈。

谯知阁熙载，壬子年病衄血，用灯草数枚，以百沸汤煮，逐枚漉出，乘热安顶上，冷即易之，遂愈。《百乙方》。此即灸上星、囟会之意。

苏滔光云：其母夫人，常衄血盈盆，百药不效，用好麻油纸捻纴鼻中，顷之打嚏即愈。此方甚奇。同上。

杨子县吏陈某，当腊月鼻衄至正月，凡十三日始定。其脉实而数，治当下导，与桃仁承气汤去积瘀，次服既济汤而愈。盖此人过食煎炙，饮醇酒，皆积热所致也。《白云集》。

《医旨绪余》曰：有侄女十岁，因伤齿动摇，以苎麻摘之，血出不止，一日夜积十一盆，用末药止之，少顷，复从口出。诊其脉，皆洪大有力。以三制大黄末二钱，枳壳汤少加童便调下，去黑粪数枚，其血顿止。未入选。

一男子每齿根出血盈盆，一月一发，百药不效。知其饮酒，投前药一服而安，是知此疾多阳明热甚所致。缘冲任二脉，皆附阳明，而阳明一经气血俱多，故一发如潮涌，急则治其标也。投以釜底抽薪之法，应手而愈。

窦汉卿曰：一人齿根边，津津血不止，苦竹茹四两，醋煮含漱，吐之而愈。

一人舌上忽出血，有穴如簪孔大，赤小豆一升杵碎，水三碗，和捣取汁，每服一盏，不拘时服，用槐花末糁上而愈。《良方》但用槐花末糁，名曰舌衄。

沈明生治给谏姜如农长君勉中，患衄不已，去血盈斗，一月后衄止，复患囊痈，六脉如丝，精神困惫，始犹健饮，渐至饘粥不入。先后医友但云虚而当补，莫测病根所在，于是，参、芪不效，桂、附随之，愈补而形愈虚，愈温而气愈弱。最后沈至，时居冬至矣，据脉与症，亦谓当温无疑，独念桂、附太热，姑用补中益气，尝之毫无进退。忽悟吾亦踵其误矣，夫食虽不入，而大便秘结，症类虚寒，而口渴喜饮。盖衄血之来，本因邪火上炽，乃遽用血脱益气之法，衄虽止而热不下，发为囊痈。既溃，疡科又泥寒药不能收口之戒，亦务温补。周旋左右者，目击病人尫羸，又闻众口称虚，强令进食，以久卧床蓐之体，恣啖肥甘，不为运化，是以药食并壅，内热外寒，此病中之病，初非衄与痈所致，宜其愈补而愈不灵也。先哲云：脉浮者谷不化。又云：大实有羸状，误补益疾，其斯之谓与。遂力主清润疏解，以硝、黄为前茅，而大便立通，以芩、芍为后劲，而饮食渐进，如丝之脉，一钱添长，久冷之躯，一阳来复，不惟衄血不作，且令疮口易收。孰谓从脉可以舍症，不思而得病情哉。向非翻然易辙，转败为功，人惟知补之不效而已，又安知效之不在补也？此事难知如此。

吴桥治文学于学易，举孝廉，病衄，其衄汩汩然，七昼夜不止，甚则急如涌泉，众医济以寒凉不效，急以大承气汤下之，亦不行。桥曰：孝廉故以酒豪，积热在胃，投以石膏半剂愈之。众医请曰：积热宜寒，则吾剂寒之者至矣，公何独得之石膏？桥曰:治病必须合经,病在是经,乃宜是药,石膏则阳明胃经药也,安得以杂投取效哉?《太函集》。

聂久吾治叶氏子,年十五,患衄血,治不效。询其症,自九岁起,其初每年不过五七次,每次流数茶匙。至十一岁,则每月一次,每次流半酒盏。十二岁,则两月三次,每次流一酒杯。十三岁,则每月两次,流半茶钟。十四岁,则每月或两次,流大半碗。今十五岁,则八九日一次,每次流盈碗矣。瘦削骨立,夜间身热,危困极矣。诸医所用,皆清热凉血之剂。十剂衄减四五,三十剂减七八,四十剂则两月一次,每次不过数点,五十剂全安,而肌肉丰矣。后或有时少作,以前方一剂立愈。地、芍、芎、归、二冬、知、柏、芩、连、首乌、花粉、丹皮、香附、甘草、龙眼肉,水煮,调好发灰五分,食远服。聂方轻极,每品不过五七分。

魏玉横曰:杨氏子年二十余岁,病鼻衄如涌,有令以黑山栀末吹者,有令以湿草纸熨脑门者,有令以热酒浸脚者,憧憧扰扰,一日夜不得止。令觅有乳妇人,以乳对鼻孔挤乳,乳入必止。止后,候鼻血干燥,宜乞去之,如法立愈。

郭氏儿七岁,病咳嗽夜热,时时鼻衄,衄之盛,常在半夜。儿医端与疏散凉解,食减则又与香燥消运,日益就惫。延诊,见其面目略肿,年寿环口隐起青气,按其乳旁期门、虚里之间,突突跳筑,谓此禀赋薄弱,顽耍过劳,伤其肝肾,木上侮金,故其衄多出于左鼻孔。乃内伤,非外感也,与养青汤数帖少减。再加熟地、地骨皮、蒌仁,四帖全愈。

下　血

张子和曰:乐彦刚病下血,医者以药下之,默默而死。其子企,见张而问曰:日吾父之死,竟无人知是何症?张曰:病锉其心也。心主行血,故被锉则血不禁,若血溢身热者死,火数七,七日故死。治不当下,下之不满数。企曰:四日死,何谓病锉心?张曰:智不足而强谋,力不足而强与,心安得不锉也?乐初与邢争屋不胜,遂得此病。企由是大服,拜而学医。

王砺恒治张大复肠血下注,痛不可忍,胸腹滞闷,痛极,血濡缕着裈袜间,唼唼有声。曰:此欲脱也,然色鲜,当不害。亟取贝母一两,令细研为末,分作十剂,酒少许咽下,三舐而注者减,色昏黑,又三舐之息矣。后作寒热,十日而愈。后数年复发,血止则左胁肿痛,有声汩汩然达于腹。又数日,汩汩声稍达于背,乃用沉香酒磨饮之,不三日减。《笔谈》。

汪龙溪手札云:去年得下血疾,半年有余,今春误食胡桃,胡桃能下血,则知胡桃当忌也。《珊瑚纲》。

龚子才治一人血痢及下血不止，以六味丸加地榆、阿胶、炒黄连、黄芩、生地而愈。

孙文垣治董龙山夫人，年三十五，病便血，日二三下，腹不疼，诸医治三年不效。诊之，左脉沉涩，右脉漏出关外，诊不应病。谓血既久下，且当益其气而升提之，以探其病，乃用补中益气加阿胶、地榆、侧柏叶，服八剂，血不下者半月。偶因劳，血复下，再索前药。乃谓之曰：夫人之病，必有瘀血积于经隧，前药因脉难凭，故以升提兼补兼涩者以探虚实耳。今得病情，法当下以除其根。董曰：便血三年，虽二三下而月泛不爽，且至五日，如此尚有停蓄耶？曰：以此而知其必有瘀也。经曰：不塞不流，不行不止。今之瘀，实由塞之故也。行则不塞，古人治痢必先下之，亦此意也。用桃仁承气汤加丹皮、五灵脂、荷叶蒂，水煎夜服之，五更下黑瘀半桶。复索下药，曰：姑以理脾药养之，病根已动，俟五日再下未晚。至期复用下剂，又去黑瘀如前者半，继以补中益气汤、参苓白术散，调理全愈。

吴孚先治赖思诚，大便下血已十有六月，诸医无功。诊得右寸实数，大便如常，是实热在肺，传于大肠。与黄芩、花粉、山栀、麦冬、桔梗，清其肺热，不数日其病如失。前治不效者，俱就肠中消息故耳。

李士材治学宪黄贞父，下血甚多，面色萎黄，发热倦怠，盗汗遗精。诊之曰：脾虚不能统血，肾虚不能闭藏，法当以补中益气。五帖并而进之，十日汗止，二十日血止。再以六味间服，一月而安。

卢不远云：戊申秋，坐分水王元极家堂上，有人从外来，望其色，黄而内深青，问元极，乃族兄也。问何病？云：惟便血。余谓春来病必甚，春分法当死。至己酉二月果殁。或问曰：君未尝诊候，何问之而遽断，知之且在半年之先也？予曰：脉者形之机，色者气之兆，尝读仓公舍人奴案，故心识其脾伤之色。至春，土不胜木，法当死。然舍人奴以四月死者尚肥，而王之体已瘦耳。又曰：半年之前，岂无方可治乎？曰：君不闻扁鹊之言乎？越人非能生死人也，当生者越人能使之起耳。且疾之所在有四：曰络、曰经、曰腑、曰脏。络经及腑病，尚属半死，而脏病则绝不可活，况其人脏色已外显，又乌能治哉？

陆养愚治姚天池室，素有肠红症，服山栀、丹皮、芩、连凉血之剂即止。近因恼怒饮食，遂患痞满，按之急痛，大便不行。医以丸药下之，大便已通，按之不痛，而胸膈仍不舒，饮食不进。再以行气药投之，痞胀不减，而便血大作，三四日不止。又以凉血药投之，血不止而反增呕恶，身体微热，旬日间，肌肉削其半。脉之，人迎沉而涩，气口弦而急。夫沉涩者，血失也；弦急者，肝盛也。肝盛则脾虚，而痞满下血之症并作矣。用参、术、归、芍、芪、草、枯姜、阿胶,数剂血止胀宽,饮食渐进。去枯姜,加熟地,调理月余而痊。

吕东庄治孙子川,久患下血病症。夏末,忽滞下口渴,不思饮食,坐卧不宁,身体日夜发热,肛门下坠,周围肿痛,遍身软弱,身子羸瘦,行走懒怠,始则腹内闷痛,继而体热脉洪数。曰:若论滞下,则诸症皆死候也。然今在下血之后,则未可尽责之滞下,当变法治之。先用白术、茯苓、山药、神曲、苡仁、陈皮、甘草等药,强其中以统血。次用黄连、泽泻、黄芩、丹皮等药,以解郁积之热。后用熟地、归、芍等,以复其阴。次第进之乃痊。

薛立斋治一妇人,下血不已,面色瘦黄,四肢长冷。此中气下陷,用补中益气汤送四神丸,数服而愈。

光禄张淑人,下血烦躁作渴,大便重坠,后去稍缓,用三黄汤加大黄至四两方应,后又用三黄汤二十余剂而愈。此等元气,百中一二。

韩地官之内,脾胃素弱,因饮食停滞,服克伐之剂,自汗身冷,气短喘急,腹痛便血。或用滋补剂皆不应。乃用人参、炮附子各五钱,二剂稍应。却用六君子,每剂加炮附子三钱,四剂渐安。又用前汤,每加附子一钱,数剂乃痊。

一妇人因怒胸痞,饮食少思,服消导利气之药,痰喘胸满,大便下血。用补中益气加茯苓、半夏、炮姜,四剂,诸症顿愈。又用八珍加柴胡、炒栀全愈。

通府薛允俯下血,服犀角地黄汤等药,其血愈多,形体消瘦,发热食少,里急后重。此脾气下陷,用补中益气加炮姜一剂而愈。

一男子便血,每春间尤甚,且兼腹痛,以除温和血汤治之而愈。

薛立斋治一男子,素有温热,便血,以槐花散治之而愈。

一妇人粪后下血,面色萎黄,耳鸣嗜卧,饮食不甘,服凉血药愈甚。诊之,右关脉浮而弱,以加味四君子汤加升麻、柴胡,数剂脾气已醒,兼进黄连丸数剂而愈。大凡下血,服凉血药不应,必因中虚,气不能摄血,非补中升阳之药不能应,切忌寒凉之剂。亦有伤湿热之食,成肠澼而下脓血者,宜苦寒之剂,以内疏之。脉弦绝涩者难治,滑大柔和者,易治也。

一男子粪后下血,诸药久不愈,甚危。诊之,乃湿热,用黄连丸二服顿止,数服而痊。

一男子粪后下血,久而不愈,中气不足,以补中益气汤数剂,更以黄连散数服血止。又服前汤,月余不再作。

马元仪治汪氏妇,患便血症,时适澡浴,忽下血不已,遂汗出躁烦,心悸恍惚,转侧不安。诊得两脉虚涩,虚为气虚,涩为阴伤。人身阳根于阴,阴近于阳,两相维倚者也。今阴血暴虚，阳无偶必致外越，阳越则阴愈无主，其能内固乎？当急固其气，气充则不治血而血自守矣。先以参附理中汤，继以归脾汤及大造丸，平补气血而安。《人理深谈》。

蒋氏妇便血久不愈，脉右虚微，左弦搏，此郁伤肝，肝病传脾，二经营血不守。以人参逍遥散和肝益脾，二剂右脉稍透，症减一二。欲速愈，请用苦寒。曰：肝脾两经为相胜之脏，木旺则土虚，用苦寒之剂则重损其脾，惟此方益土之元，可以柔木，养肝之阴，可以安土。遂守前方，三十余剂而痊。

陆氏《续集验方》治下血不已，量脐心与脊骨平，于脊骨上灸七壮即止。如再发，即再灸七壮，永除根。目睹数人有效。余常用此灸人肠风，皆除根，神效无比。然亦须按此骨突酸疼方灸之，不痛则不灸也。但便血本因肠风，肠风即肠痔，不可分为三，或分三治之非也。《医说续编》。雄按：便血肠痔，岂可不分。

泸州郭医云：赵俊臣帅合肥日，其胥司马机宜，患酒毒下血，多至升斗，服四物汤，每料加炒焦槐花二两，如常法煎服而愈。同上。

王嗣康为蔡昭先处厚朴煎，治积年下血。韩县尉云：乃尊左藏服之作效。上用厚朴五两，用生姜五两同捣，开于银石器内，炒令紫色，上为一两；大麦蘖、神曲，二味各一两，同炒紫色。上炒为末，白水面糊为丸如梧桐子大。疾作，空心米饮下一百丸，平时三五十丸。嗣康云：肠胃本无血，元气虚，肠薄，自荣卫渗入。今用厚朴厚肠胃，神曲、麦蘖消酒食，於术导水，血自不作也。《医说续编》。雄按：肠胃本无血，一言询为卓见。

立斋治张刑部德和，便血数年，舌下筋紫，午后唇下赤，胃肺脉洪。谓大肠之脉散舌下，大肠有热，故舌下筋紫又便血。胃脉环口绕承浆，唇下即承浆也。午后阴火旺，故承浆发赤。盖胃为本，肺为标，乃标本有热也，遂以防风通圣散为丸，治之而愈。后每睡忽惊跳而起，不自知其故，如是者年余，脑发一毒，焮痛，左尺脉数，此膀胱积热而然，以黄连消毒散数剂少愈。次以金银花、栝楼、甘草节、当归，服月余而平。此肝经血虚而燥也。患此者颇多，以其不甚为害，故医亦莫之知耳。

南昌郑思济传便红方：或因酒毒发者，先用川黄连，去须切片，酒炒细末，每服三钱，空心白酒调下，忌荤腥一月。服连末后，必腹痛去血愈多，复用白芍一两，白术五钱，甘草三钱，同炒拣开，先用白芍煎汤服，腹痛自止。后以白术、甘草同煎服，遂愈。又一法，以粳米三分，糯米三分，煮粥空腹服，遂愈。此无他，补胃气则阳明调，所以便红自除也。《广笔记》。制方精妙。

萧万舆治陈克元，年二十八，元气虚寒，面青白，肢体频冷，呕痰饱胀，小便清利，患大便下血，数月不出，脉沉伏如无，重按着骨，方见蠕动。曰：脉症相符，此脏气虚寒血脱也。以十全大补汤去川芎、白芍，加熟附子、炮姜，少佐升麻，服四剂，便血顿止。若以此属热，妄投寒剂，必无生矣。

朱孝廉明耻，面色青黄，初为感寒，过饮姜汤，患内热脱血，服芩、连寒剂即愈。后因劳复发，再服不纳，惟静养两旬方瘥。近因惊复作，仍倦怠增剧。脉之，六部皆沉缓濡弱。曰：始受辛热，投以苦寒，宜乎即愈，但热气既消，而广肠血窍尚未敛，血故遇劳即发。夫劳则伤脾，脾伤则不能统血，致下陷循故窍而出，此因于劳，非由于热也。今屡发而元气愈虚，惟至静固中之剂庶可耳。以熟地为君，参、芪、归、术为臣，丹皮、炙草、知母、茯苓、阿胶为佐，引用升、柴，为丸与服，仍兼饮加减归脾汤，月余诸症如失。虚寒积热之外，又有此一症，但既云至静固中之剂，则当归、丹皮似尚未合法。

彭予白病脱血，久不痊，因积劳所致。万以为劳伤脾肺，即肾家伎巧亦为之竭。曰：得无遇事过时而失食，热升燎于首面乎？曰：正苦此耳，屡服芩、连清火之剂漫不应。脉之，六部沉缓，与六味加肉桂、人参、五味子丸服，不数月沉痾顿痊。

乙丑岁，萧寓楚中时，适有仆妇每患便血，投以脏连丸，随服随愈。

刘友善属文病便血，服香连丸，经岁不愈，饮食如常。冬娶妇辍药，却愈。次夏患痢，且能健啖，起居不倦，投香连丸四剂，至夜发厥而死。此症全属肝火，于此可见。大都此积服寒凉，脾气渐伤，又娶亲后，精血日耗，元气不支，故遇血即仆，理可知也。祸非旦夕，有由来矣。

钱国宾治戴思云妻，得病年余，大便下血如腐，或紫或红，身体昏晕，久病虚且损矣。其脉浮滑沉滞，脾部更甚。细思血脉病久，当见芤虚数涩，此痰脉也。以导痰汤加九制大黄，二三服愈。

蒋仲芳治徐万寿，年二十余，七月中，下血不止，遍医不效。至十月初，屡次昏晕，事急矣。诊之，右寸独得洪数，是必实热在肺，传于大肠也。用麦冬、花粉、桔梗、元参、黄芩、山栀、五味、沙参，服数剂而愈。

近见一症，寒热微渴，胸满微烦，小便利，大便稀而少，状如鸡粪，其色黑。蒋谓大便黑者，血之瘀，稀者，中之寒。血瘀间寒，积在下焦，不得不下，遂用当归活血汤加熟大黄，温而行之，下尽黑物而愈。盖瘀血在下，兼热者多，兼寒者少，故古人未有陈案，此又出古法之外也。

吴桥治婺源令君，入府城乃病溲血，昼夜凡百行，溲皆纯血，咳逆绝食且昏沉。医者以为新病也，请宣之。姚令君曰：不然，公止中道宿，就近召吴医乃可。桥暮至，六脉沉微，乃曰：明府下元极虚，误下且不救。甲夜进温补之剂，熟寐至夜分，觉乃啜粥汤，病去十七八，惊自语曰：何速也？试再诊之。曰：明府无忧，脉归矣。再剂而起，三剂乃归。《太函集》。

程氏兄弟并溲血，兄瘥弟剧，则以弟逆桥入中庭，必由兄室，见兄在室烦乱，其言支离，户外徐视之，死气黪黪。弟妇速桥未入，则弟自房内号咷。桥作而叹曰：异哉，两君子俱死矣。然瘥者顾急，则予望而知之；剧者顾缓，则予闻而知之。长君色有死征，次君声有余响故也。既而诊之，兄脉将绝，病得之内，重以误下伤阴，家人以为然。病者始病而内，以故里急厚重乘之，族医递为之下，急重乃通。今绝水浆，四肢逆冷，法曰：下痢烦躁者死，语言错乱者死，四肢厥冷者死，水浆不入者死。四端皆在不治中者，兄死。诊其弟病，视乃兄为轻，或当小愈，第多嗜多怒，亦必不终。旬日溲血平，寻以过饱，淫怒伤脾，未几卒。《太函集》。

聂久吾表侄，年三十，初咳红，服滋养清凉而愈。忽大便下血，血在下为顺，勿遽止之，半月后，用新制脏连丸与服之愈。川连为末，酒拌入猪大肠，韭菜盖蒸烂，捣匀晒干仍为末。每连一两，入侧柏叶、当归末各二钱，和匀，米糊为丸，梧子大，空心，温酒或白汤下二钱五分。

魏玉横曰：赵正为室人，年近四旬，便血，面黄肢肿。凡补气补血，及气血两补，升提固涩，凉血温中之剂，莫不备尝，而归脾为多，均罕验。方书谓粪前血，其来近，粪后血，其来远。今则二者皆有。脉之，关前盛，关后衰，且弦且数，曰：此非脾不统血也，乃肝木挟火上乘于胃，血因之上逆，以病人肺气强，不为呕血，反侧溢入于大肠而为便血。故有时血先注，渣滓后注，则便前有血；有时渣滓先注，血后注，则便后有血；有时渣滓前后与血俱注，则便前后俱有血。盖阳明为多气多血之府，血去虽多，而不甚困也。第峻养其肝，使不挟火上逆，血自止矣。与生地黄、熟地炭、白芍、枣仁、杞子各五钱，炙甘草、酒黄芩各五分，川楝肉一钱，八剂全安。

一少年素有便血，自言触秽腹痛，经日不止，因觅土医刺委中穴，出血如注，是即大发寒热，头痛如捣，腹胁满痛，不能转侧，谵语如鬼状。一馆中师，以大柴胡下之而愈。愈后，不时寒热咳嗽，服滋阴清肺之药两月，而其咳嗽愈甚。近日饮食多进，大便作泻而兼下血，左右关尺皆弦细而数。张飞畴曰：此必刺委中时，感冒风寒，因其人素有便血，邪乘虚入，而为热入血室，如阳明病下血谵语之例。用大柴胡得愈者是偶中，痛随利减之效，原非正治，所以愈后不时寒热咳嗽，脾胃清阳之气下陷，而肺失通调输化之气也。斯时不与调补脾胃，反与清肺，则脾气愈伤，不能统血，而为下脱泄泻之患。虚损已成，虽可久，复生恐难为力矣。

溺　血

薛立斋治一妇人，小便出血，服四物、蒲黄之类，更加发热吐痰，加芩、连之类，又饮食少思，虚症蜂起。肝脉弦而数，脾脉延而缓。此因肝气风热为沉阴之脾伤，不能统摄其血，发生诸症然也，用补中益气汤、六味地黄而痊。

陆养愚治费右塘室，性执多怒，初夏忽患小水不利，阴中肿痛，月又溺血发热。时疫症盛行，医与解肌发表不效。脉之，左关沉弦而数，右寸浮数而短，曰：此由心火过旺，时又火令，肺金受伤，失降下之权，故小水不利。足厥阴肝脉合篡间，绕篡后，阴器为肝经所络之地，木气有余而寡于畏，故壅肿而痛。用人参、麦冬、知母、五味，滋肺经而还其输布之职，黄连、柴胡、白术、滑石、青皮、丹皮、青黛，泻肝火而绝其壅滞之气，数剂而诸症痊。雄按：人参、五味未妥。

张路玉治徐中翰夫人，溺血两月不止。平时劳心善怒，有时恼怒则膈塞气塞，诸治不效，又进香薷饮一服。诊之，两手关尺俱弦而少力，两寸稍大而虚，遂疏异功煎方，令其久服，可保无虞。若有恼怒，间进沉香降气散，一切凉血滋阴咸宜远之。别后更医，究不出参、术收功耳。

一徽商，夏月过饮烧酒，溺血，或用辰砂益气散不效，服六味汤亦不效，张用导赤散三啜而愈。有文学宋孝先，年七十余，溺血点滴涩痛，诸药不效，服生六味亦不应。云是壮岁鳏居，绝欲太早之故，令以绿豆浸湿，捣绞取汁微温，日服一碗，煮熟即不应也。

内弟顾元叔溺血，溺孔不时酸疼，溺则周身麻木，头旋眼黑，而手足心常见发热，酸麻尤甚。脉来弦细而数，两尺搏坚。与生料六味，或加牛膝，或加门冬，服之辄效。但不时举发，以六味合生脉，用河车熬膏代蜜，丸服而痊。

薛立斋治一妇人，因怒尿血，内热作渴，寒热来往，胸乳间作胀，饮食少思，肝脉弦弱，此肝经血虚而热也。用加味逍遥散、六味地黄丸，兼服渐愈。又用八珍汤加柴胡、丹皮、山栀而痊。

马元仪治顾逊昭，患溺血已三月，或屡与升补不应。诊其右脉虚涩无神，左关独弦，茎中作痛，下多血块，形色憔悴，又多嗳气，此肝脾积热之候也。肝热则阴火不宁，而阴血自动，以血为肝脏所藏，而三焦之火，又寄养于肝也，故溺血茎中作痛等症作矣。脾热则湿气内拥而生气不伸，以脾为湿土之化，而三焦之气，又运行于脾也，故时时嗳气，形色憔悴之候生矣。法当益肝之阴，则火自息，利脾之湿，则气自和，用生地、白芍、黄芩、萆薢、丹皮、甘草、车前，调理半载，痛定浊止而安。

陈总领云：余顷在章贡时，年二十六，忽小便后出血数点，不胜惊骇，旋却不疼，如是一月。若不饮酒则血少，终不能止。偶有乡兵告以市医张康者，常疗此疾，遂呼之来，供一器药，云是草药，添小蜜，解以水，两服而愈。既厚酬之，遂询其药名，乃镜面草，一名螺靥草，其色青翠，所在石阶缝中有之。《良方》。

王执中云：人有患小便出血者，教酒与水煎苦荬菜根服，即愈。

立斋治一妇人尿血，阴中作痛，服清心莲子饮不应，服八正散愈盛，以发灰醋汤调服少愈，更以斑龙丸而平。

钱国宾治广灵王，初右足拐外患毒，长八寸，横四寸，溺血如妇人之经，二月一来，自长流至点滴，约两铜盘，日夜方止，昏迷卧床，姜汤半月始生，病已二载，历治罔效。每临溺期，府中怖甚，脉沉细无力，右手少强。经云男子久病，右手脉盛者可治，因立法内治升提药。荣行脉中，卫行脉外，气引血行，自归经络而止。外用雄黄、儿茶、乳香、没药、血竭各三钱，麝香五分，朱砂二钱，百草霜一钱五分，共末，以真蕲艾作条，安绵纸上，散药一钱，搓成捻子，长八寸，以麻油蘸透，在无风处侧卧，患处朝上，燃捻离疮尺二许，觉热远些，如冷近些，日熏二次。一捻作三次用，内外分治，溺血竟止，其疮四月亦痊。

卷十三

瘫　痪

窦材治一人，病半身不遂，先灸关元五百壮，一日二服八仙丹，五日一服换骨丹，觉患处汗出，来日病减四分，一月全愈。再服延寿丹半斤，保元丹一斤，五十年病不作。《千金》等方不灸关元，不服丹药，惟以寻常药治之，虽愈难久。

一人患左半身不遂，六脉沉细无力。窦曰：此必服峻利之药，损其真气，故脉沉细。病者云：前月服捉虎丹，吐涎二升，此后稍轻，但未全愈耳。窦叹曰：中风本因元气虚损，今服吐剂，反伤元气，目下虽减，不数日再作，不复救矣。不十日果大反，复求治，虽服丹药竟不能起。

余尝行衡州道中，遇醴陵尉自衡阳方回，以病归。问其得疾之由，曰：某食猪肉，入山既深，无肉可以食，偶从者食穿山甲肉，因尝数脔，旧有风疾，至是复作，今左手足废矣。因以箧中风药遗之，后半月闻其人顿愈。及至永州，观《图经》曰：穿山甲不可杀于堤岸，血一入土，则堤岸不可复塞，盖能透地脉也。如此尉因误食致病，而旬日瘫疾尽愈，亦可怪也。今人用以通妇人脉甚验。

万镃家贫，拆字度日，得末疾以帛络臂于项，左手执杖而行，服药不效。一日遇吕纯阳，谓曰：汝少饶今涩，怒盛于肝，以致生火，其如雷击风旋。二气不合，是以火不生土而土焦，土不生金而金铄，金不克木，木反克之。子孙拂意，方致汝蹶，血气停滞于脉络，乃致如此。因以手扪腰臂，曰：酸乎？曰：不。又再扪至膝。曰：酸矣。曰：此乃环跳穴所在，汝既知酸，他日将弃此杖矣。又见镃手有悬帛，又将手向衣内上下扪者三。曰：幸瘦，可愈。汝五脏俱火，不必饵药，惟武夷茶能解之，茶以东南枝者佳，采得烹以涧泉，则茶竖立，若以井水则横。还居数日，忽不知手举足步矣。《续金陵琐事》。雄按：茶专清肃肺金。

李时珍治一人偏风，手足不举，用蓖麻油同羊脂、麝香、鲮鲤甲即穿山甲。等药，煎作摩膏，日摩数次，一月余渐复，兼服搜风化痰养血之剂，三月而愈。又一人病手臂一块肿痛，亦用蓖麻捣膏贴之，一夜而愈。《本草纲目》。外治法甚佳，不可不知。

薛立斋治一妇人，性善怒，常自汗，月经先期，以为肝火血热，不信，乃泛用降火之剂，反致月经过期。复因劳怒，口噤呻吟，肢体不遂，六脉洪大，面目赤色，用八珍、麦冬、五味、山栀、丹皮，数剂渐愈。兼用逍遥、六味丸各三十余剂全愈。

一妇人因怒患痰厥而苏，左手臂不能伸，手指麻木，口㖞眼斜，痰气上攻，两腿骨热，或骨中酸痛，服乌药顺气散之类，诸症益甚，不时昏愦，更加内热晡热，此肝经血虚，内热生风，前药复耗肝血，虚火炽盛而益甚也。先以柴胡栀子散，调养肝经气血。数日后用八珍汤加钩藤钩散，诸症稍愈。又用加减八味丸料，少加酒炒黄檗、知母黑色者，数剂诸症顿退。乃服八珍、柴胡栀子散，半载而痊。后劳役即有复作之意，服柴胡栀子散遂安。

至正十二年某月，括苍叶仲刚氏，居天台郡为府史且三岁。一日病肢体不随，众医皆以为洞风，谓风洞彻四肢也。疗之不能愈，请于施敬仲。敬仲诊其脉曰：病积于身有日矣，为大剂饮之，不旬日遂愈。人咸神异其故。敬仲曰：某所以知仲刚病者，切其脉大而来徐，是积热盘郁于内，久不得发，卒与风遇，其病当作，吾以脉治之而愈，何神异焉？白云集《医说续编》。

王肯堂治一人，右手足偏废，不起床三年矣，久服顺气行痰之药不效。至夜神志辄昏，度不可支，服十全大补即觉清明，数日能扶策而起，无何能舍策而步矣。经云：邪之所凑，其气必虚。但治其虚，不理其邪，而邪自去也。

此等语最误后人。此人因多服顺气化痰药，致虚本元，故以十全大补取效。若不论邪之有无，但以纯补为祛邪妙法，则大谬矣。

李东垣治陕帅郭巨济病偏枯，二指着足底不能伸，以长针刺委中，深至骨而不知痛，出血一二升，其色如墨。又且缪刺之，如是者六七次，服药三月，病良愈。《试效方》。

冯楚瞻治于某患偏枯症，右臂浮肿，或麻或痛，难于步履。或者谓痰、谓火、谓风，多与清凉消克发散之剂。一日忽昏迷不醒，痰喘溃汗，脉之六部沉微。此中气久虚，不为峻补，反肆克伐，非重剂无以挽回。乃用人参六两，炒黄白术四两，生附子一枚，去皮，姜汁炒，水煎一碗灌之，汗渐收，脉渐起，痰喘定而神清，调补一月而愈。

吴孚先治王季衡，患左半身不遂。或作痛风与发散，或作痰治与滚痰丸，下数行，精神困惫。左部沉细而弱，此非湿痰死血，乃血虚也。左属血，然非气以统之则不流，法当从阳引阴。上午用四君子汤加黄芪、桂枝、首乌、制附，下午用四物汤加秦艽、续断、炮姜，并加新绛少许，取丝有绵绵不绝之形，绛有入心化赤之义也，治左半身不遂尤宜用之。四十帖，手能运动。倍之，足能步履如初。近时吴门专以此法，欣动愚昧。

韩贻丰治孔学使尚先，患半身不遂，步履艰难，语言謇涩，音含糊，气断续，为针环跳、风市、三里各二十一针，即下床自走，不烦扶掖，筋舒血活，无复病楚，意惟语言声音如旧。翌日又为针天突、膻中十四针，遂吐音措词，琅然条贯矣。

穆大司农和伦，先是左手患木风，指不能伸屈，此半身不遂之兆也。召韩治，为用七针，指即伸缩无恙。逾两月，复患腿疾，必恃杖而行，因力辞乞休，已而韩为针环跳、风市、三里，针数次而疾顿瘳，遂视事如故。

喻嘉言治季蘅翁，年将七旬，半身不遂已二载，病发左半口往右㖞，昏厥遗尿。初服参、芪颇当，惑于左半属血，不宜补气之说，几至大坏。云间施笠泽以参、附疗之稍安。然概从温补，未尽病情也。脉之软滑中时带劲疾，盖痰与风杂合之症，痰为主，风为标也。又热与寒杂合之症，热为主，寒为标也。平时手冷如冰，故痰动易厥，厥已复苏，呕去其痰，眠食自若。冬月颇能耐寒，可知寒为外显之假寒，热为内蕴之真热。热蒸湿以为痰，阻塞窍隧，故卫气不周，外风易入。加以房帏不节，精气内虚，与风相召，是以杂合而成是症耳。今欲大理右半脾胃之气，以运出左半之热痰虚风，要非温补一端所能尽也。夫治杂合之病，必须用杂合之药，而随时令以尽无穷之变。如冬月严寒，身内之热为寒所束，不得从皮肤外泄，势必深入筋骨为害矣。故用姜、附以暂撤外寒，而内热反得宣泄。若时令之热与内蕴之热相合，复助以姜、附，三热交煽，有灼筋腐肉而已。夫左右者，阴阳之道路，故肝胆居左，而其气常行于右，脾胃居右，而其气常行于左，往来灌注，是以生生不息也。肝木主风，脾湿为痰，风与痰之中人，原不分于左右。但翁过损精血，是以八八天癸已尽之后，左半先亏，而右半饮食所生之痰，与皮毛所入之风，以渐积于空虚之府，而骤发始觉耳。风脉劲疾，痰脉软滑，故病则大筋短缩，即舌筋亦短而謇于言。小筋弛长，故从左而㖞于右，是可知左畔之小筋弛而不张矣。若左筋之张，则左矣。凡治一偏之风，法宜从阴引阳，从阳引阴，从左引右，从右引左。以参、术为君臣，以附子、干姜为佐使，寒月可恃无恐。以参、术为君臣，以羚羊、柴胡、知母、石膏为佐使，而春夏秋三时可无热病之累。然宜刺手足四末，以泄荣血而通气，恐热痰虚风久而成疠也。门人问曰：半身不遂之病，原有左右之分，岂左右分属之后，病遂一往不返乎？若答曰：风与痰之中人，各随所造，初无定体。病成之后，亦非一往不返也。盖有往有复者天运、人事、病机，无不皆然。如风者，四时八方之气，从鼻而入，天之气也。痰者，五谷百物之味，从口而入，脾胃之湿所结，地之气也。势本相辽，亦尝相兼，全似内伤之与外感,每挟杂而易眩。故风胜者,先治其风;痰胜者,先治其痰;相等则治风兼治痰,此定法也。《内经》曰:风之中人也,先从皮毛而入,次传肌肉,次传筋脉,次传骨髓。故善治者,先治皮毛,其次治肌肉。由此观之,乃从右而渐入于左也。皮毛者,肺主之;肌肉者,胃主之;筋脉者,肝主之;骨髓者,肾主之。从外入者,转入转深,故治皮毛治肌肉,不使其深入也。又曰:湿之中人也,先从足始,此则自下而之上,无分于左右者也。但内风素胜之人,偏与外风相召;内湿素盛之人,偏与外湿相召。内风之人,大块之噫气未动,而身已先惕;内湿之人,室中之础磉未润,而体已先重。是以治病必从其类也。从外入者,以渐而驱之于外;从下上者,以渐而驱之于下。如治风用大小续命汤,方中桂、附、苓、术、麻黄,表里庞杂,今人见为难用,不知用桂、附所以驱在里之邪,用苓、术所以驱在中之邪,用麻、防等表药独重者,正欲使内邪从外而出也。至于病久体虚,风入已深,又有一气微汗之法,一旬微利之法,平调半月十日,又微微驱散,古人原有规则。若任其一往不返,安贵其为治乎?至于治痰之规则,不见于方书。如在上者,用瓜蒂散、栀豉汤等方。在左者,用龙荟丸。在右者,用滚痰丸。以及虚人用竹沥达痰丸,沉寒锢冷用三建汤之类,全无奥义。吾今为子明之,盖胃为水谷之海,五脏六腑之总司,人之饮食太过而结为痰涎者,每随脾之健运而渗灌于经隧,其间往反之机如海潮然,脾气行则潮去,脾气止则潮回。所以治沉锢之法,但取辛热微动寒凝,以后止而不用,恐脾得热而过动,痰得热而妄行,为害不浅也。人身之痰既由胃以流于经隧,则经隧之痰亦必返之于胃,然后可从口而上越,从肠而下达。此惟脾气静息之时,其痰可返。故凡有痰症者,早食午食而外,但宜休养脾气不动,使经隧之痰,得以返之于胃,而从胃之气上下,不从脾之气四讫,乃为善也。试观人痰病轻者,夜间安卧,次早即能吐出泄出。痰病重者,昏迷复醒,反能呕出泄出者,岂非未曾得食,脾气静息,而予痰以出路耶?从来服峻补之药者,深夜亦欲得食,人不知其故,反以能食为庆,不知爱惜脾气,令其昼运夜息,乃可有常,肯因俚言而三思否?雄按:戚鹤泉云:左阳位东南,右阴位西北,天有余于阳,故不满西北,而人身头以上应天,左耳目常明于右。其感于邪也,必右甚于左。地有余于阴,不足于阳,故不满东南,而人身头以下应地,右手足常便于左。其感于邪也,必左甚于右,所谓邪乘虚而入也。在上右甚,虚在血。在下,下左甚,虚在气。凡半身不遂,头面无过者,当以左阳右阴。地道右强于左之义权之,如病在左,此自阳不足而然为顺。如反病在右,而阴血大亏,并其有余者损之,病为逆也。左阳右阴为天地定理,不得肝位左为主血,肺位右为主气,遂以左为血病,右为气病,错阴阳之道路也。更推言之,则男子法乎天,女子法乎地。天道左盛,男上病不可在左。若身以下属地道,则东南阳常不足,左病非逆也。地道右盛,女下病不宜在右。若身以上属天道,则西北阴常不足,右病非逆也。

朱丹溪治一肥人,忧思气郁,右手瘫,口㖞,与补中益气汤。有痰加半夏、竹沥、姜汁,煎服。

程云来曰：里中一老医，右手足废，不能起于床者二年矣。忽遇诸涂，询之曰：吾之病几危，始服顺气行痰之剂了无应，薄暮则神志辄昏，度不可支，令家人煎进十全大补汤，即觉清明，遂日服之，浃数月能杖而起，无何则又能舍杖而步矣。经云，邪之所凑，其气必虚。吾治其虚，不理其邪，而邪自去，吾所以获全也。余曰：有是哉？使进顺气疏风之剂不辍者，墓木拱矣。然此犹拘于成方，不能因病变通，随时消息，故奏功稍迟。使吾为之，当不止是也。程云来《医眼卮言》。

据程说只用大剂人参，有痰者宜竹沥，少加姜汁佐之。其用四物、二陈、胆星、天麻者大谬。

俞东扶曰：偏枯之症，昔人谓左属血虚，右属气虚，自得喻氏之论，其理始明。而随时换药及刺四末，尤见巧妙。因思幼读《内经·生气通天论》曰：风者，百病之始也，清净则肉腠闭拒，虽有大风苛毒，弗之能害。又云：风雨寒热，不得虚，邪不能独伤人。又曰：虚邪之风，与其身形两虚相得，乃客其形，是确指虚人而后中于虚风也。然犹是因虚受风，故《灵枢》又有真气去，邪气独留，发为偏枯之说。偏枯难疗，二语尽之。再读《通评虚实论》曰：凡治消瘅扑击，扑击者，如人被击而扑，即今之卒倒也。偏枯痿厥，气满发逆，肥贵人则膏粱之疾也。此条暗包痰饮湿热，阴虚阳虚诸候，未尝偏中于邪风矣。盖肥贵人自然慎避邪风，而膏粱之变，风从内生，刘、李、朱三家从此悟入。大凡治病必求于本，击扑偏枯，以虚为本也。从读刘宗厚《玉机微义》暨王宇泰《灵兰要览》二书，益信塞外多真中，江南多类中。至缪仲淳立论，谓真阴亏而多热，甚者煎熬津液，凝结为痰，壅塞气道，不得通利，热极生风，亦致卒然僵扑，类乎中风，此即内虚暗风。初用清热顺风化痰，次用治本，或益阴，或补阳。其药以二冬、二地、菊花、枸杞、胡麻、桑叶、首乌、柏仁、蒺藜、花粉、参、芪、归、芍、鹿茸、虎骨胶、霞天膏、梨膏、竹沥、人乳、童便等，出入互换、另出机轴。今《临证指南》中风一门，大半宗此，又可补刘、李、朱、张所未备矣。

痿

徐灵胎曰：下体痿弱，属虚者多，温补肝肾，亦不为过，但其中必兼有风寒痰湿。一味蛮补，亦有未到之处。此等方法，起于宋而盛于明，古人不如是也。

米南宫五世孙巨秀，亦善医，尝诊史相脉，未发。史谓之曰：可服红丸子否？米对以正欲用此，亦即愈。史病手足不能举，朝谒遂废，枢中要务，运之帷榻，米谓必得天地丹而后可。丹头偶失去，历年莫可访寻。史病甚，召米于常州，至北关，发舟买饭，偶见有进拳石于肆者，颇异，米即而玩之，即天地丹头也。史当未死，鬼神犹相之。

问售者,尔自何致此?曰:去年有人家一奶子以售。米因问厥值。售者漫索钱万。米以三千酬值,持归调剂以供史,史未敢尝。有阍者亦疾痿,试服即能坐起。又以起步司田帅之疾,史始信而饵,身即轻,遂内引。及史疾再殆,天地丹已尽,遂薨于赐第。叶绍翁《四朝闻见录》。

张子和治武弁宋子玉,因驻军息城,五六月间暴得痿病,腰胯两足,皆不任用,躄而不行。求治于张,张察其脉,俱滑实而有力。张凭《内经》:火淫于内,治以咸寒。以盐水越其膈间寒热宿痰。新者为热,旧者为寒,或宿食宿饮在上脘皆可涌之。宿痰既尽,因而下之。节次数十行,觉神志日清,饮食日美,两足渐举,脚膝渐伸,心降肾升。更继以黄连解毒汤加当归等药,又泻心汤、凉膈散、柴胡饮子,大作剂煎,时时呷之而愈。经曰:治心肺之病最近,用药剂不厌频而少,治肝肾之病最远,用药剂不厌频而多,此之谓也。夫痿病无寒,多发于五六七月。若误作痹与脚气治之,用乌、附、乳、没、自然铜、威灵仙之类,燔针、艾火、汤煮、袋蒸,痿弱转加,如此而死者,岂亦天乎?

李成章治一人病痿。李察诸方,与治法合而不效,疑之,忽悟曰:药有新陈,则效有迟速,此病在表而深,非小剂能愈。乃热药二锅,倾缸内稍冷,令病者坐其中,以药浇之,逾时汗大出立愈。《明史》李明玉。

龚子才治一人,两足痿弱不能动,止以鹿茸、人参各五钱,又锉一剂,水煎空心温服,连进数服而愈。

孙文垣治徐氏子,年弱冠,肌肉瘦削,尻膝肿大,手肘肩颙皆肿,肿处痛热。或作风与湿痰及鹤膝鼓捶风治,病转甚。诊之,六部皆弦,其色青而白,饮食少,时当长至。曰:此筋痿也,诸痿皆不可作风治。病转甚者,以前药皆风剂耳。风能伤血,血枯则筋愈失养,况弦脉乃肝木所主,搀前而至,是肝有余而脾土受克,脾伤则饮食少而肌肉削也。经曰:治痿独取阳明。阳明者,肠与胃也。法当滋补肠胃,俾饮食日加,脏腑有所禀受,荣卫流行,气煦血濡。调养至春,君火主事之时,宗筋润而机关可利也。五加皮、薏仁、甘草、苍耳子、枸杞子、琐阳、人参、杜仲、黄檗、黄芪、防风,服二十剂而精神壮,腰膂健,饮食加。惟间有梦遗,去杜仲,加远志、当归,三十帖全愈。雄按:议论极是,方未尽善。

易思兰治一妇人,年十九,禀赋怯弱,庚辰春因患痿疾,卧榻年余,首不能举,形瘦如柴,发结若毡,起便皆赖人扶,一粒不尝者五月,惟日啖甘蔗汁而已,服滋阴降火药百帖不效。有用人参一二钱者,辄喘胀不安。其脉六部俱软弱无力,知其脾困久矣。以补中益气汤加减治之,而人参更加倍焉,服二剂遂进粥二盏,鸡蛋二枚。后以强筋健体之药,调理数月,饮食步履如常,全愈。或问曰:诸人皆用滋阴降火,公独用补中益气，何也？易曰：痿因内脏不足，治在阳明。阳明者胃也，为五脏六腑之海，主润宗筋，宗筋主束骨而利机关，痿由阳明之虚，胃虚不能生金，则肺金热不能荣养一方，脾虚则四肢不能为用。兹以人参为君，芪、术为佐，皆健脾土之药也。土健则能生金，金坚而痿自愈矣。又问：向用人参一二钱，便作喘胀，今倍用之，又加诸补气药而不喘胀，何也？曰：五月不食，六脉弱甚，邪气太盛，元气太衰，用参少则杯水车薪，不惟不胜，而反为所制，其喘胀也宜矣。予倍用之，如以大军摧大敌，岂有不剿除者哉？加减补中益气汤方：人参一钱，黄芪八分，归身八分，陈皮六分，白术八分，炙甘草五分，泽泻六分，黄檗五分，丹皮六分。

陆养愚治王庚阳，中年后患足拘挛，屈伸不利，以风湿治不效。自制史国公药酒，服之亦不效。脉之左手细数，重按则驶，右手稍和，重按亦弱。询其病发之由，告曰：始偶不谨而冒寒，便发寒热口苦，筋骨疼痛。服发散药，寒热除而口苦疼痛不减。至月余，先左足拘挛，难以屈伸，渐至右足亦然，又渐至两手亦然，手更振掉不息。医数十人，不外疏风顺气及行气行血而已。数月前，少能移动，而振动疼痛不可忍。今虽不能移动，幸不振掉疼痛。曰：若不疼痛，大事去矣。曰：不移动则不疼痛，若移动极其酸痛。曰：幸尚可药，此筋痿症也。少年房帷间，曾有所思慕而不得遂愿否？曰：早年一婢，其色颇妍，因昵之。拙荆觉而私黜他方，后极想念。本年间欲事反纵，后患遗精、白浊，今阳事久不起矣。曰：《内经·痿论》中一条云，肝气热，则胆泄口苦，筋膜干，筋膜干则筋急而挛，发为筋痿。由思想无穷，所愿不得，意淫于外，入房太甚，宗筋弛纵，发为筋痿及为白淫。又曰：筋痿者，生于疾使内也。盖思愿不遂，遇阴必恣，风寒乘虚袭之而不觉。至中年后血气既衰，寒变为热，风变为火，消精烁髓而病作。医又以风热之药治之，重耗其血，筋无所养，不能束骨而利机关，宜其病转剧也。所幸饮食未减，大便犹实。盖痿症独取阳明，阳明盛则能生气生血，未为难治。用当归、地黄、参、芪、白术、丹皮、黄檗、青蒿、山萸、枸杞、牛膝，少加秦艽、桂枝、羌活、独活煎服。又以紫河车、鹿角、龟板、虎胫骨熬膏，酒服两许，调治一月而愈。

李士材治朱太学，八年痿废，屡治无功。诊之，六脉有力，饮食如常。此实热内蒸，心阳独亢，症名脉痿。用承气汤下六七行，左足便能伸缩。再用大承气，又下十余行，手中可以持物。更用黄连、黄芩各一斤，酒蒸大黄八两蜜丸，日服四钱，以人参汤送。一月之内，去积滞不可胜数，四肢皆能展舒。曰：今积滞尽矣。煎三才膏十斤与之，服毕而痊。

倪文学四年不能起于床，李治之。简其平日所服，寒凉者十六，补肝肾者十三。诊其脉大而无力。此荣卫交虚，以十全大补加秦艽、熟附各一钱，朝服之，夕用八味丸加牛膝、杜仲、远志、萆薢、虎骨、龟板、黄檗，温酒送下七钱，凡三月而愈。

高兵尊患两足酸软，神气不足。向服安神壮骨之药不效。改服滋肾，牛膝、薏仁、二妙散之属，又不效。纯用血药，脾胃不实。诊之脉皆冲和，按之亦不甚虚，惟脾部重取之，涩而无力。此上虚下陷，不能制水，则湿气坠于下焦，故膝胫为患耳。进补中益气，倍用升麻，数日即愈。夫脾虚下陷之症，若误用牛膝等下行之剂，则下愈陷，此前药之所以无功也。

俞东扶曰：此三案精妙绝伦，以药对脉，确切不移。首案连用承气，继用参汤送寒下药，皆是独取阳明治法。末案补中益气，与大黄补泻不同，总归乎取阳明也。

喻嘉言治徐岳生，躯盛体充，昔年食指因伤见血，以冷水灌之，血凝不散，肿溃出脓血数升，小筋脱出三节，指废不伸。后两足至秋畏冷，重棉蔽之，外跗仍热，内踹独觉其寒。近从踵至膝后筋痛，不便远行。医令服八味丸，深中其意。及诊，自云平素脉难摸索，乃肝肺二部反见洪大，大为病进，时在冬月，木落金寒，尤为不宜。八味丸之桂、附，未可轻服。盖筋者，肝之合也，附筋之血，既经食指外伤，不能荣养筋脉，加以忿怒，数动肝火，传热于筋，足跗之大筋得热而短，是以牵强不便于行也。然肝木所畏者肺金，故必肺气先清，周身气乃下行。今肺脉大，则为心主所伤而壅窒，是以气不下达而足寒也。所患虽微，已犯三逆。平素脉细而今大，一逆也；肝脉大而热下传，二逆也；肺脉大而气上壅，三逆也。设以桂、附治之，壅热愈甚，即成痿痹矣。故治此患，先以清金为第一义，清金又以清胃为第一义。胃不清则饮酒之热气，厚味之浊气，咸输于肺矣。药力几何，能胜清金之任哉？金不清，如大敌在前，主将懦弱，已不能望其成功。况舍清金而更加以助火烁金，倒行逆施以为治耶？必不得之数矣。原注：后徐仍服八味，一月余竟成痿痹，卧床一载。闻最后阳道尽缩，小水全无，乃肺经之气先绝于上，所以致此。

钱叔翁形体清瘦，平素多火少痰，迩年内蕴之热，蒸湿为痰，夏秋间湿热交胜时，忽患右足麻木，冷如冰石，盖热极似寒也。误以牛膝、木瓜、防己、五加皮、羌、独之属温之。甚者认为下元虚惫，误用桂、附、河车之属补之。以火济火，以热益热，由是肿溃出脓水，浸淫数月，足背趾踵，废而不用，实为痿之变症。总为误治使然。若果寒痰下坠，不过坚凝不散已耳，甚者不过痿痹不仁已耳，何至肿而且溃黄水淋漓，腐肉穿筋耶？盖此与伤寒坏症，热邪深入经络，而生流注同也。所用参膏，但可专理元气，而无清解湿热之药以佐之，是以元老之官，而理繁治剧也。若与竹沥同事，人参固其经，竹沥通其络，则甘寒气味，相得益彰矣。徐某服人参以治虚治风，误以附子佐之，迄今筋脉短缩，不便行持，亦由不识甘寒可通经络也。今用参膏后，脾亦大旺，日食而外，加以夜食，是以参力所生之脾气，不用之运痰运热，只用之运食，诚可惜也。近者食亦不易运，以助长而反得衰，乃至痰饮胶结胸中，为饱为闷，为频咳，而痰不应。予常见肺热之人，虽产妇服参亦多此症。总为脾失其运，不为胃行津液，而饮食反以生痰，渐渍充满肺窍，咳不易出。皆由内热之故，与脾却无与。虽以治痰为急，然治痰之药，大率耗气动虚，恐痰未出而风先入也。惟是确以甘寒之药，杜风清热，润燥补虚豁痰，乃为合法。至于辛热之药，断断不可再误矣。医者明明见此，辄用桂、附无算，想必因脓水易干，认为辛热之功，而极力以催之结局耳。可胜诛哉。

按：此症实为肝经燥火郁于脾土而成，世罕知者。即喻君亦以脓水浸淫，认为湿热。予有治黄澹翁案附后。黄案未见，盖此书脱误甚多也。

卢不远治织造刘监，病痿一年，欲求速效，人亦以旦暮效药应之。二月诊之，六脉细弱，血气太虚，而其性则忌言虚，以己为内家也。然多手拥近侍之美者，此即《内经》所谓思想无穷，所愿不得，意淫于外，入房太甚，发为筋痿及白淫是也。乃直谓之曰：尊体极虚，非服人参百剂，不复能愈。若所云旦暮效者是欺也，不敢附和。遂用十全大补汤。四剂后，又惑人言，乃为阳不用参，而阴用之。至四月，参且及斤，药将百帖，而能起矣。次年七月疾作，欲再用前法加参。不信。因断其至冬仍痿，立春必死。果然。

冯楚瞻治李主政足病，疼痛不堪，步履久废。医用脚气祛风燥湿之剂，久服不效，饮食不甘，精神益惫。脉之两寸洪大而数，两关便弱，两尺更微，据脉乃上热中虚下寒也。再用祛风燥湿，则气血更受伤矣。夫治痿独取阳明，而脾主四肢，肝主筋，肾主骨，则足三阴宜并重焉。羽翼轩岐，诚在此等，余子纷纷不足数也。乃与重剂熟地、麦冬、牛膝、五味、制附子、炒黄白术，加杜仲，另煎参汤冲服，十余剂渐愈。再用生脉饮，送八味丸加牛膝、杜仲，鹿茸丸及归脾汤全瘳。

雄按：议论虽精，药未尽善。而冯氏最为玉横之所心折，故不觉所许过当也。

孙文垣治一文学，两足不酸不痛，每行动或扭于左而又坠于右，或扭于右而又坠于左，持杖而行不能正步，此由筋软不能束骨所致。夫筋者，肝之所主，肝属木，木纵不收，宜益金以制之，用人参、黄芪、白芍以补肺金，薏仁、虎骨、龟板、杜仲以壮筋骨，以铁华粉专制肝木，蜜丸早晚服之，竟愈。然则此亦筋痿病也。

邱大守侄，丁年患两手筋挛，掉不能伸屈，臂内肉削，体瘠面白，寝食大减。脉之六部俱弦，重按稍驶。询其病源，盖自去冬偶发寒热，筋骨疼痛，至仲春，寒热退而筋骨之疼不减。药无虚日，甚则三四进。佥谓是风，而治不效。孙谓此筋痿症也，乃少年多欲，且受风湿，邪气乘虚而入，医者不察天时，不分经络，概行汗之。仲景治风湿之法，但使津津微汗，则风湿尽去。若汗大出，则风去而湿存，由是气血俱虚。经云:阳气者,精则养神,柔则养筋。虚则筋无所养,渐成痿弱,乃不足之病。古人皆谓诸痿不可作风治,误则成痼疾。曰:服风药已二百剂矣,顾今奈何?曰:幸青年,犹可图也,法当大补气血。经云:气主煦之,血主濡之。血气旺则筋柔软,筋柔软则可以束骨而利机关,又何挛掉之有?以五加皮、薏仁、红花、人参、鹿角胶、龟板、虎骨、当归、丹参、地黄、骨碎补、苍耳子之类,服两月,肌肉渐生,饮食大进,两手挛掉亦瘳。

黄履素曰:余己酉夏,应试南都,与姊文吴公甫联社课艺,见公甫步履微有不便,云苦腿痛,精神固无恙也。听庸医之言,以为风湿,专服祛风燥湿之剂,形容日槁。八月间,见咯血之症,肌肉尽削,至冬而殁。即此验之,则腿足酸痛疼,不可概作风治也益明矣。腿足皆是三阴部位,多系肝肾阴虚,法宜滋补,顾反服风药以耗之,岂不速其死哉!

张三锡治一苍瘦人,每坐辄不能起,左脉微弱,右关寸独弦急无力,因酒色太过所致。用丹溪加味四物汤,不二十剂愈。后服鹿角胶调理。

一人体厚,二足行履不便,时作眩晕,以大剂二陈加南星、二术、黄檗、黄芩,入竹沥、姜汁,数剂顿愈。作痰治。

一人自觉两足热如火炙,自足踝上冲腿膝,且痿弱软痛,脉濡而数,乃湿热挟虚也。以苍术、黄檗为君,四两,牛膝二两,龟板、虎胫骨、汉防己各一两,当归二两,人参二两,山药糊丸桐子大。每服一百丸,空心盐汤送下。上方加附子。

一老人痿厥,用虎潜丸不应,后予虎潜丸加附子,遂愈。盖附子有反佐之功也。

一人两足沉重不能举,六脉沉数。询之,平居痛饮,遂作湿热治。乃以四苓、三妙,加牛膝、木通、防己,数服渐减。用健步丸调理而安。

薛立斋治举人于尚之,素肾虚积劳,足痿不能步履,复舌喑不能言,面色黧黑,谓此肾气虚寒,不能运及所发,用地黄饮子治之而愈。后不慎调摄而复作,或用牛黄清心丸之类,小便秘涩,口舌干燥,仍用前饮,及加减八味丸渐愈。又用补中益气汤而痊。

冢宰刘紫岩因劳,下体软痛,发热痰盛,用清燥汤入竹沥、姜汁,服之热痛减半,再剂而全愈。

张路玉治劳俊卿,年高挛废。或用木瓜、独活、防己、威灵仙、豨莶之类半年余,致跬步不能移动。或令服八味丸亦不应。脉之,尺中微浮而细。时当九夏,自膝至足,皆寒冷如从水中出,知为肾虚,风雨所犯而成是疾,遂与安肾丸方,终剂能步履,连服二料,绝无痿弱之患矣。

陆养愚治施凤冈母,年及五旬,患四肢削而微肿,腕膝指节间肿更甚,筋外露而青。向来月事后必烦躁一二日，因而吐血或便血一二日，服凉血药丹皮、生地、芩、连之类，三剂方止。若不服药则去血必多。近来天癸既绝，血症亦减，而肢节之症作矣，史国公药酒服之无效。数年间，苍术、乌、附、羌、防、豨莶，及活络诸汤，驱寒胜湿之剂皆遍服。今且饮食，便溺，动辄须人，挛痛尤不可忍。脉之，六部微涩，两尺缓弱尤甚。曰：始因过用寒凉，损其肝气，继则多用风燥，耗其肝血。肝主筋，今气血俱虚，筋失其养，故肿露而持行俱废。用人参、川芎、当归、首乌，少佐肉桂、秦艽为煎剂，以虎潜丸料，倍鹿角胶为丸，服月余而减，三月而持行如故，半年全瘳。雄按：用药未善。

朱丹溪治郑安人，年六十，虚而有痰，脉缓足弱，与半夏天麻白术汤，下酒芩丸愈。

一士夫因脚弱求诊，两手俱浮洪稍鼓，饮食如常，惟言问不答，肌上起白屑如麸片。时在冬月，作极虚处治。询其弟，乃知半年前，曾于背臂腿三处，自夏至秋冬节次生疽，率用五香连翘汤、十宣散与之，今结痂久矣。为作参芪白术当归膏，以二陈汤化饮之，三日后尽药一斤，白屑没者大半，病者自喜呼吸有力。补药应取效以渐，而病家反怨药不速应，自作风病论治。炼青礞石二钱半，以青州白丸作料，煎饮子顿服之。阻之不听，因致不救，书以为警云。痿症作风治多死。

薛立斋治一妇人，患血痔，兼腿酸痛似痹，此阴血虚不能养于筋而然也。宜先养血为主，遂以加味四斤丸治之愈。

一老人筋挛骨痛，两腿无力，不能步履，以《局方》换腿丸，治之而愈。

一妇人筋牵痹纵，两腿无力，不能步履，以《三因》胜骏丸，治之而瘥。河间云：脚气由肾虚而生，然妇人亦有脚气者，乃因血海虚，而七情所感，遂成斯疾。今妇人病此亦众，则知妇人以血海虚而得之，与男子肾虚类也。男女用药固无异，更当兼治七情，无不效也。因虚而成，故以入痿。

姚僧垣治金州刺史伊娄穆，自腰至脐似有三缚，两脚缓纵，不复自持。僧垣为诊脉，处汤三剂。穆初服一剂上缚即解，次服一剂中缚后解，又服一剂三缚悉解。而两服疼痹犹自挛弱，更为合散一剂，稍得屈伸。僧垣曰：终待霜降，此患当愈。及至九月遂能起行。《周书》。

琇按：此即春夏剧，秋冬瘥之痿症也。

张子和曰：宛邱军校三人皆病痿，积年不瘥，腰以下肿痛不举，遍身疮疥，两目昏暗，唇干舌燥，求治于张。张欲投泻剂，二人不从，为他医温补之药所惑，皆死。其同病有宋子玉者，俄省曰：彼以热死，我其改之，竟从治之而愈。张曰：诸痿独取阳明，阳明者胃与大肠也。此言不止谓针也，针与药同也。

王执中曰:《列子》载偃师造偈云,废其肾则足不能行。人之患此,盖肾有病也,当灸肾腧。再一再灸而不效,宜灸环跳、风市、犊鼻、膝关、阳陵泉、阴陵泉、三里、绝骨等穴。但按略酸疼处即是受病处,灸之无不效也。《资生经》。

施灵修有一里人,善酒,卧床褥者三年,灵修怜而索方于仲淳。仲淳亲诊之,知其酒病也。夫酒,湿热之物,多饮者,湿热之邪贯于阳明。湿热胜则下客于肾而为骨痿,故昔人治痿独取阳明。以五味子为君,黄连为臣,麦冬、干葛、扁豆为佐,服之愈。《广笔记》。

薛立斋治一人,年逾五十,筋骨软痿,卧床五年,遍身瘙痒,午后尤甚,以生血药治之,痒渐愈,痿少可。更以加味四斤丸治之,调理谨守年余而痊。河间云:热淫于内,而用温补药何也?盖阴血衰弱,不能养筋,筋缓不能自持。阳燥热淫于内,宜养阳滋阴,阴实则水升火降矣。

钱国宾治龙泉沈士彦,平生无病,肝气不平,过五八腿无故而软,由软至瘫,由瘫至挛,卧不起矣。遍写病状与知识求医。答之曰:能直不能屈者,其病在骨,能屈不能直者,其病在筋,筋舒则无病矣。《内经》云:心生血,肝藏血。公平生肝薄多怨,血不能养筋,筋不能束骨耳,久则冷痹而挛。彼闻此论,遣使求方。用脐带、紫河车为君,人乳、枸杞、何首乌为臣,芎、归、地黄、牛膝、红花为佐使。血旺则养筋,筋和则束骨,此药作丸服矣。外取童便数升,盛大钵内,以腿于钵上,钵放腿下,另置炭火一炉,用新瓦三四片,每片打二三块,烧红淬童便内,更易不论次数,口取热气,熏灼约一时,琇按:外治法精妙。止之。次日再如此,半月筋舒,一月能步,二月能走矣。童便味咸寒,咸能软坚,久能走血散瘀。经云:血不足者,补之以气,谓阴生于阳也。又经火气热散筋骨冷痹,藉瓦引导入筋骨之分。治法深奥,得窍者知之。

魏玉横曰:张玉书子,年近三十忽寒热头痛。时师谓伤寒也,蛮治月余,后竟不知为何病,惟昼夜喊叫痛极。延诊,问何迟?曰:人皆谓先生专用补,渠系伤寒,故不敢请。领之入视,见病人尸卧在床,发长覆额,面垢鼻煤,皮枯肉腊,状如奇鬼。脉之弦而坚,左关尺殊涩数。询其痛处,起自臂侧,下连趾踵肩背,头脑亦时抽痛,僵直莫能动,动则欲死。乃谓其父曰:此筋骨兼痿之候也。若早补,何至此极?此由少年不慎,接内之后,即远行劳役,三阴受伤。今痛自环跳穴,下连大敦、隐白、涌泉,盖三穴为肝脾肾所主,至连肩背头脑皆掣痛,督脉亦伤矣。其母私问之,果以接内后,因事疾走江干,归而疾发。其父曰:洵如是,已误治许时,今奈何?曰:幸少年血气易复,第须服药百剂,否则虽愈必跛也。与肉苁蓉、生熟地、杞子、米仁、当归、牛膝、红花、丹皮、蒌仁、麦冬之属,十剂能起坐,又十剂可杖而行。其父素悭吝,见病已起,遂勿药,从后果一足筋短一二寸,至今行路倾欹。

吴太宜人，年六旬外，病筋络抽掣，上连巅顶肩项，下至腰腹胸胁，莫不牵痛，背胀头昏，口燥心忡，便数食减，两手极热，常欲冷水浸之。诊得脉弦急而疾，曰：症即多端，均由肝火盛而血液亏，筋燥失养，久之则成痿矣。但濡以润之，可立愈也。与养荣汤加米仁、蒌仁、当归、女贞等十剂而痊。

痛　痹

方勺云：一人遍体作痛，殆不可忍。都下医或云中风，或云中湿，或云脚气，药悉不效。周言亨言是血气凝滞所致，用元胡索、当归、桂心等分为末，温酒服三四钱，随量频进，以止为度，遂痛止。盖元胡索能活血化气，第一品药也。其后赵侍制霆，因导引失节，肢体俱挛，亦用此数服而愈。《泊宅编》《本草纲目》。

钱乙本有羸疾，每自以意治之，愈而复甚。叹曰：此周痹也，入脏者死，吾其已夫。既而曰：吾能移之使在末。因自制药，日夜饮之，左手或挛不能用，喜曰可矣。所亲登东山，得茯苓大逾斗，以法啖之尽，由是虽偏废，而风骨得坚如全人。

张子和治一衲子，因阴雨卧湿地，一半手足皆不随，若遇阴雨甚，病转加。诸医皆作中风偏枯治之，用当归、白芍、乳香、没药之类，久反大便涩，风燥生，经岁不已。张以舟车丸下之三十余行，去青黄沫水五升，次以淡剂渗泄之，数日手足皆举。张曰：夫风湿寒之气合而成痹，水痹得寒而浮，蓄于皮腠之间，久而不去，内舍六腑。曰：用去水之药可也。水湿者，人身中之寒物也，寒去则血行，血行则气和，气和则愈矣。

边校白公，以隆暑时饮酒，觉极热，于凉水池中渍足，使其冷也，为湿所中，脐股沉痛。又因醉卧湿地，其痛转加，意欲以酒解痛，遂连朝而饮，反成赤痛，发间止，且六七年。往往断其寒湿脚气，以辛热治之，不效。或使服神芎丸，数服痛微减，他日复饮，疾作如前，睾囊痒湿肿硬，脐下似有物，难于行。张曰：予亦断为寒湿，但寒则阳火不行，故为痛，湿则经隧有滞，故肿。先以苦剂涌之，次以舟车丸百余粒，浚川散四五钱，微下一两行。张曰：如激剂尚不能攻，况于热药补之乎？异日，又用神祐丸百二十丸，通经散三四钱。又来日以神祐八十丸投之，续见一二行，又次日服益肾散四钱，舟车丸百余粒，约下七八行，已觉膝睾寒者暖，硬者软，重者轻也。肿者亦退，饮食加进。又以涌之，其病全瘳，疏疏风丸方与之。此不肯妄服辛热，故可治也。

张子和治梁宜人，年六十余，忽晓起梳发觉左指麻，斯须半臂麻，又一臂麻，斯须头一半麻，此及梳毕，从胁至足皆麻，大便二三日不通。医皆云风也，或药或针，皆不效。左手三部脉皆伏，比右手小三倍。此枯涩痹也，不可纯归于风，亦有火燥相兼。乃命一涌一泄一汗，其麻立已。后以辛凉之剂调之，润燥之剂濡之，惟小指次指尚麻。张曰：病根已去，此余烈也，方可针溪谷。溪谷者，骨空也。一日清和往针之，用《灵枢》中鸡足法，向上卧针三进三引讫，复卓针起，向下卧针送入指间，皆然，手热如火，其麻全去。刘河间作《原病式》，常以麻与涩同归燥门中，真知病机者也。

琇按：燥为六气之一，其为病至夥而烈，然皆病成而变者为多，故皆散入诸症，不能专立一门。

一人病湿痰肿痛，经年不能行，遇乞食道人授一方，用豨莶草、水红花、萝卜缨、白金凤花、水龙骨、花椒、槐条、甘草、苍术、金银花，共十味，煎水蒸患处，水稍温即洗之。此方已医好数人。《续金陵琐事》。

周汉卿治诸暨黄生，背曲须杖行。他医皆以风治之。汉卿曰：血涩也。刺两足昆仑穴，顷之投杖去。《明史》。

朱丹溪治何县长，年四十余，形瘦性急，因作劳，背痛臂疼，骨节疼，足心发热。可与四物汤带热下大补丸、保和丸，共六十粒，食前服。

许知可在歙川，有一贵家妇人，遍身走注疼痛，至夜则发，如虫啮其肌，作鬼邪治。许曰：此正历节症也，以麝香丸三服愈。此药专治白虎历节风，疼痛游走无定，状如虫行，昼静夜剧。《本事方》《医说续篇》。

陈良甫治一妇人，先自两足踝骨痛不可忍，次日流上于膝，一二日流于髀骨，甚至流于肩，肩流于肘，肘流于后溪。或如锤锻，或如虫啮，痛不可忍，昼静夜剧，服诸药无效。陈诊之，六脉紧，曰：此真历节症也，非解散之药不能愈。但用小续命汤一剂而效。邓安人夏月亦病历节，痛不可忍，诸药不效，良甫诊之，人迎与心脉虚。此因中暑而得之，令先服酒蒸黄连丸，众医莫不笑。用此药一服即愈，自后与人良验。《良方》。

宋青龙中司徒颜奋女，苦风疾，一髀偏痛。有人令穿地作坑，取鸡矢荆叶燃之，安胫入坑中熏之，有长虫出，遂愈。《范汪方》《本草纲目》。

龚子材治张太仆，每天阴，即遍身痛如锥刺，已经数年。左脉微数，右脉洪数，乃血虚有湿热也。以当归拈痛汤加生地、白芍、黄檗，去人参，数剂而瘳。

张子和治麻先生妻，病代指痛不可忍，酒调通经散一钱，半夜大吐，吐毕而痛减。因叹曰：向见陈五曾病此，医以为小虫伤，或以草上有毒物，因触之，迁延数月，脓尽方已，今日观之，可以大笑。

孙真人云：予以贞观五年七月十五日夜，以左手中指背解著庭木，至晓痛不可忍，经十日，痛日深，疮日高大，色如熟小豆色。常闻长者之论有此方，遂依治之，手下即愈，痛亦除，疮亦即瘥，未十日而平复。杨炎南行方著其效云：其方取蒲公草，捣敷肿上。《千金方·序》。

琇按：上二症即世俗所谓木蛇咬也，张说似不然之。

虞天民治一男子，四十岁，因感风湿，得白虎历节风症，遍身抽掣疼痛，足不能履地者三年，百方不效，身体羸瘦骨立，自分于死。一日梦人与木通汤服愈，遂以四物汤加木通服，不效。后以木通二两锉细，长流水煎汁顿服，服复一时许，遍身痒甚，上体发红丹如小豆大粒，举家惊惶，随手没去，出汗至腰而止，上体不痛矣。次日又如前煎服，下体又发红丹，方出汗至足底，汗干后，通身舒畅而无痛矣。一月后，人壮气复，步履如初。后以此法治数人皆验。

潘埙曰：予少时读书郡学，夏月洗足，风湿搏于右足外踝，注痛十余年，足跟不仁。宦游北方，少愈，归老又发，前后几四十年，沉痼之疾也。嘉靖丁未，右臂亦遭此患，牵连上下手腕及指，将成偏痹，用药宣通驱逐，敷贴攻熨，百治不效，盖风邪入于筋骨，药力莫能达也。予思骨必有窍，喘息呼吸，百骸相通，邪气因乘虚而入，亦可引之而出，又思手居上体，出路颇近，先从手臂试之。心之所注，气必至焉。元门运气之法，不过如是。乃澄心静虑，每夜侧卧，右臂向上，伸手平弹，以意从肩井骨窍中，步步存想而下，直至指尖，复徐徐引气而上，过两腕，直至肩井旁，分一路穿颈入喉出口，细细吐之。每夜如是行者往复十数遍，倦则止。行之二三夜，意熟路通。又四五夜，觉骨窍中有一线气随意想上行，微微牵通。至十数夜，觉肩井红肿生小疮，而腹亦微痛。盖恶气上冲肩井旁一路，由喉下坠入腹，不能尽从口中吐出也。乃用拔毒膏帖肩井，疮溃而成脓，腹自利二三遍，痛止而右臂豁然通矣。因思足外踝，岁虽久而病根所发，道虽远而骨窍相通。亦如前法，侧卧伸足，以意存想，以渐引气过膝，穿腿入腹，则恶气注腹而大痛，口不及引之而出也。忽一日大泻四五遍，臭味极恶，而足病亦瘳。此殆神启愚衷，独得灵异之诀，至妙至妙者欤，而昔人未之有行也。诸记室。

琇按：此与景岳之父，导痰饮之法颇宜参阅。张案在饮门。

孙文垣治姚画老夫人，年几七十，右手疼不能上头。医者皆以中风治不效，益加口渴烦躁。诊之，右脉浮滑左平，曰：此湿痰生热，热生风也。治宜化痰清热，兼流动经络，乃可瘳也。二陈汤，倍加威灵仙、酒芩、白僵蚕、秦艽，四剂病去如失。

吴少溪有酒积，常患胃脘痛，近又腰眼足跟肢节皆痛。孙曰：此由湿热伤筋，脾肺痰火所致，法宜清肃中宫，消痰去湿，俾经络流通，筋骨自不疼矣，切不可作风痛而用风剂。以二陈汤加威灵仙、苍术、黄檗、五加皮、枳实、葛根、山栀子进之，肢节痛减。改用清气化痰丸加瓦楞子、苍术、枳实、姜黄，用竹沥、神曲打糊为丸，调理而安。

李妓体素肥，患痛风，自二月起至仲冬，诸治不效。六脉大而无力，手足肢节肿痛，两胯亦痛，不能起止，肌肉消半，日仅进粥二碗，月汛两月一行，曰：此行痹也。以人参、白术、薏仁各三钱，当归、枸杞、杜仲、龟板、苍耳子各二钱，晚蚕砂、秦艽、防风各一钱，附子、甘草、桂枝、黄檗各五分，五帖痛止肿消。改用归芍六君子加薏仁、丹参、红花、石斛、紫荆皮，三十帖全愈。案中孙胡为友人昵此妓，无力赎之，孙乃力肩治愈，设法卒归。其人为良家妇，兹以文繁节之。

崔百原，年四十余，为南勋部郎，患右胁痛，右手足筋骨俱痛，艰于举动者三月，医作偏风治之，不效。孙视其色苍神困，性多躁急，脉左弦数，右滑数。时当仲秋，曰：此湿痰风热为痹也。脉之滑为痰，弦为风，数为热。盖湿生痰，痰生热，热壅经络，伤其荣卫，变为风也，非假岁月不能愈。与二陈汤加钩藤、苍耳子、薏仁、红花、五加皮、秦艽、威灵仙、黄芩、竹沥、姜汁饮之，数日手足之痛渐减，胁痛如旧。再加郁金、川芎、白芥子，痛俱稍安，嘱其慎怒，内观以需药力，遂假归调养半年而愈。

夏益吾肢节肿痛，手足弯肿痛尤甚，不能动止，凡肿处皆红热，先起于左手右足，五日后又传于左足右手，此行痹症也。且喘咳，气涌不能睡。脉之，左浮数，中按弦，右滑数，乃湿热风痰，壅遏经络而然。以苍术、姜黄、薏仁、威灵仙、秦艽、知母、桑皮、黄檗、酒芩、麻黄，服下右手肿消痛减。夜服七制化痰丸，而嗽止得睡。再两剂，两足消半。左手经渠、列缺穴边肿痛殊甚，用薏仁、苍术、秦艽、甘草、花粉、五加皮、石斛、前胡、枳壳、威灵仙、当归，旋服旋愈。

一妇人，年五十余，向来小水短少，今则右背盐匙骨边一点痛，夜尤甚，已半月，治不效。且右边手肢节皆胀痛，筋皆暴起，肌肉上生红点子。脉两手皆滑数，右尺软弱。乃湿热伤筋而起痛痹，以东垣舒筋汤为主，两帖而愈。

族孙壮年患遍身筋骨疼痛，肢节肿痛，痛处如虎啮，如火燎，非三五人不能起居，呻吟不食，医投疏风之剂不应。又以乳香、没药活血止痛亦不应。诊之，六脉浮紧而数，曰：此周痹也，俗名白虎历节风，乃湿热所致。丹溪云：肿属湿，痛属火，火性速，故痛暴而猛。以生地、红花、酒芩、酒连、酒柏、秦艽、防风、羌活、独活、海桐皮、威灵仙、甘草，四帖痛减大半。再加赤芍、当归、苍耳、薏仁，去独活、秦艽，又八剂全愈。

陆养愚治孙监司，体肥畏热，平时澡浴，每以扇代拭，后因丧子悲哀，不思粥饭，惟恣饮自解，忽脊背似胀，渐及肘膝酸疼。医谓脉气涩弱，骨节酸疼，乃血虚火郁也，用四物汤加丹皮、山栀、香附等，十剂不效。改用牛膝、首乌、枸杞辈，又十剂亦不效。再用鹿胶、虎骨、河车，病如故，举止甚艰，时时令人热手附摩，初则轻按如刺，良久虽重亦不痛矣。脉极浮，极滑，中按即和。诊毕，以溢饮症对。问出何书？曰：仲景《要略》云：饮水流行，归于四肢，当汗出而不汗出，名曰溢饮。今闻澡浴不拭，是外之水湿，侵入皮肤矣。又悲忧饮酒，《内经》谓悲哀伤肺，肺伤则分布之令失，且又过饮，则内之水湿能不溢于经络乎？其特甚于阳分部位者，外湿不拭，阴处热而易干，阳处冷而难干。又酒性属阳，故其湿亦并溢于阳分也。治法：溢饮者，当发其汗。时天气颇寒，令构一密室，四围生火，以热汤置浴桶中，乘腹饱时浴之良久。投药一剂，用防风五钱，苍术三钱，麻黄、苏叶、羌活、独活、威灵仙、甘草各一钱，煎一二沸，热服一满碗。频添热汤，浴至汗透方止，逾时便觉身体宽畅，夜间甚安。间三日又为之，如是五次，遍体轻快，病全去矣。因浴得病，即以浴治之，所谓求其属以衰之也。由此类推，可以应无穷之变矣。

邵南桥子，壮年患遍身筋骨疼痛，肢节肿胀，痛处热如火煅，饮食不下，呻吟不已。其脉浮之而数，沉之而涩，曰：此似白虎历节症，而其因总不出于血虚有火。若误以为风气，投表散燥热之药，病必增剧。用生地、当归、白芍、红花、酒芩、秦艽、花粉、连翘，数剂减半，十剂全瘳。

李士材治陆文学，两足麻木。自服活血之剂不效，改服攻痰之剂又不效。半载后，手亦麻，左胁下有尺许不知痛痒。曰：此经所谓著痹也。六脉大而无力，气血皆损。用神效黄芪汤加茯苓、白术、当归、地黄，十剂后有小效。更用十全大补，五十余剂始安。

王孝廉久患流火，靡药勿尝，病势日迫。李曰：经年之病，痛伤元气，非大补气血不可。彼曰：数日前，曾服参少许，痛大作，故不敢用。李曰：病有新久之不同，今大虚矣，而日从事于散风清火，清火则脾必败，散风则肺必伤。言之甚力，竟不能决，遂不起。

一人遍体疼痛，尻体皆肿，足膝挛急。李曰：此寒伤荣血，脉筋为之引急，《内经》所谓痛痹也。用乌药顺气散，七剂而减。更加白术、桂枝，一月而愈。

冯楚瞻治李相国讳之芳，当耿逆之变，勤劳军旅，左臂强硬作痛，上不能至头，下不能抚背，医与驱风活络不效，且大便圆如弹子。以书有粪如羊矢者不治，深以为忧。诊之，六脉大而迟缓无神，知为中气久虚，荣卫不能遍及肢末，乃有偏枯之象。至其大便，亦由中气不足，命门火衰，以致运行不健，转输迟滞，糟粕不能连接直下，犹蜣螂之转丸，故圆而且大，非若关格之病，津液燥槁，肠胃窄细，致黑小如羊粪者。然宜空心服八味加牛膝、杜仲，以培其本；食远以加减归脾，加甜薄桂，以壮其标。元阳得旺，则运行健而大便自调；气血既充，则肢节和而臂强自愈矣。如法而痊,精神更倍。

卢不远治张二如病,脊膂痛,艰于起拜,形伛偻,楚甚。脉之以为精虚,须龟鹿四仙膏一大剂,服三月方可愈。彼不信,越三年,再求治,用四仙膏一料,佐以透冰丹二十粒,全愈。或问故,曰:此房后风入髓中也,骨气不精,故屈伸不利,用透冰以祛肾风,用四仙以填骨髓,病去精满,百体从合矣。顾渠三年之中,未尝不服补精血祛风邪之药。不知药不可笼统而用,须精专,必使之填髓入骨中,透风自骨出,斯为合法耳。

孙文垣治程参军,年六十四,向以乏嗣,服下元药太多,冬月单袴立溪边,督工受寒,致筋骨疼痛,肩井、缺盆、脚膝、跟踝及骨节动处,皆红肿而痛,卧床三年。或认为虚、为寒、为风、为湿,百治不效,腿间大肉尽消,惟骨节合处肿大而痛。脉之弦涩有力,知为湿热痰火被寒气凝滞,固涩经络也。所喜目中精神尚在,胃气未全损。其小便在器,少顷则澄结为砂,色红而浊。两膝下及脚趾,皆生大疮,疮靥如靴钉状,皆由向服春方所致。为先逐经络凝滞,然后健脾消痰,俾新痰不生,血气日长,后以补剂收功,斯得也。以新取威灵仙一斤,装新竹筒中,入烧酒二斤,塞筒口,刮去青皮,重汤煮三炷官香为度,取出晒干为末,用竹沥打糊为丸桐子大,早晚酒送一钱,日服二次。五日后,大便去稠黏痰积半桶,肿痛减大半。改以人参、石斛、苍术、黄檗、薏仁、苍耳子、牛膝、乌药叶、龟板、红花、犀角、木通,煎服二十帖,又用前末药服三日,又下痰积如前之半。仍以前药服半月,又服末药三日,腹中痰渐少。乃以虎骨、晚蚕砂、苍术、黄檗、丹参、杜仲、牛膝茎叶、薏仁、红花、五加皮、苍耳子、龟板,酒打糊为丸梧子大,每空心服七八十丸,外以丹溪保和丸,食后服,半年全愈。

孙质庵患痛风,两手自肩颙巨骨下臂臑上。及曲池,肘弯处三里上。以至手梢,两足自膝及跟尻,肿痛更甚,痛处热,火流注也。饮食少,伏褥者三年。脉之皆弦细而数,面青,肝色。肌瘦,火多。大小腿肉皆瘦削。三阴虚损。曰:此得之禀气弱,下虚多内以伤其阴也。燕地多寒,今血虚则筋失养,故荣不荣于中,气为寒束,百骸拘挛,故卫不卫于外,是名周痹。治当养血舒筋,疏湿润燥,使经络通畅。待痛止,即以大补阴血之剂,实其下元。先与五加皮、苍术、黄檗、苍耳子、当归、红花、薏仁、羌活、防风、秦艽、紫荆皮,二十剂,筋渐舒,肿渐消,痛减大半。更以生地、龟板、牛膝、苍术、黄檗、晚蚕砂、苍耳子、薏仁、海桐皮、当归、秦艽,三十剂,肿痛全减。戒之曰:难足而易败者,阴也。须痛绝酒色,以固根本,斯刀圭可恃。乃用仙茅为君,杞子、牛膝、鹿胶、虎骨、人参为臣,熟地、黄檗、晚蚕砂、茯苓、苍耳子为佐,桂心、秦艽、泽泻为使。蜜丸,服百日腿肉长充,精神复旧。

俞东扶曰:此案论治处方俱精当,叶案有蓝本于此者。

薛立斋治一男子，先腿肿，后四肢皆痛，游走不定，至夜益甚，服除湿败毒之剂不应。诊其脉滑而涩，此湿痰浊血为患。以二陈汤加苍术、羌活、桃仁、红花、牛膝、首乌，治之而愈。凡湿痰湿热，或死血流注关节，非辛温之剂，开发腠理，流通隧道，使气行血和，焉能得愈？

一男子肢节肿痛，脉迟而数，此湿热之症。以荆防败毒散加麻黄，二剂痛减半。以槟榔败毒散，四剂肿亦消。更以四物汤加二术、牛膝、木瓜，数剂而愈。

一妇人两腿作痛，时亦走痛，气短自汗，诸药不应。诊之，尺脉弦缓，此寒湿流注肾经也，以附子六物汤治之而愈。但人谓附子有毒，多不肯服。若用童便炮制，何毒之有？况不常服，何足为虑？薛中气不足，以补中益气汤加附子，服之三年，何见其毒也？经云：有是病，用是药。

冯楚瞻治唐某，患左足左手骨节疼痛，势如刀割，旦夕呼号，既而移至右手右足皆遍矣。或用祛风活络之剂不效。见其口燥咽干，误作流火，投以凉剂，幸而吐出。神气疲困，六脉洪弦，此气血久虚，筋骨失养，将成瘫痪之候。惟宜大用熟地、当归、白芍，养血为君；银花、秦艽，少借风势以达药力于筋骨为臣；牛膝、续断、杜仲，以调筋骨为佐；更用桂枝、松节，以鼓舞药性，横行于两臂为引；再用参、术以固中培元。调理半月，渐瘳。后以生脉饮，送八味丸加牛膝、杜仲、鹿茸、五味子各四五钱，日中仍服前剂，始能步履。更以大补气血，强筋壮骨之药，以收全功。未几，其室人因日夜忧劳，亦患是症，六脉沉微，右手足疼痛，既而不流于左，而竟攻之于里，胸脘痞闷恶心，疼痛欲绝。知为内伤日久，寒邪不为外达，直中阴分，宜急温之。以人参、白术各五钱，肉桂、附子各二钱，浓煎，徐徐温服。次日脉少起，胸中病痛闷大减，身有微热，左亦略疼，此阳气还表，寒邪欲外散之机也。照方再服，内症渐平。惟手足之痛尚在，然亦不甚，以参、术补中为君，归、芍养血为臣，杜仲、续断、牛膝、秦艽、桂枝，舒筋活络为佐，全愈。夫痛风止有五痹，皮痹、脉痹、肌痹、骨痹、筋痹，未闻有脏腑之痹也。然经曰：寒气胜者为痛痹。又曰：其留连筋骨间者疼久，其留皮肤间者易已，其入脏者死。可不慎欤！

薛立斋治一妇人，肢节作痛，不能转侧，恶风寒，自汗盗汗，小便短，虽夏亦不去衣，其脉浮紧。此风寒客于太阳经，用甘草附子汤，一剂而瘥。

一妇人月经不调，且素有痛风，遇劳必作，用众手重按稍止。此气血俱虚，用十全大补加独活而痛痊。用六味丸、逍遥散而经调。

一妇人肢体作痛，面色萎黄，时或赤白，发热恶寒，吐泻食少，腹痛胁胀，月经不时，或如崩漏，或痰盛喘嗽，头目眩痛，或五心烦热，口渴饮汤，或健忘惊悸，盗汗无寐等症，卧床年许。悉属肝脾亏损，气血不足所致，用十全大补、加味归脾兼服月余，诸症悉痊。

张仲景治妇人六十二种风，及腹中血气刺痛，以红蓝花酒主之。红花一味，以酒一大碗，煎减半，顿服一半，顷之再服。

喻嘉言治张令施弟伤寒坏症，两腰偻废，彻夜痛叫，百治不效。脉亦平顺无患，其痛则比前大减。曰：病非死症，但恐成废人矣。此症之可转移处，全在痛如刀刺，尚有邪正互争之象。若全不痛，则邪正混为一家，相安于无事矣。今痛觉大减，实有可虑。病者曰：此身既废，命安从活？不如速死。欲为救全，而无治法。谛思良久，谓热邪入两腰，血脉久闭，不能复出，止有攻散一法。而邪入既久，正气全虚，攻之必不应。乃以桃仁承气汤，多加肉桂、附子，二大剂与服，服后既能强起，再仿前意为丸，服至旬余全安。此非昔人之已试，一时之权宜也，然有自来矣。仲景于结胸症有附子泻心汤一法，原是附子与大黄同用。但在上之症气多，故以此法泻心。然在下之症多血，独不可仿其意，而合桃仁、肉桂，以散腰间血结乎！后江古生乃弟伤寒，两腰偻废痛楚，不劳思索，径用此法，二剂而愈。

陈洪章治沈沃田，年七十余，左臂及指拘挛不能伸舒，食减神惫。或谓老人虚弱，用补剂以致日甚。陈诊之，曰：此由风湿邪郁胸脾，波及四肢。用二陈汤加芒硝、砂仁，以薏苡仁三两煎汁煎药，连服四剂，病去大半。去硝，仍用二陈，又服六剂而全愈。沃田手札新案。

立斋治一妇人，肢节肿痛，胫足尤甚，时或自汗，或头痛。此太阳经湿热所致，用麻黄左金汤，二剂而愈。

昔有人患足痹者，趁舟，见舟中一袋，以足倚之，比及登岸，足以善步。及询袋中何物，乃木瓜也。《本草备要》。

王执中云：有贵人手中指挛，已而无名指亦挛，医为灸肩颙、曲池、支沟而愈。支沟在腕后三寸。或灸风池，多有不灸支沟，或灸合谷云。

李景中中丞，传筋骨疼甚如夹板状，痛不可忍者，将骡子修下蹄爪，烧灰存性，研末，或酒，或白汤，调服立愈。《广笔记》。

雄按：此方治臁疮久不愈者甚效。干者麻油调敷，湿者糁之。

马元仪治陈氏妇，患痛痹，手足瘛疭，周身尽痛，不能转侧，口干躁烦。脉之弦数兼涩，此阳明津液不足，则生热，热极则生风。手足瘛疭者，风淫末疾也；口干烦躁者，火邪内炽也。惟专滋阳明，不治风而风自息，不治痛而痛自除矣。用生首乌一两，生地五钱，黄连、黄芩、秦艽、半夏曲、枳壳、桔梗各一钱，四剂症减六七，又数剂而痊。

张氏子周身掣痛，头不可转，手不能握，足不能运，如是者半月矣。诊之，两脉浮虚。浮虽风象，而内痛者，脉亦浮而无力。以脉参症，当是劳倦伤中，阳明不治之候也。阳明者，五脏六腑之海，束筋骨而利机关，不治则气血不荣，十二经脉无所禀受而不用矣。卫中空虚，荣行不利，故相搏而痛也。法当大补阳明气血，不与风寒湿成痹者同。用人参二钱，黄芪、当归各三钱，炙甘草、桂枝、红花各五分，秦艽一钱。两剂脉和而能转侧，去桂枝、加白术、肉桂、杞子、熟地等，调理半月而安。夫病有虚实不同，治法因之而异。风寒湿所致者，气滞于内而为痹、邪踞于表而为痛，病之实者也。阳明中虚所致者，血不养筋而为痛，气虚于内而不运，病之虚者也。其实者急在邪气，去之不速，留则生变也；其虚者急在正气，补之不早，愈久愈剧也。凡病皆然，不独此也。书之以为见病治病者鉴。

袁某患痛痹，身及手足掣痛，彻夜不得安卧，发热口燥，胸满中痛，两脉弦，右关独大，此胃热壅闭，为阳明内实症也。阳明之气，不能充灌周身，十二经脉不得流利，故肢体不能自如。琇按：此与上条一虚一实，恰是对面。此类观之，最足启发心思增识力。以调胃承气加黄连、秦艽，一剂大便得通，再剂症减六七。改用清胃和中之剂，调理而愈。

吴汉章痛风发热，神昏妄言见鬼，手足瘛疭，大便不行。此胃津伤而肝木生火，内炽则便闭神昏，外攻则发热身痛也。法当滋其内，则火自息，风自除，痛自止矣。用生首乌、蒌仁、黄连、知母、枳壳、桔梗、桂枝、秦艽，一剂渐减。但心神不安，如在舟车云雾中，不能自主，改用人参、炙草、生地、麦冬、远志、枣仁、茯神、贝母、橘红、羚羊角，三剂，再与归脾汤，调理数日而安。

杜汉飞患周身流走作肿，手不能握，足不能履，已三月。脉之浮大而数，发热口干。此阴虚生内热，热胜则生风，风性善行，伤于筋脉，则纵缓不收，逆于肉理，则攻肿为楚也。用生地五钱，酒炒芩、连各一钱，红花五分，盖苦以胜热，辛以散风也。二剂得酣睡，数剂而诸苦若失。

治臂腿之间，忽一两点痛若着骨不可忍。芫花根，研为细末，米醋调，随大小敷之立效。医云：此陶成一医者方，曾以治一妇人产后得此疾者，良验。但敷贴不住，须以纸花覆其上，用白绢札定也。《百乙方》。

立斋治徐工部宜人，先两膝痛，后至遍身骨节皆痛，脉迟缓，投羌活胜湿汤及荆防败毒散加渗湿药不应，次以附子八物汤，一剂痛悉退，再服而愈。若脉洪数而痛者，宜服人参败毒散。

张子和治一税官，病风寒湿痹，腰脚沉重浮肿，夜则痛甚，两足恶寒，经五六月间，犹棉缠靴足。腰膝皮肤，少有跣露，则冷风袭之，流入经络，其痛转剧，走注上下，往来无定，其痛极处，便拥急而肿起，肉色不变，腠理间如虫行。每遇风冷，病必转增，饮食转减，肢体瘦乏，须人扶掖，犹能行立。所服者，乌、附、姜、桂，种种燥热，燔针着灸，莫知其数，前后三年不愈。一日命张脉之，其两手皆沉滑有力。先以导水丸、通经散各一服，是夜泻二十余行，痛减过半。渐服赤茯苓汤、川芎汤、防风汤。此三方在《宣明论》中，治痹方是也。日三服，煎七八钱，漐漐然汗出，又作玲珑灶法熏蒸。若热病反剧，诸汗法古方亦多有之，惟以吐发汗者，世罕知之。故尝曰：吐法兼汗，良以此夫。

常仲明病湿痹，五七年矣。张令上涌之后，可泻五七次，其药则舟车、浚川、通经、神祐、益肾，自春及秋，必十余次方能愈。公之疾不必针灸，与令嗣皆宜涌，但腊月非其时也。欲俟春时，恐余东迈。今姑屏病之大势，至春和时，人气在上，可再涌之以去其根。卒如所论而愈。

缪仲淳治高存之长郎，两年腹痛，服参、地、归、芍、陈皮、白术等药而愈。愈后又患臂痛，每发一处，辄于手臂指屈伸之间，肿痛不可忍，三四日方愈。痛时在手即不能动，曰：此即前病之余，虚火移走为害也。立丸方，凡四五更，定服至此方全愈。生地一斤，丹皮蒸六两，萸肉八两，茯苓人乳拌蒸六两，山药八两，泽泻六两，天冬六两，麦冬八两，五味八两，牛膝酒蒸八两，黄檗蜜炒八两，枸杞八两，砂仁二两，甘菊花八两，何首乌一斤，虎前胫骨二对酥炙，蒺藜炒去刺十两，菟丝三两，蜜丸，每服五钱，空心白汤下。

一妇人臂痛肢挛，不能伸屈，遇寒则剧，脉紧细，正陈良甫所谓肝气虚，为风寒所中，流于血脉经络，搏于筋，筋不荣则干急而为痛。先以舒筋汤，更以四物汤加丹皮、泽兰、白术，治之而痊。亦有臂痛不能举，或转左右作痛，由中脘伏痰，脾气滞而不行，宜茯苓丸，或控涎丹治之。

胡县丞遍身走痛，两月后左脚面结肿，未几腿股又患一块，脉轻诊则浮，重诊迟缓，此血气不足，腠理不密，寒邪袭虚而然。以加减小续命汤四剂，及独活寄生汤数剂，疼痛顿去。更以托里药，倍加参、芪、归、术、百帖而愈。

施沛然治许户部赞勿患痛痹，不能步履者浃旬矣，遍治无效。诊之曰：病得之暮不收拒，数见风露，立而使内，扰其筋骨。许曰：然，然未有语其因者。畴昔之夏，祝融肆虐，竹筐几床，如焚如炙，移榻露处，凉风拂拂，越女挥扇，齐姬荐席，行女坐卧，匪朝伊夕，岂以斯故，乃撄厥疾。曰：无难也，当为起之。乃饮以丹参虎骨酒，萆薢蠲痹汤，不一月而病若失，步履如常矣。

蒋仲芳治张莳官，年十九，春来遍身筋骨疼痛，渐生小骨，久药不效。视其身，累累如龙眼，盖筋非骨也。因湿邪气入筋，缩结而然，譬之颈疬结核而硬，岂真骨乎？遂针委中、大椎以治其后，内关、三里以治其前，内服当归、生地、白术、秦艽、桂枝、桑枝、炙草、羌活、米仁、牛膝、生姜，入酒三分以助药力，数日其骨渐小，一月尽消。

刘云密治一女子，年三十外，病冬月怯寒，并头痛背重坠而痛，下引腰腿及腿肚痛甚，右臂痛不能举。医以五积散为主，加羌活、乌药，以散凝寒而行滞，似亦近之。然但除怯寒与腰痛，而头、腿肚及右臂之痛，只小愈耳，至背之重坠而痛，毫未减。盖止知散寒，而不知达阳，止知行胃、肾之气，而不知达胸中之阳也。夫阳气受于胸中，而背固胸之府也。因简方书，有以姜黄为君，而用羌活、白术、甘草四分之一，乃加入附子三分，服头饮，则诸痛去其三。再如前剂，用其三分之一，与前渣同煎，服竟而诸症霍然。此以姜黄达上焦之阳，为其能不混于治血，且不等于治气之味也。

徐灵胎曰：天下有治法不误，而始终无效者，此乃病气深痼，非泛然之方药所能愈也。凡病在皮毛荣卫之间，即使病势极重，而所感之位甚浅，邪气易出。至于脏腑筋骨之痼疾，如劳怯痞膈，风痹痿厥之类，其感非一日，其邪在脏腑筋骨，如油之入面，与正气相并，病家不知，屡易医家。医者见其不效，杂药乱投，病日深而元气日败，遂至不救，不知此病非一二寻常之方所能愈也。今之集方书者，如风痹大症之类，前录古方数首，后附以通治之方数首，如此而已。此等治法，岂有愈期？必当遍考此病之种类，与夫致病之根原，及变迁之情状。并询其历来服药之误否，然后广求古今以来治此症之方，选择其内外种种治法，次第施之。又时时消息其效否，而神明变通之，则痼疾或有可愈之理。若使执数首通治之方，屡试不效，其计遂穷，未有不误者也。故治大症必学问深博，心思精敏，又专深久治乃能奏效。世又有极重极久之病，诸药罔效，忽服极轻淡之方而愈者。此乃其病本有专治之方，从前皆系误治，忽遇对症之药，自然应手而痊也。

大活络丹，治一切中风瘫痪，痿痹痰厥，拘挛疼痛，痈疽流注，跌扑损伤，小儿惊痫，妇人停经。白花蛇、乌梢蛇、威灵仙、两头尖俱酒浸，草乌、天麻、煨全蝎去毒、首乌黑豆水浸、龟板炙、麻黄、贯众、炙草、羌活、官桂、藿香、乌药、黄连、熟地、大黄蒸、木香、沉香，以上各二两，细辛、赤芍、没药去油另研、丁香、乳香去油另研、僵蚕、天南星姜制、青皮、骨碎补、白蔻、安息香酒熬、制附子、黄芩、蒸茯苓、香附酒洗浸焙、元参、白术，以上各一两，防风二两半，葛根、虎胫骨炙、当归各一两半，血竭另研七钱，地龙炙、犀角、麝香另研、松脂各五钱，牛黄另研、冰片另研，各一钱五分，人参三两，共五十味为末，蜜丸如桂圆核大，金箔为衣，陈酒送下。徐灵胎曰：顽痰恶风，热毒瘀血，入于经络，非此方不能透达。凡肢体大症，必备之药也。方书亦有活络丹，只用地龙、乳香等四五味，此乃治藜藿人实邪之方，不堪用也。

叶天士治吴某，脉弦小数，形体日瘦，口舌糜碎，肩背掣痛，肢节麻木，肤膝瘙痒,目眩晕耳鸣,已有数年。此操持积劳,阳升内动,旅动烁筋损液,古谓壮火食气,皆阳气之化。先拟清血分中热,继当养血熄其内风,安静勿劳,不致痿厥。生地、元参、天冬、丹参、犀角、羚羊角、连翘、竹叶心。丸方:何首乌、生白芍、黑芝麻、冬桑叶、天冬、女贞子、茯神、青盐。

肿　胀

黄锦芳曰:水肿之症,至为繁杂,有风有水,风湿、风痰、风热、风毒,与夫水湿、水气、湿热、食积,诸虚夹杂等症,然总不越以水为害。大约阳脏多热,热则多实;阴脏多寒,寒则多虚。先滞于内而后及于外者多实,先肿于表而后及于里者多虚。小便红赤,大便闭结者多实;小便清利,大便稀溏者多虚。脉滑而不远者多实,脉浮而微细者多虚。形色红黄,声音如常者多实;形色憔悴,声音短促者多虚。少壮气道壅滞者多实,中衰劳倦气怯者多虚。若但肿而不胀,则病在水,而气不坚。凡一切枳实、槟榔、枳壳、丁香、白蔻、故纸、沉香,下气迅利之药,切勿轻投。犹之臌胀在气,则一切升提呆补之药,亦勿轻用也。余族一人病水肿,六脉浮濡满指,而右寸尤甚。按其肿处浮而不起,知其水溢于肺,所服之药,皆破气破血之品,病安得愈?以连翘、栀子、茯苓、泽泻、牛膝、滑石、葶苈、木通、防风、苍术,轻平之药投之,数服而愈。

叶天士治陈某肿胀,进神芎导水丸,二日所下,皆粘腻黄浊形色。前议腑气窒塞,水湿黏滞,浊攻犯肺为痰嗽,水渍脉隧为浮肿。大凡经脉六腑之病,总以宣通为是。《内经》云:六腑以通为补。今医不分脏腑经络,必曰参、术是补,岂为明理?然肢节足跗之湿,出路无由,必针刺以决其流,内外冀可皆安。戊己丸三钱,用二日后,再进前药一服。

徐灵胎曰:句句名言,腹满等症,必须有出路,故人兼以针刺为治。但其道甚微,不知其理而蛮针之,反有大害。又曰:胀满之为病,即使正虚,终属邪实,故古人慎用补法。又胀必有湿,有湿则有热,《内经》所以指为热证。若用温补之药,即兼通利之品,而臣不胜主,贻误必多。又曰:胀满必有有形之物,宜缓缓下之。

叶天士治朱某,初因面肿,邪干阳位,气壅不通,二便皆少。桂、附不应,即与导滞。滞属有质,湿热无形,入肺为喘,乘脾为胀,六腑开合皆废,便不通爽,溺短浑浊,时或点滴,舌绛口渴。腑病背胀,脏病腹满,更兼倚倒,左右肿胀,随著处为甚,其湿热布散三焦,明眼难以决胜矣。经云:从上之下者治其上。又云:从上之下而甚于下者，必先治其上，而后治其下。此症逆乱纷更，全无头绪，皆不辨有形无形之误，姑以清肃上焦为先，飞滑石钱半，大杏仁去皮尖十粒，生薏仁三钱，白通草一钱，鲜枇杷叶去毛三钱，茯苓皮三钱，淡豆豉钱半，黑山栀壳一钱，急火煎五分服。此手太阴肺经药也，肺气窒塞，当降不降，杏仁微苦则能降，滑石甘凉渗湿解热，薏仁、通草淡而渗气分，枇杷叶辛凉能开肺气，茯苓用皮，谓诸皮皆凉，栀、豉宣其陈腐郁结。凡此气味俱薄，为上焦药，仿齐之才轻可去实之义。

徐灵胎曰：喘胀用此方甚合，足见心思灵巧，如此等治法真堪汇入医案。

一宦者，年已近耄，因劳倦伤脾，脾虚病疟，疟愈而脾胃之虚日益，旋病肿，此时饮食尚进，起居亦不甚衰，正宜补中益气汤，随症加减，以调脾胃元气。后用《金匮》肾气丸，补肾行水，使肿自消，始为至治。乃日以泽泻、猪苓、柴胡、葛根、厚朴、陈皮等药，朝饵暮餐，咸不知返。两月后真气克削无余，肿胀弥剧，喘息不得眠者六昼夜。更一医，犹以为肺病，而用苏子、芥子、二母、二冬之类，卒至汤饮俱废而死。王宇泰曰：手足浮肿，未必成水也。服耗气利水之药而不已，则水病成矣。赵养葵曰：肾虚不能纳气归元而作喘，徒从事于肺者，执流而忘源也。惜哉！

扁鹊玉壶丸，治命门火衰，阳气暴绝，寒水臌胀，殊有神功。凡硫黄八两，配真麻油八两，以硫打碎，入冷油内，炖炉上，炭宜微勿烈，以桑条徐调。候硫溶尽，即倾入大水内，急搀去上面油水，其色如金。取缸底净硫，见若干两仍配麻油若干两，照前溶倾，其色如绛。第五转，用肥皂四两，水中同煮六时。第六转，用牙皂四两，水中同煮六时，投净制硫之油，搀去其水，其色如硫火之紫。第七转，用炉中炭灰淋碱水制六时。第八转，用水豆腐制六时，拔净皂碱之性。第九转，用田字草，出水荒稻田中，叶如田字，八月九月采。捣汁和水煮六时，临用研如飞面。凡净硫一两，配炒糯米粉二两，或水法或湿捣为丸。每服以三分为准，渐加至一钱，开水送下。

窦材尝因路过衢州野店，见一妇人遍身浮肿，露地而坐。窦曰：何不在门内坐？妇曰：昨日蒙土地告我，明日有扁鹊过此，可求治病，我故于此候之。窦曰：汝若能听我，我当救汝。妇曰：汝非医人，安能治病？窦曰：我虽非医，然得扁鹊真传，有奇方，故神预告汝。遂与保命延寿丹十粒服之，夜间小便约去二升，五更觉饥。二次，又服十五粒，点左右命关穴，灸二百壮，大便下白脓五七块，半月全安。妇人曰：真扁鹊再生也。

琇按：材为绍兴间人，著有《扁鹊心书》，曾进呈，且有达天青词，谓其书得传，可以济人而非妄也。

此案在书中为首则，故表其为扁鹊之名如此。材曾为巡检官。

一人病四肢皆肿，气促，食则胀闷，止吃稀粥，令日服金液丹百粒，至四日觉大便滑，再二日乃令吃面食亦不妨，盖治之早也。窦氏治疾，纯用大热之剂，肿胀之真阳衰绝者，用之能收捷效。若误用于湿热之症，亦立致奇祸，用者审之。

一妇人病面脚皆肿，饮食减少。世医皆作血虚治之不效。窦曰：非血病，乃脾胃虚也。令日服延寿丹十粒，全真丹五十粒，至十日觉大便滑，病愈。

张子和治张小一，初病疥爬搔，变而成肿喘不能食。张断为风水，水得风而暴肿，故遍身皆肿。先令浴之，乘腠理开豁，就燠室中，用酸苦之剂加全蝎一枚吐之，节次用药末至三钱许，出痰约数升，汗随涌出，肿去八九分。隔一日临卧向一更来，又下神祐丸七十余粒，三次咽之，至夜半动一行。又续下水煮桃仁丸六十丸，以麝香汤下，又利三四行。后二三日，再以舟车丸、通经散及白术散，调之愈。

张子明之母极肥，偶得水肿，四肢不举。张令上涌汗而下泄之，去水三四斗。初下药时，以草储布囊，高支两足而卧。其药之行，自腰以上，水觉下行，自足以上，水觉上行。水行之状，行如蛇走，坠如线牵，四肢森然凉寒，会于脐下而出。不旬日间病大减，余邪未尽。张更欲用药，竟不能从其言。

张承应年几五十，腹如孕妇，面黄食减，欲作水气。或令服黄芪建中汤及温补之剂，小溲涸闭。张曰：建中汤攻表之药也，古方用之攻里已误矣，今更以此取积，两重误也。先以涌剂吐之，置火于其旁大汗之，次与猪肾散四钱，以舟车丸引之，下六缶。殊不困，续下两次，约三十余行，腹中软，健啖如昔。常仲明曰：向闻人言，泻五六缶，人岂能任？及问张承应，渠云诚然。乃知养生与攻疴，本自不同，今人以补剂疗病，宜乎不效。此与葛某之论同。常说丹溪大不然之，因谓子和书非手撰，乃出自麻知几等。

元时名医宋会之治水蛊法，用老丝瓜一枚，去皮及子，剪碎，与巴豆二七粒同炒，视巴豆褐色为度，去巴豆存丝瓜。又用黄米如丝瓜之数同炒，视米褐色，去丝瓜存米研末，清水和为丸，梧桐子大。每服百丸，白汤下，蛊水尽从大便中出，而疾除矣。其言曰：巴豆逐出水者也，而患其迅，藉丝瓜取其气，丝瓜有筋，象人身脉络，得引巴豆之气，达诸脉络。而仍用米者，投其胃气也。仍去丝瓜者，畏其受巴豆之气太甚也。鲜于枢为之记如此。

峨眉僧治一人肚腹四肢肿胀，用干鸡矢一升，炒黄，以酒醅三碗，煮一碗，滤汁饮之，名牵牛酒。少顷腹中气大转动利下，即脚下皮皱消也。未尽，隔日再作，仍以田嬴二枚，滚酒瀹食白粥，调理而愈。其人牵牛来谢，故以名方。《本草纲目》。

魏秀才妻病腹大而鼓，四肢骨立不能贴席，惟衣被悬卧，谷食不下者数日矣。忽思鹑食，如法进之，遂晕剧，少顷雨汗莫能言，但有更衣状，扶而圊，小便突出白液，凝如鹅脂。如此数次，下尽遂起，盖中焦湿热积久所致也。《董炳集验方》。

张路玉治王庸若，水肿呕逆，溲便点滴不通。或用五苓、八正，不应，六脉沉细如丝。因与金液丹十五丸，溺如泉涌，势顿平。后以济生肾气，培养而安。

李时珍治一人妻，自腰以下胕肿，面目亦肿，喘急欲死，不能伏枕，大便溏滞，小便短少，服药罔效。其脉沉而大，沉主水，大主虚，乃病后冒风所致，是名风水也。用《千金》神秘汤加麻黄，一服喘定十之五。再以胃苓汤吞深师薷术丸，二日小便长，肿消十之七，调理数日全安。《本草纲目》。

俞东扶曰：金液丹、神秘汤，人所罕用，而善用之，则各奏奇功。因思古方具在简册，特患寻不著对头帽子耳。神秘汤乃生脉散合二陈汤去麦冬、茯苓，加紫苏、桑皮、桔梗、槟榔，生姜三片为引。施于此证恰好，加麻黄更好。并非八寸三分通行之帽也。

邱汝诚友人朱升患酒积，举身黄肿，无能治者。邱视之，曰：可救也。出囊中赤药七丸，以酒下之，须臾下黄水满器，腹即消其半，下五丸遂愈。《挥尘新谭》。

陈三农治一人患腹胀满，服补中、六君，其胀减十之七八。误服行积丸，遂致食减胀甚，脉细数。以补中汤加干姜、肉桂各五分，附子七分，吴茱萸一分姜水煎，饮愈。

一人腹胀时痛吐，小便利则大便不通，大便利则小便不通，用炒干姜三钱，升麻一钱五分，吴茱萸微炒五分，煎服愈。原注：此寒邪痞塞于膀胱也。时吐者，寒迫火上也。

一人患单腹胀将愈，因恼怒腹胀而痛，口干身热食减，膻中近右作痛，按之则止。用人参、干姜、炒半夏各七分，白术、茯苓、苍术各二钱，陈皮、神曲各五分，甘草、肉桂各二分，吴茱萸七厘，服之愈。

一人头面四肢浮肿，带黄色，行动脚软。此脾胃虚弱，只宜健脾固中气为主。用人参、白术、茯苓、陈皮、甘草，渐愈。

孙文垣治陈光禄松峦，常五更胸胁胀痛，遍治无效。诊之，右寸软弱，左平，两尺亦弱，曰：肺肾二经之不足也，补而敛之，可无恙矣。以补骨脂、萸肉、人参各三两，鹿角胶、鹿角霜各五两，杜仲、巴戟、白茯苓、车前子各一两五钱，山药二两，鹿角胶酒化为丸，空心淡盐汤送下。又以御米谷去筋膜，蜜水炒三两，诃子面煨去核一两，陈皮一两半，炼蜜为丸，五更枕上白汤送下一钱，服一月病愈。

溧水令吴涌澜夫人，每五更倒饱必泻一次，腹常作胀，间亦痛。脉之，两手寸关洪滑，两尺沉伏。曰：此肠胃中有食积痰饮也。乃与总管丸三钱，生姜汤送下，大便虽行，不甚快利。又以神授香连丸和之，外用滑石、甘草、木香、枳壳、山楂、陈皮、白芍、酒连，调理而安。

熊成八官，江右南昌人，早起行路，忽见邪火两团，滚滚而来，大惊骇，次日腹中膨滹，渐成胀满，面白皮薄，两手瘦削，两足皆有浮气，按之窅然不起，湿也。行动气促，形神俱弱。医谓神弱气促，胸腹青筋缕缕如贯索，小水清长，形症如此，脾虚所致。以参苓白术散投之，十日堵然如鼓，中有一块，累然突出，坚若铁石，脐已平满，勺粒不入。医与决曰：若疾法在不治，盍早归，毋作异乡鬼也。孙脉之，沉弦有力，曰：非气虚中满之候，前补大骤，适助长耳。顾今霉雨途遥，湿热病值湿热时。即归，未能时刻可到，且治非良手，则大事去矣。予有一药，尚可冀生也，以琥珀调中丸，日二进之。一进甚甘，再进称快，十日腹渐宽，块渐熔，半月尽消去，青筋俱敛。改以平胃散加萝卜子、姜黄、薏仁、木香，调养一月，饮食大加，两足之浮亦愈。利水消积法。

喻嘉言治刘泰来，年三十二岁，面白体丰，夏月用冷水灌汗，坐卧当风，新秋病疟。三五发后，用药截住，遂觉胸腹胀满。不旬日外，腹大胸高，上气喘急，二便全无，食饮不入，能坐不能卧，能俯不能仰，势颇危急。医以二便不通，下之不应，商用大黄二两，作一剂。喻骇曰：此名何病，而敢放胆杀人耶？医曰：伤寒肠结，下而不通，惟有大下一法，何谓放胆？喻曰：世有不发热之伤寒乎？伤寒因发热，故津液枯槁，肠胃燥结，可用下药，以开其结，然有不转矢气者，不可攻之戒，正恐误治太阴经之腹胀也。此病因腹中之气散乱不收，故水液随气横溢成胀，全是太阴脾气不能统摄所致。一散一结，相去天渊，再用大黄猛剂，若不胀死，定须腹破矣。医唯唯辞去，病家仍欲服之，喻乃掷去其药，另与理中汤，畏不敢服，欲俟来日。喻曰：腹中真气渐散，今夜子丑二时，阴阳交剥之界，必大汗眩晕，难为力矣。不得已，令煎就以待，既而果发晕，即服下得睡片时，次日略觉减可。遂以三剂作一服，加人参至三钱，服后又进一大剂，少加黄连，胀已大减。谓大便未通不敢进食，但饮米汤。喻曰：腹中原是大黄推荡之滞粪，以膀胱胀大，撑住大肠不得出耳。于是以五苓散与之，以通膀胱之气。药才下咽，即觅圊，小便先出，大便随之，滞下半桶而愈。一月后小患伤风，取药四剂，与荤酒杂进，及伤风未止，并谓治胀，亦属偶然矣。温补法。

吴圣符单腹胀，腹大如箕，坚硬如石，胃中时生酸水，吞吐皆然，经年罔效。盖由医辈不察病之所起，与病成而变之理耳，惟肾气丸一方，犹是前人成法。但此病用之，譬适燕而南其指也。夫肾气丸为肿胀之圣药者，以能收摄肾气，使水不泛溢耳。今小水一昼夜六七行，水无泛溢之虞也。且谓益火之源，以消阴翳耳。今酸味皆从火化，尚可更益其火乎？又谓指腹胀为食积，用局方峻攻，不足论矣。原是疾起于脾气不宣，郁而成火，使初时用火郁发之之法，升阳散火，病霍然矣。迨至郁之愈湮渐为胀满，则身中之气，一如天地不交而成否塞，病成而变矣。犹进槟榔、厚朴、莱菔之类，以耗气助火，于是病转于胃。胃中之热有如曲糵，俟谷饮一入，顷刻酿成酢味。夫新谷芳甘，胃所喜也，旧谷酸腐，胃所恶也，故有时新入而旧出矣。人身天真之气，全在胃口。似是而非之语，节之不尽。土曰稼穑作甘者也，木曰曲直作酸者也。甘反作酸，木来侮土，喻君但知肿胀为脾气不宣，未知此病原由木郁也。至春木旺则难治矣。今欲反酸为甘，但有用刚药一法，以气味俱雄之药，能变胃而不受胃变也。参伍以协其平，但可用刚中之柔，不可用柔中之刚。八味丸柔中之刚也，于六味作酸药中，入二味止酸药，乌能取效？惟连理汤丸刚有柔以济其刚，可收去酸之绩矣。酸去而后治胀，破竹之势乃成。原注：善后多年，闻用黄檗、知母之属，始得全效，更奇，何奇之有？门人问曰：圣符之病，酸止胀消，已奏全绩，不知意外尚有何患？请示善后之法。喻曰：圣符之病，乃自脾入传于胃，今酸去胀消，亦自胃复返于脾，善后之法，以理脾为急，而胃则次之。设胃气未和，必不能驱疾。然使胃能容受，而脾未能健运，则倦怠多睡，惟乐按摩者有之。受食稍多，身重异常者有之。登高涉险，则觉上重下轻，举足无力者有之。食后喜溉沸汤，借资于有形者之热者有之。其病之余，夏热为瘅，秋清为疟，燥胜脾约，湿胜脾泻者有之。故理脾则百病不生，不理脾则诸疾续起，久之乃入于胃也。至若将息失宜，饮食房劳所犯，脾先受之，犹可言也。设忿怒之火一动，则挟木邪直侵胃土，原病陡发，不可言也。又其始焉酸胀，胃中必另创一膜囊。若赘庞者，乃肝火冲入，透开胃膜，故所聚之水，暗从木化变酸，久之渐满，膜囊垂大，其腹之胀，以此为根。观其新谷入口，酸物迸出，而芳谷不出，及每食饴糖，如吸筒入喉，酸水随即涌出，皆可征也。若非另一窠臼，则其呕时，宜新腐迸出，如膈气之类，何得分别甚清耶？余订善后之方，用六君子煎，调赤石脂末，盖因其膜囊既空，而以是填之，俾不为异日患耳。昔治广陵一血蛊，服药全消，左胁肋露病根一条，如小枕状，以法激之，呕出黑污斗许，余从大便泄去始消。每思蛊胀，不论气、血、水、痰，总必自辟一字，方可久聚。《内经》论五脏之积，皆有定所，何独于六腑之聚久为患，如蛊胀等类者，遂谓漫无根柢区界乎？是亦可补病机之未逮。雄按：天真在胃，的是名言。下文木来侮土，未尝不知为木郁也。

李士材治何太学，夏月好饮水，一日候文宗发放，自晨抵暮，为炎威所迫，饮水计十余碗，归寓便胀闷不能食，越旬日，腹如抱瓮，气高而喘。诊之，皮薄而光，水积不化也。且六脉坚实，其病暴成，法当利之。遂以舟车丸，每服三钱，香薷汤送。再剂，二便涌决如泉。复进一钱五分，腹减如故，用六君子汤十帖而愈。洁净府法。

方太和大怒后复大醉，至明日目下如卧蚕，脾受水湿。居七日，肢体皆肿，不能转侧，二便不通，烦闷欲绝。诊之，脉沉且坚，当逐其水。用疏凿饮子，一服二便快，再服四肢宽。更以五皮饮，三日随愈。

钱赏之酒色无度，秋初腹胀，冬杪遍体肿急，脐背平，在法不治。乃与大剂肾气方料煎服，兼进理中汤，服五日无效。可见病重药轻，药即中病，亦复无济。古今如此延误而死者颇多，虚实症皆有之也。李欲辞归，彼自知必死，坚求再治，即不起无怨也。勉用人参一两，生附子二钱，牛膝、茯苓各五钱，二日之间，去小便约四十余碗，腹有皱纹。计服人参四斤，附子、姜、桂各一斤，半载而痊。极虚大补法。

李都宪积劳多郁，肢体胀满，以自知医，辄用胃苓汤加枳壳，三月以来，转加痞闷。脉之，沉涩而软，视其色黄白而枯，此虚症也，宜大温大补。始犹不信，争之甚力，仅用参二钱，稍觉宽舒，欲加桂、附，执不肯从。李曰：症坐虚寒，喜行攻伐，已见既执，良言不纳，虽有扁、仓，岂能救耶？两月果殁。

徐锦衣禀畀素壮，病余肥甘过度，腹胀气粗。诊之，脉盛而滑，按之不甚虚。宜以利气之剂，少佐参、术。惑于旁议，旦暮更医。李复诊曰：即畏参不用，攻击之剂，决不可投也。后与他医商之，仍用理脾疏气之剂而安。消补兼行法。

吴孚先治一人患肿胀，皮绷急。脉之系脾肾虚，用二陈去甘草，加人参、干姜、肉桂、木香、茯苓、大腹皮、姜皮、车前，十帖腹有皱纹。复与《金匮》肾气丸，一料全愈。先理脾，后补肾法。

张路玉治王庸若，水肿呕逆，溲便涓滴不通。或用五苓、八正不应，六脉沉细如丝。因与金液丹十五丸，溺如泉涌而势顿平。后以《济生》肾气，培养而安。与张抱赤症治同。

顾文学鼓胀喘满，昼夜不得寝食者二旬。医用大黄，三下不除。更医先与发散，次用削克破气二十余剂，少腹至心下遂坚满如石，腰胁与胯中皆疼痛如折。诊之，脉弦大而革，按之渐小，举指复大，大便八九日不通，小便虽少，清白如常。此因削克太过，中气受伤，浊气上逆。与生料六味地黄丸加肉桂三钱，沉香三分，下黑锡丹二钱，导其浊阴。是夜即胀减六七，胸中觉饥，进粥，但腰胯疼软，如失两肾之状。再剂胸腹全宽，少腹反觉微硬，不时攻动，此大便欲行，津液耗竭，不能即去故也。诊其脉，仅存一丝，改用独参汤加当归、枳壳，大便略去结块，痛稍可，少腹遂和。又与六味地黄，仍加肉桂、沉香，调理而安。收残救败法。

卢不远治瞿、娄、周、马，皆少年水肿，肢体洪盛，胪腹膨胀，水道不通，饮食绝口。有以为疸者，为鼓者，为气者。诊之，以药克济，乃针足上出水，皆石余。次日胀小减，三日大减，足尚肿。又针之，服以八味丸，以温其肾，期年皆孕。娄调护善，子母两全。马失调护，子母俱毙。此盖肾中阳气不足，阴气有余，遂聚水而病作。饮食汤药用水，而不能导之转助长，乃致于此，非针去水，则菀陈之瘀何从而泄？水去肾衰，非温补之，则浊凝之阴必致复聚，肾中之火气复然，周身之阳气有蒂，天癸自行，生育可必。如流离之后，所宜爱养，得之则生聚，否则待毙耳。

杨乘六治汪司农，年近六旬，春仲病腹胀兼作痛，饮食不进。群医不应，且增甚。诊之，六脉洪大滑甚，重按益加有力如年壮气实人，面色则白而带萎黄，舌色则青黄而兼胖滑。简阅前方，则皆香附、乌药、厚朴、木香、山楂、神曲、半夏、陈皮、藿香、元胡、枳壳、桔梗、莱菔子、大腹皮等，一派消导宽快之属。曰：若但据脉症，则诸方殊得当也，第面色白上加黄，且晄而萎，舌色黄里见青，且胖而滑，则症之胀痛，与脉之洪盛，皆非实候矣。此由心境不舒，思虑郁怒，亏损肝脾，致两经虚而脏寒生满，且作痛耳，乃拟养荣汤倍人参加附子与之。彼以切中病情，立煎饮之，一剂减，再剂瘥。

胡念庵治俞翰林母，七旬余，平日患嗽喘痰红，常服滋阴凉润之剂，秋月忽患水肿，喘急难卧，日渐肿胀，饮食少进，进则喘急欲死，诸治无效。诊之，六脉弦大而急，按之益劲而空，曰：此三焦火气虚惫，不能归根而浮于外，水随气奔，致充郛郭而溢皮膜，必须重温以化，否则不救。彼云：吾素内热，不服温补，片姜到口，痰即带红，今所论固是，第恐热药不相宜也。曰：有是病，服是药，成见难执，且六脉紧大，阳已无根，即脱矣。此皆平日久服寒凉所致，若再舍温补不用，恐无生理。乃以桂、附、姜、萸、五味，人参三钱，不三剂，腹有皱纹。八剂全消，饮食如故。又二剂全愈，痰喘吐红，竟不发矣。

一妇因子远出，饔飧不给，忧愁成病，变为水肿喘急，粥饮不入者月余矣。诊之，六脉欲绝，脐突腰圆，喘难着席，脾肾之败，不可为矣。因处十味方，令服四剂，喘微定而肿渐消，觉思饮食。复诊其脉，略有起色，又四剂肿消食进。

壬子秋，余应试北雍，有孝廉张抱赤，久荒于色，腹满如斗，以参汤吞金匮丸，小便差利，满亦差减。阅旬日而满复如故，肢体厥逆，仍投前药，竟无裨也，举家哀乱，惟治终事。抱赤泣告曰：若可救我，当终身父事之。余曰：能饵金液丹数十粒，虽不敢谓万全，或有生理。乃连服百粒，小便遄行，满消食进。更以补中、八味并用，遂获全安。《本草通元》，一见《扁鹊心书》。

陈以揆子，壮年渔色。一日腹膨如鼓，喘不能卧。或与消导温补，五苓、八味，了无微效。以揆令吞生硫黄，每服三分，以腐皮裹咽，日数服，不三日，其胀如失。此予所目击者。

柴屿青治侍御葛述斋夫人，单腹胀兼脾泻下血，食后愈胀，必捶腹少安。众医咸主攻伐。诊之，知肝木乘脾，脾家受伤，不能统血。力排众议之非，并持《薛案》及《医统正脉》中论说与看，彼尚疑信参半。先服加减逍遥汤，二剂血止，即继以异功加腹皮一钱，厚朴八分，连进十余剂，其势渐杀。后重用参、术，调理而愈。肝脾调治法。

沈涛祖母，年七十余，自上年患腹胀满，医以鼓胀治之，服沉香、郁金、香附等药，数十剂病转剧，脾滞腿肿食减。诊之，左关弦洪，右关弦软，此肝木乘脾之象也。

先用逍遥散加川连、吴茱萸，连进三剂，胀减泻止，饭食顿加。复用归芍六味，调理而痊。肝肾调治法。

太史汪舒怀令弟，腹大胀满。医以鼓胀屡治不效。诊其右关空大而带濡，余脉如常。此乃脾胃不和兼有水气，故不思食，而食且不化，与胃苓汤数剂顿安。若果系鼓胀，亦理应补脾，次养肺金，以制肝木，使脾无贼邪之患。更滋肾水以治火，使肺得清化，却厚味，远房帏，无有不安。倘喜行快利，不审元气，而概用峻剂攻之，暂时得宽，其复转甚。病邪既盛，真气愈伤，遂不可救，司命者其慎旃。脾湿治法。

张子和曰：一男子目下肿如卧蚕状。曰：目之下阴也，水亦阴也，肾为水之主，故其肿至于目下也。此由房室交接之时，劳汗遇风，风入皮腠，得寒则闭，风不能出，与水俱行，故病如是，不禁房室则死。

凡腹胀经久，忽泻数升，昼夜不止，服药不验，乃为气脱，用益智子，煎浓汤服立愈。危氏方。

喻嘉言治郭台尹，年来似有痨怯意，胸腹不舒，治之罔效，茫不识病之所存也。闻喻治病，先议后药，姑请治焉。见其精神言动俱如平人，但面色萎黄，有蟹爪纹，似伤食矣。而得五虚脉应之，因告之曰：多怒乎？善忘乎？口燥乎？便秘乎？胸紧乎？胁胀乎？腹疼乎？答曰：种种皆然，此何症也？曰：外症未显，内形已具，将来血蛊之候也。曰：何以知之？曰：合色与脉而知之也。夫血之充周于身也，荣华先见于面。今色黯不华，既无旧恙，又匪新疴，其所以憔悴不荣者何在？且壮盛之年，而见脉细，损宜一损皮毛，二损肌肉，三损筋骨，不起于床矣，乃皮毛肌肉步履如故，其所以微弱不健者又何居？因是断为血蛊。腹虽未大，而如瓜瓠然，其趋于长也易耳。曰：血蛊乃妇人之疾，男子亦有之乎？曰：男子病此者甚多，而东方沿海一带，比他处尤多，医者漫用治水治气之法尝试，夭枉无算，总缘不究病情耳。所以然者，东海擅鱼盐之饶，鱼者甘美之味，多食使人热中。盐者咸苦之味，其性偏于走血，血为阴象，象字不妥。初与热合，不觉其病，日久月增，中焦冲和之气，亦积渐而化为热矣。气热则结，而血始不流矣，于是气居血中，血裹气外。一似妇人受孕者，然至弥月时，腹如抱瓮矣。陈修园于此症，拟用六君子加川芎、干姜、防己，共研末，陈米汤糊丸，每服三钱，日三服，以为执中央从运四旁之法。用意虽精，然以热益热，亦未见其有当也。但孕系胞中，如果熟自落，蛊蟠腹内，如附赘难疗，又不可同语也。究而论之，岂但东方之水土致然！凡五方之因膏粱厚味，椒、姜、桂、酯成热中者，除痈疽、消渴等症不常见外，至腹满一症，人人无不有之。但微则旋胀旋消，甚则胀不大消而成蛊耳。要知人之有身，执中央以运四旁者也。今反竭四旁以奉其锢，尚有精华发现于色脉间乎？此所以脉细皮寒，少食多汗，危羸之状，不一而足也。言当不谬，请自揆之。竟不能用，半载而逝。

琇按：是症多由醉饱入房，大伤真阴，绝其带脉，水亏木燥，乘其所不胜之脾，致成胀耳。鱼盐之论，恐未必然。

一人血蛊，服药百日后，大腹全消，左胁始露病根一条，如小枕状，以法激之，呕出黑污血斗许，余从大便泄去始消。每思蛊胀，不论气、血、水、痰，总必自开一宇，如寇盗蟠据，必依山傍险，方可久聚。《内经》论五脏之积，皆有定所，何独于六腑之积久为患，如鼓胀等类者，遂谓漫无根底区界乎？《张氏医通》载此，谓是喻嘉言案，泛论一番。至此积果在何腑，却又说不出，此即吴圣符案之后半段也。

杨乘六治孙氏女，年十九，病鼓症。先自头面肿起，渐次手足浮肿，又次肚腹肿胀，小水不利，医杂用枳壳、厚朴、苍术、陈皮、三棱、莪术、半夏、黄芩等，并利水药，肿胀益甚，更加痰喘。询其起病之由，知为寒水侮土，因治不如法，致水势冲激，而土崩防溃也。以大剂补中益气加木瓜、干姜，送《金匮》肾气丸，月余而愈。与立斋治素性急妇人同法。

三原民荀氏妇者，病蛊胀，诸医束手，气已绝矣。逾二鼓忽苏，家人惊喜。问之曰：适已出门，若将远行者，途遇一老人云，吾已延孙思邈真人医汝，速反也。乃入门，见真人已先在，年可三十许，以连环针针心窍上，久之遂醒，不知身之已死也。视之果有上下二孔，七日始合，又十一年而终。三原医士王文之说。《池北偶谈》。

王损庵治嘉定沈氏子，年十八，患胸腹身面俱胀，医治半月不效。诊其脉，六部皆不出，于是用紫苏、桔梗之类，紫苏别名水督邮，可知其治水有殊能也。煎服一盏，胸有微汗。再服则身尽汗，其六部和平之脉皆出，一二日其症悉平。又见《医说续编》谓出《赵氏或问》。

一男子三十余，胸腹胀大，发烦躁渴面赤，不得卧而足冷。王以其人素饮酒，必酒后入内，夺于所用，精气溢下，邪气因从之上逆，逆则阴气在上，故为䐜胀。其上焦之阳，因下逆之邪所迫，壅塞于上，故发烦躁，此因邪从下而上，盛于上者也。于是用吴茱萸、附子、人参辈，以退阴逆，冰冷饮之，以收上焦之浮热。入咽觉胸中顿爽，少时腹中气转，如牛吼，泄气五七次，明日其症愈矣。《治法汇》。同上。

张隐庵在苕溪治一水肿者，腹大肤肿，久服八正散、五子、五皮之类，小便仍淋漓痛苦。曰：此虽虚症，然水不行，则肿不消，正气焉能平复？时夏月，欲用麻黄，恐阳脱而汗漏，止以苏叶、防风、杏仁三味各等分，令煎汤温服，覆取微汗，而水即利矣。次日至病者之室，若翻水数盘，床帏被褥无不湿透。告以服药后，不待取汗，小水如注，不及至圊，就床上坐溺。天明，不意小水复来，不及下床，是以沾濡若此，今腹胀痛楚悉除矣。曰：未也，此急则治其标耳。病由火土伤败以致水泛，乃久虚之症，必待脾元复故，乃保万全。与六君子去甘草，加苍、朴、姜、附，令每日温服，后即以此方为丸。半载后来谢，已全愈矣。张曰：如此症水虽行，而正气不复，后仍肿胀而死者多矣。至不知发汗行水之法，徒事渗利，久之正气日消，邪气日甚，而死者亦多矣，可不慎哉。

陆养愚治吴体原妇，患腹胀，每于鸡鸣时发，至午即宽。或与调气治之不效。后于半夜即发，至两日渐于薄暮即发矣，夜不能卧，饮食亦减，肌体日瘦。脉之，沉微而迟，曰：若论症，日宽夜急，血不足也，当养血；论脉沉弱而迟，气不足也，当补气。乃以补中益气汤倍当归，加豆仁、木香，数剂而愈。

陆肖愚治陆南洋妾患痞。或以为食积痰饮，服消导、二陈之类，痞满益甚。或以为气虚中满，与补中益气汤亦不效。寒热消补约一年，饮食大减，肌肉渐消，大便时泻时结。诊其脉，浮之弦大，沉之涩小，曰：如此非百剂不能全愈。用调气养荣汤加参、术各一钱五分，木香、豆仁各三分，二剂反微甚。因减参、术，增木香、豆仁，仍不应。乃增木香、豆仁至一钱，减参、术至七分，而胀满稍愈。后增木香、豆仁至钱半，而饮食渐加，胀满始宽大半。自后渐加参、术至二三钱，减香、豆至一二分，约六十剂全瘳。

朱丹溪治一人患趺肿，渐上膝足，不可践地，头面遍身肿胀，用苦瓠瓤实捻如豆大，以面裹煮一沸，空心服七枚，至午当出水一斗，三日水自出不止，大瘦乃瘥。须慎口味。苦瓠须择无靥翳细理紧净者，不尔有毒。与徐文江妻用葫芦治法略同。

万密斋治万邦瑞之女，年十四，病肿。寅至午上半身肿，午至戌下半身肿，亥子丑三时肿尽消，惟阴肿溺不得出，诸医莫识其病。万曰：此肝肾病也。肾者水脏也。亥子丑水旺之时也。肝属木，肾之子也。木生于亥，子丑二时，肝胆气行之时也。肝经之脉环阴器，当其气行之时，故阴肿而溺不出也。水在人身随上下，午时以前，气行于上，故上半身肿，午时以后，气行于下，故下半身肿，此病源也。五苓散，泻水之剂也。经曰：诸湿肿满，皆属脾土。平胃散，燥湿之剂也。以二方为主，名胃苓汤。加生姜皮之辛热，助桂枝、陈皮以散肝经之邪；茯苓皮之甘淡，助猪苓、泽泻以渗肾经之邪；防己之通行十二经，以散流肿上下之邪也。十余剂而愈。

张子和曰：涿郡周敬之，自京师归，鹿邑道中，渴饮水过多，渐成肿满。或用三花神祐丸，惮其太峻。或用五苓散分利水道，又太缓。淹延数月，终无一效，盖粗工之技止于此耳。后手足与肾皆肿，大小便皆秘，托常仲明求治于张。张令仲明付药，比至，已殁矣。张曰：病水之人，其势如长川泛溢，欲以杯杓取之难矣，必以神禹决水之法斯愈矣。合陈三农案以观之，则洁净府一法，当用宜速用也。

薛立斋治一妇人，面目浮肿，月经不通，此水分也。朝用葶苈丸，夕用归脾汤，渐愈。更用人参丸兼服而全愈。泻补兼行法。

一妇人素性急，先因饮酒难化，月水不调。或用理气化痰药，反吐，腹膨胀，大便泄泻。又加乌药、蓬术，肚腹肿胀，小便不利。加猪苓、泽泻，痰喘气急，手足厥冷，头面肢体肿胀，指按成窟。脉沉细，右寸尤甚。此脾肺虚冷，不能通调水道，下输膀胱，渗泄之令不行，生化之气不运也。东垣云：水饮留积，若土在雨中则为泥矣。得和气暖日，水湿去而阳化，自然万物生长。喜脉相应，遂与《金匮》加减肾气丸料服之，小便即通，数剂肿胀消半，四肢渐温，自能转侧。又与六君加木香、肉桂、炮姜，治之全愈。后不戒七情，不调饮食，顿作泄泻，仍用前药加附子五分而安。误消用补法。

孙兆治一女子心腹肿痛，色不变。经曰：三焦胀者气满，皮肤硁硁然石坚。遂以仲景厚朴生姜半夏人参甘草汤，下保和丸渐愈。

丹溪治一妇血气俱虚，患单腹胀，因气馁不能运化，濒死，但手足面目俱肿，气尚行阳分犹可治。遂以参、术、芎、归、白芍以敛胀，滑石、腹皮以敛气，苏、桔、卜子、陈皮以泄满，海金砂、木通利水，木香运气而愈。补泻兼行法。

一妇人胸膈不利，饮食少思，腹胀吞酸。或用疏利之剂，反致中满不食。此脾土虚而肝木胜，用补中益气汤加砂仁、香附、煨姜，又以六君子加芎、归、桔梗而愈。

吴江史元年母，久病之后，遇事拂意，忽胸腹胀满，面目微肿，两腿重滞，气逆上升，言语喘促。所服皆清气之剂，不效。薛曰：此脾肺虚寒也。先用六君子汤，一剂病势顿减。后用补中益气加茯苓、半夏、干姜，二剂形体顿安。后以七情失调，夜间腹胀，乃以十全大补加木香而痊。

太仓陆中舍，以肾虚不能摄水，肚腹胀大，用黑丸子，又名碑记丸。未数服而殁于京。今之专门治蛊者，即此方也，用之无不速亡。病家不可不知此。

机房蔡一素不慎起居，患症同前，更加手足逆冷，恶寒不食，用补中益气汤加附子一钱，先回其阳，至数剂诸症渐愈。薛因他往，或用峻利之剂，下鲜血甚多，亦致不起。

绍兴术士朱囊衣名甫，苦水蛊腹胀。医者只令服嘉禾散，久之不效，葛丞相授以此法即安。右取嘉禾散、四柱散细末各等分，合和令匀，依法煎服。《百乙方》。

王尚之提刑传云：武义县方，治数人甚妙。用黄颡鱼一个，绿豆一合许，右煮淡羹顿食。绍兴张医升之云：以商陆根煮绿豆令熟，去商陆，取绿豆任意食之亦妙。《王氏博济方》第二卷逐气散，与此药大同小异。同上。

有病蛊者，梦一道人示颂云：似犬非犬，似猫非猫，烹而食之，其病自消。偶有狐入其室，杀而烂烹食之，腹自消。《夷坚志》。

按：白氏六帖云，青邱狐食之，令人不蛊。又本草孟诜云，狐补虚，又主五脏邪气蛊毒发寒热。原注。

丹溪治一妇人，夜间发热，面先肿，次及肚足，渴思冷水，用麻黄、葛根、川芎、苍白术、木通、腹皮、栀子、甘草愈。此开鬼门法。

一人秋冬患肿，午前上甚，午后下甚，口渴乏力，脉涩弱，食减。此气怯汗不能自出，郁而为痿。遂灸肺俞、大椎、合谷、分水，用葛根、苏叶、白术、木通、海金砂、大腹皮、茯苓皮、厚朴、陈皮、黄芩、甘草，渐愈。同上。散利兼行法。

陈三农治一人年甫三旬，怒后发肿，饮水过多，旦日肢体俱肿，腹胀异常。年方壮而病发于骤，脉方实而药不厌攻，若不急于疏通，久必成大患。以胃苓散加牛膝、车前，三进而不为少动，是病深药浅也。更以舟车、神祐丹进，而小便泉涌，肢体渐收。仍与胃苓汤加白术、椒仁，十五日而愈。

喻嘉言治顾鸣仲，有腹疾近三十年，朝宽暮急，每一大发，腹胀十余日方减，食湿面及房劳其应如响，肝肾虚，故房劳即发。脾不运，故食面即发。病情已大显著矣。腹左隐隐微高鼓，呼吸触之，汩汩有声。以痞治之，内攻外贴无效。诊之曰：人身五积六聚之症，心、肝、脾、肺、肾之邪，结于腹之上、下、左、右及脐之当中者，皆高如覆盂者也。胆、胃、大小肠、膀胱、命门之邪，各积于本位，不甚形见者也。此症乃肾脏之阴气，聚于膀胱之阳经，有似痞块耳。盖肾有两窍，左肾之窍从前通膀胱，右肾之窍从后通命门，邪结于左畔，即左肾与膀胱为之主也。六腑惟胆无输泄，其五腑受五脏浊气传入，不能久留即为输泄者也。今肾邪传于膀胱，膀胱溺其输泄之职，旧邪未行，新邪踵至，邪字欠分晓。势必以渐透入膜原，膜原在膈间，去膀胱甚远，如何透入？如革囊裹物者然。经曰：膀胱者，州都之官，津液藏焉，气化则能出矣。然则肾气久聚不出，岂非膀胱之失其运化乎？夫人一团之腹，大小肠、膀胱俱居其中，岂独此耶？而胞又居膀胱之中，膀胱即脬也，昔人曾有辨之者。惟其不久留输泄，是以宽乎若有余地。今肾之气不自收摄，悉输膀胱，膀胱之气蓄而不泄，有同胆腑之清静无为，据云则是其人竟无小便耶。其能理乎！宜其胀也。经曰：肾病者善胀，尻以代踵，脊以代头。倘膀胱能司其输泄，何致若此之剧耶？又曰：巨阳引精者三日，太阳膀胱经吸引精气者，其胀止于三日。巨阳引精句，乃《内经》言风劳之文，引入此间殊觉牵强。喻氏英雄欺人，往往如此。此之为胀，且数十年之久，其吸引之权安在哉？治法补肾水而致充足，则精气深藏，而膀胱之胀自消。只此数句，是此症肯綮。补膀胱而令气旺，则肾邪不蓄，而输化之机自裕。所以然者，以肾不补不能藏，膀胱不补不能泻。然补肾易而补膀胱则难，以本草诸药多泻少补也。经于膀胱之子不足者，断以死期，后人莫解其故。吾试揣之，岂非以膀胱愈不足则愈胀，胀极势必传于肾，肾胀极势必逆传于小肠，小肠胀极势必逆传于脾，乃至通身之气散漫而无统耶？医者于未传之先，早见而预图之，能事殚矣。

琇按：是症专属肝肾二经，与膀胱毫无干涉，乃舍肝而强入膀胱，便觉支离满纸。实肝脾肾三经之症，未可专举肝肾。

叶天士治一女子，年二十七岁，病肿甚异，寅后午前，上半身肿，午后丑前下半身肿，上下尽消，惟牝户肿，小便难，诸医不能治。经云：半身以上，天之阳也，宜发其汗，使清气出上窍也；身半以下，地之阴，宜利小便，使浊阴出下窍也。正上下分消，以去湿之法，惟半夜阴肿不得小便，此又当从肝经求之。盖厥阴肝经之脉，丑时起于足上，环阴器。又肝病者，则大小便难。用胃苓、五皮汤，发汗利小便也。内有茯苓，所以伐肾肝之邪，木得桂而枯，又以辛散肝经之水，以温肾之真寒湿也。连服十余服，而肿尽消。

朱丹溪治赤岸冯令八官，素饮食不知饱，但食肉必泄，忽遍身发肿，头面加多，致目亦不可开，膈满如筑，两足麻至膝而止，浑身不可见风，阴器挺长。其脉左沉，而重取不应，右三部虽短小，却有和滑气象。遂令单煮白术汤饮，早晨空心探而去之。食后，白术二钱、麻黄五分、川芎半钱、防风三分，作汤下保和丸五十丸。如此者二日，因吐中得汗，通体上截为多，遂得肿宽而眼开，气顺而食进。却于前方中减麻黄、防风，加白术一钱，木通、通草各半钱，下保和丸五十丸，如此者五日而安。此即开鬼门之法也。

罗谦甫治许鲁斋仲平，年五十有八，于至元戊寅五月间，积雨霖淫，面目肢体浮肿，大便溏多，腹胀肠鸣时痛，饮食减少，脉得弦细而缓。自云年壮时多服牵牛、大黄药，面目四肢时有浮肿，今因阴雨故大发。曰：荣运之气，出自中焦者胃也。胃气弱不能布散水谷之气，荣养脏腑经络皮毛，故气行而涩为浮肿，大便溏多而腹胀肠鸣，皆湿气胜也。四时五脏，皆以胃气为本，有胃气则和平而身安。若胃气虚弱，不能运动滋养，则五脏脉不和平，本脏之气盛者，其脉独见，此盛字当活看。轻则病过，甚则必死。故经曰：真脏之脉弦，无胃气则死。此亦木乘土也，故虚损病宜注意滋养肝木。今疾幸而未至于甚，尚可调补。人知服牵牛、大黄为一时之快，不知其为终身之害也。遂以平胃散加白术、茯苓、草豆蔻仁，数服诸症皆愈，饮食进。惟四肢犹肿，以导滞通经汤主之，良愈。雄按：今秋治一山居黄妪患证同此，医者进理中、肾气多剂，其病日甚，束手矣。余诊之，脉果弦细沉兼数，舌绛口干，肿处赤痛，溲少而热，乃阴虚肝热也。清润不遑，未可因其起于霉雨之时辄用温燥也。与白头翁汤加金铃、银花、栀子、元参、丹皮、绿豆，数服而症减知饥，渐佐养血充津而愈矣。

马元仪治华氏子，患腹胀已三月，形色憔悴，而脉沉微。治者但谓邪气盛，不知其正气虚也。《灵枢》曰：脉之应于寸口，其大坚以涩者，胀也。《素问》曰：征其脉与色俱夺者，此久病也。今两脉微弱无神，面色不华，肢体倦怠，其初亦邪正相搏而成。治者但责其实而忘其虚，攻伐过多，始则邪气当之，继乃转伤元气，运化失职，升降不利，热者变寒，实者变虚，而病机迁矣。经曰：足太阴之别，公孙虚则鼓胀。又胃中寒则满胀。可见中脏虚寒，亦能成胀，不独实病为然也。治法但用温补之剂，健脾胃，补三焦。然须积久成功，不可欲速，所谓新病可急治，久病宜缓调也。遂恪服加桂理中汤三十余剂，胀渐消，脉渐转，两月后全安。

庄季裕云：予自许昌遭金狄之难，忧劳艰危，冲冒寒暑，避地东方。丁未八月，抵四滨感痎疟，既至琴川，为医妄治，荣卫衰耗。明年春末，尚苦胕肿，腹胀气促，不能食而大便利，身重足痿，杖而后起，得陈了翁家传，为灸膏肓腧，自丁亥至癸巳，积三百壮。灸之次日，即胸中气平，肿胀俱消，利止而食进，甲午已能肩舆出谒。后再报之，仍得百壮，自是疾症顿减以至康宁。时亲旧间见此殊功，后灸者数人，宿疴皆除。孙真人谓若能用心方便，求得其穴而灸之，无疾不愈，信不虚也。《针灸四书》。

王执中曰：有里医为李生治水肿，以药饮之不效。以受其延待之勤，一日忽为灸水分与气海穴，翌早观其面如削矣，信乎水分之能治水肿也。《明堂》故云：若是水病灸大良，盖以此穴能分水不使妄行耳。但不知《明堂》又云：针四分者，岂治其他病，当针四分者耶。

水肿惟得针水沟，若针余穴，水尽即死，此《明堂铜人》所戒也。庸医多为人针水分，杀人多矣。若其他穴，亦有针得瘥者，特幸焉耳，不可为法也。或用药则禹余粮丸为第一，予屡见人报验，故书于此，然灸水分，则最为要穴也。《资生经》。

姚僧垣治大将军襄乐公贺兰隆，有气疾加水肿，喘息奔急，坐卧不安。或有劝其服决命大散者，其家疑未能决，乃问僧垣。僧垣曰：意谓此患不与大散相当，若欲自服，不烦赐问，因而委去。其子殷勤拜请曰：多时抑屈，今日始来，竟不可治，意实未尽。僧垣知其可瘥，即为处方，劝使急服便即气通。更服一剂，诸患悉愈。《周书》。

黄司寇葵峰，中年病蛊，得异方，真茅山苍术末也，每清晨米饮调三钱服，不数月强健如故。终身止服术，七十余终，少停疾作矣。《广笔记》。

徐文江夫人，病蛊胀，张涟水治之，百药不效。张曰：计穷矣，记昔年西山有一妪患此，意其必死，后过复见之云，遇一方上人得生，徐如言访妪果在也。问其方，以陈葫芦一枚去顶，入酒，以竹箸松其子，仍用顶封固，重汤煮数沸，去子饮酒尽，一吐几死，吐后腹渐宽，调理渐愈。盖元气有余，而有痰饮者也。若肾虚脾弱者，宜用《金匮》肾气丸，十全大补汤去当归，加车前子、肉桂。同上。

通血香一钱，取小葫芦一个，不去子膜，入香在内，再入煮酒，以所开之盖，合缝封之。以酒入锅，悬葫芦酒中，挨定不可倾倒，盖锅密煮，以三炷香为率。煮时其香透远墙屋外，煮完取葫芦内药，约有五六钱之数，病已释然矣。通血香，陕西羊羢客人带来，苏杭有。同上。

沈孝通观察，中年无子，患中满蛊胀，势孔棘，静养郭外小园中，翛然独坐独宿食淡者五年。归脾汤、六味地黄丸，朝暮间服不辍，连举二子。同上。

汪石山治一妇人，五十七岁，五月间因劳夜卧，天热开窗，醒来遍身胀痛，疑是痧症，刮背起紫疙瘩，因而胸膈胀痛，磨木香服之，致小腹作痛，咳嗽气壅，不能伏枕，吐痰腥臭，每次一二碗，亦或作泻，肛门胀急，自汗不止，身表浮肿。纯是肺热壅塞之候。医作伤寒而用发散，或作肺痈而用寒凉，绵延一月，医皆辞去。其子来召汪，汪曰：第未知得何脉耳。告曰：医谓脉洪数也。曰：年逾五十，血气已衰，又加小劳，当酷热之时，又不免壮火食气，其洪乃热伤元气而然，非热脉也。所可虑者，脉不为汗衰，为泄减耳。彼曰：用生脉汤人参一钱，麦冬二钱，五味二钱，病似觉甚。曰：邪重剂轻，宜黄芪五钱固表，人参五钱养内，白术三钱、茯苓钱半渗湿散肿，陈皮七分、吴茱萸四分，消痰下气，再加甘草五分以和之，麦冬一钱以救肺。雄按：即知邪重，则生脉已误，何以犹谓剂轻而竟再误以大补耶？温热客邪，古贤往往疏忽也。依法煎服十余帖，后虽稍安，脉与病相反，终不救。

琇按：是症终挟热邪，初时或宜凉膈、白虎为是。

萧万舆曰：曾氏妇年四旬，素郁怒，嫠居十载，神思为病。忽一日因行经暴怒，血上溢兼致臌胀，或投散气药不效，且渐笃。曰：此脏病得之数年，今始显发，丹溪鼓胀论可鉴也。脉之洪短，与病相符，峻补脾元，不半载可愈。议用六君加姜、桂，倍人参、白术。彼惧不敢服，因改投《金匮》肾气丸，服一月血逆已止，胀虽如故，未见增剧，为药力未到，须宁耐耳。不信，另延一医恃有神丹，谓旦夕可愈。果投一剂，下咽半晌而即胀消，便泄进食，静睡精神爽快，举家钦以为神，愿掷百金酬谢而尤刺余之迂缓也。及察前方，乃阿魏、姜黄、甘遂、甲片、葶苈、牵牛、元胡之属。越数日症仍作，投前药亦随手而应，独气困怠耳。不三日，朝夕喘满不堪，再投不应，日甚一日，不及旬而殁。

萧从舅曾六海长子，亦因素郁患前症。曰：此病始本称难治，但广费珍药，又非舌耕清儒所能办，当奈何？未几有进草药者，彼悦捷法，信服之，饭许大号数声而毙。呜呼！病从何生？药从何治？如此盲妄矜功，顷刻杀人转盼，谁之咎哉？

吴桥治王英妻，年三十许，病胀满，剂以补中气、利小水者皆无功。久之，喘急而汗沾衣，呕逆不能下，昏乱殊甚。桥切之，浮取弦数，沉取涩滞，则以为蓄血，下之宜。或以汗多亡阳，丞下则速之毙。桥曰：否，病繇血滞故气壅，壅则腾腾上蒸而汗出焉。遂进桃仁承气汤，薄暮始进，呕者半之，中夜下败血三升，喘即定，乃酣寝，诘朝，腹胀平。《太函集》。

聂久吾治司理毛具茨夫人,病两月余。初时每至五鼓胸腹胀,气上冲,不能卧,起坐方安。已而渐至四鼓,又渐至三鼓即胀。今则二鼓起,而终夜不能卧矣。初以为气血不调,与调气二剂不应。因思其病作于夜间,而日间不胀,必血虚故,改用四物等补血,数剂病减半。因延诊之,其脉弱,不惟血虚,气亦虚也。改用八物汤加二陈,十余剂全安。

卷十四

膈

张子和治遂平李官人妻，咽中如物塞，食不下，中满，他医治之不效。诊其脉曰：此痰膈也。《内经》曰三阳结为膈。王启玄又曰格阳，云阳盛之极，故食格拒而不入。先以通经散越其一半，后以舟车丸下之，凡三次食已下。又以瓜蒂散再越之，健啖如昔日矣。

王思中治盐院某行部，至常州，病膈症不起。诸太医麕集，皆技穷。王至曰：此是关而非膈，可治也。乃以半夏曲一两为君，制剂与服，不半月动履如常。《吴江县志》。

章良玉老年得关格症，医药不效，殊无起色。偶道人过门索食，其子食之。顷曰：汝家何事奔皇乃尔？语之故，且延视之。道人曰：勿虑，而翁今日可不死矣，令人从我去。其子即偕至三山门外小茅庵中，道人出囊中药草一束，悉以付之曰：此通肠接骨草也，四月发芽百日枯，多生于观音山，早向阳，晚受阴，状似益母，梗方而凹，绿叶如芸，采得汁一盏，便活一人。此则去年所收干者，可将若干放砂罐内，用一大盂水煎。归如法治以进，父服三碗，果神效。及走谢，已行矣。此草尚有半，又转以活上河一徐姓者。考本草无所谓通肠接骨草也。《续金陵琐事》。此条似属可删，但世间实有治噎，草药用之如神。今形状悉具，可以按形而索。倘遇识者，诚活人至宝也，故存之。至草药多随口起名，必欲执本草以求之拘矣。

一贫叟病噎膈，食入即吐，胸中刺痛。或令取韭汁，入盐梅卤汁少许，细呷得入渐加，此条乃真噎症，治法亦佳。忽吐稠涎数升而愈。此亦仲景治胸痹用薤白，皆取其辛温，能散胃脘痰饮恶血之义也。《本草纲目》。

薛立斋治一妇人，患膈症，胸膈痞闷，以此属脾经血虚，遂用四君、芎、归，调补脾气寻愈。又因怒兼两胁痞闷，头目不清，月经旬余未竭，用加味逍遥散加钩藤治之复瘥。

一妇人患膈病，胸膈作痛，面青目札，小便频数，或时寒热。此肝气滞而血凝，先用失笑散，二服痛止，又用加味逍遥散而愈。

陈三农治一老人，患膈气，饮食不下，大便干燥，六脉浮大而硬，用乌药四分，小茴香一钱，研末，肉汤调下二钱，饮食即进。三服后用乌药三分，陈皮、苏梗、杏仁各五分，苡仁钱半，煎服而愈。

一中年妇患梅核气，用二陈加芎、归、栀、连、枳实、乌药、栝楼、旋覆花、香附、桔梗，十数剂而愈。

山氏患咽喉噎塞如梅核，时时嗳气，足冷如冰，用散结化痰汤十数剂罔效。细思之，此阴火也。三阴至项而还，阴虚火炎，故嗳气咽塞足冷耳。用滋阴清膈饮，数剂诸症悉愈。

一士膈噎呕吐，或与清火，或与疏通，或与化痰散郁之药，半载愈甚。陈曰：气口无力，两尺迟缓，脾肾交虚之候也。脾虚则升降失职而痰起中焦，肾虚则真火衰微食难运化。与白术五钱炒焦色，半夏二钱，炮姜二钱，沉香一钱，二剂而愈。

孙文垣治张溪亭乃眷，喉中梗梗有肉如炙脔，吞之不下，吐之不出，鼻塞头晕，耳常啾啾不安，汗出如雨，心惊胆怯，不敢出门，稍见风则遍身疼，火盛而郁者，多畏风畏寒。小腹时痛，小水淋涩而疼。皆郁火为患。脉两尺皆短，两关滑大，右关尤抟指。孙曰：此梅核症也。以半夏四两，厚朴一钱，苏叶一钱，茯苓一钱三分，姜三片，水煎食后服。每用此汤调理多效。

按：梅核症，乃郁怒忧思，七情大伤，乃成此病。案中所叙，无非木燥火炎之候，乃以燥克之剂成功，合前陈三农案大同小异，或当时病人质厚故耳。香燥之剂暂能开气，故即愈，但久则必复，特案中不肯叙及耳，非缘病人质厚也。

臧少庚年五十，每饮食胸膈不顺利，觉喉中哽哽，宛转难下，大便燥结内热，肌肉渐瘦，医与五香连翘汤、五膈丁香散不效。孙脉之，其色苍黑，两目炯炯不眊，可治。惟气促骨立，其脉左弦大右滑大。曰：据脉乃谋而不决，气郁成火，脾志不舒，致成痰涎，因而血少便燥，内热肌消。张鸡峰有言，膈乃神思间病。即是推之，当减思虑，断色欲，薄滋味，绝妄想，俾神思清净，然后服药有功。以桂府滑石六两，甘草一两，真北白芥子、萝卜子、射干、连翘各一两半，辰砂五钱，以竹茹四两煎汤，打馒头糊为丸，绿豆大，每食后及夜用灯心汤送下一钱，一日三服，终剂而愈。

易思兰治一人患膈满。其症胸膈胃脘饱闷，脐下空虚如饥不可忍，腰腿酸痛，坐立战摇，大便燥结，每日虽进清粥一二钟，食下呕酸吐水，醋心，众作膈治，二年不效。诊得左右寸关俱沉大有力，两尺自浮至沉，三候俱紧，按之无力，有摇摆之状。

此气膈病也，须开导其上，滋补其下，兼而行之可也。遂以畅胃舒中汤投之。制之香附、苍术、贝母各八分，苏梗、连翘各五分，抚芎六分，神曲、沙参各一钱，桔梗四分，南木香半分，大剂煎，徐徐呷之，每日空心服八味丸百粒。服二日，嗳气连声，后亦出浊气，五日可以坐立，啖饭二碗。服至二七，动履如常。

喻嘉言治倪庆病膈气，十四日粒米不入口，始吐清水，次吐绿水，次吐黑水，次吐臭水，呼吸将绝，医已歇手。喻适诊之，许以可救，渠家不信。喻曰：尽今日昼夜先服理中汤六剂，不令其绝，来早转方，一剂全安。渠家曰：今已滴水不食，安能服药六剂？曰：但得此等甘温入口，必喜而再服也。渠诸子或庠或弁，颇识理析，佥曰：既有妙方，何不即投？必先与理中，此何意也？曰：《金匮》云，病患噫气不除者，旋覆代赭石汤主之。吾于此病分别用之者有二道，一者以黑水为胃底之水，臭水为肠中之水，此水且去，则胃中之津液，久已不存，不敢用半夏以燥其胃也。一者以将绝之气，止存一丝，以代赭坠之，恐其立断，先用理中，然后代赭得以建奇奏绩，一时之深心，即同千古之已试也。及简仲景方，见方中只用炮姜，而不用干姜，又谓干姜比半夏更燥，而不敢用。曰今所噫者，下焦之气也，所呕者，肠中之水也。阴乘阳位，加以日久不食，诸多蛔虫，必上居膈间，非干姜之辣，则蛔不下转，而上气亦不必下转，妙处正在此，君曷可泥哉？服之果再索药，三剂后能言，云内气稍接。但恐太急，俟天明再服，后日转方为妥。次早旁议交沮，后三剂不肯服矣。乃持前药一盏，勉令服之。曰：立地转方，顷刻见效何如？乃用旋覆花一味煎汤，调代赭石末二匙与之。才入口，病者曰：好药，吾气已转入丹田矣。二剂胸腹顿爽，已有起色。因触冷气复呕，与前药立止。思粥，令食半盏，饥甚竟食二盏，少顷已食六盏。复呕，与前药立止。又因动怒，以物击婢复呕，与前药立止。以后不复呕，但精神困倦之极，服补药二十剂，丸药一斤，将息二月，始能出门，方悔从前少服理中二剂耳。

李士材治张邑宰妇，忧闷之余得食辄噎，胸中隐隐作痛。诊之，脉紧且滑，曰：痰在上脘，用二陈加姜汁、竹沥。或曰：半夏不燥乎？曰：湿痰中满，非此不治。遂用四剂，病尚不减。改大半夏汤，服四帖，胸痛乃止。又四帖，而噎亦减，服二十剂而安。若泥半夏为燥，而以他药代之，岂能愈乎？惟痰不盛，形不肥者，不宜与服也。凡用半夏者，宜审之。

方春和年近五旬，多欲善怒，患噎三月，日进粉饮一钟，腐浆半钟，且吐其半，六脉细软，此虚寒之候也。用理中汤加人乳、姜汁、白蜜、半夏，一剂便减，十剂而进糜粥。更以十全大补加竹沥、姜汁，四十帖诸症皆愈。

一人膈噎不通，渣质之物不能下咽，惟以人乳醇酒数杯，吐沫不已。李曰：口吐白沫，法在不治，脉犹未败，姑冀万一。用人参、黄芪、当归、白术、陈皮、桃仁、牛乳、白蜜、姜汁，连进十剂，白沫渐少。倍用参、术，三月全安。

一人二十三岁，以鼓盆之戚，悲哀过度，不能食饭。又十余日，粥亦不能食，随食随吐，二便闭塞，自谓必死。诊之，脉按有力，非死症也。以酒蒸大黄加桃仁、当归、砂仁、陈皮，蜜丸与服，凡五服下燥矢干血甚多，病若失矣，数日之间，能食倍常。

张孟端夫人，忧愤交乘，食下辄噎，胸中隐隐痛。阳脉滑而阴脉搏，痰血互凝之象。以二陈汤加归尾、桃仁、郁金、五灵脂，四剂未效。因思人参与五灵脂同用，善于浚血，即以前剂入人参三钱，倍用五灵脂，再剂血从大便而出，十剂噎止，弥月而愈。人参与五灵脂并用，非明于奇变者不可。

金元之之内，患噎膈，胸腹奇痛，经阻，医认瘀血。察其脉细为气衰，沉为寒痼，况自下及上，处处皆痛，明非血矣。用参、芪、白术、木香、姜、桂，煎成和醇酒进之，甫入口便快，服理中汤半月而瘥。以上二案，医通妙人。

张路玉治朱彦真酒嗝，呕逆不食，每日惟痛饮热酒一二觥，少顷即作酸呕出，膈间大痛，杂治经年不效。良由平昔好饮热酒所致，即丹溪所谓好饮热酒，死血留胃口之候。授以人参散方，用人参一两，煎成加麝香半分，雄按：麝兼能败酒。冰片三厘，三剂便能进食，盖片麝善散胃口之痰与瘀血耳。十剂后改服柏子仁汤，半月而安。二方出自云岐，人多未知，每以予为尚异，何可为之辨耶？

沈锡蕃平昔大便燥结，近患噎膈，不能安谷者月余。虽素禀丰腴，近来面色皎白，大非往昔，时方谷雨，正此症危殆之际。诊得六脉沉涩，按久则衰，幸举指则应。为疏六君子汤，下一味狗宝作散调服。甫十剂，呕止食进。再十剂，谷肉渐安。更十剂，起居如故，惟大便尚艰，以六味丸去泽泻加芎、归、首乌作汤，月余便溺自如，秋深更服八味丸而安。大抵噎膈之人，体肥痰逆者可治，枯瘠津衰者不可治。同道王公峻患此，禀气病气，与沈氏相类，误信方士，专力委之，致不起。顾人月亦患此，自谓胀急不当用参，日服仙人对坐草而毙。瘦人亦间有可疗者，秦伯源患此，形神枯槁，神志抑郁，且汤药无资，予门人邹恒友，令其用啄木鸟入麝熬膏，时嗅其气以通结，内服逍遥散加香、砂以散郁，不数剂顿瘳。后陈君亦用此法而愈。又一农人噎膈不食，时呕清涎如赤豆沙水，此属血瘀可知，误用消克破气药，致绝粒不食。用桂苓饮加当归、桃仁、丹皮、牛膝，用熬枯黑糖和虫浆调服，下溏黑如污泥者甚多。

俞东扶曰：石顽治病，喜用古方而杂以新药，能生后学智慧。如此数条，虽皆昔贤成法，无甚精义，亦足以广识见。然《金匮》只有反胃汤药，不载噎膈情形，岂真正膈症？虽医中之圣，亦无法以治之耶。

张路玉曰：王御九仲君，因惊恐受病，时方晚膳，即兀兀欲吐而不得出，遂绝粒不食，而起居自如。向后醇酒膏粱，略无阻碍，惟谷气毫不可犯，犯之辄吐。医不知为何病，补泻杂陈，牛黄、狗宝、虎肚、猫胞，总无一验。数月来，湿面亦得相安。延及八月，偶遇一人，谓言此病非药可除，令用生鹅血乘热饮之，一服便安。此虽未见方书，生鹅血能化坚癖，见江案心脾痛门。揆之于理，谅无妨碍。一阳之夜，遂宰一鹅取血热饮，下咽汩汩有声，忍之再三，少顷呕出瘀血升许，中有血块数枚，是夜小试稀糜竟不吐。其后渐能用饭从少至多，不藉汤药而安。此即血膈症。

马元仪治王客，六旬外患关格，上不得食，下不得便，口燥胸满已一月。诊其两脉俱虚而涩。此因脾胃之气，郁而不宣，郁久成火，消铄津液，升降失常，上下不交而成痞塞。治法宜宣通肺郁，则清肃下行，而燥火可除；滋养胃源，则精液四布，而升降自如矣。用紫菀五分，蒌仁五钱，枳壳、桔梗、杏仁、苏子、半夏曲、郁金，二剂两脉起，四剂胸满释。后去郁金，加生首乌五钱，四剂大便通，脉和。惟进饮不纳谷，盖肺金郁结之气乍舒，而胃土冲和之气未复也。令服人参仓廪汤，一月而食进。再服加味归脾膏，二月全愈。

朱丹溪治一人，饮热酒食物，梗塞胸痛，盖有死血而然。白术、贝母、麦芽、香附一两，栝楼仁、杏仁、丹皮、生甘草、干葛、山栀、黄芩、红花、荜澄茄，右或丸或散，任意服之。

黄濡富倾郡，年逾艾，病胸膈不宽。俗医或以降火而剂凉寒，病滋甚。又或以过伤而剂辛热，病益深，而形神如故。膈病皆如是。桥曰：脉两寸益涩，余皆弦数而躁，两尺特甚，病由阴火炎上，感怒伤肝，此血膈也，法当不治。黄不怿，乃谢桥。逾月即呕血如桥言，医麋治无效，后吐败血如腐肝乃卒。同上。

蒋銮年六十，体故厚，饮食起居如常，惟胸膈稍稍不宽，直自以为痰火耳，久治无效。桥诊之曰：寸口脉涩，非痰火也，此为血膈，顷之必有死气出焉。勿谓无伤，法当不治。闻者大骇，然疑信半之。又曰：公病之来且速，亟问良医，如稍迟，将咎桥发之晚也。其后呕紫血块如指大者数十百枚，呕后竟胸膈颇宽。桥曰：不然，此肝伤而不藏血，血随气逆行，宿血去而新血继之，缓治则缓死，速攻则速死。后更数医，月余死。

魏玉横曰：陈二尹溶上，家吴门，年近五旬，平日准颊微赤，体略肥，日喜火酒数杯。昔在都与余甚相得，近授庐陵丞，乘便过访。因答候，见服膏子药，问何恙。曰：近颇眩晕，由痰饮所致耳，请脉之。乃笑曰：君近亦能医乎？曰：第略晓。诊得两寸搏指，左关弦尺弱，六部略数，此阴不足阳有余，症属燥火，非痰饮也。语之故，但唯唯。索其方则二陈、白术、香附、远志、益智、菖蒲，诸辛燥芳香之品。告以药非对症，久服恐生他变，亦唯唯。别去已五月，抵任至九月忽归寓湖上，则已病也。延往，告以才到官即头汗出，眩晕益甚，食渐减，每饭入停膈中难下，良久仍吐出，后只进粥，粥又不受，乃进面，面亦不受。两月来惟日啖馒头一枚，必自晨细咽至暮，略急则呕矣。大便十余日始一行，坚黑如弹丸。更医数人，服药数十剂，用参亦数两。欲捡方相示，曰无庸，知所用必皆前膏子方中诸品耳。乃果然。此病由燥火，又误服香燥之药，劫其津液，致两阳明枯槁。今已成关格，幸大便未如羊矢，则下焦之阴犹未告竭，急饮润剂，犹可为也。遂与生熟地、天冬、肉苁蓉、北沙参、当归、牛膝等四剂，大便略润，可饮粥一瓯矣。又四帖粥渐加，乃用麻黄拌饭，进一瓯无碍。再四帖大便调，饮食如旧。则以前方加减，令服百帖，及还苏只服其半。后三年病复作，急至杭求诊，就前方加减，令服五十帖，遂至今无恙。藜按：此门所采俱非真噎症。徐灵胎曰：噎症之成无术可疗，故昔贤成案皆以反胃呕吐等症当之，并无治真噎食之案。近日京师传一方，用未生毛小鼠，阴阳瓦焙干研末，水酒冲服，每投辄效。可见昔人不治之症，原有可治之方，其方亦即在耳目之前。特患虑不及，故遂莫能措手耳。

余孝廉香圃母夫人，年七十七，膈间不调已二年矣。春尽食愈减，至仲秋渐呕不能食。或作脾胃虚寒，与二陈、二术、补骨脂、吴茱萸、姜、桂诸辛香燥热，几数十剂，遂至汤饮不下。勉进一盏，则呕必倍之，所出皆黄涎而挟腥气，已绝意医药。勉召诊，两手俱无脉，足冷渐过膝，手亦过肘，舌白胎而地则紫，惟神气颇清，起居尚能自主，断为老年三阴血少，相火上逆之症。四肢冷者，误药而热盛作厥也；两手无脉者，荣气衰不能戴卫上朝寸口也；舌苔白而地紫者，肝火上乘肺金不下降也。与生地、杞子、沙参、麦冬、蒌仁、牛膝、米仁、川楝。或问众作寒治，而君谓火，何以验之？曰：第询病人小便可也，既而日点滴而已。又问昔人谓下有热则为关，上有寒则为格，君但主热，得无偏乎？曰：若然，则前方姜、桂何以不效，乃进药遂不呕？数剂后，忽掌心手背绽出青筋累累，盖肝主筋，木得养而骤舒也。入川连三分，四肢渐暖，小便渐长，青筋亦隐。再加熟地五七钱，十余剂全愈。后指端生一疖，问故，曰：其辛香燥热之所酿乎？然，得此无患矣。

吾宗德吾翁年七十五，多郁而喜饮，夏间时呕随愈，初秋感寒复作，服辛燥少愈。季秋复感寒遂大作，凡食即呕，日呕涎沫数盆，汤饮不下者几十日，前医一以二陈、姜、桂，转服转剧，计所呕不下担石矣。脉之洪大搏指，面额作赭石色。经曰：诸逆冲上，皆属于火。又素性速，故食入即呕也。与重剂杞、地、沙参、麦冬、米仁，入川连三四分，一剂知，二剂减。问荸荠可食否？曰：可。顿食斤许又减，遂不服药。半月后复作轻，令以前方重加熟地而痊。或问老人阳气衰微，君常与黄连，得毋过乎？曰：老人阳虚，出自何说？乃默然。

胡氏妇年五十来，常患胁痛有块，时当心而痛，甚则呕，其子医以二陈加左金、郁金、香附，初稍愈，后不应。一老医与丁香、肉桂、延胡索、小茴香之类，初亦应，再发再与，则呕增剧。延诊则已数日不食，将成膈矣。幸大便不秘且溏，小便则短涩，口苦而燥，脉左关又弦小而数，两寸鼓，与生地、杞子、沙参、麦冬、酒连，数剂而愈。

方天壶翁年近七十，患心胁痛，一老医与二陈加人参、姜、附，经年累月，遂致食不入，满口似糜非糜，昼夜不眠，惟闻鼓吹讴歌之声则稍寐。延诊，六脉已无胃气，曰：此血膈也，始于肝火躁急，致多暴怒，血随气上，逆于脘中，会阳刚之药，劫其津液，令大络枯涩，血遂凝而不下，胃中热而有瘀，故不纳食，故喜闻歌吹也。今真阴已竭，阳气独留，不可为矣。勉索方，与熟地一两，杞子五钱，沙参三钱，麦冬二钱，每饮一剂，则甜睡二三时，与闻吹唱同。于膈病则无与也，其后呕出血数瓯而殁。

许君广川，年四十六。性乐洪饮，膏粱炙爆。左胁痛痞，时侵胃络。肝肾已伤，宜滋水木。南京医者，其识颇俗。二陈、五香，六君、六郁。香砂、左金，逍遥、越鞠。出入加减，惟此数方。治之半载，不见其良。予与令坦，相得始彰。语以是症，血膈须防。既而秋仲，饮食渐妨。因念余说，厥理孔长。相延诊视，与药勿尝。岁忽云暮，呕血如瓢。再延诊之，拟养阴之剂，佥以为谬。及春诣苏，求治于缪。缪与之方，芝麻、黑豆。绛绘、桑叶，希延其寿。岂知膏肓，其绩莫奏。关格遂成，汤饮不受。长此告终，芒种时候。雄按：此仿痹门施沛然治许赞勿例，竟是一篇祭文。

按：赵学敏《本草纲目拾遗》云：石打穿，一名龙芽草。生山上，立夏时发苗布地，叶有微毛起，茎高一二尺，寒露时开花成穗，色黄而细小，根有白芽，尖圆似龙牙，茎有白毛，顶开黄花，故名金顶龙牙。一名铁胡蜂，以其老根黑色，形似之也。又一种紫顶龙芽，茎有白毛，叶有微毛，寒露时抽茎，开紫花成穗，俱二月发苗，叶倒生贴地，九月枯，七月采。赵学敏曰：予亲植此草于家园，见小暑后抽台，届大暑即著花吐蕊，抽条成穗，俨如马鞭草之穗。其花黄而攒簇条上，始悟马鞭草花紫，故有紫顶龙牙之名。此则花黄，故名金顶龙牙，与地蜈蚣绝不相类。因此草亦有地蜈蚣之名，故有草竟疑为石见穿也。李氏《草秘》云：石见穿生竹林等处，叶少如艾，而花高尺许，治打伤扑损膈气。则石见穿之叶如艾，又与石打穿深纹锯齿之叶不侔矣。世又名曰铁筅帚，山间多有之，绿茎而方，上有紫线纹，叶似紫顶龙芽，微有白毛，七月开小黄花，结实似筅帚形，能刺人手，故又名千条针。附方云：石打穿草，按月取草头一个，如三月三个，四月四个，以月分为多寡之数。捣汁同人乳、羊乳和匀，服神效。膈症，出蒋云山传方，又蒋仪《药镜拾遗》云：噎膈翻胃，从来医者病者咸以为不治之症。余得此剂，十投九效，乃作歌以志之。歌曰：谁人识得石打穿，绿深纹，锯齿边。阔不盈寸长更倍，圆茎枝抱起相连。秋发黄花细瓣五，结实扁小针刺攒。宿根生本二尺许，子发春苗随弟肩。大叶中间夹小叶，层层对比相新鲜。味苦辛平入肠肺，穿肠穿胃能攻坚。采掇茎叶捣汁用，蔗浆白酒使佐全。噎膈饮之痰立化，津液平复功最先。世眼愚蒙知者少，岐黄不识名浪传。丹砂勾漏葛仙事，余爱养生著数言。按赵氏所引数说观之，石筅帚之绿茎而方，与此道人所说方梗绿叶相似。但道人所指不言开何色花，亦不言茎有紫线纹。而赵氏所引但言方茎而不言有凹，与状似益母，其是一是二，难以悬拟。然此间的有此等治膈之草，则确无可疑，存之以俟识者。

臌、膈同为极大之病，然臌可治而膈不可治。盖臌者有物积中，其症属实；膈者不能纳物，其症属虚。实者可治，虚者不可治，此其常也。臌为病，因肠胃衰弱，不能运化，或痰或血，或气或食，凝结于中，以致臌亨胀满。治之当先下其积聚，然后补养其中气，则肠胃渐能克化矣。《内经》有鸡矢醴方，即治法也。后世治臌之方，亦多见效。惟脏气已绝，臂细脐凸，手心及背平满，青筋绕腹，种种齐见，齐见则不治。若膈症乃肝火犯胃，木来侮土，谓之贼邪，胃脘枯槁，不复用事。惟留一线细窍，又为痰涎瘀血闭塞，饮食不能下达。即勉强纳食，仍复吐出。盖人生在饮食，经云：谷入于胃，以传于肺，五脏六腑，皆以受气。今食既不入，则五脏六腑皆竭矣。所以得此症者，能少纳谷，则不出一年而死。全不纳谷，则不出半年而死。凡春得病者死于秋，秋得病者死于春，盖金木相克之时也。又有卒然呕吐，或呕吐而时止时发，又或年当少壮，是名反胃，非膈也，此亦可治。至于类臌之症，如浮肿水肿之类，或宜针灸，或宜泄泻，病象各殊，治亦万变。医者亦宜广求诸法，而随意施用也。

诸　气

邓安人年五十，忽然气痛，投神保丸，愈不一二日再痛，再服神保丸六七十粒，大便不通，其痰转甚。亦有要用沉香、木香、姜、桂等药而未敢投。痛甚则筑心筑背筑走两胁，似有两柴十字插定心胁，叫声彻天。召良甫诊之，六脉沉伏，乍来乍去。众问诊脉吉凶何如。答曰：凡九痛之脉，不可准也。但以症辨同药，观其人质肥伟，问其便数日不通，曰：实痛也。其腹必胀，但以人按之痛甚，手不可近，此大实也。经曰，大满大实者，可下之。用替针丸五六百粒，是夜即愈。《医说续编》。

罗谦甫治赵运使夫人，年五十八岁，于至元甲戌三月中，病脐腹冷疼，相引胁下痛不可忍，反复闷乱，不得安卧，以当归四逆汤主之，灸中庭穴。同上。

朱丹溪治一妇，气自小腹丹田冲上，遂吐清水，火气上逆，由丹田虚寒故也。用白术二两，白豆蔻五钱为末，早饭后以白汤送下。白术补脾，豆蔻温肺，此药服之则金水相生，其病自愈。若在男子纯阴无阳，则为不治之症矣。按：既是丹田虚寒，何以纯用脾药？所云金水相生之义亦未的，二药不过补脾扶气而已。

陈三农治一人怒气感寒，小腹有块，气逆上行，喘息不安。众用散气降气药益甚。曰：此因汗下过多，伤其胃气，胃气虚为冲脉所逆，并胁下少阳脉二道而反行，病多厥逆。以调中益气汤加炒黄檗、炒青皮，一剂而愈。

一老人大怒，气自脐下上攻，两胁作痛，喘息不卧，此动少阳之火也。两胁肝胆部分，怒气伤肝，而动龙雷之火，故逆上作痛耳。用伏龙肝煎汤下左金丸愈。按：补脾泻肝兼寓降逆，制方何其简妙。

一贵人患气从小腹上攻，胸胁头项遍身急胀而痛，诸治罔效。曰：此督脉为病也。经曰：督脉为病，令人逆气而里急。以四物加炒黑黄檗、醋炒青皮，一剂而愈。

朱丹溪治郑仲游，年二十三，膈有一点相引痛，吸气皮觉急。滑石、枳壳炒各一两，桃仁、黄连炒各半两，炙甘草二钱，为末。每服一钱半，以萝卜自然汁研，煎熟饮之，一日三五次。作污血治。

郑仲本，年二十七，因吃热补药，又妄自学吐纳，以致气乱血热，嗽血消瘦，遂与行倒仓法。今嗽血消瘦已除，因吃炒豆米，膈间有一点气梗痛，似有一条丝垂映在腰，小腹亦痛，大率偏在左边，此肝部有恶血行未尽也。滑石、枳壳一两，柴胡、黄连五分，桃仁二两，黄丹三钱，生甘草二钱，红花一钱，服法同前。

缪仲淳治高存之婿浦生，气上逆，每饭下一二口辄嗳气数十口，再饭再嗳，食顷三四作。曰：此气不归元，中焦不运也，每剂须人参二钱。不信，服快气药愈甚。逾二三月，曰：今须参四钱矣。不信。又逾二三月，曰：今须六钱矣。不信，又逾月饮食不下，每呕冷气如团而出，上下气不属。分必死，存之坐其家，迫令服缪药。首服不动，再煎不动，然亦不如他汤药辄呕也。服三剂，忽心口下如爆一声，上则嗳气，下则小遗无算，上下洞然，即索粥顿食三四碗，不上逆矣。服五六剂减参二钱，嗳逆复作，仍用六钱而安。一月后方减参二钱，服半年全愈。人参六钱，麦冬三钱，五味二钱，橘红一钱，砂仁一钱，白芍二钱，沉香五分，益智仁一钱五分，山萸肉三钱，苏子二钱，枇杷叶三大片，水煎，临服加沉香汁十五匙，逆水芦根汁一大盏。又十倍为末，山药糊为丸，空心白汤吞。《广笔记》。

梁溪一妇人，喉间如一物，上下作梗，前后板痛，服仲淳方二十剂愈。降香、通草、苏子、橘红、枇杷叶、人参、炙草、石菖蒲、麦冬、甘菊、白芍、远志、白豆仁、木瓜、石斛，加芦根汁一钟同煎八分，入姜汁二匙。同上。

哮

丹溪治一人哮，十日一发。此病在上焦，不得汗泄，正当十月，遂以麻黄、黄芩各二钱,入姜汁煎服,临卧进小胃丹三十粒而安。丹溪小胃丹:芫花醋炒、甘遂、大黄、大戟、黄檗,内为末,白术膏丸。

圣济治一人,饮醋呛喉,喘哮不止,用粉甘草二两去皮,破开以猪胆六七枚取汁,浸三日,炙干为末蜜丸,清茶下三四十丸渐愈。

王宇泰治一人盐哮,用白面二钱,砂糖搜和,以糖饼灰汁捏作饼子,放在炉内熯干,铲出切作四块,以轻粉四钱另炒,糁在饼内食之,吐痰而愈。以上俱《大还》。

龚子材治一人,哮喘十数年,发则上气喘促,咳嗽吐痰,自汗,四肢厥冷,六脉沉细。此气虚脾弱,与六君子加黄芪、五味、二冬、杏仁、姜、枣,煎服而愈。

一人自幼患哮喘之症,每遇寒即发,发则喘急咳嗽,痰涎上涌,久不瘥,已成痼疾。与甘、桔、芩、连、栝楼、贝母、二冬清肺,合六味补肾为方,名清上补下丸,服一料全愈。

孙文垣治查少川,夙有哮喘疾,每发则遍身如燎,上气短促,喉中痰声响若汤沸,每经七昼夜,汗出渐愈。七日来复之义。居恒嗜饮纵欲,不避风寒,有教以石膏、麻黄、杏仁、枳壳、细茶各一两,作大剂饮之,名曰五虎汤。喘至即以此御之,随饮而止,屡发屡进,应若桴鼓。凡三年饮五虎无算,因而腹大如覆箕,两腿光肿如柱,内外臁疮,清水不竭,腥气逼人,不能伏枕者五阅月。诊时长至后一日也,气高而喘,身热而烦,覆以棉被,足纳火箱,环列火盆,绒帽貂套,束之以帕,鼻亦绒套笼之,坐重幔中,犹凛凛畏寒,今已十日。其脉浮大无力,其色白中隐青。旧病由于气虚中满,新病由于寒邪在表而然,令先散之,以紫苏、马蹄、细辛、甘草、防风、白蔻仁、苍术、陈皮、人参、羌活、生姜,一帖得微汗,畏寒之状已去。独鼻尚寒,用防风、黄芪二两,煎汤令熏其鼻,饭顷而止,日凡三熏,次日亦愈。呕恶不止,用人参温脾汤加丁香进之,一帖旋已。因欲利水,自食鲤鱼数斤,夜胀极,以平胃散入橄榄肉一两,能解鱼毒。两剂而定。独腹胀小水不利,不能伏枕为苦,以附子理中汤加砂仁、补骨脂、赤小豆、桂心,连进四帖,小水略长。继以尊重丸,日三服之,每服五丸,五日后小水通利,可以卧矣。守此调理,胀消而平。

李士材治顾文学,十年哮喘,百药无功。诊其两寸数而涩,曰:涩者痰火风寒,久久盘踞根深蒂固矣。须补养月余,行吐下之法。半年之间,凡吐下十次,服补剂百余遂愈。更以补中益气为丸,加鸡子、秋石,服年许永不再发。补中益气与此病不相登对,其愈者攻补兼施之力也。王说是也,盖虚家非补未易用攻。

施沛然治阮二华室,患哮喘过用凉剂,痰上壅,面目浮黄而肿,每昏晕则形静若死,苏则齁船之声,闻于外庭,医者望而却走。诊其六脉沉滑而弱兼紧,病得之冬伤于寒。经云:形寒饮冷则伤肺。古人治此病,必用麻黄轻清辛散之剂。若投以寒凉，则邪气闭痼而不得泄，痰日胶结，上焦之气壅而不宣。乃用通关散涌其痰涎，凡三涌而痰气始清，喘息始定。后以三拗汤兼导痰汤出入调理，月余而安。《局方》三拗汤：麻黄不去节、杏仁、甘草各等分，生姜五片同煎。《局方》通关散：川芎一两，细辛五钱，甘草、川乌、白芷、抚芎各二两，龙脑、薄荷叶两半。上为细末，每服一钱，葱白、茶清调下，薄荷汤亦得。

钱国宾治金陵青衿赵艳颁母，年六旬，得痰症，昼夜吼锯，呕痰数碗，初尚能行，后渐不起，幸胃不病，饮食如常，多医罔效。脉之六部浮滑，右寸关更甚。浮主肺气虚弱，滑主脾经积痰，乃痰吼症也。用导痰加杏仁、麻黄，二十剂，病势不减，辞去。又更二医，反重，复求治。曰：吾技尽矣，容思之。忽悟吼痰属太阴肺经之病症，肺乃清虚之脏，六叶两耳，四垂如盖。今胶痰固于肺缝中，呼吸而作吼锯之声。且胃主纳受，脾主运化，今胃纳而脾不运，停饮作痰，此症非劫剂不可也。以三白丸方示彼，用白砒三分煅黄，贝母、桔梗各三分，捣饭为丸，黍米大，以冷茶临睡下七丸，七服痰止吼定。服理脾清肺药痊。大抵病危至此，不用客劫之味弗愈也，此神明于七方十剂之意者也。古人学力深，今人学力浅，再思能用狼虎劫夺之剂，学力方到。若迎夺劫伏神兵，奇正当并用也。奚王道可以尽岐黄之技哉？如果见真，劫剂亦不妨暂用也。淡豆豉一两，白砒一钱为末，用饭三钱研烂，入末为丸如莱菔子大，每服七粒，白汤下，治冷哮极效。文田按：王氏所附方，可以治根深蒂固痰涎壅滞之症，曾见其效比比然。非万不得已不必用此。脏腑缘此致伤，他日亦终吐血，不可不慎也。

喘

金陵一铺治哮喘，名白果定喘汤，服之无不效者。其人以此起家，方用白果二十一个炒黄，麻黄三钱，苏子二钱，款冬花、法制半夏、桑白皮蜜炙各二钱，杏仁去皮尖、黄芩微炒各一钱半，甘草一钱，水三钟，煎二钟，随时分作二服，不用姜。《摄生方》《本草纲目》。文田按：风寒则白果、桑皮为大禁，南省伤寒证少，风热什杂之气多耳。

琇按：此方惟风寒外感者宜用。若上盛下虚，气不归元者，服之立毙。如不问虚实，概行与之，虽起家而杀人多矣。然今之时师执方治病，谬为知服，其人亦未必不起家，而其罪则加等矣。

泸东治一人，九月间病发热恶寒喘急，脉洪大而似实，众作伤寒治不效。此虚甚之脉，非真实也。止视其短气不足以息，即当作虚治，以补中益气汤加麦冬、五味子、熟附子三分，六剂愈。症亦有痰食阻滞而声微喘促者，与虚症相似，不可不审也。

陈三农治一人，每劳或怒，即喘急吐痰不卧。众以降火化痰、理气清肺之剂不效，脉浮数而虚涩，此阴虚火动其痰也。用补阴平肺饮，下咽喘即定而愈。同上。

薛立斋治一妇人，伤风寒作喘。或用表散，愈而复患。仍用前药，其症益甚，饮食少思，胸腹不利。此因脾肺气虚也，先用六君子汤加桔梗渐愈，又用补中益气汤全愈。

侍御谭希曾喘咳吐痰，或手足时冷。此中气虚寒，用补中益气、炮姜而愈。

一妇人患前症，属命门火虚，不能生脾土，用补中益气汤、八味丸而痊。后复患，其喘益甚，下前药不应。遂用黑锡丹，二服喘止，仍用前二药而诸症痊。凡属邪气有余者，其症易识，治效亦速。其属元气不足者，变症不一，效非可以旦夕期也。

定西侯蒋公患上气喘急，其脉寸口洪滑，此痰滞胸膈也。令先服稀涎散二钱，更以热水频频饮之，用代探法殊妙。则溢而吐，其痰如胶，内有一长条，裹韭叶一根遂愈。《局方》稀涎散：江子仁六粒，牙皂三钱，明矾一两。为末，每用三分，吹入喉中。

一路姓者，年近五十，身体肥大，饮食倍常，病月余，每行动即喘。诊之，六脉微涩，曰：此死症也。众为妄，后逾月果卒。

孙文垣治程菊泉，暑月患喘嗽，咳咳连声，浓痰滚滚，行动则喘促不宁，夜分口渴，胸膈胀闷，脉两寸滑而数，两关弦。此肺有宿痰，胆有郁火。经云：火郁发之。又风寒外束者，可发散。苏子、半夏、采曲、杏仁各一钱，石膏二钱，款冬花、桑皮各八分，桔梗、枳壳各五分，麻黄三分，病不减。改以杏仁、陈皮、人参、贝母、款冬花、麦冬各七分，苡仁一钱五分，桔梗、知母各五分，五味子十粒，桑皮一钱，陈皮六分，痰减半。胸膈未舒，口干脚热，前方减去款冬、五味，加枳壳、葶苈，两帖全愈。

陆祖愚治唐鸣和，平时有火症，因试事成痰火咳嗽，日夜吐黄痰二三碗，气逆喘急，饮食不进，服枳、梗、二陈尤甚，改服参、术几危。脉之，两手俱洪滑而数，乃用茯苓、桑皮、贝母、芩、连、花粉、元参、枳壳，加牛黄、竹沥，二三剂胸宽气缓，七八剂痰乃白色。去牛黄，三十余剂而安。

黄履素曰：予家有庖丁王姓，生平多欲，年四十患脚痛。往针，予谓此足三阴虚，针无益也。数年后患痰喘，胸中痛，昼夜不眠。予谓此肾虚，气不归元，峻补其下，则气自降。适名医陈药坡来诊，其持论与予略同。奈病者服陈药嫌其作闷，别寻粗工治之，大服降气宽中之剂，服后觉宽，宽后复发。病者尚以渐宽为效，信服之以至于死，良可叹也。大凡此等病服药，初觉闷，久当渐宽渐愈。愚者嫌闷，而别求宽药，死者比比而是。医者，病家，两宜熟悉。如脾虚者亦然，初服必作闷，久则自宽。破气消导之药服之觉宽，久乃愈闷，以至不救，病者不可不知。

李士材治一人，发热干咳，呼吸喘急。始用苏子降气不应，乃服八味丸，喘益急。诊之，见其两颧俱赤，六脉数大，此肺肝蕴热也。以逍遥散用牡丹皮一两，苡仁五钱，兰叶三钱，连进两剂，喘吸顿止。以地黄丸料，用麦冬、五味煎膏及龟胶为丸，至十日而康。《局方》逍遥散：甘草、当归、茯苓、白芍、白术、柴胡。肝脾蕴热与逍遥散不合，因大用丹皮、苡米而获愈，善后之法亦稳，第用五味殊未妥。王说是则是矣，然《内经》有肝咳之论，逍遥全治肝耳。既治肝得效，则何虑五味之酸收？况曾经误散伤其肺气耶。

朱太学喘急多痰，可以坐不可以卧，可以俯不可以仰，惶急求治。李曰：两尺独大而软，为上盛下虚。遂以地黄丸一两，用桔梗三钱，枳壳二钱，甘草一钱，半夏一钱，煎汤送下，不数剂而安。

黄给谏中气大虚，发热自汗喘急。诊之，脉大而数，按之如无。此内有真寒，外见假热，当以理中汤冷饮。举家无主，不能信从，惟用清热化痰之剂，遂至不起。《金匮》理中汤：人参、白术、甘草、干姜。

叶方伯夫人喘急痞闷，肌肤如灼，汗出如洗，目不得瞑。诊之，六脉皆空，所谓汗出如油，喘而不休，绝症见矣。辞不治，三日而殁。王氏按：汗出至三日而后死，此何必不可救？此治脱不必治喘也。真脏未见，何畏于六脉之空乎？

宋氏女中气素虚，食少神倦，春初忽然喘急，闷绝不知人，手足俱冷，咸谓毙矣。李曰：气虚极而不清肃，不能下行，非大剂温补绝无生理。遂以人参一两，干姜三钱，熟附子三钱，白术五钱，药服而苏。后服人参七斤余，姜、附各二斤，遂全愈。王氏拟删此案。岂以术、附壅滞，无治喘理乎？然此证不少，王氏亦一偏之见耳。

孙氏女久嗽而喘，凡顺气化痰、清金降火之剂，几于遍尝，绝不见效。一日喘甚烦躁，李视其目则胀出，鼻则鼓肩，脉则浮而且大，肺胀无疑矣。遂以越婢加半夏汤投之，一剂而减，再剂而愈。曰：今虽愈，未可恃也，当以参、术补之，助养金气，使清肃下行。竟因循月余终不补，再发遂不可救药矣。急则治其标，用越婢善矣。缓则治其本，用参、术以善后，犹未为当也。

冯楚瞻治司文选，素患痰喘，发则饮食不进，旦夕不寐，调治数月不效。脉之，两寸少洪，余皆沉弱，其右关尺微细更甚。乃命门之火衰极无根，虚阳上浮，且服克削，脾元亏损，致痰涎益甚，虚气愈逆。以炒黄白术八钱，固中气为君。炒燥麦冬三钱，清肺引气降下为臣。炮姜二钱，温中导火；牛膝二钱，下趋接引；五味子一钱，敛纳收藏，并以为佐。制附子一钱五分，承上药力，直达丹田为使。如是数剂，痰退喘止，食进神强，久服八味丸不再发。冯氏治病，大半皆是此种药，真景岳、立斋嫡派，而其用药更狠。尝见一酒客病喘，医以此法施之，大喘而死。误补与误攻，厥罪固维均也。

吴孚先治赵太学，患水气咳嗽而喘，误作伤风，概投风药，面目尽肿，喘逆愈甚。曰：风起则水涌，药之误也。以真武汤温中镇水，诸症悉平。

李成槐之室，蓦地气喘，呼吸促急，提不能升，咽不能降，气道噎塞，势甚危。或作痰逆气滞，欲用牛黄、苏合二丸，不敢遽服。脉之，两尺微细无神，此肝肾亏损，子午不交，气脱症也。用人参一两，熟地二两，当归五钱，甘草二钱，一帖稍定，二帖喘平。凡气短似喘，人谓其病在上，不知元海无根，病实在下也，误治立危。予遇此等症重投熟地，无力之家不能备参者，以枣仁一两，枸杞子一两代之，亦应如桴鼓。

张飞畴治韩顺溪内子，患喘症月余，服破气宽胸豁痰清火等药不效，发表利水亦不应，其痰转急，稍动则喘，难以休息。诊之，六脉细数，而面赤戴阳，用大剂六味地黄丸作汤，加青铅两许，一服而缓，三服而安。

柴屿青治程别驾尊人，高年忽患痰喘，不进饮食。诊其脉有根，决无意外事。用四磨汤内加人参一两，一服而愈。《济生方》四磨饮：人参、槟榔、沉香、乌药。

王观察在太史时，方酷暑，令媳面红唇燥发喘不止，足冷至胯，危甚，两脉鼓指，按之微细。必过服苦寒所至，询之果然。曰：此戴阳证也。内真寒而外假热。急以人参三钱，熟附子一钱五分，投之喘定。又加肉桂一钱五分，半夜尚发烦躁足冷未愈。遂以六味汤内加桂、附各一钱五分，六剂并煎，冰冷，频频饮之而愈。

少宗伯邹小山，春月患喘咳，吐痰甚剧。延诊视，按其诸脉和平，惟肺部沉洪，明有伏邪，此小疾也。缘医谓风寒凝结，用桂枝温散，彻夜不寐，惫甚不支，遂用清理药而愈。

张三锡云：《纲目》载一男子五十余，病伤寒咳嗽，喉中声如鼾。与独柴汤一服，而鼾声除，至二三帖咳嗽亦渐退，服二三斤病始痊。不病亦屡用有验，但可与知者道耳。今若但以寸脉大，不知分别有力无力，遽认为实，枳、桔、桑、杏、芩、栀妄投，死亦不悔者多矣。此案但盛称柴胡之功而已，流弊无穷。今日市医，何患不用柴胡？王氏删之有见。

薛立斋治妇儒者，体肥，仲夏患痰喘，用二陈、芩、连、桔梗，痰喘益甚。加桑皮、杏仁、栝楼，盗汗气促。加贝母、枳壳，不时发热，饮食渐减，脉大而无力。以为脾肺虚寒，用八味地黄丸，以补土母，用补中益气汤，以接中气而愈。王氏删，非是。

一妇人早间吐痰甚多，夜间喘息不寝。夫早间多痰，乃脾虚饮食所化；夜间喘急，乃肺虚阴火上冲。用补中益气加麦冬、五味而愈。王氏删，非是。

王叔权治一贵人久患喘，夜卧不得而起行，夏月亦衣夹背心，知是膏肓病也，令灸膏肓而愈。亦有暴喘者，知是痰为梗，令细锉厚朴七八钱、重以姜七片，水二碗，煎七分服，滓再煎服，不过数服愈。若不因痰而喘者，当灸肺俞。凡有喘与哮者，为按肺腧无不酸疼，皆为缪刺肺腧，又令灸而愈。亦有只缪刺不灸而愈者，此病有浅深也。

舍弟登山为雨所挊，一夕气闷几不救。见昆季必泣，有欲别之意。疑其心悲，为刺百会不效。按其肺俞，云疼如锥刺，以火针微刺之即愈。因此与人治哮喘，只缪刺肺俞，不刺他穴。惟按肺俞酸疼者，然后点灸，其他穴非是。并《资生经》。

滁阳高司法，名申之，每苦寒喘痰发甚时，非此药不能治，方名五味子汤。用橘皮三两去白，甘草一两半炙，麻黄四两去根、节，五味子二两，杏仁二两面炒，去皮、尖。上为粗末，水一盏半，药末两大钱，煎至七分去渣，通口服，不拘时候。如喘甚加药末，入马兜铃、桑白皮同煎，夏服减麻黄一两。《医方集成》医说篇。

陈三农治一人，极言痰气作楚，喘急而不能食，遍体作痛。服清气化痰药，无异服水，何也？曰：岂止无益？反受害矣。肥人气居于表，中气必虚，脾弱不能胜湿，气虚不能健运，是以多痰而喘。以四君子加南星、半夏，佐以姜汁，数剂而愈。

刘点生治汪去尘，脾虚水逆伤肺，喘嗽不食，小水不通。脉虚不胜补泻，用茯苓五钱，泽泻、橘红各一钱五分，防风、肉桂、熟附各五分，二服水去，后加人参，调理而安。《张氏医通》。

薛立斋治职方王用之，喘嗽作渴，面赤鼻干。为脾胃有痰，用二陈加芩、连、山栀、桔梗、麦冬而愈。

一武职体魁梧，素不围炉，不喜热食，行则喘促。自谓气实老痰，服碑记丸攻伐之。又名黑丸子。诊其脉洪数，重按全无，谓命门火衰，脾肺虚寒，与八味丸一服痰喘稍止，数服全止，遂能亲火，喜热饮食。盖碑记丸出自西域方外人所制者。经云：西域水土刚强，其民不衣而褐荐，其民华色而脂肥，故邪不能伤其形体。其病生于内，其治宜毒药。由此观之，恐不可概用也。

太守钱东圩先患肩疽，属足三阴虚，火不归元，用壮水之主，以制阳光而愈。曰：疮疾虽愈，当摒去侍女，恐相火一动，其精暗流，金水复竭，必致变症。后果咳嗽，痰出如涌，面目赤色，小便淋涩。又误认为外感风寒，用麻黄汤表散，汗出不止。迎视其脉已脱，惟太冲未绝，曰：此脾虚不能摄涎，肾虚不能生水，肺虚不能摄气，水泛为痰，虚极之症也。辞为难治，勉以益火之源，以消阴翳而愈。继又劳伤神思，外邪乘之，仍汗出亡阳，以致不愈。

朱丹溪治七三婶喘，遇冬则发。此寒包热也，解表则热自除。枳壳三钱炒，麻黄、防风、黄芩、桔梗各二钱，木通一钱半，通利九窍，治肺壅甚当。紫苏叶五分，四帖，煎取小半盏饮之。

薛立斋治一男子咳嗽，脉紧数，以小青龙汤一剂，表证已解。更以葶苈大枣汤，喘止，乃以桔梗汤愈。

马元仪治朱千秋患喘嗽，自夏及秋，群治不愈，自谓已成阴虚。曰：阴虚者宜补阴以制火，阳虚者宜补气以散邪。今两脉浮濡，浮为虚气，濡为气弱，病在阳而补阴,故邪留而不愈也。不信。又一月,食减喘增,寒热自汗,身重不能转侧,复求治。其脉空大急疾,此中气大亏,阳不外固,治法先固卫外之阳,次补内守之阴,则真气内振,而虚风可熄矣。遂与大剂玉屏风散加贝母、杏仁、苏子、桔梗,一剂而脉症渐和。再加人参三钱,二剂诸症渐平。惟咳嗽未已,以六味汤加人参,调理一月全安。

顾芝岩夫人,喘嗽半载,卧不着枕,舌燥无津,屡治不应。诊之,右关尺虚涩无神,此标在肺,而本在肾也。肺为出气之路,肾为纳气之府,今肾气亏乏,吸不归根,三焦之气出多入少,所以气聚于上,而为喘嗽,口干不得安卧。《中藏经》云:阴病不能吸者,此也。法当清气于上,纳气于下,使肺得清肃,肾复其蛰藏,则气自纳,而喘嗽平矣。用苏子降气汤加人参五钱,肉桂一钱,连进三剂,症渐平。改用《金匮》肾气汤加人参五钱,二十余剂,可以安枕。后因调护失宜,前症复作,乃委之庸手,纯用破气镇逆之剂,极诋人参为不可用。病者自觉不支,求少参不与,遂气败而死。伤哉!

邱友痰喘发热,口渴胸满,身如被杖,时时恶寒,或与驱风化痰不效。诊之,弦数且涩,此情志郁结而肺燥也。今之医者,但知散风清热治痰。风剂则辛,寒剂则苦,痰剂则燥。辛能耗液,苦能伤气,燥能动火,是适助长而已。今欲治痰,必先清气,清气必先滋燥,使气得清肃下行,又何痰喘之有哉?雄按:论是药非。用蒌仁、半夏曲、枳壳、秦艽、杏仁、苏子,少柴胡、桂枝,二剂症减半。再加生首乌,以滋阴燥,大便通而全愈。

缪仲淳治臧仪部静涵,患气喘自汗,昼夜不眠食,诸医以外感治之。缪诊之曰:此肾虚气不归元,故火上浮,喘汗交作,脾虚故不思食。亟以麦冬、五味、枸杞滋阴敛肺,以苏子、橘红降气消痰,以白芍、枣仁、茯苓补脾敛汗,不数剂而愈。

叶都督患痰喘,诸医作胃虚治之不愈,后以导水丸利五六次而安。《平治会萃》《薛氏书》。

薛仲芳曰:周忠介夫人年六十余,患痰喘五六年,医药无效。士材先师诊之曰:右寸浮洪,肺有实邪,须用麻黄、石膏、半夏、防风、细茶、生姜等件,药虽峻而病当之,无畏也。投之果愈。但麻黄只可用二三分,服后兼须避风耳。

吴桥治程参军汶年近耆,久病痰喘,秋冬递作,春夏浸平。顷归自留都,痰喘如昔。一医以为热也,剂以石膏,再服而痰喘不除,加以泄泻。一医以为攻损而虚也,剂以人参峻补,一服而痰喘大作,喉壅塞不能言,瞑而惛惛。桥至诊之,寸口浮大,弦数搏指,然不任按。病得之郁怒而伤肝气,法当缓治,而二医以躁急乘之,故甚。脉虽九死,犹可觊一生。乃以导痰汤为剂,加芩、连、麦冬,一服而吐结痰,有间稍寐。未尽二服,结痰越出喉吻间不能吐,则以箸入口而衡引之,累累连绵,去如败絮者盈二缶，喘乃少定。瞑而惛惛如前，僵卧如尸，七日乃寤，寤则呻吟出息，目微开，始进勺饮。间日一剂，逾月而安。或以参军方赵简子云。《太函集》。

刘清江曰：先君尝施喘药，盖用麻黄三两，不去根节，汤浴过，诃子二两，去核用肉，二味为尘末。每服三大匕，水二盏，煎减一半，入腊茶一钱，再煎作八分，热服，无不验者。后于彭子寿侍郎处传一方，用新罗参一两作细末，以生鸡子清和为丸如梧子大，阴干，每服百粒，温腊茶清下，一服立止。尝见知临江叶守端向言其祖石林病此，专服大黄而愈。其尊人亦苦此疾，乃纯用附子，至某则非麻黄不可。然则又觑其所禀如何，且自谓其女幼年已喘，传至四世，而用药皆不同。刘昌诗，字与号清江。《芦浦笔记》。雄按：一脉相传，病情如此，世之执死方而治活病者，皆盲医也。

魏玉横曰：朱武章年三十八，客姚江，仲冬左额患疔，七八日微喘，疔溃后大喘，疔愈喘甚，坐不能卧。医与降气清金不效，已二旬。归而渡江，比到岸，两脚赤肿如灯笼，不能扱履矣。舁负至家，一月间更七医，其宽胸者重投厚朴，泻肺者峻用葶苈，有谓表邪未清者，有谓脚气上攻者，有谓水肿入腹者，有谓疔毒入肺者，杂治肿渐及囊。一医谓其虚也，与八味反增谵语。诊之，两关模糊，左尺不应，余部微数而洪。面有红光，倚息不寐，小便浓浊，掌心热炙，臀起映疮，以久坐也。其舌左边赤紫，四沿凸凹，而左为甚，鼻孔干燥，能俯不能仰，曰：此肝肾大伤之候。初时之疔亦肝火炽盛而作，治得其宜，数剂可愈。朴、苈既非，桂、附亦误。今兼治药，必三十剂乃可。与生熟地、天麦冬、沙参、枸杞子、蒌仁、米仁，四剂肿渐消，谵亦止。十剂便清肿退，可卧矣。惟仰卧及侧向右则喘嗽不宁，又三十剂已能应酬宾客。但卧仍宜向左，乃加熟地至一两，入五味三分，蛤蚧一具，一剂而安，四剂全愈。

吴性全幼即病喘，儿医与枳、桔、橘、半、桑、杏、前、苏之属，伤其肺气，遂成痼疾。每发必沉绵床笫，淹旬浃月。年十七，余诊之，令服重剂肝肾药，加沙参、蒌仁、麦冬之类。自是发渐轻，或数月一次，仍以前方加减，不过数剂即霍然，近则终年亦罕作。余治喘多矣，多以此法取效。盖虚喘者十之九，实喘者十之一也。

金太孺人四旬之外病喘，以攻伐之过，坐致痼疾，已近七旬。忽一医与三子汤加葶苈，服下胁痛，厥逆欲脱，余以大剂杞子、地黄，入川楝一枚得瘳。兰亭其四君也，亦病喘，面色皖白，发必数日卧床，与以滋水生肝养金之剂，后发渐少而轻，自言得狗宝服之而愈。此症凡遇面夭白，皮急，痰腥秽，而小便点滴者，不可治。盖症非肺痈，而肺叶坏也。肺为水源，既败则小便必少耳。

张司阍年六十余，嗜饮病喘，吐痰无算，动则齁船，抬肩倚息。或与杏仁、枳壳、苏子、前胡之类，十余剂喘益甚，枯瘠如鬼，辞不治矣。余与二地、二冬、米仁、蒌仁、沙参、杞子、枳椇子、女贞子等，八剂全愈。戒其勿饮，初稍节，久仍纵恣，年余复作。

左脉如按琴瑟弦,此真脏见也,不与药,月余而殁。

张友樵治一酒客,夏月痰喘气喘,夜不得卧,服凉药及开气药不效。有议用《金匮》麦冬汤者。张诊之,右寸数实,此肺实非肺虚也,投以人参则立毙矣。遂用葶苈五钱,焙研,滑石五钱,煎服立愈。明年复感客邪,壅塞肺气,喘咳复作,医以葶苈进不效,反烦闷汗泄。张诊其右寸浮数,口渴恶热,冷汗自出,喘急烦闷,曰:此热邪内壅肺气郁极,是以逼汗外越,非气虚自汗也。服葶苈反烦闷者,肺热极盛,与苦寒相格拒也。夫肺苦气上逆,本宜苦以泄之,而肺欲散,又当急食辛以散之。与麻杏甘石汤,一剂肺气得通,喘止汗敛,诸症悉平。

杏仁煎:杏仁一斤,去皮、尖,捣熬作酪,白蜜五合,酥油五合,以牛乳煎成者,生姜汁三合,以水三升,内杏仁酪煎搅可减半,入姜汁煎如稀糖,入酥蜜煎令如稠糖。每服一匙,日三服,夜一服,渐加至二匙。一方加贝母八合,别筛末,苏子汁一升,以七小合苏子研和,水滤取汁。一方加生地汁三升、麦冬五合。王晋三曰:此润剂也,治劳役表疏,寒袭于肺,上气干咳,肺痿謦哑。群复滑润之品,仍无肠泄之虞。杏仁入肺,功专降逆定喘,臣以蜂蜜之利,酥油之滑,即佐以姜汁之上升,皆同气相求者。逼留中焦,和脾胃,生肺津,而干咳自止。加苏子、贝母者,降气分之火。加地黄、麦冬者,清血分之火。审证取舍,惟学者裁之。

黄锦芳治祝某病喘咳,日夜不宁,寒热交作,两边头痛,二便不通,两肩频耸,上气奔迫。脉则两尺甚弱,两寸甚洪,乃气上升而不下降之候。用五味三十粒,故纸六分,沉香三分,远志肉五分,以安右部之肾;龙骨一钱,牛膝一钱,车前四分,龟板一钱,以安左部之肾。使左右二肾之气皆归原宅而不上奔,故服一剂而喘咳除,头痛寒热俱去。又服一剂而二便俱通,遂愈。

呃　逆

朱丹溪治超越陈氏,二十余岁,因饱后奔走数里,遂患哕病。但食物连哕百余声,半日不止,饮酒与汤则不作,至晚发热,如此者三月。脉涩数,以血入气中治之,用桃仁承气汤加红花煎服,下污血数次即减。再用木香和中丸加丁香服之,十月而愈。

一人病后呃逆不止,声闻邻家,或令取刀豆子烧存性,白汤调服二钱,即瘥,盖取其下气归元而逆自止也。《本草纲目》。

邃嵓治一人伤寒,阳明内实,地道不通发呃,其脉长而实,以大承气汤下之而愈。

一人伤寒，七日热退而呃声不绝，六脉沉细无力，倦甚，以补中益气汤加附子，日进三服而安。

一人酒色过伤，医作外感治，发汗过多，绝食日久，致血气两虚，相火冲上，呃逆五六日不止。治以半夏、黄连以泻逆气，归、芎、生地、知母以养阴，炒柏以泻冲火，二三剂而愈。

陈三农治一人，患温热病十余日，身热面红，舌燥黑，呃逆日夜不止者三日。众医以脉迟无力，欲用丁附回阳热剂。陈以手按其胸腹，痛不可近，曰：脉微迟非元气虚，由邪热内实，壅滞其脉而然也。用解毒承气汤，入甘遂末三分，下咽而燥热，片时去黑粪三四升，热退呃止而安。

一人患温热病，大便不通，用下药粪去而呃大作。众尤下药之过。曰：此燥粪在肠胃，遏气于下，粪去而郁气暴升，故奔迫而作呃耳。以枳壳饮之而安。

一人呃逆连声，脉来有力。正邪相争，肝木受邪。自思金能克木，用铁二斤，烧红水淬饮之即愈。

一妇患时疫，饮水过多，心下坚痞，咳逆倚息，短气不卧，诸药无效。作停饮治之，进以五苓散一剂而安。以上皆《大还》。

卢不远治陈孟抒室人，因怒发呃三日夜。召诊，以来迟意甚不怿。脉之曰：固来迟，然效极速。果一剂而愈。此盖肝郁甚怒弗畅，气将入胃而不能，故发呃。今不治呃，用柴胡等条达木郁，郁解即止，暴病气全，故易愈也。

吴孚先治袁氏女，陡发呃症。有用丁香、柿蒂者，有补之泻之，有灸之者，俱不效。乃与柴胡、桔梗等味开提之，不三剂而愈。良由郁怒，肝木不舒，上乘于胃，故作呃，经曰木郁则达之谓也。

喻嘉言治王岵翁，有脾约症，得苁蓉、胡麻、首乌、山药等润剂即解。冬尽偶饱食，当风而吐，胃气大伤，微似发热，左关脉甚大。自云初觉中脘不舒，今则气反攻左，初饮梨汁不投，今服蔗汁稍定。喻曰：此虚风之候也，以胃中空虚若谷，风自内生，左投肝木，而从其类，是以气攻左，而左脉即为之大且劲。经云：风淫于内，治以甘寒。梨蔗皆甘寒，而一效一不效者，乃胃中气虚已极，不奈梨性之达下，而喜蔗性之和中也。遂以甘寒定方，人参、竹沥、麦冬、生地之属。众议除参不用，服后腹内呱呱有声，呕出黄痰少许，胸中遂快，次早大便亦通，症似向安。然本胃经受病，而胃脉反和，惟心肾肝肺之脉不安，其故口中味淡，汤饮不肯下行。此中央气弱，不能四迄转达也。宜急用四君子汤之理胃气，则中央之枢转有力，而四畔之机关尽利，喉管之水气不逆，而口中之淡味亦除矣。不信，别召二医，一谓中风，一谓伤寒。微用表剂，即汗出沾濡，气高神荡，呃逆不休矣。再投黄连一剂，则脉乱如沸羹，频转频歇，神昏身强，年寿黑滞，气出顺而入必哕，昼夜万三千五百息，即哕亦如之。二医卸祸，谓喻前议四君，今始可用。喻曰：气已出而不入，再加参、术之腻阻，气立断矣，惟仲景旋覆代赭一方，可收神功于百一。进一剂而哕势稍减，二剂加代赭至五钱，哕遂大减，连连进粥，神清色亮，脉复体轻。再用参、苓、麦冬、木瓜、甘草，平调二日，康复如初。

张三锡治一老人，偶伤饮食，消导未减。或误与润肠丸，二服下清水，胀痛转甚。或复投巴豆丸，二服至呃逆不止。用大剂六君子汤二帖，至五帖全止，补养而愈。

一老人深秋患痢，发呃逆呕吐。黄檗炒燥研末，陈米饭为丸小豌豆大，每服三十丸，人参、白术、茯苓三味浓煎汤下，连服三剂即愈。切不可下丁香等热药。

陈良甫治一人痢疾，呃逆不止，六脉沉弱。诸医药灼艾皆无效，乃投退阴散两服愈。又尝治许主簿，痢疾呃逆不止，诸药无效。灸期门穴，不三壮而愈。《良方》。

王叔权治一男子，忽气出不绝声，病数日矣。以手按其膻中而应微，以冷针频频刺之而愈。初不之灸，何其神也。《资生经》。

陈霞山治一人，咳逆上气，体重气短，胀满坐不得卧，常作水鸡声。用白前汤：白前二两，紫菀、半夏各三两，大戟一两，水一斗，煮三升，分三服。水肿大实之治。

薛立斋治一妇人痢后呕哕，即呃逆也。服降火化痰等剂愈甚，脉洪大，按之虚细，作渴饮汤，诸药到口即呕。此脾胃虚寒，不能司纳，以参、术、炮姜末各一钱，以饭作丸，米饮不时送三五粒，至三两余，闻药不呕。乃以六君加炮姜，三十余剂。

一妇人患症同前，饮食少思，胸腹膨胀，大便不实。所见之症，悉属虚寒假实，遂朝用补中益气汤加炮姜、木香，夕用六君子汤送四神丸，渐愈。又用八味丸料，煎送四神丸而痊。

一妇人因怒呕哕，时或昏愦口噤，时或举体内动，其面色或青或赤。此肝火炽甚，脾土受侮，用小柴胡汤加山栀、钩藤治之渐愈。又用加味归脾、逍遥二药，调理而痊。

缪仲淳治高存之邻人卖腐者，伤寒微哕，两日夜不省人事。其子乞方，问之曰：汝父当时曾头身热乎？曰：然。曰：曾服汗药乎？曰：未也。曾吐下乎？曰：未也。因索伤寒书检之，其方类用干姜、柿蒂、丁香及附子等温热之药，检方云云者，盖示人以病系阳明热呕，以上诸药均不可用，非临阵看兵书也。末条仅载白虎汤一方。缪思之，曰：伤寒头痛口渴身热，本属阳明热邪传里，故身凉发哕，传里身凉，亦是金针。未经汗吐下，邪何从而出？但其人年老多作劳，故于白虎汤中加人参三钱，二剂立愈。

马元仪治葛怀，年六旬外，下痢呃逆，两足微冷，或以痢治之转剧。诊之，两脉虚微，此中气挟寒下痢，当大剂温补，以恢复元气。时有言下痢多由湿热在胃，不行清理，而反温补恐未合。曰：湿热伤者，其脉必实，其腹结痛，且无呃逆足冷之症。此由年高气弱，火衰于下，气虚于中，因之升降失常，而输泄无度。温补非治痢也，阳回则痢自止耳，若必俟痢止而后补之晚矣。遂与人参四两，合附桂理中汤，连投四大剂而瘥。

陆圣修年逾六旬，呃逆泄泻，面赤如妆，足冷如冰，两脉沉微。曰：人身之中，赖元气以充养，今因泄泻而气衰于下，复因呃逆而气伤于上，上下交征，年高气弱，何以当此？所幸者犹未喘与汗，尚可挽也。与附子理中汤，大培火土，加丁香以暖胃止呃，盖一法而升降之道备焉。降者以肾中阳旺，则气不上僭，而下收崇土之功，升者以脾中阳旺，则气不下陷，而中守之运行有职，则饮食自然变化精液，而泄泻安有不愈乎？

朱氏子未第时，患腹胀食少，倦怠自汗，呃逆口干。脉之，左得弦急，右见虚微，此中虚肝盛，得之烦劳且怒也。烦劳则气分驰而脾胃损，郁怒则肝木横肆而脾胃伤，由是汗出不止，脾虚而腠理不固也。口中干燥者，脾虚而精液不升也；腹胀者，气虚而传化失常也；食少者，胃阳不化，健运失职也；呃逆者，五阳不布，阴气用事也。当用桂附理中汤，大培中土，土旺则不受制于木，且能生肺以制木也。服四剂，脉渐起，胀渐平。因停药数日，胀如故，与大剂桂附理中汤，少加沉香以和胃气而行肝气，调理一月而安。病本多项，因呃逆为病之最，故入此。

老仆王忠妇呕逆呃气，几无宁刻。脉之，右寸独大，余脉虚微。此中州土败，水气不行，五阳不布，浊阴上逆也。与五苓散一剂。此肝邪挟水气上逆也，五苓利水，中有桂以制肝，故速愈。服后一时许吐逆顿止，再与附桂理中汤连服之，明日两脉向和，呃逆亦止。微觉倦怠，与加桂理中汤，四五剂而安。

张意田治董友之母，年将七旬，病已八日。脉之，软缓而迟滞，发热日晡益甚，舌苔黄厚，大便不行，便知非丁香、柿蒂症。畏寒呃逆。阅诸方咸以老年正气虚，用丁香柿蒂与补阴之剂。夫脉来迟滞，畏寒，阳邪入里也；舌苔黄厚，日晡热盛，阳明实也。此乃表证未解，而陷里之热急，致气机逆窒而发呃，法当下之，毋以年高为虚也。与小承气，服后大便转矢气，兼有心烦不宁之状。与一剂，临晚下黑屎数枚，二更战栗壮热，四更大汗，天明又便黑矢，然后呃止神清而睡。此实呃之症也，宜审之。

朱丹溪治一中年妇人病哕，以四物汤加和白陈皮、留尖桃仁、生甘草、酒红花，浓煎入驴尿饮，以防其或生虫也。与数十帖而呃逆除矣。

楼全善治其兄，九月得滞下，每夜五十余行，呕逆食不下，五六日后加呃逆，与丁香一粒，噙之立止。但少时又至，遂用黄连泻心汤加竹沥引之。此实中挟虚之症,得黄连泻心,实症除而虚症未已,故得补敛而安。若施之纯实之症则危矣。呃虽少止,滞下未安,若此十余日,痢久故可用涩。遂空心用御米壳些少涩其滑,日间用参、术、陈皮之类补其虚。自服御米壳之后,呃声渐轻,滞下亦收而安。

沈明生治唐玉如,夏间患血淋,数日淋止发呃,举体振动,声大且长。或与开胃消痰益剧,勺粒不入,已两日夕。又欲进丁香、柿蒂且加姜、桂、参、芪。诊之,乃阴衰火炎症也。盖劳役而兼房帏,时际炎敲,水不制火,血虚而气上冲,是以胀满不食,呃逆不已。今六部脉洪数,颜如煤炲,大便六七日不行,小水滴沥不快。经云:诸逆冲上,皆属于火。先哲云:呃满须看前后部。肾虚不能纳气归元,故呃声长大从丹田出,丁香、柿蒂可妄投耶?乃先用胆导得垢数枚,觉两足微暖,此逆气下达也。即以六味汤料稍减山药、萸肉,入黄连、栀子、车前、牛膝,薄暮煎服,不夜分呃全愈矣。明晨进粥,滞色渐清。夫呃症有寒热之分,呃声有上下之别。今以劳剧之体,血淋后见之,是不由胃而由于肾也。六脉洪数,大小便不利,是不由于寒而由于热也。真水耗于平日,火症萃于一时,虚则肝肾不能纳气,自下焦上逆为声,非中焦热邪之比。其腰疼颜黑俱属可虞,幸得两足温,得补而哕止,乃壮水制阳光之明验,亦坎离既济之佳征也。依方调理半月全瘳。

娄东吴大令梅顿先生弟也,丁未夏,归自烟台,炎风烈日不无感受,萑符不靖不无惊恐。舟中兼有当夕者,至中途疲薾殊甚,急棹抵吴门。或谓憔悴之体,竟应投补。沈见脉数未平,气口独盛,以为虚中有实热,初用薷、芩等剂,溯其源也。继用劫利等剂,导其流也。宿垢既除,旋培元气,元气渐复,行且勿药矣。因设酬劳之宴,劳倦惫甚,其夕神昏肢倦,俄而发呃。沈曰:劳复发呃,当施温补无疑,第虚气上逆,其势方张,恐汤药未能即降,须艾焫佐之为妙。一友于期门穴一壮即缓,三壮全除,调补而瘥。

魏玉横曰:祖姓人年近七旬,素有胃痛病。于二月间忽发呃,昼夜不绝声者十余日,胃亦痛,食入即呕。或与二陈汤加丁香、藿香等,病转剧。脉之,两手皆洪数,两寸溢而鼓,时见歇止,乃厥阴之火上冲而然。与杞子、米仁各一两,沙参五钱,麦冬三钱,酒连四分,二剂而愈。后半年病复作,以贫乏无力再药而死。此贫亦为不治之一也,哀哉!

卷十五

汗

窦材治一人，额上时时汗出，乃肾气虚也。阳明热，则额上出汗，常人多有此症，未可即断为肾虚也。凡病虚实，无不对待，未可执一，不治则成痨瘵。先灸脐下百壮，服金液丹而愈。

一人夜多虚汗，亦肾气虚也，服全真丹、黄芪建中汤而愈。

一人每日四五遍出汗，灸关元穴亦不止。乃房事后，饮冷伤脾气，复灸右命门，百壮而愈。

常东轩挺，晚苦阴汗，有教之用牡蛎粉扑之者，始虽少减，久之至溃腐，见其睾丸焉，岂非杀之以药乎？《志雅堂杂抄》。

琇按：阴汗必由下部湿热而成，以牡蛎收涩之，故郁瘀而溃烂也。

宋怀州知州李治，与一武臣同官，怪其年七十而轻健，面如渥丹，能饮食。叩其术，则服首乌丸也。乃传其方，后治得病，盛暑中半体无汗已半年。窃自忧之，造丸服至年余，汗遂浃体。其治血治风之功，大有补益。方用赤白何首乌各半斤，米泔浸三夜，竹刀刮去皮，切焙，石臼捣为末，炼蜜丸梧子大，每空心温酒下五十丸。亦可末服。《本草纲目》。

滑伯仁治一人，暑月病身冷自汗，口干烦躁，坐卧欲于泥水中，脉浮而数，按之豁然空散。曰：脉至而从，按之不鼓，诸阳皆然。此为阴甚格阳，得之饮食生冷，坐卧当风所致。以真武汤附、术、苓、芍。冷饮，一进汗止，再进躁去，三饮而安。

琇按：江案暑门，滑治一人，汗出如雨，身热烦躁，医误用术、附，乃以黄连、人参白虎，三进愈之，宜参看。

薛立斋治一妇，盗汗不止，遂致废寝，神思疲甚，口干引饮，作血虚有热，用当归补血汤代茶：炙芪一两，当归三钱。又以六黄汤加人参、五味子，二剂而愈。

陈三农治一人感寒，用麻黄发汗，汗遂不止。用建中汤汗出愈多，痰喘有声。此伤寒损血，兼用药之过，阴虚而阳无所附，遂用川芎三分，白芍、生地各二钱，当归一钱，雄按：芎、归尚有可议。元胡索、香附各三分，再服而愈。四物是矣。加香附、元胡，是所不解。

一少年人汗出三年不愈，用棉子炒黑，入汤一滚服，四五日脚腿能立，后以归脾、补中等汤而安。

杨乘六治朱氏子，年二十外，劳倦发热，上半身自汗如雨，三昼夜不止。一切敛汗方法无效。脉之，浮细沉洪，软弱无力，面白无神，舌胖而软且白滑，意此必肺气大虚，而腠理不固也。以黄芪汤加五味、附子各二钱，自子至卯，连进三剂，其汗如故。思之良久，乃用蜜炙黄芪二两，人参五钱，白术一两，蜜炙升麻、柴胡、陈皮各一钱。上半身有汗，下半身无汗，明是阳气不能内敛，琇按：柴胡、升麻，究竟无谓。归身、炙草、炒黑干姜各二钱，白芍、五味、附子各三钱，大枣五枚，一剂而敛。此症本以劳力，伤其脾肺，中脏之阳，陷而不升，卫外之阳，虚而不固，以致阴气不肯下降，乘虚外溢。故特用升麻以升提下陷之气，用黑姜以收固卫外之阳，使在外而为阴之卫，在内而为阳之内守。后用清金滋水等剂而愈。

薛立斋治一妇人，盗汗自汗，遍身酸疼，五心发热，夜间益甚，或咳嗽咽干，月经两三月一至，用加味逍遥散、六味地黄丸兼服，临卧又服陈术丸，陈皮、白术。三月余，诸症悉愈。其经乃两月一至，又服两月而痊。

一妇人患前症，食少倦怠，肌肉消瘦，日晡发热，至夜益甚，月水过期，渐至不通，犹夺汗者无血也。时发渴燥，汗多而津液涸。误用通经之剂，热倦愈重，饮食愈少。乃用八珍加升麻、丹皮、山栀、柴胡治之，热渐退。又用八珍、丹皮、软柴胡，调理而愈。

罗谦甫曰：齐大兄因感寒邪，头项强，身体痛，自用酒服灵砂丹四五粒，遂大汗出，汗后身轻。至夜前病复发，以前药复汗，其病不愈。复以通圣散发汗，病添身体沉重，足胫冷而恶寒。是日方命医，医者不究前治，又以五积散汗之，翌日身重如石，不能反侧，足胻如冰，冷及腰背，头汗如贯珠，出而不流，心胸躁热，烦乱不安，喜饮西瓜、梨、柿、冰水之物，常置左右。病至于此，命诊之，六脉如蛛丝，微微欲绝，乃以死决之。主家曰：得汗多矣，焉能为害？曰：夫寒邪中人者，阳气不足之所致也。而感之有轻重，治之岂可失其宜哉？仲景云：阴盛阳虚，汗之则愈。汗者助阳退阴之意也，且寒邪不能自汗，必待阳气泄乃能出也。今以时月论之，大法夏月宜汗，然亦以太过为戒。况冬三月闭藏之时，无扰乎阳，无泄皮肤，使气亟夺，为养脏之道也。逆之则少阴不藏，此冬气之应也。凡有触冒，宜微汗之，以平为期。邪退乃已，急当衣暖衣，居密室，服实表补卫气之剂，虽有寒邪勿能为害，此从权之治也。今非其时，而发其汗，乃谓之逆。仲景有云：一逆尚引日，再逆促命期。今本伤而并汗，汗而复伤，伤而复汗，汗出数四，使气亟夺，卫气无守，阳泄于外，阴乘于内，故经云独阳不生，独阴不长，不死何待？虽卢扁不能治活也。是日至夜将半，项强身体不仁，手足搐急，爪甲青而死矣。《金匮要略》云：不当汗而妄汗之，夺其津液，枯槁而死。今当汗之症，一过中亦绝其命，况不当汗而强汗者乎！

华佗传，县吏尹世，苦四肢烦，口中干，不欲闻人声，小便不利。佗曰：试作热食，得汗则愈，不汗后三日死。即作热食，而不汗出。佗曰：脏气已绝于内，当啼泣而绝。果如佗言。此亦脏气伤燥之病。《三国志》。

马元仪治沈康生夫人，病经一月，两脉浮虚，自汗恶风，此卫虚而阳弱也。与黄芪建中汤，一剂汗遂止。夫人身之表，卫气主之，凡所以温分肉、实腠理、司开阖者，皆此卫气之用，故《内经》曰：阳者，卫外而为固也。今卫气一虚，则分肉不温，腠理不密，周身毛窍，有开无阖，由是风之外入，汗之内出，其孰从而拒之？故用黄芪建中汤，以建立中气，而温卫实表也。越一日，病者叉手自冒心间，脉之虚濡特甚，此汗出过多，而心阳受伤也。仲景云：发汗过多，病人叉手自冒心，心下悸者，桂枝甘草汤主之。与一剂良已。

丁庠生头汗火升，食少心悸，恍惚不宁，或议用滋阴。脉之，两寸独鼓，两关尺虚微少神，此脾肾交亏，真阳欲脱之候也。与人参桂附理中汤，大培火土，以复虚阳。彼以生平不任热剂为辞。曰：若谓头汗火升，为火邪上炽耶，不知此乃真气上越也；且谓心悸恍惚，为阴气内亏耶，不知此乃真元无主也。遂与人参四钱，白术五钱，附子、肉桂各三钱，干姜二钱，炙草一钱，连进四剂，脉始和，症始退。再温养元气，一月而安。

罗谦甫治刑部侍郎王立甫之婿，年二十五，仲冬，因劳役忧思烦恼，饮食失节，而病时发躁热，肢体困倦，盗汗湿透其衾，不思饮食，气不足以息，面色青黄不泽。诊其脉浮数而短涩，两寸极小，曰：此危症也。治虽粗安，春至必死，当令亲家知之。夫人不以为然，遂易医。至正月，躁热而卒。他日，王谓罗曰：吾婿果如君言，愿闻其理。曰：此非难知也。《内经》曰，主胜逆，客胜从，天之道也。盖时令为客，人身为主。冬三月人皆惧寒，独渠躁热盗汗，是令不固其阳，时不胜其热。天地时令，尚不能制，药何能为？冬乃闭藏之月，阳气当伏于九泉之下，至春发为雷，动为风，鼓坼万物，此奉生之道也。如冬藏不固，春生不茂，为疫疠之灾。且人身阳气，亦当潜伏于内，不敢妄扰，无泄皮肤，使气亟夺，此冬藏之应也。令婿汗出于闭藏之月，肾水已涸，至春何以生木？阳气内绝，无所滋荣，不死何待？乃叹息而去。

施笠泽治一人，服参、芪数日后，每将昏反发热，至夜得盗汗而解。曰：此阴虚不能胜其阳也。参、芪虽能补阳助阴,而阴血未易骤生。乃用六味丸料加参、归、陈皮,一剂而热退汗止。后以六味丸、参苓白术散全愈。

庠友张君牙患寒热,咸作疟治,服解表之剂,乃盗汗潮热,肢节颈项强痛,夜卧则汗出如沐,湿透重衿,二旬余,目不交睫,诊得左寸浮细欲绝,右尺浮大无力,此汗多亡阳证也。与加味归脾汤不效,自加麦冬,更服二剂,胸膈满闷,饮食不进,遂疑参、术不可服。一僧欲进大剂苦参汤。施曰:诊法阴盛阳衰者,不可以柔药。柔药助阴,阳气衰弱,阴气益著,实实虚虚之祸,其能免乎?今君相二火俱亏,非急进归脾汤加桂心、五味不可,岂前药有陈腐或炮制失宜耶?令取药一剂,是夜即安,汗亦渐止。间进八味丸,一月而愈。

庠生施尔祁病,脉之曰:阴虚火动也。病使人发热盗汗,肢节作楚,正合丹溪滋阴降火之剂。服三日后,服虎潜丸,病全愈。所以知尔祁之病者,切其脉虚而数。经云:血虚脉虚,肾水之真阴不足,而虚火妄动也。先是一医谓是历节风,饮以风剂,即肢节浮肿,痿弱不能行,汗出如淋。经云:足受血而能步。又云:夺血者无汗,夺汗者无血。盖风能生火,又能耗血,血虚则内热益甚,肢热则肿,肺热则痿矣。

钱国宾治荆州李山人,年四十余,凡饮食头上汗多,气如烟雾,必频抹乃止。寸关浮洪,两尺沉实,胃脉倍盛而数。此胃热蒸笼头也。饮食入胃,遇热上蒸心肺,心主汗液,火性上腾,肺主皮毛,腠理不密,故头汗出若蒸笼之气,因煎迫而如烟雾也。以三黄石膏汤,数剂清胃热愈。文田按:此脉真合用白虎汤矣。

魏玉横曰:詹渭丰母年六旬外,素有肝病。因患疟,自五月至九月,疟愈而他症蜂起,自汗如洗,彻夜不眠,食少便溏,胁痛齿痛,口淡恶心,恶风畏寒,头顶皮帽,身袭皮衣,重帏夹幔,犹懔栗不胜。诊时以止汗为嘱。脉之弦小急,知为阴虚火盛,疟邪未清,误作阳虚,多与补气敛汗之剂而然。叩之,果服归脾、五味子、麻黄节、浮麦、龙骨甚伙。乃与生地、杞子、地骨、钗斛、首乌、鳖甲、黄连、蒌仁。渭丰曰:诸医咸谓头为诸阳之首,恶寒若此,又自汗而喜热饮,明属阳虚,今方中惟与养阴。又口淡,便溏恶心,皆属脾胃虚寒,黄连、蒌仁安可用?至疟疾已愈,何必用首乌、鳖甲?再所重在汗多,而又全不治汗,其故何也?曰:此症乃火郁之极,内真热而外假寒也。疟本胆腑之邪,因肝虚而腑传脏,故寒热止而变为诸症。故以生地、杞子、地骨、钗斛养肝治其本,黄连清伏暑,蒌仁散郁热以治标,首乌、鳖甲入肝而去疟邪。盖肝火炽盛逆胃,胃络上蒸则为汗,下迫为泻。若见汗则收敛,见泻则固涩,一药肆人足矣,医云乎哉。如方服之,数剂而愈。《济生》归脾汤:人参、龙眼、黄芪、甘草、白术、茯苓、木香、当归、枣仁、远志。

何某年七旬矣,偶于冬间苦盗汗,乃水衰肝火内炽,当闭藏之候,反蒸郁而为汗也。或教以黄芪煮黑枣服之，四五日汗果止，而咳嗽作。或以为伤风，与前胡、桔梗、杏仁、苏子、秦艽、防风之类。或以为痰火，与二陈、姜汁、竹沥。或以为血虚，与四物、知母、黄檗，咸不效，已半年。诊其脉则弦数而促，其症则痰多食少，天柱已倾，双足浮肿。投以生地、麦冬、杞子、地骨、沙参、女贞，四剂无进退，已召画工传真矣。告曰：某本籍越中，今病已膏肓，量不可起，治任欲归，第乞疏一方，俾可服多剂者，以希万一耳。仍前方加熟地、蒌仁与之。后二年偶退之客坐，彼前致谢甚殷，余茫然，叩其故。曰：某何姓，昔患咳嗽几毙，蒙惠方，渡江后服二十余剂，竟获全愈，此再造之德也。视其容貌充腴，迥非畴曩，其病之痊殊意外矣。书此以为轻信单方，并见汗治汗之戒。以此条与罗谦甫治王立甫婿之案参看，可见闭藏之令，过汗虽属危症，亦非断无生机，罗公于此有遗憾矣。

杨元植年四旬外，早衰须发尽白，素患肝肾病。客吴门病疟，疟愈而汗出不止，凡生脉饮、六黄汤、牡蛎、龙骨、五味、黑豆，一切敛汗之药，莫不尝之矣。吴医技穷，乃遄归就予诊。脉但虚数，与熟地一两，杞子五钱，枣仁五钱，麦冬一钱，蒌仁一钱，胡黄连四分，地骨皮三钱，一服减，二服瘥。

赵坤维令正病，自首至胸，汗出如淋，动则尤甚，颇能食，然食入则满面淋漓，衣领尽透，医与玉屏风散、当归六黄汤，俱不效。延诊，右关寸数大。问面浮及齿痛否。曰：然。此少厥二阴之火，上逆胃络也。与重剂玉女煎，入杞子五钱，川连少许，二帖而瘳。

杨兆成病疟，疟愈大汗如雨，一日夜约斗余，医尽力与固表收涩，反较麻黄、羌活为甚。延诊，脉洪数有力，日啖粥十余瓯犹觉饥。盖疟时多服半夏、豆蔻、苍术、厚朴、藿香、橘皮，诸燥烈之剂，扰动胃火而然，若与六黄汤，则汗止而疟必更作。乃用生地一两，石膏五钱，黄连八分，麦冬三钱，蒌仁一钱半，一服减，二服瘥，疟亦不作。

张玉书年近六旬，素患阴虚火甚，两手脉上入溢掌心。夏月偶不快，就混堂澡浴，以图汗解，归而寒热大作，头痛，两耳后焮肿，上连承灵，下至天牖，急邀余视。余适他出，别延外科，谓当成耳枕痈，势甚危，投以搜风败毒之剂，脑后肩胛筋络，益抽掣急绊，燥渴躁闷，小便淋沥如火，迨余至，困惫不支矣。脉之，洪数异常，知其中热，邪在阳明少阳，以阴虚过汗，火就升上，又为风药所鼓而然。不可与柴胡，乃君以黄芩、石膏，臣以鲜干两地黄，佐以滑石、生甘草，使以连翘、木通，大剂饮之，次日肿痛减。肿处尚赤色，前方入绿豆一合，肿痛全消。再与导赤散合六一散而愈。

徐灵胎曰：治病之法，不外汗、下二端。下之害人，其危立见，故医者病者皆不敢轻投。至于汗多亡阳而死者，十有二三，虽死而人不觉也。何则？凡人患风寒之症，必相戒以为宁暖无凉，病者亦重加覆护，医者亦云服药必须汗出而解。故病人之求得汗，人人以为当然也。秋冬之时，过暖尚无大害。至于盛夏初秋，天时暑燥，卫气开而易泄，更加闭户重衿，复投发散之剂，必至大汗不止而亡阳矣。又外感之疾，汗未出之时，必烦闷恶热。及汗大出之后，卫气尽泄，必阳衰而畏寒，始之暖覆，犹属勉强。至此时虽欲不覆而不能，愈覆愈汗。愈汗愈寒，直至汗出如油，手足厥冷，而病不可为矣。其死也神气甚清，亦无痛苦，病者医者及旁观之人，皆不解其何故而忽死，惟有相顾噩然而已。总之，有病之人不可过凉，亦不宜太暖，无事不可令汗出。惟服药之时，宜令小汗。仲景服桂枝汤法云：服汤已，温覆令微汗，不可如水淋漓，此其法也。至于亡阳未剧，犹可挽回。《伤寒论》中真武、理中、四逆等法可考。若以脱尽无补救矣。又盛暑之时，病者或居楼上，或卧近灶之所，无病之人，一立其处，汗出如雨，患病者必至时时出汗，即不亡阳，亦必阴竭而死。虽无移徙之所，必择一席稍凉之地而处之，否则补丹不救也。

裴兆期曰：一士人大病久虚，后已大受餐，且日服大补气血之药，兼旬越月，宜其起矣。不谓饮食顿减，遍体畏寒，自汗盗汗，昼夜不止。已延二三名家，进以桂、附、参、芪、汗愈多而寒益甚，参、芪加至两许亦不验。余以羌活、防风为君，苍术、半夏为臣，黄连、陈皮、砂仁、厚朴、茯苓、桂枝、浮麦为使，一剂而汗收，并不畏寒矣。随制人参大补脾丸与之，调理不逾月而康。盖大病久虚之后，胃虽强而脾尚弱，易于加餐，难于运化，且汤药之补无虚日，湿热郁于中宫，故饮食顿减，而多汗多寒也。人身捍卫之气出于胃，胃既为痰涎所闭，则捍卫之气不能布皮毛，充腠理。先哲谓中脘有痰，令人多寒，脾湿不流，令人多汗，此之谓也。其多汗而反用羌、防者，以其腠理开疏，风气乘虚来客，必先去其风，而汗始易收也。其畏寒而反用黄连者，以寒非虚寒，乃湿热生痰所致之寒，湿清而汗自止也。凡人当大病之后，切不可恣投以药。无论药谬，即对病者，亦不可不慎。盖人之元气以胃气为本，胃气又以谷气为本。大病之人，与谷气久疏，则所喜者食物，所恶者药物，理之常也。此际正当以食投其所好，以养胃气。胃气旺则元气亦旺，不补之中有至补者在，安用此拂意之物，妨碍胃气耶？今之医者不明此理，每遇病久乍痊，必谓气血两虚，尚须大补，其药不外当归、地黄、枸杞、故纸、山药、苁蓉、参、芪、苓、术等类，不煎则丸，恣投无忌。有服之而饮食反减者，有服之而作泻作呕与肿满者，甚至有膈胀不能食，而反生他症者。名为补人，而实害人矣，可不戒哉！

裴兆期治一孝廉，为诸生时，以迁居萦扰，复不免有少年事，于秋尽冬初，日晡发热，亦恬不为意。裴诊之，则六脉已虚疾无伦，为之骇然。以人参五钱，桂、附、归、术各二钱，嘱曰：急急煎服，庶可无虞。犹泄泄未之遽信，不移时辄汗流如洗，手足冷而目眩神疲，就枕不能布语，始急以前药连服五六剂，人参加至一两余，势乃稍定，脉尚几几欲绝。越日往视，脉状如前，汗复以时至，裴即宿于其家，用人参一两，附子半枚，另用黄芪二两，煎汤煮药。凡四进汗犹不止，时漏已三下，无处市药，不得已以前渣合煎，以济权时之急。至子后阳生，胃气方回，啖糜粥二瓯，肉食数箸，汗始渐止，脉亦自此有叙。天明急市参以继之，调理而愈。

藜按：此自汗之极重者，不惟阳虚，阴亦大伤。纯用参、芪、桂、附，已不免偏胜之弊。参入当归，尤不合法。得药渣甘淡之力，胃气始回。复得粥食，助其胃气，而汗始敛，非得力于参、芪、桂、附也。

徐灵胎曰：经云：夺血者无汗，夺汗者无血。血属阴，是汗多乃亡阴也。故治汗之法，必用凉心敛肺之药，何也？心主血，汗为心之液，故当清心火。汗必从皮毛出，肺主皮毛，故又当敛肺气，此正治也。惟汗出太甚，则阴气上竭，而肾中龙雷之火，随水而上。若以寒凉折之，其火愈炽。惟用大剂参、附佐以咸降之品，如童便、牡蛎之类。冷饮一碗直达下焦，引其真阳下降，则龙雷之火，反乎其位，而汗随止。此与亡阴之汗，真大相悬绝，故亡阴亡阳，其治法截然，而转机在顷刻。当阳气之未动也，以阴药止汗。及阳气之既动也，以阳药止汗。而龙骨、牡蛎、黄芪、五味收涩之药，则两方皆可随宜用之。医者能于亡阴亡阳之交，分其界限，则用药无误矣。其亡阴亡阳之辨法何也？亡阴之汗，身畏热，手足温，肌热汗亦热，而味咸口渴喜凉饮，气粗脉洪实，此其验也。亡阳之汗，身反恶寒，手足冷，肌凉汗冷，而味淡微粘，口不渴而喜热饮，气微，脉浮数而空，此其验也。至于寻常之正汗、热汗、邪汗、自汗，又不在二者之列。此理知者绝少，即此汗之一端，而聚讼纷纷，毫无定见，误治甚多也。

又曰：汗出总由于心火不宁，属热者多，属寒者少。今人皆用补阳治法，乃一偏之见，皆由不知汗出之液，在何经也，误人多矣。亡阳之汗，乃阳气飞越，下焦空虚，此乃危急之症，非参、附不能回阳，与自汗、盗汗，大不相同。医者全然不知，并为一病，贻误无穷，深为可笑。

尤在泾曰：一人食咸，头汗如注，食淡则否，诊之，心脉独大而持指。因问曰：燥欲饮乎？曰：然，每晨起舌必有刺。因悟所以头汗出者，心火太盛，而水不胜之也。味咸属水而能降火，火与水持，火盛水微不能胜之而反外越也。其出于头者，水本润下而火性上炎，水为火激，反从其化也。食淡则否者，咸味涌泄为阴，淡味渗泄为阳，阳与阳从，不相激射，故得遂其渗泄之性，而下行也。

咳　嗽

徽宗宠妃苦痰嗽，终夕不寐，面浮如盘。诏内医李防御用药，令供状，三日不效当诛。李忧挠技穷，与妻对泣。忽闻外间叫云：咳嗽药一文一帖，吃了今夜睡得。李使人市药十帖，其色浅碧，用淡韭水滴麻油数点调服。李疑草药性犷，或使脏腑滑泄，并三为一，自试之，既而无他。于是取三帖合为一，携入禁庭授妃，请分两服。是夕嗽止，比晓面肿亦消，上喜赐金帛值万缗。李念病即安，倘索方无以为对，令仆俟前卖药人过邀饮，以百金赂其方，乃蚌粉一物，新瓦炒令通红，拌青黛少许耳。叩其从来？曰：壮而从军，老而停汰，顷见主帅有此方，故剽得之。以其易辨，姑借以度余生，无他长也。李给之终身。《槎庵小乘》。文田按：咳嗽症辛升太过，肾气逆上，故蚌粉以养其肾阴，所以能愈。

潘埙曰：予夏秋之交，火嗽月余，昼夜不辍声，不能伏枕几殆。群医皆主故常，曰：西方金司令，肺气盛耳，当泻。或曰：久嗽肺虚，当补。或曰：敛之愈。予曰：金初司令，稚金也。火尚未伏，壮火也。壮火能烁稚金，泻之金愈弱，火愈炽，此嗽所以不能止也。经曰无违时，无伐化。又曰无伐生生之气。今气初生而伐泻之，伐化也，殆于不可。况五火相煽，肺失清化之令，补之恐反助火，敛之恐不能散火，请更思之。医不听，各主所见，溃药不敢尝。日饮解毒凉膈散，去硝、黄加白术，以助胃气，晨服童便，不时服梨汁、瓜浆，各十数杯。医乃暗投人参、五味，煎以予饮，而予不知也。饮之则愈嗽加喘，乃专主己见，饮前药，数日火退嗽止，而病瘳矣。楮记室。解毒凉膈散：大黄、芒硝、甘草、连翘、黄芩、薄荷、栀子。为末，加竹叶、生蜜。

汉阳库兵王六，病痰嗽并喘，百药不效。于岳阳遇一道人，教用五味子、白矾等分为末，每服三钱，以生猪肺炙熟，蘸末细嚼，白汤下，两服病遂不发。久病乃可服此。《本草纲目》。

张子和治东门高三郎，病嗽一年半，耳鸣三月矣。嗽吐脓血，面多黑点，身表俱热，喉中不能发声。曰：嗽之源，心火之胜也。秋伤于湿，冬生咳嗽，冬水既旺，水湿相接，隔绝于心火，火不下降，反而炎上，肺金被烁，发而为嗽。金煅既久，声反不发，医补肺肾皆非也。令先备西瓜、冰雪等凉物，次用涌泄之法，又服去湿之药，病日已矣。

刘氏一男子，年二十余，病劳嗽咯血，吐唾粘臭不可闻。秋冬少缓，春夏则甚，寒热往来，日晡发作，状如痞疟，寝汗如水。累服麻黄根、败蒲扇止汗，汗自若也。又服宁神散、宁肺散止嗽，嗽自若也。张先以独圣散吐其痰，状如鸡黄，汗随涌出，昏愦三日不省，时时饮以凉水，精神稍开，饮食加进。又与人参半夏丸、桂苓甘露散，服之不数日乃愈。

赵君玉妻病嗽，时已十月矣。张处方用陈皮、归身、甘草、白术、枳壳、桔梗。赵以其不类嗽药。张笑曰：君怪无乌梅、莺粟囊乎？夫冬嗽，乃秋之湿也，湿上逆而为嗽。此方皆散气除湿，解结和经，三服而愈。

窦材治一人，病咳嗽盗汗，发热困倦减食，四肢逆冷，六脉弦紧，乃肾气虚也。先灸关元五百壮，予保命延寿丹二十丸，钟乳粉二钱，间日服金液丹百丸，一月全安。

一人病咳嗽，脉症与上条同，但病人怕灸，止服延寿丹五十粒、金液丹百粒、钟乳粉二两，五日减可，十日脉沉缓，乃真气复也。仍服前药，一月全安。盖此病早不灸亦可，迟必加灸，否则难治。

凌汉章治里人病嗽，绝食五日，众投以补剂益盛。凌曰：此寒湿积也。穴在顶，针之必晕绝，逾时始苏。命四人分牵其发使勿倾侧，乃针果晕绝。家人皆哭，凌言笑自若。顷之气渐苏，复加补始出针，呕积痰斗许，病即除。《明史》。

一中年妇人干咳，寸脉滑动似豆状，余皆散大不浮，左大于右，每五更心躁热，有汗，但怒气则甚，与桔梗、贝母诸药不效。遂以石膏、香附为君，芩、连、青黛、门冬、栝楼仁、陈皮、炒柏、归、梗为臣，五味、砂仁、川芎、紫菀为佐，凡二十余帖而安。《医学纲目》。

崔某疗久嗽熏法，每旦取款冬花如鸡子大，少许蜜拌花使润，约一升，铁器铛中。又用一瓦碗钻一孔，内安小竹筒，或笔管亦得，其筒少长，置碗铛相合及插筒处，皆面糊涂之，勿令泄气。铛下着炭火，少时款冬烟自管出，以口含筒吸取咽之。如胸中稍闷，须举头，即将指头捻竹筒头，勿令漏烟出气，及烟尽止，凡如是五日一为之，至六日，则饱食羊肉馄饨一顿，永瘥。一法不用铛碗，用有嘴瓦瓶烧药，盖住瓶口，却以口于瓶嘴吸烟咽之尤捷也。

侍御谭希曾咳嗽吐痰，手足时冷，以为脾肺虚寒，用补中益气加炮姜而愈。窦材以肢冷为肾气虚。

一妇人患咳嗽，胁痛发热，日晡益甚，用加味逍遥散、熟地，治之而愈。年余因怒气劳役，前症仍作，又太阳痛，或寒热往来，或咳嗽遗尿，此肺气虚、肝火盛，而尿脬失制也，用前散及地黄丸，月余而瘥。

表弟妇咳嗽发热，呕吐痰涎，日夜五六碗，喘咳不宁，胸痞燥渴，饮食不进，崩血如涌。此命门火衰，脾土虚寒，用八味丸及附子理中汤加减，治之而愈。

一妇人久咳嗽，面色萎黄，或时皝白，肢体倦怠，饮食少思，稍多则泻。此脾土虚而不能生肺金，朝用补中益气汤，夕用六君子汤为主，间佐以八珍汤，三月余渐愈。后感寒邪喘嗽，胸腹作胀，饮食不入，四肢逆冷，此中气尚虚，不能充皮毛，实腠理，司开阖之所致也。遂用六君加生姜及桔梗而愈。

一妇人患劳嗽，晡热内热，寒热往来，作渴盗汗，小便频数，其经两三月一行。此肝脾气血虚损，用八珍汤、六味丸，六十余剂，诸症渐愈。其经两月一行，仍用前二药，间以加味逍遥散，各三十余剂。后恚怒，适经行去血过多，诸症悉至，饮食少思，腹胀气促，用十全大补汤，数剂渐愈，仍用前药调补。复因丧子，胸腹不利，食少内热，盗汗便血，无寐，用加味归脾汤，仍兼前药而愈。

锦衣李大用，素不慎起居，吐痰自汗，咳嗽发热，服二陈、芩、连、枳壳、山栀之类，前症不减，饮食少思。用四物、二陈、芩、连、元参、知、柏之类，前症愈甚，更加胸腹不利，饮食亦少，内热晡热。加桑皮、紫苏、杏仁、紫菀、桔梗之类，胸腹膨胀，小便短少。用猪苓、泽泻、白术、茯苓、枳壳、青皮、半夏、黄连、苏子，胸膈痞满，胁肋膨胀，小便不通。加茵陈、葶苈，喘促不卧，饮食不进。诊之，六脉洪数，肺肾二部尤甚，曰：脾土既不能生肺金，而心火又乘之，此肺痈之候也，当滋化源，缓则不救。不信，后唾脓痰，复求治。胸膈痞满，脾土败也。喘促不卧，肺金败也。小便不通，肾水败也。胁肋膨胀，肝木败也。饮食不化，心火败也。此化源既绝，五脏已败，药岂能生？已而果然。

丝客姚荃者，素郁怒。年近六十，脾胃不健。服香燥行气，饮食少思，两胁胀闷。服行气破血，饮食不入，右胁胀痛，喜用手按。彼疑为膈气痰饮内伤。曰：肝木克脾土，而脾土不能生肺金也。若内有瘀血，虽单衣亦不敢着肉。用滋化源之药四剂，诸症顿退。彼以为愈。曰：火令在迩，当保脾土以补肺金。彼不信，后复作，另用痰火之剂益甚。求治，左关右寸滑数，此肺内溃矣。仍不信，服前药，果吐秽脓而殁。

嘉兴周上舍，每至夏患咳嗽，服降火化痰之剂，咳嗽益甚。脾肺肾脉皆浮而洪，按之微细。此脾土虚不能生肺金，肺金不能生肾水，而虚火上炎也。朝用补中益气汤，夕用六味地黄丸而痊，后至夏遂不再发。

一妇人不得于姑，患咳嗽，胸膈不利，饮食无味。此脾肺俱伤，痰郁于中，先用归脾汤加山栀、川芎、贝母、桔梗，诸症渐愈。后以六君加川芎、桔梗，间服全愈。

一妇人咳嗽胁痛，或用清气化痰降火等剂，久不愈。更加内热晡热。若两胁或小腹内热，其嗽益甚，小便自遗。此属肝经血虚火动，用六味丸加五味子，滋肾水以生肝血，用补中益气生脾土，以滋肺金而寻愈。

上舍陈道复长子，亏损肾经，久患咳嗽，午后益甚。薛曰：当补脾土滋化源，使金水自能相生。时孟春。不信，乃服黄檗、知母之类。至夏吐痰引饮，小便频数，面目如绯。薛以白术、当归、茯苓、陈皮、麦冬、五味、丹皮、泽泻四剂，乃以参、芪、熟地、山茱为丸，俾服之，诸症顿退。复请视以为信，遂以前药如常与之。仍泥不服，卒致不起。

陆养愚治吴氏妾，寡居夜热，以烦劳感冒，干咳无痰，医与疏风药，反增呕恶。更以二陈，症不减，而夜不能寐，若失神志，烦乱不安。脉之，沉弦而数，曰：干咳乃火郁之甚，最为难治。况寡居多年，其郁可知。虽有风寒，但于养气养血舒郁清热中，微加疏散。若竟发其表，升动阴火则病反甚。重以二陈之燥，宜其烦乱不寐，神志如失也。用清气养荣汤加黄芩、前胡、薄荷、杏仁、苏叶，二剂咳嗽烦闷俱减。第睡未安，脉微浮而数，去苏叶、前胡、杏仁，加贝母、知母、山栀、枣仁、竹茹、大枣，二剂诸症俱愈，但四肢倦怠，气乏不足以息，脉浮数而弱。此虚火已平，真气衰乏之候。仍用前汤加贝母、枣仁，更入人参一钱五分，数剂而愈。

陈曙仓室咳嗽，或时纯血，或时纯痰，或时痰血相半，夜热头眩，胸膈不舒，脚膝无力，服滋阴降火药，已半年矣，饮食渐少，精神渐羸。脉之，两寸关沉数而有力，两尺涩弱而微浮，此上盛下虚之症也。上盛者，心肺间有留饮瘀血；下虚者，肝肾之气不足。用人参固本丸，令空腹服之。日中用贝母、苏子、山楂、丹皮、桃仁、红花、小蓟，以茅根煎汁，入药同煎，十剂痰清血止。后以清气养荣汤与固本丸间服，三月后病痊而孕。

陆肖愚治吴逊斋，患咳嗽身热胁痛，日轻夜重，寝食俱废，咸以年高病重为虑。脉之，左手浮弦，右手弦滑，曰：此病极轻，何以忧疑？乃内有食积痰饮，外感风邪所致也，少为消导疏散即愈矣。用苏叶、柴胡以解其表，青皮、白芥以治其胁，桑皮、前胡、杏仁以治其嗽，陈皮、半夏以清其痰，山楂、枳实以消其食。二剂而减，四剂脱然。

陆祖愚治费表母，生平饮酒多而谷食少，酿成痰火。每至五更则疾作，喘嗽频并，气逆息粗，不能伏枕，由来久矣。年近七旬，其痰大发，日夜昏晕数次，四肢厥冷，自汗如洗，形容瘦削，六脉如丝。或与清火清痰，毫不应。乃用附子理中料，千杵蜜丸，淡盐汤服，以助下元；另以知母、贝母，桑皮辈，煎汤徐徐含咽，清其上膈。数剂嗽稀喘止，肢温汗敛。再用十全大补汤料丸服，数十年痼疾，从此遂瘳。

陈三农之室，遇夜嗽甚多痰，作阴虚火动，以四物换生地、贝母、知母、蒌仁、杏仁、麦冬、五味，二剂而愈。

孙文垣侄妇，喉中燃痒，咳嗽红痰，两寸关洪大，内热生疮。山栀、小蓟、生地、丹皮、滑石、青皮、麦冬、甘草、黄连、蒌仁，水煎服，血止嗽除。后遇劳即咳嗽，嗽喉中血腥，总由上焦热甚而然。以枇杷叶、山栀、生地、白芍、甘草、丹皮、地骨皮、天花粉、滑石、紫菀，常服三五剂，两月而安。

温天衢冬月病目，医与发散太过，至春间吐血碗余，及夏下午潮热咳嗽，胸膈胀疼，早晨冷汗淋漓，大便溏，一日两行，饮食少，肌肉消十之七，脉数。孙曰：据症脉法在不治。众恳不能辞，乃用泻白散加五味、白芍、贝母、马兜铃，服下其夜帖然而卧，不嗽。惟大便溏，前药加扁豆、山药、茯苓、汗亦渐止。复与泻白散加石斛、马兜铃、贝母、陈皮、苡仁、白芍、山药、五味、桔梗，调理三月而痊。

琇按：此与孙治吴肖峰内人注夏，误服参苏饮成咳嗽，同为发散所伤，世俗谓伤风不醒变成劳者是也，过表之害洵然。然亦有风寒痼闭不出而成劳者，魏君犹知其一，未知其二也。不知此等皆为市医不分虚实，恣用疏散散病变之重，而重者至死，犹曰伤风不醒。哀哉！吴案见瘵门。

李士材治一人，咳而上气。凡清火润肺、化痰理气之剂，几无遗用，而病不少衰。诊其肾脉大而软，此气虚火不归元。用人参三钱煎汤，送八味丸五钱，一服而减。后用补中益气汤加桂一钱，附子八分，凡五十剂，及八味丸二斤而痊。

一人经年咳嗽，更医数十人，药不绝口，而病反增剧，自谓必成劳嗽。李曰：不然，脉不数不虚，惟右寸浮大而滑，是风未解。必多服酸收，故久而弥甚。用麻黄、杏仁、半夏、前胡、桔梗、甘草、橘红、苏子，五剂减，十剂已。

冯楚瞻治李孝廉，患咳嗽甚频。视其身长肥白，颊色常红，知为表有余而里不足，上假热而下真寒，病必当剧，劝以重服药饵。时有通谱新贵，甚精医药，乃托其治，所用乃山栀、黄芩、花粉、橘红、贝母、苏子、杏仁之类。止之勿听，数剂后嗽转甚，烦躁喜冷倍常。益信寒凉为对症，倍用之转剧，再进，烦躁更甚，粒不下咽，饮水无度。更以为实热，以三黄丸下之，利行不多，渐加喘促。再剂，夜半喘大作，有出无入，遍身麻木，溃汗如雨，神昏目直，口噤不言，委顿极矣。亟招冯诊，两寸左关仅存。时当六月，欲与四逆、理中，主人畏惧，改以人参一两，麦冬二钱，五味六分，肉桂钱许，始允急煎服之。喘减片刻，奈病大药小，顷复大作，乃不咎寒凉之误，反以参、桂为罪矣。因思尽吾之力，尚可以活，若徇彼之见，必死而已，乃坚定一方，勒令服之。用炒白术三两，人参二两，炮姜三钱，五味子一钱五分，制附子三钱，煎浓汁灌之。下咽后，病人张口大声云：心中如火烙欲死。此不与冷服故。傍观疑怨交起不为动。顷之又大声曰：脐间更疼更热，欲死矣。乃窃喜其阳能下达，未之绝也。果少焉，喘定汗收，手足温而神思清，语言反甚无力。此方术多参少者，因中宫久困寒冷，不先为理中，则阳气难下达也。

吕东庄治徐鸾和内病咳嗽，医以伤风治之益甚。邀诊，则中虚脉也。曰：鼻塞垂涕痰急，皆伤风实症，何得云虚？曰：此虚实真假，所辨在脉，庸医昧此，误人多矣。彼不知脉，请即以症辨之。其人必晡热潮热，至夜半渐清，至晨稍安，然乎？曰：然。然则中虚何疑乎？所言喜者，正此鼻塞垂涕耳。乃投以人参、白术、当归、黄芪、白芍各三钱，软柴胡、升麻各一钱，陈皮、甘草、五味各六分，三剂而咳嗽立止。再诊谓之曰：上症已去，惟带下殊甚，近崩中耳。惊应曰：然。即前方重用人参，加补骨脂、阿胶各二钱，数剂，兼服六味丸而愈。

柴屿青治陈氏甥女，咳嗽吐痰，夜间发热，众医以为必成劳症。诊其脉虽稍洪，尚有根柢，并非细数，何至不治？纯用滋阴之药，调养半年而愈。

同学蔡为章患痰嗽，夜难就寝，身不胜衣，夜卧床不能转侧。诊其六脉微弱，气血两剧，拟用参、芪补剂。蔡以痰嗽不宜用补为疑，乃力任之。先用六君子汤加炮姜、桂、附，数帖而嗽减。继用养荣汤十数剂，始能下床行动，调理月余而康。

张惕中咳嗽吐痰，医误认风寒，服药十数剂，病增剧，身热喘嗽，夜不能卧，胸膈痞塞，困于床笫，小便短缩。诊得人迎脉缓，绝非外感。气口空大，左寸弱甚，两沉微微，此心肾不足，的系内伤之症。其小便不利者，三焦之气化不能运于州都也。从东垣治内伤条，师其意而变通之，旬日而痊。

左中丞夫人，年二十余，形体瘦弱，痰嗽息粗，夜不能寐。医频与消痰理气，愈委顿。诊其脉甚微细，此气虚也。仲景云：气虚有痰，肾气丸补而逐之。遂用六味汤加麦冬、五味，治之而愈。惟夜间尚未熟睡，再用养荣汤加茯神、枣仁，十数剂即加餐安睡，渐得复元。

丙寅新正冏卿讳伊喇齐长郎，贺节至寓云，咳嗽求方。诊其两脉细数，右寸郁结，断其难以收功，勉用麻黄汤。伊断断不可，曰：我子阴亏，他医熟地、人参，服过数两。柴曰：阴亏诚然，但风邪闭塞肺气，补剂又从而壅遏之，非此不能去邪。力争不信，早决其不起。果然。

琇按：凡损症脉，见右寸厥厥然如豆，按之梗指，其病原属不起，以肺金败也。今以右寸郁结，断为风邪闭塞，然必见鼻塞声重，或头痛痰浓，或咳嗽连续，方是其候。

王肯堂治一妇人，咳嗽不已，服诸药不效，渐成劳瘵。诊之，六脉濡弱，此血弱，又因忧戚太过，而成斯疾。合用当归等药治之必愈。遂先以《古今录验》橘皮汤，空心服，苏子降气汤，徐用金钗煎、熟地黄丸、当归丸，调理而安。

橘皮汤，文田按：今见《千金方》五十四卷。橘皮、麻黄各三两，柴胡、干紫苏各三两，宿姜、杏仁各四两，石膏八两。上七味㕮咀，水九升，煎麻黄两沸，去沫，下诸药煮取三升，分三服。

张路玉治吴江郭邑侯，喘嗽气逆。诊之，两尺左关弦数，两寸右关涩数。弦者肾之虚，涩者肺之燥。夏暑内伏肺络，遇秋月燥收之令，发为咳嗽也。自言每岁交秋则咳，连发四载，屡咳痰不得出则喘，至夜不能卧，咳剧则大便枯燥有血。曾服越婢汤，嗽即稍可。张曰：公肾气素强固，水亏火旺，阴火上烁肺金，金燥不能生水。咳甚则便燥有血者，肺移热于大肠也。赖有此耳。合用《千金》麦门冬方，除去半夏、生姜之辛燥，易以葳蕤、白蜜之甘润，藉麻黄以鼓舞麦冬、生地之力，与越婢汤中麻黄、石膏，分解互结之燥热，同一义也。郭曰：诸医咸诋麻黄为发汗重剂，不可轻试，仅用杏仁、苏子、甘、梗、前胡等药，服之其咳转甚，何也？曰：麻黄虽云主表，今在麦门冬汤中，不过借以开发肺气，原非发汗之谓。麻黄在大青龙汤、麻黄汤、麻杏甘石汤方，其力便峻，以其中皆有杏仁也。杏仁虽举世视为治嗽通药，虚实混用。然辛温走肺，最不纯良，耗气动血，莫此为甚。熬黑入大陷胸丸，佐甘遂等，搜逐结垢，性味可知。遂用前方连进二剂，是夜便得安睡。脉弦虽未退，按之稍软，气口则虚濡乏力。与六味、生脉加葳蕤、白蜜作汤，四服嗽顿减。即以此方制丸恒服，至秋无复嗽之虞。先是公子柔痉，用桂枝汤及六味作汤，加蝎尾，服之而瘥。其后夫人素有败痰，生道左右两胁俱有结块，大如覆盆，发则咳嗽喘逆，腹胁掣痛，六脉止促，按之少力，用六君加胆星、枳实、香附、沉香，二剂，大吐稠痰结垢一二升，呕止嗽宁，不必更进他药矣。

何督学媳，素常咳嗽不已，痰中间有血点，恒服童真丸不彻。以父殁哀痛迫切，咳逆倍常，痰中杂见鲜血，因与瑞金丹四服，仍以童真丸、乌骨鸡丸，调补而安。

劳太夫人年五十余，素禀气虚多痰。数日来患风热咳逆，咳甚则兀兀欲吐。且宿有崩淋，近幸向安。法当先治其咳，以桔梗汤加葳蕤、白薇、丹皮、橘红、蜜煎生姜，四剂撤其标症。次与六君子加葳蕤，以安胃气。继进乌骨鸡丸方，疗其痼疾。以久不茹荤、不忍伤残物命，改用大温经汤加麋茸角腮作丸，药虽异而功则一也。

陈三农治一妇，咳嗽痰喘，饱胀，水火不通，眠食俱废。以人参、白芍为君；苏子炒，研细为佐；枇杷叶三大片，白茯苓佐之。二服得眠，大小便通。

东坡盖公堂记云：始吾居乡有病寒而咳者，问诸医，医以为蛊，不治且杀人。取其百金而治之，饮以蛊药，攻伐其肾肠，烧灼其体肤，禁切其饮食之美者。期月而百病作，内热恶寒，而咳不已，累然真蛊者也。又求于医，医以为热，投之以寒药，旦夕吐之，暮夜下之，于是始不能食。惧而反之，则钟乳、乌喙，杂然并进，而漂疽痈疥，眩瞀之状，无所不至。三易医而病愈甚。里老父教之曰：是医之罪，药之过也。子何疾之有？人之生也，以气为主，食为辅。今子终日药不释口，臭味乱于外，而百毒战于内。劳其主，隔其辅，是以病也。子退而休之，谢医却药，而进所嗜，气全而食美矣。可以一饮而效，从之期月而病良已。《容斋五笔》后文节。

薛立斋治甥范允迪，咳嗽痰盛，胸腹不利，饮食少思，肢体倦怠，脉浮大，按之微弱，服二陈、枳壳等药愈甚，脾肺肾虚也。用补中益气汤、六味丸而愈。

万密斋治监生胡笃庵，咳久不止，汗之不可，下之不可，因表里之邪俱甚也。为制方，用苏叶、薄荷叶、桑白皮、杏仁、霜栝楼、霜桔梗、甘草等分为末，虚者阿胶蜜丸，白汤下，或口中噙化，五日而安。后以治人多效。

立斋治一痨妇，咳而无痰，日晡发热，脉浮数，先以甘桔汤少愈。后以地骨皮散而热退。更以肾气丸及八珍汤加柴胡、地骨皮、丹皮而愈。丹溪云：咳而无痰者，此系火郁之症，及痰郁火邪在中，用苦梗开之，下用补阴降火之剂，不已则成劳嗽。此症不得志者多有之。又《原病式》曰：人瘦者，腠理疏通而多汗，血液衰少而为燥，故为劳嗽之痰也。

文田按：薛方诚未尽善。然痨症少阳盛而少阴虚，立斋之偶验，亦幸中耳。予亦尝见痨症须用附子而后愈者。至少阳之用柴胡，则中庸定理。王氏治病从温病入，故颇畏术、附，而酷恶柴胡，所谓过犹不及矣。瘰痨为劳怯之根，加以干咳潮热则劳症成矣。此数方者乌足以愈之，大约薛氏因丹溪有此论，故附会言之，否则其病少衰，便以为愈耳。不足信也。

一男子咳嗽气急，胸膈胀满，睡卧不安，以葶苈散，二服少愈，更以桔梗汤而瘥。

一男子咳嗽项强气促，脉浮而紧，以参苏饮，二剂少愈，更以桔梗汤，四剂而痊。

马元仪治杨咸时，咳嗽多痰，气逆作喘，自汗不食，已两月。脉之虚微无神，此劳倦致伤脾肺也。经云：劳则气耗。气与阴火，势不两立，气衰则火自胜，土虚既不能生金，阴火又从而克之，故喘咳而汗作矣。若行疏泄以定喘止嗽，是耗散其气也。用人参三钱，黄芪五钱，炙草五分，贝母一钱，杏仁、苏子各二钱，紫菀、桔梗、防风以佐之。兼进七味丸以培土母，归脾大造膏以实脾肺而愈。

来天培治一妇，年二旬余，季夏酷热，患咳嗽头痛，发热，胸膈不舒。或以苏、杏、前、贝、生地、黄芩，治之转甚。视其面色浮肿，懒言气怯，咳嗽声微，胸膈胀满，饮食不下，六脉微弱，此风寒内伏，里虚致感也。始宜以参苏饮倍姜、枣，一二剂可已。今增虚矣，非姜、附不能瘳也。以补中益气汤去升麻、柴胡，加川芎、炮姜、附子，一剂汗出遍身，肿胀渐消，再剂热退。改用八珍加姜、附，二剂而咳嗽除。终以归脾加熟地、炮姜，四剂声高食进矣。彼云旧有风症，两手不能举，今服药乃能举于头矣。此治病必求其本之谓欤。

沈明生治金斐文，夏患咳嗽，清痰续续不已。时风热嗽甚多，金谓所投之剂，非疏风化痰即清金涤热。及诊曰：是非温补不痊。金骇愕问故。曰：君以外感盛行之际,必无内因者耶?初得之症,必无属虚者耶?是则时有一定之方,症有一定之药,人皆可以为医矣。夫嗽属外因,必肺气胀满,咳嗽相属。或兼头疼鼻塞,涕唾稠浓,声壮气壅,脉浮数有力,或人迎脉大,此为外因。今脉不浮而沉,非风也;不数而缓,非热也;按之不鼓,非有余也。嗽虽频而气短不续,痰虽多而清薄不浓,若疏解则徒耗肺家之金,清凉则转瘠中州之土,是欲去病而反重病也。宜用补中益气与六君子,参合复方,藉参、苓、术以补肺之母,使痰无由生,藉橘、半、升、柴以升清降浊,则嗽可不作。一二剂嗽微减,再服浃旬而愈。

吴桥治鄱阳王令领邑甫及期,病咳嗽,唾痰稠粘而臭,且杂以血。久之潮热失声,食少肉消,闭户逾月,将乞骸骨归。幸桥至诊之,桥独任其无害。令愕然,且固问桥。桥曰:此肝气凌脾,治者谬以为阴虚火动,剂凉则脾愈滞,津液不通,肝愈炽而无所制矣。法当扶脾抑肝,三剂如脱,七剂而出视事。《太函集》。

徐灵胎曰:咳嗽由于风寒入肺。肺为娇脏,一味误投,即能受害。若用熟地、麦冬、萸肉、五味等滋腻酸敛之品,补住外邪,必至咯血失音,喉癣肛痈,喘急寒热,近者半年,远者三年,无有不死。盖其服此等药之日,即其绝命之日也。间有见机而停药者,或能多延岁月,我见以千计。故今之吐血而成劳者,大半皆因咳嗽而误服补药所致也。或云五味子乃仲景治嗽必用之药,不知古方之用五味,必合干姜,一散一收,以治寒嗽之症,非治风火之嗽也。况加以熟地、麦冬,则受祸尤烈。又嗽药中多用桔梗,桔梗升提,甘桔汤中用之,以载甘药上行,治少阴之喉痛,与治嗽宜清降之法者非宜。苟误服之,往往令人气逆痰升,不能着枕。凡用药当深知其性,而屡试屡验,方可对病施治,无容冒昧也。

张柳吟曰:亦有咳嗽属于阴虚肺燥者,误投温散,劫其津液,必成劳损,即此论之对面也。医者临症,可不详审其病情哉?

徐灵胎曰:今之医者,谓吐血为虚劳之病,此大谬也。夫吐血有数种,大概咳者成劳,不咳者不成劳。间有吐血偶咳者,当其吐血之时,狼狈颇甚,吐止即痊,皆不成劳,何也?其吐血一止,则周身无病,饮食如故,而精神生矣。即使亡血之后,或阴虚内热,或筋骨疼痛,皆可服药而痊。若咳嗽则血止而病仍在,日嗽夜嗽,痰壅气升,多则三年,少则一年而死矣。盖咳嗽不止,则肾中之元气震荡不宁。肺为肾之母,母病则子亦病故也。又肺为五脏之华盖,经云:谷气入胃,以传于肺,五脏六腑皆以受气,其清者为荣,浊者为卫。是则脏腑皆取精于肺,肺病则不能输精于脏腑,一年而脏腑皆枯,三年而脏腑竭矣,故咳嗽为真劳不治之疾也。然亦有咳嗽而不死者,其嗽亦有时稍缓,其饮食起居不甚变,又其人善于调摄,延至三年之后,起居如旧,间或一发,静养即愈。此乃百中难得一者也。更有不咳之人,血症屡发,肝竭肺伤，亦变咳嗽，久而亦死。此则不善调摄，以轻变重也。执此以决血症之死生，百不失一矣。

久嗽不愈，由于肺虚有火，法当清肺润肺，忌用涩燥闭气之药。设若误用粟壳、诃子，俾火壅于肺，不得下降，若兼参、术、半夏，即死不旋踵矣。世医往往蹈此，覆辙相寻，卒无悟者，聊为论著，敢告方来。《广笔记》。

叶天士治陆某咳嗽，乃秋暑燥气上受，先干于肺，令人咳热。此为清邪中上，当以辛凉清润，不可表汗以伤津液。青竹叶、连翘、花粉、杏仁、象贝、六一散。

又陆某湿必化热，熏蒸为嗽。气隧未清，纳谷不旺，必薄味静养壮盛，不致延损。飞滑石、花粉、象贝、苡仁、绿豆皮、通草。

胡某年六十六，脉右劲，因疥疮，频以热汤沐浴，卫疏易伤冷热，皮毛内应乎肺，咳嗽气塞痰多，久则食不甘，便燥结，胃津日耗，不司供肺。况秋冬天降，燥气上加，渐至老年痰火之象。此清气热以润燥，理势宜然。倘畏虚，日投滞补，益就枯燥矣。霜桑叶、甜杏仁、麦冬、玉竹、白沙参、天花粉、甘蔗浆、甜梨汁，熬膏。徐灵胎曰：老年而无外感之嗽，麦冬、玉竹亦可用。

一人年四十，脉弦，胸膈痹痛。咳嗽头胀，此燥气上侵，肺气不宣使然。当用轻药以清上焦，枇杷叶、桑叶、川贝母、杏仁、冬瓜子。

一人年二十七，脉细促，久嗽寒热，身痛汗出，由精伤及胃，用黄芪建中汤去姜。

又一人年二十四，脉弦右大，久嗽背寒盗汗，用小建中去姜加茯神。

徐灵胎曰：咳嗽服姜，必吐血，并能令人失音，去之为宜，此亦人所不知也。风嗽挟火者，服桂枝必吐血，百试百验。又曰：叶氏用建中诸法，治久嗽而中宫虚，乃补母之义，真古圣相传之正法也。若阴火虚劳之嗽，与建中正相反也。叶氏用此得手，而误施于虚劳，亦辨之不审耳。

冯长年孝廉，素患阴虚咳嗽而犯时气，遂用葱白香豉汤，加人中黄、童便，三日而安。又一地师，宿有血症，亦感时气，即用前汤，更加犀角、丹皮，服后大便下血而愈。王公峻治一孕妇，风热咳嗽，已经发散后，胎上逼心，上气倚息，咳则遗漏，用紫苏饮去川芎、腹皮，加葳蕤、白薇，一剂而胎宁。张诞先治一少年，阴虚而伤秋燥，常时火炎干咳，五心烦热，妄梦失精，小水时白时黄，杪秋忽大咳嗽，坐间遍地清痰，周身凛凛畏寒，肌表微微发热，咳甚则呕，呕则鼻衄如注，大便结燥，小水如淋，先用异功散去术加山药，次与六味丸加麦冬、五味，半月而嗽方止。历推治验，凡阴虚而更感风寒，未有不重在本病者。大抵火炎干咳，悉是阴虚。古人虽有肾肝同治之论，然细格病情，多属肾水枯竭，肝脏多火之证，所以只宜壮水制阳。而导火之法，断断不可轻试也。

薛一瓢曰：久咳移邪犯胃，因咳而肺肃无权，故气升逆，勿用泻损肺气之药。水梨去心带皮捣烂，丝绵滤清，慢火煎膏，收入瓷瓶内，每日开水送下五钱。

古人造字，两火着力为劳，故为君相二火而说。温补中州以静痰之源，补下焦以益水之源，但病势已深，恐非一击可破也。熟地、枸杞子、元参、牛膝、茯苓、紫石英。

横则为坎，竖则为水，中间一点真阳，水亏则露为龙火，震下之阳与之同源。升为雷火，所以雷为木属，皆阴中之火也。纯阴之药，愈泼愈炽，一切草木，无能制之。当用一元丹，久服愈矣。澹秋石五六斤，红枣浆为丸，早服五六钱，晚服二三钱，以阳秋石点汤送下。

脉弦数尺独大，咳而喉痛失音，在数载失血之后，其阴亏火炎，不言可喻矣。惟有至静之品，引阳潜入阴中，庶近《内经》之旨。然须作静摄工夫，使阴密阳固，得坎离相交之力为妙。熟地用海石粉捣烂、金石斛、北沙参、茯苓、麦冬、生白芍、龟腹板、山药。

此病起于费心劳碌，风寒不节，遂致咳嗽吐痰，久则内伤。内伤者，内中之脏气伤也。即古人所谓虚劳，总不得愈，必须绝去费心劳碌之事。一毫凡念不起，助之以药，或可延年。麦冬、阿胶、桔梗、炙草、沙参、苡仁、茯苓。

此真阴亏证，俗名百日劳也。稍有伏暑，所以寒热愈甚，惜乎治之不早尔。熟地、茜草、青蒿、元参、滑石、丹皮。

脉得数而且弦，此阴亏证也，并非外感。今以虚火升而头痛，渐有金水两伤之势，静摄乃得，药饵其次也。熟地、女贞子、麦冬、龟板、元参、澹秋石，枣浆为丸，开水送下。

心阴虚则多汗，肺阴虚则多嗽，肝阴虚则火升，肾阴虚则发热，脾阴虚则便溏，非一真阴乎，怯症之渐也。但知头痛医头之为良医，不知履霜坚冰至，君子其为忧危之心也。炒白芍、小生地、麦冬、枣肉、桂枝尖、甘草、青蒿梗、云苓。

此由金水不相承挹，故咳久不愈，切勿理肺。肺为娇脏，愈理愈虚，亦不可泛然滋阴。北沙参、玉竹、云茯神、川石斛、甜杏仁、生扁豆。

治咳嗽神方，甜杏仁二两，去皮、尖，捣如泥，分为三服，每服加冰糖三钱，开水冲，连末服下。早晚各一次，三服愈。煎服则不验。

图书在版编目(CIP)数据

杭州医药文献集成. 第1册，医方. 上 / 王国平总主编；白亚辉主编. —杭州：浙江古籍出版社，2023.1
（杭州全书. 杭州文献集成）
ISBN 978-7-5540-2514-7

Ⅰ.①杭… Ⅱ.①王… ②白… Ⅲ.①中国医药学—医学文献—汇编—杭州 Ⅳ.①R2-5

中国国家版本馆 CIP 数据核字(2023)第 020866 号

杭州全书

杭州医药文献集成·第1册　医方(上)

王国平 总主编　白亚辉 主编

出版发行	浙江古籍出版社 （杭州市体育场路 347 号　邮编：310006）
网　　址	https://zjgj.zjcbcm.com
责任编辑	郑雅来
责任校对	吴颖胤
责任印务	楼浩凯
照　　排	浙江大千时代文化传媒有限公司
印　　刷	浙江新华印刷技术有限公司
开　　本	710mm×1000mm　1/16
印　　张	38.5
字　　数	712 千
版　　次	2023 年 1 月第 1 版
印　　次	2023 年 1 月第 1 次印刷
书　　号	ISBN 978-7-5540-2514-7
定　　价	268.00 元